编者名单

主　　编　魏　蔚　天津医科大学总医院,主任医师
　　　　　吕　星　天津医科大学总医院,副主任医师
名誉主编　巩　路　天津医科大学总医院,教授
　　　　　齐文成　天津市第一中心医院,教授
副 主 编　(按姓氏拼音排列)
　　　　　郭　颖　天津医科大学总医院,主治医师
　　　　　李　玲　天津市人民医院,主任医师
　　　　　刘　维　天津中医药大学第一附属医院,主任医师
　　　　　戚务芳　天津市第一中心医院,主任医师
　　　　　王晓梅　天津医科大学总医院,主治医师
　　　　　杨惠芬　天津医科大学第二医院,主任医师
　　　　　张　梅　天津医科大学总医院,主治医师
编者名单　(按姓氏拼音排序)
　　　　　边可陶　天津市滨海新区大港医院
　　　　　卜　蔚　天津中医药大学第一附属医院
　　　　　陈　明　天津医科大学总医院
　　　　　陈彦君　武警特色医学中心
　　　　　陈　渊　天津医科大学总医院
　　　　　褚洪玉　天津医科大学总医院
　　　　　邓长财　天津市第四中心医院
　　　　　丁　晴　天津中医药大学第一附属医院
　　　　　杜　彭　天津市第四中心医院
　　　　　段　然　天津中医药大学第一附属医院
　　　　　龚宝琪　天津市第一中心医院
　　　　　桂凤姣　天津市第五中心医院
　　　　　郭翎飞　天津市第五中心医院
　　　　　韩　锋　天津医科大学总医院
　　　　　郝　剑　天津医科大学总医院
　　　　　焦　桐　天津中医药大学第一附属医院
　　　　　孔纯玉　天津市第一中心医院
　　　　　郎文静　天津市人民医院

李崇巍　天津市儿童医院
李　赫　天津市儿童医院
李洪钧　天津医科大学第二医院
李竞宇　天津医科大学总医院
李松松　天津市人民医院
李维超　天津市儿童医院
李　昕　天津医科大学总医院
李学任　天津市津南医院
李艳梅　天津医科大学总医院
李　媛　天津市第一中心医院
梁歌宏　天津医科大学第二医院
刘婕妤　天津港口医院
刘　力　天津市儿童医院
刘　淼　天津市人民医院
刘素哲　天津市第五中心医院
刘晓雪　天津市儿童医院
刘宇航　天津医科大学总医院
马继军　天津市儿童医院
毛翠秀　天津市第五中心医院
穆　青　天津医科大学总医院
彭守春　天津市津南医院
朴美玉　天津医科大学总医院
史玉泉　天津市第一中心医院
苏　丽　天津医科大学总医院
孙桂才　天津港口医院
孙　亮　武警特色医学中心
孙文闻　天津医科大学总医院
孙占飞　武警特色医学中心
唐　露　天津市第一中心医院
王　聪　天津医科大学第二医院
王高亚　天津医科大学总医院
王　慧　天津医科大学总医院
王佳佳　天津市人民医院
王萌萌　天津市第一中心医院
王若明　天津市第一中心医院
王碗朋　天津医科大学第二医院

王颖媛　天津医科大学总医院

王雨晴　天津市人民医院

王　悦　天津医科大学第二医院

吴秀华　天津医科大学总医院

吴沅皞　天津中医药大学第一附属医院

夏静跃　天津市儿童医院

邢丽丽　天津中医药大学第一附属医院

熊　楷　天津医科大学总医院

修子娟　天津市第一中心医院

徐惠萍　天津市第一中心医院

徐　泳　天津医科大学总医院

闫　磊　天津市第一中心医院

杨　洁　天津医科大学总医院空港医院

杨金玲　天津市滨海新区大港医院

杨　琳　天津市人民医院

杨　楠　天津医科大学总医院

杨　瑞　天津市人民医院

杨　统　天津医科大学总医院

杨云华　天津市第四中心医院

尹　晶　天津市儿童医院

元绍苓　天津医科大学总医院

张华阳　天津医科大学总医院

张　晶　天津市滨海新区大港医院

张　娜　天津医科大学总医院

张　鹏　天津医科大学总医院

张舒恬　天津中医药大学第一附属医院

张　彤　天津市第四中心医院

张子博　天津市儿童医院

赵金伟　天津市人民医院

赵琳茹　天津市第一中心医院

赵倩倩　天津市儿童医院

赵　阳　天津市第一中心医院

赵　音　天津医科大学总医院

周　蕾　天津医科大学总医院

周　璐　天津医科大学总医院

序

  《临床诊疗案例分析》系列丛书的问世，是天津市医学会精心组织、辛勤努力的结果，我首先祝贺这套丛书的成功出版。

  天津的临床医学有着悠久的历史和深厚的文化底蕴，从医疗资源到医疗人才、医疗设施等各个方面在全国都有举足轻重的地位。为了把临床医师们多年来积累的宝贵经验传承下去，发扬光大，天津市医学会自2021年开始，组织所属的88个专科分会中经验丰富的临床医师，将自己多年来的临床案例分析撰写成文，由医学会总其成，编辑为《临床诊疗案例分析》丛书，将其奉献给读者。这不仅可以促进临床医师之间经验共享，从而更好地提高临床诊疗技术，促进相关学科发展，同时也可以将临床医师的宝贵经验保存下来，传承下去。

  临床医生既要具备扎实的理论知识，也要拥有足够的实践经验。系列丛书对临床医生和青年学者是一个不可多得的知识宝库。丛书内容实用，贴近临床，全书以病例讨论的形式呈现，所有案例均来自于临床真实病例，涵盖各学科的常见病、多发病、疑难病等，临床思维成熟，诊疗思路清晰，处理规范。丛书严谨生动，可读性强，通过典型临床案例的分享，引导青年医师在诊疗过程中及诊疗结束后总结思考，培养青年医师横向思维、发散思维能力，提高青年医师临床诊疗水平。

  万千砂砾寻明珠，大浪淘沙始出金。《临床诊疗案例分析》系列丛书是我市临床医学多年来实践工作的优秀成果，出版后将使更多的临床医生受益，对普通读者而言，也可以从中获得医学知识的普及。愿这套丛书能在早日实现健康中国的目标中发挥助力作用。

国医大师 中国工程院院士 姜咸中

2022年12月

序　二

　　临床医学是一门研究疾病的病因、诊断、治疗和预后，提高临床治疗水平，促进人体健康的科学。每一名临床医师进入医学院校所学习的任何基础医学课程都是为了将来应用于临床医学。临床医生要善于学习，不断更新理论知识，把现代医学发展所产生的新技术以及新的理论如循证医学、转化医学、整合医学的成果运用于临床。更为重要的是作为一名临床医生必须亲临病床，以临床为本，以"三基"（基础理论、基础知识、基础技能）为基础，认真地采集每一位患者的详细病情资料，认真地进行体格检查，才能把所学的基础医学和理论知识运用于临床，不断地提高对每一名患者病情独立思考和分析的能力，培养和建立良好的临床逻辑思维，从而在纷繁复杂的临床病例中，能尽快地做出正确的诊断，对治疗做出果断的决策。

　　练就扎实的临床基本功不可能一蹴而就，需要有长期临床经验的积累，更离不开认认真真、踏踏实实在临床一线的艰苦磨炼。内科学是对临床各个学科发展产生重要影响的临床医学学科，它是一门涉及面广和整体性强的学科，也是临床医学各科的基础学科。目前内科学随着学科的发展又划分出不同的三级学科。虽然学科细化能使学科发展更加精准和深入，但也带来了不足的一面，限制了每一专科医师的视野，也会影响专科医师的临床思维模式，特别是对那些具有多器官损害临床特征的疾病，如果不具备广博的内科学的基础，眼界就很难打开，临床思维不能扩展，就可能会使一些临床表现复杂的疾病得不到及时与正确的诊断和治疗。风湿免疫科在内科众多三级学科中独具特色，由于其发病多是免疫功能异常而产生自身免疫攻击而导致疾病的发生，因此风湿免疫疾病常常表现为多器官受累。其次，风湿免疫性疾病的另一显著特征就是异质性，临床表现差别较大，缺乏经验的临床医生常常难以识别，容易形成漏诊、误诊。因此，有经验的风湿免疫科临床医师都能从临床实践中领悟到：风湿免疫病中多隐藏疑难杂症。

　　这本书以临床为依托，收集了百例风湿免疫科临床案例，其中不乏典型病例，更包含了大量疑难罕见病例，在编排内容和形式上既要求病例的真实性、科学性，又力求精练、简洁。针对每一个临床案例，皆由参与编著并提供病案的医师结合患者临床表现，并综合其他辅助检查对病案展开分析、讨论，充分展示了参与编著医师的临床思维逻辑。他们以敏锐的临床嗅觉、严谨的科学态度、刻苦钻研的精神，抽丝剥茧，最终拨开迷雾，做出正确诊断。在此特别要着重说明的是，对于复杂、疑难病例的解析，不仅仅要具备高水平的专业水准，还必须有一颗大爱之心、同情之心，心系患者，视患者为亲人的高尚服务态度，才能做到锲而不舍，才能得到患者的充分理解与信任，才能得到患者的密切配合，从而攻克一个个疑难病症。这本书为广大风湿免疫专科的临床医师提供了一个很好的学习与交流的机会，特别适合年轻的风湿免疫专科医师、研究生、规范化培训的临床医师以及非风湿免疫科的医师研读，必将从中获益、开阔思路，获取临床经验的积累。

临床医学是一门需要终身学习的学科,既要从书本上学,更要善于在临床实践总结中学。把理论运用于实践是一种学习,把现代医学的科研成果运用于临床实践更需要学习。医学教育应该是终身教育,进入医学院校是医学教育的起点,其终点则是"学无止境"。希望这本书能在临床医生不断实践、不断学习中发挥继续教育与交流的作用,方显本书编辑之意义。

2023 年 5 月

序　三

　　欣闻我市医学会组织我市主要医院风湿免疫学专家就风湿免疫临床疑难重点病例的诊疗分析过程汇编成册,作为系列丛书出版,很有必要,这是提升我市风湿免疫学学科水平的一项重要举措。天津医学会风湿免疫分会成立20多年,在天津医学会和中华医学会风湿免疫分会的指导帮助下,走过了20多年的历程,在这20多年的时间里,在学会各位成员的不断努力下,学科专业技术水平不断提高,青年医生群体不断发展壮大,越来越多的青年医生加入风湿免疫学科队伍,学科影响力亦逐年增加。

　　众所周知,临床医学是一项实践性的科学,又是一项哲理性很强的科学。无论是古代医学还是现代医学,无一不遵从“理论学习—实践—再理论—再实践—不断提高”这一过程。内科学作为医学的基础学科,也是医学哲学的一部分,从学习医学开始就必然会进行医学哲学的思维训练,每接触一个患者都要经历接收信息(包括病人的主诉,病史,物理检查和其他辅助检查结果),通过资料汇整,分析思考,经过去粗取精,去伪存真,得出正确的诊断,最后选择最优的科学治疗处理方案,为患者解决疾病痛苦。这种能力的培养是长期不断地学习和实践的结果。通过反复学习不断积累经验,才能不断提高分析和解决问题的能力。临床病例分析一书的出版就是为青年医师提供了一本高效实用的参考教材。本书由我市12家医院的风湿病专业医师共提供113例临床分析价值很高的代表性病例,展现了风湿免疫科医师在临床工作中分析方法及思考过程,同时结合先进的诊疗设备和治疗手段,完美地展现了我市风湿免疫学科发展的成就和水平。相信本书的出版一定会对我市乃至更多的青年医师的学习成长有所帮助,对进一步提高我市的风湿免疫学科的水平和学科影响力做出新的贡献。

　　最后对所有为本书提供病例分析的医师及倾力帮助本书出版的各位专家致以衷心感谢。

魏文成

2022 年 12 月

前　言

　　风湿病学是一门既古老又年轻的学科。在长沙马王堆汉墓出土的帛书就有关于"痹症"的记载。西方考古学研究发现，约 3500 年前的古埃及木乃伊即存在强直性脊柱炎的证据。古印度医学典籍《印度药书》（CHARAKA SAMHITHA）也记载了关于关节疼痛的疾病。近代欧洲艺术家的一些画作也显示了当时的人们罹患类风湿节炎、颞动脉炎等现代命名的风湿免疫疾病。当代风湿病学的发展得益于近 200 多年工业文明带来的科学和技术的进步，尤其是 20 世纪后半叶免疫学乃至信息技术的飞速发展。进入 21 世纪的前 20 余年，风湿病的治疗已经由化学药物治疗发展为生物制剂及靶向药物治疗。

　　我国风湿病专业起步较晚。1985 年，在全国老一辈风湿病学专家的努力下，中华医学会风湿病学分会成立。我们天津市风湿病学分会在 2001 年正式成立。在天津市医学会及各医院领导大力支持下，经过全体天津风湿人的不懈努力，特别是党的十八大以来的 10 年，天津市的风湿病学事业，随着国家的飞速发展也取得了巨大进步。目前我市已有五家三甲医院设有独立风湿科，十三家医院设有共建风湿专业。专科治疗的水平不断提高并辐射周边地区，使得本市及周边省市的风湿病患者获得更好的帮助。

　　为庆祝天津医学会风湿病学会成立 21 周年，充分展示近年来我市风湿病学所取得的成果，在医学会支持下，我们从全市风湿科及重要相关科室范围内征集了近年来各医院收治的部分风湿病疑难病例，并编辑成册。其目的是展示我们天津市风湿科专业医师的风采。同时也希望通过这一病例集，向其他专业的同道们，以及不太了解风湿免疫疾病的年轻医生们介绍疾病特征及诊疗思路，吸引更多的年轻才俊了解和喜欢这个专业，扩大我们的队伍。我们相信这会让更多的患者从中获益，并能够进一步推动风湿病事业的发展。

　　由于风湿病属于少见病、罕见病，本集在选择病例时将焦点也放在了疑难、难治性病例上。因此，在病种覆盖等方面，可能并不全面。风湿病也是一门飞速发展的学科，某些疾病在分类和疾病管理等方面甚至至今尚未达成广泛共识，新的诊疗技术不断涌现，因此其中一些病例中所体现的观点也需要根据未来的诊疗规范和专家共识而不断修正，同时也请各专业同行批评指正。

　　最后，希望未来我们能够将这样的病例总结工作坚持下去，传承我们的优良传统，做好人民健康的守护者，并以此与广大同仁共勉。

2022 年 12 月

目　　录

第一章　系统性红斑狼疮和相关疾病

病例1　双眼肿痛、反复发热

【病例导读】

系统性红斑狼疮（systemic lupus erythematosus，SLE）是一种系统性自身免疫疾病，以全身多系统多脏器受累、体内存在大量的自身抗体为主要临床特征，反复的发作和缓解相交替。若不及时治疗会造成受累器官不可逆的损伤，危及生命，可最终导致病人死亡。感染性心内膜炎（infective endocarditis，IE），是由细菌、真菌或其他病原微生物（病毒、衣原体等）感染产生的心脏瓣膜和／或心脏内膜炎症。可分为自体瓣膜感染和人工瓣膜感染，依照部位可分为左心瓣膜感染和右心瓣膜感染。人口年龄的老龄化及使用免疫抑制剂等均是 IE 的危险因素。

【病例介绍】

患者，女，74 岁，主因"双眼肿痛 1 年，反复发热 5 月余"入院。

1. 病史介绍　患者 1 年前无明显诱因出现右眼睑红肿，睁眼困难，伴上眼眶疼痛，于当地医院就诊，予"抗感染及激素类滴眼液"滴眼，肿痛可稍缓解。后左眼睑亦出现红肿，伴复视，外院疑诊"炎性假瘤？淋巴瘤？"未行活检，予激素治疗后症状无缓解，期间偶有发热，对症治疗后体温可恢复正常。半年前来津就诊，门诊化验提示 ANA 阳性，抗 SSA、抗 Ro-52 抗体阳性，考虑结缔组织病收入我科，经多学科疑难病例会诊后考虑泪腺炎，不除外系统性红斑狼疮、炎性肌病眼肌受累，予以甲泼尼龙每日 200 mg 4 天，减为每日 120 mg 7 天，眼睑红肿、复视症状好转。住院期间（5 月前）患者无明显诱因出现发热，体温 38.9 ℃，伴畏寒、寒战，无尿频尿痛、皮疹、关节痛等不适，血常规示：WBC 17.01×10^9/L，N% 85.4%；CRP 22.2 mg/L；血培养回报：大肠埃希菌（ESBL+），尿培养一次阳性，大肠埃希菌（ESBL+），心脏彩超未见异常，使用美罗培南 1 g 每 8 小时一次，抗感染治疗 2 周，停用抗生素，其余药物序贯口服出院。院外激素规律减量。期间间断出现发热，体温可升至 39.0 ℃，伴畏寒、寒战。3 月前因发热再次入院，血培养仍为大肠埃希菌（ESBL+），经胸壁心脏彩超提示主动脉瓣膜赘生物（大小约 5.6 mm×3.7 mm），予头孢西丁 3 周后调整至美罗培南联合依替米星 6 周抗感染，复查心脏彩超提示赘生物消失，予以出院。院外法罗培南序贯口服 2 周，激素逐渐减量至甲泼尼龙 12 mg/10 mg 隔日交替口服。入院 2 天前患者第三次无明显诱因出现发热，体温最高 39.3 ℃，伴畏寒、寒战，约半小时后体温降至正常，就诊于我院急诊，化验血常规：WBC 12.91×10^9/L，中性粒细胞百分比 89.5%。为求进一步诊治收入我科。期间眼睑肿胀、复视症状好转。病程中，无脱发、光过敏、雷诺现象，无肌痛、关节痛、皮疹等不适。患者自发病以来，发热时精神及食欲下降，睡眠正常，近 1 月来偶有尿道烧灼感、左侧腰部酸胀，大便正常,体重未见明显减轻。既往 30 余年前因胆囊结石于当地医院行胆囊切除术。对"阿莫西林、氧化锌、奴夫卡因"过敏。无意外流产史。

2. 入院体检　体温 36.4 ℃,脉搏 80 次 / 分,呼吸 18 次 / 分,BP 136/62mmHg[①];意识清晰,轮椅推入病区,慢性病容。双眼睑肿胀,眼眶无压痛,右侧眼球外展、内收受限,双侧瞳孔对光反应灵敏。全身皮肤无皮疹,无黄染。颈软,颈静脉无怒张。双肺呼吸音粗,未闻及干湿啰音,无哮鸣音。心界正常,心率 80 次 / 分,律齐,各瓣膜听诊区未闻及杂音。腹部柔软、紧张度适中,无压痛,无反跳痛。肝、脾未触及。无肾区叩击痛,移动性浊音(-)。肠鸣音正常。脊柱四肢查体无异常,双下肢无水肿。足背动脉搏动正常。四肢肌力 Ⅳ+ 级。生理反射存在,病理反射未引出。

3. 辅助检查

(1)(入院前 6 个月,第 1 次入院):发热时血常规,白细胞 17.01×10^9/L,中性粒细胞百分比 85.4%;CRP 19.1 mg/L;血培养大肠埃希菌(ESBL+);抗核抗体阳性 1：80 胞浆型、1：80 核颗粒型,抗 SSA 抗体及抗 Ro-5 抗体阳性,肌炎抗体谱阴性。

(2)(入院前 3 月余,第 2 次入院):血常规,白细胞 25.28×10^9/L,中性粒细胞百分比 91.4%;CRP 129 mg/L;血培养大肠埃希菌(ESBL+)。心脏超声:二尖瓣环钙化,二尖瓣、三尖瓣反流(轻度)。入院 2 周后复查心脏超声:主动脉增宽,主动脉增厚、反流(轻度),考虑合并赘生物(大小约 5.6 mm × 3.7 mm),余同前。入院 3 周后经食道超声心动:主动脉增厚,合并赘生物(大小约 3.0 mm × 1.9 mm)。入院 5 周后复查超声心动:主动脉瓣增厚,未见赘生物。

(3)(本次第 3 次入院):血白细胞 11.80×10^9/L,血红蛋白 127 g/L,血小板 141×10^9/L,中性粒细胞百分比 84.7%;血培养大肠埃希菌(ESBL+)一次;尿常规,尿亚硝酸盐 +,尿潜血 2+,尿白蛋白 2+,尿白细胞酯酶 2+;24 小时尿蛋白定量 806 mg。心脏超声:主肺动脉增宽,未见赘生物。经食道超声:未见赘生物。免疫球蛋白 G 17 g/L,补体 C3 0.6 g/L,补体 C4 0.16 g/L,IgG4 0.96 g/L,风湿抗体谱同前,抗双链 DNA 抗体 178.5IU/mL,抗心磷脂抗体(IgA)62.8U/mL,抗心磷脂抗体(IgG)83.8U/mL。肌酸激酶 25 U/L,肌酸激酶同工酶 20U/L,狼疮抗凝:检出狼疮抗凝物。PET-CT:双肺弥漫磨玻璃密度影,代谢不均匀升高考虑双肺炎性 / 感染性病变,右侧颈部及胸部多发饱满淋巴结,代谢升高,考虑为淋巴结反应性增生,双肾代谢弥漫升高,考虑双肾炎性病变不除外。腹部 MRU 示:双侧肾盂、左侧肾盏及双侧输尿管未见明显扩张,膀胱未见异常信号影,未见确切异常。尿培养、巨细胞病毒抗体、EB 病毒抗体及 G 实验、GM 实验及游离甲功、肿瘤全项等未见阳性发现。

4. 初步诊断　①结缔组织病,系统性红斑狼疮,炎性肌病? 抗磷脂抗体综合征? ②感染性心内膜炎;③败血症;④双下肢静脉血栓形成;⑤泌尿系感染。

5. 诊治经过及随诊　患者因发热反复入院,予以口服甲泼尼龙 10 mg/d,美罗培南 1 g 每 8 小时一次抗感染治疗 4 天,体温间断可至 37.3 ℃左右,调整美罗培南 2 g 每 8 小时一次,体温正常,同时使用利伐沙班 20 mg/d,复方磺胺甲噁唑片 2 片,每日两次预防卡氏肺孢

---

① 　1 mmHg=0.133 kPa

子菌感染,及补钙抑酸保肝等对症治疗。因考虑患者减药后反复发作发热,菌血症,出院时予以西他沙星 100 mg,每日一次。目前甲泼尼龙 8 mg 每日一次。西他沙星服用至今,体温正常,间隔半年复查超声心动:主肺动脉增宽,未见赘生物。

【分析与讨论】

SLE 是一种高度异质性慢性系统性的自身免疫疾病,根据 2019 年 EULAR/ACR 系统性红斑狼疮的分类标准[1],抗核抗体阳性患者,评分 10 分以上诊断系统性红斑狼疮。该患者抗核抗体阳性,出现泪腺炎,眼肌受累,首先考虑结缔组织病,而不是其他疾病所致,符合入围标准;肾脏损伤,出现血尿及蛋白尿(尿蛋白定量 >500 mg/24 h,肾性血尿);抗双链DNA 抗体定量两次以上的升高,抗心磷脂抗体(狼疮抗凝物阳性,抗心磷脂抗体阳性),低补体血症(C3 及 C4)多次检测下降,共计 16 分,诊断系统性红斑狼疮。患者使用糖皮质激素治疗后,眼睑红肿及复视症状等的缓解。因患者泪腺炎,血中 IgG4 正常,余器官无受累,不支持 IgG4 相关疾病的诊断。患者仅眼肌受累起病,无肌酶升高、皮疹,无关节痛、乏力、肌痛等,肌炎特异性抗体阴性,肌炎不能确诊。

现在诊断 IE 常用 Duke 标准,有病理学标准和临床标准。临床标准中有 2 条主要标准和 6 条次要标准。主要标准包括:①感染性心内膜炎的血培养阳性(两次分开的血培养中存在典型微生物,或与 IE 相一致的细菌学培养持续阳性);②存在心内膜受累的证据(IE 超声心动图阳性表现或新出现的瓣膜返流)。6 条次要标准包括:存在基础心脏病或静脉药物成瘾者,发烧超过 38° C,血管和 / 或免疫现象,微生物学检查结果和超声心动图检查结果表明有感染性心内膜炎(但未达到主要标准)。诊断满足两个主要标准,或是满足一个主要标准和三个次要标准,或者满足五个次要标准的患者,可以诊断 IE。该患者血培养三次大肠埃希氏菌(Escherichia coli,E.coli),间隔时间超过 24 小时以上,超声心动显示主动脉瓣赘生物,体温可至 39.3 ℃,满足两条主要标准和一条次要标准,IE 诊断明确。并且患者白细胞升高,使用美罗培南等抗菌药物后体温下降至正常,停用后再次出现发热,并可再次培养大肠埃希氏菌,经胸超声心动在治疗后动脉瓣赘生物消失,均支持 IE 的诊断。

患者抗磷脂抗体阳性,狼疮抗凝物阳性,双下肢静脉栓塞,但未合并有血小板下降,继发性抗心磷脂抗体综合征(antiphospholipid syndrome,APS)不除外。抗磷脂抗体阳性的 SLE患者的瓣膜受累的频率更高[2],因为抗磷脂抗体会促进受损瓣膜内皮的血栓形成。与抗磷脂相关的瓣膜病变表现为瓣膜肿块或增厚,这可能导致瓣膜功能障碍,没有狭窄的反流是最主要的功能异常,其中二尖瓣受影响最大。

IE 是循环系统严重的感染性疾病,是一种致死性疾病。近年来,随着免疫缺陷宿主的增加,人工心脏起搏器植入、心脏瓣膜和导管手术的增多,IE 的发病率呈上升趋势[3]。IE 的危险因素包括:高龄、感染、长期使用免疫抑制剂、注射毒品、牙齿卫生或是牙科感染等;结构性心脏病、瓣膜病、先天性心脏病、人工心脏瓣膜,经导管主动脉瓣置换术、血管内装置、心内置入式电子装置、长期血液透析、HIV 感染等。高龄(年龄 >60 岁)为危险因素,可能与退行性瓣膜病变相关,美国所有 IE 病例超过半数发生在 60 岁以上的患者[4]。

IE 的病原菌多是葡萄球菌、链球菌和肠球菌。链球菌和葡萄球菌约占所有 IE 病例的

80%。肠球菌是 IE 的第三大病因，与医疗保健干预有关。革兰阴性菌和真菌微生物在 IE 感染中很少见[3]。免疫功能低下患者数量的增加可导致天然瓣膜心内膜炎的微生物谱发生变化。E. coli，因为它缺乏促进心内膜黏附的传统毒力因子，仍然是一种罕见的感染性心内膜炎病因，占 IE 的 0.51%，其感染的特定的危险因素包括 70 岁以上的高龄、女性、糖尿病、免疫抑制和血管内或心脏装置。常影响天然瓣膜而非人工瓣膜，泌尿生殖系统感染是最常见的来源[4]。大肠埃希氏菌所致的 IE，死亡率较高，可至 21%[4]。

国外报道[4]了一例 55 岁男性，在生物二尖瓣置换术一周后出现腹泻及发热，后诊为 IE，病原菌为大肠埃希氏菌，并回顾了 10 例大肠埃希氏菌感染的人工瓣膜心内膜炎，认为 40% 病例的前驱感染是尿路感染，50% 病例的前驱感染是胃肠道感染，这些病人中，二尖瓣受累最常见，并且 50% 的患者出现了瓣周脓肿。另一篇文章分析了 7 例大肠埃希氏菌引起的 IE[6]，4 例为人工瓣膜，感染源主要是泌尿道。

老年患者中 E. coli 感染的概率大，可以用女性阴道黏膜改变和糖尿病发病率较高来解释[7]，这两者都增加了发生尿路感染的风险；免疫抑制治疗和癌症可进一步增加尿路感染患者菌血症的风险，其中 E. coli 是革兰阴性菌血症的最常见原因。国外分析了 36 例大肠杆菌自体瓣膜心内膜炎[7]，泌尿道是感染最常见的入口，大多数（72.2%）病例发生在老年女性身上，在没有心脏危险因素的情况下，老年人持续存在 E. coli 菌血症可能是自体瓣膜心内膜炎的征兆，应立即进行调查超声心动图。

E. coli 引起的心内膜炎可导致患者的住院死亡率和并发症发生率升高，例如大赘生物、穿孔、脓肿和动脉栓塞[8]。传统上建议进行心脏瓣膜手术。手术指征包括瓣膜反流、心力衰竭、栓塞、心肌脓肿或持续性菌血症[6]。目前很多 IE 通过抗生素治疗后取得很好的疗效，而无需手术治疗。一项在基于医院的非 HACEK（嗜血杆菌属、放线菌属、人心杆菌属、埃肯菌属或金氏杆菌属以外的物种）革兰阴性杆菌心内膜炎患者的前瞻性队列研究中[8]，接受药物治疗的患者与接受外科治疗的患者之间死亡率没有统计学差异，非 HACEK 革兰阴性杆菌心内膜炎患者在常在诊断前 1 个月就可出现症状，二尖瓣最常受到影响。

该患者存在高龄（74 岁），使用大剂量糖皮质激素，合并抗磷脂抗体阳性等高危因素，推测上述因素可能造成了瓣膜损伤，在泌尿道感染后，出现了 IE，并且尿培养与血培养同为 E. coli（ESBL+）亦可证实。但大肠埃希氏菌相关的 IE 大多数患者累及二尖瓣，少见累及主动脉瓣，而该患者主要累及主动脉瓣。患者老年女性，基础疾病多，使用糖皮质激素，抗感染效果佳，胸外科会诊暂时无需手术治疗，继续抗感染治疗。

SLE 本身可能导致瓣膜赘生物的形成，这是一种非感染性心内膜炎，被命名为 Libman-Sacks 心内膜炎，也称为非细菌性血栓性心内膜炎（nonbacterial thrombotic endocarditis，NBTE），心脏瓣膜上无菌落存在。这些无菌性赘生物可能与恶性肿瘤、系统性红斑狼疮或抗磷脂抗体综合征有关，最常见于二尖瓣和主动脉瓣，但也可能涉及其他瓣膜[9]。在 6%~11% 的 SLE 患者中存在 NTBE，一项尸检研究显示 50% 的狼疮病例存在 NBTE，Libman-Sacks 心内膜炎与 SLE 持续时间和严重程度之间存在相关性。无论是原发性还是继发性 APS，患者的 Libman-Sacks 心内膜炎的患病率约为 33%，其他如类风湿性关节炎和败血症也有 Libman-Sacks 心内膜炎的报告[9]。最初可能存在高凝状态下的内皮损伤所致，例如肿瘤坏死因子或是白介素等细胞因子造成内皮损伤，导致血小板血栓和炎症分子在受影响的瓣膜中沉积，赘生物主要由免疫复合物、单核细胞、纤维蛋白和血小板血栓组成，赘生物是小到中等大小（<10 mm），但有时可能 >10 mm[10]。Libman-Sacks 病变很少导致明显的瓣膜功能障碍，并且病变很少栓塞。但是，数据表明 Libman-Sacks 心内膜炎与 SLE 患者栓塞性脑血管疾病风险增加之间存在相关性[11]。阻塞脑血管的血小板或纤维蛋白大栓子或微栓子，可导致脑灌注减少、缺血性脑损伤、中风 /TIA、神经精神狼疮、认知问题，甚至死亡[11]。LS 心内膜炎的治疗主要是原发病的治疗，抗凝治疗及外科治疗。使用抗细菌药物无效，需使用糖皮质激素治疗。本病例在使用大量糖皮质激素后，且血培养阳性，使用抗生素后赘生物消失，故而不考虑 Libman-Sacks 心内膜炎。但应注意患者抗磷脂抗体及狼疮抗凝物阳性，会增加患者瓣膜损伤，在患者的 IE 中可能起到推波助澜的作用。

患者第一次出现发热前出现泌尿道感染及腹泻的症状，超声心动正常，抗感染有效，使用 2 周后停药。在停药后 2 月左右第二次复发。第二次使用头孢西丁 3 周，美罗培南加依替米星 6 周，足疗程，序贯法罗培南仍出现了第三次发热。整个间断过发热过程近半年，加用抗菌药后体温均可在一天后降至正常，其特点是抗感染有效，停药复发。因其反复发作，我们通过 PET-CT、腹部 CT 及头核磁、腹部 MRCP 及腹部 MRU 及尿培养等均未能发现泌尿系、胆系或肠道等可能的感染灶，这是我们百思不得其解之疑点。患者后长期使用抗感染治疗，维持了体温正常至今一年余。

【专家点评】

系统性红斑狼疮等自身免疫性疾病，治疗需要长时间使用糖皮质激素及免疫抑制剂等，感染概率增加。当病人出现发热时，应积极鉴别是病情活动或感染发生。除血尿常规等基础检查外，血培养、超声心动、PCT 等帮助鉴别。该患者老年女性，多种因素可造成瓣膜损伤，在泌尿系感染后，导致了 IE 的发生，需要注意与 SLE 所致的非感染性心内膜炎相鉴别。IE 的治疗，使用抗生素抗感染治疗 6 周，口服法罗培南后再次出现发热，结合相关文献及病史，病人可能需要长时间抗感染治疗。病人病例罕见，密切关注后续变化，以提高病人生存率，同时也为我们提供了宝贵的临床经验。

【参考文献】

[1] MARTIN ARINGER, KAREN COSTENBADER, DAVID DAIKH, et al. 2019 European League Against Rheumatism/American College of Rheumatology classifcationcriteria for systemic lupus erythematosus[J]. Ann Rheum Dis, 2019, 78: 1151–1159.

[2] MATTHEW G TAYEM, LINDA SHAHIN, JOHN SHOOK, et al. A Review of Cardiac Manifestations in Patients With Systemic Lupus Erythematosus and Antiphospholipid Syndrome With Focus on Endocarditis[J]. Cureus, 2022, 14（1）: e21698.

[3] NOBUHIRO AKUZAWA, MASAHIKO KURABAYASHI. Native valve endocarditis due to Escherichia coli infection: a case report and review of the literature[J]. BMC Cardiovascular Disorders, 2018, 18（1）:195.

[4]　PANT S, PATEL NJ, DESHMUKH A, et al. Trends in infective endocarditis incidence, microbiology, and valve replacement in the United States from 2000 to 2011[J]. J Am Coll Cardiol, 2015, 65(19): 2070-2076.

[5]　ROBERT QUIRING, VICTORIA BURKE. Escherichia coli prosthetic valve endocarditis from a non-genitourinary source[J]. ID Cases, 2021, 5(26): e01329.

[6]　S BRANGER, J P CASALTA, G HABIB, et al. Escherichia coli endocarditis: seven new cases in adults and review of the literature[J]. Eur J Clin Microbiol Infect Dis, 2005, 24(8): 537-541.

[7]　R MICOL, O LORTHOLARY, F JAUREGUY, et al. Escherichia coli native valve endocarditis[J]. Clin Microbiol Infect, 2006, 12(5): 401-403.

[8]　RUSSO T A, JOHNSON J R. Proposal for a new inclusive designation for extraintestinal pathogenic isolates of *Escherichia coli*: ExPEC[J]. J Infect Dis, 2000, 181: 1753-1754.

[9]　BRAHIM AM, SIDDIQUE MS. Libman Sacks Endocarditis[M]. StatPearls Publishing: 2022 Jan.

[10]　YOO BW, LEE SW, SONG JJ, et al. Clinical characteristics and long-term outcomes of Libman-Sacks endocarditis in patients with systemic lupus erythematosus[J]. Lupus, 2020, 29(9): 1115-1120.

[11]　ROLDAN CA, SIBBITT WL, QUALLS CR, et al. Libman-Sacks endocarditis and embolic cerebrovascular disease[J]. JACC Cardiovasc Imaging, 2013 6(9): 973-983.

（张梅，韩锋）

病例2　蛋白尿、皮疹、失明

【病例导读】

系统性红斑狼疮（systemic lupus erythematosus，SLE）是一种多系统损害的自身免疫性疾病，因大量自身抗体及血管炎的广泛存在，患者往往会出现心、脑、肾等重要脏器的受损，重者脏器功能不全，危及生命。SLE眼部病变在临床上重视度较低。眼部损害中眼底病变的发生率大约15%，此类患者视力往往会严重受损，甚至失明，值得临床关注。SLE相关性眼部损害可出现在疾病早期，甚至先于疾病出现，免疫抑制剂治疗可能有效改善眼部。

【病例介绍】

患者，男，25岁，主因"周身皮疹2月，右眼视物不清20余天"入院。

1. 病史介绍　患者入院前2月出现面部皮疹，遍及双颊、鼻部、额部，有双手伸侧皮疹、甲周红斑，伴双手遇冷变紫、变红，伴乏力，双膝关节活动后疼痛，偶有口干，无发热、脱发、光过敏、眼干、牙齿脱落，无四肢麻木、肿胀、皮肤破溃无尿频、尿急等。患者入院前20余天出现右眼视物模糊，2天后右眼视力完全丧失，就诊于我院眼科门诊，行眼科检查后诊断为"右眼中央视网膜静脉阻塞"，予曲安奈德注射，视力未恢复。查免疫示补体减低，抗核抗体阳性（1∶160均质型），抗双链DNA抗体阳性，遂就诊我科门诊，尿蛋白阳性，抗双链DNA

抗体 >315.0IU/mL，考虑系统性红斑狼疮，予泼尼松 25 mg 每日一次及补钙抑酸治疗。1 周前查血钾 5.6mmol/L。为进一步诊治，收入我科住院治疗。患者自本次发病以来，精神尚可，食欲正常，睡眠尚可，大便如常，尿中泡沫增多，尿量如常，体重无明显下降。既往体健。

2. **入院体检** 体温 36.5 ℃，脉搏 90 次 / 分，呼吸 20 次 / 分，BP 146/95mmHg；意识清晰，精神状态正常。双颊、鼻部、额部、双手伸侧皮疹，甲周红斑，皮肤无黄染。左眼瞳孔对光反射减弱，右眼对光反射缺失。双下肺呼吸音粗，未闻及干湿啰音，无哮鸣音。心脏及腹部查体无阳性发现。四肢：无活动受限，无肌肉压痛，双下肢无水肿。生理反射存，病理反射未引出。

3. **辅助检查**

（1）入院前：抗心磷脂抗体（IgA）75.8U/mL，抗心磷脂抗体（IgG）188.8U/mL，抗双链 DNA 抗体定量 >315.0IU/mL，抗补体 C1q 抗体 61.38U/mL。钾 5.6mmol/L。眼眶 MR：眼眶 MRI 平扫未见确切异常。

（2）入院后：血红蛋白 112 g/L，血小板计数 78×10^9/L，尿常规，尿潜血 3+，尿白蛋白 3+，尿相差镜检，白细胞 23.20/HP，红细胞 238.18/HP，管型（低倍视野）3.53/LP，肾性血尿，24 小时尿蛋白定量 7450 mg；白蛋白 26 g/L，尿酸 526μmol/L，尿素 26.9mmol/L，肌酐 144μmol/L，钾 4.6mmol/L，总胆固醇 5.65mmol/L，甘油三酯 1.76mmol/L；CD4 细胞 118cells/μL；补体 C3 0.18 g/L，补体 C4 0.04 g/L，抗核抗体（＋），1：160 均质型，抗心磷脂抗体（±），抗双链 DNA 抗体（＋），抗核小体抗体（＋）。嗜肺军团菌 IgM 抗体、巨细胞病毒抗体、EB 病毒、梅毒、乙肝病毒、丙肝病毒及 HIV 等无阳性发现。凝血功能正常，狼疮抗凝物（-）。腹部超声：双肾实质回声欠均匀。双下肢静脉超声：未见明显血栓。胸部 HRCT：两肺间质纹理增多，少量心包积液，双侧少量胸腔积液。泌尿超声：考虑双肾多发小结石。心脏超声正常。

4. **初步诊断** ①系统性红斑狼疮，狼疮肾炎，肾功能不全，血小板减少；②抗磷脂综合征？③右眼中央视网膜静脉阻塞；④高脂血症；⑤肾结石。

5. **诊治经过及随诊** 患者 SLE 诊断明确，存在皮肤、血液系统、肾脏及眼部病变。患者右侧眼视网膜中央静脉阻塞，后在门诊随诊，检查发现右侧晶状体、玻璃体浑浊、可见视盘边界欠清，以视盘为中心，大量火焰状出血渗出，黄斑区水肿，左眼黄斑区及视盘可见棉絮斑，B 超提示巩膜增厚，诊为右眼视网膜中央动脉、静脉阻塞，右眼视神经炎？右眼巩膜炎？考虑 SLE 相关性眼部病变。患者视网膜中央静脉栓塞、视网膜中央动脉阻塞，视觉损害，蛋白尿、管型尿、血尿、脓尿、甲周红斑，血小板下降，补体下降，抗 dsDNA 定量升高，SLE-DAI-2000 评分：37 分，重度活动，重要脏器受损，进展迅速，使用甲泼尼龙 1000 mg/d，冲击治疗 3 天，之后改为甲泼尼龙 80 mg/d，吗替麦考酚 1500 mg/d，及静点丙种球蛋白 20 g/d，共 5 天治疗。厄贝沙坦氢氯噻嗪降压，磺胺甲恶唑预防卡氏肺孢子菌感染，双环醇保肝，尿毒清改善肾功能，及补钙、护胃、营养支持治疗。患者在治疗过程过程中肌酐最高升至 176 μmol/L，经治疗肌酐在 85~125 μmol/L 之间波动，血钾正常，尿常规种持续存在血尿及蛋白尿。激素规律减量，患者目前激素减为 15 mg/d，吗替麦考酚 750 mg/d，血常规、免疫球蛋白及补体持续正常。视力无改善。

【分析与讨论】

根据 2019 年 EULAR/ACR 系统性红斑狼疮分类标准,患者 ANA 阳性,滴度 1∶160 均质型,符合入围标准。患者临床表现:少量心包及胸腔积液,血小板下降,尿蛋白 7450 mg/24 h,血尿、管型尿、肾功能不全,皮疹;免疫学异常:患者 C3 及补体 C4 均下降,抗双链 DNA 抗体阳性,定量 >315.0IU/mL。总分 27 分,系统性红斑狼疮诊断明确。若根据 1997 年 ACR 的 SLE 分类标准,在 11 项中,患者同时具有①心包积液和胸腔积液,②血小板减少,③肾脏病变,蛋白尿,管型尿,血尿,④抗双链 DNA 阳性,⑤ANA 阳性共 5 条,SLE 诊断明确。

患者青年男性,起病急,病史短,存在肾脏损伤及视网膜血管病变,重要脏器受损,使用糖皮质激素冲击治疗后,肌酐及尿蛋白下降,但仍未至正常,视力无明显改善。因患者肌酐升高,故未行血管造影,无法明确眼底血管病变,目前患者已右眼失明。

SLE 患者往往会出现心、脑、肾等重要脏器的受损,重者脏器功能不全,危及生命,而眼部病变发生率相对较低,临床中重视度不够高。但是 SLE 相关性眼部损害可出现在疾病早期 [1],甚至先于疾病出现,眼底病变的发生率大约 15%,此类患者视力往往会严重受损,甚至失明,值得临床关注。

SLE 可影响眼睛的任何部位,包括眼眶、眼睑、结膜、角膜、巩膜、视网膜、脉络膜和视神经。SLE 相关的眼部受累发生率在三分之一左右 [2],通常表明疾病活动性。SLE 患者的所有眼部结构都可能受累,最常为干燥性角膜结膜炎,但最具视觉威胁的是视网膜病变。

雷小妹等 [1] 分析了 34 例伴有眼部损害的 SLE 患者,发现眼部损害发生率在 22.4% 左右,其中 47% 出现在 SLE 病程的 1 年内,最常见的眼部表现是眼底病变(68%),其中视网膜病变及视网膜血管病变(眼微血管病变、眼视网膜中央动静脉血管栓塞)最常见,其他眼部表现包括双眼脉络膜萎缩、Schirmer's 试验异常、视神经病变、视野缺损、巩膜炎、虹膜睫状体炎,青光眼,角膜炎、结膜炎、睑缘炎等。出现眼部病变的 SLE 患者同无眼部病变的 SLE 患者相比,皮疹发生率更高,其他系统损害、SLEDAI 及自身抗体检测差异均无统计学意义。其表现形式多种多样,重者视力下降甚至失明。SLE 相关性眼部损害可出现在疾病早期,甚至先于疾病出现。国外一项多中心研究 [3],对 98 名 SLE 患者进行观察,29 名(29.6%)的患者中检测到眼部受累,可在 SLE 诊断之前数月出现,但更常在诊断的后续病程中出现。在 29 名有眼科发现的患者中,有 20 名(68.9%)发现了不只一种眼部表现。这些眼部疾病包括白内障、干燥性角膜结膜炎、青光眼、眼睑盘状病变、巩膜外层炎、视网膜病变、涡旋性角膜病变、脉络膜病变和视网膜脱离、视网膜中央静脉阻塞和羟氯喹诱导的黄斑病变。

视网膜血管病变,表现为棉絮斑,棉絮斑代表水肿和缺血的神经元组织,棉絮斑可以是孤立出现或是散在多个出现,伴或不伴有视网膜出血,为血管炎性病变或血栓性阻塞。多数眼底病变患者临床均表现为缓慢起病,并呈进行性加重的视力下降,其中,中央动静脉栓塞患者可以突发病眼失明起病。

SLE 中的血管性视网膜病变是由免疫复合物介导的血管损伤和微血管血栓形成引起

的。重度狼疮性视网膜病变的特征是严重缺血,该表现更常见于活动性和严重的 SLE 患者
[4],因此与生存率降低有关联。SLE 中的视网膜血管炎通常累及微动脉和小动脉。视网膜
血管炎、葡萄膜炎和孤立的棉絮斑往往与更活跃的 SLE 疾病相关 [4]。

威胁视力的严重视网膜疾病,通常与较大的视网膜血管发生血栓性阻塞有关,这些表现
常常与抗磷脂综合征(antiphospholipid syndrome, APS)中观察到的抗磷脂抗体(anticadiolip-
in, aCL)相关 [5-7]。SLE 中较大的视网膜血管受累可引起视网膜分支、中央静脉或中央动脉
阻塞,从而导致严重的不可逆的视力丧失,包括视网膜中央动脉阻塞(central retinal artery
occlusion, CRAO)、视网膜中央静脉阻塞(central retinal vein occlusion , CRVO)、严重的血管
阻塞性视网膜病变和视神经受累 [7]。

甚至有病人以视网膜血管病变为 SLE 的首发症状 [8],一名患者连续出现两次视力下
降,眼科检查第一次发现视网膜分支静脉阻塞,第二次发现视网膜中央静脉阻塞,随后进行
相关免疫检查,诊断 SLE,并具有高滴度的抗心磷脂抗体(IgG)和抗 β2 糖蛋白抗体(IgG)。
SLE 与发生 CRVO 的风险增加显著相关 [9]。

俄国一项研究 [10],对 194 名 SLE 患者进行分析,以确定 SLE 患者中视网膜血管病变与
APS 的关联,发现有 APS 的患者比没有 APS 的患者更频繁地发生视网膜血管阻塞,并且有
血小板减少症的 APS 患者比没有血小板减少症的 APS 患者更常见。当 SLE 患者出现视网
膜血管阻塞时,眼外血栓形成更为常见。APS 中,眼底闭塞主要与抗心磷脂抗体(IgG)、狼
疮抗凝物和血小板减少症有关。因此认为,患有 SLE 和抗心磷脂抗体升高的患者发生闭塞
性眼血管疾病的风险更高 [9-11]。

众所周知,硫酸羟氯喹(hydroxychloroquine, HCQ)的长期给药可导致眼部病变,例如涡
旋性角膜病变,通常是不可逆且威胁视力的黄斑病变。给药时间 > 5 年、总 HCQ 消耗量 >
1000 g、每日剂量 > 6.5 mg/kg、合并肾脏疾病和先前存在的黄斑病变都被认为是 HCQ 引起
的视网膜病变的危险因素 [2]。

综上,SLE 患者眼部病变可出现在约三分之一的患者中,常见的表现为干燥性角膜结膜
炎,但是视网膜血管病变作为 SLE 的严重眼部表现,可以在患病前及患病后出现,甚至可以
作为 SLE 的首发表现。在 SLE 中,当合并抗磷脂抗体阳性时,视网膜血管病变风险增加,并
且多与 SLE 的疾病活动度相关,可致视力丧失。应该警惕患者的眼部损伤,并且在眼部血
管病变的患者中筛查风湿免疫指标,以早期发现有无 SLE 等结缔组织病的可能。

该患者 SLE 疾病活动度高,且抗心磷脂抗体阳性、血小板下降,出现了较严重的视网膜
血管病变,同时出现 CRAO 及 CRVO,在起病的第一个月即出现,并且快速致盲,伴有皮肤
血管炎表现及肾脏严重受累的表现,高疾病活动度,提示患者预后较差。

对于出现眼部病变的患者,治疗眼部病变,分为原发病的治疗,及眼部的局部用药。全
身治疗,免疫抑制剂和糖皮质激素的治疗可能有效改善眼部症状 [1]。同时可使用抗凝治疗,
如阿司匹林、低分子肝素、华法林等 [5, 7, 8, 12]。我们注意到,很多病例中同时用了羟氯喹 [8, 12],
剂量为 6.5 mg/(kg·d)。

除糖皮质激素冲击治疗外,有患者使用每两周一次 1000 mg 静脉注射利妥昔单抗取得

较好疗效[12]。亦有个案报道使用阿达木单抗治疗[13],一名 30 岁女性 SLE 患者,出现视网膜血管炎和左眼缺血性视网膜分支静脉阻塞伴黄斑水肿,使用糖皮质激素及吗替麦考酚酯治疗 6 个月后,患者右眼出现新的血管渗漏,左眼出现弥漫性视网膜血管渗漏,表明疾病复发,开始每两周皮下注射 40 mg 的阿达木单抗,4 个月后泼尼松逐渐减量至 7.5 mg/d,血管炎未复发。

对于严重的血管闭塞性视网膜病变,可考虑玻璃体内注射贝伐单抗、雷珠单抗[9, 12] 等,取得了临床改善。贝伐单抗、雷珠单抗是抗血管内皮生长因子(vascular endothelial growth factor, VEGF)抗体。贝伐单抗是重组的人类单克隆 IgG1 抗体,可结合 VEGF,减少微血管生成并抑制病灶进展;雷珠单抗,一种单克隆抗体片段,能更紧密的结合到血管内皮生长因子 -A(VEGF-A),是一种血管生成抑制剂,已被批准用于治疗老年黄斑变性。

该患者使用糖皮质激素冲击治疗及吗替麦考酚治疗,随诊其变化,必要时也可以考虑利妥昔单抗的治疗。

【专家点评】

SLE 作为一种全身免疫病,因易累及肺、肾,血液等重要脏器及系统受累,危及生命及影响预后,所以在临床中,风湿科医师也许不会把眼部病变作为重点关注对象。SLE 可累及多种眼部病变,其发生率并不低,甚至可发生在三分之一的 SLE 的患者中,常见的虽是干燥性角膜炎,但是视觉威胁大的是视网膜血管病变。较大的视网膜血管受累可引起视网膜分支或中央静脉或动脉阻塞,从而导致严重的不可逆的视力丧失,包括 CRAO 和 CRVO。患者疾病活动度高,且抗心磷脂抗体阳性,先发皮疹,迅速出现了失明及肾脏损伤,病情重且急,具有眼部受累的高危因素,与国外研究的相符。治疗中因考虑到眼部病变,同患者商议后未加用羟氯喹。除了糖皮质激素及免疫抑制剂,如环磷酰胺、吗替麦考酚或硫唑嘌呤等,还可以使用利妥昔单抗。也可眼部局部注射抗 VEGF 抗体。失明影响患者的主观感受,对患者的身心均造成巨大的影响,提高对眼部病变的认识,及时发现并治疗,不仅会改善患者重要脏器的功能,亦会改善患者的眼部病变。

【参考文献】

[1] 雷小妹,李守新,胡绍先,等. 系统性红斑狼疮相关性眼部损害 [J]. 中华风湿病学杂志,2009,13(12):837-840.

[2] ROSANNA DAMMACCO. Systemic lupus erythematosus and ocular involvement:an overview[J]. Clin Exp Med, 2018, 18(2):135-149.

[3] ROSANNA DAMMACCO, PASQUALE PROCACCIO, VITO RACANELLI, et al. Ocular Involvement in Systemic Lupus Erythematosus:The Experience of Two Tertiary Referral Centers[J]. Ocul Immunol Inflamm, 2018, 26(8):1154-1165.

[4] NITISH JAWAHAR, JESSICA K WALKER, PHILIP I MURRAY, et al. Epidemiology of disease-activity related ophthalmological manifestations in Systemic Lupus Erythematosus:A systematic review[J]. Lupus, 2021, 30(14):2191-2203.

[5] JORDAN D DEANER, ANDREW S ZEFT, PARISA EMAMI-NAEINI, et al. Visual re-

covery and vascular reperfusion after vaso-occlusive retinopathy from anti-phospholipid syndrome associated with systemic lupus erythematosus[J]. Am J Ophthalmol Case Rep, 2020, 19:100763.

[6] D A JABS, S L FINE, M C HOCHBERG, et al. Severe retinal vaso-occlusive disease in systemic lupus erythematous[J]. Arch Ophthalmol, 1986, 104(4):558-563.

[7] NG HONG-KEE, CHONG MEI-FONG, YAAKUB AZHANY, et al. Antiphospholipid syndrome in lupus retinopathy[J]. Clin Ophthalmol, 2014, 8:2359-2363.

[8] MARWA BEN BRAHIM, SONDES ARFA, FADIA BOUBAKER, et al. Case Report: Recurrent retinal vein occlusion as the first clinical manifestation of systemic lupus erythematosus in a male patient[J]. F1000Res, 2021, 10:761.

[9] YUNG-CHANG YEN, SHIH-FENG WENG, HORNG-AN CHEN, et al. Risk of retinal vein occlusion in patients with systemic lupus erythematosus: a population-based cohort study[J]. Br J Ophthalmol, 2013, 97(9):1192-1196.

[10] N A ERMAKOVA, Z S ALEKBEROVA, T M RESHETNIAK, et al. Retinal vascular lesions in systemic lupus erythematosus and secondary antiphospholipid syndrome(abstract) [J]. Vestn Oftalmol, 2005, 121(5):31-36.

[11] RA ASHERSON, P MERRY, J F ACHESON, et al. Antiphospholipid antibodies: a risk factor for occlusive ocular vascular disease in systemic lupus erythematosus and the 'primary' antiphospholipid syndrome[J]. Ann Rheum Dis, 1989, 48(5):358-361.

[12] KSHITIZ KUMAR, SHOUVICK DAN, TUSHAR K SINHA, et al. Severe Vaso-Occlusive Retinopathy in Systemic Lupus Erythematosus: A Case Series[J]. Cureus, 2021, 13 (1):e13019.

[13] SANJANA KUTHYAR, ALEXANDER C BARNES, JAVERIA BHAWAL, et al. Systemic Lupus Erythematosus-associated Retinal Vasculitis Treated with Adalimumab[J]. Ocul Immunol Inflamm, 2020, 16:1-5.

（张梅，韩锋）

病例3 反复栓塞，嗜酸性粒细胞增多

【病例导读】

系统性红斑狼疮（systemic lupus erythematosus，SLE）作为一种自身免疫病，引起多系统损伤，可引起血小板减少，多浆膜腔积液，多部位栓塞或是反复栓塞等，但是很少引起嗜酸性粒细胞增多。嗜酸性粒细胞增多症（hypereosinophilia，HE）是指2次检查（间隔≥1个月）外周血嗜酸性粒细胞 >1.5×10⁹/L，伴或不伴组织型 HE，基本上所有器官系统都可受持续嗜酸性粒细胞增多的影响。最常见的临床表现是皮肤病，其次是肺部和胃肠道表现，HE 最严重并发症为心内膜心肌纤维化、血栓形成或两者兼有，可对持续性 HE 患者造成危及生命的后果。当 SLE 和 HE 同时出现在同一病人时，发生多处栓塞时，应注意鉴别两者的区别。

【病例介绍】

患者,女,67 岁,主因"头晕 2 月,胸闷 1 月,双下肢乏力 20 余天"入院。

1. 病史介绍　患者于入院前 2 个月因"心慌、头晕、恶心 4 天"于外院治疗,查嗜酸性粒细胞比例 12.6%,绝对值 $1.30 \times 10^9/L$,血小板 $52 \times 10^9/L$,超声心动图:左室心尖部内膜明显增厚,肺动脉高压(收缩压 50mmHg),诊断为"脑梗死(右额颞顶枕,左额顶枕,左小脑)",予舒血宁、氯吡格雷、阿托伐他汀、阿加曲班治疗等缓解出院。入院前 1 月无明显诱因出现胸闷憋气,不能平卧入睡,无咳嗽、咳痰,无发热,无心悸,无口腔溃疡、脱发等。查血常规示血小板 $57 \times 10^9/L$,嗜酸细胞绝对值 $1.64 \times 10^9/L$。骨穿提示:嗜酸性粒细胞比例升高。胸部 CT:双侧胸腔积液。腹部增强 CT:脾大、脾梗死。心脏超声:心内膜增厚(1.0 cm),诊断为"嗜酸性粒细胞增多症、脾梗死、脑梗死恢复期",予甲泼尼龙 40 mg/d,及胸腔闭式引流、抗感染等对症支持治疗,患者症状好转出院。患者入院前 20 余天自觉双下肢无力,站立不稳,复查 PLT $94 \times 10^9/L$,嗜酸性粒细胞绝对值 $0.53 \times 10^9/L$,低补体血症(C_3 0.563 g/L,补体 C_4 0.111 g/L),抗核抗体阳性,1∶320 均质型,抗双链 DNA 抗体阳性,定量 105.8IU/mL。院外诊断系统性红斑狼疮、ANCA 相关性血管炎及心磷脂综合征不能除外,予患者甲泼尼龙 40 mg/d,为进一步诊治收入我科。患者自本次发病以来,精神尚可,食欲减退,睡眠尚可,二便如常,体重下降 2 kg。既往史:既往高血压史 40 年,血压最高 170/100mmHg,口服硝苯地平及替米沙坦治疗。否认糖尿病、冠心病等慢性疾病史;脑梗死病史 6 年,2 月前行冠状动脉造影显示冠状动脉呈右优势型,冠状动脉轻度狭窄。

2. 入院体检　体温 36.9 ℃,脉搏 68 次 / 分,呼吸 20 次 / 分,BP 114/68mmHg;神清语利,自主体位。全身皮肤黏膜无黄染、出血点,全身浅表淋巴结未触及肿大,口腔黏膜无破溃,颈软无抵抗,胸骨无压痛,双肺呼吸音粗,双肺未闻及干、湿啰音。心音可,律齐,心脏各瓣膜区未及病理性杂音,P2<A2,腹软无压痛,肝脾肋下未触及,双下肢不肿。双上肢四肢肌力 V 级,双下肢肌力 IV+ 级,生理反射正常,病理反射未引出。

3. 辅助检查

(1)入院前检查:血常规 WBC $13.7 \times 10^9/L$,血小板 $57 \times 10^9/L$,嗜酸细胞百分数 11.9%,嗜酸细胞绝对值 $1.64 \times 10^9/L$;抗双链 DNA 抗体 105.8IU/mL,心磷脂抗体及狼疮抗凝物阴性。胸部 CT:双肺多发磨玻璃斑片及部分实变,双侧胸膜增厚,双侧胸腔积液;心脏增大,心包积液,肺动脉增粗,左心室斑片状充盈缺损区。腹部增强 CT:脾大,脾梗死。心脏超声:射血分数 58%,左心增大,肺动脉高压(轻度),心内膜增厚(1.0 cm)。PET-CT:扫描范围内骨髓代谢弥漫性增高,考虑为血液系统病变;脾内多发低密度影,代谢减低,考虑多发脾梗死;心影增大,心腔密度减低;右侧胸腔积液;脾大。骨髓穿刺示:骨髓分类(髂骨)粒系比例正常(嗜酸性粒细胞比例升高)。免疫荧光:未检测到明显的急性白血病、高危 MDS 及淋巴瘤、骨髓瘤相关免疫表型异常证据。送检标本中 CD34+CD117+ 髓系原始细胞占有核细胞比例约为 0.99%,比例不高,免疫表型未见明显异常,粒细胞相对比例正常,免疫表型 CD13、CD16、CD15、CD11b 未见明显表达紊乱,可见约 12% 的嗜酸性粒细胞,淋巴细胞相对比例减少。

（2）入院后检查：血常规，嗜酸性粒细胞百分比 7.0%，嗜酸性粒细胞绝对值 0.83×10⁹/L，PLT 94×10⁹/L，ALB 32 g/L，B 型钠尿肽 311.0pg/mL；IgG 9.92 g/L，补体 C3 0.549 g/L，补体 C4 0.105 g/L，C-反应蛋白 1.8 mg/L，抗核抗体阳性，1：320 均质型，抗双链 DNA 抗体阳性，抗 Jo-1 抗体弱阳性，ANCA 阴性；肝肾功、肌酶、凝血功能、甲状腺功能正常。胸部 CT：两肺多发索条及磨玻璃密度影，两侧胸腔积液，首先考虑心功能不全 - 肺水肿。头 MR：头部双侧额顶枕叶及右侧颞叶皮层、皮层下，左侧小脑半球多灶性脑梗死，双侧半卵圆中心软化灶伴胶质增生，以上考虑符合嗜酸性粒细胞增多伴神经系统受累。心脏 MR：左心室心尖部心内膜增厚、延迟强化并腔内血栓形成，以上可符合嗜酸性粒细胞性心内膜炎表现。肺灌注扫描示：左肺部分前段及右肺部分外基底段局限性血流灌注减低，亚肺段及以下不典型肺栓塞性病变不除外。肺功能及神经电图大致正常。

4. 初步诊断 ①结缔组织病，系统性红斑狼疮？抗磷脂综合征？②ANCA 相关性血管炎？③嗜酸性粒细胞增多症？④脾梗死；⑤陈旧性脑梗死；⑥高血压 3 级（极高危）；⑦心力衰竭，心功能 Ⅱ 级（NYHA）。

5. 诊治经过及随诊 入院后给予甲泼尼龙 40 mg/d，7 天；CD4+T 淋巴细胞 106cells/μl，使用复方磺胺甲恶唑 2 片，每日两次预防卡氏肺孢子菌感染，及利尿、抗凝、降压、扩冠及补钙等对症支持治疗。复查血小板 134×10⁹/L，嗜酸性粒细胞百分比 13.3%，嗜酸性粒细胞绝对值 1.98×10⁹/L，头核磁考虑嗜酸性粒细胞增多伴神经系统受累，心脏核磁提示嗜酸性粒细胞性心内膜炎表现；调整激素用量，甲泼尼龙 200 mg/d，3 天，120 mg/d，3 天，后改为 80 mg/d；丙种球蛋白 20 g/d，3 天。MDT 讨论：考虑嗜酸细胞增多症，累及心脏、脑部，出现左心室血栓形、脑梗死、脾梗死，及肺栓塞不除外，继续激素及加用环磷酰胺治疗，必要时加用羟基脲，停用氯吡格雷，加用利伐沙班 20 mg/d。患者病情稳定，无新发栓塞，出院。门诊继续使用糖皮质激素，及环磷酰胺隔日一次 100 mg。

【分析与讨论】

根据 2019 年 EULAR/ACR 系统性红斑狼疮分类标准，患者 ANA 阳性，滴度 1：320 均质型，符合入围标准。临床表现（临床患者浆膜腔积液，血小板下降），免疫学异常（患者补体 C3 及 C4 均下降，抗双链 DNA 抗体阳性），患者评分 19 分，系统性红斑狼疮诊断明确。若根据 1997 年 ACR 的 SLE 分类标准，在 11 项中，患者同时具有①心包积液和胸腔积液；②血小板减少；③抗双链 DNA 阳性；④ANA 阳性共四条，诊断 SLE 亦明确。

依据患者的临床表现，患者的 SLEDAI-2000 评分：低补体，抗双链 DNA 抗体定量升高，血小板下降，SLEDAI 评分得分 5 分，轻度活动。SLE 或嗜酸性粒细胞增多，或两者协同均可导致多处血栓。患者左心室心内膜内大片充盈缺损，不除外栓子脱落后继而导致脑栓塞、脾梗死；肺动脉栓塞不除外由 SLE、低蛋白血症及嗜酸细胞增多症等多种原因所致。患者出现多处血栓，糖皮质激素加大剂量治疗后，患者嗜酸性粒细胞下降，无新发栓塞。

患者虽然血小板下降，多处栓塞，但是目前实验室指标阴性：狼疮抗凝物阴性，抗磷脂抗体及抗 β2GPI 抗体均阴性，受限于当时实验时条件，无法行标准外抗磷脂抗体检查，但栓塞可用 SLE 及嗜酸性粒细胞增多解释，依现有证据，不诊断抗磷脂综合征。患者 ANCA 阴性,嗜酸性粒细胞增多,既往无过敏性鼻炎及哮喘表现,无周围神经病变,不考虑嗜酸性肉芽肿性多血管炎(eosinophilic granulomatosis with polyangiitis,EGPA)。

嗜酸性粒细胞属于粒细胞系白细胞。在骨髓中,嗜酸性粒细胞会在白介素 -5(Interleukin-5,IL-5)、白介素 -3(Interleukin-3,IL-3)和粒巨细胞集落刺激因子(granulocyte-macrophage colony-stimulating factor,GM-CSF)的作用下发育并分化。嗜酸性粒细胞被认为是机体防御寄生虫感染的效应细胞。

外周血嗜酸性粒细胞绝对计数正常值为 0~500/μL(<0.5×10⁹/L),据报道 [1],就同一个体而言,一天中不同时候和不同日子里血液嗜酸性粒细胞计数均可不同。不过不同研究的结果并不一致,并且嗜酸性粒细胞计数的差异极少大到足以影响治疗。

嗜酸性粒细胞主要存在于组织中,组织中的数量是血液中的数百倍。健康人的嗜酸性粒细胞存在于脾、淋巴结、胸腺、子宫和消化道(食管除外)。这些组织募集嗜酸性粒细胞主要由嗜酸性粒细胞活化趋化因子家族介导;趋化因子是刺激细胞迁移的细胞因子,与嗜酸性粒细胞趋化因子受体 CCR3 结合。

嗜酸性粒细胞增多可以是短暂的、偶发的或持续的(慢性的)。2012 年对 HE 及综合征定义及分类 [2],外周血嗜酸性粒细胞 >0.5×10⁹/L,称为血液嗜酸性粒细胞升高。嗜酸性粒细胞增多的程度可分为轻度(500~1500 cell/mm³)、中度(1500~5000 cell/mm³)或重度(>5000 cell/mm³)。

嗜酸性粒细胞增多相关的疾病 [3] 有以下几种,感染:寄生虫病(如蠕虫),HIV 或是结核病、非结核分枝杆菌等感染;药物,在发达国家,药物是导致持续性嗜酸性粒细胞增多的最常见原因(如别嘌醇、柳氮磺胺吡啶、磺胺甲恶唑等);恶性肿瘤;自身免疫性疾病 / 免疫失调,如 EGPA、原发性免疫缺陷;特应性疾病,如特应性皮炎、过敏性鼻炎和哮喘、嗜酸粒细胞胃肠炎等。

嗜酸性粒细胞增多症(hypereosinophilia,HE)[2],是指 2 次检查(间隔≥ 1 个月)外周血嗜酸性粒细胞 >1.5×10⁹/L,伴或不伴组织型 HE。组织型 HE 定义为:骨髓涂片中嗜酸性粒细胞占全部有核细胞超过 20%,或(和)病理医生认为嗜酸性粒细胞广泛浸润组织,或(和)明显的嗜酸性粒细胞颗粒蛋白沉积(伴或不伴嗜酸性粒细胞的组织浸润)。又分为家族遗传型、意义未明型、原发性(克隆性 / 肿瘤性)和继发性(反应性)等四种 HE。

嗜酸性粒细胞增多综合征(Hypereosinophilic syndrome,HES),是指满足外周血 HE 的诊断标准,并且器官损伤功能障碍是由组织型 HE 导致的,而非其他疾病导的。又分为特发性、原发性(克隆性 / 肿瘤性)和继发性(反应性)3 种。

其他疾病 / 综合征伴有 HE,是指符合 HE 标准,但器官损伤并非由 HE 引起,某些临床综合征常伴有 HE,但嗜酸性粒细胞增多的原因及其导致的结果尚未明确,常见于嗜酸性粒细胞增多性周围血管水肿、EGPA、高 IgE 综合征等。分为特异性综合征伴 HE,其他器官特异性疾病伴 HE 症状两种类型。

嗜酸性粒细胞在其颗粒中产生和储存许多生物活性分子,例如嗜酸性粒细胞过氧化物酶、嗜酸性粒细胞阳离子蛋白、主要碱性蛋白和许多细胞因子,包括转化生长因子(transforming growth factor-β，TGF-β)[4]。在各种条件下,嗜酸性粒细胞被激活,释放介质,从而影响组织稳态和完整性。在大规模和持续激活的情况下,嗜酸性粒细胞会引起微环境的深刻变化,通常会导致纤维化、血栓形成或两者兼而有之,从而导致严重的器官损伤[5]。

HE 的最严重并发症(即,心内膜心肌纤维化、血栓形成或两者兼有)可能对持续性 HE 患者造成危及生命的后果[2, 4],在涉及血小板衍生生长因子受体 α (platelet-derived growth factor receptor α，PDGFRA)的融合基因的情况下,特别是在 FIP1 L1/PDGFRA+ 慢性嗜酸性粒细胞白血病中出现上述严重并发症,但在其他骨髓肿瘤或反应性嗜酸性粒细胞增多症中未见[4]。

该患者,两次嗜酸性粒细胞均超过 1.5×10^9/L,间隔两个月(超过 4 周),并且出现了心内膜及脑部的病变(临床及影像学均支持),所以患者诊断为 HE,所致的器官损伤,不能除外与 SLE 有无关联或是两者兼有,请血液科会诊,诊断 HE。

HE 最常见体征和症状是虚弱和疲劳、咳嗽、呼吸困难、肌痛或血管性水肿、皮疹或发烧和鼻炎 。基本上所有器官系统都可能受持续嗜酸性粒细胞增多的影响。最常见临床表现是皮肤病,其次是肺部和胃肠道表现。可在 20% 的患者中发现了与高血压、动脉粥样硬化或风湿性疾病无关的心脏疾病[6]。

是否 SLE 与患者的 HE 相关,检索这两个关键字,发现了两篇文章,提示 SLE 与 HE 同时出现很罕见。其中一篇[7],研究的是移植物抗宿主病,这是同种异体骨髓移植的严重并发症,分为急性和慢性移植物抗宿主病。Th1 细胞因子(尤其是 IFN-γ)在促进急性移植物抗宿主病中起主要作用;慢性移植物抗宿主病病程较惰性,它可能出现类似于 SLE 的特征,Th2 细胞因子被认为是慢性形式的移植物抗宿主病的主要介质。使用干扰素 -γ(Interferon-γ，IFN-γ)基因敲除(IFN-γ gko)供体后,在 IFN-γ gko 移植物受体中观察到的移植物抗宿主病反应,受体血清中检测存在 ANA、抗 dsDNA 抗体,并且在唾液腺、皮肤、肺、肝和胰腺中观察到淋巴细胞和嗜酸性粒细胞的广泛浸润。 另一篇报道了一例 24 岁男性[8],有非侵蚀性关节炎、胸膜炎和心包炎、脱发、皮肤损伤、光敏、ANA 及抗 dsDNA 阳性,诊为 SLE。初始激素剂量为甲泼尼龙 40 mg/d,在死亡前四年,甲泼尼龙减为 4 mg/d,嗜酸性粒细胞逐渐增多,死亡前两年出现心前区不适,死亡一年前出现亚急性弥漫性肺间质性浸润,随着皮质类固醇剂量的逐渐减少,嗜酸性粒细胞增多变得明显。死亡前 6 个月,发生弥漫性间质性肺病和心力衰竭,最终突然死亡。尸检发现 Loffler's 心内膜炎伴有急性肺毛细血管炎。Loffler's 心内膜炎是以嗜酸性心内膜纤维化为特征,可能与嗜酸性粒细胞增多如高嗜酸性综合征、嗜酸性白血病、癌、淋巴瘤、药物反应或寄生虫相关。笔者推测该患者的心脏病不是直接由 SLE 引起的,而是继发于糖皮质类固醇逐渐减少后的嗜酸性粒细胞增加所致。

对 43 名 SLE 患者血液相关指标进行分析,发现 5 例嗜酸性粒细胞增多[9]。但是另两篇文章[10, 11],发现相对于健康人群及其他全身性自身免疫性风湿病患者,嗜酸性粒细胞在 SLE 患者中显著降低。 仅有个案报道 SLE 合并嗜酸性肠炎(Eosinophilic enteritis)[12-16]。

以上可以看到,在 SLE 中嗜酸性粒细胞增多少见,以减少为主,合并 HE 者罕见。所以,推测该患者嗜酸性粒细胞增多与 SLE 无关。

　　HES 的治疗[6]，可使用皮质类固醇（例如，泼尼松每日 1 mg/kg）是主要的治疗方法，可有效快速减少嗜酸性粒细胞计数。当症状得到控制，嗜酸性粒细胞计数降至 1.5×10^9/L，皮质类固醇通常可以逐渐减量。泼尼松剂量 > 10 mg/d 时，症状复发、器官损伤体征和 / 或嗜酸性粒细胞计数显著增加，是加用其他药物的指征。羟基脲是一种有效的 HES 一线药物，可与皮质类固醇或类固醇无反应者联合使用。当羟基脲与皮质类固醇联合使用时，总体反应率为 69%。干扰素 -α（interferon-α，IFN-α）可以在对其他疗法（包括泼尼松和 / 或羟基脲）无效的 HES 患者中产生血液学和细胞遗传学缓解，IFN-α 的最佳起始剂量或维持剂量尚未明确，但控制嗜酸性粒细胞计数所需的初始剂量通常超过维持缓解所需的剂量。每周 3 次皮下注射，以 100 万单位开始治疗，并且可能需要将剂量逐渐增加至 300 万至 400 万单位，每周三次或更高，以控制某些患者的嗜酸性粒细胞增多症。嗜酸性细胞增多的缓解与临床症状和器官疾病的改善有关，包括肝脾肿大、和血栓栓塞并发症。已观察到二线和三线药物如长春新碱、环磷酰胺、和依托泊苷等有一定的疗效[6]。

　　嗜酸性粒细胞靶向治疗已被证明可减少疾病发作，在严重嗜酸性粒细胞哮喘中获 FDA 批准得药物：①抗 IL5 单抗：美泊利单抗和瑞替珠单抗（reslizumab）；②抗 IL5 受体单抗：贝那利珠（benralizumab）。IL-5 刺激嗜酸性粒细胞的产生、活化和成熟。在危及生命、难治性嗜酸性粒细胞增多综合征的情况下，可使用高剂量美泊利单抗（300~700 mg）。由于美泊利单抗抑制 IL-5 并具有较长的终末半衰期，因此使用美泊利单抗治疗会导致循环嗜酸性粒细胞数量持续减少，可用于治疗以嗜酸性粒细胞水平升高为特征的病症[17]。美泊利单抗和贝那利珠单抗，还批准被用于治疗 EGPA 及 HES[17]。一项针对严重嗜酸性粒细胞增多综合征患者的使用贝那利珠单抗治疗的小型 2 期研究表明，74% 的患者在 48 周内可抑制外周嗜酸性粒细胞增多并改善症状[3]。伊马替尼也可使用在 HES 和 FIP1 L1/PDGFRA+ 的慢性嗜酸性粒细胞白血病中[6]。对于其他人，通常首先给予皮质类固醇，对于皮质类固醇耐药的病例，以及为了节省皮质类固醇的目的，可加用羟基脲、干扰素 -α 和伊马替尼等药物[4]。

　　参照 HES 的治疗，该患者最初使用糖皮质激素控制，嗜酸性粒细胞由 1.64×10^9/L 逐渐下降 0.53×10^9/L。但激素剂量未变的情况下，1 月后嗜酸性粒细胞再次升高至 1.3×10^9/L。患者多处栓塞，累及脑血管、脾梗死、左心室内血栓形成及可疑肺动脉栓塞，病情重，加用利伐沙班抗凝治疗，并将激素调整为甲泼尼龙 200 mg/d 共 3 天，后逐渐减量。血小板下降，考虑与 SLE 相关，不除外血栓形成所致短暂下降，在使用激素后，患者血小板升至正常并维持正常。患者病情稳定，出院。

　　综上，心脏受累为 HE 最严重受累，患者心室内血栓形成，病人后续反复栓塞及心功能下降、心衰的可能性大，预后较差。

【专家点评】

　　患者多处栓塞、嗜酸性粒细胞增多，同时合并有 ANA 及抗 dsDNA 抗体阳性，补体下降、血小板下降，故病人诊断 SLE 合并 HE。SLE 合并 HE 病例罕见，个案报道嗜酸性胃肠炎合并于 SLE 的相比心脏受累常见，仅搜到一篇 SLE 合并心脏受累[8]的个案报道，出现 Loffler's 心内膜炎，预后差。SLE 患者多数为嗜酸性粒细胞减少，该患者不考虑 SLE 所致嗜酸性粒细胞增多。其心脏内血栓形成,脑部栓塞及脾梗死均考虑与 HE 相关。患者使用糖皮质激素后,嗜酸性粒细胞水平波动,对糖皮质激素耐受。心脏受累为 HE 最严重并发症,患者预后差。后续可酌情选用羟基脲、IFN 等。在 EGPA 和 HES,可使用美泊利单抗和贝那利珠单抗治疗,患者是否能选用上述单抗并获益,还有待于我们在临床中实践摸索。

【参考文献】

[1]　SPECTOR SL, TAN RA. Is a single blood eosinophil count a reliable marker for "eosinophilic asthma？" [J]. J Asthma, 2012 ,49(8):807-810.

[2]　PETER VALENT , AMY D KLION, HANS-PETER HORNY, et al. Contemporary consensus proposal on criteria and classification of eosinophilic disorders and related syndromes [J] J Allergy Clin Immunol, 2012,130(3):607-612.

[3]　FEI LI KUANG. Approach to Patients with Eosinophilia. [J] Med Clin North Am, 2020 , 104(1):1-14.

[4]　VALENT P. Pathogenesis, classification, and therapy of eosinophilia and eosinophilic disorders [J]. Blood Rev, 2009,23:157–165.

[5]　ACKERMAN SJ, BOCHNER BS. Mechanisms of eosinophilia in the pathogenesis of hypereosinophilic disorders [J]. Immunol Allergy Clin North Am, 2007,27:357–375.

[6]　WILLIAM SHOMALI, JASON GOTLIB. World Health Organization-defined eosinophilic disorders：2019 update on diagnosis, risk stratification, and management [J]. Am J Hematol, 2019,94(10):1149-1167.

[7]　CYNTHIA A ELLISON, DAVID S BRADLEY, JACQIE M M FISCHER, et al. Murine graft-versus-host disease induced using interferon-gamma-deficient grafts features antibodies to double-stranded DNA, T helper 2-type cytokines and hypereosinophilia [J]. Immunology, 2002,105(1):63-72.

[8]　M THOMEER, P MOERMAN, R WESTHOVENS, et al. Systemic lupus erythematosus, eosinophilia and Löffler's endocarditis. An unusual association [J]. Eur Respir J, 1999, 13 (4):930-933.

[9]　王文平,余波. 系统性红斑狼疮患者血液血指标相关性 43 例分析 [J]. 临床血液学杂志（输血与检验版）, 2008, 21(2): 203-204.

[10]　ZAIXING YANG, ZHIYU ZHANG, FENG LIN, et al. Comparisons of neutrophil-, monocyte-, eosinophil-, and basophil- lymphocyte ratios among various systemic autoimmune rheumatic diseases [J]. APMIS, 2017,125(10):863-871.

[11]　ZIYAN WU, SHULAN ZHANG, LIDAN ZHAO, et al. Upregulation of CD16- monocyte subsets in systemic lupus erythematous patients [J]. Clin Rheumatol, 2017 ,36(10): 2281-2287.

[12]　PRASHANTH R SUNKUREDDI, NGUYEN LUU, SHU-YUAN XIAO, et al. Eosinophilic enteritis with systemic lupus erythematosus[J]. South Med J, 2005, 98(10): 1049-

1452.

[13] SPYROS ASLANIDIS，ATHINA PYRPASOPOULOU，KOSTAS SOUFLERIS, et al. Eosinophilic enteritis with ascites in a patient with overlap syndrome[J]. Case Rep Med，2009,2009：734206.

[14] MEHRNAZ ASADI GHARABAGHI，PEJMAN ABDOLLAHI，MOHAMMAD KALANY，et al. Systemic lupus erythematosus presenting with eosinophilic enteritis：a case report[J]. J Med Case Rep，2011，25（5）：235.

[15] J JAIMES-HERNANDEZ，P ARANDA-PEIRERA，C I MELENDEZ-MERCADO. Eosinophilic enteritis in association with systemic lupus erythematosus[J]. Lupus，2009，18（5）：452-456.

[16] 庄辛福，程文芳，陈晓星.嗜酸细胞性胃肠炎伴红斑狼疮 1 例 [J]。临床消化病杂志，2013,25（2）：128.

[17] FLORENCE E ROUFOSSE，MICHEL GOLDMAN，ELIE COGAN. Hypereosinophilic syndromes[J]. Orphanet J Rare Dis，2007，11（2）：37.

（张梅，韩锋）

病例 4　反复发热、胸腹水

【病例导读】

结缔组织病（connective tissue disease，CTD）是一系列免疫病的统称,其中包含混合型结缔组织病（mixed connective tissue disease，MCTD）和系统性红斑狼疮（systemic lupus erythematosus，SLE）等。其中 SLE 可累及多器官的自身免疫病,可出现胸腔积液和消化道症状等。消化道症状可表现为蛋白丢失性肠病（protein losing enteropathy，PLE）等,从而引发低蛋白血症,乳糜胸等表现。

【病例介绍】

患者,女,74 岁,主因"双眼肿痛 5 月余,间断发热 3 月余,腹胀 2 月"入院。

1. 病史介绍　入院前 5 月无明显诱因出现晨起眼睑水肿、疼痛,就诊于当地医院,查尿常规:尿蛋白 ±,潜血 ±;白蛋白 44.3 g/L;予口服肾炎康复片滴眼液对症支持。入院前 3 月余劳累及受凉后发热,体温最高至 38 ℃,伴畏寒,于午间出现体温升高,伴腹部不适,伴双侧面颊部、双侧上肢、前胸部红色斑疹,呈"针尖"大小,无瘙痒、疼痛。余无寒战、无咳嗽、咳痰、胸闷,无头痛,无黑矇、晕厥等;外院查：WBC 16.04 × 10⁹/L,中性粒细胞比率 89.8%，CRP 14.85 mg/L；ALB 32 g/L,血淀粉酶及脂肪酶（-）;胸部 + 腹部 CT:双肺间质纹理增多;腹腔、盆腔积液,腹盆腔脂肪浑浊。予静滴左氧氟沙星后体温降至正常,皮疹消退。入院前 2 月出现纳差,进食后腹胀、恶心、烧心,伴活动后气短,上腹部间断"针刺样"疼痛。入院前 1 月上述症状加重,无法平卧。查 ALB 21.3 g/L；超声显示心包腔内可见微量积液;腹腔积液,双侧胸腔积液,胸腔积液以右侧为著,行胸腔穿刺检查胸水检查无阳性发现。查 IgG 5.2 g/L,补体下降（C_3 0.448 g/L,补体 C_4 0.061 g/L），C- 反应蛋白 12.3 mg/L,抗核抗体 阳性,核颗粒型

1：1280，抗 nRNP 抗体 阳性；外院考虑结缔组织病，予糖皮质激素每日 10 片，吗替麦考酚酯 0.75 g 每日两次，间断输注白蛋白、利尿对症，监测血白蛋白波动于 15.8~18.7 g/L。入院前 1 周，患者再次发热，体温最高至 37.8 ℃，伴畏寒，无寒战。予泼尼松每日 60 mg 分次口服，及吗替麦考酚酯治疗，输注头孢噻肟抗感染，后体温维持正常。现为进一步诊治入院。病程中无反复口腔溃疡，无光过敏，无多关节肿痛、肌肉酸痛，无脱发明显，无双手遇冷变色，无牙齿片状脱落等。患者自发病以来，精神可，食欲下降，睡眠欠佳，大便如常，尿量减少，体重未见明显下降。既往体健。

2. 入院体检 体温 36.9 ℃，脉搏 97 次 / 分，呼吸 19 次 / 分，BP 118/80mmHg；神志清楚，皮肤黏膜无黄染，双侧眼睑、球结膜水肿，双侧面颊部潮红。颈软，无抵抗，甲状腺未及，气管居中。胸廓对称无畸形，无压痛。双肺呼吸音粗，右下肺呼吸音低。心界不大，心音可，律齐，各瓣膜听诊区未闻及杂音。腹软，无压痛、反跳痛及肌紧张，肝脾未触及，移动性浊音阳性。双下肢中度指凹性水肿，以左侧为著。生理反射存在，病理反射未引出。

3. 辅助检查

（1）入院前行右侧胸腔穿刺引流，胸水颜色 黄色、浑浊，WBC 177×10⁶/L，单个核细胞 92.7%，比重 1.010，蛋白 阳性（3+）；葡萄糖 6.85mmol/L，蛋白 22.9 g/L，乳酸脱氢酶 91U/L，腺苷脱氨酶 4U/L。

（2）入院后完善相关检查：血白细胞 9.91×10⁹/L，血红蛋白 138 g/L，中性粒细胞百分比 75.9%，淋巴细胞百分比 14.5%，尿常规，尿白蛋白（±），24 小时尿蛋白定量 297 mg，血沉 38 mm/1 h，血浆 D- 二聚体 9700ng/mL，总胆固醇 12.91mmol/L ，甘油三酯 2.11mmol/L，低密度脂蛋白胆固醇 11.25mmol/L，白蛋白 13 g/L，血钙 1.82mmol/L，肾功能、肝功能、心肌酶、B 型钠尿肽正常；T-SPOT.TB（＋）；抗心磷脂抗体弱阳性。复查白蛋白 18~22 g/L，免疫球蛋白 G 7.42~8.29 g/L，补体 C3 0.46~0.55 g/L，补体 C4 0.12~0.13 g/L，抗核抗体（＋），核颗粒型 1：1280，抗 nRNP 抗体（＋），ANCA、免疫固定电泳、RA7 项、狼疮抗凝物均为（－）。胸腔穿刺，积液外观见图 1-4-1。胸水常规：淡黄色，浑浊，浆液性，比重 1.014，黏蛋白定性实验（±），红细胞计数 280×10⁶/L，有核细胞计数 120×10⁶/L，多核细胞 20% ，单个核细胞 80% 。胸水生化：总蛋白 10 g/L，乳酸脱氢酶 88U/L，腺苷脱氨酶 1.6U/L，葡萄糖 7.4mmol/L，乳酸 0.91mmol/L，氯 109mmol/L。腹穿后腹水常规大致同胸水常规。腹水生化，总蛋白 13 g/L，甘油三酯 0.24mmol/L，高密度脂蛋白胆固醇 0.21mmol/L，低密度脂蛋白胆固醇 0.15mmol/L。胸水和腹水均行抗酸染色、细菌培养及 X-pert 无阳性发现。胸水病理：偶见核异质细胞，腹水病理（－）。超声心动：心包积液（微量）。腹部超声：腹腔积液（中量）。胸部增强 CT：考虑两肺多发肺栓塞，右侧胸腔积液伴右肺底周围肺组织实变不张。腹部增强 CT：盆腔脂肪间隙密度增高并多发索条影；所示肠管排列欠规整，结肠脾曲空虚壁显厚；盆腹腔大量积液；肠系膜根部周围脂肪间隙密度增高并多发淋巴结影；腹壁及腰背部皮下脂肪间隙密度增高并液体密度影，皮下水肿。全身浅表淋巴结超声：未见明显异常。血气分析，尿细菌培养 、游离甲功、乙肝二对半、丙肝抗体 IgG、梅毒抗体、艾滋病抗体、肺炎支原体抗体、1-3-β-D 葡聚糖、曲霉菌半乳甘露聚糖抗原、G- 脂多糖及降钙素原、淋巴细胞亚群均无阳性发现。下肢静脉超声：未见血栓。妇科超声大致正常。

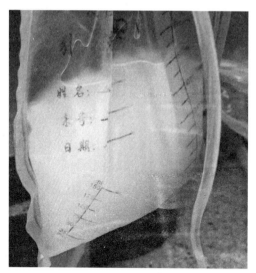

图 1-4-1　胸水外观

4. 初步诊断　①结缔组织病，系统性红斑狼疮？②肺栓塞；③低蛋白血症；④多浆膜腔积液；⑤乳糜性胸水？

5. 诊治经过及随诊　患者入院后继续予甲泼尼龙 40 mg/d，那屈肝素抗凝，静注丙种球蛋白 20 g/d，使用 3 d。辅以补钙、抑酸、补钾、调脂、保肝，输注白蛋白、利尿消肿等对症支持之劳，后甲泼尼龙减量至 36 mg/d。胸腔积液不除外乳糜胸，予低脂优质蛋白膳食；胸部增强 CT 考虑两肺多发肺栓塞，那屈肝素加量至 0.6mL 皮下每 12 小时一次，出院改为利伐沙班 15 mg 口服每日两次。出院后于外院检查淋巴闪烁显像：提示肠蛋白丢失，可能漏出部位于空肠。电话随访，外院加用环磷酰胺，患者蛋白丢失情况逐渐缓解，胸腔积液及腹腔积液逐渐减少。

【分析与讨论】

该病的病例特点是：老年女性，反复发热，水肿，低蛋白血症，高脂血症，低补体，低免疫球蛋白 G，存在自身抗体阳性，核颗粒型 1：1280，抗 nRNP 抗体 阳性，多浆膜腔（心包、胸腔及腹腔）积液，诊断结缔组织病。因患者两次发热出现均有受凉或是劳累史，同时伴有白细胞及中性粒细胞的升高，在第一次输注左氧氟沙星后可降至正常，第二次同时使用了糖皮质激素及抗菌药物可降至正常，故而发热不能除外感染因素，不计入评分标准，根据 2019 年 EULAR/ACR 系统性红斑狼疮分类标准，患者评分 9 分；根据 1997 年 ACR 关于 SLE 分类标准，仅满足浆膜腔积液和 ANA 阳性两条标准，或是根据 2012 年 SLICC 的 SLE 分类标准，仅满足一条浆膜腔积液的临床标准，及 ANA 阳性和低补体的两条免疫学标准，疑诊系统性红斑狼疮。患者有高滴度的 nRNP 抗体，但患者无雷诺现象，无关节炎，无肌炎及指端硬化等表现，临床表现不足，不能诊断混合型结缔组织病。抗 nRNP 抗体在 3%~46% 的 SLE 患者中呈现阳性[1]，在 MCTD 中抗 nRNP 抗体阳性率为 71%~100%。患者没有明显血液系统受累,抗心磷脂抗体弱阳性一次,未提示抗磷脂抗体综合征。患者应同时注意MCTD倾向。

患者突出表现为低蛋白血症,合并有高脂血症,胸水呈乳糜状。但是没有蛋白尿等肾脏损伤,不考虑肾脏漏出所致低蛋白;影像学暂时未提示实体肿瘤或淋巴瘤相关证据,需继续随访;患者体温住院后持续正常,虽T-SPOT阳性,但未找到活动性结核感染证据,因使用糖皮质激素,我们建议患者结核专科随诊,预防性抗结核。但是由于经验不足,当时未行胸腔引流液送检胆固醇、甘油三酯检测,及脂蛋白电泳等以协助诊断明确乳糜胸。

中央淋巴系统由胸导管、乳糜池和腹膜后淋巴管组成。淋巴管从外周器官和外周组织收集液体,并集中输送到主要的淋巴引流通道,称为胸导管。在T11~L1水平的胸导管近端,有一个称为乳糜池的袋状结构。乳糜池收集来自下肢、肝脏和肠系膜的液体。在正常情况下,每天大约有8 L液体被淋巴管吸收,每天大有2~3 L的液体流经胸导管。肝脏和肠道各占大约40%的胸导管流量。胸导管始于乳糜池,止于左锁骨下静脉和颈静脉交界处。由于胸导管穿过纵隔走行,所以还通过侧支接收来自于肺和心脏的淋巴液。淋巴和乳糜流经腹膜后淋巴管,胸导管将乳糜从肠道运送至血流。二尖瓣位于胸导管出口,可防止血液回流到胸导管。

乳糜中含有乳糜微粒形式的甘油三酯、T淋巴细胞、电解质、蛋白质、免疫球蛋白和脂溶性维生素。胸导管内乳糜流动被破坏或功能障碍可引起乳糜胸,因此乳糜胸的病因可大致分为非创伤性或创伤性。创伤性原因:胸导管区域或邻近结构的手术操作是大多数创伤性乳糜胸病例的原因。非创伤性乳糜胸可由恶性(淋巴瘤、肺癌等)和非恶性(淋巴结增生性疾病、甲状腺肿、主动脉瘤、锁骨下静脉血栓形成、肝硬化、心衰、淋巴系统的先天性或特发性疾病、淋巴传导障碍、肾病综合征、蛋白丢失性肠病、狼疮、丝虫病及结核等)两种情况引起。患者未发现有结核感染及淋巴瘤等,也未行手术操作等。后患者就诊于外院行淋巴管造影,提示肠蛋白丢失,可能位置位于空肠,考虑为非创伤性疾病所致乳糜胸。蛋白丢失性肠病(PLE)和狼疮均可能会导致乳糜胸。

PLE的特征是血清蛋白质过量丢失入胃肠道,引发低蛋白血症、水肿。对于已经排除其他病因(如营养不良、大量蛋白尿和肝病所致蛋白质合成受损)的低蛋白血症患者,应考虑蛋白丢失性胃肠病。血浆蛋白质进入胃肠道后会迅速降解为氨基酸,并被重新吸收进入门脉循环。肝脏是血浆蛋白质合成的主要场所,其可通过将蛋白合成速率增加至正常值的2.5倍来代偿蛋白的过量丢失。当经胃肠道丢失的蛋白超过肝脏的合成能力时,就会发生蛋白丢失性胃肠病。血清蛋白从胃肠道丢失与分子量无关。因此,受此影响最大的是半衰期较长(即分解代谢速率较低)的血清蛋白,例如白蛋白、IgA、IgG、IgM和纤维蛋白原等。与之相比,更替速率较快血清蛋白(如IgE等)浓度几乎不变[2]。血清成分也可从肠道丢失,包括铁、脂质和微量元素,其中大多数能与蛋白结合。PLE的临床表现差异很大,患者通常表现为外周性水肿,部分患者会因症状性胸腔积液或腹水而表现出渐进性呼吸困难或无痛性腹部膨隆,也可出现腹泻、脂肪泻、腹痛、腹胀感或肠胃气胀等胃肠道症状。

PLE是SLE患者罕见的并发症[3-5],特征就是严重的外周水肿和低蛋白血症,但没有肾病范围的蛋白尿,有些患者可能会出现严重的腹泻,通常见于多器官受累的重症 SLE 患者中,并且年轻女性多见。多数出现多浆膜腔积液,还会出现腹痛、恶心、腹泻甚至呕吐等症状[3-5]。在所有患者中均发现具有斑点模式的阳性抗核抗体,但大多数情况下抗 dsDNA 抗体为阴性。所有患者均有明显的低白蛋白血症,80% 有低补体血症,66.7% 有高脂蛋白血症,40% 有低钙血症。肝功能检查和凝血酶原时间均在正常范围内。多数 24 小时尿蛋白低于0.5 克[3-5]。PLE 少数患者中进行的活检显示非特异性炎症和固有层无血管炎[5]。在其他CTD 疾病中 PLE 亦罕见。有两篇文章[6, 7]报道了日本两例合并有胸腹水的 MCTD 病人,存在高滴度的 nRNP 抗体及 PLE。

　　该患者出现了周身水肿,腹痛,同时伴有恶心;多浆膜腔积液,低蛋白血症(最低白蛋白可至 13 g/L),高脂血症(总胆固醇 12.91mmol/L,甘油三酯 2.11mmol/L),低补体血症(补体C3 0.46~0.55 g/L),低免疫球蛋白(IgG 5.2 g/L,补充丙种球蛋白后指标可至 8.29 g/L,后逐渐下降),低血钙,并且 ANA 阳性,抗 dsDNA 抗体为阴性,肝功能正常。并且院外影像提示蛋白丢失。上述符合 PLE 诊断。

　　乳糜胸和 / 或乳糜腹水同样是 SLE 罕见的并发症[8, 9],国外报道了一名 61 岁土耳其女性 SLE 患者[8],病史 10 年,使用甲泼尼龙 8 mg/d 及羟氯喹 200 mg/d。因腹胀一周入院,显示双侧胸腔积液及大量腹腔积液,少量心包积液。查血沉及 CRP 大致正常,ALB 28 g/L,血脂正常,ANA1∶1000,均质性,余抗 RNA、抗心磷脂抗体及狼疮抗凝物抗体均为阴性,低补体血症,CA125 升高,穿刺胸腹水呈乳糜状,血脂升高,同时胸水及腹水测 ANA1∶1000,同血 ANA 呈同源性,使用甲泼尼龙 1 mg/(kg·d),2 个月后减量为 16 mg/d,10 周后积液消失。该病人没有 PLE。考虑为炎症导致淋巴管或是乳糜池通透性增加,导致乳糜外渗。世纪坛医院[9]对 15 名出现乳糜胸和 / 或乳糜腹水的 SLE 患者进行分析,15 名患者中 2 名患者以乳糜胸为 SLE 的首发症状,其余多出现在 SLE 的晚期。在这些病例中,肾小球肾炎和血液系统受累是最常见的并发症。对 15 名患者进行了淋巴闪烁显像。同时出现乳糜胸和乳糜腹水 6 例。13 例行直接淋巴管造影,提示胸导管出口梗阻或胸导管末端回流不良。患有乳糜胸和 / 或乳糜腹水的 SLE 患者发热、皮肤黏膜受累、低白蛋白血症、低补体血症、抗 SSA、抗 SSB、抗 Sm、抗 RNP 或抗 rRNP 抗体阳性的发生率较低,并且 SLEDAI 得分较低。考虑SLE 患者淋巴管的慢性炎会导致淋巴管狭窄或阻塞、管腔内压力和血管壁通透性增加,最后导致乳糜渗出[9]。

　　PLE 和乳糜胸可同时出现,有文献显示,单心室患者可同时出现 PLE 和乳糜胸腔积液[10],中央传导淋巴管异常也可导致中央淋巴管的功能障碍从而引发乳糜漏和蛋白丢失性肠病(PLE)[11],中心静脉压升高会对淋巴系统产生不利影响,导致间质的液体产生和引流失衡,这可能导致危及生命的淋巴并发症,包括蛋白丢失性肠病、乳糜胸和腹水的出现[12]。所以患者当出现中央传导淋巴管的异常,无论是原发还是继发,创伤或非创伤性的,均可能会同时出现 PLE 和乳糜胸、乳糜腹水。

　　一篇韩国的报道[13],报告了 2 例 SLE 患者,他们同时出现乳糜胸、乳糜腹水和蛋白丢失性肠病。胸水或腹腔液分析显示高水平的甘油三酯和 24 小时粪便 α1- 抗胰蛋白酶清除率升高与蛋白质丢失性肠病一致。一名患者对高剂量皮质类固醇治疗没有反应，但在使用环磷酰胺治疗后恢复。另一名患者最初对高剂量皮质类固醇治疗有反应，但死于感染性并发症。世纪坛医院[9]报告的 15 名出现乳糜胸和 / 或乳糜腹水的 SLE 患者中，有 6 例观察到低白蛋白血症，其中 3 名为 PLE，其中两人为抗 SSA 抗体阳性，一名为 dsDNA 阳性。

本例患者抗 nRNP 抗体阳性，同时出现了 PLE 及乳糜胸和腹水，院外行淋巴闪烁现象，提示肠蛋白丢失。我们考虑 PLE 及乳糜胸均与 SLE 存在关联。

SLE 患者的大多数 PLE 病例对皮质类固醇和免疫抑制疗法反应良好。早期诊断和及时使用糖皮质激素、免疫抑制剂和手术对于缓解症状和改善预后至关重要[9]。治疗后所有患者血清白蛋白水平均有明显改善[4, 5]。所有患者都开始使用类固醇。34% 的人仅对类固醇有反应，66% 的患者在开始即使用其他免疫抑制疗法，包括环磷酰胺、硫唑嘌呤以及环磷酰胺和硫唑嘌呤的组合。一些报告的病例对环孢素或依那西普有反应。类固醇联合免疫抑制治疗预后非常好[3-5]。通过适当的治疗，血清白蛋白是首先要改善的参数，其次是血清补体 C3 水平[5]。患者后未在我院随诊，电话随访，患者继续使用糖皮质激素，后加用环磷酰胺治疗，白蛋白逐渐上升，水肿缓解。

患者出现肺栓塞，考虑可能与低蛋白血症、高脂血症及结缔组织病相关。患者肿瘤标志物增高（糖类抗原 199 55.90U/mL，糖类抗原 125 > 1000.0U/mL），妇科超声及胸腹部 CT 无阳性发现，暂无肿瘤相关证据，不除外与大量的胸腹水相关，建议必要时行 PET-CT 检查鉴别实体肿瘤或淋巴血液系统疾病，患者暂时拒绝。建议定期检测肿瘤标志物的变化。

【专家点评】

系统性红斑狼疮等结缔组织病，涉及多系统受损，当病人出现低蛋白血症、栓塞、乳糜状胸腔积液时，如何去鉴别症状之间有何关联，及有无 SLE 外的原因，在临床中时存在一定的难度。该病例，通过淋巴管造影，诊断肠蛋白丢失，考虑与 SLE 相关，从而引起低蛋白、乳糜胸等表现，通过糖皮质激素及环磷酰胺治疗原发病及补充蛋白等对症支持治疗，患者症状缓解，也证实肠道病变与原发病可能相关。是否与 SLE 的脂代谢异常或是自身抗体与肠道损伤或是积液形成相关，需要进一步证实。在充分了解原发病的疾病特点及脏器损伤，剥丝抽茧，随诊病人变化，才为我们的临床提供了更好的支持。

【参考文献】

[1]　ELIZABETH BENITO-GARCIA, PETER H SCHUR, ROBERT LAHITA. Guidelines for immunologic laboratory testing in the rheumatic diseases：anti-Sm and anti-RNP antibody tests[J]. Arthritis Rheum, 2004, 51（6）：1030-1044.

[2]　TAKEDA H, ISHIHAMA K, FUKUI T, et al. Significance of rapid turnover proteins in protein-losing gastroenteropathy[J]. Hepatogastroenterology, 2003, 50（54）：1963-1965.

[3]　SULTAN M AI-MOGAIREN. Lupus protein-losing enteropathy（LUPLE）：a systematic

review[J]. Rheumatol Int, 2011, 31(8): 995-1001.

[4] WEN-JIE ZHENG , XIN-PING TIAN, LING LI, et al. Protein-losing enteropathy in systemic lupus erythematosus: analysis of the clinical features of fifteen patients[J]. J Clin Rheumatol, 2007, 13(6): 313-316.

[5] RENAN BAZUCO FRITTOLI, J´ESSICA FERNANDES VIVALDO , LILIAN TEREZA LAVRAS COSTALLAT. Gastrointestinal involvement in systemic lupus erythematosus: A systematic review[J]. J Transl Autoimmun, 2021, 10(4): 100106.

[6] K NOSHO , H TAKAHASHI, Y IKEDA, et al. A case of protein-losing gastroenteropathy in association with mixed connective tissue disease which was successfully treated with cyclophosphamide pulse therapy[J]. Ryumachi, 1998, 38(6): 818-824.

[7] KANA KAKIGAO , NOBUYOSHI FUKUSHIMA, TAKAHIRO MIZUTANI, et al. A case of protein-losing gastroenteropathy accompanied by Sjögren syndrome and mixed connective tissue disease[J]. Nihon Shokakibyo Gakkai Zasshi, 2012 , 109(10): 1770-1775.

[8] DILEK ERSIL SOYSAL, SEZIN HIZAR TURAN, MUSTAFA OZMEN, et al. A rare case of systemic lupus erythematosus with chylous ascites and chylothorax[J]. Case Rep Rheumatol, 2013, 2013: 797696.

[9] GUO-HUA ZHANG, LING-LING ZHANG, YU-HUA WANG, et al. Clinical characteristics of systemic lupus erythematosus with chylothorax and/or chylous ascites: An analysis of 15 cases in China[J]. Medicine(Baltimore), 2020, 99(51): e23661.

[10] MAXIM ITKIN , CHRISTIAN PIZARRO, WOLFGANG RADTKE, et al. Lymphatic Management in Single-Ventricle Patients[J]. Semin Thorac Cardiovasc Surg Pediatr Card Surg Annu, 2020; 23: 41-47.

[11] AMIR H TAGHINIA , JOSEPH UPTON , CAMERON C TRENOR, et al. Lymphaticovenous bypass of the thoracic duct for the treatment of chylous leak in central conducting lymphatic anomalies[J]. J Pediatr Surg, 2019, 54(3): 562-568.

[12] CHRISTOPHER L SMITH , TIMOTHY M HOFFMAN , YOAV DORI, et al. Decompression of the thoracic duct: A novel transcatheter approach[J]. Catheter Cardiovasc Interv, 2020 , 95(2): E56-E61.

[13] CHANG-KEUN LEE , JI MIN HAN, KUNG NO LEE, et al , Concurrent occurrence of chylothorax, chylous ascites, and protein-losing enteropathy in systemic lupus erythematosus[J]. J Rheumatol, 2002 , 29(6): 1330-1333.

（张梅，韩锋）

病例 5　多关节痛,蛋白尿伴发热、肢体活动不利

【病例导读】

系统性红斑狼疮（ systemic lupus erythematosus, SLE ）是一种免疫系统攻击全身健康细

胞和组织的疾病,感染是 SLE 患者最常见的死亡原因之一。由于疾病相关的免疫功能障碍本身或免疫抑制治疗, SLE 患者极易受到感染。中枢神经系统(central nervous system, CNS)感染是 SLE 罕见的并发症,却是重要的致死病因。临床医生遇到 SLE 患者出现 CNS 症状时需积极寻找感染证据,并充分与神经精神狼疮鉴别。

【病例介绍】

患者,女性, 53 岁,主因"间断多关节肿痛 2 个月,左上肢无力 3 天,发热、头痛、言语不利 1 天"入院。

1. 病史介绍　患者入院前 2 个月无明显诱因出现多关节肿痛,就诊于我院查血常规:白细胞减少(2.59×10^9/L),免疫学检查提示抗核抗体(ANA)阳性、抗 dsDNA 抗体阳性、低补体血症(血清 C3 水平 0.236 g/L,血清 C4 水平 0.02 g/L),尿常规 PRO(++), 24 小时尿蛋白定量 915 mg,诊断 SLE。系统性红斑狼疮疾病活动评分(systemic lupus erythematosus disease activity score, SLEDAI)11 分,予泼尼松 50 mg/d 及环磷酰胺(cyclophosphamide, CYC)400 mg/w 治疗,患者病情改善,继续门诊规律随诊。4 周前开始泼尼松以 5 mg/w 的速度减量,目前服用泼尼松 30 mg/d,联合 CYC 400 mg/w(累积剂量 3.2 g)。入院前 3 天患者出现左上肢无力,未就诊。1 天前出现发热,体温最高达 39.5 ℃,伴畏寒,无寒战,不能自行热退,伴头部持续钝痛及言语不利。不伴恶心、呕吐、腹痛、腹泻、呕血、黑便。为进一步诊治急诊入院。

2. 入院体检　体温 39.1 ℃,脉搏 102 次 / 分,呼吸 22 次 / 分, BP 120/70 mmHg;神志清楚,查体尚能合作。满月面容,皮肤黏膜无黄染、出血点。全身浅表淋巴结未触及。头颅五官无畸形,头发略稀疏,双侧瞳孔 5:2,睑结膜无苍白,左侧瞳孔对光反射减弱,右侧瞳孔对光反射正常。耳鼻无异常分泌物,鼻窦无压痛。口唇无紫绀,口腔黏膜无溃疡。颈软,无抵抗,甲状腺未触及,颈静脉无怒张。双肺呼吸音粗,未闻及干湿啰音。心音可,律齐,各瓣膜听诊区未闻及杂音。腹软,无压痛反跳痛肌紧张,肝脾未触及,移动性浊音阴性。左上肢肌力 III 级,左下肢肌力 IV 级。双侧 Babinski 征、Oppenheim 征、Hoffmann 征阴性。Kernig 征阴性,Brudzinski 征阴性。

3. 辅助检查　血常规, WBC 10.9×10^9/L, HGB 121 g/L, PLT 395×10^9/L;血沉 53 mm/1 h;抗核抗体 1:800 均质性,抗 dsDNA 抗体阳性,抗 Sm 抗体阳性,抗 SSA 抗体阳性,抗 SSB 抗体阳性,抗组蛋白抗体阳性,抗 dsDNA 抗体定量 0.8 IU/mL。补体 C3 1.00 g/L,补体 C4 0.14 g/L, C 反应蛋白 55.7 mg/L;尿常规 PRO ++, 24 小时尿蛋白定量 783 mg。血培养结果待回报。脑脊液检查:压力 130 mmH$_2$O, WBC 6×10^6/L, RBC 4×10^6/L,蛋白 0.61 g/L,糖 4.7 mmol/L,氯化物 125 mmol/L。头增强磁共振成像(magnetic resonance imaging, MRI)显示右侧额叶、双侧基底节、穹隆压部、间脑和中脑有多个圆形病变,提示多发性脑脓肿(图 1-5-1)。

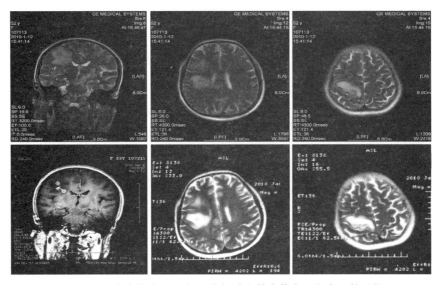

图 1-5-1　治疗前头 MRI 提示右额叶和基底节出现多个环状强化

4. 初步诊断　发热伴头痛原因待查:①SLE,神经精神狼疮? ②中枢神经系统感染? ③多发脑脓肿?

5. 诊疗经过及随诊　患者入院后背景疾病 SLE 评估显示蛋白尿、低补体血症和脱发,提示中度活动。甲基强的松龙剂量增至 80 mg/d,停用 CYC。经验性给予头孢噻肟 3 g 每 8 小时一次抗感染治疗。患者的病情没有改善。入院后第 3 天, 2 次血培养同时回报提示单核细胞增多性李斯特菌(*Listeria monocytogenes*, LM)。再次追问患者流行病学史,发现患者在发热前曾食用不洁猪肉。患者的诊断被更正为: SLE,多发性脑脓肿,菌血症。抗感染治疗改为氨苄西林 3 g 每 6 小时一次,联合甲氧苄氨嘧啶 - 磺胺甲恶唑(trimethoprim-sulfa-methoxazole, TMP-SMX)2 g/d。随后患者体温降至正常,头痛消失,入院第 7 天语言能力恢复,第 12 天瞳孔恢复到 3 mm:3 mm,光反射恢复,第 19 天上肢肌力恢复。4 周后,甲基强的松龙剂量降至 40 mg/d。

入院后第 5 周患者的氨苄西林更换了新的批号,尽管皮试阴性,但是出现了全身皮疹,考虑为药疹。停用氨苄西林,继续单用 TMP-SMX 治疗。皮疹在停用氨苄西林后 3 周(入院后第 8 周)消退。更换回原批号的氨苄西林并皮试呈阴性后,再次使用了氨苄西林。然后药疹再次出现,再次停用氨苄西林。给予美罗培南 2 g 每 8 小时一次治疗,甲基强的松龙剂量降至 32 mg/d,第 9 周开始给予羟氯喹 0.2 g/d。

复查头 MRI 提示颅内病变改善(图 1-5-2),在第 12 周停用美罗培南和 TMP-SMX。抗感染治疗总疗程 12 周,患者未遗留后遗症并出院随诊。出院时基础疾病 SLE 病情平稳:脱发有所改善, 24 小时尿蛋白定量降至 453 mg,血清补体上升至正常水平。患者出院后继续服用甲基强的松龙、羟氯喹及雷公藤治疗。

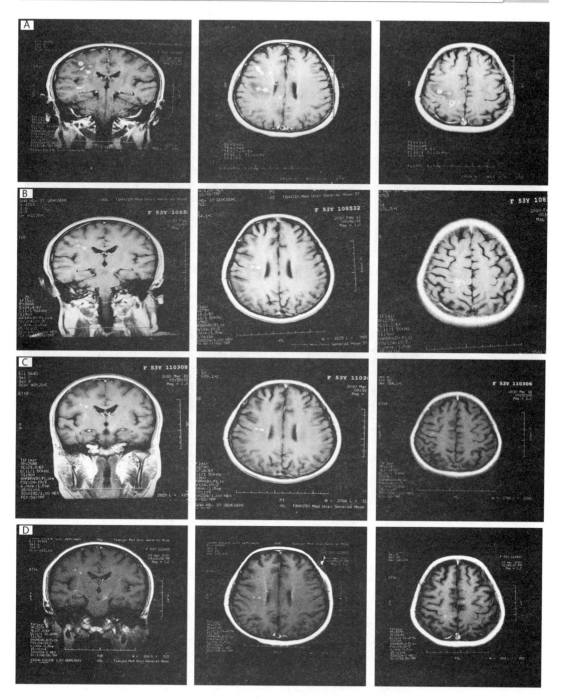

图 1-5-2　头 MRI 表现随着治疗过程逐渐改善。

A. 第 1 周 MRI 显示病变数目和大小无明显变化,环壁较术前增厚。左侧大脑足肿胀较轻。B. 治疗后 4 周,C. 治疗后 8 周,D. 治疗后 12 周。在第 4、8、12 周头 MR 提示右侧额叶、左侧大脑足部病变消失,右侧颞叶、基底节、右侧粪便及周围的胼胝体水肿区逐渐缩小。

出院后 6 个月复查头 MRI 提示脓肿消退（图 1-5-3）。脑脊液常规和生化检查均正常。

脑脊液培养未检出细菌菌落。继续随访患者 10 年,在接受小剂量甲基强的松龙（8 mg/d）、雷公藤多苷和羟氯喹治疗的基础上,患者无脑脓肿复发（图 1-5-4）,且 SLE 保持稳定。

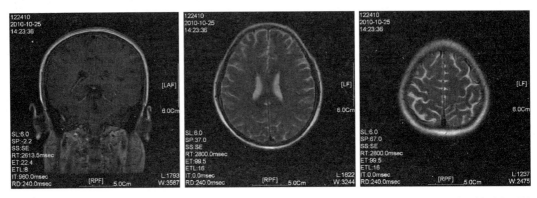

图 1-5-3　头 MR 提示右侧额叶和基底节呈斑片状强化。与前次检查相比,病变的大小和范围较前有所缩
小

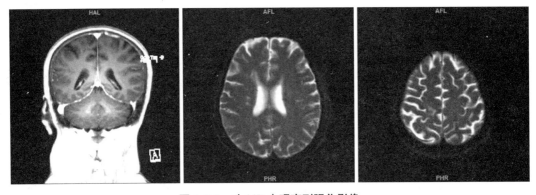

图 1-5-4　头 MR 未观察到强化影像

【分析与讨论】

SLE 是一种病因不明的自身免疫性疾病,可损害多种组织器官 [1]。SLE 患者中枢神经系统感染的发生率为 0.54%~2.26%,LM 是导致 SLE 患者中枢神经系统感染的前 3 位病原体 [2,3]。

LM 是一种一种需氧、革兰阳性、游动、无芽胞形成的杆菌,LM 感染与食用受污染的食品有关 [4]。在细胞免疫功能受损的患者中,如接受皮质类固醇和免疫抑制剂治疗的 SLE 患者,LM 是一种重要的病原体,可导致危及生命的感染 [5-8]。

查阅文献,自 Schulze 等人 [9] 于 1953 年报告了首例播散性 SLE 患者死于 LM 感染的病例,英文文献中已报告了 52 例 SLE 合并 LM 感染的病例 [2-4,9-31]。脑膜脑炎是发生 LM 感染的 SLE 患者最常见的表现,其他表现包括菌血症、菱形脑炎、肝脓肿、脾脓肿、心内膜炎、腹膜炎、感染性关节炎和脑脓肿。LM 感染引起的脑脓肿在 SLE 患者中相当罕见,仅在 1%~10% 的神经李斯特菌病患者中出现 [6, 32]。已有 6 例报告,其中 4 例为多发性脑脓肿 [9, 16,23,24,27,31]。在文献报道的 52 个病例中,32 例提供了起病时 SLE 的治疗方案。29 名患者接受高到中剂量的皮质类固醇联合 / 或免疫抑制剂,包括硫唑嘌呤、CYC、吗替麦考酚酯、甲氨蝶呤和环孢素。文献报道的 4 例 SLE 合并多发 LM 脑脓肿的患者中,3 例脑脊液培养和 / 或血培养阳性,另一例为尸检确诊。通常,LM 的入口点是胃肠道,随后是肠系膜淋巴结的侵袭,进入血流,并导致细菌血症[4]。LM 通过血流感染中枢神经系统,附着在脉络丛的上皮细胞上,诱导细胞因子和趋化因子释放到脑脊液中,引起脑膜炎。此外,LM 还可穿透大脑中动脉的毛细血管内皮细胞,引起脑炎和脑脓肿[33,34]。本病死亡率极高,幸存者通常遗留严重的后遗症[6]。52 例合并 LM 的 SLE 患者中 43 例报告了临床结局,其中 16 例死于 LM 感染,死亡率高达 37.2%。出现脑脓肿的患者预后更差,死亡率高达 50%[9, 16, 23, 24, 27, 31]:4 例多发性脑脓肿患者中 2 名在感染 LM 后不久死亡、1 名患者存活但遗留右侧面部偏瘫和左侧痛觉减退、1 名患者存活但遗留左侧偏瘫和额叶综合征;2 名单发脑脓肿患者的预后也不尽如人意:其中 1 名患者发烧消退,CT 扫描显示右侧顶叶病变的大小缩小,然而死于伴发的肝炎;另 1 名患者存活下来,没有后遗症。

食用长期储存,尤其是冷藏的肉类食品是 LM 感染的重要危险因素。本例患者在出现症状之前食用了在冰箱中储存了两周的猪肉。因此,高危患者应避免未经巴氏灭菌的牛奶和软奶酪,以及熟食式的即食肉类,特别是禽类产品,剩饭或即食食品应加热后食用[35]。有效的治疗取决于早期诊断[36],阳性的培养结果不仅来自脑脊液培养,还可能来自于血液和组织培养[6]。本患者无脑膜刺激征象,脑脊液细胞学、化学及培养结果正常,仅脑脊液蛋白水平略有升高,提示患者没有脑膜炎。这些发现与 LM 的致病机制有关:LM 可通过血流引起脑膜炎、脑炎和 / 或脑脓肿,这也证实了重复血培养对诊断 LM 感染的重要性。改善预后的另一个重要条件是及时治疗[37],早期经验性治疗对于 LM 感染的良好结果至关重要[38]。回顾性病例对照研究表明,推迟适当的抗生素治疗超过 6 小时,死亡风险增加 2.78 倍[39]。氨苄西林通常是治疗 LM 感染的首选药物,TMP-SMX 被推荐用于青霉素过敏的患者[35, 40]。亚胺培南和美罗培南也被成功地用于治疗 LM 感染[35]。头孢菌素类药物通常被选为治疗颅内感染的首选药物,它们对 LM 的作用欠佳[35]。与这些文献报道一致,本例患者成功地使用了包括氨苄西林和 TMP-SMX 的联合抗菌治疗。一项多中心病例对照研究表明,LM 脑膜炎最显著的危险因素是既往接受免疫抑制治疗(优势比 8.12)[39]。因此,当治疗具有高风险因素的合并脑膜炎或实质感染的 SLE 患者时,我们建议将氨苄西林作为覆盖 LM 的首选经验性治疗药物。

目前尚无对照试验来确定中枢神经系统 LM 感染的最佳药物选择或最佳疗程[35]。在 LM 脑脓肿的病例中手术干预不是必需的[35]。有学者建议将直径超过 2.5 厘米的脓肿作为神经外科干预的适应证[41, 42]。LM 脑脓肿患者应治疗不少于 6 周,并进行重复的颅内成像检查[35, 41]。本例患者的临床表现和重复的头 MRI 成像提示静脉氨苄西林和口服 TMP-SMX 的联合治疗有良好的疗效;不幸的是氨苄西林治疗因过敏反应而中止。再次尝试氨苄西林治疗失败后,我们又选择了美罗培南静脉抗感染治疗 4 周,同时继续口服 TMP-SMX 治疗。抗感染治疗共 12 周,其中静脉抗感染治疗 8 周。我们报告的病例是第 5 例 SLE 患者合并 LM 多发性脑脓肿,也是第 1 例在长期抗生素治疗后出院且没有后遗症的患者。在 10

年的随访期内,患者情况良好。

SLE 合并 LM 中枢神经系统感染治疗面临的一个挑战是,中枢神经系统感染的症状可能类似于神经精神性红斑狼疮(neuropsychiatric lupus erythematosus, NPSLE),这增加了诊断的难度。脑脊液和影像检查不能完全鉴别中枢神经系统感染和 NPSLE。SLE 疾病活动性的评估可能有助于鉴别诊断。然而,在我们回顾的病例系列中,活动期和非活动期 SLE 患者发生 LM 感染的比例相似。通常需要根据实验室和影像检查的结果进行全面评估而做出判断。

治疗 SLE 合并 LM 感染的另一个挑战是,严重感染可能导致 SLE 病情恶化 [11]。在严重感染期间,基础疾病的治疗对于改善预后非常重要。我们根据患者的 SLE 疾病评价调整了治疗剂量,同时考虑到严重的感染,停止了 CYC 的治疗,并将甲基强的松龙的剂量增加到每天 80 mg。随着患者的病情逐渐改善,激素治疗逐渐减少,直到恢复最初的剂量,取得了良好的效果。因此,我们建议,在严重感染的情况下,用于治疗 SLE 的激素剂量不需要立即减少;相反,在充分评估疾病后逐步调整治疗更有助于改善预后。

【专家点评】

SLE 合并 LM 感染患者的预后差,特别是合并脑脓肿的患者死亡率可高达 50%,这一数据高于非 LM 脑脓肿的 SLE 患者,提示在临床实践中需对 LM 感染给予更多关注。改善本病预后的关键在于尽早开始治疗。反复血培养有助于早期诊断,对有 CNS 感染危险因素的 SLE 患者推荐经验性抗感染治疗应覆盖 LM。综合评估可能有助于区分中枢神经系统感染和神经精神性系统性红斑狼疮。对于严重感染,不需要立即减少类固醇的剂量,可以根据对疾病的综合评估结果逐步调整。

【参考文献】

[1] ANDERS HJ, SAXENA R, ZHAO MH, et al. Lupus nephritis[J]. Nat Rev Dis Primers, 2020,6(1):7.

[2] YANG CD, WANG XD, YE S, et al. Clinical features, prognostic and risk factors of central nervous system infections in patients with systemic lupus erythematosus[J]. Clin Rheumatol, 2007,26(6):895-901.

[3] HUNG JJ, OU LS, LEE WI, et al. Central nervous system infections in patients with systemic lupus erythematosus[J]. J Rheumatol, 2005,32(1):40-43.

[4] MCCAFFREY LM, PETELIN A, CUNHA BA. Systemic lupus erythematosus（SLE）cerebritis versus Listeria monocytogenes meningoencephalitis in a patient with systemic lupus erythematosus on chronic corticosteroid therapy：the diagnostic importance of cerebrospinal fluid（CSF）of lactic acid levels[J]. Heart Lung, 2012,41(4):394-397.

[5] AL-KHATTI AA, AL-TAWFIQ JA. Listeria monocytogenes brain abscess in a patient with multiple myeloma[J]. J Infect Dev Ctries, 2010,4(12):849-851.

[6] LORBER B. Listeriosis[J]. Clin Infect Dis, 1997,24(1):1-9; quiz 10-11.

[7] ARMSTRONG D, WONG B. Central nervous system infections in immunocompromised

hosts[J]. Annu Rev Med，1982,33:293-308.

[8] BUCHNER LH，SCHNEIERSON S. Clinical and laboratory aspects of Listeria monocytogenes infections. With a report of ten cases[J]. Am J Med，1968,45(6):904-921.

[9] SCHMLZE ML，WAHLE GH，JR，et al. Meningitis due to Listeria monocytogenes in a case of disseminated lupus erythematosus[J]. Am J Clin Pathol，1953,23(10):1028-1030.

[10] TOBON GJ，SERNA MJ，CANAS CA. Listeria monocytogenes infection in patients with systemic lupus erythematosus[J]. Clin Rheumatol，2013,32 Suppl 1:S25-27.

[11] PERIC-POPADIC A，BOGIC M，TOMIC-SPIRIC V，et al. Acute meningoencephalitis in a patient with systemic lupus erythematosus[J]. Vojnosanit Pregl，2013,70(7):688-692.

[12] ROSENGARTEN R，BOURN JM. Listeria septicemia and meningitis in a case of lupus erythematosus[J]. Neurology，1959,9:704-706.

[13] FINKELSTEIN FO，BASTL C，SCHIFF M，et al. Listeria sepsis immediately preceding renal transplant rejection[J]. JAMA，1976,235(8):844-845.

[14] PEREZ HD，ANDRON RI，GOLDSTEIN IM. Infection in patients with systemic lupus erythematosus. Association with a serum inhibitor of complement-derived chemotactic activity[J]. Arthritis Rheum，1979,22(12):1326-1333.

[15] NIEMAN RE，LORBER B. Listeriosis in adults：a changing pattern. Report of eight cases and review of the literature，1968-1978[J]. Rev Infect Dis，1980,2(2):207-227.

[16] HAYKAL H，ZAMANI A，WANG AM，et al. CT features of early Listeria monocytogenes cerebritis[J]. AJNR Am J Neuroradiol，1987,8(2):279-282.

[17] FAN YD，PASTOREK JG，JANNEY FA，et al. Listeriosis as an obstetric complication in an immunocompromised patient[J]. South Med J，1989,82(8):1044-1045.

[18] ALLAIS JM，CAVALIERI SJ，BIERMAN MH，et al. Listeria monocytogenes peritonitis in a patient on continuous ambulatory peritoneal dialysis[J]. Nebr Med J，1989, 74(10): 303-305.

[19] HARISDANGKML V，SONGCHAROEN S，LIN AC. Listerial infections in patients with systemic lupus erythematosus[J]. South Med J，1992,85(10):957-960.

[20] KRAUS A，CABRAL AR，SIFUENTES-OSORNIO J，et al. Listeriosis in patients with connective tissue diseases[J]. J Rheumatol，1994,21(4):635-638.

[21] JANSEN TL，VAN HEEREVELD HA，LAAN RF，et al. Septic arthritis with Listeria monocytogenes during low-dose methotrexate[J]. J Intern Med，1998,244(1):87-90.

[22] MYLONAKIS E，HOHMANN EL，CALDERWOOD SB. Central nervous system infection with Listeria monocytogenes. 33 years' experience at a general hospital and review of 776 episodes from the literature[J]. Medicine(Baltimore)，1998,77(5):313-336.

[23] CONE LA，SOMERO MS，QURESHI FJ，et al. Unusual infections due to Listeria monocytogenes in the Southern California Desert[J]. Int J Infect Dis，2008,12(6):578-581.

[24] BAIZABAL-CARVALLO JF，DELGADILLO-MARQUEZ G，ESTANOL B，et al. Clinical characteristics and outcomes of the meningitides in systemic lupus erythematosus[J]. Eur Neurol，2009，61（3）：143-148.

[25] LEE MC，WU YK，CHEN CH，et al. Listeria monocytogenes meningitis in a young woman with systemic lupus erythematosus[J]. Rheumatol Int，2011，31（4）：555-557.

[26] WANG HL，GHANEM KG，WANG P，et al. Listeriosis at a tertiary care hospital in beijing，china：high prevalence of nonclustered healthcare-associated cases among adult patients[J]. Clin Infect Dis，2013，56（5）：666-676.

[27] PERINI G，PRAVETTONI R，FARINA E，et al. Listeria brain abscesses during administration of mycophenolate mofetil for systemic lupus erythematosus：a case report[J]. Neurol Sci，2015，36（6）：1019-1020.

[28] CHEN F，HAO F，CHEN Q，et al. Bacteremia in female Chinese patients with systemic lupus erythematosus：a case-control study[J]. J Infect Dev Ctries，2017，11（5）：393-398.

[29] SHI TY，ZHANG YF，SHI XH，et al. A rare case of meningoencephalitis by Listeria monocytogenes in systemic lupus erythematosus：case report and review[J]. Clin Rheumatol，2018，37（1）：271-275.

[30] MORIMOTO M，FUJIKAWA K，IDE S，et al. Systemic Lupus Erythematosus Complicated with Listeria Monocytogenes Infection in a Pregnant Woman[J]. Intern Med，2020.

[31] PEREIRA M，GONZALEZ DE，ROBERTO FB，et al. Listeria monocytogenes meningoencephalitis in a patient with Systemic Lupus Erythematosus[J]. J Bras Nefrol，2020，42（3）：375-379.

[32] SIMONSEN AL，SHEKHRAJKA N，HERTZ FB，et al. Listeria Monocytogenes Brain Abscesses in a Patient with Disseminated Non-Small Cellular Lung Cancer：MRI Findings[J]. Diagnostics（Basel），2021，11（6）.

[33] CONE LA，LEUNG MM，BYRD RG，et al. Multiple cerebral abscesses because of Listeria monocytogenes：three case reports and a literature review of supratentorial listerial brain abscess（es）[J]. Surg Neurol，2003，59（4）：320-328.

[34] SOARES-FERNANDES JP，BELEZA P，CERQUEIRA JJ，et al. Simultaneous supratentorial and brainstem abscesses due to Listeria monocytogenes[J]. J Neuroradiol，2008，35（3）：173-176.

[35] CLAUSS HE，LORBER B. Central nervous system infection with Listeria monocytogenes[J]. Curr Infect Dis Rep，2008，10（4）：300-306.

[36] LECHTENBERG R，SIERRA MF，PRINGLE GF，et al. Listeria monocytogenes：brain abscess or meningoencephalitis？[J]. Neurology，1979，29（1）：86-90.

[37] LAN ZW，XIAO MJ，GUAN YL，et al. Detection of Listeria monocytogenes in a patient with meningoencephalitis using next-generation sequencing：a case report[J]. BMC Infect

Dis，2020，20（1）：721.

[38] SMIATACZ T，KOWALIK MM，HLEBOWICZ M. Prolonged dysphagia due to Liste-ria-rhombencephalitis with brainstem abscess and acute polyradiculoneuritis[J]. J Infect，2006，52（6）：e165-167.

[39] LIM S，CHUNG DR，KIM YS，et al. Predictive risk factors for Listeria monocytogenes meningitis compared to pneumococcal meningitis：a multicenter case-control study[J]. In-fection，2017，45（1）：67-74.

[40] FRADE HC，PINGILI C，NATTANAMAI P. Multiple Listeria Abscesses in an Immuno-competent Patient[J]. Cureus，2020，12（1）：e6642.

[41] BROUWER MC，TUNKEL A R，MCKHANN GM，et al. Brain abscess[J]. N Engl J Med，2014，371（5）：447-456.

[42] CORSINI CAMPIOLI C，CASTILLO ALMEIDA NE，O'HORO JC，et al. Bacterial Brain Abscess：An Outline for Diagnosis and Management[J]. Am J Med，2021，134（10）：1210-1217 e1212.

（吕星，张娜）

病例 6　顽固的发热、便血

【病例导读】

系统性红斑狼疮是自身免疫介导的、系统性炎症性疾病。本病应被视为抗核抗体（ANA）相关的结缔组织病的模型。SLE 的实验室检查特点为血清中可检测到 ANA 及多种相关的自身抗体。SLE 的临床表现多变，个体差异很大，但多系统损害是主要特点，病程可呈现缓解／发作交替现象。SLE 的疾病管理中的医患交流是对年轻医生的重大挑战之一，应当努力帮助患者建立 SLE"可控、可治，但不能根治"的概念，同时纾解患者对药物不良反应等常见问题的恐惧心理，从而达到疾病长期缓解的治疗目的。SLE 的管理还需要对患者的长期随访，对病情进行不断地评估，这有助于对突发症状的性质做出准确的判断，并做出正确的决策。

【病例介绍】

患者，女性，56 岁，主因"间断乏力 18 年，间断发热、血便 2 年"就诊。

1. 病史介绍　患者于 18 年前无诱因出现间断低热，并有全身乏力，双下肢红色紫癜样皮疹。于门诊就诊，查血 WBC 2.23×10^9/L，尿白蛋白阴性。血沉 41 mm/1 h。血清生化指标及血肌酐等均正常。免疫学检查 IgG 20.10 g/L，补体 C3 0.65 g/L，补体 C4 0.09 g/L；抗核抗体阳性 1：800 斑点型，抗 ds-DNA 阳性，抗 nRNP 阳性。考虑系统性红斑狼疮。后患者长期口服泼尼松，间断口服雷公藤等药物治疗，药物剂量随症状变化增减。病程中曾多次出现因减、停泼尼松后病情复发的情况，其中有 2 次相对严重：为约 12 年前泼尼松减量至 2.5 mg/d 时，出现双手冻疮样皮疹，到医院复诊，考虑 SLE 复发，予泼尼松 40 mg/d 口服后症状缓解。于大约 8 年前泼尼松减量到 2.5 mg/d 并维持 2 年后自行停药。约 6 年前自觉乏力,泡沫尿复诊。查尿常规,尿白蛋白(+++),24 h 尿蛋白定量 4300 mg。血 IgG 17.80 g/L,补体 C3 0.50 g/L,补体 C4 0.11 g/L。考虑 SLE 复发,狼疮肾炎。曾建议患者肾穿刺活检以明确诊断,但患者拒绝。遂予甲泼尼龙 48 mg/d,硫酸羟氯喹 400 mg/d,吗替麦考酚酯 0.75 g 每日 2 次,以及骨化三醇等口服,并定期监测血常规尿蛋白等。治疗 1 年后尿蛋白逐渐转阴,血常规无异常,免疫学检查 IgG、C3、C4 等均正常。随诊 1 年后,于约 4 年前患者再次自行停药。

停药约半年(3 年半以前)后突然出现腹泻伴下腹疼痛,排鲜血便,3~4 次/天,量中等,不与大便混着。伴有发热,体温最高 40 ℃,有畏寒、寒战、乏力。于外院就诊,行便培养未见异常。CRP 121 mg/L,血沉 58 mm/1 h。腹部 CT 发现直肠肠穿孔,腹部 MR:直乙状结肠壁增厚,考虑炎性病变,骶骨前脓肿。腹部 MR:直肠中下段壁增厚,直肠后壁破裂,肠内容物外溢,周围炎症,考虑直肠穿孔,考虑"SLE 复发、败血症、骶前脓肿",给予亚胺培南及甲硝唑抗感染治疗 2 周,且激素加量至强的松 40 mg/d,体温正常,但仍有排血便。一个月后行横结肠造瘘术,术后继续口服强的松,减量至 25 mg/d 后即出现发热,体温最高可达 40 ℃。不伴关节痛,皮疹,血小板,白细胞减少等。到当地医院就诊,考虑腹腔感染不除外 SLE 复发。给予抗生素治疗同时临时给予地塞米松抗炎症状缓解。治疗约 2 周后停止抗生素治疗,同时激素加量至泼尼松 40 mg/d 口服。泼尼松逐渐减量至 20 mg/d 时体温再次升高。随后约 1 年中患者多次经历以上"发热 - 抗生素治疗,激素加量 - 激素减量,再次发热"的过程,泼尼松最低剂量在 20 mg/d 上下徘徊。期间反复血培养均阴性。1 年前,患者再次发热于外院住院治疗,血 WBC 7.42×10^9/L,中性粒细胞计数 6.04×10^9/L,淋巴细胞计数 0.66×10^9/L,尿白蛋白(+++),潜血(++++),24 小时尿蛋白 440 mg。免疫学检查 IgG 12.6 g/L,补体 C3 0.27 g/L,补体 C4 0.05 mg/L,CRP 121 mg/L。在充分给予有效抗生素强的松加量至 50 mg/d 后,体温正常出院。就诊于我院风湿科,考虑 SLE 复发,SLE 相关血管炎可能大。遂给予口服环磷酰胺(CTX)100 mg 每周两次,激素规律减量。患者未在发热,半年前强的松逐渐减量至 5 mg/d 并维持至今。随诊 2 年患者未再出现发热,但仍有间断血便,但血量及频率显著减少,门诊定期监测血、尿常规,肝肾功能等,血清补体 C3、补体 C4 等免疫学指标逐渐改善。现为进一步诊治再次院。自发病以来,患者的精神、食欲、睡眠尚可,体重无著变。既往史:患者自述约 30 年前,查体时常发现血白细胞减少,偶伴有乏力症状,未愈特别关注,口服中成药治疗可改善 WBC 水平。否认外伤、手术史、输血史,否认药物、食物过敏史。

2. 体格检查　体温 36.3 ℃,脉搏 80 次/分,呼吸 18 次/分,BP 112/72 mmHg;神清,全身浅表淋巴结无肿大。面部无皮疹,双下肢可见散在红色斑疹。双肺呼吸音清,未及干湿啰音。心律齐,无病理性杂音。腹平坦,上腹壁可见结肠造口,黏膜红润,排气排便正常,全腹无明显压痛,无反跳痛,肝、脾肋下未触及,移动性浊音(-),双下肢无浮肿。

3. 辅助检查

(1)CTX 治疗前:血 WBC 7.42×10^9/L,中性粒细胞计数 6.04×10^9/L,淋巴细胞计数 0.66×10^9/L,尿白蛋白(+++),潜血(++++),24 小时尿蛋白 440 mg。免疫学检查 IgG 12.60 g/L,补体 C3 0.27 g/L,补体 C4 0.05 g/L。CRP 121 mg/L,抗心磷脂抗体及抗 β2GP1 抗

体均阴性。

（2）CTX 治疗半年后：血 WBC 3.81×10⁹/L，中性粒细胞计数 2.02×10⁹/L，淋巴细胞计数 1.06×10⁹/L，尿白蛋白 阴性，潜血 阴性，24 小时尿蛋白 135 mg。血 ALT 34.7 U/L，AST 28.5 U/L，Cr 70μmol/L，免疫学检查 IgG 11.90 g/L，补体 C3 0.52 g/L，补体 C4 0.11 g/L。CRP 9.4 mg/L。

（3）本次入院：血常规 WBC 4.58×10⁹/L；尿白蛋白（＋）；便常规未见异常；肝肾功能未见异常；抗核抗体谱：ANA 1∶200 均质性，抗 dsDNA 定量 644.3 IU/mL；IgG 11.20 g/L，补体 C3 0.50 g/L，补体 C4 0.08 g/L，抗心磷脂抗体及抗 β2GP1 抗体均阴性；EBV 及 CMV IgG 阳性、IgM 阴性及 DNA 阴性；肿瘤标志物（CEA，AFP，CA199，SCC，CA724，CA242）未见异常。

（4）肠镜检查：经造瘘口向回盲部进镜约 40 cm 到达回盲部，所见结肠黏膜光滑，色泽正常；经造瘘口向横结肠及降结肠方向进境，黏膜光滑，片状充血糜烂，进镜子约 40 cm 肠腔狭窄镜身无法通过。经肛门进镜子约 10 cm 肠腔狭窄，内镜不能通过，可见肠瘘开口，周边肠黏膜粗糙，直肠黏膜充血水肿发红。诊断：结肠造瘘术后，直肠瘘，直肠狭窄（图 1-6-1）。病理考虑：慢性炎症（图 1-6-2）。

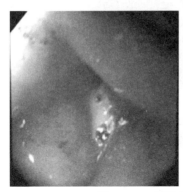
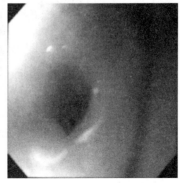

图 1-6-1　直肠瘘口，可见有脓液

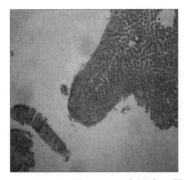
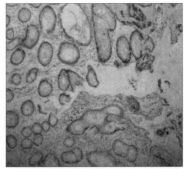

图 1-6-2　直肠瘘口周围黏膜病理：慢性炎症

（5）腹部 MRI 检查：如图 1-6-3。

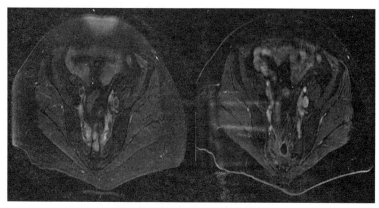

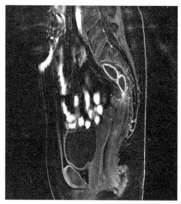

图 1-6-3　盆腔 MR 平扫及增强检查示：直肠及直乙交界区肠壁增厚，以直肠上段为著，局部狭窄，后壁欠规整，窦道形成；骶前可见多发囊状稍长 T2 信号影，DWI 呈高信号，与窦道相连。考虑直肠后壁窦道形成，并骶前脓肿

4. 初步诊断　①系统性红斑狼疮，狼疮性胃肠道损害；②乙状结肠、直肠 - 盆腔瘘。

5. 治疗经过及随诊　患者入院后经多学科会诊，转外科行腹腔镜探查中转开腹超低位直肠前切除术、乙状结肠 - 肛管吻合术。手术切除（直肠瘘口处）肠管一段，显微镜下见黏膜慢性炎症、黏膜萎缩，伴出血、糜烂，局部黏膜菲薄，黏膜下层广泛水肿、淋巴管轻度扩张，未发现血管炎及血栓形成，局部黏膜下层纤维脂肪增生，其中见数个多核巨细胞，肠壁外膜瘀血、水肿伴炎细胞浸润，结合临床，推测为肠瘘所致病理改变。

术后患者继续口服泼尼松 5 mg/d，停 CTX 口服，改为雷公藤等治疗，半年后复查 IgG 15.00 g/L，补体 C3 0.71 g/L，补体 C4 0.16 g/L，血常规正常，尿白蛋白阴性。

【分析与讨论】

SLE 是一种以全身多系统多脏器受累为特征系统性自身免疫病，疾病过程可呈现反复的复发与缓解，患者体内可检测到多种自身抗体。随着 SLE 诊治水平的不断提高，SLE 患者的生存率大幅度提高。SLE 已由既往的急性、高致死性疾病转为慢性、可控性疾病[1]。SLE 的治疗原则和目标为早期、个体化治疗。控制疾病活动，最大限度地延缓疾病进展，降低器官损害，预防和减少复发，减少药物不良反应，预防和控制疾病所致的器官损害，实现病情长期持续缓解,从而达到改善预后,提高患者的生活质量[1]。本例患者以乏力和关节痛等症状起病伴有白细胞减少,均为 SLE 常见的初始症状[2]。病程中多次发生减停药物后出现病情反复,呈现了较为典型的 SLE 病程的特点。本例比较特殊的一点是本次复发表现为结肠、直肠受累。另外,患者本次复发时尿检白蛋白和潜血应考虑为便血造成的尿液污染,而非狼疮肾炎的复发。

SLE 的消化系统受累并不少见,但可能因症状不典型而容易被忽略而造成漏诊。少数患者也可能以消化系统受累为首发症状。SLE 的消化系统病变可以累及全消化道以及肝脏、胰腺等全部器官。常见症状有腹痛,恶心呕吐,消化不良等症状。胰腺受累可出现血淀粉酶升高等。肝脏损害需与其他原因造成的肝功能异常,包括自身免疫性肝病相鉴别。肠系膜血管炎可以表现为急性腹痛,腹泻,严重者可出现肠穿孔,小肠坏疽等,大多发生在空肠或回肠[3]。慢性表现可以出现肠管狭窄,假性肠梗阻等表现诊断依赖于血管造影或者 CTA、MRA 等影像学手段。关于 SLE 累及大肠,曾有合并出现溃疡性结肠炎和克罗恩病的报道[4]。本例患者起病急,肠镜检查未见炎性肠病(inflammatory bowel disease,IBD)特征性病变,不支持 SLE 合并 IBD。病理学分析结果,不具备病变阶段性分布、肠黏膜隐窝结构改变、裂隙状溃疡、非坏死性肉芽肿等典型形态学改变,故也不支持 IBD。本次切除肠管可见肠壁间质水肿及炎症反应,未见血管破坏,而肠黏膜的萎缩,推测存在血管病变导致肠缺血可能,但患者本次手术前长达数年的直肠废用也可导致相似结果。

SLE 累及结、直肠的病例较为少见。Pombo 等回顾了西班牙一家医院 26 年间的 260 例 SLE 病例,在 7 例肠穿孔患者中有 4 例发生在结肠[5]。文献中 SLE 合并直肠受累的病例极为罕见,以 "SLE,直肠炎" 等为关键词检索 PunMed 数据库,1976 年至 2022 年间检索到 12 例直肠受累的相关病例报道。其中直肠溃疡 6 例(其中合并穿孔 1 例),直肠穿孔 1 例(其中一例合并小肠多发穿孔),缺血性直肠炎 2 例,2 例出现直肠坏死,另外一例为合并克罗恩病导致直肠 - 阴道瘘[6-17]。

直肠解剖位置较为特殊。直肠上段在腹膜反折水平以上,一旦发生穿孔可以导致游离穿孔、弥漫性腹膜炎。如穿孔发生在腹膜反折水平以下,穿孔后可造成盆底组织感染而非游离腹腔感染。明确直肠穿孔后应迅速进行评估,以决定手术方式,如切除不可行则应迅速行肠造口转流术避免污染进一步加重。另一方面应评估感染状况,如有脓肿形成则应在全身充分抗感染治疗的基础上考虑切开或穿刺引流。本例患者 3 年前发生直肠穿孔合并骶前脓肿,于外院行横结肠造口术,通过粪便转流方式缓解了病情,改善了生活质量。而对 SLE 病情的评估则成为后续治疗的关键。由于存在盆腔脓肿为医生对治疗方案的制定制造了一定的障碍。实际上患者反复住院接受抗生素治疗同时,对泼尼松加量后有效等临床表现提示了其盆腔脓肿极可能是无菌性脓肿,即与 SLE 相关。或者我们可以做出如下推测,即直肠穿孔发生初期存在感染所致盆腔脓肿,但至少在增加口服 CTX 前的一段时间内,脓腔内细菌已经得到清除,而发热等症状是由 SLE 病情活动所致。CTX 有效支持了这种判断。

在随后的随诊中,患者的补体水平始终偏低,治疗效果未达到 6 年前狼疮肾炎控制后的水平。腹壁造瘘以及盆腔内脓肿等作为可能的感染病灶始终存在。为达到控制病情进展等远期治疗目标,恢复正常肠道生理功能,应积极考虑外科手术治疗。

【专家点评】

SLE 以多脏器损伤为重要的临床特点,病程中不同器官损害可以不同时出现。本例患者在将近 20 年的病程中病情多次反复,先后出现皮肤、肾脏,肠道等多种器官系统损害表现。病情复发的原因均为不适当的减、停治疗药。提示医生在临床工作中除了对病情做详细了解以外,还需要让患者建立正确的治疗理念。

SLE 消化系统受累表现多样,应注意询问患者是否存在食欲减退、腹痛、呕吐、腹泻等症状。同时需注意排除药物不良反应以及病毒、细菌感染所造成的相关表现。SLE 所致肠系膜血管炎,以急腹症表现在外科首诊患者并不少见,应提高警惕。同时需注意合并抗磷脂综合征的可能。

消化道受累通常提示病情活动,以本例患者为例,在有效抗感染治疗的基础上,积极给予激素加量,联合免疫抑制剂控制病情,是达到病情有效缓解的必要手段。而判断是否存在感染因素是则是类似情况下临床决策的难点。对排除感染的 SLE 消化道受累病例也可考虑利妥昔单抗等 B 细胞清除的治疗方案。另外,在 SLE 治疗中需注意结合受累脏器,患者具体情况制定个体化的治疗方案,包括外科手术术式的选择 [18]。

【参考文献】

[1]　中华医学会风湿病学分会,国家皮肤与免疫疾病临床医学研究中心,中国系统性红斑狼疮研究协作组. 2020 中国系统性红斑狼疮诊疗指南 [J]. 中华内科杂志, 2020, 59（3）: 172-85.

[2]　LI M, ZHANG W, LENG X, et al. Chinese SLE Treatment and Research group（CSTAR）registry: I. Major clinical characteristics of Chinese patients with systemic lupus erythematosus [J]. Lupus, 2013, 22(11): 1192-1199.

[3]　胡成功, 胡志, 金晓东. 系统性红斑狼疮合并肠穿孔的临床分析 [J]. 华西医学, 2014, 29(6): 1116-1117.

[4]　MOK C C. Gastrointestinal, hepatic, and pancreatic disorders in systemic lupus erythematosus [M]. Systemic Lupus Erythematosus. Elsevier. 2021: 439-449.

[5]　POMBO M, DIEZ L, BERNARDINO J, et al. FRI0110 Bowel perforation in systemic lupus erithematosus [Z]. BMJ Publishing Group Ltd. 2001: A61.

[6]　AMIT G, STALNIKOWICZ R, OSTROVSKY Y, et al. Rectal ulcers: a rare gastrointestinal manifestation of systemic lupus erythematosus [J]. J Clin Gastroenterol, 1999, 29（2）: 200-202.

[7]　YUASA S, SUWA A, HIRAKATA M, et al. A case of systemic lupus erythematosus presenting with rectal ulcers as the initial clinical manifestation of disease [J]. Clinical and experimental rheumatology, 2002, 20(3): 407-410.

[8]　CHATTOPADHYAY P, PHILIPS C A, DHUA D, et al. Systemic lupus erythematosus presenting as ischaemic proctitis [J]. Lupus, 2011, 20(6): 653-655.

[9] TERAMOTO J, TAKAHASHI Y, KATSUKI S, et al. Systemic lupus erythematosus with a giant rectal ulcer and perforation [J]. Internal medicine，1999，38（8）：643-649.

[10] SOHN K C, HEO W G, CHU M S, et al. Rectal ulcer developed in systemic lupus erythematosus without ischemic colitis [J]. The Korean Journal of Gastroenterology, 2019, 73（5）：299-302.

[11] WANG Z, WU C, RUAN F, et al. A case of systemic lupus erythematosus with rectal necrosis [J]. Lupus, 2020, 29（3）：334-339.

[12] AYDIN M, BASER M, KÖSEM M, et al. Multiple bowel perforations in systemic lupus erythematosus [J]. 2005：102-103.

[13] LIANG Y, DI RE A, EL KHOURY T. A rare case of lupus-related gastrointestinal vasculitis presenting as rectal gangrene [J]. Journal of Surgical Case Reports, 2019, 2019（4）：rjz128.

[14] HADI Y B, LINDSAY J, NAQVI S F Z, et al. Systemic Lupus Erythematosus Presenting with Ischemic Proctitis and Abdominal Compartment Syndrome [J]. Case Reports in Gastrointestinal Medicine, 2020, 2020.

[15] YAU A H L, CHU K, YANG H M, et al. Rectal ulcers induced by systemic lupus erythematosus [J]. Case Reports, 2014, 2014：bcr2014205776.

[16] KAIEDA S, KOBAYASHI T, MOROKI M, et al. Successful treatment of rectal ulcers in a patient with systemic lupus erythematosus using corticosteroids and tacrolimus [J]. Modern rheumatology, 2014, 24（2）：357-360.

[17] YEH H, WU R C, TSAI W S, et al. Systemic lupus erythematosus complicated by Crohn's disease with rectovaginal fistula [J]. BMC Gastroenterol, 2021, 21（1）：206.

[18] JANSSENS P, ARNAUD L, GALICIER L, et al. Lupus enteritis：from clinical findings to therapeutic management [J]. Orphanet J Rare Dis, 2013, 8：67.

（吕星,魏蔚）

病例 7　精神异常伴发热

【病例导读】

系统性红斑狼疮（systemic lupus erythematosus，SLE）是一种有多系统损害的慢性自身免疫性疾病,患者血清中具有以抗核抗体为代表的多种自身抗体,以育龄期女性多见。神经精神狼疮（neuropsychiatric lupus，NPSLE）是 SLE 病变累及神经系统而产生的一组神经、精神症状的严重并发症,在 SLE 中的发生率高,病情凶险,预后差,是 SLE 的主要死因之一。NPSLE 临床表现多样,可累及中枢及外周神经系统的任何部位,表现为头痛、癫痫、脑血管病、认知障碍、精神障碍、脊髓炎等,其中精神障碍并不少见,但以精神症状为首发表现的患者易被漏诊。颅内静脉窦血栓形成（cerebral venous sinus thrombosis，CVST）作为一种罕见的脑血管病变,在 NPSLE 中发生率低且表现隐匿,但有致残甚至致命风险,以颅内高压症状为主,不同静脉窦受累可出现不同表现,临床医生如能及时识别,尽快完善脑脊液和头 MRV 检查,早期诊断及时治疗可改善预后。

【病例介绍】

患者,女,27 岁,主因"精神异常伴间断发热 1 月余"入院。

1. 病史介绍　患者入院前 1 月余无明显诱因出现精神异常,烦躁不能正确对答,兴奋不眠,偶有幻听、幻视,不伴抽搐、意识丧失、二便失禁,不伴肢体偏瘫、恶心呕吐及言语不利,就诊于外院精神科,予地西泮等药物镇静治疗后稍有好转。此后,上述症状间断发作并出现间断发热,体温最高 39.5 ℃,不伴畏寒寒战,无盗汗,无皮疹、关节痛及口腔溃疡,无咳嗽咳痰,无胸痛心悸,无尿频尿痛及排尿困难,无腹痛腹泻。多次就诊于外院门诊,化验血白细胞减低,最低至 1.8×10^9/L,予对症治疗后仍未升至正常。患者入院前半月余再次出现发热,体温最高 39.5 ℃,就诊于我院急诊,完善相关化验检查示:血常规:白细胞 2.29×10^9/L,血红蛋白 85 g/L,血小板 138×10^9/L。尿常规:尿白蛋白弱阳性,余均正常。免疫学指标:IgG 27.6 g/L,IgA 5.51 g/L,补体 C3 0.44 g/L,补体 C4 0.05 g/L,C 反应蛋白 5.89 mg/L,抗核抗体 1∶320,核颗粒型,抗 SSA 抗体阳性,抗 SSB 抗体阳性,抗 Sm 抗体阳性,抗 nRNP 抗体阳性,抗核糖体 P 蛋白抗体阳性,抗 Ro-52 抗体阳性,抗双链 DNA 抗体 75.7IU/mL,磷脂抗体谱均阴性。我院急诊观察期间仍反复出现精神症状,烦躁,不能正确对答,偶有幻听、幻视,神智清楚时反复诉头痛明显,完善头 MRI 未见异常,患者为求进一步诊治收入我科。患者自本次发病以来,精神异常,食欲正常,睡眠差,大便如常,小便如常,体重未见明显下降。既往体健。

2. 入院体检　体温 36.5 ℃,脉搏 110 次 / 分,呼吸 16 次 / 分,BP 131/81mmHg;发育正常,营养良好,神志欠清,查体欠合作。周身皮肤黏膜未见黄染、蜘蛛痣、皮疹。各浅表淋巴结未触及肿大。头颅五官无畸形,双侧瞳孔等大正圆,结膜稍苍白,巩膜无黄染,口唇无发绀,口腔可见多个龋齿,部分牙齿脱落。颈软,无抵抗,甲状腺未触及肿大。双侧胸廓呼吸动度一致,听诊双肺呼吸音粗,未闻及干湿啰音,心音可,律齐,各瓣膜听诊区未闻及病理性杂音。全腹软,全腹无压痛、反跳痛及肌紧张,肝脾肋下未触及,移动性浊音(-),肝肾区无叩痛,双下肢不肿。脊柱无畸形,活动尚可,无压痛。全身关节无肿压痛,四肢肌力 V 级。颈软,脑膜刺激征阴性,生理反射存在,病理反射未引出。

3. 辅助检查

(1)入院前:头 MR 未见异常。白细胞 2.29×10^9/L,血红蛋白 85 g/L,血小板 138×10^9/L。IgG 27.6 g/L,IgA 5.51 g/L,补体 C3 0.44 g/L,补体 C4 0.05 g/L,CRP5.89 mg/L,抗核抗体 1∶320 核颗粒型,抗 SSA 抗体阳性,抗 SSB 抗体阳性,抗 Sm 抗体阳性,抗 nRNP 抗体阳性,抗核糖体 P 蛋白抗体阳性,抗 Ro-52 抗体阳性,抗双链 DNA 抗体 75.7IU/mL,磷脂抗体谱阴性。

(2)入院后:凝血功能、肝肾功能、电解质均正常,24 小时尿蛋白 558 mg。入院后第 2 天第一次腰椎穿刺,脑脊液压力 340mmH$_2$O,脑脊液无色透明,潘氏实验阴性,白细胞 0/L,红细胞 /L,脑脊液蛋白 0.19 g/L,LDH 16.5U/L,氯 132mmol/L,葡萄糖正常。抗酸染色、墨汁染色、革兰染色及细菌培养均阴性。血液及脑脊液抗水通道蛋白 4（aquaporin-4，AQP4）抗体阴性，抗髓鞘少突胶质细胞糖蛋白（myelin oligodendrocyte glycoprotein，MOG）抗体阴性。入院后第 9 天激素及降颅压治疗 1 周后第二次腰椎穿刺，脑脊液压 180mmH$_2$O，脑脊液无色透明，潘氏实验阴性，白细胞 0/L，红细胞 0/L，脑脊液生化均正常。脑电图提示弥漫性慢波活动。头 MRA 未见异常；头 MRV 提示头骨血管上矢状窦前部纤细；上矢状窦后部充盈缺损；上矢状窦中段、双侧横窦及乙状窦交界区管腔不规则并局部充盈缺损；考虑血栓形成。

4. 初步诊断　①系统性红斑狼疮，神经精神性狼疮，精神障碍；②上矢状窦血栓形成。

5. 诊治经过及随诊　患者青年女性，有发热、精神症状、白细胞减少、蛋白尿、低补体血症、ANA 及抗 ds-DNA 抗体阳性，根据 2009 年美国风湿病学会推荐的分类标准 SLE 可明确诊断，SLEDAI-2000 系统评分 18 分，疾病重度活动，且 NPSLE 属于狼疮危象，予糖皮质激素冲击治疗。入院后予甲泼尼龙 1000 mg/d 共 3 天治疗，后减量至泼尼松 80 mg 每日 1 次，联合静脉环磷酰胺 400 mg 每周 1 次共治疗 4 次，静注注射免疫球蛋白 20 g 每日 1 次共 5 天治疗，头 MRV 提示上矢状窦血栓形成，同时辅以甘露醇降颅压、华法林抗凝及抗精神病药物治疗。患者症状较前明显好转，神志清楚，基本可正确对答，无幻听幻视，复查腰穿脑脊液压力及常规、生化均正常。患者体温正常，血白细胞升至正常，尿蛋白转阴，激素逐渐减量至泼尼松 60 mg 每日 1 次，环磷酰胺改为口服 100 mg 每周 2 次治疗，病情好转出院。出院后随访至今 10 月，未再出现精神症状，无发热，监测补体升至正常，抗双链 DNA 抗体转阴，目前激素减量至泼尼松 7.5 mg 每日 1 次并继续口服环磷酰胺治疗，病情稳定。

【分析与讨论】

SLE 是一种慢性自身免疫性疾病，以多种自身抗体形成，免疫复合物沉积致血管炎，引起皮肤黏膜、肾脏、血液、消化、中枢神经系统等多脏器损害为主要临床表现。NPSLE 是 SLE 病变累及神经系统而产生的一组神经、精神症状的严重并发症，在 SLE 中的发生率高，临床表现多样，预后差，病死率高达 7%~19%[1]，是 SLE 活动期的主要死亡原因之一。NPSLE 包括多种神经性和精神性表现，可累及中枢、外周神经系统的任何部位，以中枢神经系统受累更为多见，包括无菌性脑膜炎、脑血管病、脱髓鞘性疾病、头痛、运动障碍、脊髓病、癫痫发作、急性精神错乱、焦虑症、认知障碍、情绪障碍、精神障碍等。NPSLE 的发生与多种因素相关，发病机制复杂，尚未完全明确，主要病理机制包括血管病变、自身抗体及细胞因子的损伤等[2]。血管病变以血栓形成为主要特征，导致大血管至微血管的广泛缺血梗死，常与抗磷脂抗体相关，多导致急性起病、有解剖结构异常的局灶性症状，如癫痫或脊髓病变。自身抗体及炎症损伤主要由多种自身抗体及细胞因子通过血脑屏障介导神经细胞损伤、功能异常及凋亡，可导致无明显结构改变的弥漫性症状，如精神症状、意识障碍等。有研究[3]证实抗核糖体 P 抗体、抗 Sm 抗体及抗神经元抗体与 SLE 的精神症状密切相关，其中抗神经元抗体的血清阳性率与临床症状及脑电图表现显著相关，提示抗神经元抗体可作为预判 NPSLE 的生物学标志物之一，此外，抗神经元抗体监测还有助于鉴别 NPSLE 与糖皮质激素引起的精神症状。

NPSLE 可发生于 SLE 病程中任何阶段，但以 SLE 发病初期或发病后 1 年内多发，多发生于疾病活动期,是 SLE 疾病活动的重要表现之一。NPSLE 的临床表现复杂多样,缺乏特异性,以中枢神经系统受累为主,常见表现包括头痛、癫痫、意识障碍、脑血管病变、精神障碍、脊髓病变等。NPSLE 的精神障碍多为急性或亚急性起病,可表现为幻觉妄想状态、躁狂症状、抑郁症状、神经症样症状等,其中幻觉以幻听多见,其次为幻视;妄想以被害妄想多见,可伴有紧张焦虑、恐惧,或出现冲动、伤人、毁物等紊乱性行为。精神障碍在 SLE 的任何时期都可出现,部分患者以精神障碍为首发症状而不伴有其他系统症状,常首诊于精神科,易被误诊为精神系统疾病,给予抗精神病药物治疗后症状能有所缓解,但由于未进行原发病的有效治疗,病情很难被完全控制甚至会加重,随着 SLE 的进展后期可能出现其他系统损害,延误治疗。本例患者即以精神障碍为首发症状,加用抗精神病药物治疗后无明显改善,并逐渐出现间断发热、头痛、白细胞减少,完善免疫学化验及神经系统检查发现 ANA、抗 ds-DNA 抗体、抗核糖体 P 蛋白抗体阳性等自身抗体及低补体血症,SLE 可明确诊断,在排除了中枢神经系统感染等疾病后,考虑其精神障碍为 NPSLE 表现,针对原发病治疗后精神症状消失,病情好转。提示我们在临床工作中,如遇到青年女性出现精神障碍表现时,需全面评估患者是否有其他躯体症状及其他系统损害表现,如同时合并多系统损害,建议完善免疫学检查以排查 SLE 等自身免疫性疾病所致的神经精神损害。此外,SLE 患者在治疗过程中出现的精神症状,则需与糖皮质激素诱发的精神障碍相鉴别。激素所致的精神症状常在激素使用后出现,表现为 SLE 整体病情好转,疾病活动度下降,但出现新发精神症状,如幻觉、妄想等,内容多为片断性、不固定,或表现为欣快、易激惹、自我感觉良好、轻躁狂或躁狂状态等,激素减量后精神症状可缓解。NPSLE 的精神障碍较激素所致的精神障碍程度严重,伴发神经损害较多,但有些情况下二者很难鉴别,须全面评估病情及观察治疗反应。

NPSLE 缺乏特征性的生物学标志物,目前血清学可检测的自身抗体中抗核糖体 P 抗体、抗 Sm 抗体及抗磷脂抗体分别与弥漫性及局灶性 NPSLE 相关。本例患者以急性起病的精神症状为主,无脑实质病变,血清抗核糖体 P 抗体、抗 Sm 抗体均为阳性,抗磷脂抗体阴性,符合弥漫性 NPSLE 常见表现,熟悉自身抗体与 NPSLE 的相关性可为疾病的预测、早期诊断及分型提供帮助。NPSLE 患者的脑脊液检查可正常,也可有轻微的非特异性改变,包括颅压可有轻度升高,白细胞计数轻度升高,通常以淋巴细胞升高为主,蛋白水平轻度升高,糖和氯化物变化轻微。脑脊液检查虽对诊断无特异性,但对于 NPSLE 与中枢神经系统感染之间的鉴别诊断是非常有价值的。例如本例患者出现精神症状的同时伴随有发热及头痛等临床症状,必须警惕有无中枢神经系统感染的可能,脑脊液检查必不可少。

NPSLE 影像学检查主要依靠 MRI,根据病理改变可表现为炎性病变、小血管病变及大血管病,病灶多分布于大脑皮质下白质及基底节区,其中脑白质病变最常见,可出现于额、顶、枕、颞叶、小脑、脑干等部位,单侧或双侧均可受累,可局部受累也可弥漫性受累 [4]。磁共振血管成像(magnetic resonance angiograph,MRA)可以显示颅内血管病变,发现血管狭窄或闭塞等。MRI 表现往往是非特异性的,对于 NPSLE 的诊断存在一定的局限性,尤其是出现急性意识混乱、精神障碍、情绪障碍和头痛等弥漫性病变的患者 MRI 检查的结果可能是正常的。近年来更多 MRI 新技术正逐渐应用于临床,如 MRI 扩散加权成像、扩散张量成像、磁化传递成像等在反映脑白质的亚临床炎症和脱髓鞘病变方面灵敏性增加[4]。NPSLE目前尚无统一的诊断标准,亦缺乏特异性的辅助检查,但结合症状及各种辅助检查可提高诊断的准确性和敏感性。临床工作中SLE患者出现神经精神症状后,除外其他原因如心血管疾病、继发颅内病变、药物作用、感染及代谢紊乱等因素外,结合脑电图、脑脊液检查、MRI、心理评估等异常表现,即可诊断NPSLE。本例患者为青年女性,以精神症状为突出表现,伴间断发热及头痛、白细胞减少、蛋白尿、低补体血症、ANA及抗ds-DNA抗体阳性,SLE可明确诊断,进一步鉴别精神障碍病因,行头MRI检查未见脑实质病变,经脑脊液检查排除了中枢神经系统感染,系统检查排除代谢、药物等因素后,神经精神狼疮可明确诊断,鉴于患者头痛症状突出,脑脊液检查发现颅压升高,进一步完善了MRA及MRV筛查,发现上矢状窦血栓形成,为SLE罕见并发症,提示临床诊疗中遇到顽固性头痛及颅压升高情况时,需进行MRA及MRV检查鉴别有无CVST可能。

CVST是一组罕见的特殊类型静脉脑血管病,病因复杂,常见于中青年女性,各种可引起高凝状态的病因均可导致其发病,是NPSLE的一种罕见并发症。SLE发生CVST的发病机制尚未明确,可能与SLE血管炎造成的内皮细胞损伤及高凝状态相关。SLE合并CVST发病率仅为0.2%[5],常在SLE发病后或同时发生,CVST为首发表现相对罕见。CVST患者的临床表现、发作类型、预后因受累部位不同而有较大差异,其中上矢状窦和横窦受累常见。临床表现多缺乏特异性,最主要的表现为颅压增高症状,如头痛、恶心、呕吐、视乳头水肿等。头痛可为急性、亚急性发作或长期间歇性发作,单侧或全头均可受累,多为搏动性头痛。部分患者可只表现为慢性顽固性头痛,但大部分患者多伴随其他神经系统症状,如肢体无力、癫痫发作、复视、意识障碍、视乳头水肿等,上矢状窦受累时可出现精神障碍。CVST早期脑脊液生化、常规检查大致正常,而脑脊液压力顽固升高有一定提示作用。影像学检查是CVST诊断的重要手段,MRV可见静脉窦充盈缺损或静脉窦中断,对于该病的诊断相当敏感。对于怀疑CVST的患者,建议完善头MRI联合MRV检查,MRI可发现是否伴有脑实质损伤,MRV可显示受累静脉,当上述无创检查无法明确时仍应行脑血管造影。本例患者头痛症状顽固,颅压显著升高,在排除了中枢神经系统感染后考虑到合并CVST的可能,完善了头MRV检查,发现上矢状窦血栓形成,及时给予抗凝治疗,避免了因漏诊所致的进一步神经系统损害。我们在临床中如遇到原发疾病难以解释的顽固性头痛、恶性、呕吐、脑膜刺激征阳性等高颅压表现或偏瘫、癫痫及精神症状时,应警惕CVST可能,及时完善相关检查以期早期诊断及治疗,避免贻误治疗时机造成严重后果。

NPSLE是SLE的严重并发症,明确诊断后应及时给予抗炎、免疫抑制及对症治疗。大剂量糖皮质激素冲击联合CTX治疗是目前治疗的经典方案,尤其在疾病早期应用有助于控制病情进展、改善患者预后。激素冲击治疗方案为甲泼尼龙500~1000 mg/d,根据病情可连续使用3~5 d,与常规剂量的激素治疗相比,冲击治疗可使疾病快速得到控制显著改善精神症状,而不良反应并未明显增加[6]。如单用激素疗效不佳,尽早联合静脉环磷酰胺治疗。对于重症、难治性病例,也可联合静脉注射免疫球蛋白、血浆置换等治疗。鞘内注射地塞米松及甲氨蝶呤可在全身用药基础上进一步强化治疗,脑脊液药物浓度高,也是NPSLE的有效治疗方法之一。仍有部分患者对常规的激素联合免疫抑制剂治疗反应不佳。利妥昔单抗（rituximab，RTX）是一种人源化抗 CD20 单克隆抗体，能特异性结合 B 淋巴细胞表面的 CD20 抗原，清除表达 CD20 的 B 淋巴细胞，抑制自身抗体分泌细胞的形成和增殖，目前已证实在 SLE 顽固性血小板减少、肺泡出血、难治性肾炎等严重合并症的治疗中显著有效，在 NPSLE 的治疗上也显示出了较好的前景。有研究报道 NPSLE 经 RTX 治疗后 85% 的患者有效，其中完全缓解者达 50%，能快速改善中枢神经系统症状，特别是急性精神错乱状态，也能改善认知功能障碍、精神病和癫痫等[7]。贝利尤单抗（belimumab）是一种以 B 细胞活化因子为靶点，通过抑制 B 细胞活化而控制 SLE 病情的生物制剂，是首个被批准用于治疗 SLE 的生物制剂，其良好的临床疗效和安全性已被证实，然而对重度活动 SLE 患者如 NPSLE 的疗效目前尚不明确，目前仅有少量个案报道[8]，对于常规治疗无效同时伴有炎性指标明显升高或补体水平明显减低时，可试用贝利尤单抗用于 NPSLE 诱导缓解病情或维持改善治疗。除了以上针对 SLE 原发病的治疗外，还需重视对症支持治疗：如纠正高血压和代谢紊乱，治疗癫痫发作的抗癫痫药，治疗精神障碍的抗精神病药，对伴有血栓形成的患者需要抗凝治疗，如合并抗磷脂综合征则建议终身抗凝治疗。CVST 治疗以控制原发病和抗凝治疗为主。治疗初始阶段应用低分子肝素后序贯口服华法林 3~6 月，评估血管情况，有些患者有慢性易栓因素可能需长期抗凝治疗。本例患者是以精神障碍为主要表现的 NPSLE，明确诊断后立即给予了甲泼尼龙冲击联合环磷酰胺治疗原发病，针对 CVST 加用低分子肝素抗凝，患者精神症状快速改善，逐渐恢复正常。综上所述，NPSLE 患者首先选用大剂量糖皮质激素冲击联合 CTX 治疗方案，大部分患者治疗有效，但应强调早期治疗的重要性。

【专家点评】

NPSLE 作为 SLE 的严重并发症，是导致 SLE 患者死亡和预后不良的重要原因，发病主要与自身抗体导致的免疫损伤、炎性及血管病变相关。NPSLE 是 SLE 的常见并发症，中枢及外周神经均可受累，临床表现差异较大，而且往往是非特异性的：局灶性 NPSLE 以血管病变为主，形成大血管至微血管的广泛缺血梗死，常与抗磷脂抗体相关，多导致解剖结构异常，表现为癫痫或脊髓病变等；弥漫性 NPSLE 以自身抗体及炎症损伤为主，多导致无明显结构改变的弥漫性症状，如精神症状、意识障碍、认知障碍、急性混乱状态等。以精神症状为首发表现的患者易被误诊，临床工作中如遇到青年女性出现精神障碍表现时，需全面评估患者有无其他躯体症状及其他系统损害表现，如同时合并多系统损害，建议完善免疫学检查与 SLE 等自身免疫性疾病相鉴别。NPSLE 的诊断目前尚无统一标准，亦无特异性的实验室指标，主要以排他性临床诊断为主，结合症状及各种辅助检查可提高诊断的准确性和敏感性。弥漫性 NPSLE 患者，脑脊液抗体和抗核糖体 P 抗体检测有助于诊断；局灶性 NPSLE 患者，抗磷脂抗体或 MRI 影像学表现有助于诊断；脑脊液检查对鉴别诊断有重要意义。CVST 是 SLE 的罕见但严重并发症，以顽固性头痛及高颅压症状为主要表现，上矢状窦血栓形成时可合并精神症状，易被漏诊，对可疑者建议头 MRI 联合 MRV 检查，无创且敏感性高，有助于早期诊断。NPSLE 治疗目前仍以大剂量糖皮质激素冲击联合免疫抑制剂为基础，对大部分患者有效，对新的靶向药物的疗效研究仍在继续，如合并癫痫、精神症状、血栓形成等情况需同时重视对症治疗。NPSLE 虽病情凶险,但如能及时诊断及治疗,可有效改善预后。

【参考文献】

[1] HEE T S, ANSELM M .Diagnosing and attributing neuropsychiatric events to systemic lupus erythematosus：Time to untie the Gordian knot? [J]Rheumatology,2016,(suppl_1):338.

[2] HELENE J D, SYLVIANE M.Neuropsychiatric systemic 1upus erythematosus：pathogenesis and biomarkers[J].Nature ReViews Neurology,2014,10(10):579-596.

[3] 尤含笑,李梦涛,张奉春,等. 神经精神性狼疮相关抗体及其诊断价值 [J]. 协和医学杂志,2020,5:264-269.

[4] COSTALLAT B L, FERREIRA D M, TAMIRESLAPA A , et al. Brain diffusion tensor MRI in systematic lupus erythematous：A systematic review[J].Autoimmun Rev, 2018, 17(1)：36-43.

[5] 王立,陈华,钱敏,等.系统性红斑狼疮合并颅内静脉窦血栓的临床特点 [J]. 中华临床免疫和变态反应杂志, 2014, 8(2):113-118.

[6] 中华医学会风湿病学分会,国家皮肤与免疫疾病临床医学研究中心,中国系统性红斑狼疮研究协作组.2020 中国系统性红斑狼疮诊疗指南. 中华内科杂志, 2020, 59(3)：172-185.

[7] MAGRO-CHECA C, ZIRKZEE EJ, HUIZINGA TW, et al. Management of neuropsychiatric systemic lupus erythematosus：current approaches and future perspectives[J]. Drugs, 2016, 76(4)：459-483.

[8] PLÜ B M, TAMPE B, NIEBUSCH N, et al. Clinical efficacy of routinely administered belimumab on proteinuria and neuropsychiatric lupus[J]. Front Med（ Lausanne ）, 2020（ 7)：222.

（郭颖,周蕾）

病例 8　间断发热伴双下肢瘫痪、排便困难

【病例导读】

系统系红斑狼疮(systemic lupus erythematosus, SLE)是一种系统性自身免疫性疾病,大量自身抗体的产生造成全身多系统损害,当累及中枢或外周神经系统时,可引起一系列神经、精神症状,称为神经精神狼疮(neuropsychiatric SLE, NPSLE)。神经精神狼疮具有起病急骤、临床表现复杂多样、病情凶险、诊断困难、病死率高等特点,是 SLE 主要死亡原因之一。NPSLE 以中枢神经系统受累更为多见,常表现为头痛、癫痫、脑血管病、精神障碍等。脊髓炎也是神经精神狼疮表现之一,多为急性起病,胸髓最易受累,常出现下肢瘫痪、感觉异常及自主神经功能障碍,易遗留下肢感觉及运动障碍、排便困难等后遗症,为 SLE 严重并发症,预后较差。如能在疾病早期及时明确诊断并进行积极有效治疗,可改善预后,大大降低疾病复发、遗留神经系统后遗症及死亡风险。

【病例介绍】

患者,女,26岁,主因"间断发热11年,加重10天,双下肢瘫痪6天"入院。

1. 病史介绍　患者于入院前11年无明显诱因出现发热,体温最高40℃,伴畏寒,无寒战,伴颜面部暗红色斑片样皮疹,累及双侧颧部及鼻根部,皮疹高出皮面,不伴疼痛及瘙痒,无四肢及躯干部皮疹,无口腔溃疡、光过敏,伴四肢肌肉疼痛,无关节肿胀及疼痛,无下肢水肿。就诊于外院儿科,查IgG 18.1 g/L,补体C3 0.21 g/L,补体C4 0.1 g/L,ESR 38 mm/1 h,ANA阳性(具体滴度及核型不详),抗dsDNA抗体阳性,诊断为"系统性红斑狼疮",给予泼尼松(最大剂量为40 mg/d)、羟氯喹400 mg/d治疗,症状好转,激素逐渐减量至泼尼松7.5 mg每日1次维持治疗,病情稳定。7年前自行停药。入院前4年无明显诱因再次出现发热伴双腕关节疼痛肿胀,最高体温38℃,伴畏寒,无寒战,无皮疹及光过敏,就诊于我科完善检查:血白细胞2.9×10¹²/L;尿蛋白弱阳性,24小时尿蛋白395.0 mg;免疫学检查:IgG 13.2 g/L,补体C3 0.25 g/L,补体C4 0.09 g/L,C反应蛋白1.15 mg/L,抗核抗体1:320,胞浆颗粒型,抗双链DNA抗体阳性,抗nRNP抗体阳性,抗核小体抗体阳性,抗核糖体P蛋白抗体阳性,类风湿因子阴性,考虑系统性红斑狼疮病情活动(SLIDAI-2000评分10分),予泼尼松50 mg每日1次联合羟氯喹200 mg每日2次治疗,发热及关节肿痛症状缓解,白细胞升至正常,仍有低补体(补体C3 0.21~0.29 g/L)及抗双链DNA抗体阳性。患者门诊未规律随诊,自行将药物逐渐减量为泼尼松10 mg每日1次联合羟氯喹200 mg每日1次治疗。入院前10天无明显诱因再次出现发热,体温最高达40.2℃,伴畏寒,寒战,不伴皮疹及关节肌肉疼痛,无乏力及下肢水肿,无咳嗽咳痰及腹痛腹泻,无尿频尿痛,无头晕头痛,自服"布洛芬"效果不佳,仍有间断发热,就诊于我院急诊,完善检察:血常规,血红蛋白89 g/L,白细胞8.9×10¹²/L;免疫学检查:IgG 11.2 g/L,补体C3 0.29 g/L,补体C4 0.1 g/L,C反应蛋白14.20 mg/L,抗核抗体1:320,胞浆颗粒型,抗双链DNA抗体弱阳性,抗nRNP抗体阳性,抗核小体抗体弱阳性,抗核糖体P蛋白抗体阳性。停用口服泼尼松改为甲泼尼龙80 mg每日1次联合静脉注射免疫球蛋白20 g每日1次共3天,患者未再发热。入院前6天患者如厕时突发双下肢麻木、乏力伴酸痛感,休息15分钟后双下肢感觉、运动障碍症状加重,伴排尿、排便困难,伴头痛,无头晕,无抽搐及意识障碍,无视物模糊。查体:双上肢无感觉及运动异常,双上肢肌力Ⅴ级,双下肢肌力Ⅰ级,双侧T10平面以下感觉减退,双下肢腱反射消失,巴宾斯基征阳性。完善全脊髓MRI:颈1~颈7、胸1~胸12、腰1椎体水平脊髓内条形长T2异常信号,压脂像呈高信号,考虑脊髓炎。为求进一步诊治收入我科。患者近10天精神欠佳,食欲减退,睡眠欠佳,排便困难,导尿管排尿,体重未见明显下降。既往体健。

2. 入院体检　体温36.2℃,脉搏69次/分,呼吸18次/分,BP 95/45mmHg;意识清晰,精神状态正常,正常面容。周身无皮疹,皮肤巩膜无黄染。全身浅表淋巴结未触及。双侧瞳孔等大、等圆,对光反射存在。口唇无紫绀。颈软,无抵抗,无颈静脉怒张,无甲状腺肿大。胸廓对称无畸形,双肺呼吸音粗,未闻及干湿啰音。心界正常,心率69次/分,律齐,各瓣膜听诊区未闻及杂音。腹软,全腹无压痛、反跳痛及肌紧张。肝脏、脾脏未触及,胆囊无压痛，Murphy 征阴性，无肾区叩击痛，移动性浊音(-)。肠鸣音正常。四肢关节无红肿畸形，无肌肉压痛。足背动脉搏动正常。双上肢肌力 V 级，双下肢肌力 I 级，双侧 T10 平面以下感觉减退，双下肢腱反射消失，双侧巴宾斯基征阳性。双下肢肌张力减低，呈凹陷性水肿。

3. 辅助检查

（1）入院前：头 MRI 未见异常。全脊髓 MRI：颈 1~ 颈 7、胸 1~ 胸 12、腰 1 椎体水平脊髓内条形长 T2 异常信号，压脂像呈高信号，考虑脊髓炎（图 1-8-1）。

（2）入院后：血常规，白细胞 6.45×10^9/L，红细胞 3.39×10^{12}/L，血红蛋白 96 g/L，血小板 280×10^9/L，血浆 D- 二聚体 1664ng/mL，24 小时尿蛋白 576 mg；免疫学检查，IgG 26.8 g/L，补体 C3 0.44 g/L，补体 C4 0.1 g/L，抗 ds-DNA 抗体 158.6 IU/mL，抗心磷脂抗体 IgA 72.6U/mL，抗心磷脂抗体 IgG 91.5U/mL，抗心磷脂抗体 IgM 125.7U/mL，抗 β-2 糖蛋白 1 抗体阴性，狼疮抗凝物阴性。腰椎穿刺，脑脊液压力 160mmH$_2$O，脑脊液无色透明，白细胞 0/L，红细胞 0/L，潘氏实验阴性，脑脊液生化，蛋白 0.49 g/L，乳酸脱氢酶 37.0U/L，葡萄糖 2.2mmol/L，氯 129mmol/L，脑脊液抗酸染色阴性，墨汁染色阴性，细菌培养阴性。血液及脑脊液抗水通道蛋白 4（aquaporin-4，AQP4）抗体阴性，抗髓鞘少突胶质细胞糖蛋白（myelin oligodendrocyte glycoprotein，MOG）抗体阴性，血液及脑脊液寡克隆电泳阴性。胸腹主动脉 CTA：胸腹血管主动脉未见确切夹层及动脉瘤征象；双下肢动静脉超声：未见明显异常；全脊髓 MR 增强：颈 1~ 颈 7、胸 1~ 胸 12、腰 1 椎体水平脊髓内条形长 T2 信号影，压脂像呈高信号，胸髓内可见间断短线样强化，颈髓、腰髓未见异常强化，结合平扫，考虑脊髓炎性病变。

4. 初步诊断　①系统性红斑狼疮，神经精神狼疮，长节段横贯性脊髓炎；②贫血。

5. 诊治过程及随诊　患者青年女性，病史 10 余年，病程中出现发热、皮疹、关节炎、白细胞减少及低补体血症、ANA 及抗 ds-DNA 抗体、抗心磷脂抗体阳性，符合 2009 年美国风湿病学会推荐的 SLE 分类标准，SLE 诊断明确。患者长期不规律随诊，病情控制不佳，病程中持续存在低补体血症及抗 ds-DNA 抗体阳性。此次出现双下肢感觉、运动障碍及排尿、排便困难，全脊髓 MRI 提示长节段横贯性脊髓炎，诊断 NPSLE，为狼疮危象。给予糖皮质激素冲击即甲泼尼龙 1000 mg/d 共 3 天，后减量为甲泼尼龙 80 mg 每日 1 次，并联合静脉环磷酰胺 400 mg 每周 1 次治疗共 4 次；地塞米松 10 mg 联合甲氨蝶呤 10 mg 鞘内注射，每周 1 次，共 3 次。同时辅以阿司匹林抗凝、静脉注射免疫球蛋白等对症支持治疗。患者症状逐渐好转，双下肢麻木减轻，双下肢肌力恢复至Ⅲ- 级，但未恢复自主排便，激素减量至泼尼松 50 mg 每日 1 次，环磷酰胺改为口服 100 mg/ 次，隔日一次，病情好转出院。出院后规律门诊随诊，下肢乏力及感觉异常逐渐减轻，可自主运动，自主排尿排便恢复，补体逐渐上升至正常，激素减量至泼尼松 12.5 mg 每日 1 次，环磷酰胺减量至 100 mg 每周 1 次维持治疗。随访至 1 年，双下肢麻木感消失，双下肢肌力恢复至Ⅳ- 级，补体持续正常，抗 ds-DNA 抗体阴性，复查全脊髓核磁：原颈 1~ 颈 7、胸 1~12、腰 1 椎体水平脊髓内条形长 T2 异常信号影基本消散（图 1-8-2）。

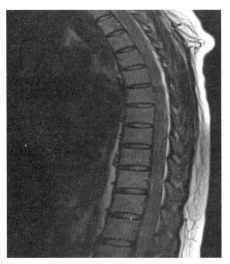

图 1-8-1　治疗前脊髓内条形长 T2 异常信号

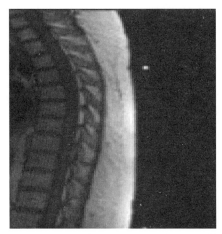

图 1-8-2　治疗后脊髓内条形长 T2 异常信号影基本消散

【分析与讨论】

系统系红斑狼疮是一种系统性自身免疫性疾病,以全身多系统多脏器受累、体内存在大量自身抗体为主要临床特点,如不及时治疗,会造成受累脏器的不可逆损害,最终导致患者死亡。SLE 的病因复杂,发病机制尚不明确,与遗传、性激素、感染、环境等多种因素相关。SLE 患病率不同地区差异较大,目前全球 SLE 患病率约为 0~241/10 万,中国 SLE 患病率约为 30~70/10 万,男女患病比为 1∶10~12[1],以育龄期女性多见。

神经精神狼疮是 SLE 病变累及神经系统而产生相应神经和精神系统症状的一组预后差、病死率高的严重并发症。美国风湿病学会(American College of Rheumatology,ACR)于 1999 年制定了 NPSLE 的分类标准,将 NPSLE 分为中枢神经系统受累和外周神经系统受累,共 19 种临床表现,其中中枢神经系统受累包括无菌性脑膜炎、脑血管病、脱髓鞘性疾病、头痛、运动障碍、脊髓病、癫痫发作、急性精神错乱、焦虑症、认知障碍、情绪障碍、精神障碍;

周围神经系统受累包括吉兰 - 巴雷综合征、自主神经功能紊乱、单神经病变、重症肌无力、颅神经病变、神经丛病变、多发性神经病变。NPSLE 已成为目前 SLE 患者最严重的并发症及最常见死因之一。国外文献报道在 SLE 患者中，NPSLE 的患病率为 56.3%[2]，病死率约19%[3]。一项中国的多中心回顾性研究发现 15.8%SLE 患者死于 NPSLE[4]，严重影响了 SLE 患者的健康和预后。NPSLE 的发病机制目前尚不明确，遗传因素、血管病变、炎症反应、血脑屏障功能障碍和自身免疫介导的神经元损伤均可参与 NPSLE 的发病。

NPSLE 临床表现多样，以中枢神经系统受累更为常见，主要表现为认知功能障碍、情绪障碍、头痛、癫痫、脑血管疾病、精神障碍等，约有 0.9%~3.9% 患者出现脊髓病变[2]。横贯性脊髓炎（transverse myelitis，TM），指病因各异但表现相似的一组临床综合征，可急性或亚急性起病，炎症性脊髓病变而引起相应的神经功能缺损，常表现为运动功能障碍，感觉异常或自主神经功能失衡，是 SLE 脊髓病变最常见的类型。该疾病于 1882 年首次被报道，是一种少见疾病，年发病率约为 1~4/100 万[5]。导致 TM 的病因较多，包括创伤、感染、肿瘤、神经系统疾病和自身免疫性疾病等。自身免疫性疾病中，系统性红斑狼疮、干燥综合征、抗磷脂综合征和贝赫切特综合征等均可合并脊髓炎，有文献报道约 1%~3% 的 SLE 患者合并TM[5]。SLE 脊髓炎以青年女性多见，男性发病较少见，与 SLE 的发病人群一致[5]。脊髓炎可出现在 SLE 病程的任何阶段，也有可能为 SLE 发病的首发症状。对于青年女性不明原因出现脊髓炎表现时，应警惕 SLE 合并脊髓炎的可能。SLE 脊髓炎的病理改变主要是脊髓血管炎，可导致脊髓缺血性坏死，但发病机制目前尚不明确，包括继发于免疫复合物介导的血管炎、抗神经元抗体和白质变性导致的非血管损伤和抗心磷脂抗体的作用[6]。有研究发现SLE 脊髓炎患者高滴度抗心磷脂抗体阳性率明显高于普通 SLE 患者，并且发现抗心磷脂抗体可与脊髓节段上细胞膜磷脂直接作用导致血管栓塞[7]。SLE 脊髓炎的临床表现因病变累及脊髓的不同节段而有所差异，好发于颈髓和胸髓，少数累及腰髓，病情多于起病后数小时至数天内发展至高峰，导致受累脊髓节段平面以下的感觉、运动、自主神经功能障碍。脊髓炎的病灶长度与部位可能与病因有一定的相关性，例如多发性硬化导致脊髓炎病灶通常为短节段（不超过 2 个脊髓节段），病灶位于脊髓周边，以白质受累为主；而视神经脊髓炎谱系疾病（neuromyelitis optica spectrum disorders，NMOSD）导致的病灶则常表现为长节段（≥ 3 个脊髓节段），对称且位于脊髓中央，灰质、白质均受累。

长节段横贯性脊髓炎（longitudinal extensive transverse myelitis，LETM）指脊髓 MRI 检查中，病变在矢状位累及 3 个或 3 个以上脊髓节段且轴位像显示主要为脊髓中央灰质病变（轴位示超过 70% 病灶累及脊髓中央灰质）的脊髓病变[8]。LETM 属于 TM 中较为少见的类型，因此发病率尚无确切数据，但与短节段 TM 相比，因受累脊髓病灶范围大，起病急，病情重，预后差，故将该种情况单独分类诊断，需要临床医师提起重视。

LETM 的病因可分为压迫性和非压迫性。压迫性脊髓病变病因主要包括创伤或髓内外的肿瘤。非压迫性脊髓病变，病因则更加多样，包括缺血性、副肿瘤性、感染性、代谢性、脱髓鞘疾病及系统性自身免疫病，其中视神经脊髓炎谱系疾病（neuromyelitis optica spectrum disorders，NMOSD）是最常见病因。自身免疫性疾病方面，LETM 是结缔组织病患者罕见但危害极大的并发症之一，如未规范诊治，致残率极高，其中以 SLE、干燥综合征最易合并 LETM[8]。

SLE 合并 LETM 病例 1999 年首次报道[9]，因发病率低目前国内外仅有数十例病报道，其特点为急性起病、病情重、预后差、与抗心磷脂抗体相关。SLE 合并 LETM 的发病机制较为复杂，目前尚无定论。大多认为与 TM 发病机制相似，主要以血管炎及血栓形成造成的缺血性损害有关，另外淋巴细胞、免疫系统及神经系统自身抗体、细胞因子等也参与其中。有研究[10]认为与 TM 相比，LETM 与抗磷脂抗体阳性更有相关性，可能为 SLE 合并 LETM 的主要致病因素，但目前尚缺乏大样本研究证实。脊髓炎的主要病理改变为脊髓炎症反应，与脱髓鞘疾病相比，该病起病更急、脊髓损伤更重、恢复差且复发风险高，如没有及时的诊断及有效治疗通常遗留严重残疾。

SLE 合并 LETM 主要为急性或亚急性起病，受累部位多为胸髓，其次为颈髓和腰髓，主要累及胸髓的原因可能与胸髓的解剖结构所致的胸髓供血血管细长，发生血管病变机会更大有关。临床表现的具体症状和严重程度与脊髓炎受累水平和严重程度相关。胸髓受累的临床表现中双下肢无力最为常见；多伴有双下肢感觉减退或消失；膀胱、肛门括约肌功能障碍所致的排尿、排便困难。其他表现包括头痛、背痛、发热等非特异症状，常伴随 SLE 疾病活动度及全身炎症反应指标明显升高。可见，LETM 可在短期内对 SLE 患者造成重要脏器功能损害，严重影响患者生活质量，且出现感染、褥疮等合并症的发生率增高，如病情控制不佳可危及生命。本病例患者诊断 SLE 多年，但病情长期控制欠佳，病情活动，此次急性起病，突发下肢运动及感觉异常、排尿排便困难，数小时内症状达高峰，同时伴随发热、低补体血症、CRP 显著升高、抗心磷脂抗体阳性，符合 SLE 合并 LETM 的典型表现。

SLE 患者出现神经系统症状时需完善脑脊液检查。TM 患者脑脊液检查可无特殊改变，脑脊液压力正常，部分患者可出现轻度脑脊液葡萄糖减低、蛋白升高或有核细胞增多，虽无特异性表现，但有助于与中枢神经系统感染相鉴别，故对于本病脑脊液检查可作为一种排除性的诊断方法。MRI 检查是 TM 诊断、评估病变范围及疾病严重程度的主要检查手段，其敏感性高且为无创性检查，临床应用广泛。MRI 主要表现为脊髓受累区域 T2 加权像异常高信号影，并可分为斑点状和长条状病灶，不同的病变类型可能与不同的病理基础相关，斑点状的病变可能具有多发性硬化样的脱髓鞘病理基础，而长条状病变可能提示为血管炎或抗磷脂抗体所致的血管病变。由于缺乏直接的病理依据和大样本的病例对照研究，其确切的临床意义尚难以判定。SLE 并发 LETM 主要以血管病变为主，故 MRI 表现多为 T2 加权像长条状异常高信号影，本例患者脊髓 MRI 也表现为多个脊髓阶段的长条状 T2 加权像高信号影，符合 SLE 合并 LETM 的典型影像学改变，为明确诊断提供了主要依据。因此，当 SLE 患者出现神经系统症状怀疑合并脊髓炎时，建议尽早完善脊髓 MRI 检查，以明确诊断及病情评估。为明确是否存在脊髓以外其他部位如头及视神经病变，需同时完善头 MRI、视觉诱发电位（visual evoked potential，VEP）等检查以鉴别诊断。

SLE 患者如出现头痛、感觉及运动异常表现，需立即详细询问病史并进行神经系统查体，对可能的病变进行定位判断，完善腰椎穿刺及头、脊髓 MRI 检查尽快明确诊断。脑脊液检查主要用于中枢神经系统感染，而脊髓和头 MRI 对于排除脊髓压迫症和鉴别急性播散性脑脊髓炎、多发性硬化或 NMOSD 等疾病尤为重要。NMOSD 是一种免疫介导的以视神经和脊髓受累为主的中枢神经系统炎性脱髓鞘疾病，临床上多表现为严重的视神经炎和 LETM，青壮年起病为主，女性居多，复发率和致残率较高。水通道蛋白 4 抗体（ aquaporin-4 antibody，AQP4-Ab ）是 NMOSD 区别于 SLE 继发脊髓炎、多发性硬化、抗髓鞘少突胶质细胞糖蛋白（ MOG ）抗体相关疾病等其他中枢神经系统炎性脱髓鞘疾病的重要的特异性血清学标记物。因此，在 SLE 脊髓炎患者诊疗过程中，应常规筛查抗 AQP4 抗体，完善头 MRI 检查评估有无视神经炎，并请神经科医生进行神经系统全面评估。

　　本例患者为青年女性，疾病初期出现面部红斑、关节炎、低补体血症、白细胞减少、ANA 及抗 ds-DNA 抗体阳性、抗心磷脂抗体阳性，符合 2009 年 ACR 推荐的 SLE 分类标准，SLE 可明确诊断。入院前突发下肢运动、感觉障碍伴自主神经功能障碍，脊髓 MRI 提示颈 1 至腰 1 椎体水平脊髓长条状 T2 加权像高信号影，根据 2002 年横贯性脊髓炎联盟工作组制定的诊断标准[11]，符合 LETM 诊断。进一步完善了头 MRI 检查明确无视神经炎及其他颅脑病变，血液及脑脊液抗 MOG 抗体、抗 AQP4 抗体阴性，血液及脑脊液寡克隆电泳阴性，排除了 NMOSD 等其他中枢神经系统脱髓鞘疾病后，SLE 继发 LETM 可明确诊断。

　　LETM 为 NPSLE 的少见表现，缺乏大样本随机对照试验研究，目前的治疗以专家共识基础上的经验性治疗为主。早期诊断及有效的抗炎、免疫抑制治疗是改善预后的关键。2020 年中国系统性红斑狼疮诊治指南[1]指出，对重度神经精神狼疮患者，大剂量甲泼尼龙冲击联合静脉环磷酰胺治疗可改善神经系统症状，疗效优于单用甲泼尼龙冲击治疗，总改善率为 94.7%。SLE 合并 TM 尤其是 LETM 建议首先进行激素冲击治疗，即甲泼尼龙 500~1000 mg/d，通常连续使用 3 d 为一个疗程，冲击治疗后改为泼尼松 0.5~1 mg/kg/d 或等效剂量的其他激素。与常规剂量的激素治疗相比，冲击治疗可使疾病快速得到控制，而不良反应发生率并未显著增加[1]。如疗效不佳，尽早联合静脉环磷酰胺治疗。难治性病例也可考虑静脉注射免疫球蛋白、生物制剂、血浆置换及间充质干细胞移植等治疗。利妥昔单抗是一种人鼠嵌合型抗 CD20 单克隆抗体，能特异性与前 B 细胞和成熟 B 细胞的跨膜抗原 CD20 结合，通过不同抗体的依赖性细胞介导的细胞毒性作用启动介导 B 细胞溶解的免疫反应，清除自身抗体，逐渐应用于重症 SLE 的治疗，在 NPSLE 的治疗上也显示出了较好的前景。鞘内注射可在全身用药基础上进一步强化治疗，是 NPSLE 的有效治疗方法之一。1994 年 Valesini 等首次报道[12]应用鞘内注射甲氨蝶呤及地塞米松治 NPSLE 患者，取得较好的疗效。甲氨蝶呤作为一种免疫抑制剂，通过鞘内注射在中枢神经系统局部形成较高的浓度，通过脑脊液循环，抑制自身抗体的免疫损伤，并有一定的抗炎作用；联合地塞米松可协同发挥抗炎作用，而全身副作用轻微。一般方案为每次甲氨蝶呤 10~15 mg 联合地塞米松 10 mg，每周 1 次，共 2~4 次。对于合并抗心磷脂抗体阳性的患者，需重视抗血小板和（或）抗凝治疗。本例患者在明确 SLE 合并 LETM 诊断后立即启动强化治疗，即甲泼尼龙冲击治疗，联合环磷酰胺及静脉注射免疫球蛋白，并辅以鞘内注射，患者下肢感觉及运动功能逐渐恢复，排尿及排便恢复正常。激素逐渐减量至目前泼尼松 7.5 mg 每日 1 次联合环磷酰胺口服维持治疗,复查脊髓 MRI 病灶基本消散,疗效评估佳,随访至今 1 年余,无复发。对比未及时诊治的 SLE 脊髓炎患者可能遗留明显的神经功能缺损或反复复发,提示对于 SLE 脊髓炎,早期诊断、及时治疗对改善预后极为重要。

【专家点评】

NPSLE 是 SLE 病变累及神经系统而产生的神经、精神症状的一组预后差、病死率高的严重并发症,是 SLE 活动期的主要死亡原因之一。脊髓炎是 NPSLE 表现之一,LETM 为脊髓炎少见类型,该病起病急、病灶范围广泛、病情重,多表现为下肢或四肢瘫痪、感觉异常及排尿、排便困难,MRI 特异性表现受累脊髓 T2 加权像异常高信号影可辅助诊断,但需注意与 NMOSD 等疾病进行鉴别。SLE 患者如出现以上症状时,需详细询问病史并进行神经系统查体,尽快完善脊髓及头 MRI 检查,有助于及时诊断;常规筛查抗 AQP4 抗体与 NMOSD 相鉴别。SLE 合并 LETM 的治疗以专家共识基础上的经验性治疗为主,本例患者给予甲泼尼龙冲击联合静脉环磷酰胺为经典治疗方案,可联合地塞米松及甲氨蝶呤鞘内注射进行局部强化治疗,患者治疗效果好,神经系统功能逐渐恢复,复查 MRI 病灶消散,随访至今无复发。SLE 合并 LETM 临床较为少见,病情凶险、预后差,当 SLE 患者出现相关症状需提高警惕,及时进行 MRI 检查明确诊断,早期诊断、及时治疗是控制疾病改善预后的关键。

【参考文献】

[1] 中华医学会风湿病学分会,国家皮肤与免疫疾病临床医学研究中心,中国系统性红斑狼疮研究协作组.2020 中国系统性红斑狼疮诊疗指南.中华内科杂志,2020,59(3):172-185.

[2] GOVONI M,HANLY JG.The management of neuropsychiatric lupus in the 21st century:still so many unmet needs? [J].Rheumatology(Oxford),2020,59(Suppl5):v52-v62.

[3] ZIRKZEE EJ,HUIZINGA TW,BOLLEN EL,et al.Mortality in neuropsy chiatric system-ic lupus erythematosus(NPSLE)[J].Lupus,2014,23(1):31 — 38.

[4] XIN YAO WU,MIN YANG,YUE SHENGXIE,et al.Causes of death in hospitalized patients with systemic lupus erythematosus:a 10-year multicenter nationwide Chinese cohort[J].Clin Rheumatol,2019,38(1):107-115.

[5] ZHANG SHANG-ZHU,LI MENG-TAO,XU DONG,et al.Clinical Features of Patients with Systemic Lupus erythematosus combined with transverse myelitis[J].Clin J Allergy Clin Immunol,2015,9(2):96-102.

[6] THEODORIDOU A,SETTAS L.Demyelination in rheumatic disease[J].J Neurol Neurosurg Psychiatry,2006,77(3):290-295.

[7] SANNA G,BERTOLACCINI ML,CUADRADO MJ,et al. Central nervous system involvement in the antiphospholipid(Hughes)syndrome [J].Rheumatology(Oxford),2003,42(2):200-213.

[8] KITLEY J L,LEITE M I,GEORGE J S,et al. The differential diagnosis of longitudinally extensive transverse myelitis[J]. Mult Scler,2012,18(3):271-285.

[9] DEODHAR AA, HOCHENEDEL T, BENNETT R M. Longitudinal involvement of the spinal cord in a patient with lupus relat ed transverse myelitis[J]. J R heumatol, 1999, 26（2）: 446-449.

[10] KATSIARI C G, GIAVRI I, MITSIKOSTAS D D, et al. Acute transverse myelitis and antiphospholipid antibodies in lupus. No evidence for anticoagulation[J]. Eur J Neurol, 2011, 18（4）:556-563.

[11] SCOTT TF, FROHMAN EM, DE SEZE J, et al. Evidence-based guideline: clinical evaluation and treatment of transverse myelitis: report of the Therapeutics and Technology Assessment Subcommittee of the American Academy of Neurology[J]. Neurology, 2011, 77: 2128-2134.

[12] VALESINI G, PRIORI R, FRANCIA A, et al. Central nervous system involvement in systemic lupus erythematosus: a nem therapeutic approach with intrathecal dexamethasone and methotremate[J]. Springer Semin Immunopathol, 1994, 16:313-321.

（郭颖，周蕾）

病例9　乏力、心悸伴四肢抽搐、意识丧失

【病例导读】

系统性红斑狼疮（systemic lupus erythematosus, SLE）是一种系统性自身免疫病，青年女性多见，患者体内具存在大量自身抗体，造成多系统受累，甚至危及生命。血液系统及神经系统均为 SLE 常见的受累脏器，临床表现多样，但如为首发症状而不伴有其他典型症状时较难鉴别。重度血液系统损害及神经精神狼疮（neuropsychiatric lupus, NPSLE）均为 SLE 的严重并发症，是 SLE 的主要死因之一，尽早诊断、积极治疗可改善预后。抗磷脂综合征（antiphospholipid syndrome, APS）指由抗磷脂抗体（antiphospholipid antibodies, aPL）引起的一种自身免疫性疾病，以动静脉血栓、病态妊娠、血小板减少为典型临床表现，常继发于 SLE。

【病例介绍】

患者，女性，26岁，主因"间断乏力、心悸 10 年，意识丧失伴四肢抽搐 2 年"入院。

1. 病史介绍　患者入院前 10 年无明显诱因出现全身乏力、活动后心悸、气短，休息后可缓解，伴间断头晕，无黑矇、晕厥、意识丧失及四肢抽搐，无发热及皮肤巩膜黄染，就诊于外院血液科，行血常规及骨髓穿刺检查（具体报告不详）后诊断"自身免疫性溶血性贫血"，予曲安西龙 40 mg/d 及达那唑（具体剂量不详）治疗后乏力症状好转，8 周后血红蛋白恢复正常，停用达那唑，激素减量至曲安西龙 4 mg/d 维持治疗 4 年。患者于 6 年前自行停用激素 3 月后再发乏力、心悸，血红蛋白下降（具体不详），再次就诊于外院血液科，予甲泼尼龙 24 mg/d 治疗，贫血纠正后自行将激素逐渐减量为甲泼尼龙 8 mg/d 维持治疗，未监测血红蛋白。入院前 2 年患者无明显诱因间断出现四肢抽搐伴意识丧失，伴双眼上吊、牙关紧闭及二便失禁，每次持续 1~5 分钟后可自行缓解，每月发作 1~2 次，多于夜晚发作。就诊于外院神经内科，完善头 MRI 及脑电图（具体报告不详）诊断"癫痫"，给予左乙拉西坦 0.5 g 每日 2 次，拉

考沙胺 50 mg 每日 2 次治疗,发作频率较前减少,约 2~3 月发作 1 次,症状同前,每次持续 1~2 分钟后自行缓解。患者再次自行将激素逐渐减量,入院前 2 月减至甲泼尼龙 2 mg/d。入院前 50 余天患者甲泼尼龙减量至 2 mg/d 后再次出现乏力、头晕、活动后心悸,无发热,无皮疹及口腔溃疡,无脱发,无光过敏,无雷诺现象,无关节疼痛,无鼻衄及齿龈出血,无皮肤巩膜黄染及尿色加深。就诊于我院血液科门诊,查血常规:白细胞 3.82×10⁹/L,血红蛋白 76 g/L,血小板 145×10⁹/L,网织红细胞 12.37%;抗核抗体 1:320 均质型,抗双链 DNA 抗体阳性,抗 nRNP 抗体阳性,抗 SSA 抗体阳性,抗 Ro-52 抗体阳性,抗核小体抗体阳性,抗组蛋白抗体阳性,抗心磷脂抗体阳性,抗 β2- 糖蛋白 I 抗体阳性,狼疮抗凝物阳性。入院前 3 天再次出现四肢抽搐伴意识丧失,性质同前,持续 1 分钟后自行缓解,为求进一步治疗收入我科。患者自本次发病以来,精神稍差,食欲正常,睡眠可,二便如常,体重未见明显下降。既往史、家族史、个人史无特殊,未婚未育。

2. 入院体检 体温 36.8 ℃,脉搏 81 次 / 分,呼吸 20 次 / 分,BP 97/63mmHg;神志清楚、贫血貌,发育正常,营养良好,自主体位,查体合作。周身皮肤无皮疹及黄染,全身浅表淋巴结未触及。睑结膜苍白,无巩膜黄染。口唇苍白无紫绀,咽不红,扁桃体不大。颈软,颈静脉无怒张,肝颈静脉回流征阴性,双侧甲状腺无肿大。双肺呼吸音清,双肺未及干湿啰音。心率 81 次 / 分,心律齐,各瓣膜听诊区无心脏杂音。腹壁柔软,无压痛,无反跳痛,肝肋下未触及,脾肋下未触及,未触及腹部包块。无肝区叩击痛,无肾区叩击痛,移动性浊音(-)。四肢肌肉无压痛,肌力 V 级,关节无肿胀及压痛,双下肢不肿。生理反射存在,病理反射未引出。

3. 辅助检查 尿常规、肝肾功能均正常,24 小时尿蛋白 320 mg;直接抗人球蛋白试验阳性;补体 C3 0.59 g/L,补体 C4 0.11 g/L,抗双链 DNA 抗体定量 225.1IU/mL,抗心磷脂抗体 IgG 123.1U/mL,抗心磷脂抗体 IgA 67.5U/mL,抗 β2- 糖蛋白 I 抗体 IgM 53.0U/mL,抗 β2- 糖蛋白 I 抗体 IgG 33.8U/mL,狼疮抗凝物:标准化 SCT 比值 2.75,标准化 dRVVT 比值 2.34。腰椎穿刺,脑脊液压力 170mmH₂O,脑脊液无色、透明,潘氏实验阴性,红细胞 0/L,白细胞 0/L,脑脊液蛋白 0.47 g/L,乳酸脱氢酶 14.0U/L,葡萄糖 2.7mmol/L,氯 123mmol/L,墨汁染色阴性,抗酸染色阴性,细菌培养阴性。骨髓穿刺涂片:骨髓增生活跃,红系增生明显活跃,幼红细胞增生,余均正常。头 MRI:右侧枕叶及左侧顶叶点状高信号,考虑小梗塞灶。脑电图:慢波异常。超声心动图、胸 CT 及下肢静脉彩超未见异常。

4. 初步诊断 ①系统性红斑狼疮,神经精神狼疮,癫痫,脑梗死,自身免疫性溶血性贫血;②抗磷脂抗体综合征。

5. 诊治过程及随诊 患者青年女性,隐匿起病,进展性病程,多系统受累,主要表现为:①血液系统:患者反复出现贫血伴网织红细胞计数明显升高,直接抗人球蛋白试验阳性,红系造血明显活跃骨髓像,根据 2007 年中国自身免疫性溶血性贫血诊治专家共识,符合自身免疫性溶血性贫血(autoimmune hemolytic anemia, AIHA)诊断。②神经系统:患者间断出现四肢抽搐伴意识丧失、双眼上吊及二便失禁,为癫痫典型症状,结合脑电图异常改变符合癫痫诊断;入院后头 MRI 提示右侧枕叶及左侧顶叶点状高信号,虽因病灶部位及范围较小未出现缺血性脑卒中临床症状,但依据影像学表现符合脑梗死诊断。结合实验室检查提示低补体血症、ANA 及抗 ds-DNA 抗体高滴度阳性、多次磷脂抗体谱阳性,根据 2009 年美国风湿病学会修订的 SLE 分类标准及 2006 年悉尼修订的 APS 分类标准,SLE 及继发 APS 明确诊断。患者以 AIHA 起病,随后出现癫痫及脑梗死,结合自身抗体,考虑为 SLE 导致相应系统损伤。患者出现多系统受累,明确诊断后对患者进行 SLE 病情评估:①根据 SLE-DAI-2000 评分系统,患者近期存在癫痫发作、新发脑血管意外、低补体及抗 ds-DNA 抗体阳性,共计 20 分,属于 SLE 全身病情重度活动。②根据 BILAG-2004 量表对脏器损伤进行评估:血液系统近期新发溶血性贫血,血红蛋白低于 80 g/L,评为 A 类;神经系统有新发脑血管疾病及癫痫发作,评为 A 类;提示患者目前 SLE 疾病重度活动。

综上,患者目前 SLE 病情重度活动且 NPSLE 符合狼疮危象,予甲泼尼龙 500 mg/d 共 3 天冲击治疗,后减为甲泼尼龙 80 mg 每日 1 次,并联合环磷酰胺 400 mg 每周 1 次及羟氯喹 200 mg 每日 1 次治疗,辅以华法林抗凝、静脉注射免疫球蛋白等治疗。患者乏力症状好转,治疗 2 周复查血常规:血红蛋白 118 g/L,网织红细胞百分计数 3.24%,激素减为口服泼尼松 50 mg 每日 1 次,病情好转出院。我科门诊规律随诊,出院 12 周后复查血常规:血红蛋白 121 g/L,网织红细胞 2.15%;IgG 15.80 g/L,补体 C3 0.7 g/L,补体 C4 0.2 g/L,抗双链 DNA 抗体 132.91IU/mL,抗心磷脂抗体 IgA 44.6U/mL,抗心磷脂抗体 IgG 85.2U/mL,抗 β_2- 糖蛋白 1 抗体 IgG 66.5U/mL,抗 β_2 糖蛋白 1 抗体 IgM 32.6U/mL。狼疮抗凝物:标准化 SCT 比值 1.34,标准化 dRVVT 比值 1.85。激素逐渐减量,至出院 6 月后减为泼尼松 10 mg 每日 1 次维持治疗,环磷酰胺累计应用 4.2 g 后病情稳定转换为霉酚酸酯 0.75 g 每日 2 次。随诊至今 2 年,现泼尼松 5 mg 每日 1 次、羟氯喹 200 mg 每日 1 次及霉酚酸酯 0.5 g 每日 2 次维持治疗,癫痫未再发作,无新发血栓事件,血红蛋白及网织红细胞计数正常,补体正常,抗 ds-DNA 抗体阴性,狼疮抗凝物阴性,抗磷脂抗体谱阴性,持续无肾损害等新发脏器受累、无疾病活动(SLEDAI-2000 评分 0),处于有治疗下疾病缓解状态。

【分析与讨论】

SLE 是一种系统性自身免疫病,被认为是自身免疫病的原型,血清中出现以抗核抗体为代表的多种自身抗体,导致全身多脏器损伤,常累及患者的皮肤黏膜、骨骼肌肉、肾脏、心脏、血液、神经系统等重要脏器,并伴有发热、乏力、体重下降等全身非特异性表现;临床表现复杂多样,多表现为病情的加重与缓解交替,如首发症状不典型,较难诊断。SLE 的发病人群主要为育龄期女性,男女患病比为 1：10~12,目前全球患病率约为 0~241/10 万,我国患病率约为 30~70/10 万 [1]。SLE 虽为自身免疫性疾病,但因其临床表现多样,患者可能就诊于不同科室,需提高各科医师对 SLE 的认识与重视程度,避免延误诊断而导致疾病进展。血液系统损害为 SLE 常见表现,红细胞、白细胞及血小板一系、两系甚至全血细胞减少均可发生,多发生于 SLE 疾病活动期,也有部分患者以血液系统损害为首发表现,易伴发狼疮性肾炎、NPSLE 等其他重要脏器损害。

AIHA 是 SLE 血液系统损害的表现之一。AIHA 是一种由于免疫系统功能紊乱导致自身抗体和(或)补体吸附于红细胞表面,通过抗原抗体反应加速红细胞破坏而引起的溶血性贫血。AIHA 的发病机制复杂,T、B 淋巴细胞比例失调及免疫调控功能失衡,导致 B 细胞数量、功能异常增强，产生抗红细胞抗体而发病。按病因分类，AIHA 可为原发性或继发性，结缔组织病是常见继发原因之一，尤以 SLE 最为多见。SLE 患者中 AIHA 发病率为 5%~14%[3]。SLE 与 AIHA 存在共同的免疫学基础，SLE 导致的 AIHA 通常为温抗体型，SLE 患者体内产生大量的免疫球蛋白及自身抗体，自身抗体和（或）补体吸附于红细胞表面，经抗体包被的红细胞与脾脏巨噬细胞的 Fc 段受体结合而被破坏，从而导致了贫血。有研究[3] 报道抗磷脂抗体（antiphospholipid antibodies, aPL）亦可能与 AIHA 相关，可能与 aPL 参与了补体激活的红细胞裂解有关。SLE 合并 AIHA 主要表现为中重度贫血，多数患者起病隐匿，表现为乏力、头晕、活动后心悸等贫血症状，部分患者伴有黄疸、尿色加深及肝脾肿大，急性溶血时可出现寒战、高热、呕吐、腹痛和腰背痛等，甚至休克和肾衰竭。结合实验室检查：正常细胞正常色素性贫血，网织红细胞计数升高，总胆红素及间接胆红素升高，尿胆原增多，抗人球蛋白试验阳性，血清结合珠蛋白降低及红系造血明显活跃骨髓象，AIHA 可明确诊断。AIHA 可发生于 SLE 病程的任何时期，如在 SLE 确诊后出现，根据典型表现不难诊断；但如作为 SLE 首发表现，而缺乏其他系统典型症状时，可能就诊于血液科，与原发性 AIHA 较难鉴别，临床医师应提高警惕。本例患者就以反复发作的 AIHA 为首发症状，长期就诊于血液科，给予对症治疗后血红蛋白可恢复正常，但激素减量过程中反复复发，并出现了癫痫，出现多系统损害后进行了自身抗体的检测并最终诊断 SLE，给予积极治疗后既使 AIHA 病情控制稳定未再复发，也阻止了 SLE 疾病进展导致更多的脏器损害，如狼疮性肾炎等。因此，当青年女性出现不明原因或反复复发的 AIHA 时，应警惕是否合并 SLE 等自身免疫病，需详细询问病史，评估有无多系统损害并完善自身抗体检测进行鉴别诊断。

SLE 可继发 APS。APS 是指由 aPL 引起的以动静脉血栓、病态妊娠，伴或不伴血小板减少为主要表现的一组自身免疫病。APS 分为原发性和继发性：原发性 APS 病因尚不明确，继发性 APS 可继发于自身免疫性疾病、肿瘤、感染及药物等情况，自身免疫性疾病中以 SLE 最为常见。aPL 主要包含狼疮抗凝物、抗心磷脂抗及抗 β2 糖蛋白 I 抗体。APS 以血管栓塞为病理基础，血栓形成可能与 aPL 导致的血管内皮损伤、激活血小板及对内外凝血途径及对蛋白酶 C 途径的选择性抑制作用相关[4]。APS 可累及全身各系统，血栓形成是 APS 的标志，肢体血管、心脑血管、肺血管为常见受累部位，也需注意不典型部位如肾和肾上腺、肠系膜、皮肤、脾脏血栓形成。APS 患者静脉血栓形成比动脉血栓形成更常见，静脉血栓形成以下肢深静脉血栓和肺栓塞最常见，研究报道下肢深静脉血栓在 APS 患者中的发生率为 20%~30%[5]；动脉血栓形成最常发生于脑血管，通常表现为脑卒中或短暂性脑缺血发作，有报道 50 岁以下缺血性脑卒中患者中约 33% 存在 aPL[6]。SLE 继发 APS 极易侵犯神经系统，脑卒中和短暂性脑缺血发作为常见表现，以多灶性及复发性病变为主。有报道 SLE 合并缺血性脑卒中的风险比普通人群高出 8 倍[7]，可能与 SLE 血管炎及合并 aPL 相关。女性 APS 患者可伴有病态妊娠，主要表现为习惯性流产和胎死宫内，主要原因为胎盘血管血栓形成和胎盘梗死，对合并 APS 的 SLE 女性患者需特别关注妊娠史。其他临床表现包括血小板减少、网状青斑、皮肤溃疡、心脏瓣膜病变等。根据 2006 年修订的 APS 分类标准[8]，APS 患者应满足至少 1 项临床标准（血栓形成或病理妊娠），以及至少 1 项实验室标准（至少相距 12 周的 2 次或更多次检测发现 1 种或多种 aPL）。本例患者头 MRI 提示脑梗死，间隔 12 周 2 次抗磷脂抗体（狼疮抗凝物、抗心磷脂抗体 IgG、抗 β2 糖蛋白 I 抗体 IgG、IgM）均为高滴度升高，APS 可明确诊断，因同时存在 SLE，考虑为 SLE 继发 APS。我们早期发现了 APS 及脑梗死，给予充分抗凝治疗，预防了更为严重血栓事件的发生。SLE 继发 APS 如出现血栓事件，在积极控制 SLE 的基础上，充分的抗凝治疗也极为重要。2019 年欧洲抗风湿病联盟发布的成人 APS 的管理建议 [9] 中提出，一旦出现动静脉血栓事件，建议使用华法林长期治疗，若存在禁忌证或者 INR 控制水平不理想，可以考虑新型口服抗凝药利伐沙班。但对于具有三重 aPL 阳性（3 项抗磷脂实验均呈持续阳性）和动脉事件的患者不推荐应用利伐沙班，对于华法林控制不佳的动脉血栓患者可试加用阿司匹林或换用低分子肝素治疗，但目前都无统一结论，需结合患者血栓复发及出血风险个体化治疗。本例患者在确诊 APS 及脑梗死后，坚持长期华法林抗凝治疗，凝血酶原时间达标，无新发血栓事件，病情控制良好，坚持长期应用。对于青年女性，APS 导致病态妊娠的风险增加，故本例患者在以后的随访中，需高度警惕病态妊娠的发生，且需在妊娠前停用华法林，改为低分子肝素抗凝治疗。

本例患者病程中先后发生的癫痫及脑梗死均为 NPSLE 表现。NPSLE 是与 SLE 相关的一组神经精神系统表现的总称。美国风湿病学会 1999 年制定了 NPSLE 的分类标准，共包含 19 种临床表现，其中头痛、癫痫、脑血管病、精神障碍、情绪障碍等多见，可发生于 SLE 疾病的任何时期。有报道癫痫在 SLE 的发生率为 17%~37%[10]，较普通人群癫痫发生率有明显升高 [11]。自身抗体或炎性因子通过破坏的血脑屏障作用于中枢神经细胞可引起神经功能障碍，已证实抗核糖体 P 抗体、抗 Sm 抗体及抗神经元抗体与 NPSLE 密切相关 [12]，合并 APS 的 SLE 患者更易出现癫痫可能与 aPL 造成的血管微栓塞及对神经细胞的损伤相关 [13]。SLE 患者各种类型的癫痫均可出现，全面性强直阵挛发作较为常见，首次发作后的一年内多有复发，也可并发其他神经系统损害。脑电图为确诊癫痫的主要检查，SLE 癫痫患者中，脑电图可有多种异常表现，包括弥漫 α 节律、θ 节律、δ 节律等背景节律异常，或棘慢复合波、棘波、尖波、周期性一侧癫痫样放电等阵发性异常，大部分 SLE 癫痫患者表现为癫痫样放电，其余表现为慢波异常。本例患者有间断四肢抽搐伴意识丧失、二便失常，为全面性强直阵挛发作典型症状，结合脑电图异常改变，符合癫痫诊断，在排除其他原发性神经系统疾病及感染、代谢因素外，符合为 NPSLE 诊断。NPSLE 患者头 MRI 表现多样，不同的病理基础表现出不同的影像学表现，但缺乏特异性，也可无影像学异常。本例患者头 MRI 提示脑梗死，不存在脑血管疾病危险因素，可能与 SLE 及 APS 导致的血管损伤及凝血途径异常相关，符合 NPSLE 诊断。

对 SLE 患者，应根据疾病活动度及受累器官的类型和严重程度制定个体化的治疗方案。各种新发临床表现及免疫学指标异常均可能提示疾病活动。提示 SLE 疾病活动常见的临床表现包括：NPSLE、狼疮性肾炎、血管炎、血细胞减少、皮肤黏膜及关节炎、肌炎、低补体血症、抗 ds-DNA 抗体升高等。临床中常用 SLEDAI-2000 和 BILAG-2004 量表进行病情评估。SLEDAI-2000 ≤ 6 分且无明显脏器损害为疾病轻度活动，可给予小剂量激素（泼尼松 ≤ 10 mg/d）联合羟氯喹治疗；SLEDAI-2000 评分 7~12 分或 1 个系统 BILAG-2004 为 B

类为疾病中度活动,可给予泼尼松 0.5~1 mg/(kg·d)联合免疫抑制剂治疗;SLEDAI-2000>12
分或 BILAG-2004 至少 1 个系统为 A 类或 >2 个系统为 B 类为疾病重度活动,可给予泼尼
松 ≥ 1 mg/(kg·d)联合免疫抑制剂诱导缓解治疗,待病情稳定后激素缓慢减量。狼疮危象
指急性的危及生命的重症 SLE,如急进性狼疮性肾炎、严重的 NPSLE、严重的溶血性贫血、
严重心脏损害、严重肺出血等,需要大剂量甲泼尼龙冲击治疗,对狼疮危象常具有立竿见影
的效果,但需严密监测感染风险。本例患者存在严重的溶血性贫血及 2 项 NPSLE 表现,属
于狼疮危象,及时给予了激素冲击治疗。激素冲击治疗指静脉滴注甲泼尼龙 500~1000 mg/
d,通常连续使用 3 d 为一个疗程。与常规剂量的激素治疗相比,冲击治疗可使疾病快速得
到控制,而不良反应发生率并未显著增加。激素冲击后序贯泼尼松 1 mg/kg/d 治疗,至病情
稳定后逐步缓慢减量,避免突然停用。免疫抑制剂的选择上,环磷酰胺是治疗 SLE 神经系
统和血液系统受累的有效免疫抑制剂 [1],与激素联合使用不仅可快速控制病情,也有助于激
素减量并预防复发。使用过程中需监测白细胞、肝功能,并询问患者有无胃肠道反应、出血
性膀胱炎等少见不良事件。对于青年女性,长期应用可能导致卵巢功能受损甚至衰竭,故如
患者达到疾病缓解,可尽早停用环磷酰胺转换为其他无性腺抑制作用的免疫抑制剂维持治
疗。本例患者是以血液系统及神经系统损害为主的重症 SLE,故诱导缓解期选用环磷酰胺
联合激素冲击治疗。病情得到快速有效控制,疾病缓解后停用环磷酰胺换为霉酚酸酯长期
维持治疗,既有效地控制了病情,也避免了药物不良反应的出现。除控制 SLE 病情外,有效
的对症治疗也同样重要,如本例患者因出现癫痫需给予抗癫痫治疗,因出现 APS 及脑梗死
需长期给予华法林抗凝治疗。本例患者在明确 SLE 诊断及积极治疗后,随访至今未再出现
新发脏器受累,免疫学指标恢复正常,小剂量激素及霉酚酸酯维持治疗,疾病缓解。

【专家点评】

SLE 临床表现多样,多系统受累为主要特征,血液及神经系统受累是常见且严重的脏器
损害表现,重者可导致狼疮危象。SLE 导致的各脏器受累可发生于病程的任何时期,如以血
细胞减少或神经系统症状为首发表现,而不伴其他系统典型表现时较难鉴别。当遇到青年
女性出现原发病无法解释或治疗效果不佳的系统损害表现时,需详细询问病史,积极完善自
身抗体的检测,警惕自身免疫性疾病可能。早期诊断不仅可以更为有效的控制病情,也可避
免因延误治疗而导致的更多脏器损害。确诊系统性红斑狼疮后,风湿科医师需定期评估病
情,并根据疾病活动度及受累器官的类型和严重程度制订个体化的治疗方案。

【参考文献】

[1] 中华医学会风湿病学分会.2020 中国系统性红斑狼疮诊疗指南 [J]. 中华内科杂志,
2020,59(3):172-185.

[2] KIRIAKIDOU M,CHING C L. Systemic Lupus Erythematosus[J]. Ann Intern Med, 2020,
172(11): ITC81- ITC96.

[3] ARTIM-ESEN B, CENE E, SAHINKAYA Y, et al.Autoimmune haemolytic anaemia and
thrombocytopaenia in a single-centre cohort of patients with systemic lupus erythematosus
from Turkey: clinical associations and effect on disease dam-age and survival[J].Lupus,

2019,28(12):1480-1487.

[4] WILSON WA, GHARAVI AE, KOIKE T, et al. International consensus statement on preliminary classification criteria for definite antiphospholipid syndrome: report of an international workshop[J]. Arthritis Rheum,1999,42(7):1309-1311.

[5] CERVERA R, KHAMASHTA MA, SHOENFELD Y, et al. Mority and mortality in the antiphospholipid syndrome during a 5-year period: A multicentre prospective study of 1000 patients[J].Ann Rheum Dis, 2009, 68(9):1428-1432.

[6] UGONILI LMR, ADRIANA D, ANDREAS F, et al.Update on antiphospholipid antibody syndrome[J].Rev Assoc Med Bras,2017,63(11):994-999.

[7] SHIH YC, OU YH, CHANG SW, et al.A challenging case of neuropsychiatric systematic lupus erythematosus with recurrent antiphospholipid-related stroke: a case report and literature review[J].Neurol Int, 2019,11(3):8182.

[8] MIYAKIS S, LOCKSHIN MD, ATSMMI T, et al.International consensus statement on an update of the classification criteria for definite antiphospholipid syndrome(APS)[J].J Thromb Haemost,2006,4(2):295-306.

[9] TEKTONIDOU MG, ANDREOLI L, LIMPER M, et al.EMLAR recom-mendations for the management of antiphospholipid syndrome in adults[J].Ann Rheum Dis, 2019, 78(10): 1296-1304.

[10] 赵爱云,顾纪平,彭智芳,等. 特发性癫痫相关性系统性红斑狼疮的临床分析 [J]. 中国实用神经疾病杂志,2018,21(7):774-778.

[11] TSAI JD, LIN CL, LIN CC, et al.Risk of epilepsy in patients with systemic lupus erythematosus -a retrospective cohort study[J].Neuropsychiatr Dis Treat,2014,10:1635-1643.

[12] MATUS S, BURGOS PV, BRAVO-ZEHNDER M, et a1.Antiribosomal-P autoantibodies from psychiatric lupus target a novel neuronal surface protein causing calcium influx and apoptosis[J].J Exp Med,2007,204(13):3221—3234.

[13] ARNSON Y, SHOENFELD Y, ALON E, et al.The antiphospholipid syndrome as a neurological disease[J].Semin Arthritis Rheum,2010,40(2):97-108.

（郭颖,张娜）

病例 10　顽固性血小板减少伴白细胞减少

【病例导读】

系统性红斑狼疮(systemic lupus erythematosus, SLE)是一种慢性自身免疫性疾病,以大量自身抗体的产生和多系统受累为主要特点。SLE 常合并血液系统损害,以血细胞减少为主要表现,可造成血细胞一系、二系或全血细胞减少,其中贫血最为常见,其次为血小板及白细胞减少。血液系统损害常发生于 SLE 疾病活动期,是疾病预后不良因素之一,但如为首发表现易被误诊。大部分患者经激素及免疫抑制剂治疗有效,血细胞可恢复正常,部分难治性患者效果不佳,可联合利妥昔单抗或贝利尤单抗治疗。

【病例介绍】

患者女性,35岁,主因"间断血小板减少5年、白细胞减少3年"入院。

1. 病史介绍 患者于入院前5年查体发现血小板减少,伴双腕关节肿痛、乏力,无皮疹、发热及口腔溃疡,无鼻衄及黑便,无双下肢水肿,就诊于外院血液科行骨髓穿刺示"三系增生,巨核细胞产板不良",在我科第一次住院治疗。入院后多次复查血常规:血小板波动于（25~90）×10⁹/L,血红蛋白波动于95~102 g/L,白细胞正常,尿常规:蛋白弱阳性,24小时尿蛋白484.5 mg, D-二聚体1014μg/L,免疫学检查:IgG 37.1 g/L,补体C3 0.62 g/L,补体C4 0.11gL, ANA 1∶320核颗粒型,抗dsDNA抗体阳性,抗dsDNA抗体定量136.4IU/mL,抗nRNP抗体阳性,抗Sm抗体阳性,抗SSA抗体阳性,抗Ro-52抗体阳性,抗SSB抗体阳性,抗组蛋白抗体阳性,抗心磷脂抗体阴性,诊断SLE,予甲泼尼龙80 mg每日1次、羟氯喹200 mg每日2次及环孢素75 mg每日2次治疗,关节肿痛及乏力缓解,但激素治疗1周后血小板仍波动于（50~80）×10⁹/L。给予患者利妥昔单抗（每周静脉输注100 mg,共2周）治疗,第2次利妥昔单抗治疗后3天复查血小板90×10⁹/L,激素改为口服泼尼松50 mg每日1次,继续联合羟氯喹200 mg每日2次及环孢素75 mg每日2次,病情好转出院。我科门诊规律随诊,出院2周后血小板102×10⁹/L,出院4周后血小板165×10⁹/L,血红蛋白127 g/L。激素逐渐减量,未再出现血小板减少。1年后停用环孢素,激素逐渐减量至泼尼松12.5 mg每日1次联合羟氯喹200 mg每日1次,血常规无异常,激素逐渐减量。入院前3年泼尼松减量至5 mg/d治疗3月后,新发白细胞减少,波动于（2.55~3.31）×10⁹/L,血小板及血红蛋白正常,再次给予利妥昔单抗（每周静脉输注100 mg,共2周）治疗,治疗4周后复查白细胞4.58×10⁹/L,每3月监测血常规无异常。此后未再出现白细胞及血小板减少,入院前半年泼尼松减量至2.5 mg/d,联合羟氯喹200 mg/d治疗。入院前1月随访中发现患者再度出现血小板减少,波动于（75~95）×10⁹/L,白细胞及血红蛋白正常,无皮疹,无牙龈出血及鼻衄,无黑便。患者为求进一步治疗收入我科住院治疗。患者自本次发病以来,精神尚可,食欲正常,睡眠尚可,二便如常,体重无著变。既往史、个人史、家族史无特殊。

2. 入院体检 体温36.5,脉搏83次/分,呼吸18次/分, BP 116/78mmHg;神清,精神可,查体合作。全身皮肤黏膜无皮疹,浅表淋巴结未及。双侧瞳孔等大等圆,结膜无苍白充血,鼻窦无压痛,口唇无紫绀,口腔黏膜无出血点,咽不红。颈软,无抵抗,甲状腺未及,气管居中。胸廓对称无畸形,双肺呼吸音粗,未闻及干湿啰音。心音可,律齐,各瓣膜听诊区未闻及杂音。腹软,全腹无压痛、反跳痛及肌紧张,肝脾未触及,双下肢不肿。关节肌肉无压痛。肌力Ⅴ级。

3. 辅助检查 入院后血常规,血红蛋白104 g/L,白细胞5.46×10⁹/L,血小板48×10⁹/L,网织红细胞比例1.59%,尿常规阴性,24小时尿蛋白187 mg,IgG 41 g/L,补体C3 0.53 g/L,补体C4 0.12 g/L, CRP 5 mg/L, ANA 1∶320核颗粒型,抗dsDNA抗体定量250.6IU/mL,抗nRNP抗体阳性,抗SSA抗体阳性,抗SSB抗体阳性,抗Ro-52抗体阳性,磷脂抗体谱阴性,复查骨髓穿刺:骨髓增生活跃,巨核细胞数量减少伴成熟障碍。

4. 初步诊断 ①系统性红斑狼疮;②血小板减少。

5. 诊治经过及随访 患者青年女性,病史 5 年,病程中先后出现血小板减少、关节炎、白细胞减少、低补体血症及 ANA、抗 dsDNA 抗体阳性,根据 2009 年美国风湿病学会制定推荐的 SLE 分类标准,符合 SLE 诊断。患者病程中以血液系统损害为突出表现,反复出现血小板及白细胞减少,应用激素及免疫抑制剂治疗效果不佳,利妥昔单抗治疗有效。此次入院后虽评估 SLEDAI-2000 评分 5 分(血小板减少、低补体及抗 ds-DNA 抗体阳性),属于病情轻度活动(血小板减少、低补体血症及抗 dsDNA 抗体阳性),但患者以血液系统损害为突出表现,使用 BILAG-2004 量表评估血液系统由 D 变为 B 类,属于中度活动复发,激素加量至泼尼松 30 mg 每日 1 次,并给予利妥昔单抗(每周 100 mg 静脉输注,共 4 次)强化治疗。第一次利妥昔单抗治疗 2 周后血小板 101×10^9/L, 4 周后血小板 136×10^9/L,病情好转出院。我科门诊规律随诊,至今 2 年,未再出现白细胞、血小板减少,激素逐渐减量,6 月前激素减至泼尼松 2.5 mg/d,联合羟氯喹 200 mg/d 治疗。因患者长期存在高球蛋白血症(IgG 23.50~26.40 g/L)、低补体血症(补体 C3 0.59~0.75 g/L)及 dsDNA 抗体升高(126.3~252.6IU/mL),6 月前开始加用贝利尤单抗治疗,治疗 3 月后复查 IgG 19.8 g/L,补体 C3 0.81 g/l,抗 dsDNA 抗体 56.5IU/mL,疾病缓解,目前激素已减至泼尼松 1.875 mg/d 并继续规律应用贝利尤单抗治疗。

【分析与讨论】

SLE 是一种自身免疫介导的,以免疫性炎症为突出表现的弥漫性结缔组织病。血清中出现多种自身抗体和多系统受累是 SLE 的主要临床特征。中国 SLE 患病率约为 30~70/10 万 [1],好发于 15~45 岁的育龄期女性,其发病受遗传、性激素、环境等多种因素共同影响。免疫调节失衡导致 B 细胞过度活化,产生大量的多克隆免疫球蛋白和自身抗体致多脏器损伤。

SLE 临床表现复杂多样,多数隐匿起病,既可表现为单纯的皮肤黏膜病变;又可合并肾脏、血液、神经系统等重要脏器受累。血液系统损害是中国 SLE 患者最常的系统损害之一,几乎所有 SLE 患者在病程的某一阶段均会出现血细胞减少,贫血和 / 或血小板减少和 / 或白细胞减少均可出现,多与 SLE 疾病活动度相关。有研究报道中国 SLE 患者血液系统损害的发生率为 56.1%,其中 39.1% 的患者以血液系统损害为首发表现 [2]。本例患者以血小板减少为首发表现,而不伴蝶形红斑、狼疮性肾炎、神经精神狼疮等其他系统典型表现,较难鉴别,通过自身抗体的检测最终确诊 SLE。临床工作中当遇到以血细胞减少为首发症状的患者,尤其是育龄期女性,需详细询问病史鉴别有无其他系统损害表现,并完善自身抗体的检查,着重筛查以 SLE 为代表的自身免疫性疾病。

贫血是 SLE 血液系统损害最常见表现,国外文献报道 SLE 患者贫血的发生率约为 50%~60%[3]。绝大多数患者表现为轻到中度贫血,极少数为重度贫血。SLE 合并贫血可以由免疫因素造成,也可以由非免疫因素造成。非免疫性因素造成的贫血包括慢性病贫血(anemia of chronic disease, ACD)、肾病性贫血、缺铁性贫血(iron deficiency anaemia, IDA)、药物引起贫血及继发于其他疾病的贫血等,其中以 ACD 最为常见,有报道在 SLE 中发生率为 60%~80%[4]。ACD 由体内慢性炎症抑制红细胞生成引起,主要与铁稳态变化、促红细胞生成素(Erythropoietin, EPO)水平低下、存在 EPO 受体抗体及红系祖细胞抑制引起的红细胞生成障碍相关,一般表现为轻度贫血,骨髓像正常,网织红细胞计数偏低。免疫性因素造成的贫血主要指自身免疫性溶血性贫血(autoimmune hemolytic anemia, AIHA),在 SLE 中发生率约为 5%~14%[5],是由于多种自身抗体和补体吸附于红细胞膜表面,导致红细胞破坏而引起的一种溶血性贫血,可造成 SLE 患者短期内出现快速进展的重度贫血,多伴有网织红细胞显著升高及抗人球蛋白试验阳性。本例患者发病时曾出现轻度贫血,伴 EPO 稍低,不伴发热及黄疸,不伴肾损害及网织红细胞升高,骨髓涂片红系增生活跃,考虑为慢性病贫血,随着 SLE 疾病稳定后红细胞恢复正常。SLE 患者如出现贫血,需评估全身情况并完善网织红细胞计数、EPO、铁代谢、必要时骨髓穿刺等检查明确病因, ACD 及 AIHA 为常见类型,大部分患者经积极控制 SLE 原发病及对症治疗后贫血可获得纠正;少数经积极治疗仍无效的患者,必要时反复进行骨髓穿刺及组织病理学检查,警惕 SLE 合并纯红细胞再生障碍性贫血、骨髓纤维化及骨髓增生异常综合征等血液系统疾病可能。

　　血小板减少为 SLE 常见的血液系统损害之一,根据 2009 年美国风湿病学会修订的 SLE 分类标准,血小板减少定义为血小板计数至少 1 次低于 100×10^9 / L。国外文献报道 SLE 血小板减少的发生率为 7%~30%, 20%~50%SLE 并发轻度血小板减少,约 10% 并发严重血小板减少 [6]。中国系统性红斑狼疮研究协作组报道中国初治 SLE 患者中血小板减少的发生率为 21.5%[7]。SLE 血小板减少最常见的原因是免疫介导的血小板破坏,其他少见原因包括微血管病性溶血性贫血或脾功能亢进导致的血小板消耗增加。SLE 患者可产生多种自身抗体,包括抗血小板抗体、抗血小板生成素抗体、抗血小板生成素受体抗体和抗血小板膜糖蛋白抗体等,这些抗体结合血小板使其被单核巨噬系统破坏或影响巨核细胞成熟和增殖从而造成血小板减少 [8, 9]。 另外, SLE 合并抗磷脂综合征(Antiphospholipid Syndrome, APS)时也常出现血小板减少。APS 导致血小板减少可能由于血栓形成过程中血小板消耗过多;也可能与 IgG 型抗磷脂抗体与血小板细胞膜的磷脂酰丝氨酸结合使血小板破坏相关 [9]。根据血小板减少的程度,可分为轻度(50~100) $\times 10^9$/L、中度(30~50) $\times 10^9$/L 及重度 ($<30 \times 10^9$/L)血小板减少。大部分 SLE 患者表现为轻至中度血小板减少,临床可无特殊表现或仅发生皮肤黏膜出血,但少数患者出现重度血小板减少时,自发性出血风险增加,有出现自发性脑出血、消化道出血等重要脏器出血风险,甚至危及生命,是 SLE 常见死因及影响预后的独立危险因素之一 [4]。除出血风险外,血小板减少常发生于 SLE 疾病活动期,更易出现神经精神狼疮、血管炎及狼疮肾炎 [5],造成重要脏器损害。本例患者在 SLE 病程中反复出现轻中度血小板减少,虽无肾脏、神经系统等重要脏器损伤,但与 SLE 血清学活动相关,骨髓穿刺提示巨核细胞数量减少伴成熟障碍,符合 SLE 血小板减少常见表现,在排除了血液系统疾病及 APS 后,明确为 SLE 血液系统损害,且以反复出现的血液系统损害为病程中突出表现。

　　白细胞减少在 SLE 中的发生率约 18%~36%[10],多发生于疾病活动期,可表现为淋巴细胞减少、中性粒细胞减少或两者同时减少,而嗜酸性及嗜碱性粒细胞减少较少见。造成中性粒细胞减少的原因较多:中性粒细胞抗体破坏外周血及骨髓粒细胞;Ts 细胞抑制骨髓粒细

胞 - 巨噬细胞集落形成单位;重症感染或药物因素均可导致中性粒细胞减少。淋巴细胞减少可能与抗淋巴细胞抗体导致淋巴细胞凋亡有关,另外有研究[11]提示抗 Ro-52 抗体、抗 SSA 抗体、抗 RNP 抗体可能与淋巴细胞减少有关,可能由于这些自身抗体可以结合和穿透 T 淋巴细胞及 B 淋巴细胞,阻断细胞周期,导致这些细胞功能障碍或凋亡。白细胞减少通常无特殊临床表现,但白细胞在抗微生物中起重要防御功能,白细胞尤其是淋巴细胞减少可导致感染风险增加,感染部位多为呼吸系统和泌尿系统。因此,对于 SLE 白细胞减少患者,积极控制原发病尽快恢复白细胞水平的同时,需详细询问患者有无发热及各系统感染症状,对口腔、肛周、呼吸系统等易感部位进行仔细查体,加强对感染尤其是机会性感染的监测及预防。

　　SLE 累及血液系统时,骨髓亦是重要的受累靶器官。白细胞减少患者的骨髓检查多无异常,而重度贫血及重度血小板减少患者可能发现骨髓异常改变。SLE 大部分患者骨髓增生活跃,也有部分病程较长的患者骨髓增生减低。血小板主要由巨核细胞形成,巨核细胞的数量和功能异常均可导致外周血小板减少。SLE 血小板减少患者常表现为骨髓增生活跃,但巨核细胞生成减少及成熟障碍。巨核细胞生成减少是指骨髓巨核细胞克隆形成被抑制,导致巨核细胞数量减少或消失;巨核细胞成熟障碍是指骨髓巨核细胞数量正常或增多,但表现为颗粒巨核细胞增多,产板巨核细胞减少导致血小板减少,巨核细胞成熟障碍可能与抗血小板抗体介导血小板破坏、抗磷脂抗体或血栓性微血管病变介导血小板消耗相关[12]。本例患者 2 次发生血小板减少间隔时间较长,为评估长期血液系统损害是否导致骨髓增生减低,并排除其他新发疾病,此次入院后我们再次进行了骨髓穿刺明确病情。SLE 患如出现血细胞减少,建议尽可能完善骨髓穿刺检查,如有新发病情变化必要时需反复骨髓穿刺,可反映骨髓的增生情况及细胞形态,有助于与血液系统疾病的鉴别诊断和对治疗及预后的评估。

　　本例患者以血液系统损害为 SLE 病程中突出表现,且与疾病活动度相关,在 SLE 病程中需定期评估脏器损害情况及疾病活动程度,指导治疗。SLE 病情严重程度不一,可以是隐匿轻微的,也可能是严重甚至危及生命的。在 SLE 病程中,病情的加重和缓解交替出现,因此,及时准确的进行病情评估是 SLE 诊治过程中的重要部分。目前 SLE 病情评估主要分为 2 类:①对患者整体病情进行评估,如系统性红斑狼疮疾病活动性评分(SLEDAI-2000),系统性红斑狼疮活动性评估(SLAM)等;②及对每个特定器官的病情进行评估,如英国狼疮评估小组(BILAG-2004)量表等。中国 SLE 诊疗指南[1]推荐使用 SLEDAI-2000 评分标准对初诊及随访患者进行评估。该评分系统是对患者 10 天内的情况进行评估,包括全身各系统损害及免疫学异常共 9 个方面 24 个小项,可对 SLE 病情进行全面评估,简便易行,已广泛应用于临床。但该系统缺乏对脏器损害严重程度的分层,且不能对已存在病变的恶化及好转进行体现。故对于以单一脏器损害为主要表现而全身病情尚稳定的患者,需结合 BILAG-2004 量表对特定器官的进行评估。BILAG-2004 量表是对患者 1 月内的情况进行评估,包括 9 个器官系统,每个系统根据病情分为 5 个等级,如评分提示疾病重度活动,则需要中到大剂量激素及强化免疫抑制剂治疗。本例患者病程中以血液系统损害为突出表现,在 SLEDAI-2000 评分标准中白细胞减少及血小板减少仅各占 1 分,且与血细胞减少程度无关,不能全面反映 SLE 病情及脏器损害严重程度。此种情况下需结合 BILAG-2004 量表,对每个器官单独评分,并针对损害程度进行分级,本例患者此次入院后血小板最低降至 48×10^9/L,在 BILAG-2004 量表中评为 B,提示病情中度活动,需要中等剂量激素及强化免疫抑制治疗。因此,临床医师需熟悉各评估系统,针对患者具体情况选择最适合的评估体系,必要时联合应用并结合医师的整体判断,全面准确的评估病情,指导治疗。

SLE 血液系统损害需根据病情个体化治疗。糖皮质激素仍是一线治疗药物,中国 2020 年 SLE 诊疗指南报道激素治疗 SLE 相关免疫性血小板减少症的有效率可达 80%[1]。激素通过减少自身抗体的产生并降低抗体与血细胞的结合作用而起到治疗作用。对于 SLE 血小板减少的患者,建议初始治疗加用泼尼松 1 mg/kg/d,血细胞恢复后逐渐减量。对于重度血小板减少、重度 AIHA 及常规剂量激素疗效不佳的患者,可予激素冲击治疗,常用剂量为甲泼尼龙 500~1000 mg/d,连续 3 d 后逐渐减量。大部分 SLE 血液系统损害患者对激素反应良好,但仍有部分患者对激素反应不佳或在激素减量过程中复发,建议联合静脉注射免疫球蛋白(intravenous immunoglobulin, IVIG)及免疫抑制剂治疗。常用于治疗 SLE 血液系统损害的免疫抑制剂包括环磷酰胺、环孢素、硫唑嘌呤、霉酚酸酯等。血浆置换可快速清除多种自身抗体和免疫复合物,在 SLE 血液系统损害的治疗中起到一定作用,对于 SLE 难治性重症 AIHA 有较好疗效,但不推荐单独使用。对于 SLE 合并血栓性血小板减少性紫癜,血浆置换是首选治疗方案。上述治疗均无效的难治性患者,或出现危及生命的血液系统受累者,可考虑使用利妥昔单抗治疗。

利妥昔单抗(rituximab,RTX)是一种抗 CD20 的人 / 鼠嵌合单克隆抗体,由人类 IgGIK 恒定区与鼠抗 CD20 抗体可变区组成,与正常及恶性 B 细胞表面的 CD20 均有高度亲和力。应用抗 CD20 单抗可使 B 淋巴细胞凋亡,从而治疗 B 淋巴细胞过度增殖性疾病。RTX 最初应用于治疗非霍奇金 B 细胞淋巴瘤,由于其可通过补体介导 - 抗体依赖的细胞毒作用快速清除外周血中 CD20 阳性的细胞,近年来已广泛用于多种自身免疫性疾病的治疗。Kneitz 等人在 2002 年第一次报道 [13] 了 RTX 治疗 SLE 血小板减少的成功案例,随后 RTX 在 SLE 的治疗中得到了越来越广泛的应用,并取得良好疗效,中国 SLE 诊疗指南 [1] 推荐对顽固性狼疮肾炎和血液系统受累的患者,RTX 可控制病情, 减少激素用量。RTX 治疗 SLE 血细胞减少的有效率达 80%[14],对复发患者也有较好的疗效,可显著改善患者的结局。临床应用中我们体会到 RTX 治疗起效迅速且疗效持续:用于治疗血细胞减少时 1~8 周即可起效,用于治疗 SLE 相关 TTP 时起效更迅速,在 1~2 周内即可取得较好效果;接受 RTX 治疗后血细胞可维持正常数年。目前中国 SLE 诊疗指南 [1] 推荐的治疗方案为每周静脉输注 100 mg,共 4 次的小剂量 RTX 治疗方案,对大部分患者有效且不良反应较少。本例患者为 SLE 继发血小板减少,在规范应用激素及免疫抑制剂治疗无效后选择 RTX 治疗,血小板 2~4 周即可快速恢复正常并维持数年;病情复发后再次应用仍然快速有效,提示 RTX 对难治性及复发性血液系统损害均有较好疗。本例患者血液系统损害程度较轻,故我们采用的是每周 100 mg,共 2~4 周的小剂量 RTX 治疗方案,有效缓解疾病的同时未出现过敏、感染等不良事件,安全性及耐受性良好。

贝利尤单抗（belimumab）是一种抗 B 细胞刺激因子的单克隆全人源化 IgG 抗体，通过抑制 B 细胞活化从而控制 SLE 病情，分别于 2011 年被美国食品药品管理局及 2019 年被中国食品药品监督管理总局批准用于治疗 SLE 的首个生物制剂。与直接消灭大部分 B 细胞的 RTX 相比，贝利尤单抗通过阻断 B 细胞刺激因子，间接清除 B 细胞，更具有选择性及针对性。大量的临床试验和真实世界研究已表明其良好的临床疗效和安全性，尤其对皮肤、肌肉骨骼受累和血清学活动的患者治疗反应最佳[15]。贝利尤单抗对于 SLE 血细胞减少的治疗效果，目前仅限于小样本研究，我国有研究[16]报道贝利尤单抗可显著改善 SLE 患者贫血，可能与贝利尤单抗可减少自身抗体包括抗红细胞抗体的生成有关，但具体机制尚待进一步研究。本例患者应用激素及 RTX 治疗后尽管血液系统损害得到改善，但长期存在低补体血症、抗 ds-DNA 抗体升高等血清学活动表现，为降低疾病活动度及预防复发，给予了贝利尤单抗治疗，治疗 3 月后血清学指标好转，疾病活动度下降，激素顺利减量，疾病无复发。SLE 的长期治疗目标是达到临床缓解或可能达到的最低疾病活动水平。在达到疾病缓解状态后，SLE 的治疗目标应包括如何减少激素和免疫抑制剂的剂量甚至停用，以减少药物造成的相关损害。贝利尤单抗的长期应用除起到控制病情、预防复发的作用外，还利于激素的减量甚至停用，为改善 SLE 患者的长期预后做出有益的探索。

【专家点评】

SLE 可造成多系统损害，血液系统损害是常见表现之一，可发生于 SLE 病程的任何时期，如为首发表现而不伴有其他典型症状时易被忽视，在进行血液系统疾病检查的同时积极完善自身抗体，并评估有无多系统损害表现，警惕自身免疫性疾病可能。激素是治疗 SLE 血液系统损害的一线药物，重症患者需给予甲泼尼龙冲击治疗，并联合 IVIG 及免疫抑制剂，大部分患者治疗有效，但仍有部分患者对常规治疗无效，建议加用生物制剂。RTX 可用于治疗顽固性血液系统损害安全有效，已广泛应用于临床。近年来，新型生物制剂贝利尤单抗已批准用于治疗 SLE，主要用于关节、皮肤损害及血清学活动患者，也有研究报道可改善血液系统损害，尚需进一步研究证实。本例患者以血液系统损害为突出表现，激素及免疫抑制剂治疗无效，及时给予小剂量 RTX 方案，血液系统损害得到改善，但长期存在低补体血症、抗 ds-DNA 抗体阳性提示 SLE 血清学活动，给予贝利尤单抗后达到疾病缓解，激素减量后未再复发，为 SLE 长期维持治疗提供了一种新思路。

【参考文献】

[1]　中华医学会风湿病学分会，国家皮肤与免疫疾病临床医学研究中心，中国系统性红斑狼疮研究协作组.2020 中国系统性红斑狼疮诊疗指南. 中华内科杂志，2020，59（3）：172-185.

[2]]　LI M, ZHANG W, LENG X, et al.Chinese SLE Treatment and Research group（C-STAR）registry：I.Major clinical characteristics of Chinese patients with sys-temic lupus erythema-tosus[J].Lupus,2013,22（11）:1192-1199.

[3]　TEKE HU, CANSU DU, KORKMAZ C.Detailed features of hematological involve-ment and medication-induced cytopenia in systemic lupus erythematosus p-atients：single center

results of 221 patients[J].Eur J Rheumatol,2017,4(2):87-92.

[4]　BASHAL F.Hematological Disorders in Patients with Systemic Lupus Erythema-tosus[J]. Open Rheumatol ,2013,7:87-95.

[5]　ARTIM-ESEN B，CENE E，SAHINKAYA Y，et al.Autoimmune haemolytic anaemia and thrombocytopaenia in a single-centre cohort of patients with systemic lupus erythematosus from Turkey：clinical associations and effect on disease dam- age and survival[J].Lupus, 2019,28(12):1480-1487.

[6]　PAWLAK-BUS K，LESZCZYNSKI P，KOKOT M，et al. Thrombocytopenia resistent to s-tandard therapy in lupus patients-analysis of 3 cases and clinical statement [J].Ann Agric Environ Med,2017,25(2):229-233.

[7]　姜楠,赵久良,李梦涛,等.CSTAR 注册研究:初治系统性红斑狼疮相关血小板减少症的临床特点 [J]. 中华临床免疫和变态反应杂志,2017,11(2):101-105.

[8]　RIEUS-LAUCAT F，KUWANA M，0KAZAKI Y，et al. Detection of circulating B cell pro-ducing anti-GPIb autoantibodies in patients with immune thrombocytopenia[J].PLoS ONE,2014,9(1):e86943.

[9]　CERVERA R,SERRANO R,PONS-ESTEL GJ,Et al. Mority and mortality in the antiphos-pholipid syndmme during a 10-year period：a multicentre prospective study of 1000 pa-tients[J].Annals of the rheumatic diseases,2015,74(6):1011-1018.

[10] ABDEL GALIL SM，EDREES AM，AJEEB AK，et al. Prognostic significance of plate-let count in SLE patients[J].Platelets,2017,28(2):203-207.

[11] LU R,ROBERTSON JM,BRUNER BF,et al. Multiple Autoantibodies Display Associ-ation with Lymphopenia，Proteinuria，and Cellular Casts in a Large，Ethnically Diverse SLE Pa-tient Cohort[J].Autoimmune Dis,2012,2012:819634.

[12] 陈颖娟,李梦涛,曾小峰. 系统性红斑狼疮并发难治性血小板减少患者临床特征 [J]. 中华临床免疫和变态反应杂志,2017,11(1):14-20.

[13] KNEITZ C，WILHELM M，TONY HP. Effective B cell depletion with rituximab in the treatment of autoimmune diseases[J]. Immu-nobiology,2002,206(5):519-527.

[14] AL - OMARY HL，ALAWAD ZM，BERNIEH B. Anti CD20 monoclonal antibody（ ritux-imab）as a rescue treatment in severe and refractory SLE[J]. Biomed Pharmacol J，2018, 11(1)：453.

[15] FANOURIAKISA，KOSTOPOMLOMM，ALUNNOA，et al. 2019 update of the EMLAR recommendations for the management of systemic lupus erythematosus[J]. Ann Rheum Dis, 2019,78(6):736-745.

[16] 王金润,吴雪,迪丽尼戈尔·艾克拜,等. 贝利尤单抗治疗系统性红斑狼疮的疗效和安全性研究 [J]. 中华风湿病学杂志,2021,25(8):529-532.

（郭颖,张娜）

病例11 抽搐伴双肺阴影

【病例导读】

系统性红斑狼疮是一种多器官系统受累的自身免疫性疾病,累及神经系统时表现为神经精神狼疮。后部可逆性脑病综合征(posterior reversible encephalopathy syndrome)为神经精神狼疮表现之一,是一种以各种神经症状为特征的(亚)急性起病的神经系统疾病,可包括头痛、视力减退或视野缺损、意识障碍、精神错乱、癫痫发作和局灶性神经功能缺损。在大多数患者中,临床表现为血压升高,甚至高血压急症。MRI经常显示独特的顶枕模式,对称分布的变化反映了血管源性水肿。多种病因如霉酚酸酯、子痫、败血症或肾脏疾病诱发。多种中枢神经系统疾病如脊髓损伤、蛛网膜下腔出血等可导致神经源性肺水肿,继发于系统性红斑狼疮较少见。

【病例介绍】

患者,女,21岁,主因"双手关节肿痛1年,活动后气促3月,肢体抽搐4天"入院。

1. 病史介绍 患者1年前无明显诱因出现双手近端指间关节肿胀,伴压痛、晨僵,持续数十分钟后可自行缓解,伴双侧手、足遇冷变白变紫变红,外院予"消肿止痛膏"外涂后指关节肿胀缓解。7月前患者无明显诱因下出现发热,最高达38℃,无发热寒战,无关节肿痛,外院查血常规示血小板降低,予输液治疗后好转(具体不详)。3月前患者受凉后出现周身乏力,下蹲困难,步行约200米后明显气促,伴双足麻木感、感觉减退,伴口干,伴泡沫尿,就诊于我院血液科,实验室检查提示贫血、肝功能异常、心肌损害,补体C3、C4降低,IgG升高,ANA核颗粒型1∶1280,胞浆型1∶640,抗双链DNA抗体、抗核小体抗体弱阳性,抗nRNP抗体、抗Sm抗体、抗SSA抗体、抗Ro-52抗体、抗核糖P蛋白抗体阳性,类风湿因子2620.00IU/mL;抗心磷脂抗体(IgA)63.9U/mL,抗心磷脂抗体(IgG)166.5U/mL,抗心磷脂抗体(IgM)309.5U/mL,抗双链DNA抗体204.3IU/mL,抗补体C1q抗体51.07U/mL;尿蛋白624 mg/24 h。心脏超声:右心相对扩大,室间隔运动平直,肺动脉高压(PASP 46mmHg),心包积液(少量)。骨穿涂片:粒红巨三系增生骨髓象。胸部CT+HR重建:心包积液,主肺动脉增粗,两肺间质纹理增多,左肺上叶磨玻璃密度结节影、右肺上叶结节影,两肺散在索条影。诊断系统性红斑狼疮,予甲泼尼龙80 mg/日抗炎治疗,后转入我科,入院查血小板57×10⁹/L,纤维蛋白原1.19 g/L,B型钠尿肽(博适)667.0pg/mL,免疫球蛋白G 39.50 g/L,补体C3 0.447 g/L,补体C4 0.05 g/L,复查心脏彩超肺动脉压50mmHg,予甲泼尼龙80 mg/d共12天,吗替麦考酚酯、羟氯喹免疫抑制,静注丙球20 g/d共3天,克赛抗凝及对症支持治疗。患者病情好转出院。入院前4天患者自觉头痛,未予重视,后患者突然出现肢体抽搐,牙关紧闭,双眼凝视,约2~3分钟可停止,共发作5次,为求进一步诊治至我科就诊。患者自本次发病以来,精神尚可,食欲正常,睡眠尚可,昨日出现腹泻,排黑色稀便,小便如常,体重未见明显下降。

2. 入院体检 体温35.6℃,脉搏117次/分,呼吸20次/分,BP 176/132mmHg;意识欠清,呼之可应,少有言语应答,平车推入病区,正常面容,营养可。无皮疹,皮肤黏膜无黄染。无浅表淋巴结肿大。双瞳孔等大、等圆,双眼瞳孔对光反射灵敏。颈软,颈静脉无怒张。双肺呼吸音正常,未闻及干湿啰音。心界正常,心率 117 次 / 分,律齐,无杂音。腹部稍紧,无压痛,无反跳痛。肝脾未触及。移动性浊音(-)。肠鸣音活跃。双下肢无水肿。足背动脉搏动正常。四肢肌力 II 级,四肢肌张力减退。生理反射存在,巴氏征可疑阳性,克氏征阳性,余病理征阴性。

3. 辅助检查

（1）第一次入我科:血常规,白细胞 22.71×10^9/L,血红蛋白 109 g/L,血小板 57×10^9/L,网织红细胞百分计数 6.71%,网织红细胞绝对计数 233.50×10^9/L;钾 3.2mmol/L,谷草转氨酶 84U/L,乳酸脱氢酶 825U/L,肌酸激酶 804U/L,肌酸激酶同工酶 99U/L;B 型钠尿肽(博适)667.0pg/mL;纤维蛋白原 1.19 g/L,凝血酶时间 31.1sec,血浆 D- 二聚体 1139ng/mL。免疫球蛋白 G 39.50 g/L,补体 C3 0.447 g/L,补体 C4 0.05 g/L,血沉 59 mm/1 h,ANA 抗颗粒型 1∶1280,胞浆型 1∶640;狼疮抗凝物(-)。 尿潜血(++),尿白蛋白(++)。24 小时尿蛋白定量 629 mg。心脏超声:主肺动脉增宽,肺动脉瓣、主动脉瓣、二尖瓣、三尖瓣反流(轻度),肺动脉高压(收缩压约 50 mmgh),心包积液(少量)。

（2）此次入院后:血常规,白细胞 7.38×10^9/L,血红蛋白 83 g/L,血小板 54×10^9/L;补体 C3 0.593 g/L,补体 C4 0.12 g/L,C- 反应蛋白 12.3 mg/L;感染指标均阴性。腰穿脑脊液压力 260mmH$_2$O,脑脊液常规:红细胞 0/L,白细胞 0/L,墨汁染色 阴性;脑脊液生化:脑脊液蛋白 3.54 g/L,乳酸脱氢酶 85.0U/L,高敏 C 反应蛋白 7.62 mg/L。头 MRI:①双侧额顶颞枕叶皮层下区、双侧侧脑室周围白质、双侧基底节 - 丘脑区、胼胝体压部、脑干、双侧小脑半球多发异常信号影,结合病史,考虑系统性红斑狼疮相关可逆性后部脑病综合征。②左侧蝶窦及筛窦炎。头 MRA 未见确切异常。头 MRV 下矢状窦未见确切显影,上矢状窦属支显影纤细。胸部 CT 示:两肺新见弥漫多发实变及磨玻璃密度影,神经源性肺水肿不除外,炎性病变待除外。

4. 初步诊断　①系统性红斑狼疮,狼疮性肾炎,狼疮性脑病? ②继发性干燥综合征;③抗磷脂综合征? ④颅内感染? ⑤肺动脉高压;⑥贫血。

5. 诊治经过及随诊　患者入院后予甲泼尼龙每日 500 mg 两天,每日 200 mg 六天,丙戊酸钠、左乙拉西坦抗癫痫,甘油果糖脱水降颅压,患者未再发作抽搐,复查头 MRI:原双侧额顶颞枕叶皮层下区斑片状稍长 T1 稍长 T2 信号影,病变范围较前明显局限。原胼胝体压部、脑干、双侧小脑半球、双侧基底节 - 丘脑区、双侧侧脑室周围白质斑片状稍长 T1 稍长 T2 信号影,基本消失。胼胝体压部病变 DWI 高信号,基本消失。结合临床病史及实验室检查,以上改变符合系统性红斑狼疮相关可逆性后部脑病转归(图 1-11-1)。胸 CT:两肺弥漫多发实变及磨玻璃密度影范围较前明显减小、密度浅淡(图 1-11-2)。

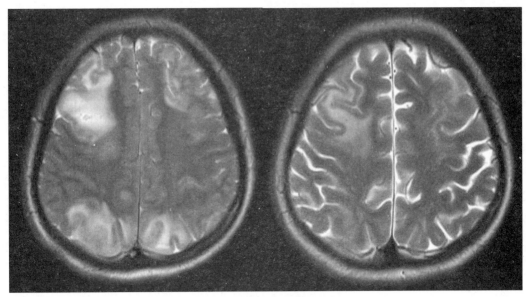

图 1-11-1　治疗前后患者头 MRI 对比

注:图 A 治疗前;图 B 治疗后

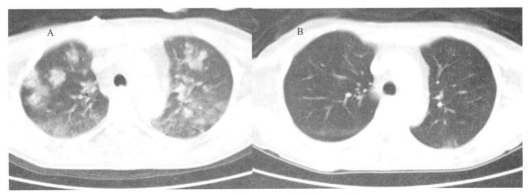

图 1-11-2　治疗 5 天后患者胸 CT 对比

注:图 A 治疗前患者胸 CT 可见弥漫多发实变及磨玻璃密度影;图 B 治疗后患者胸 CT 两肺弥漫多发实变及磨玻璃密度影范围较前明显减小、密度浅淡

【分析与讨论】

系统性红斑狼疮(SLE)是一种以多器官受累和存在自身抗体为特征的自身免疫性疾病。神经精神狼疮(NPSLE)发病率在 14%~95%,NPSLE 可影响中枢、外周或自主神经系统,可为局灶性或弥漫性,严重程度从轻度至严重致残。大多数 NPSLE 发生在疾病的早期阶段,部分患者以 NPSLE 起病。后部可逆性脑病综合征(PRES)是一种罕见的神经系统疾病,一般认为是由血管源性皮质下脑水肿引起,通常发生在后脑(主要是顶叶和枕叶)。PRES 常见病因包括高血压、先兆子痫 / 子痫、肾功能障碍、细胞毒性药物、感染以及自身免疫性疾病。PRES 的临床症状包括高血压、头痛、癫痫、视力障碍和认知改变,强直 - 阵挛发作可出现在 85% 以上的患者中,在某些罕见病例中,可能进展为癫痫持续状态。影像学上,

PRES 通常表现为后脑的白质病变,因 MRI 检测更为敏感,所以作为 PRES 的首选检查。典型 MRI 表现为 T1 低信号或等信号, T2 多发性弥漫性高信号,提示血管源性水肿,可在 20%~40% 患者中观察到典型影像学改变[1]。PRES 的治疗首先应去除诱因(例如,先兆子痫妇女的分娩,停用细胞毒性药物等)。大多数患者存在急性血压升高,应立即应用降压药物控制血压。及时应用抗癫痫药物、改善肾功能、纠正电解质紊乱。PRES 预后一般较好, 64%~80% 的患者在 2~8 天内完全恢复,但仍有 26%~43% 的患者可能出现不可逆的损害。 PRES 死亡率为 4.8%~16%,多因为癫痫持续状态或出血性并发症。

SLE 合并 PRES 的发生率为 0.69%~2.02%[2]。亚洲人群的发生率要高于西方人群。常见危险因素有 SLE 疾病活动、高血压、肾脏疾病、大剂量糖皮质激素、免疫抑制治疗等[1]。 大多数 SLE 患者出现 PRES 的年龄较小,超过一半(53%)的患者在诊断 SLE 的第一年内出现。PRES 的复发率为 3.4%~20%,其反复发作通常与活动性狼疮性肾炎和控制不佳的高血压有关。年龄、高血压、肾功能不全、SLE 疾病活动指数(SLEDAI)评分高、淋巴细胞减少、 血脂异常、心力衰竭和血红蛋白降低是 SLE 发生 PRES 的危险因素[3]。SLE 合并 PRES 死亡率 4.76%~30%,高死亡率可能与 SLE 病情活动相关,研究显示 SLEDAI 评分 ≥ 18 分的患者死亡率更高[4]。

神经源性肺水肿(NEP)是一种临床综合征,其特征是中枢神经系统(CNS)损伤后出现急性肺水肿。NEP 在 1908 年被首次描述[5],当时将其定义为由中枢神经系统急性损害的严重交感神经放电引起的急性呼吸窘迫。脑炎、脊髓炎、蛛网膜下腔出血、开放性或闭合性颅脑损伤、癫痫持续状态等是 NEP 常见病因。NEP 一般分为急性型和慢性型两种。前者通常在发生中枢神经系统事件后 30~60 分钟出现,后者则一般在中枢神经系统受损后 12~72 小时内出现。女性发病率高于男性。虽然一半的患者病情可以在 72 小时内缓解,但因为存在中枢神经损伤,NEP 的预后较差,死亡率为 60%~100%。

NEP 的典型临床表现为几分钟内患者出现急性呼吸困难、呼吸急促、缺氧。常有粉红色泡沫痰,听诊双肺可及湿啰音。常有交感亢进,可能出现发热、心动过速、高血压以及白细胞升高。血气分析可能提示低氧血症。胸 CT 检查可以看到快速出现,以肺泡性肺水肿为主的影像学改变。主要表现为斑片或大片状渗出,病灶大小不一,不按叶段分布,而以重力分布为主,其病灶主要分布于双肺背侧,双肺腹侧基本不受影响,有一定的重力效应,称为 "重力征"。90% 以上慢性型患者可出现双侧弥漫性浸润性病变。

NEP 的发病机制尚未完全明确,但目前有血循环动力学学说和肺血管通透性学说两种。中枢神经系统损伤后,颅内压升高,导致脑组织受压、缺血或其他损害,从而引起交感神经系统的极度兴奋,并释放儿茶酚胺,使全身性血管收缩,将血液从体循环聚集到肺循环,导致肺动脉高压和肺毛细血管静水压升高[6]。大量血液进入肺循环,使得血管内皮细胞损伤, 血管通透性增加,进一步加重肺水肿。

NEP 的诊断标准[5] 包括①双侧肺部浸润性病变;②$PaO_2/FiO_2<200$;③无左心衰竭证据; ④存在中枢神经系统病变(病情足够严重以至于颅内压升高);⑤除外其他导致急性呼吸系统疾病或急性呼吸窘迫综合征(ARDS)的常见原因(如窒息、大量输血、脓毒败血症等)。

在排除了心力衰竭后，如果出现双侧快速进展的肺水肿，且没有明确原因时，应想到出现 NEP 的可能。如果临床或影像学异常在发病后 48~72 小时内消失，则更应高度怀疑 NEP。

治疗中枢神经系原发病，缓解或降低高颅压及脑组织水肿，是 NEP 治疗的基础。配合交替应用脱水药及利尿剂，有效控制循环液体，一方面满足脑组织灌注所需；另一方面，减轻脑组织水肿及肺水肿。可应用糖皮质激素增加机体对缺氧的耐受性，有效改善毛细血管通透性，辅助治疗脑水肿。当上述措施无效，呼吸衰竭不能纠正，应及早建立人工气道，给予机械通气治疗。同时应注意防治感染、应激性溃疡、电解质酸碱平衡紊乱等并发症。本例患者因系统性红斑狼疮合并后部可逆性脑病综合征，导致中枢神经受损，从而引发 NEP，在积极治疗原发病，并给予脱水降颅压等对症支持治疗后，病情缓解，影像学表现在 5 天内明显改善。

【专家点评】

后部可逆性脑病综合征是一种以癫痫发作、精神状态改变、头痛和视力障碍为特征的急性神经综合征。它是由血管内皮细胞功能异常引起的，最终导致中枢神经系统中的血管源性水肿。影像学上表现为可逆性的顶枕水肿。系统性红斑狼疮神经系统受累，可以表现为 PRES。本例患者系统性红斑狼疮诊断明确，在疾病初始治疗期间出现头痛、高血压、癫痫症状，头 MRI 可见脑水肿信号，诊断 PRES 明确。在积极治疗原发病基础上，给予抗癫痫等治疗后，患者颅内病变明显吸收，临床症状显著改善。

神经源性肺水肿是指在无原发性心、肺、肾等疾病的情况下，由颅脑损伤或中枢神经系统病变引起的突发性肺水肿，也称中枢性肺水肿。根据 2012 年柏林定义[7]，NEP 是一种急性呼吸窘迫综合征，其特征是明显的、急性发作的、血管外的间质肺液积聚。在诊断 NEP 之前必须排除的鉴别诊断包括心源性肺水肿、吸入性肺炎、肺炎、败血症、负压性肺水肿、呼吸道阻塞后水肿、呼吸机相关性肺炎、呼吸机相关性肺损伤和输血相关肺损伤。NEP 患者首先需要针对导致神经系统损伤的原发病进行治疗，同时需要改善肺水肿的症状。NEP 的治疗主要是支持治疗，包括应用血管活性药物、利尿剂，补液、吸氧、必要时给予机械通气。如果应用常规治疗无效，可以应用体外膜肺氧合（EMCO）。NEP 是中枢神经损伤后的严重并发症，早发现、早诊断、早治疗有助于改善患者预后。

【参考文献】

[1] VALDEZ-LÓPEZ MARTÍN, AGUIRRE-AGUILAR EDUARDO, VALDÉS-FERRER SERGIO IVÁN, et al. Posterior reversible encephalopathy syndrome：A neuropsychiatric manifestation of systemic lupus erythematosus[J]. Autoimmun Rev, 2021, 20（2）：102739.

[2] DAMRONGPIPATKML USANEE, ORANRATANACHAI KANOKPORN, KASITANON NUNTANA, et al. Clinical features, outcome, and associated factors for posterior reversible encephalopathy in Thai patients with systemic lupus erythematosus：a case-control study[J]. Clin Rheumatol, 2018, 37（3）：691-702.

[3] CUI H-W, LEI R-Y, ZHANG S-G, et al. Clinical features, outcomes and risk factors for posterior reversible encephalopathy syndrome in systemic lupus erythematosus：a case-con-

trol study[J] .Lupus，2019，28（8）：961-969.

[4] LAI CHIEN-CHIH，CHEN WEI-SHENG，CHANG YU-SHENG，et al. Clinical features and outcomes of posterior reversible encephalopathy syndrome in patients with systemic lupus erythematosus[J] .Arthritis Care Res（Hoboken），2013，65（11）：1766-1774.

[5] FINSTERER JOSEF. Neurological Perspectives of Neurogenic Pulmonary Edema[J] .Eur Neurol，2019，81：94-102.

[6] ŠEDÝ JIŘÍ，KUNEŠ JAROSLAV，ZICHA JOSEF. Pathogenetic Mechanisms of Neurogenic Pulmonary Edema[J] .J Neurotrauma，2015，32（15）：1135-1145.

[7] ARDS DEFINITION TASK FORCE，RANIERI V MARCO，RUBENFELD GORDON D，Et al. Acute respiratory distress syndrome：the Berlin Definition[J] .JAMA，2012，307（23）：2526-2533.

（王颖嫒，李昕）

病例 12　关节痛、皮疹、发热伴头痛

【病例导读】

肥厚性硬脑膜炎是一种以硬脑膜局限或弥漫性增厚及纤维化为表现的慢性炎症性疾病。按照病因可分为特发性和继发性，继发于系统性红斑狼疮的病例非常罕见。现报道 1 例继发于系统性红斑狼疮的肥厚性硬脑膜炎患者的诊治过程，以提高临床医生对此疾病的认识。

【病例介绍】

患者女性，21 岁，学生，主因"关节痛 2 个月，皮疹、发热伴头痛 2 周"入院。

1. 病史介绍　患者于入院前 2 月无明显诱因出现双手第 3 近端指间关节肿胀、疼痛，左膝、左髋关节疼痛，并逐渐加重，未予重视。入院前 2 周日晒后出现双侧面颊部红斑，无疼痛、瘙痒、脱屑、溃疡、水泡等，伴发热，体温最高至 38.4 ℃，无畏寒、寒战、盗汗，可自行恢复正常，伴头部持续性钝痛，无恶心、呕吐、意识障碍，伴双足趾端疼痛及散在暗红色斑疹。遂就诊于我科。既往体健。

2. 入院体检　体温 37.6 ℃，脉搏 94 次 / 分，呼吸 18 次 / 分，BP116/80mmHg；双侧面颊部多发红斑，大小不等，部分融合成片，稍高于皮肤表面，无压痛，双足趾端散在暗红色斑疹，双手第 3 近端指间关节肿胀、压痛、活动受限，余心肺腹及神经系统查体无特殊。

3. 辅助检查　血常规，白细胞 2.29×10^9/L，血红蛋白 93 g/L，血小板 56×10^9/L，中性粒细胞百分比 51.5%，网织红细胞百分计数 1.51%；尿常规，潜血（++），尿蛋白（+），红细胞 7.27/HP（肾小球性红细胞），管型 5.88/LP，病理管型（颗粒管型 1.4/μL，透明管型 0.6/μL），24 小时尿蛋白定量 799 mg；肝肾功能、凝血功能、C 反应蛋白、红细胞沉降率、血培养及感染相关指标检测未见异常；免疫球蛋白 G 21.20 g/L，补体 C3 0.248 g/L，补体 C4 0.026 g/L，抗核抗体 1：800 均质型；抗双链 DNA 抗体、抗核糖体 P 蛋白抗体、抗组蛋白抗体、抗核小体抗体阳性，抗双链 DNA 抗体定量 >315IU/mL；抗肾小球基底膜抗体、抗中性粒细胞胞浆抗体

(antineutrophil cytoplasmic antibody，ANCA)、类风湿因子、抗环瓜氨酸肽抗体、抗心磷脂抗体阴性；脑脊液压力 306mmH$_2$O（1 mmH$_2$O=0.0098 kPa），脑脊液常规、生化、抗酸染色、墨汁染色、培养等均无明显异常。超声心动、胸部高分辨 CT、骨穿（髂骨）未见明显异常；头部MRI 平扫：未见确切异常；头部 MRI 增强：小脑幕、幕下及右侧颞部硬脑膜增厚、强化，考虑肥厚性硬脑膜炎（图 1-12-1 A）。患者及家属拒绝肾穿刺活检及硬脑膜活检。

4. 初步诊断　①系统性红斑狼疮；②肥厚性硬脑膜炎；③狼疮性肾炎。

5. 诊治经过及随诊　结合患者病情，系统性红斑狼疮疾病活动度评分（SLEDAI）41 分，重度活动，先后予输注甲泼尼龙 200 mg/d×3 天、80 mg/d×4 天及人免疫球蛋白 20 g/d×5天，同时口服环磷酰胺 0.1 g 隔日一次、羟氯喹 200 mg 每日两次治疗，患者症状明显缓解，监测相关指标均改善，甲泼尼龙改为口服 56 mg/d×3 天后出院并逐渐减量（约每周减 4 mg/d），其后于 1 月后复查腰穿，脑脊液压力 210mmH$_2$O，脑脊液常规、生化、染色、培养等仍无明显异常，复查头部增强 MRI 示原小脑幕、幕下及右侧颞部硬脑膜增厚及强化程度较前减轻（图1-12-1B）；治疗 7 月后复查头部增强 MRI 示原小脑幕、幕下及右侧颞部硬脑膜增厚、强化程度较前减轻（图 1-12-1 C）；治疗 19 月后头部增强 MRI 未见确切异常强化（图 1-12-1D），予停用环磷酰胺（累积量约 19 g），改为霉酚酸酯 1 g/d。定期监测各项指标均改善（表 1-12-1）；目前甲泼尼龙减量至 4 mg/d 并维持至近期随访，一般状态良好。

【分析与讨论】

系统性红斑狼疮（systemic lupus erythematosus，SLE）是一种以多系统受累和器官损害为特征的自身免疫性疾病，育龄期女性是高发人群，中国大陆地区的患病率约 30~70/10 万，男女患病比例约为 1∶10~12[1]。SLE 患者中出现神经系统异常的占 18%，可导致健康相关生活质量的降低和死亡率升高 [2]，其中癫痫发作、脑血管事件和认知功能障碍最为常见 [3]，而 SLE 伴肥厚性硬脑膜炎的病例非常罕见。肥厚性硬膜炎（hypertrophic pachymeningitis，HP）是一种少见的以硬膜局限或弥漫性增厚为特征的炎症性疾病，常见的受累部位为小脑幕、大脑镰和大脑凸面硬脑膜，颅窝、海绵窦、脊柱硬膜也可累及，其中受累部位在硬脑膜的称为肥厚性硬脑膜炎（hypertrophic cranial pachymeningitis，HCP）。HP 可为特发性，也可继发于其他疾病，包括感染、自身免疫性疾病、肿瘤、外伤、药物等 [4]。在自身免疫性疾病中，HP 多继发于 ANCA 相关性血管炎、IgG4 相关性疾病、类风湿关节炎等 [5, 6]。日本的一项人群的流行病学研究中显示，HP 发病率仅为 0.949/10 万 [7]，平均发病年龄为 58.3 岁，其中特发性 HP 约占 44%，ANCA 相关 HP 约占 34%，而继发于 SLE 的 HP 发病率暂不详。当前检索到 SLE-HP 病例只有 9 例 [8-16]，其中，有以 HP 为首发表现的病例，也有在 SLE 确诊 20 年后才出现 HP 的病例。

硬脑膜活检是诊断 HCP 的金标准，但因该操作困难且风险较大，头 MRI 检查成为主要诊断和鉴别手段，既往 9 例 SLE-HP 病例中 78%（7 例）为影像学诊断。本病例患者临床表现及实验室检查结果，符合 2012 年 SLE 国际临床协作组修订的 SLE 分类标准，SLE 诊断成立，其头部增强 MRI 示小脑幕、幕下及右侧颞部硬脑膜增厚、强化，考虑 HCP，除外感染、药物等因素后考虑继发于 SLE。

　　HCP 的临床表现因受累硬脑膜的部位不同及其基础疾病的差异而表现多样，易误诊或漏诊。常见的临床表现为头痛、颅神经受损，也可有癫痫发作、共济失调、颅内静脉窦血栓形成、精神异常等，头痛是最为常见的[17]，可呈渐进性加重，部位及性质不定，在包括本研究病例在内的 10 例 SLE-HP 患者中，90% 的患者有头痛症状。HP 腰穿结果无特异性，脑脊液压力和细胞数可正常也可轻度升高，蛋白多为不同程度的增高。头部 MRI 平扫可见到局部或弥漫的硬脑膜增厚，增强扫描时增厚的硬脑膜明显强化，T1 加权像为著。有研究提出 18 F-FDG PET/CT 有助于 HP 的临床诊断和监测，并有可能促进早期识别和干预，以防止不可逆的神经损伤[18]。

　　HP 的治疗方案尚无明确的循证医学证据，以糖皮质激素和免疫抑制剂为主，早期治疗可改善预后。当有结节性病变、脑实质及神经受压时，也可考虑手术减压[4]。糖皮质激素可用于治疗 SLE 和 HP，其在 HP 的应用可减少患者的疼痛发作、改善神经功能缺损和影像学表现[19]。免疫抑制剂的选择包括环磷酰胺、霉酚酸酯、硫唑嘌呤、甲氨蝶呤等[20]，难治性的 HP 使用利妥昔单抗可能有效[17]。在既往 9 例 SLE-HP 病例中，4 例应用糖皮质激素单药治疗[8,9,12,16]，1 例联合羟氯喹[10]，1 例联合霉酚酸酯[11]，3 例联合环磷酰胺[13-15]，均取得良好的疗效。结合本研究患者的基础疾病是重度活动的，在充分知情同意下，初始予应用糖皮质激素联合环磷酰胺的治疗方案，在长期随访中，该患者糖皮质激素逐渐减量，其病情缓解且稳定。

【专家点评】

　　HCP 是一种以硬脑膜局限或弥漫性增厚及纤维化为表现的慢性炎症性疾病。病程常为渐进性发展，早期症状隐匿，临床表现多样，易误诊、漏诊。其病因复杂，可分为特发性和继发性，继发于系统性红斑狼疮的病例非常罕见。硬脑膜活检是诊断 HCP 的金标准，腰穿检查和头部 MRI 可为其诊断提供依据。HCP 的治疗方案以糖皮质激素和免疫抑制剂为主，必要时可考虑手术减压。治疗过程中需对患者密切随诊复查，以防疾病反复影响预后。

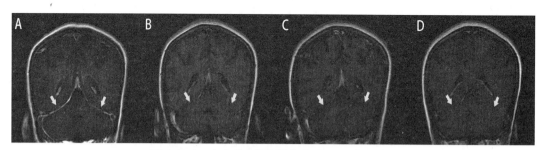

图 1-12-1　患者住院期间及复查头 MRI 增强结果

注：A:治疗前小脑幕（→）增厚、强化；B:治疗 1 月后小脑幕（→）增厚及强化程度较前减轻；C:治疗 7 月后小脑幕（→）增厚、强化程度较 B 减轻；D:治疗 19 月后小脑幕（→）未见确切异常强化

表 1-12-1　患者实验室指标情况

时间	WBC（×10⁹/L）	PLT（×10⁹/L）	补体 C3（mg/dl）	补体 C4（mg/dl）	dsDNA-Ab（IU/mL）
激素治疗前	2.29	56	24.8	2.6	>315

续表

时间	WBC（×10⁹/L）	PLT（×10⁹/L）	补体 C3（mg/dl）	补体 C4（mg/dl）	dsDNA-Ab（IU/mL）
激素治疗 1 月后 [a]	4.18	144	43.5	7.65	73.6
激素治疗 7 月后 [b]	4.88	239	56.8	9.2	57.2
激素治疗 19 月后 [c]	5.68	188	66.4	11.5	83.2
激素治疗 3 年后 [d]	5.62	211	61.3	8	94.5
激素治疗 4 年后 [e]	4.9	220	71.4	14.4	38.3

注：外周血白细胞计数（WBC）、血小板计数（PLT）、抗双链 DNA 抗体定量（dsDNA-Ab）；[a] 甲泼尼龙 40 mg/d、CTX 100 mg QOD；[b] 甲泼尼龙 12 mg/d、CTX 200 mg QW；[c] 甲泼尼龙 8 mg/d、CTX 150 mg QW；[d] 甲泼尼龙 6 mg/d、霉酚酸酯 1 g/d；[e] 甲泼尼龙 4 mg/d、霉酚酸酯 0.75 g/d

【参考文献】

[1] 中华医学会风湿病学分会，国家皮肤与免疫疾病临床医学研究中心，中国系统性红斑狼疮研究协作组.2020 中国系统性红斑狼疮诊疗指南 [J]. 中华内科杂志，2020，59（3）：172-185.

[2] HANLY JG，UROWITZ MB，GORDON C，et al. Neuropsychiatric events in systemic lupus erythematosus：a longitudinal analysis of outcomes in an international inception cohort using a multistate model approach[J]. Ann Rheum Dis，2020，79（3）：356-362.

[3] FANOURIAKIS A，TZIOLOS N，BERTSIAS G，et al. Update on the diagnosis and management of systemic lupus erythematosus[J]. Ann Rheum Dis，2021，80（1）：14-25.

[4] 张勖，王晓蓓，汪永新，等.肥厚性硬脑膜炎 2 例 [J]. 中国临床神经外科杂志，2021，26（5）：397-398.

[5] PENG L，ZHANG P，ZHANG X，et al. Clinical features of immunoglobulin G4-related disease with central nervous system involvement：an analysis of 15 cases [J]. Clin Exp Rheumatol，2020，38（4）：626-632.

[6] 张丽华，王秀娟，林涛，等.类风湿关节炎并发肥厚性硬脑膜炎一例 [J]. 中华临床免疫和变态反应杂志，2017，11（4）：386-389.

[7] YONEKAWA T，MURAI H，UTSUKI S，et al. A nationwide survey of hypertrophic pachymeningitis in Japan [J]. J Neurol Neurosurg Psychiatry，2014，85（7）：732-9.

[8] OCHI S，NANKI T，KOMANO Y，et al. A case report of hypertrophic pachymeningitis associated with systemic lupus erythematosus，showing a headache and hearing loss resembling intracranial hypotension [J]. Nihon Rinsho Meneki Gakkai Kaishi，2007，30（1）：55-60.

[9] TAKAHASHI T，KOJI H，ISOMURA A，et al. Case report：a case of medial longitudinal fasciculus syndrome and hypertrophic pachymeningitis in an elderly-woman with systemic lupus erythematosus [J]. Nihon Naika Gakkai Zasshi，2012，101（7）：2055-2058.

[10] YU WL，BHATIA K，WANG K. Hypertrophic pachymeningitis as the first manifestation

of systemic lupus erythematosus [J]. Hong Kong J Radiol，2012，15（2）：119-122.

[11] SANCHEZ-GARCIA M，GOMEZ-DELGADO F，GOMEZ-GARDUÑO A，et al. Hypertrophic pachymeningitis associated with cerebral spinal fluid hypovolemia as initial presentation of systemic lupus erythematous [J]. Lupus，2014，23（2）：197-200.

[12] LARBI T，HAMZAOUI B，MROUKI M，et al. A pachymeningitis as an unusual cause of headache in systemic lupus erythematosus [J]. Lupus Open Access，2016，1：106.

[13] 李霞，赵久良，王迁，等. 肥厚性硬膜炎 17 例临床特点 [J]. 中华临床免疫和变态反应杂志，2015，9（4）：287-291.

[14] HAN F，ZHONG DR，HAO HL，et al. Cranial and lumbosacral hypertrophic pachymeningitis associated with systemic lupus erythematosus：A case report [J]. Medicine（Baltimore），2016，95（39）：e4737.

[15] JOHN TJ，JOHN K，DU PLESSIS L，et al. SLE pachymeningitis and multiple cranial nerve palsies：a case report and review of the literature [J]. Lupus，2019，28（9）：1154-1157.

[16] BMLLINGTON M，DAVIES G，MACDONALD CB. Reversible Sensorineural Hearing Loss Resulting from Hypertrophic Pachymeningitis in Systemic Lupus Erythematosus：A Case Report [J]. OTO Open，2019，3（3）：2473974X19865526.

[17] XIAO X，FU D，FENG L. Hypertrophic Pachymeningitis in a Southern Chinese Population：A Retrospective Study [J]. Front Neurol，2020，11：565088.

[18] WU M，REN J，LUO Y. Hypertrophic spinal pachymeningitis caused by ANCA-associated vasculitis revealed by 18 F-FDG PET/CT：A case report [J]. Medicine（Baltimore），2021，100（3）：e24388.

[19] CHARLESTON L 4TH，COOPER W. An Update on Idiopathic Hypertrophic Cranial Pachymeningitis for the Headache Practitioner [J]. Curr Pain Headache Rep，2020，24（10）：57.

[20] 陈怡玮，彭涛，刘希，等.MPO-ANCA 相关性肥厚性硬脑膜炎合并肉芽肿性血管炎临床分析 [J]. 中国实用神经疾病杂志，2021，24（3）：190-196.

（苏丽，李昕）

病例 13　皮疹、心悸、血痰

【病例导读】

系统性红斑狼疮（systemic lupus erythematosus，SLE）是一种系统性自身免疫病，以全身多系统多脏器受累、反复的复发与缓解、体内存在大量自身抗体为主要临床特点，如不及时治疗，会造成受累脏器的不可逆损害，最终导致患者死亡。弥漫性肺泡出血（diffuse alveolar hemorrhage，DAH）是以Ⅰ型肺泡上皮细胞损伤、弥散性肺泡腔内出血、透明膜形成为主要病理变化。临床表现主要为咯血、胸闷及快速进展的低氧血症，重者可出现呼吸衰竭，临床症状及影像学表现无特异性，经常导致诊断及治疗的延误。DAH 是 SLE 患者少见且危重的并发症之一,病情凶险,病死率高,及时、有效的治疗是扭转患者临床结局的关键。

【病例简介】

患者,女,33岁,主因"反复皮疹3年加重1年,心悸、咯血1天"入院。

1.病史介绍　患者自3年前每于冬季出现双手冻疮样皮疹,气温转暖后自行好转。1年前无明显诱因出现周身皮疹,为点、片状红色斑丘疹,伴轻度脱屑,先后累及颜面、头皮、耳内、前胸、上背部及双上肢,皮疹消退后遗留色素沉着。5个月前出现双手指皮肤破损伴渗液及流脓,未诊治。3天前我院门诊查血常规:白细胞3.77×10⁹/L,血小板170×10⁹/L,红细胞2.47×10¹²/L,血红蛋白75 g/L,网织红细胞百分比3.91%。尿常规:尿蛋白(+++),尿潜血(-),免疫球蛋白G 20.20 g/L,补体C3 0.162 g/L,补体C4 0.025 g/L,抗核抗体1∶160(核颗粒型),抗ENA谱:抗nRNP抗体及抗核糖体P蛋白抗体阳性,余阴性,抗双链DNA抗体阳性。门诊拟诊系统性红斑狼疮收入院,入院当天患者活动后明显心悸,休息后不能完全缓解,咯血1次,鲜红色,量约2mL,无胸痛、黑矇、晕厥,夜间可平卧,双下肢不肿。患者自发病以来,精神可,食欲一般,二便如常,夜间睡眠可,体重较前无著变。既往史:平素体健,否认冠心病、糖尿病、高血压病等病史,否认肝炎、结核等传染病史,否认外伤、手术史,无输血史,否认食物、药物过敏史,预防接种史不详。

2.入院体检　体温36.7 ℃,脉搏124次/分,呼吸28次/分,Bp 127/88mmHg;SaO₂95%(未吸氧)。发育正常,营养中等,体型中等,神清语利,体位自主,查体合作。皮肤及巩膜无黄染,额部、双侧面颊、双耳廓、双耳道内、颈后、前胸及双上肢点、片状红褐色皮疹,部分有融合,最大面积约10 cm×14 cm,边界清,表面隆起,部分伴脱屑及结痂,双手指皮肤破损伴少量脓性分泌物,糜烂(图1-13-1)。全身浅表淋巴结未触及明显肿大。头颅无畸形,毛发稀疏,有断发。眼睑无水肿。口唇无苍白及紫绀,伸舌居中,双侧颊黏膜未见出血及溃疡。咽不红,扁桃体无肿大。颈软,无抵抗,颈静脉无怒张。甲状腺未触肿大及结节。双肺呼吸音粗,未闻及干湿性啰音,心前区无异常隆起,心率124次/分,律齐,心音有力,各瓣膜听诊区未闻及病理性杂音。腹软,无压痛、反跳痛及肌紧张,双肾区无叩击痛。脊柱活动正常,无压痛及叩击痛。双下肢不肿,四肢关节无畸形、红肿及压痛。生理反射存在,病理反射未引出。

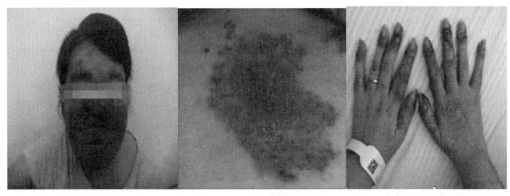

图1-13-1　皮肤损害表现

3.辅助检查　血常规,白细胞3.77×10⁹/L,血小板170×10⁹/L,血红蛋白49 g/L,网织红细胞百分比 6.9%；CD4 阳性细胞绝对值 464cells/μL；尿常规，尿蛋白(+++)，余未见异常；24 小时尿蛋白 3 g；便常规正常；凝血功能，D- 二聚体 3593ng/mL，余未见异常；生化，总蛋白 59 g/L，白蛋白 24 g/L，谷草转氨酶 282U/L，谷丙转氨酶 43U/L，γ- 谷氨酰转移酶 101U/L，总胆红素 9.5μmol/L，乳酸脱氢酶 450.3U/L，余未见异常；B 型钠尿肽(博适)22.5pg/mL；铁三项，转铁蛋白 152.9 mg/dl，血清铁 8.4μmol/L，总铁结合力 38.4μmol/L，不饱和铁结合力 30.0μmol/L；血液三项，维生素 B_{12} 1566.46pg/mL，铁蛋白 245.86ng/mL，余未见异常；游离甲功及甲状腺抗体未见异常；抗人球蛋白试验阴性。骨髓涂片：骨髓增生稍低下，粒红比例稍减低，以偏成熟细胞为主，(CD117、CD34 偶见阳性，Lysozyme 散在多阳，MPO 散在阳性)；未见淋巴细胞增多，(CD3、CD20 散在少阳)；巨核细胞形态及数量未见特殊(CD61 阳性)。EB 病毒抗体、巨细胞病毒抗体、呼吸道病原体 9 项、曲霉菌半乳甘露聚糖抗原、1-3-β-D 葡聚糖及降钙素原未见异常。结核感染 T 细胞检测阴性。血沉 41 mm/1 h。抗双链 DNA 抗体 236.8U/mL，抗补体 C1q 抗体 76.82U/mL。狼疮抗凝物未检出。抗磷脂抗体谱、抗肾小球基底膜抗体及抗中性粒细胞胞浆抗体阴性。腹部 B 超未见异常。超声心动图：二尖瓣、三尖瓣轻度反流。胸部 CT ＋ HR 重建：两肺多发小片状磨玻璃密度影，两肺支气管炎，两肺透过度不均，呈马赛克灌注，考虑肺血分布不均或小气道病变(图 1-13-2)。胸部强化 CT：未见肿瘤及血管栓塞征象。

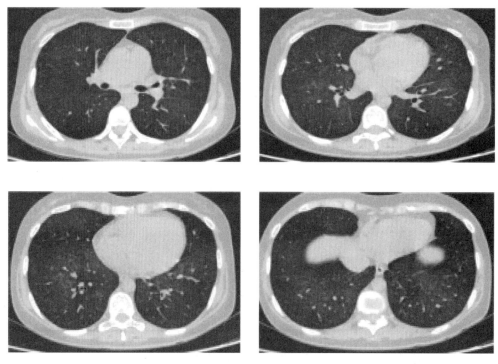

图 1-13-2　胸部 CT 平扫

注：两肺多发小片状磨玻璃密度影

4. 初步诊断　①系统性红斑狼疮，弥漫性肺泡出血，狼疮性肾炎，皮肤损害；②贫血

（重度）。

5. 诊疗经过及随诊　患者青年女性，病史 3 年，慢性病程急性加重，以双手"冻疮样"皮疹为首发表现，病程中出现脱发，辅助检查提示尿蛋白阳性，抗核抗体、抗双链 DNA 抗体阳性，补体 C3 及 C4 减低，考虑符合 1997 年美国风湿病学会（American College of Rheumatology， ACR）及 2012 年国际狼疮研究临床协作组（Systemic Lupus International Collaborating Clinics, SLICC）SLE 分类标准。

患者咯血，活动后心悸，生命体征提示呼吸、心率增快，血氧减低，血红蛋白较前下降 26 g/L，胸部 CT 提示双肺磨玻璃密度影，考虑 SLE 相关 DAH，为危及生命的重症 SLE，符合狼疮危象定义，将治疗方案调整为甲泼尼龙 500 mg/d×3 天，静脉注射人免疫球蛋白 20 g/d ×3 天，患者临床症状缓解，治疗 1 周后复查胸部 CT 平扫示两肺磨玻璃密度影消失（图 1-13-3）。住院过程中患者未再出现咯血，活动后心悸逐渐消失，出院前复查血红蛋白 76 g/L，网织红细胞百分比 1.75%，病情好转出院。

患者于我科门诊规律随诊，出院后加用环磷酰胺 0.4 g 每周一次，共 2 周，出现白细胞减低，停药后改善，遂调整为环孢素 75 mg 每日两次。随诊至今，患者病情平稳，甲泼尼龙减量至 4 mg 每日一次，环孢素 50 mg 每日一次维持治疗。

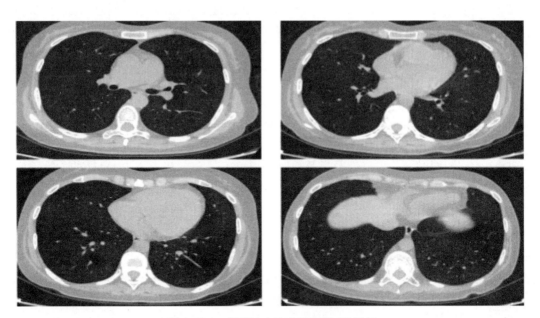

图 1-13-3　激素冲击治疗后胸部 CT 平扫

注：两肺磨玻璃密度影消失

【分析与讨论】

DAH 是不同病因导致肺泡血管损害，肺泡毛细血管的血液进入肺泡，引起咯血、呼吸困难和贫血，胸部影像表现为双侧弥漫性浸润影，可导致呼吸衰竭的致命性临床综合征。DAH 病因复杂，主要分为两类[1]：①免疫相关性疾病，如 ANCA 相关性血管炎、SLE、肺出血肾炎综合征、过敏性紫癜等，②非免疫相关性疾病，如抗凝剂、二尖瓣狭窄或关闭不全、感染及药物毒物等。免疫相关性血管炎引起的 DAH 中，显微镜下多血管炎和肉芽肿性多血管炎是最常见病因，其次是肺出血肾炎综合征和 SLE[2]。DAH 多起病急骤，进展迅速，少数患者症状隐匿，缓慢进展，常危及生命。DAH 典型表现包括咯血、贫血和胸部影像示弥漫性浸润性影三联征。40%~80% 的 DAH 患者出现咯血，多数仅为少量咯血，可突然发生，也可表现为数天至数周时间慢性进展。部分患者起始症状无咯血，而是表现为缺铁性贫血或短期内贫血加重[2]，血红蛋白下降程度与咯血量不匹配是无明显咯血者重要的临床特点。胸部 X 线片表现肺泡浸润性阴影及实变阴影，慢性或复发性出血在胸部 X 线上表现为网格状阴影。DAH 病程早期，胸部 CT 可表现为散在结节影，进展期可见毛玻璃样模糊影或含支气管气相的实变影，病变向心性分布，胸部 HRCT 可表现为广泛分布的均匀一致的直径为 1~3 mm 的腺泡状小结节影，小结节影可融合形成斑片状，呈"玫瑰花"样改变。文献报道 DAH 患者肺功能的一氧化碳弥散量增加[3]，反映远端肺泡腔中血红蛋白增加，这也是 DAH 的相对特征性表现。本例患者出现咯血，贫血及异常的胸部影像学表现为 DAH 典型的三联征，同时伴随着心悸、心率快、低氧血症等缺氧表现，胸部 CT 提示双肺磨玻璃密度影，提示患者病程急，进展快，病情凶险。

DAH 是 SLE 肺部病变中相对罕见，而进展迅猛、死亡率较高的临床表型，是导致 SLE 患者死亡的重要原因之一，最早于 1904 年由 William Osier 报道，发生率仅为 1.5%~3.7%，女性多见，DAH 可以为 SLE 患者的首发表现，约 71% 的患者是在诊断 SLE 3 个月内出现 DAH，部分患者可多次发生 DAH[4]。SLE 合并 DAH 的发病机制目前并不完全清楚，推测肺毛细血管炎可能是 SLE 合并 DAH 的病理基础，自身免疫复合物沉积于肺泡 - 毛细血管基底膜，可以激活补体，导致血管活性酶活化、炎症因子释放和细胞损伤；肺泡毛细血管基底膜完整性被破坏，使得红细胞进入肺泡，导致 DAH，微血管栓塞可能也参与了发病。SLE-DAH 症状无特异性。临床研究发现血红蛋白及血小板下降、抗 SSA 抗体阳性、补体减低，SLEDAI>10 分，同时合并狼疮性肾炎及神经精神狼疮是 SLE 患者发生 DAH 的危险因素，提示 SLE 疾病活动与 DAH 的发生可能与有关[5]，但 DAH 不仅可以发生在 SLE 的活动期，也可在病情稳定期骤然出现，因此不能完全通过 SLE 是否活动来预测 SLE 合并 DAH 的发生[6-7]。SLE-DAH 常同时合并肾损伤，考虑两者可能有相同的发病机制、均为免疫复合物的沉积相关，亦有可能为肺泡壁基膜和肾小球基膜存在交叉抗原，类似肺肾综合征机制。本例患者有血红蛋白下降、补体减低、肾损害，SLEDAI 12 分（皮疹 2 分，脱发 2 分，24 h 尿蛋白 3 g 4 分，低补体 2 分，抗双链 DNA 抗体滴度升高 2 分），符合 SLE-DAH 的好发人群的特点。值得注意的是临床常用的 SLEDAI 评分不包括对肺损害的评价，例如 DAH、狼疮肺炎及肺动脉高压等，提示临床医师 SLE 病情程度需基于全面评估的个体化判定。

确诊 SLE 的患者符合以下 4 条标准中的 3 条可诊断合并 DAH：①肺部症状：咯血，呼吸困难，低氧血症；②肺部影像学：新出现的肺部浸润影；③原因不明情况下的 Hb 快速下降，24~48 h 下降 >15 g/L，且与咯血量不匹配；④支气管镜或支气管肺泡灌洗液显示出血或有含铁血黄素巨噬细胞，并除外严重凝血系统疾病、急性肺水肿等[7]。支气管肺泡灌洗液或肺活检标本提示出血或找到含铁血黄素巨噬细胞，而无脓液或其他病原学证据，对 SLE-

DAH 的诊断及鉴别诊断具有重要意义,但该检查为有创检查,SLE-DAH 患者常病情危重,临床应用受限。SLE-DAH 需要与 SLE 其他肺部表现及可能导致咯血、弥漫性肺部病变的心、肺疾病相鉴别,如急性狼疮性肺炎、肺栓塞、急性肺水肿及肺感染等。本例患者咯血伴心悸,首先完善胸部强化 CT 排除肺栓塞;其次,患者无粉红色泡沫痰、双肺未闻及湿罗音、BNP 不高,超声心动图未见异常,胸部 CT 未见“蝴蝶征”,考虑心功能不全、肺水肿诊断证据不足;再次,患者病程中无发热、咳嗽咳痰,结合感染相关化验的阴性结果考虑病毒、细菌、真菌等感染可能性小。患者及家属拒绝有创检查,故未行支气管镜。综上,本例患者符合上述标准的①②③条,考虑 SLE-DAH 诊断。

目前临床上一旦确诊 SLE-DAH 应尽早开始治疗,急性期治疗以积极控制原发病为主,如激素及免疫抑制剂冲击,静脉输注入免疫球蛋白、血浆置换及免疫吸附,环磷酰胺因其较强的免疫抑制作用且起效迅速,被认为是治疗首选的免疫抑制剂,临床上亦有霉酚酸酯等其他免疫抑制剂成功治疗 SLE-DAH 的报道。若患者进入呼吸衰竭时,需充分供氧,及早应用无创人工通气,必要时给予机械通气,多用呼气末正压通气模式,保障通气、换气功能,纠正缺氧。1997 年 Barile LA 等将 34 名患有严重呼吸衰竭的 SLE-DAH 患者分成 3 组,分别给予三种不同的治疗方案:①口服泼尼松(1 mg/kg/d);②甲基泼尼松龙 1 g/d(3 g 总剂量);③甲基泼尼松龙 1 g/d(>4 g),经治疗三组患者的生存率分别为 0%、69.2% 及 75.0%,提示激素冲击较常规口服激素治疗能够更好地缓解病情。Ednalino C 等的研究纳入了 140 例 SLE-DAH 患者,分析结果显示环磷酰胺能提高 SLE-DAH 患者的生存率[8]。此例患者在确诊 SLE-DAH 的第一时间将治疗方案调整为甲泼尼龙及静脉输注入免疫球蛋白冲击治疗,病情缓解,生命得以及时挽救。出院后曾短期内加用静脉环磷酰胺治疗,但因患者出现白细胞减低而更换为环孢素治疗,随诊至今,病情无反复,提示环孢素对 SLE-DAH 治疗有效。近年来随着医学发展的不断进步,陆续有案例报道血浆置换、免疫吸附及 CD20 单克隆抗体治疗 SLE-DAH 有效,但目前仍缺乏大样本的临床研究验证。

【专家点评】

SLE 是一种累及多系统、多脏器,临床表现复杂多样,病程迁延反复的自身免疫病。随着 SLE 诊治水平的不断提高,SLE 患者的生存率大幅度提高。研究显示,SLE 患者 5 年生存率从 20 世纪 50 年代的 50%~60% 升高至 90 年代的超过 90%,并在 2008—2016 年逐渐趋于稳定(高收入国家 5 年生存率为 95%,中低收入国家 5 年生存率为 92%)[9-11]。SLE 已由既往的急性、高致死性疾病转为慢性、可控性疾病,其中临床医师和患者对 SLE 的认知与重视度提高、科学诊疗方案的不断出现与优化发挥了重要作用。本例患者为青年女性,有多脏器系统损害伴 ANA 等多种自身抗体阳性,补体减低,系统性红斑狼疮诊断明确,诊疗过程中的难点在于对肺损害的判断。SLE 患者出现咳嗽、咯血、呼吸困难、不明原因的血红蛋白下降,胸部 CT 弥漫性浸润影,应警惕 DAH,同时在给予 DAH 治疗的同时需密切关注有无感染症状的发生与发展。SLE-DAH 对于激素冲击治疗敏感,患者在经过 3 天糖皮质激素冲击治疗后临床症状较前明显缓解,治疗 1 周后复查患者血红蛋白较前升高,网织红细胞百分比较前下降,双肺的磨玻璃密度影完全消失,进一步验证了我们对于患者合并 DAH 的判断。DAH 是 SLE 少见且危重的并发症,病情进展迅速,预后极差,及时且有效的治疗是扭转患者临床结局的关键,在无法行纤支镜肺泡灌洗或肺活检的情况下,仍可以通过分析临床症状、体征、辅助检查等,早期发现 DAH。

【参考文献】

[1] CLEMENT P, JACQUES C, RAPHAEL P, et al. Alveolar haemorrhage in the immuno-competent host: a scale for early diagnosis of an immune cause [J]. Respiration, 2010, 80 (4):313-20.

[2] MEGAN LK , RODRIGO CC, MLRICH S, et al. Update on diffuse alveolar hemorrhage and pulmonary vasculitis [J]. Immunol Allergy Clin North Am, 2012 , 32(4):587-600.

[3] ROLLA G, HEFTIER E, BERGIA R, et al.Exhaled NO in diffuse alveolar hemorrhage [J]. Thorax, 2005, 60:614-615.

[4] GABRIELA B, JOAQUIM CR , JMLIANA CF, et al. Diffuse alveolar hemorrhage in childhood-onset systemic lupus erythematosus: a severe disease flare with serious outcome [J]. Adv Rheumatol, 2018, Nov 23, 58(1):39.

[5] SUN YD, ZHOU C, ZHAO JL, et al. Systemic lupus erythematosus-associated diffuse alveolar hemorrhage: a single-center, matched case-control study in China [J]. Lupus, 2020, 29(7):795-803.

[6] WANG CR, LIU MF, WENG CT, et al. Systemic lupus erythematosus-associated diffuse alveolar haemorrhage: a single-centre experience in Han Chinese patients.Scand [J]. Rheumatol, 2018, 47(5): 392-399.

[7] KIM D, CHOI J, CHO SK, et al. Clinical characteristics and outcomes of diffuse alveolar hemorrhage in patients with systemic lupus erythematosus [J]. Semin Arthritis Rheum, 2017, 46:782-787.

[8] EDNALINO C, YIP J, CARSONS SE. Systematic review of diffuse alveolar hemorrhage in systemic lupus erythematosus: focus on outcome and therapy [J]. Clin Rheumatol, 2015, 21(6):305-310.

[9] MERRELL M, SHMLMAN LE. Determination of prognosis in chronic disease, illustrated by systemic lupus erythematosus[J]. Chronic Dis, 1955, 1(1):1-32.

[10] BORCHERS AT, KEEN CL, SHOENFELD Y, et al. Surviving the butterfly and the wolf: mortality trends in systemic lupus erythematosus[J]. Autoimmun Rev, 2004, 3(6): 423-453.

[11] TEKONIDOU MG, LEWANDOWSKI LB, HU J, et al. Survival in adults and children with systemic lupus erythematosus: a systematic review and Bayesian meta-analysis of studies from 1950 to 2016[J]. Ann Rheum Dis, 2017, 76(12): 2009-2016.

(王慧,孙文闻)

病例 14　皮疹、关节肿痛、活动后气短

【病例导读】

系统性红斑狼疮（systemic lupus erythematosus, SLE）是一种系统性自身免疫性疾病，以血清中出现抗核抗体为代表的多种自身抗体、全身多脏器多系统受累、反复的复发与缓解为主要特征的弥漫性结缔组织病。随着 SLE 诊治水平的不断提高，SLE 患者的生存率大幅度提高，但是感染、神经精神性狼疮、狼疮性肾炎、SLE 相关肺动脉高压（pulmonary artery hypertension, PAH）仍是 SLE 患者死亡的重要原因[1]。肺动脉高压是指由多种不同病因和发病机制所致肺血管结构或功能改变，引起肺血管阻力和肺动脉压力升高的临床和病理生理综合征，继而发展成右心衰竭甚至死亡。据中国系统性红斑狼疮研究协作组（CSTAR）的注册研究统计，PAH 的患病率在中国 SLE 患者中高达 3.8%[2]。另外，SLE-PAH 患病人数在我国结缔组织病相关 PAH 中的比例近 50%[3]。因此，临床医师应该提高警惕，SLE 患者一旦出现 PAH 相关症状，应尽快行 PAH 的筛查，以期改善我国 SLE 相关 PAH 患者的预后。

【病例介绍】

患者女，39 岁，主因"皮疹、多关节肿痛 21 年，活动后气短 4 年，加重 6 月"入院。

1. 病史介绍　入院前 21 年无明显诱因出现双颊部红色斑疹、周身多关节肿痛，伴脱发、反复口腔溃疡、日晒后面部发红，伴双手指端遇冷变白、变紫后变红，就诊于外院，住院期间出现昏迷，无抽搐，症状持续约 3 天后缓解，未遗留活动障碍，考虑"系统性红斑狼疮"，予"泼尼松 60 mg/d"治疗后上述症状改善。泼尼松逐渐减量至 10 mg/d 长期维持，无明显不适，未规律随诊。10 年前主因关节症状反复就诊于我院门诊，查血常规正常，尿常规示：尿蛋白 2+，尿潜血 1+，24 小时尿蛋白定量 806 mg, IgG 16.10 g/L，补体 C3 0.56 g/L，抗核抗体 1∶320 核浆颗粒型，抗 dsDNA 抗体、抗 Smith 抗体阳性；门诊考虑"狼疮性肾炎"，患者拒绝肾穿，予甲泼尼龙 12 mg/d，羟氯喹 200 mg/d，环磷酰胺诱导缓解后，改为硫唑嘌呤维持，病情缓解，甲泼尼龙逐渐减量至 4 mg/d 维持，监测 24 小时尿蛋白 200~400 mg。4 年前偶于活动后胸闷、气短，稍做休息后即可缓解，未予重视。上述症状缓慢进行性加重，6 月前活动后气短加重，新发口唇发绀，夜间阵发性呼吸困难，无胸痛、心悸、黑矇、晕厥、咯血等；门诊查经胸超声心动图示右心房左右径 31 mm，右心室左右径 26 mm，肺动脉收缩压 55 mmHg；门诊考虑"系统性红斑狼疮，继发性肺动脉高压？"，为进一步诊治收入我科。患者近半年来，精神尚可，食欲一般，二便如常，夜间睡眠差，体重较前无著变。既往史：否认冠心病、糖尿病、肿瘤等其他家族遗传性疾病史。否认肝炎、结核等传染病病史，否认食物及药物过敏史。

2. 入院体检　体温 36.6 ℃ 脉搏 78 次/分 呼吸 20 次/分，Bp 114/72 mmHg；发育正常，营养中等，体位自主，神清合作，皮肤黏膜无黄染；口唇无紫绀，口腔黏膜无溃疡。颈软，无抵抗，气管居中，甲状腺不大，颈静脉无怒张。胸廓对称无畸形，无压痛。双肺呼吸音清，未闻及干湿性啰音。心界不大，心音可，律齐，P2>A2，各瓣膜听诊区未闻及杂音。腹软，无压痛、反跳痛及肌紧张，肝脾未触及。双下肢不肿。生理反射存在，病理反射未引出。

3. 辅助检查

（1）入院前检查：经胸超声心动图示右心房左右径 31 mm，右心室左右径 26 mm，肺动脉收缩压 55 mmHg。

（2）入院后检查：①化验：血、尿、便常规未见异常。肝功能、肾功能、电解质、心肌酶、肌钙蛋白 T 未见异常。凝血功能未见异常。NT-pro BNP 136 pg/mL。免疫球蛋白 G 10.70 g/L，免疫球蛋白 M 0.28 g/L，补体 C3 0.964 g/L，补体 C4 0.36 g/L，C- 反应蛋白 13.6 mg/L，抗核抗体 1：400 均质型，抗双链 DNA 抗体阳性，抗 nRNP 抗体阳性，抗 Smith 抗体阳性，抗组蛋白抗体阳性。抗双链 DNA 抗体 45.4IU/mL，狼疮抗凝物未检出，抗心磷脂抗体、抗 β$_2$ 糖蛋白抗体阴性。类风湿因子、抗 CCP 抗体阴性。②检查：心电图：窦性心律，78 次 / 分。右心漂浮导管检查：平均肺动脉压力 31 mmHg，肺血管阻力 6.84 Wood，心指数 2.59 L/(min·m^2)，平均右心房压力 5mmHg。胸部 CT 平扫 +HR 重建：两肺纹理增多。肺动脉 CT 血管造影：未见血管栓塞。肺通气 / 灌注扫描：未见典型肺栓塞图像。肺功能：通气弥散功能正常。6 分钟步行试验 368 米。

4. 初步诊断　系统性红斑狼疮，继发性肺动脉高压，心功能 II 级（WHO 分级）。

5. 诊治经过及随诊　入院后继续甲泼尼龙 4 mg 每日一次口服，羟氯喹 200 mg 每日两次，停用硫唑嘌呤，加用环磷酰胺 100 mg 一周两次，他达拉非 20 mg 每日一次、地高辛、华法林、螺内酯等治疗，患者临床症状较前改善出院。患者规律于我科及心血管内科门诊随诊，未再出现 SLE 其他临床表现及脏器系统损害，SLEDAI 评分持续 <4 分。门诊规律评估 PAH 病情，心功能维持在 II 级（WHO 分级），BNP 不高，超声心动图提示右心形态及肺动脉收缩压较前无著变，收缩期三尖瓣位移不低，无心包积液表现。随诊第 3 年因活动耐力稍有下降，复查右心导管检查平均右心房压 12 mmHg，平均肺动脉压力 31 mmHg，肺小动脉楔压为 7 mmHg，心指数 2.5 L/(min·m^2)，肺血管阻力 7.8 Wood 单位。将他达拉非改为安立生坦 5 mg 每日 1 次治疗，自觉活动耐力较前稍好转。随诊第 6 年，患者 SLEDAI 评分多波动在 0~2 分，BNP 正常，6 分钟步行试验 496 米，WHO 心功能 II 级。

【分析与讨论】

肺高压（pulmonary hypertension，PH）是指海平面、静息状态下，经右心导管检查测定的肺动脉平均压（mean pulmonary artery pressure，mPAP）≥ 25mmHg。临床上将 PH 分为 5 大类，包括动脉性 PH（PAH）、左心疾病所致 PH、肺部疾病和 / 或低氧所致 PH、慢性血栓栓塞性 PH 和病因未明和 / 或多因素所致 PH。全球范围内有关 PH 的流行病学报道很少，不同类型 PH 流行病学资料不同，其中，左心疾病、肺部疾病和 / 或低氧所致 PH 是临床工作中最常见的类型 [4]，作为风湿科医师，PAH 是我们临床诊疗工作中最常见的 PH 类型。根据美国 REAVEAL 注册研究数据，CTD 相关 PAH 占据所有 PAH 患者的 25.3%[4]，而我国 SLE-PAH 占 CTD-PAH 约 49%[3]。因此，风湿科医师应对易发生 PAH 的 SLE 高危患者进行规律随诊和有效筛查，旨在早期诊断、早期治疗，为更有效地阻止乃至逆转 PAH，提供治疗窗口。

识别 PAH 高危的 SLE 人群至关重要。目前国际及中国诊疗指南均推荐，对出现 PAH 相关症状的 SLE 患者，如乏力、活动后气短、心悸、晕厥、胸痛等，应尽快行 PAH 的筛查 [5, 6]。

虽然国际上仅推荐对无症状的系统性硬化症患者行 PAH 的筛查 [7]，但我国的 SLE-PAH 诊疗指南强调 SLE-PAH 的早期诊断，推荐对虽无 PAH 症状但病情活动的 SLE 患者（尤其存在心包炎、胸膜炎时），应尽快行 PAH 的筛查 [5]。此外，对于虽无 PAH 症状但存在抗 RNP 抗体阳性和 / 或雷诺现象的 SLE 患者，应规律行 PAH 的筛查 [5]。此例患者在 SLEDAI 评分 0 分的情况下逐渐出现进行性活动后气短、胸闷等，病程中皮肤遇冷变色属于雷诺现象，同时此患者具有抗 RNP 抗体阳性，因此，此患者属于需要规律进行 PAH 筛查的高危 SLE 患者，在筛查超声心动图后提示患者肺动脉压力升高。进一步右心导管检查提示患者肺动脉平均压力 >25 mmHg，肺动脉楔压 ≤ 15 mmHg，肺血管阻力 > 3 Wood 单位，符合 PAH 血流动力学特征，考虑患者存在 PAH 诊断。除了抗 RNP 抗体、雷诺现象是 PAH 的高危因素之外，浆膜炎、DLCO% pred <70%、心肌损伤、间质性肺炎、高免疫球蛋白 G 水平也被报道可作为 PAH 的预测因素 [8, 9]。此外，有文献将 5 个临床变量（急性 / 亚急性皮肤狼疮、关节炎、肾脏疾病、血小板减少和间质性肺病）和 3 个自身抗体（抗 RNP、抗 Ro/SSA 和抗 La/SSB）纳入危险分层模型来预测 SLE 患者未来发生 PAH 的风险，并推荐高危患者每年行 PAH 筛查 [10]。因此，考虑到临床常用的 SLEDAI 评分没有包含 PAH 病情评估，对于存在抗 RNP 抗体阳性和 / 或雷诺现象的 SLE 患者，可以在 SLEDAI 评分评价病情稳定的情况下逐渐出现 PAH 相关症状的加重，因此对于 SLEDAI 评分评价病情稳定的 PAH 高危患者，我们也应规律对患者行 PAH 的筛查。

虽然结缔组织病合并 PH 时多考虑为 PAH，但我们在考虑 SLE-PAH 诊断时仍需注意鉴别可能存在或并发的其他情况。首先，SLE 合并瓣膜病变及心肌病变可导致左心疾病引起的 PH。一项 Meta 分析纳入 1656 例 SLE 患者（其中 668 例抗磷脂抗体阳性），其中 508 例存在心脏瓣膜病，同时合并抗磷脂抗体阳性时瓣膜病风险显著增高至 3 倍 [11]。既往研究报道 SLE 合并心肌炎的患病率约为 8%~25%[12]。考虑 SLE 合并瓣膜病变及心肌病变均可导致左心疾病所致 PH，在拟诊 SLE-PAH 时应该进行全面的查体，特别是心脏的听诊，同时经胸超声心动图未提示左心疾病的相关征象、RHC 检查提示肺动脉楔压 ≤ 15 mmHg 可进一步明确 PAH 诊断。其次，SLE 合并肺间质病变可出现肺部疾病所致 PH。目前已报道的文献提示 SLE 相关肺间质病变（SLE-ILD）的患病率在 3%~9%[13-15]，虽然 SLE-ILD 的患病率不高，但患者通常表现为隐匿起病的干咳、活动后气短、活动耐量减低，和 PAH 的常见症状一致，因此对出现相关心肺症状时应该进一步行胸部高分辨 CT、肺功能等检查明确。此外，我们仍需要注意筛查慢性血栓栓塞性 PH。我国诊疗指南推荐在首次确诊 SLE 相关 PAH 时，尤其是存在抗磷脂抗体时（无论是否确诊抗磷脂综合征），推荐采用肺通气 / 灌注扫描进行筛查，如上述检查阴性可除外慢性血栓栓塞性肺高压 [5]。对于此例患者，患者超声心动图未提示瓣膜及心肌病变，胸部 HRCT 未提示肺间质病变、肺通气及弥散功能正常，抗心磷脂抗体、抗 β2 糖蛋白抗体、狼疮抗凝物阴性，肺动脉造影、肺通气 / 灌注扫描等检查未见异常暂不考虑其他原因所致 PH 可能。因此，我们在确立 PAH 的诊断前仍需要警惕其他类型 PH 可能，在初次确立 SLE 相关 PAH 诊断时应完善超声心动图、右心导管、胸部 HRCT、肺功能、肺通气 / 灌注扫描等检查。此外，SLE 患者病情复杂，可能出现 PAH 与其他类别肺高压同时存在的情况,更需要多学科协作以明确诊断。

【专家点评】

系统性红斑狼疮是一种系统性、异质性自身免疫性疾病,在病程中可以出现全身多个脏器 / 系统累及,虽然整体生存率因诊治水平的明显提高得到改善,但感染、狼疮性肾炎、神经精神性狼疮以及肺动脉高压仍是影响患者预后的重要因素。根据患者病程中有面部皮疹、脱发、口腔溃疡、光过敏、多关节肿痛、蛋白尿、抗核抗体阳性、抗 dsDNA 抗体阳性、抗 Smith 抗体阳性、低补体血症,患者符合 2012 年 SLICC 的 SLE 分类标准,考虑患者诊断 SLE 明确。在加用糖皮质激素和免疫抑制剂后患者病情缓解并长期维持稳定,但患者具有抗 RNP 抗体、雷诺现象等高危因素,在 SLEDAI 评分 0 分、评价病情缓解的情况下逐渐出现进行性劳力性呼吸困难,经超声心动图筛查考虑患者存在肺动脉压力升高,进一步完善右心导管检查及其他相关检查,考虑患者存在 SLE-PAH,再次加用环磷酰胺加强免疫抑制治疗,同时加用 PAH 靶向药物后患者治疗逐渐达标。因此,对于存在抗 RNP 抗体、雷诺现象等高危因素的 SLE 患者,因 SLEDAI 评分不能评价 PAH 病情,不论 SLEDAI 评价病情是否缓解、是否出现 PAH 相关症状,均应规律随诊,定期筛查超声心动图,以期达到早诊断、早治疗,改善患者长期预后。

【参考文献】

[1] FEI Y, X SHI, F GAN, et al. Death causes and pathogens analysis of systemic lupus erythematosus during the past 26 years [J]. Clin Rheumatol, 2014, 33(1): 57-63.

[2] LI M, W ZHANG, X LENG, et al. Chinese SLE Treatment and Research group(CSTAR) registry: I. Major clinical characteristics of Chinese patients with systemic lupus erythematosus [J]. Lupus, 2013, 22(11): 1192-1199.

[3] HAO Y J, X JIANG, W ZHOU, et al. Connective tissue disease-associated pulmonary arterial hypertension in Chinese patients [J]. Eur Respir J, 2014, 44(4): 963-972.

[4] 中华医学会呼吸病学分会肺栓塞与肺血管病学组, 中国医师协会呼吸医师分会肺栓塞与肺血管病工作委员会, 全国肺栓塞与肺血管病防治协作组, 等. 中国肺动脉高压诊断与治疗指南(2021 版)[J]. 中华医学杂志, 2021, 101(1): 41.

[5] 国家风湿病数据中心, 中国系统性红斑狼疮研究协作组. 中国成人系统性红斑狼疮相关肺动脉高压诊治共识 [J]. 中华内科杂志, 2015, 54(1): 81-86.

[6] HMmBERT M, A YAICI, P DE GROOTE, et al. Screening for pulmonary arterial hypertension in patients with systemic sclerosis: clinical characteristics at diagnosis and long-term survival [J]. Arthritis Rheum, 2011, 63(11): 3522-3530.

[7] COGHLAN J G, C P DENTON, E GR NIG, et al. Evidence-based detection of pulmonary arterial hypertension in systemic sclerosis: the DETECT study [J]. Ann Rheum Dis, 2014, 73(7): 1340-1349.

[8] ZHANG N, M LI, J QIAN, et al. Pulmonary arterial hypertension in systemic lupus erythematosus based on a CSTAR-PAH study: Baseline characteristics and risk factors [J]. Int J Rheum Dis, 2019, 22(5): 921-928.

[9] PAN Y, Y SUN, L HE. Predictive factors for concomitant pulmonary arterial hypertension at diagnosis of systemic lupus erythematosus in a Chinese population [J]. Int J Rheum Dis, 2022, 25(1): 76-82.

[10] QU J, M LI, Y WANG, et al. Predicting the Risk of Pulmonary Arterial Hypertension in Systemic Lupus Erythematosus: A Chinese Systemic Lupus Erythematosus Treatment and Research Group Cohort Study [J]. Arthritis Rheumatol, 2021, 73(10): 1847-1855.

[11] ZUILY S, V REGNAMLT, C SELTON-SUTY, et al. Increased risk for heart valve disease associated with antiphospholipid antibodies in patients with systemic lupus erythematosus: meta-analysis of echocardiographic studies [J]. Circulation, 2011, 124(2): 215-224.

[12] APTE M, G MCGWIN, JR., L M VIL , et al. Associated factors and impact of myocarditis in patients with SLE from LMmINA, a multiethnic US cohort (LV). [corrected] [J]. Rheumatology(Oxford), 2008, 47(3): 362-367.

[13] WEINRIB L, O P SHARMA, F P QUISMORIO, JR. A long-term study of interstitial lung disease in systemic lupus erythematosus [J]. Semin Arthritis Rheum, 1990, 20(1): 48-56.

[14] NAKANO M, H HASEGAWA, T TAKADA, et al. Pulmonary diffusion capacity in patients with systemic lupus erythematosus [J]. Respirology, 2002, 7(1): 45-49.

[15] HANNAH J R, D P D'CRUZ. Pulmonary Complications of Systemic Lupus Erythematosus [J]. Semin Respir Crit Care Med, 2019, 40(2): 227-234.

（王慧，赵音，孙文闻）

病例 15　眼睑下垂、下肢活动障碍及尿潴留

【病例导读】

系统性红斑狼疮(systemic lupus erythematosus，SLE)是一种累及多系统、多器官的自身免疫性疾病，体内存在多种免疫异常，随着对 SLE 发病机制的研究以及诊疗水平的提高，SLE 预后有了明显改善。但随着应用糖皮质激素及免疫抑制剂治疗后，体液及细胞免疫受损，机体对外界病原体的抵抗力下降，容易患各种感染。研究报道，SLE 患者的死因分析中感染占第三位，我国 SLE 患者的死因分析中感染占第一位。感染成为 SLE 患者住院时间长和病死率增加的重要原因。SLE 患者合并感染的常见部位包括呼吸系统、泌尿系统、皮肤及中枢神经系统等，SLE 患者合并中枢神经系统感染的发生比例相对少，但是其致残率以及病死率明显高，在临床治疗过程中易与狼疮脑病相混淆，所以临床需要重视。

【病例介绍】

患者，女性，47 岁，主因"间断面部红斑 18 年，右眼睑下垂、排尿困难及下肢活动障碍 4 天"入院。

1. 病史介绍　患者入院前 18 年无明显诱因出现面颊红斑，尿泡沫增多等，就诊于外院，化验显示 ANA、抗 SSA 阳性，补体低，尿蛋白高，贫血，并行皮肤活检，考虑系统性红斑狼疮，予糖皮质激素等药物治疗，后皮疹消退症状逐渐缓解，患者自行停药，未规律随诊。5 年

前患者再次出现上述症状,就诊外院考虑病情复发,并发现双侧股骨头坏死,予强的松 50 mg 每日 1 次、羟氯喹及来氟米特治疗,皮疹逐渐消退,尿泡沫较前减少,病情好转后自行停用羟氯喹及来氟米特,强的松逐渐减至 5 mg 每日 1 次维持。4 月前患者出现轻咳少痰及活动后喘憋明显,就诊我院,化验尿常规:尿蛋白 2+,24 小时尿蛋白 1.7 g;患者拒绝行肾穿刺病理检查。血常规示 HB 73 g/L,抗核抗体 1∶1000,抗 SSA 抗体阳性,抗核小体抗体阳性,补体 C4 0.06 g/L,补体 C3 0.36 g/L;血气分析:PCO_2 37.40mmHg,PO_2 69.20mmHg,pH 值 7.435;心脏彩超显示 PASP 66mmHg;右心导管检查显示肺动脉压 49mmHg,肺小动脉楔压 10mmHg,提示毛细血管前性肺动脉高压。予甲泼尼龙 40 mg 每日 1 次联合霉酚酸酯 500 mg 每日 2 次及羟氯喹 0.2 g 每日 2 次治疗原发病;予马昔腾坦联合他达拉非治疗肺动脉高压;并予补钙、利尿、强心等对症治疗,患者病情好转出院。出院后患者规律随诊,甲泼尼龙逐渐减至 16 mg 每日 1 次维持,余治疗无调整。1 周前无明显诱因出现低热,最高体温 37.6 ℃,无明显伴随症状,自行服用头孢类抗菌药。4 天前,患者出现双下肢不能活动,自主排尿困难,右侧眼睑下垂及视物模糊,于外院查头颅 MRA 检查未见异常,头颅核磁示脑萎缩及双侧筛窦炎症,予导尿并保留尿管。后于我院门诊就诊,甲泼尼龙调至 40 mg 每日 1 次并收入院进一步积极诊治。

2. **入院体检** 体温 36.5 ℃,脉搏 102 次 / 分,呼吸 16 次 / 分,BP 117/88mmHg;神志清楚,精神欠佳,言语清楚流利,右侧眼睑下垂,双侧瞳孔不等大,右侧瞳孔约 6 mm,右侧对光反应弱,右眼向内、上、下转功能障碍,左侧瞳孔约 3 mm,左眼活动无障碍,颈软,双肺呼吸音清,未闻及干湿性啰音,心率 102 次 / 分,律齐,心音有力,各瓣膜听诊区未闻及杂音,腹软,叩鼓音,全腹无压痛,肝肾区无叩击痛,肠鸣音弱,1~2 次 / 分,有尿管保留,双下肢不肿,双上肢肌力正常,双下肢肌力 0 级,下肢感觉略迟钝,巴氏征未引出。

3. **辅助检查** 血常规,白细胞 8.93×10^9/L,中性粒细胞百分比 86.90%,血红蛋白 118 g/L,血小板 310×10^9/L,D-dimer 1055ng/mL;尿常规未见异常;白蛋白 38.9 g/L,球蛋白 28.9 g/L,转氨酶、胆红素及肾功能大致正常;BNP 144ng/l;ESR 48 mm/1 h,CRP 11.4 mg/L,ANA 1∶100,抗 SSA 抗体阳性,抗核小体抗体阳性,补体 C3 0.77 g/L,肌炎抗体谱、免疫性脑炎相关抗体及神经脱髓鞘相关抗体检测均未见异常;常见呼吸道病原筛查阴性。脑脊液常规,无色,微浑浊,总细胞计数 1.035×10^9/L,白细胞计数 1.035×10^9/L,多核细胞 11%,单核细胞 89%;脑脊液生化,葡萄糖 4.15mmol/L,氯 105mmol/L,脑脊液蛋白 1609 mg/L,乳酸脱氢酶 212.2U/L,腺苷脱氨酶 7.6U/L;脑脊液墨汁染色未见新型隐球菌,抗酸染色阴性,革兰氏染色阴性;脑脊液 NGS 检测:人单纯疱疹病毒 3 型定性阳性,序列数 1261(阳性参考 ≥ 3)。头颅 MRI 及强化 MRI 示双侧筛窦炎;头颅 MRA、MRV 未见异常;眼眶核磁及强化核磁显示右侧视神经略增粗;颈、胸、腰椎核磁显示胸髓段混杂信号影,未见明显占位。

4. **初步诊断** ①系统性红斑狼疮;②病毒感染(单纯疱疹病毒);③急性脊髓炎;④眶上裂综合征(右侧);⑤肺动脉高压;⑥股骨头坏死。

5. **诊治经过及随诊** 患者系统性红斑狼疮病史,出现突发右眼睑下垂、右眼活动障碍,自主排尿困难,下肢活动障碍,患者病情急,入院后即刻予甲强龙 500 mg 静脉点滴每日 1 次共 3 天冲击治疗,后糖皮质激素序贯为地塞米松 10 mg 静脉点滴每日 1 次并递减,予丙种球蛋白支持对症,同时不能除外颅内感染,予头孢曲松 2 g 静脉点滴每日 1 次及更昔洛韦 250 mg 静脉点滴每 12 小时 1 次抗感染治疗,同时积极完善腰穿脑脊液常规化验、免疫、病原体及脱髓鞘相关检查,并完善头颅、眼眶、颈胸腰核磁等相关检查,考虑单纯疱疹病毒感染,加用膦甲酸钠抗病毒,并予神经妥乐平、鼠神经生长因子、甲钴胺等营养神经,予针灸及康复锻炼等,患者病情平稳,糖皮质激素序贯减量为强的松 24 mg 每日 1 次,患者出院前往康复专科医院进一步积极康复治疗。

【分析与讨论】

由于 SLE 患者本身存在多种免疫异常,如吞噬细胞功能缺陷,白细胞趋化性减低,补体缺乏,淋巴细胞因子减少,巨噬细胞及 NK 细胞功能异常等[1],SLE 患者本身对病原体的易感性增加,再加上 SLE 患者需要长时期应用糖皮质激素以及免疫抑制剂等治疗,最终直接加注了 SLE 患者各类感染情况的发生。据报道,约一半的 SLE 患者病程中曾患较严重的感染,SLE 患者合并感染的发生率约是类风湿性关节炎患者的 10 倍,肿瘤患者的 5 倍,感染是 SLE 患者常见的合并症和主要的死亡原因之一,也是影响患者病情和预后的主要因素。国内有研究指出,近年来随着治疗 SLE 的药物和手段逐渐增多,感染逐渐成为国内狼疮患者的第一死因,其次为狼疮脑病和狼疮肺损害[2]。SLE 合并感染的常见原因与疾病活动相关,如合并肾功能不全、低蛋白血症、补体减少等,另外与患者接受糖皮质激素和免疫抑制剂治疗相关,据报道,任何剂量的泼尼松都可能增加感染风险,其中每天 20 mg 以上的剂量与感染发生率增加密切相关。SLE 患者合并感染的常见部位包括呼吸系统、泌尿系统、皮肤软组织、消化道及中枢神经系统等[3],在感染部位中,中枢神经系统感染率约 3%。SLE 患者感染症状与原发病交织在一起,有些感染症状类似 SLE 活动期表现,而且糖皮质激素的使用可能会掩盖感染的一些临床表现,临床容易导致误诊或漏诊。

该患者中年女性,病史 18 余年,以面颊红斑,尿泡沫增多起病,就诊外院完善检查并行皮肤活检,考虑系统性红斑狼疮,予激素短期治疗,症状缓解后自行停药。5 年前再次出现上述症状,服用激素及免疫抑制剂治疗,后激素减量至 5 mg/d 长期维持,期间患者未规律随诊。直到入院前 4 月患者活动后喘憋明显才入院规律诊治,化验显示 ANA、抗 SSA 抗体、抗核小体抗体阳性,低补体,贫血,血沉快,24 小时尿蛋白高,血压高,低氧血症、肺动脉高压、心力衰竭等,结合患者病情及辅助检查,患者系统性红斑狼疮诊断明确,疾病高度活动,病情重,予激素、霉酚酸酯及羟氯喹治疗原发病,予马昔腾坦联合他达拉非治疗肺动脉高压等对症支持治疗,患者病情逐渐好转出院,患者出院后规律随诊及调整治疗,激素规律减量。入院前 1 周患者出现低热,流涕等感冒样症状,入院前 4 天,患者突然出现双下肢不能活动,自主排尿困难,伴右侧眼睑下垂及视物模糊。查体右侧眼睑下垂,右侧瞳孔扩大约 6 mm,右侧对光反应弱,右眼向内、上、下转功能障碍,双下肢肌力 0 级,自脐以下感觉略迟钝,尿潴留不能自主排尿,患者神志清楚,言语流利,颈软无抵抗。患者该次急性起病,动眼神经功能障碍,下肢瘫,自主排尿障碍,考虑急性脊髓炎、眶上裂综合征,病因首先考虑感染因素,病毒感染可能性大,其次考虑免疫性因素,患者病情急,进展快,治疗刻不容缓,考虑到无论是病毒感染抑或是免疫源性损害,逆转或保护脏器及器官功能,予激素治疗均利大于弊,并积极完善相关检查,并同时积极抗感染及营养神经等对症支持治疗,脑脊液及血液 NGS 检测均提示单纯疱疹病毒序列明显高,同时评估 SLE 原发病病情,补体逐渐升高接近正常水平,贫血较前明显改善, 24 小时尿蛋白小于 0.5 g,血压及血氧平稳,无喘憋等心衰症状,原发病情缓解,评估病情没有明显活动。因此该病例考虑系统性红斑狼疮合并单纯疱疹病毒感染可能性大,神经精神狼疮可能性小。SLE 合并感染以条件致病菌感染相对较多,细菌、真菌感染多见[4]。有临床病例分析在狼疮患者合并感染的病原体构成中细菌及真菌感染可达 90%。分枝杆菌感染以及病毒感染 SLE 患者是其高危人群,据统计,在病毒感染中,带状疱疹及巨细胞病毒感染是易合并的机会性感染。狼疮患者合并疱疹病毒中枢神经系统感染多为个案报道。

　　该病例需要鉴别狼疮脑病。该患者系统性红斑狼疮诊断明确,有长期使用糖皮质激素及免疫抑制剂治疗,入院后完善检查血常规显示三系大致正常,补体较前逐渐升高接近正常水平,尿常规检测潜血及蛋白均阴性,血白蛋白较前升高,肌酐正常,血压大致正常,无喘憋等心衰症状,评估病情无明显活动,入院后完善检查脑脊液及血浆 NGS 检测均显示疱疹病毒序列数极高,因此考虑该患者为狼疮合并感染。有研究狼疮患者合并中枢神经系统感染多为患者在发病前使用激素,还有约 85% 的患者应用了免疫抑制剂,另外患者狼疮疾病的原发病情活动不明显。而神经精神狼疮在疾病病情活动时更常见,脑脊液检查可显示脑脊液压力、免疫球蛋白及细胞数升高等。

　　另外该患者出现右眼眼睑下垂,视物模糊,下肢不能活动,肌力 0 级以及不能自主排尿,需要注意与系统性红斑狼疮伴发视神经脊髓炎(neuromyelitis optica, NMO)相鉴别[5]。视神经脊髓炎疾病是一种主要累及视神经及脊髓脱髓鞘疾病,其发病主要与水通道蛋白 4 抗体介导的自身免疫应答反应有关。水通道蛋白 4 是 NMO-IgG 的主要靶抗原,研究指出NMO-IgG 诊断 NMO 的敏感性和特异性可达 70% 和 90%。患者有单侧或双侧视力减退、仅有光感甚至失明,视神经强化核磁检查发现视神经异常强化信号,治疗目前仍首选大剂量激素冲击治疗,反应较差或疾病进展者联合丙种球蛋白、环磷酰胺或血浆置换及利妥昔单抗等[6]。该病例抗水通道蛋白 4 抗体检测阴性,主要累及动眼神经,考虑眶上裂综合征,可能为病毒感染所致。该患者出现自主排尿困难,下肢不能活动,下肢肌力 0 级,考虑急性脊髓炎,考虑感染因素,但也不能完全除外免疫因素所致。

【专家点评】

　　系统性红斑狼疮是一种以 ANA 为代表的多种抗体及补体介导的自身免性疾病,多系统受累为特征的弥漫性结缔组织病,该患者系统性红斑狼疮诊断明确,前期未规律随诊,治疗及监测不规范,入院前 4 个月出现了病情急性加重,多脏器功能不全及衰竭,予积极糖皮质激素及免疫抑制剂治疗,并予积极控制肺动脉高压等对症支持治疗,病情得以有效控制,随后规律随诊监测及调整治疗,入院前一周患者出现低热及感冒样症状,考虑病毒感染可能,患者未予重视,入院前 4 天出现突发下肢不能活动,右眼睑下垂及视物模糊及不能自主排尿等,临床上狼疮合并感染与神经精神狼疮症状有重叠,一些临床症状隐匿,需要积极评估病情及完善检查予以鉴别,需要积极行腰穿脑脊液检查及相关核磁等影像检查,同时治疗亦要争分夺秒刻不容缓,在积极行抗感染及原发病治疗同时,联合眼科、神经科及康复科等专科进行共同诊治,为患者的功能恢复尽全力争取机会。

【参考文献】

[1] GLADMAN DD,HUSSAIN F,LBANEZD, et al. The nature andoutcome of infection in systemic lupus erythematosus[J].Lupus,2002,11(4):234-239.

[2] 王倬榕,任立敏,李茹,等. 系统性红斑狼疮 20 年生存率及预后因素分析 [J]. 中华医学杂志, 2019,99(3): 178-182.

[3] LIMCC, LIUPY, TANHZ, et al. Severe infections in patients with lupus nephritis treated with immunosuppressants:a retro-spective cohort study[J]. Nephrology(Carlton),2017,22(6):478-484.

[4] ALURS, MARY-THABAHM, SISTLAS, et al. Occurrence, predictors and outcome of infections at three months in hospitalized patients with SLE:a prospective study from Southern India[J]. Lupus,2020,29(6):649-658.

[5] 白珂铭,刘希,彭涛,等. 视神经脊髓炎谱系疾病合并系统性红斑狼疮的临床特征分析 [J]. 中风与神经疾病杂志, 2021, 38(2):147-149.

[6] POUPART J, GIOVANNELLI J, DESEHAMPS R, et a1.Evaluation of efficacy and tolerability of first-line therapies in NMOSD[J].Neurology, 2020,94(15):e1645-e1656.

(王碗朋,杨惠芬)

病例 16 出血伴下肢疼痛

【病例导读】

抗磷脂综合征(antiphospholipid syndrome, APS)是一种自身免疫病,临床上以血栓事件,病态妊娠和血小板减少等症状为表现,血清中抗磷脂抗体(antiphospholipid antibody, aPL)和或狼疮抗凝物(lupus anticoagulant, LAC)阳性。APS 分为原发性 APS 和继发性 APS,后者常伴发其他疾病,最常继发于系统性红斑狼疮(systemic lupus erythematosus, SLE)。系统性红斑狼疮是一种系统性自身免疫病,病因复杂,以全身多系统多脏器受累、反复的复发与缓解、体内存在大量自身抗体为主要临床特点,如不及时治疗,会造成受累脏器的不可逆损害,最终导致患者死亡。当患者出现多脏器受累、aPL 阳性伴血栓栓塞事件时,应警惕 SLE-APS 的发生,SLE-APS 病人预后一般较差,可出现病情危重甚至危及生命。

【病例介绍】

患者,女, 28 岁,主因"间断乏力伴皮肤散在出血 3 年余,右下肢疼痛、发凉及麻木 20 余天"入院。

1. 病史介绍 患者于入院前 3 年余,无明显诱因出现乏力伴散在皮肤出血点,以四肢为著,伴月经量增多及活动后气促,偶有血尿及黑便,无发热、咳嗽、咳痰,无腹痛、腹泻,无皮疹、光过敏、雷诺现象,无挑食及异食癖,查血常规, WBC 3.97×10^9/L, RBC 3.23×10^{12}/L, HGB 49 g/L, PLT 22×10^9/L,就诊于血液病医院,完善相关化验检查,免疫相关化验示:ANA

1：1000，ANA 谱（－），抗心磷脂抗体 IgG、IGM（＋）；血小板 IIb/IIIa、Ib/Ix 及 Ia/IIa 抗体（＋）；胸骨（髂骨）骨髓穿刺示：①三系增生伴巨核细胞形成血小板不良（此部位骨髓粒红增生，巨核减少）。②符合小细胞低色素贫血骨髓像。考虑"免疫性血小板减少性紫癜、缺铁性贫血、抗心磷脂综合征？"住院期间予"甲泼尼龙 40 mg 每日 1 次输注 1 周、人免疫球蛋白 22.5 g 每日 1 次 输注 5 天、输悬浮红细胞及血小板"等治疗，出院时复查血小板较前升高，出院后患者未再系统诊治。入院前 8 月余，患者出现间断脱发。入院前 1 月，无明显诱因先后出现双膝关节疼痛，下肢乏力、麻木及发凉，逐渐出现右大腿根部疼痛、间歇性跛行就诊于某中医医院，自述髋关节影像检查未发现明显异常（未见相关检查资料），予"药膏"对症治疗后效果欠佳。入院前 20 余天，患者右足末端发青、麻木及发凉加重，就诊于某三甲医院，查右下肢血管彩超示：右下肢股总动脉、股浅动脉血栓，右下肢深静脉未见血栓。于血管外科住院治疗，住院期间完善相关化验检查，血常规，WBC 5.56×10^9/L，RBC 4.26×10^{12}/L，HGB 126 g/L，PLT 95×10^9/L；生化：ALB 25 g/L，ALT 135U/L，AST 76U/L，GGT 97U/L；免疫：IgM 3.09 g/L，补体 C3 0.37 g/L，补体 C4 0.02 g/L，ANA 1：320，核颗粒型，1：160，胞浆型，抗 nRNP（＋），抗 Sm 抗体（＋），抗组蛋白抗体（＋），抗核糖体 P 蛋白抗体（＋），抗心磷脂抗体（＋），ANCA（-）；抗双链 DNA 抗体、抗补体 C1q 抗体、抗心磷脂抗体 G/A/M、抗 β_2- 糖蛋白 1 抗体 IgG/A/M 均阴性；狼疮抗凝物正常；尿常规示：潜血（＋），白蛋白（＋＋＋＋）；考虑"下肢动脉血栓形成、系统性红斑狼疮、抗磷脂抗体综合征"，住院期间予"甲泼尼龙 40 mg 每日 1 次 ×5 天、尿激酶溶栓、银杏叶及低分子肝素、前列地尔、吗啡注射液"等对症治疗，24 h 尿蛋白定量 5760 mg，后予"甲泼尼龙 500 mg 每日 1 次 ×3 天冲击治疗、人血免疫球蛋白 20 g 每日 1 次 ×5 天"，序惯予"甲泼尼龙 80 mg 每日 1 次"治疗。患者右下肢疼痛严重，就诊于我院急诊，为进一步诊治收入我院。既往体健。否认高血压、脑梗死、糖尿病、冠心病、慢性支气管炎、哮喘、青光眼等病史；否认肝炎、结核病史，预防接种史不详；有输血史，曾于外院输悬浮红细胞、血小板对症治疗，否认手术、外伤史；否认药物、食物过敏史。

2. 入院体检　体温 36.3 ℃，脉搏 78 次 / 分，呼吸 20 次 / 分，BP 126/96mmHg；神清，右肘内侧及右足跖趾可见瘀斑，余全身皮肤黏膜未见皮疹，无黄染，颈部未触及肿大淋巴结。对光反射存在，颈无抵抗，气管居中，咽不红，扁桃体无肿大，甲状腺无肿大。双肺呼吸音粗，未闻及啰音，HR 78 次 / 分，律齐。腹软，无压痛，无反跳痛及肌紧张，肝脾未触及，双下肢无水肿。右下肢及右足发凉，右足可见网状青斑（图 1-16-1）。右股骨动脉搏动减弱，右足背动脉搏动消失，左股动脉及左足背动脉搏动正常。

3. 辅助检查　血常规，WBC 9.05×10^9/L，PLT 234.00×10^9/L，RBC 4.21×10^{12}/L；尿常规，潜血（＋），尿微量白蛋白 >0.15 g/L，蛋白质（＋＋＋），红细胞 25.96 个 /μL；活化部分凝血活酶时间 48.5 秒，血浆凝血酶时间 21.3 秒；ALT 59.5U/L，AST 106.9U/L，肌酐 31μmol/L；血沉 46 mm/1 h，补体 C3 0.71 g/L，补体 C4 0.11 g/L，CRP 0.3 mg/L，抗核抗体 1：1000 颗粒型，抗线粒体 -M2 抗体阳性（＋），抗核糖体 P 蛋白抗体阳性（＋），抗组蛋白抗体（±），抗 Ro-52 抗体（±），抗史密斯抗体阳性（＋）。双下肢静脉彩超：双下肢深静脉未见血栓形成；双下肢血管 CT 血管造影（CTA）示：①右侧髂外动脉、股动脉、腘动脉下段、胫腓干、腓动脉、胫后动

脉闭塞 ②右侧胫前动脉纤细,近段闭塞(图 1-16-2)。

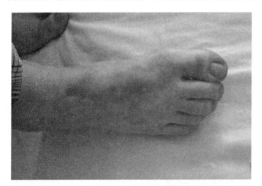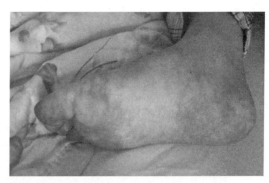

图 1-16-1　患者初来我科时足部皮肤表现

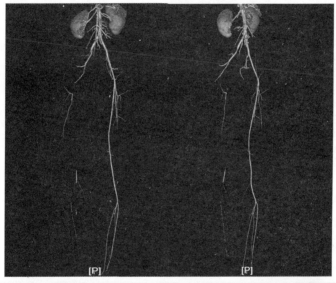

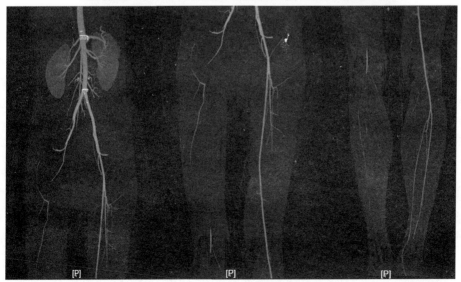

图 1-16-2　双下肢动脉 CTA

4. 初步诊断　①系统性红斑狼疮；②狼疮性肾炎；③抗磷脂抗体综合征；④右股动脉血栓形成。

5. 诊疗经过及随诊　入院后予甲泼尼龙 40 mg 每日 2 次，前列地尔、达肝素钠等对症支持治疗，患者右下肢仍疼痛剧烈，完善双下肢血管 CTA 后，请血管科评估完善手术取栓治疗（图 1-16-3），术后予 3 次血浆置换治疗，甲泼尼龙减为 60 mg/d 应用 5 天，加用吗替麦考酚酯 0.75 g 每日 2 次，羟氯喹 200 mg 每日 2 次，同时予肝素 5000U 每日 1 次抗凝，巴曲酶抗纤。甲泼尼龙逐渐减量，患者右下肢疼痛明显好转，颜色好转（图 1-16-4），患者我科门诊随诊，目前激素、吗替麦考酚酯、羟氯喹及华法林维持治疗。

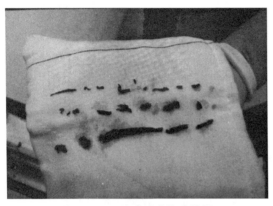

图 1-16-3　患者术中取出栓子

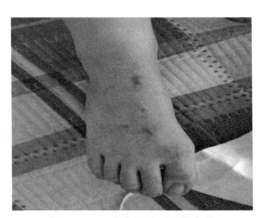

图 1-16-4　患者随诊时足部表现

【分析与讨论】

抗磷脂抗体综合征是一组以静脉和或动脉血栓形成、病理妊娠以及血清中抗磷脂抗体（aPL）和／或狼疮抗凝物（LAC）阳性为特征的一组自身免疫病，是一种常见的易栓症。APS 最常见的临床表现为下肢的深静脉血栓事件，除了下肢，静脉血栓形成也可出现在表皮、盆腔、肾、肺、肝脏、门静脉、下腔静脉、腋窝、锁骨下静脉、眼静脉以及脑静脉窦等静脉[1]。与受累静脉部位不同的是，动脉血栓形成最常见的部位为脑动脉，主要表现为脑血管意外，包括脑梗死及短暂性脑缺血发作，其次为冠状动脉，表现为心肌梗死。其他动脉血栓受累部位包括四肢动脉、锁骨下和颈动脉、肾动脉、主动脉弓、腹部动脉及皮肤[2]。除了特异性的血栓形成表现，APS 患者还有一些不满足分类诊断标准的其他临床表现，如网状青斑、心脏瓣膜病变 /Libman-Sacks 心内膜炎、血小板减少症、浅静脉血栓形成、肾脏病变、偏头痛、舞蹈症、癫痫、横断性脊髓炎、"SLE 样"症状（如脱发、口腔溃疡）。APS 分为原发性 APS 和继发性 APS，继发性 APS 最常继发于系统性红斑狼疮（SLE）。本例患者是以出血、血小板减低为最初症状，完善免疫相关化验，提示抗磷脂抗体、ANA 均阳性，补体 C3、C4 减低，但患者无其他 APS 特异性表现，尚不符合 APS 分类诊断标准，应密切随诊观察。后患者出现下肢动脉血栓形成，结合患者抗体检查，考虑 APS 诊断明确，但患者除动脉血栓事件外，有 ANA 滴度 >1：80，脱发、血小板减低、尿蛋白 >0.5 g/24 h、抗心磷脂抗体阳性、抗 Sm 抗体阳性、补体 C3、C4 均减低，考虑患者满足 SLE 分类诊断标准，即患者最终诊断为 SLE、继发性抗磷脂抗体综合征、狼疮性肾炎。

系统性红斑狼疮是一种免疫系统攻击体内健康的细胞和组织的疾病。目前的数据表明，全球的 SLE 患病率为 0~241/10 万，中国大陆地区的患病率约为 30~70/10 万，男女患病比为 1∶10~12。在系统性红斑狼疮患者中，免疫系统的激活是以 B 细胞和 T 细胞的过度应答及对自身抗体的免疫耐受性缺失为主要特点。抗体的产生及不全清除、循环免疫复合物在组织的沉积、补体和细胞因子的活化共同促成了 SLE 的多样的临床表现 [3]。SLE 最初的表现与病毒感染相似，通常会有一些全身症状，包括体重减轻、低热、乏力，伴有关节痛或关节炎。皮疹也是常见临床表现，大约发生在 75%~80% 的病人中。部分病人可能以突然发生的靶器官受累为主要临床特点，当患者，尤其是育龄期妇女出现血液系统损害：如血小板减少、白细胞减少、淋巴细胞减少或贫血；肾脏受累表现：如血尿、蛋白尿、细胞管型或血清肌酐水平升高；呼吸道症状：如咳嗽、呼吸困难、咯血或胸膜炎性疼痛；或中枢神经系统体征，例如头痛、畏光或局灶性神经功能缺损时，均应警惕 SLE 的发生。对于 SLE 的诊断，目前推荐使用 2012 年国际狼疮研究临床协作组（SLICC）或 2019 年 EULAR/ACR 制定的 SLE 分类诊断标准对疑似 SLE 者进行诊断。2019 年 EULAR/ACR SLE 分类标准包括 1 条入围标准、10 个方面、18 条标准，每条标准均需排除感染、恶性肿瘤、药物等原因所致，既往符合某条标准者亦可计分，在每个方面取最高权重得分计入总分，总分 ≥ 10 可分类为 SLE。

系统性红斑狼疮的治疗原则为早期、个体化治疗，最大限度地延缓疾病进展，降低器官损害，改善预后。SLE 治疗的短期目标为控制疾病活动、改善临床症状，达到临床缓解或可能达到的最低疾病活动度；长期目标为预防和减少复发，减少药物不良反应，预防和控制疾病所致器官损害，实现病情长期缓解，降低病死率，提高患者的生活质量 [4]。激素是治疗 SLE 的基础用药，应根据疾病活动及受累器官的类型和严重程度制定个体化的激素治疗方案，应采用控制疾病的所需的最低剂量。本例患者系统性红斑狼疮、狼疮肾炎、抗磷脂综合征、下肢大动脉血栓形成，虽然给予激素冲击联合丙种球蛋白以及抗凝等治疗，但患者下肢疼痛无明显缓解，且逐渐出现下肢网状青斑，考虑缺血状态进一步加重，迅速联系血管外科，经两科综合评估，给予患者手术取栓治疗，术后联合血浆置换、免疫抑制剂及抗凝治疗，患者下肢疼痛好转，缺血状态得到改善。对于系统性红斑狼疮的患者，羟氯喹对于无禁忌的病人，应作为长期基础用药，故本患者在排除禁忌证后，给予羟氯喹治疗；对激素联合羟氯喹效果不佳的 SLE 患者，或无法将激素的剂量调整至相对安全剂量以下的患者，建议使用免疫抑制剂；伴有脏器受累者，建议初始治疗时即加用免疫抑制剂；经激素和 / 或免疫抑制剂治疗效果不佳、不耐受或复发的 SLE 患者，可考虑使用生物制剂；此患者有肾脏受累，免疫抑制剂选择为霉酚酸酯类进行诱导缓解及维持治疗；针对抗磷脂综合征的情况，联合华法林抗凝治疗；患者后期随访过程中，未出现关节疼痛、下肢缺血及血小板减低等情况，考虑为临床缓解状态，激素及免疫抑制剂逐渐减量，最终小剂量维持治疗。

【专家点评】

抗磷脂综合征是一种少见的异质性疾病，临床上以血栓形成、病态妊娠及抗磷脂抗体阳性为主要表现。根据患者症状、实验室及影像学检查，患者符合抗磷脂综合征的分类诊断标准。抗磷脂综合征分为原发性和继发性,继发性疾病最常见为系统性红斑狼疮。此患者除血栓形成、抗磷脂抗体阳性外,有其他脏器受累表现、系统性红斑狼疮特异性抗体阳性,补体C3、C4 均减低,考虑系统性红斑狼疮诊断明确。

系统性红斑狼疮的治疗包括糖皮质激素、抗疟药、免疫抑制剂和生物制剂等多种药物,激素及羟氯喹是治疗狼疮的基础药物,免疫抑制剂的使用可减低激素的累及使用量及预防疾病复发。对难治性或复发性 SLE 患者,使用免疫抑制剂可减少激素的使用量,控制疾病活动,提高临床缓解率。患者给予激素、免疫抑制剂及抗凝等治疗后下肢血栓导致缺血情况仍无明显改善,联系外科积极行手术治疗后,症状明显好转,提示我们当内科积极治疗无明显改善时,应多学科会诊,与外科密切合作,评估手术的风险及益处,帮助患者达到更大的临床缓解。

【参考文献】

[1] BIGGIOGGERO，M，MERONI P L. The geoepidemiology of the antiphospholipid antibody syndrome[J]. Autoimmun Rev，2010 Mar；9（5）：A299-304.

[2] CERVERA，R，PIETTE J，FONT J，et al. Antiphospholipid syndrome：clinical and immunologic manifestations and patterns of disease expression in a cohort of 1，000 patients[J]. Arthritis Rheum，2002 Apr；46（4）：1019-1027.

[3] KIRIAKIDOU，M，CHING C L. Systemic Lupus Erythematosus[J]. Ann Intern Med，2020 Jun 2；172（11）：ITC81-ITC96.

[4] 中华医学会风湿病学分会,国家皮肤与免疫疾病临床医学研究中心,中国系统性红斑狼疮研究协作组，2020 中国系统性红斑狼疮诊疗指南 [J]. 中华内科杂志，2020，59（3）172-185.

（郎文静，赵金伟，李松松）

病例 17　难以控制的发热

【病例导读】

系统性红斑狼疮(systemic lupus erythematosus, SLE)是一种常见的、复杂的自身免疫性疾病,亦被称为自身免疫性疾病的"原型"。关节炎和皮肤病是 SLE 最常见的表现形式,但内脏受累也并不少见,尤其是肺、肾和中枢神经系统的损害使 SLE 引起的病死率大大增加。噬血细胞综合征(hemophagocytic lymphohistiocytosis, HLH)是由多种致病因素导致免疫系统病态激活,产生大量细胞因子所引起的严重乃至致命的炎症状态。SLE 并发 HLH,在临床上并不多见。其早期发病与 SLE 某些临床特征相似,但进展迅速,死亡率较高。因此,在疾病诊疗过程中,早期识别、诊断和治疗就尤为重要。

【病例介绍】

患者女性,39 岁,主因"间断皮疹、关节痛 8 年,发热 7 天"入院。

1. 病史介绍　患者 8 年前以皮疹、关节痛伴发热起病,诊断为"系统性红斑狼疮、狼疮脑病、狼疮肾炎",口服醋酸泼尼松、环磷酰胺、甲氨蝶呤等治疗,病情缓解,后逐渐药物减量。近 1 年口服泼尼松 2.5 mg 每日 1 次及羟氯喹 0.2 g 每日 2 次。入院 3 个月前,再次出现关节肿痛。联合甲氨蝶呤治疗,后因脱发改用来氟米特,同时外用药物治疗脱发(具体不详)。入院前 1 周,无明显诱因出现发热,体温高达 39.0 ℃,伴畏寒,无新发皮疹及口腔溃疡,症状持续不缓解。患者否认高血压、糖尿病及哮喘、癫痫等慢性病史。否认结核及肝炎病史及接触史。否认药物及食物过敏史。

2. 入院体检　体温 37.4 ℃,脉搏 104 次 / 分,呼吸 18 次 / 分, BP 110/75mmHg;神清,颈部皮肤可见片状瘀斑,余全身皮肤黏膜未见皮疹,无黄染,全身浅表淋巴结未触及肿大。心肺查体无异常。腹软,肝脾肋下未及。双手第 2、3 近端指间关节肿胀,有压痛。

3. 辅助检查

(1)临床相关化验指标:①入院第 1 天(D1):白细胞计数(WBC)6.48×10⁹/L,中性粒细胞百分比 89.3%,血红蛋白浓度(HB)117 g/L,血小板计数(PLT)212×10⁹/L,血浆纤维蛋白原 4.73 g/L,白蛋白 36.9 g/L,丙氨酸氨基转移酶(ALT)27U/L,天门冬氨酸氨基转移酶(AST)39U/L,γ- 谷氨酰基转移酶(GGT)106U/L,碱性磷酸酶 95U/L,甘油三酯 2.12mmol/L,免疫球蛋白 G 18.8 g/L,免疫球蛋白 E 143.71 g/L,C3 0.56 g/L,C4 0.07 g/L,抗核抗体(+),颗粒性 1:1000,抗核糖核蛋白 / 史密斯抗体(nRNP/Sm)(+),抗干燥综合征 A 抗体(SS-A)(+),抗增殖细胞核抗原抗体(PCNA)(+),抗双链 DNA 抗体(dsDNA)(+),抗核糖体 P 蛋白抗体(ARPA)(+),抗中性粒细胞胞浆抗体谱(-),红细胞沉降率 50 mm/h, C 反应蛋白 9.3 mg/L,铁蛋白(SF)775.13μg/L,尿便常规未见异常,G 试验、EB 病毒(EBV)、巨细胞病毒(-)。②D8:WBC 1.84×10⁹/L,HB 102 g/L,PLT 39×10⁹/L,ALT 38U/L,AST 227U/L,可溶性白介素 2 受体(sIL-2R/sCD25)2306U/mL, NK 细胞活性(%)2.9%,铁蛋白 >2000μg/L,血浆纤维蛋白原 2.01 g/L,骨髓穿刺可见噬血现象。③D16:WBC 11.58×10⁹/L,HB 105 g/L,PLT 163×10⁹/L, ALT 40U/L, AST 66U/L,铁蛋白 628.01ug/L。④D20:WBC 8.75×10⁹/L, HB 100 g/L,PLT 202×10⁹/L,ALT 26U/L,AST 23U/L。⑤出院后约 3 周门诊复查 sCD25:417U/mL,NK 细胞活性(%)2.9%。

(2)临床相关影像检查:胸部 CT 未见异常。腹部彩超示:胆囊壁增厚;泌尿系彩超示:右肾实性占位(考虑错构瘤)。

4. 初步诊断　①系统性红斑狼疮,狼疮性肾炎;②巨噬细胞活化综合征。

5. 诊治经过及随诊　入院后继续予强的松等药物联合哌拉西林钠他唑巴坦 4.5 g 每 8 小时 1 次抗感染治疗, SlEDAI-2K 评分为 7 分,感染筛查(-),患者仍持续发热,最高体温达 39.2 ℃,住院第 3 天(D3)予甲泼尼龙 40 mg 每日 2 次静脉滴注治疗,并加用洛索洛芬钠片 60 mg 每日 3 次退热,症状轻微缓解。D8 复查可见血细胞三系减少,铁蛋白及肝酶升高,血浆纤维蛋白原降低,考虑 MAS 可能,查 NK 细胞活性(%)减低,可溶性白介素 2 受体(sIL-2R/sCD25)升高,骨髓涂片可见噬血现象,诊断噬血细胞综合征明确。后将甲泼尼龙改为地塞米松 7.5 mg 每 8 小时 1 次静脉注射,联合环孢素 A(cyclosporine A, CsA)75 mg 每日 2 次,抗生素升级为美罗培南 1 g 每 8 小时 1 次,加用复方新诺明 2 片每日 2 次预防卡氏肺孢子虫肺炎等治疗,患者体温得到控制,逐渐激素减量,D16 复查血细胞升高,铁蛋白下降,丙氨酸氨基转移酶及天门冬氨酸氨基转移酶在正常水平,地塞米松减量为 5 mg 每 12 小时 1 次。D20 予强的松 30 mg 每日早 1 次、20 mg 每晚 1 次带药出院,规律随诊复查减量激素,一般情况好,未再发热。患者在出院后约 3 周复查 NK 细胞活性(%)及均在正常范围。

【分析与讨论】

系统性红斑狼疮是以全身多系统多脏器受累的疾病。在这些内脏表现中,肾脏是 SLE 最常累及的器官,40%~60% 的 SLE 患者在起病初即有狼疮肾炎(lupus nephritis, LN)。LN 的临床表现轻重不一,轻者仅有少量蛋白尿和(或)血尿,重者出现肾病综合征,或快速进展性肾小球肾炎。而作为 SLE 患者最为严重的并发症,神经精神性狼疮(neuropsychiatric systemic lupus erythematosus, NPSLE)表现为多种多样的神经和精神病学临床症状。本例患者既往以发热、关节痛及皮疹发病,明确诊断为 SLE,起病时并发 LN 及 NPSLE。此次入院后评估疾病活动,SLEDAI 为 3 分,无狼疮肾病及精神狼疮复发的证据。考虑患者无噬血细胞综合征的家族史,发病年龄相对较大,无免疫缺陷,可排除原发性噬血细胞综合征(primary HLH,pHLH)。入院后持续发热,血白细胞及血小板计数减低,铁蛋白升高,NK 细胞活性降低和 sCD25 水平升高,骨髓涂片中可见噬血细胞。根据 HLH-2004[1] 诊断标准,获得性噬血细胞综合征(secondary HLH,sHLH)诊断明确。

噬血细胞综合征是一种免疫介导的威胁生命的疾病。1991 年组织细胞学会正式提出 HLH 的概念,细胞毒性 CD8+ 的持续异常激活 T 细胞和由此产生的细胞因子过度增殖是核心致病机制。根据病因不同,可分为原发性及继发性两大类。pHLH 为先天性基因缺陷病,约 90% 以上在 2 岁以前发病,对患者进行筛查可发现 PFR1、UNC13D、STX11、RAB27 A 等基因突变[2]。但临床上以获得性噬血细胞综合征(secondary HLH,sHLH)多见,可由持续性感染、恶性肿瘤、结缔组织病及免疫抑制启动免疫活化。1/3 的成人病例有不止一个潜在病因。值得注意的是,病毒相关的 HLH 中,EBV、CMV,以及某些疱疹病毒是常见的致病因素。2020/2021 年 COVID-19(由 SARS-CoV-2 感染)大流行期间,有多例患者出现炎症风暴综合征,并且已有 COVID-19 引起 HLH 的报道[3]。HLH 的主要临床特征包括发热(T>38.5 ℃)和淋巴结或 / 肝脾肿大、至少两系的血细胞减少、铁蛋白升高、骨髓中发现噬血现象等。四分之一的成年患者也可能有非特异性皮肤受累,包括红斑性皮疹、水肿、瘀点或紫癜。应特别注意皮下的脂膜样结节,这可能与 T 细胞淋巴瘤密切相关。脾脏及肝脏是最常受累的内脏器官,还可累及肺部、胃肠道、肾脏及中枢神经系统等,由于病情凶险,进展迅速,常导致进行性多器官功能衰竭,近半数患者需要重症监护。这可能与潜在疾病、感染诱因以及“瀑布式发展”的细胞因子风暴相关。

巨噬细胞活化综合征(macrophage activation syndrome, MAS)是特指自身免疫病所致的 HLH。成人 MAS 多见于 SLE、成年型 Still 病,也可见于系统性血管炎、炎性肠病等。在 SLE 并发 MAS 患者中,自身抗体的产生以及循环免疫复合物的沉积也发挥着潜在的作用。Wong 等[4] 提出了急性狼疮噬血细胞综合征(acute lupus hemophagocytic syndrome, ALHS)的噬血现象与 SLE 活动相关。但 ALHS 需与感染相关的 HLH 区分,因为前者对类固醇治疗反应良好。研究还提示[5]除 SLE 和 AOSD 外,其他的 CTD 并发的 MAS 更常伴有感染事件。S.Fukaya[6] 等的数据也发现 MAS 合并细菌感染病例占比大。这可能与 CTD 患者长期服用激素及免疫抑制剂有关,因此在治疗时对临床医生提出了挑战。

对疑似 MAS 的患者,积极进行相关筛查,有助于早期识别。血细胞减少是 HLH 的重要实验室标记物,约 80% 的成人病例发现血小板减少和贫血,69% 伴随白细胞减少,Coombs 试验阳性少见[7]。由于严重的血小板减少(20×10^9/L)和凝血功能异常,死亡风险很高。对严重血小板减少的患者应加强血小板输注,防止自发性出血,将血小板计数维持在 50×10^9/L。血液学检测异常也是 SLE 患者最常见的表现之一。本例患者住院第 8 天,仍持续发热,复查血 WBC 及 PLT 下降明显,考虑患者既往无血细胞下降病史,短时间内出现 SLE 血液系统损害可能性不大,亦未发现其他血液系统疾病证据,为明确病因,继续完善相关检查。在疾病早期,NK 细胞活性减低及 sCD25 水平升高均 100% 出现。血清铁蛋白水平可有效监测病情变化,数值越高对 HLH 的诊断越有意义。Allen CE 等[8] 在相关研究中发现,血清铁蛋白 >10000ug/L 确诊 HLH 的敏感性为 90%,特异性为 96%。而当铁蛋白水平 ≥ 500μg/L 时,特异性仅为 42.9%[9]。近年有新的血清学检测应用于临床[10],血清糖化铁蛋白 <38.6% 时,在诊断中的价值明显优于血清 SF。在疾病的初始阶段,骨髓穿刺发现噬血现象的概率并不高,必要时对于高度怀疑 HLH 的患者应反复穿刺。

HLH 一旦确诊,需及时控制高细胞因子血症,减少组织损害。目前主要依据 HLH-2004 治疗方案:在诱导期,推荐使用地塞米松、依托泊苷以(Etoposide,VP-16)及 CsA。VP-16 是该方案推荐的一线药物,可通过破坏抗原提呈细胞来降低抗原负荷,但考虑到肝肾功能损害及骨髓抑制等毒副反应,有可能加重患者脏器功能的损害,因此此次治疗过程中选用了 CsA。对于累及中枢神经系统的患者,尽早给予鞘内注射甲氨蝶呤和地塞米松。若同时伴有感染,可将免疫球蛋白(IVIG)作为一线治疗。由于对潜在的生物机制的理解,患者的生存率有了显著的改善。早期积极有效控制炎症风暴及原发病的治疗是 SLE 并发 MAS 的重中之重。

【专家点评】

系统性红斑狼疮是临床上的一种常见疾病,多伴有器官受累,部分患者以血液系统损害为首发表现。此例患者为青年女性,在 8 年前即已明确诊断为 SLE,并有肾脏及中枢神经系统的受累,一直服药控制病情。此次入院前出现持续发热,后又出现血细胞下降,应鉴别血液系统损害是 SLE 病情活动所致或出现其他继发的疾病,如感染、MAS。在临床上,SLE 并发的 MAS 并不多见,因此在诊疗过程中,需要注意发现其他潜在病因,尤其是此患者 SLE-DAI 评分不高。NK 细胞活性减低和 sCD25 水平升高,在早期就可出现,但是很多医院不具备检测条件,一定程度上限制了早期诊断。其他的化验如铁蛋白水平、纤维蛋白原及甘油三酯的明显异常,也在诊断中占据了重要的角色。

该患者给予地塞米松联合环孢素治疗后病情得到控制,如控制不佳可加用 VP-16 治疗。但在一些类固醇耐药的 MAS 患者中,有文献报道英夫利昔单抗、托珠单抗及阿那白滞素可作为二线用药对疾病有治疗作用。有部分病例单独使用激素治疗,获得了良好的疗效。甚至有些患者需要造血干细胞移植治疗。积极给予支持、对症治疗对预后意义重大,肝功能异常积极给予护肝,预防卡氏肺孢子虫肺炎及真菌感染等。因此,在临床工作中,需要对此病提高警惕,早期识别及诊断、治疗至关重要。

【参考文献】

[1] HENTER J I, HORNE A, ARICO M, et al. HLH-2004：Diagnostic and therapeutic guidelines for hemophagocytic lymphohistiocytosis [J]. Pediatr Blood Cancer，2007，48（2）：124-131.

[2] JANKA G E. Familial and acquired hemophagocytic lymphohistiocytosis [J]. Annu Rev Med，2012，63：233-246.

[3] KAYAASLAN B U, ASILTURK D, ESER F, et al. A case of Hemophagocytic lymphohistiocytosis induced by COVID-19，and review of all cases reported in the literature [J]. J Infect Dev Ctries，2021，15（11）：1607-1614.

[4] WONG, MEDICINE K-F J A O I. The acute lupus hemophagocytic syndrome [J]. Ann Intern Med，1991，114（5）：387-390.

[5] DHOTE R, SIMON J, PAPO T, et al. Reactive hemophagocytic syndrome in adult systemic disease：report of twenty-six cases and literature review [J]. Arthritis Rheum，2003，49（5）：633-639.

[6] FUKAYA S, YASUDA S, HASHIMOTO T, et al. Clinical features of haemophagocytic syndrome in patients with systemic autoimmune diseases：analysis of 30 cases [J]. Rheumatology（Oxford），2008，47（11）：1686-1691.

[7] RAMOS-CASALS M, BRITO-ZERóN P, LóPEZ-GUILLERMO A, et al. Adult haemophagocytic syndrome [J]. The Lancet，2014，383（9927）：1503-1516.

[8] ALLEN C E, YU X, KOZINETZ C A, et al. Highly elevated ferritin levels and the diagnosis of hemophagocytic lymphohistiocytosis [J]. Pediatr Blood Cancer，2008，50（6）：1227-1235.

[9] 王旖旎,王昭,吴林,等.多中心 72 例噬血细胞综合征诊疗分析 [J]. 中华血液学杂志，2009（12）：6.

[10] 王旖旎,王昭,王晶石,等.糖化铁蛋白在诊断继发性噬血细胞性淋巴组织细胞增多症中意义的探讨 [J]. 中国实验血液学杂志，2008，16（6）：4.

（杨瑞,赵金伟）

病例 18　面部皮疹、颜面水肿、关节疼痛

【病例导读】

系统性红斑狼疮是一种以抗体和免疫复合物形成,并介导器官组织损伤的自身免疫性疾病,临床上常存在多系统受累表现。马凡综合征为一先天性中胚叶发育不良性疾病[1],是一种常染色体显性遗传性疾病,影响多种身体系统,包括心脏和血管、眼睛、骨骼、皮肤和肺。本文回顾分析 1 例马凡综合征合并系统性红斑狼疮患者诊疗情况,总结其病例特点及治疗

经验,为其他临床医师诊疗提供一定的借鉴作用。我们的病例提示:先天心脏病合并系统性红斑狼疮患者,经积极治疗结缔组织病,快速有效控制病情活动,可提升患者生存质量,避免造成不良后果。

【病例介绍】

患者王某,女,28岁,主因"颜面部水肿1月"入院。

1. 病史介绍　患者入院前1月,无明显诱因出现颜面部水肿,伴乏力,自觉尿色深、有泡沫尿,无发热、头晕,无咳嗽、咳痰、胸闷、憋气,无腹痛、腹胀,无关节肌肉疼痛,无尿频尿急,就诊于当地医院测血压180/90mmHg,尿常规提示潜血(+++),余阴性,未治疗;入院前半月患者因偶有背部疼痛不适再次就诊于当地医院,查胸CT示左侧少量胸腔积液,尿常规示潜血(+++),尿蛋白(+),建议转入综合医院就诊,遂就诊于当地某综合医院,自诉予中成药降尿蛋白治疗(具体不详)。入院前10天复查尿常规无好转,且尿白细胞(+),考虑不除外泌尿系感染,予头孢地尼100 mg每日3次抗感染治疗。入院前5天,患者出现周身皮疹,为红色丘疹,累及颜面部、躯干、四肢,无脱屑,轻度瘙痒,完善检查:ANA1:1000,抗SSA抗体(+)、抗核糖体P蛋白抗体(+),IgG(23.80 g/L)、IgA(4.66 g/L)均升高,补体C3(0.32 g/L)、C4(0.03 g/L)均下降,考虑不除外结缔组织病、过敏性皮疹,停用可疑药物,并予泼尼松10 mg每日1次治疗2天后,皮疹较前有所好转。为进一步诊治收入我科。既往:2年前因主动脉夹层就诊于外院,诊断为马凡(Marfan)综合征,主动脉夹层,行BENTALL手术治疗,平素规律口服华法林抗凝,倍他乐克控制心室率。家族史:外祖父死于心脏病,具体不详;母亲20年前因心脏病猝死;姨母马凡(Marfan)综合征,健在;表姐马凡(Marfan)综合征,2年前因主动脉夹层去世。父亲24年前因肝病(具体不详)去世。

2. 入院检查　身高183 cm,体重70 kg;体温36.9 ℃,脉搏58次/分,呼吸18次/分,BP 106/75mmHg;神志清,查体合作,颜面部、躯干、四肢散在皮疹,双眼睑不肿,双眼外凸,高度近视。长头畸形,面窄,高腭弓、耳大且低位。皮下脂肪少,肌肉不发达,胸、腹、臂皮肤皱纹,肌张力低,关节过度伸展。胸前长约30 cm手术疤痕,心脏听诊:心律齐,心率58次/分,各瓣膜听诊区未闻及杂音。双肺未闻及干湿啰音,腹部查体未见明显异常。四肢、手指、脚趾细长不匀称,双臂平伸指距大于身长,双手下垂过膝,上半身比下半身长,双下肢无水肿。

3. 辅助检查　血常规WBC 4.07×10^9/L,HB 101 g/L,PLT 237×10^9/L,尿蛋白(++),尿潜血(+++),尿白细胞酯酶(++);24小时尿蛋白定量0.62 g;PT-INR 3.81;免疫球蛋白G 23.70 g/L,补体C3 0.28 g/L,C4 0.02 g/L,抗核抗体1:1000,抗双链DNA抗体(+),抗核小体抗体(+),抗SSA抗体(+),抗核糖体P蛋白抗体(+),抗双链DNA定量>300IU/mL,抗C1q抗体73.6U/mL。NT-proBNP 304pg/mL。心电图:窦性心律,心率58次/分。心脏超声:EF59%,主动脉瓣位人工机械瓣置换术后,主动脉少量反流,左室增大(收缩内径35 mm,舒末内径51 mm),二、三间瓣轻度反流,升主动脉、肺动脉内径正常,肺动脉收缩压23mmHg。胸CT:胸廓对称,胸骨骨质结构欠规则,并可见多发环状影。纵隔窗下心脏大血管影清晰,主动脉起始部可见金属密度影,纵隔内未见增大到淋巴结。肺窗下左肺上叶胸膜下可见囊状透亮影（图 1-18-1、1-18-2、1-18-3）。

4. 初步诊断　①系统性红斑狼疮；②马凡综合征 BENTALL 术后。

5. 诊治经过及随诊　甲泼尼龙 40 mg 每日 1 次 ×7 天联合吗替麦考酚 750 mg 每日 2 次，后激素逐渐减量；5 月后减量至泼尼松 10 mg 每日 1 次；7 月后减量至泼尼松 5 mg 每日 1 次治疗。期间监测血常规、肝肾功能、C 反应蛋白、ds-DNA、尿蛋白定量、PT-INR 等情况：白细胞、血小板未见异常，血色素较入院时好转，免疫球蛋白 G、补体水平逐渐恢复正常，双链 DNA 水平逐渐降至正常，24 小时尿蛋白定量逐渐减少至 0.21 g，INR 水平波动于 1.69~3.81 之间，BNP 水下降至 50pg/mL 以下。监测心脏超声未见明显异常改变。1 年随访时因 ds-DNA 较前升高，无皮疹等不适，治疗方案调整为醋酸泼尼松 10 mg 每日 1 次、环孢素 100 mg 每日 2 次、硫酸羟氯喹 100 mg 每日 2 次维持治疗。至今随访 2 年，无不适主诉，尿蛋白阴性，余化验指标未见异常（表 1-18-1），病情平稳。

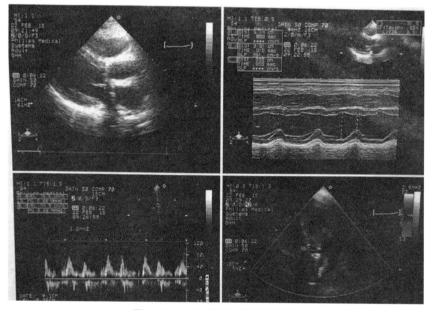

图 1-18-1　入院时心脏超声图像

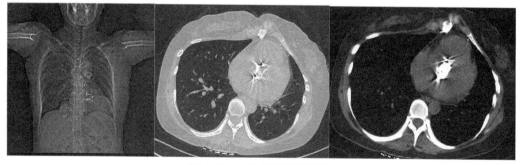

图 1-18-2　入院时肺部影像

表 1-18-1　不同随访时期化验指标结果

	WBC（10⁹/L）	HB（g/L）	IgG（mg/dL）	C3（mg/dL）	C4（mg/dL）	CRP（mg/L）	ds-DNA（IU/mL）	尿蛋白定量（mg/dL）	NT-proB-NP（pg/mL）	INR
入院	4.07	101	2370	28.9	2.39	2.04	>300	41.1	304	3.81
5月后	5.51	111	1150	74.4	13.8	1.94	64.9	35.1	100.8	1.92
7月后	6.94	124	1300	80.5	14.1	2.22	18.3	11.1	29.64	1.69
1年后	7.16	120	1200	82.2	13.4	—	183.2	8.5	—	1.87
2年后	—	—	1100	78.6	14.7	2.92	97.8	—	—	2.50

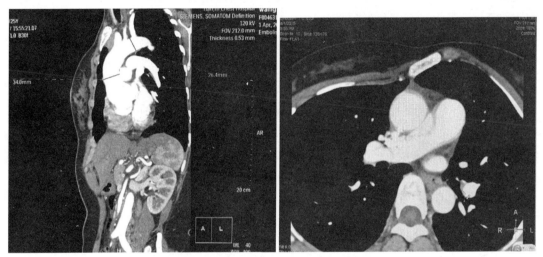

图 1-18-3　该患者既往主动脉夹层影像

【分析与讨论】

马凡综合征为一先天性中胚叶发育不良性疾病[1]，是一种常染色体显性遗传性疾病，影响多种身体系统，包括心脏和血管、眼睛、骨骼、皮肤和肺。具体发病原因不明，据认为与先天性蛋白质代谢异常有关[1]。也有研究认为，马凡综合征与 FBN1 基因的突变有关，该基因编码细胞外基质蛋白肌原纤维蛋白 -12。FBN1 基因的突变也与其他肌原纤维病变的疾病相关，包括新生儿马凡综合征和孤立的升主动脉动脉瘤[3]。本病目前公认的诊断依据[2]为：①特殊骨骼变化即管状骨细长尤以指、掌骨为著。骨皮质变薄、纤细，呈蜘蛛指样改变。②先天性心血管异常。③眼部症状。④家族史。以上临床 4 项标准中有 3 项者即可确诊，在前 3 项中仅出现 2 项改变即可诊断为不完全型马凡综合征。该病预后较好，多数病人可存活到中年，常死于主动脉瘤破裂和心力衰竭。该患者有马凡综合征家族史，多位亲属死于该病心血管事件，该患者有明显的马凡综合征表现：体型高大，双眼外凸，高度近视，长头畸形，面窄，高腭弓、耳大且低位，皮下脂肪少，关节过度伸展。四肢、手指、脚趾细长不匀称，双臂平伸指距大于身长，双手下垂过膝，上半身比下半身长。且 2 年前因主动脉夹层行 BENTALL 手术治疗。该患者同时有皮疹、尿蛋白阳性（24 小时尿蛋白定量大于 0.5 g）、胸腔积液，抗核抗体、抗双链DNA 抗体阳性，系统性红斑狼疮诊断明确。患者同时合并马凡综合征及系统性红斑狼疮，需要我们及时控制病情,诱导狼疮缓解,避免加重患者心血管损伤,还要注意激素及免疫抑制剂的不良反应,避免造成患者心血管负担,出现不良后果。治疗期间密切监测血压等生命体征,随诊血常规、肝肾功能、ds-DNA 定量、尿蛋白定量、INR、补体等情况,患者皮疹消退,一般生命体征平稳,监测化验指标逐渐好转,心脏超声未见明显异常改变,胸水超声示胸腔积液消失。期间根据病情变化及时调整治疗方案。该患者治疗效果良好,未出现不良事件。

目前,关于系统性红斑狼疮合并马凡综合征的病例报道并不多见,曾有报道疱疹样皮炎和系统性红斑狼疮同时发病于一位 15 岁马凡综合征女孩[3],该患者既往马凡综合征诊断明确,初发症状为胸痛,曾诊断为肋软骨炎。后出现面部、颈部及躯干爆发的大面积皮疹,皮肤活检提示疱疹样皮炎,予柳氮磺胺吡啶治疗效果欠佳,后出现发烧、胸痛和咳嗽,胸片示双侧胸腔积液,实验室检查示肾功能异常(BUN 104 mg/dl,血肌酐 10 mg/dl),低补体血症,抗核抗体(免疫荧光)阳性,1∶500,均质型,尿蛋白定量 6.9 g/24 h,肾穿刺活检病理回报:狼疮性肾小球肾炎,肾小球系膜、上皮下及膜内可见致密沉积物。再次皮肤活检提示:免疫荧光显示 IgG、IgM、C3 及少量 IgA 沉积于真皮和乳头状血管周围。系统性红斑狼疮诊断明确,开始给予泼尼松 80 mg 每日 1 次治疗,肾功能逐渐恢复正常,皮疹、关节炎、胸腔积液、发热等症状消失,补体也恢复正常,免疫荧光抗核抗体下降至 1∶10。针对系统性红斑狼疮的治疗效果良好,但是她死于升主动脉囊性中层坏死引起的心脏填塞,尸检证实为严重弥漫性亲脂性狼疮性肾小球肾炎。有学者认为在 SLE 患者中,免疫复合物的沉积在疱疹样皮炎的发病机制中起一定的作用,参与介导相关脏器损伤[4]。

曾有报道例同时合并系统性红斑狼疮和马凡综合征家族史的 19 岁男孩最终诊断为 Ehlers-Danlos syndrome[5]。该患者从小就容易瘀伤和皮肤损伤,16 岁时发生自发性肠穿孔,19 岁时出现双侧肾梗死和高血压,该患者并未诊断系统性红斑狼疮或马凡综合征最终诊断为 Ehlers-Danlos syndrome。马凡综合征为一遗传型结缔组织病,合并系统性红斑狼疮时,及时规范加用激素及免疫抑制剂治疗,快速诱导缓解,密切监测患者凝血功能、心功能,维持病情稳定,可有效缓解病情,提高患者生存质量,避免诱发不良事件。

【专家点评】

马凡综合征是一种罕见的常染色体显性遗传性结缔组织疾病,与先天性中胚叶发育不良有关,可影响心血管、眼睛、骨骼等多器官系统。因疾病初期无明显症状导致诊断延迟,一旦出现动脉瘤或主动脉夹层则预后极差。早期病例的发现依赖于对高危人群进行基因检测和超声心动检查,经积极治疗可降低猝死风险。我们的患者两年前通过主动筛查发现了主动脉夹层并成功实施 BENTALL 手术治疗。患者的诊断符合 2010 年修订的 Ghent 标准。患者系统性红斑狼疮的诊断符合 2009 年 ACR-SLE 分类标准。系统性红斑狼疮合并马凡综合征的病例报道少见,治疗的重点是早期和规范,能显著改善预后。快速的诱导缓解,能够提高患者生存质量,避免了不良事件的发生。

【参考文献】

[1]   TAKEDA N, YAGI H, HARA H, et al. Pathophysiology and Management of Cardiovascular Manifestations in Marfan and Loeys-Dietz Syndromes[J].Int Heart J,2016,57(3):271-277.

[2] WAGNER A H, ZARADZKI M, ARIF R, et al. Marfan syndrome: A therapeutic challenge for long-term care[J]. Biochemical Pharmacology, 2019, 164(6): 53-63.

[3] DETAINT D, FAIVRE L, COLLOD-BEROUD G, et al. Cardiovascular manifestations in men and women carrying a FBN1 mutation. Eur Heart J, 2010,31(18):2223-2229.

[4] 倪二茹,肖晶晶,吴少鸿,等.1 例马凡综合征患者原纤维蛋白 1 基因突变分析 [J]. 山东医药,2019,59(23):57-60.

[5] 王天毅,牛兆倬,黄强,等. 马凡综合征关联药物及相关基因 [J]. 青岛大学学报(医学版),2020,56(1):35-39.

（闫磊,徐惠萍）

病例 19　颜面红斑、突发失明

【病例导读】

系统性红斑狼疮(systemic lupus erythematosus, SLE)是一种以致病性自身抗体和免疫复合物形成并介导器官、组织损伤的自身免疫病,血清中存在以抗核抗体为代表的多种自身抗体,临床常出现多系统受累。视神经炎(optic neuritis, ON)泛指各种累及视神经的炎性疾病,是青中年人群最易罹患的致盲性视神经疾病,伴有与脱髓鞘、传染病或自身免疫相关的局灶性炎症。 SLE 合并 ON 是一种罕见但严重的表现,重者可在数日内致盲。临床医生需要加强 SLE 合并 ON 的认识,早期诊断、及时治疗对视力恢复很重要。

【病例介绍】

患者,女,49 岁,主因"颜面红斑 14 年、左眼视力进行性下降 9 天"入院。

1. 病史介绍　患者于入院前 14 年,无明显诱因出现颜面红斑,位于两颧部,为充血性高于皮面红斑,有光过敏、口腔溃疡、脱发及间断低热,体温波动与 37.5 ℃左右。于我科住院诊治,查抗核抗体(ANA)1∶320,抗 SSA 抗体(+)、抗双链 DNA 抗体(ds-DNA)> 300IU/mL、抗核小体抗体(+)、补体 C3、C4 均降低、免疫球蛋白 IgG 22.40 g/L,血常规未见异常,尿常规:尿蛋白(++++),余未见异常, 24 h 尿蛋白定量 2.96 g。胸部 CT 及泌尿系 B 超、心脏超声未见异常。诊断考虑系统性红斑狼疮,狼疮性肾炎,给予甲基强的松龙 40 mg 每日 1 次静脉点滴,联合口服羟氯喹 200 mg 每日 2 次、吗替麦考酚酯片 0.75 g 每日 2 次, 7 天后停用静脉甲基强的松龙,改为醋酸泼尼松 40 mg 每日 1 次出院。出院后门诊规律随诊,激素逐渐减量。出院后 1 年病情缓解,激素减至醋酸泼尼松 5 mg 每日 1 次,联合羟氯喹 200 mg 每日 2 次、吗替麦考酚酯片 0.5 g 每日 2 次维持治疗。于入院前 2 年,患者自行停用上述药物。患者于入院前 9 天,无明显诱因出现左眼视力下降,视物模糊,伴左眼睑肿胀、疼痛。就诊眼科医院:光学相干断层成像术(OCT):提示左眼玻璃体后脱离。余未见异常。裸视力:右眼(OD): 0.5,左眼(OS)0.1(正常时双眼裸视力均为 0.5)。未予治疗,建议原发病相关诊疗,遂于我院住院诊治。既往糖尿病史 14 年、高血压、冠心病史 7 年。

2. 入院体检　体温 36.6 ℃,脉搏 84 次 / 分,呼吸 18 次 / 分, BP 133/96mmHg;双颧部可见淡红色、高于皮面新发皮疹,左侧上眼睑轻度水肿。浅表淋巴结无肿大。双肺呼吸音清,未闻及干湿性啰音,心率 84 次 / 分,律齐,心音低顿各瓣膜听诊区未闻及病理性杂音。腹平软,全腹无压痛,肝脾未触及肿大。双下肢不肿。

3. 辅助检查　血尿常规、肝肾功能正常,24 小时尿蛋白定量微量,红细胞沉降率(ESR)40 mm/1 h,C 反应蛋白(CRP)3.51 mg/L 正常。免疫球蛋白 G 24.40 g/L,补体 C3、C4 正常,ANA 1：1000,抗 ds-DNA 抗体 >300IU/mL,抗核小体抗体(＋),抗核糖体 P 蛋白抗体(＋),抗中性粒细胞胞浆抗体、抗磷脂抗体均阴性。结核干扰素释放试验(T-SPOT)阴性,梅毒、艾滋病病毒(HIV)均阴性;巨细胞病毒(IgG)3.71 S/CO,巨细胞病毒(IgM)1.16 S/C0 增高,巨细胞病毒 DNA 正常。腰穿检查,颅内压力 170mmH$_2$O,脑脊液检查,IgG 增高(10.9 mg/dL),蛋白增高(55.80 mg/dL),糖降低(4.42mmol/dL)(瞬时血糖 10mmol/L),脑脊液细胞学检查未见异常。血液及脑脊液中枢神经系统脱髓鞘疾病谱包括抗水通道蛋白 4 抗体(抗 AQP$_4$ 抗体)等均阴性、血液及脑脊液寡克隆带均正常。视神经诱发电位(VEP);左眼 P100 波形形成不良,右眼 P100 波幅低平,潜伏期延长,提示:视传导通路异常,听性脑干反应(ABR):听传入通路中枢段异常。颈部血管超声:双侧颈部动脉内膜增厚伴多发狭窄左侧颈内动脉起始段狭窄(中度),头核磁未见异常。血管壁 MRI:右侧大脑中动脉 M1 段稳定斑块右侧椎动脉 V4 段纤细,左侧额叶皮层下白质点状高信号影。颈椎 MRI:颈椎反弓,颈椎病,C4~5、C5~6 椎间盘突出,压迫同水平硬膜囊及颈髓。胸腰段 MRI:胸腰椎退行性变,L4~5、L5~S1 椎间盘膨出,压迫同水平硬膜囊,未见脊髓炎征象。眼眶 MRI:左侧视神经炎、左侧上颌窦炎症(图 1-19-1)。眼科检查,裸视力：OD 0.5、OS 眼前手动;眼压：OD 12.6mmHg、OS 13mmHg;眼底检查:双眼玻璃体混浊 OCT:玻璃体后脱离(OS),黄斑及视神经无异常。视野未见异常。

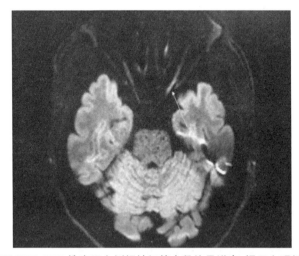

图 1-19-1　患者眼眶 MRI:DWI 检查示左侧视神经管内段信号增高,提示左眼视神经炎(箭头所示)

4. 初步诊断　①系统性红斑狼疮活动期;②左眼视神经炎;③巨细胞病毒感染;④Ⅱ型糖尿病;⑤高血压;⑥冠心病;⑦高脂血症。

5. 诊治经过及随诊　本例患者中年女性,SLE 病史 14 年,停用激素及免疫抑制剂治疗

2年,查体颜面有新发皮疹、化验有多种自身抗体,SLEDAI-2000 评分 10 分,提示 SLE 中度活动。患者左眼突发失明,查血清及脑脊液:抗 AQP4 抗体均阴性,寡克隆带均阴性。颈、胸、腰椎 MRI 未见脊髓炎征象,腰穿颅内压力正常,脑脊液检查提示蛋白高,糖低。眼眶 MRI 提示左眼 ON,VEP 异常,巨细胞病毒 IgM 增高、巨细胞病毒 DNA 正常,故诊断 SLE 活动期、左眼 ON、巨细胞病毒感染诊断明确。SLE 合并视神经炎,传统治疗方法为甲基强的松龙 1000 mg,静脉冲击治疗 3 天,激素逐渐减量联合免疫抑制剂治疗。患者因有高血压、糖尿病、冠心病史,担心大剂量激素之副作用,拒绝大剂量激素冲击治疗。经与患者充分沟通、交流,暂予标准剂量激素 [1 mg/(kg·d)] 甲强龙 80 mg 静脉滴注每日 1 次,丙种球蛋白(IVIG)20 g[400 mg/(kg·d)] 静脉滴注每日 1 次,更昔洛韦 0.35 g 静脉滴注每 12 小时 1 次抗病毒治疗及降压、降糖、降脂、营养神经等综合治疗。上述治疗 1 天,复查视力:OD 0.5、OS 0.06,视力有好转,继续甲强龙 80 mg 每日 1 次 ×6 天,IVIG 20 g 每日 1 次 ×5 天,更昔洛韦 0.35 g 每 12 小时 1 次 ×7 天,环磷酰胺(CTX)400 mg 静脉滴注 1 次及贝利尤单抗 600 mg(10 mg/kg)。经上述治疗视力明显好转,激素减至口服阿赛松 48 mg 每日 1 次,CTX 改为口服 200 mg 隔日 1 次治疗,病情好转出院。出院后规律输注贝利尤单抗及 CTX 治疗,激素逐渐减量。出院后 2 周复查裸视力:OD 0.6、OS 0.5,视力恢复至发病前水平。眼压:OD 14mmHg、OS 17mmHg,双眼前节(-),屈光间质透明,双瞳孔(-),眼底未见异常。OCT:未见异常,视野正常。出院 3 个月复查血尿常规正常,IgG 10.24 g/L,补体正常,ANA 1:1000,抗核小体抗(-)、抗核糖体 P 蛋白抗体(-),抗 ds-DNA 36IU/mL(图 1-19-2)。复查 VEP:右侧 P$_{100}$ 波形可,左侧 P$_{100}$ 波形呈 W 形,提示:左眼传导通路异常,右眼正常。复查眼眶 MRI:左眼视神经炎较前好转(图 1-19-3)。SLEDAI-2000 评分 4 分,SLE 疾病缓解。出院 6 个月激素减至醋酸泼尼松 10 mg 每日 1 次维持及贝利尤单抗规律治疗,CTX 累计剂量 21.4 g 后病情好转停用,无感染发生,无激素不良反应发生,目前仍在门诊随访中。

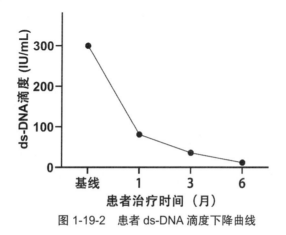

ds-DNA 滴度下降曲线

图 1-19-2　患者 ds-DNA 滴度下降曲线

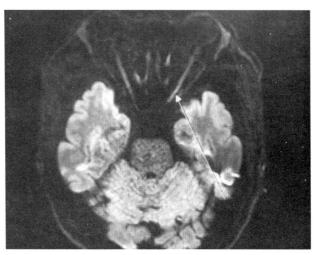

图 1-19-3　治疗后复查患者眼眶 MRI:DWI 检查示左侧视神经管内段信号增高较前减轻,提示左眼视神经炎较前好转(箭头所示)

【分析与讨论】

SLE 是一种系统性自身免疫性疾病,主要的临床特征是多脏器受累、复发与缓解交替,如不及时治疗,会导致受累脏器的不可逆损害。15% 病人有眼睛受累,如视网膜出血、视网膜渗出、视盘水肿等,其原因是视网膜血管炎 [1]。一项基于全国人群的队列研究显示,系统性红斑狼疮患者视网膜血管炎风险增加 [2]。血管炎可累及视神经,两者均可影响视力,重者可在数日内致盲 [3, 4]。ON 在 SLE 中并不常见,但可能是该疾病的表现特征。20%~40% 的 SLE 患者出现眼科和中枢神经系统(CNS)表现。视神经或视交叉受累很少见,仅发生在1% 的 SLE 患者中,通常发生在确诊并存在多种其他表现之后。

2014 中国 ON 的诊断标准 [5] :①急性视力下降或视野缺损,伴或不伴眼痛;②至少存在以下一项异常:相对性传入性瞳孔障碍(relative afferent pupillary defect , RAPD)、视野缺损、视觉诱发电位异常;③ 除外压迫性、血管性、中毒性、代谢性、浸润性、遗传性等视神经病变;④ 除外视交叉及视交叉后的视觉通路、视觉皮层受损;⑤除外其他眼科疾病:眼前节病变、视网膜病变、黄斑病变、屈光不正、青光眼等。

ON 的诊断需要病因分型,病因分型包括①特发性 ON 如特发性脱髓鞘性视神经炎(IDON),亦称经典多发性硬化相关性视神经炎(MS-ON)、视神经脊髓炎相关性视神经炎(NMO-ON)、其他中枢神经系统脱髓鞘病相关性 ON;②感染性和感染相关性 ON;③自身免疫病性视神经病;④其他无法归类的 ON。ON 的鉴别诊断主要需与视神经脊髓炎(neuromyelitis optica, NMO)和(或)视神经脊髓炎谱系疾病 (neuromyelitis optica spectrum disease, NMOSD)相鉴别。后者是一种特发性炎性脱髓鞘疾病,病变主要侵犯视神经和脊髓,导致严重的 ON 和横贯性脊髓炎。该患者虽有 ON,但无脊髓炎临床表现及影像学征象,且血清及脑脊液抗 AQP4 抗体(IgG)及寡克隆带均阴性,可排除此病。ON 的治疗,需要对因治疗,最大程度挽救视功能,防止或减轻神经系统损害。急性期糖皮质激素冲击治疗是主要的治疗手段,可以联合免疫抑制剂、IVIG 治疗及多发性硬化疾病修正药物。慢性期可选择免疫抑制剂及生物制剂治疗预防复发。

SLE 合并 ON 是一种罕见但严重的表现[6-8]，发病率 0.7%~1%[9,10]。ON 可以是 SLE 首发的临床表现，也可以是 SLE 复发的表现。ON 急性期表现为视力丧失，单眼或双眼，伴眼痛，随眼球运动而加重。与 SLE 相关的视神经病变可表现为急性球后 ON、视乳头炎、前部缺血性视神经病变、后部缺血性视神经病变或缓慢的进行性视力丧失。SLE 相关性视神经病变的发病机制被认为与特发性视神经炎不同。它可能表现为伴有局灶性轴索坏死的血栓形成、血管闭塞事件，或表现为全身性免疫炎症，如血管炎。

糖皮质激素在 SLE 治疗中发挥至关重要作用，是 SLE 诱导缓解治疗中的基础用药。而糖皮质激素相关不良反应的发生率 >30%[11]，故应依据疾病活动度、器官受累的类型和严重程度制定个体化的激素治疗方案，可联合免疫抑制剂以降低激素的累计使用剂量及降低发生长期不良反应的发生风险。2020 年中国 SLE 诊疗指南推荐[11]：经激素和 / 或免疫抑制剂治疗效果不佳、不耐受或复发的 SLE 患者，生物制剂显著提高患者缓解率，减少激素用量。贝利尤单抗是获得美国食品药品监督管理局（FDA）和国家食品药品监督管理总局（CFDA）批准用于治疗 SLE 的生物制剂。贝利尤单抗可以选择性抑制过量淋巴细胞刺激因子（B-Lymphocyte Stimulator, BLyS），有效抑制自身反应性 B 细胞增殖分化，降低产生自身抗体的浆细胞，进一步降低自身抗体，改善患者血清学指标，降低严重复发风险及减少激素用量。

SLE 相关的急性 ON 的传统治疗为大剂量糖皮质激素冲击治疗。早期激素冲击治疗（发病 10 天内治疗）有助视力恢复[7,12]。在发生视神经萎缩之前，SLE 相关的 ON 可能对糖皮质激素治疗有显著的反应。然而，在糖皮质激素减量期间复发是常见的，静脉注射环磷酰胺被认为是 SLE 相关 ON 缓解期更有效的治疗方法，其副作用比糖皮质激素治疗更少更有效[13]。结合学习以上文献，我们根据本例患者的具体情况，及早给予了较大剂量糖皮质激素治疗，挽救了患者的视力，提高了其生活质量。随后应用免疫抑制剂及生物制剂维持治疗，使患者在激素减量后病情仍处于稳定中。

【专家点评】

SLE 是一种自身免疫介导的慢性炎症性疾病，多系统器官受累及多种自身抗体的产生是其主要特点。根据该患者的临床表现、实验室检查及影像学检查结果，符合 2019 年 EULAR SLE 诊断分类标准及 2014 中国 ON 的诊断标准，故 SLE 合并 ON 诊断成立。SLE 合并 ON 罕见，诊断需要风湿科、眼科、神经内科、放射科多学科协作，早期诊断、及时治疗对视力恢复很重要。SLE 合并 ON，传统治疗是大剂量糖皮质激素冲击治疗，随着生物靶向药物的问世，SLE 治疗理念发生了改变。该例患者在常规治疗基础上联合贝利尤单抗，可降低激素使用剂量及累计剂量、尽早实现达标治疗，改善预后，提高患者生活质量。

【参考文献】

[1] BANDYOPADHYAY S K, MOMLICK A, DUTTA A. Retinal vasculitis--an initial presentation of systemic lupus erythematosus [J]. Journal of the Indian Medical Association, 2006, 104（9）: 526-527.

[2] Chen X H, Shi J C, Wei J C, et al. Increased Risk of Retinal Vasculitis in Patients With Systemic Lupus Erythematosus：A Nationwide Population-Based Cohort Study [J]. Frontiers in medicine, 2021, 8(9)：739883.

[3] 葛均波,徐永健,王辰. 内科学. 第九版 [M]. 北京：人民卫生出版社,2020：815-821.

[4] WEI W, ZERFOSS E, ASHKER L, et al. Bilateral optic neuritis in pediatric systemic lupus erythematosus associated with antiphospholipid antibodies and neuromyelitis optica immunoglobulin [J]. Journal of pediatric ophthalmology and strabismus, 2010, 47 Onlinee1-4.

[5] 中华医学会眼科学分会神经眼科学组. 视神经炎诊断和治疗专家共识(2014)[J]. 中华眼科杂志. 2014, 50(6)：459-463.

[6] FRIGUI M, FRIKHA F, SELLEMI D, et al. Optic neuropathy as a presenting feature of systemic lupus erythematosus：two case reports and literature review [J]. Lupus, 2011, 20（ 11 ）：1214-1218.

[7] BARKEH H J, MUHAYA M. Optic neuritis and retinal vasculitis as primary manifestations of systemic lupus erythematosus [J]. The Medical journal of Malaysia, 2002, 57(4)：490-492.

[8] ZAHID S, IQBAL M. Systemic Lupus Erythematosus Presenting as Optic Neuropathy：A Case Report [J]. Cureus, 2019, 11(6)：e4806.

[9] LIN Y C, WANG A G, YEN M Y. Systemic lupus erythematosus-associated optic neuritis：clinical experience and literature review [J]. Acta ophthalmologica, 2009, 87(2)：204-210

[10] SURI D, ABUJAM B, GUPTA A, et al. Optic nerve involvement in childhood onset systemic lupus erythematosus：Three cases and a review of the literature [J]. Lupus, 2016, 25（ 1 ）：93-96.

[11] 中华医学会风湿病学分会,国家皮肤与免疫疾病临床医学研究中心,中国系统性红斑狼疮研究协作组.2020 中国系统性红斑狼疮诊疗指南 [J]. 中华内科杂志, 2020, 59(3)：172-185.

[12] ECKSTEIN A, KÖTTER I, WILHELM H. Atypical optic neuritis in systemic lupus erythematosus(SLE)[J]. Klinische Monatsblatter fur Augenheilkunde, 1995, 207(5)：310-313.

[13] GALINDO-RODRÍGUEZ G, AVIÑA-ZUBIETA J A, PIZARRO S, et al. Cyclophosphamide pulse therapy in optic neuritis due to systemic lupus erythematosus：an open trial [J]. The American journal of medicine, 1999, 106(1)：65-69.

（赵琳茹,龚宝琪）

病例 20　中年女性突发四肢无力

【病例导读】

视神经脊髓炎谱系疾病(neuromyelitis optic spectrum disorders, NMOSD)是一组自身免疫介导的以视神经和脊髓受累为主的中枢神经系统炎性脱髓鞘疾病。系统性红斑狼疮疮

(systemic lupus erythematosus，SLE)是自身免疫介导的弥漫性结缔组织病。累及神经系统时可出现神经精神狼疮、横贯性脊髓炎、脱髓鞘病变等表现。重症肌无力(myasthenia gravis，MG)是由多种自身抗体介导的获得性神经-肌肉接头传递障碍的自身免疫性疾病。我们接诊了一位视神经脊髓炎、系统性红斑狼疮和重症肌无力共病的患者，经过及时有效的治疗，取得了很好的疗效。

【病例介绍】

患者女性，49岁，主因"颈肩部疼痛5天，四肢无力3天"于我院神经内科住院。

1. 病史介绍 患者于入院前5天受凉后出现颈肩部疼痛，症状逐渐加重，转头抬头时疼痛明显，无头痛头晕，偶有恶心未吐，无耳鸣及耳聋，无复视、吞咽困难及饮水呛咳，无言语不利，无意识障碍、精神异常及抽搐。入院前3天，患者自觉四肢无力，右足踩棉花感，尚可持物行走，于我院急诊行头CT检查：未见出血及占位，为求进一步诊治收入我院神经内科。既往史：10年前外院诊断重症肌无力，自述激素及其他药物治疗(具体用法不详)，用药2个月后好转停药。7年前主因"发现贫血伴乏力10余天"入我院血液科。检查提示Hb 58 g/L，PLT 92×10⁹/L，网织红细胞百分比20.37%，抗核抗体阳性1：320，抗组蛋白抗体阳性，抗核小体抗体弱阳性，补体C3(0.58 g/L)减低，补体C4(0.12 g/L)减低，库姆实验IgG 1：16，血液科诊断溶血性贫血，结缔组织病。予静脉甲泼尼龙40 mg每日1次、丙球、口服环孢素75 mg每日2次治疗，自述3年后病情好转后逐渐停药(具体减药方法不详)。

2. 入院体检 体温36.5 ℃脉搏80次/分，呼吸16次/分，BP 135/80mmHg；神志清，精神可，查体合作，周身皮肤无皮疹，双眼视力正常，双眼眼球运动正常，无眼震颤及眼复视，无眼睑下垂。双肺呼吸音清，未闻及干湿罗音。心音有力，律齐，心率80次/分，腹软，无压痛、反跳痛及肌紧张。神经内科查体：左上肢5⁻级，右上肢5⁻级，左下肢5⁻级，右下肢5⁻级。余神经科查体未见明显异常。

3. 辅助检查 血常规、肝肾功能、电解质、肿瘤标记物、血脂、凝血全项均未见异常。IgG 19.40 g/L，C3 0.75 g/L，ANA 1：1000，抗核小体抗体、抗组蛋白抗体、Ro52、抗双链DNA抗体均阳性；抗心磷脂抗体-IgG 28.5GPL/mL，24小时尿蛋白0.26 g。脑脊液无色透明，颅内压170mmH₂O，IgG 12.8 mg/dL，脑脊液抗乙酰胆碱受体抗体1.579，血清及脑脊液抗AQP4抗体阳性。感染相关检验阴性。肌电图、神经电图：双侧正中神经，尺神经，腓总神经，胫神经运动传导速度均减慢，右侧正中神经远端运动潜伏期延长，双侧正中神经，尺神经及右侧腓肠神经感觉传导速度减慢，双侧正中神经F波出现率降低，右侧正中神经，双侧胫神经F波平均潜伏期延长，双侧胫神经H反射潜伏期延长。颈椎、胸椎MR增强：延髓至T5水平脊髓异常信号，斑片状强化，考虑脊髓炎或脱髓鞘性改变(图1-20-1A)。

4. 初步诊断 ①视神经脊髓炎谱系疾病；②结缔组织病，系统性红斑狼疮？③重症肌无力。

5. 诊治经过及随诊 患者入院后病情逐渐加重，肌力下降：双上肢肌力5⁻级，双下肢肌力4级，肌张力正常，共济检查正常。患者胸痛，双下肢痛觉减退。免疫科会诊：根据患者既往有溶血性贫血病史，近期有双手近端指间关节、掌指关节肿痛，有光过敏，频繁口腔溃疡病史;检验 ANA 1∶1000,抗双链 DNA 阳性,补体 C3 降低。根据 2017 年 EULAR/ACR 诊断标准,考虑诊断系统性红斑狼疮。本次因颈肩部疼痛,四肢无力就诊,血清及脑脊液抗 AQP4 抗体阳性,颈椎、胸椎 MR 增强:延髓至 T5 水平脊髓异常信号,斑片状强化。考虑患者存在视神经脊髓炎谱系疾病。随即予丙球每日 20 g 静脉输液五天,甲强龙每日 500 mg 冲击治疗 5 天,后改为强的松 60 mg 每日一次口服,加用吗替麦考酚酯 750 mg 每日 2 次治疗。经过上述治疗后,患者肌力逐渐恢复,双下肢肌力 5⁻ 级。患者出院后定期到我科复查,激素逐渐减量,治疗 15 个月后复查颈胸椎 MR,颈髓异常信号完全消失(图 1-20-1B,图 1-20-1C),四肢肌力恢复正常。患者 2 年后出现肺间质病变,调整免疫抑制剂为硫唑嘌呤,患者至今病情平稳,肺间质病变消失,随访至今,无 NMOSD 复发表现,无重症肌无力复发表现,SLE 复查病情平稳,近期复查,血色素正常,补体正常,24 小时尿蛋白 0.2 g,ds-DNA 16.5 IU/mL,现用药物为美卓乐 4 mg 每日 1 次,硫唑嘌呤 50 mg 每日 1 次治疗。

【分析与讨论】

NMOSD 常于青壮年起病,女性居多,复发率及致残率高,为神经内科常见疾病,血清及脑脊液中水通道蛋白 4 抗体(aquaporin - 4 antibodies,AQP4-Ab)是诊断 NMOSD 的特异性抗体。该患者脊髓异常信号,脑脊液 AQP4 阳性,诊断 NMOSD 明确。研究证实,AQP4-Ab 阳性的 NMOSD 患者中约有 25% 的患者同时患有另一种自身免疫性疾病,如重症肌无力、系统性红斑狼疮(SLE)、干燥综合征 [1, 2]。患者既往曾诊断溶血性贫血及结缔组织病,此次完善相关免疫化验,证实患者符合系统性红斑狼疮诊断。

值得注意的是,该患者既往 10 年前曾患重症肌无力,研究表明,90% 的患者 MG 先于 NMOSD 发生,近 70% 的患者因胸腺瘤曾接受过胸腺切除术,大部分患者胸腺病理显示为胸腺增生。胸腺组织可表达乙酰胆碱受体 [3],可能触发重症肌无力的发病。有研究证实:胸腺瘤细胞可表达 aquaporin-4(AQP4)。NMOSD 患者血清中的 AQP4 自身抗体与胸腺瘤细胞膜上表达的 AQP4 结合 [4]。MG 和 NMOSD 共存并非巧合,两种疾病可能有相似的发病机制,有人提出,胸腺切除术治疗 MG 可能导致免疫失调,并使患者更容易发展为 NMOSD[5]。目前尚无实验证实,未合并胸腺瘤的重症肌无力患者,其胸腺组织是否表达 AQP4。

NMOSD 诊治不及时,可导致死亡。因此抑制复发的频率和严重程度,是疾病管理的主要目标。NMOSD 的治疗与系统性红斑狼疮的治疗原则上有相似之处,分为急性期治疗,序贯治疗,对症治疗和康复治疗。①急性期治疗:急性期治疗目标主要以快速缓解急性期症状,缩短病程,减轻致残程度,防止并发症为主,治疗药物包括激素大剂量冲击治疗,血浆置换 / 免疫吸附,静脉注射免疫球蛋白。②序贯治疗:序贯治疗主要目标是预防疾病复发,治疗药物为免疫抑制剂和生物制剂两大类,传统的免疫抑制剂如硫唑嘌呤,霉酚酸酯,甲氨蝶呤,利妥昔单抗(rituximab),可预防疾病复发,减少神经功能损伤 [6, 7]。最新研究已确立了几个新的治疗 NMOSD 的药物靶点,临床药物试验显示出显著疗效,新型生物制剂治疗方法包括 IL-6R 受体阻断剂(satralizumab),B 淋巴细胞耗竭剂(inebilizumab)和补体抑制剂(eculizumab)[8, 9]。本例患者在诊断重症肌无力 3 年后确诊结缔组织病,10 年后出现神经症状诊断 NMOSD 及 SLE,推测患者免疫系统异常,胸腺组织可能参与了表达 AQP4。血脑屏障确保了大脑内环境的稳定，SLE 患者可能是由于自身抗体和免疫复合物结合到内皮细胞表面[10]、激活补体和多种细胞因子[11],导致患者血脑屏障通透性增强。在 SLE 炎症反应的诱导下,患者脑脊液免疫屏障功能受损,最终出现 NMOSD 相关神经系统症状。本例患者经及时给予大剂量激素冲击治疗,人免疫球蛋白静脉点滴,联合免疫抑制剂等治疗后,患者颈肩部疼痛及四肢无力逐渐好转,出院后定期复查,患者脊髓异常信号逐渐消失。随访至今近 5 年,未见病情复发。

【专家点评】

NMOSD 是一类进展快,预后不佳的疾病，它可能单独存在或与干燥综合征或系统性红斑狼疮共存。因此,对于 NMOSD 患者要及时检查自身抗体,早期发现有无自身免疫病的可能。反之,对结缔组织病患者,当出现迅速发展的视力下降或肌力下降时,也要想到进行 NMOSD 相关的检查。在此,多学科联合会诊就显得很重要。在治疗方面,早期应用激素冲击治疗,可减少神经系统的损伤,能增加视力和肌力好转的机会。此外合理有效的应用免疫抑制剂可以帮助控制病情活动、减少激素的用量以及减少疾病的复发。

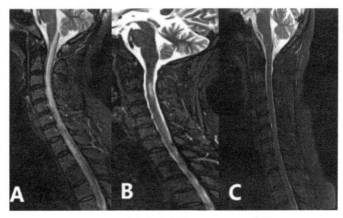

图 1-20-1　患者治疗前后颈髓 MRI 变化

注:图 A:治疗前延髓 -T5 水平脊髓异常信号,T2 压脂序列斑片状强化　图 B:治疗后 T2 压脂序列斑片状强化较前明显好转　图 C:治疗 15 个月后颈髓异常信号完全消失

【参考文献】

[1] PITTOCK SJ, LENNON VA, SEZE JD, et al.Neuromyelitis optica and non organ-specific autoimmunity[J]. Arch Neurol, 2008,65（1）: 78-83.

[2] M.I. LEITE.E, COUTINHO.M, LANA-PEIXOTO, et al.Myasthenia gravis and neuromyelitis optica spectrum disorder: a multicenter study of 16 patients[J]. Neurology, 2012, 78（20）: 1601-1607.

[3] SCHLUEP M, WILLCOX N, VINCENT A, et al.Acetylcholine receptors in human thymic myoid cells in situ: an immunohistological study[J]. Ann Neurol, 1987,22（2）: 212-222.

[4] K.H. CHAN, J.S.C. KWAN, P.W.L. HO, et al. Aquaporin-4 water channel expression by

thymoma of patients with and without myasthenia gravis[J]. Journal of Neuroimmunology，2010，227（1-2）：178-184.

[5]　ILYA KISTER，SANDEEP GULATI，CAVIT BOZ，et al.Neuromyelitis optica in patients with myasthenia gravis who underwent thymectomy[J] .Arch Neurol，2006，63（6）：851-856.

[6]　中国免疫学会神经免疫学分会，中华医学会神经病学分会神经免疫学组与中国医师协会神经内科分会神经免疫专业委员会，中国视神经脊髓炎谱系疾病诊断与治疗指南[J]. 中国神经免疫学和神经病学杂志，2016，23（3）：155-166.

[7]　PAUL F，MURPHY O，PARDO S . Investigational drugs in development to prevent neuromyelitis optica relapses[J]. Expert Opin Investig Drugs，2018，27（3）：265-271.

[8]　ROMEO AR，Segal BM.Treatment of Neuromyelitis Optica Spectrum Disorders[J]. Curr Opin Rheumatol，2019，31（3）：250-255.

[9]　CARNERO CONTENTTI E，CORREALE J.Neuromyelitis optica spectrum disorders：from pathophysiology to therapeutic strategies[J]. Journal of Neuroinflammation，2021，18（1）：208.

[10]　TAKU YOSHIO，HIROSHI OKAMOTO，SHUNSEI HIROHATA，et al.IgG anti-NR2 glutamate receptor autoantibodies from patients with systemic lupus erythematosus activate endothelial cells[J]. Arthritis Rheum，2013，65（2）：457-463.

[11]　MAHAJAN SD，PARIKHNU，WOODRUFF TM，et al. C5a alters blood–brain barrier integrity in a human in vitro model of systemic lupus erythematosus[J]. Immunology，2015，146（1）：130-143.

（修子娟，咸务芳）

病例 21　腹痛、贫血伴前纵隔肿物

【病例导读】

胸腺上皮肿瘤由两种不同的肿瘤类型组成，包括胸腺瘤和胸腺癌 [1]。胸腺瘤是一种少见的肿瘤，仅占恶性肿瘤的 0.2%~1.5%，但仍是成年人中最常见的纵隔肿瘤，占纵隔肿瘤的25%[2]，发病率为 0.13~0.32/100000/ 年 [3-5]。大多数研究表明，胸腺瘤男女发病率相当，45~55岁为高峰期 [6, 7]。与胸腺癌相比，胸腺瘤更常与自身免疫性疾病和副肿瘤综合征相关，包括重症肌无力（Myasthenia Gravis，MG）、SLE、纯红细胞再生障碍性贫血（Pure Red Cell Anemia，PRCA）、大疱性天疱疮（Pemphigoid）、多发性肌炎（Polymyositis）和抗利尿激素不适当分泌综合征（Syndrome of Inappropriate Antidiuretic Hormone Secretion，SIADH）等 [8] [9-11] [5, 12, 13]。与胸腺瘤相关的 SLE 占所有相关自身免疫性疾病的 1.5%[12]。

SLE 多发于青年女性，是一种累及多脏器的自身免疫性疾病，其特征为 T 淋巴细胞减少、T 抑制细胞功能降低、B 淋巴细胞过度增生，并产生大量的自身抗体，与体内相应的自身抗原结合形成免疫复合物，可沉积在皮肤、关节、小血管、肾小球等部位。SLE 临床表现多种

多样,从轻度疲劳、体重下降、关节痛、关节炎、严重时累积脏器损伤严重[14]。由于多种自身抗体的存在,经常累及血液系统,引起红细胞、白细胞、血红蛋白、血小板减少及脾大,贫血是SLE 患者的常见临床表现,大多数的贫血是慢性贫血(anemia of chronic disease, ACD)[15],自身免疫性溶血性贫血(autoimmune haemolytic anaemia, AHA)、缺铁性贫血(iron deficiency anaemia, IDA)、药物诱导的骨髓毒性和慢性肾功能衰竭贫血较少见,而其他类型的贫血,例如 PRCA、恶性贫血(pernicious anaemia, PA)、骨髓纤维化、铁粒幼细胞性贫血、噬血细胞综合征和血栓性微血管病较罕见, SLE 患者的 ACD 通常是由于增值不足造成,其机制为促红细胞生成素(erythropoietin, Epo)的产量不足及 RBC 对 Epo 产生抗性所致;狼疮性肾炎(lupus nephritis, LN)可导致 SLE 患者肾功能衰竭,进而导致 Epo 不足及存在抗 Epo 抗体[16]。继发于 SLE 的 AHA 患者属于一个独特的群体,aCL-IgG 和 / 或 aCL -IgM 起着重要作用,aCL-IgG 和 / 或 aCL -IgM 在 AHA 患者中频繁存在,表明这些抗体可能在自身抗体诱导红细胞破坏的发病机制中起重要作用,此外, AHA 与低补体水平和抗 dsDNA 抗体的存在密切相关[17]。胸腺瘤合并 SLE 及重度全血细胞减少的病理鲜有报道,本文报道一例以全血细胞减少为主要表现的胸腺瘤合并 SLE 病例,经手术治疗后治愈。该病例全血细胞重度减少,合并巨脾,前纵隔巨大囊实性影像,最初误诊为淋巴瘤。

【病例介绍】

患者,女,27 岁,主因"间断右上腹疼痛,检查发现前纵隔肿物 2 月余"入院。

1. 病史介绍　入院前 2 月余患者因胃部不适,就诊于当地医院,行胃镜检查提示非萎缩性胃炎,胃镜下取病理提示(胃窦)黏膜慢性炎症,行胸部 CT 平扫提示左前纵隔为中心可见一较大不规则软组织密度肿块,大小约 7.8 cm × 5.0 cm,腹部 CT 提示脾大。患者有关节痛,间断高热,最高体温为 39 ℃,每次发热 3 天左右,对症治疗后好转。不伴有胸痛、胸闷、咳嗽咳痰、上睑下垂、咀嚼无力、吞咽困难等症状。就诊于外院,行胸部 CT 提示左侧纵隔可见类圆形软组织密度肿块影,最大横截面积约 5.9 cm × 6.3 cm,考虑淋巴瘤不除外,行骨穿提示考虑反应性的淋巴细胞增生可能性大,行血液基因分型提示 B 淋巴细胞克隆性基因重排检测结果为阴性,MYD88 L265P 突变阴性,骨髓穿刺病理提示(髂后上棘骨髓穿刺活检)骨髓组织轻度增生,三系造血组织存在,比例大致正常,可见一灶局限的混合性淋巴细胞增生,免疫组化提示以 CD3 阳性的淋巴细胞为主,伴少许 CD20 阳性的 B 淋巴细胞,考虑反应性的淋巴细胞增生可能性大,予患者对症治疗后行 PET/CT(图 1-21-1);患者为求进一步诊治就诊于我科。既往体健。

2. 入院体检　体温 36.9 ℃,脉搏 127 次 / 分,呼吸 27 次 / 分, BP 111/68mmHg;神志清楚,呼吸平稳,对答切题,口齿清晰,查体合作。全身皮肤黏膜无黄染,结膜、巩膜苍白,呈贫血貌,颈软,无抵抗感,无颈静脉充盈,气管居中,胸廓正常,无肋间隙增宽,叩诊双肺清音,呼吸音清,未闻及干湿性啰音,未闻及哮鸣音,心界叩诊无扩大,节律齐,无杂音,腹部平坦,腹痛明显,有腹部压痛、反跳痛、肌紧张,未触及肝,可触及脾,越过中线,双下肢无凹陷性水肿。双手指端甲床苍白。

3. 辅助检查　外院检查:胸部 CT 增强:左前纵隔为中心可见一较大不规则形软组织密

度肿块影,其内密度高低不均,并局部向左肺突入,最大截面大小约 7.8 cm×5.0 cm,周围结构受压改变,胸腺来源可能。PET-CT:前纵隔巨大肿块,代谢增高,SUVmax 为 4.7,与纵隔大血管分界尚清。继发心包积液与左侧胸腔积液;肝门、腹膜后增大淋巴结代谢增高;脾增大伴代谢活跃,以上均考虑同一性质可能大,淋巴瘤? 胸部 CT 平扫:左侧纵隔可见类圆形软组织肿块影,呈低等混杂密度,最大截面范围约 5.9 cm×6.3 cm,淋巴瘤?

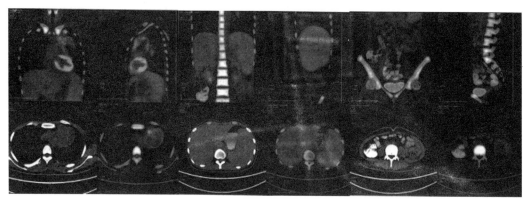

图 1-21-1　PET-CT:前纵隔巨大肿块,代谢增高,继发心包积液及左侧胸腔积液,肝门、腹膜后增大淋巴结伴代谢增高,脾脏增大伴代谢活跃,淋巴瘤不除外。

4. 初步诊断　①前纵隔肿物:淋巴瘤? ②肝门淋巴结肿大;③腹膜后淋巴结肿大;④全血细胞减少;⑤脾大;⑥心包积液;⑦左侧胸腔积液;⑧慢性胃炎。

5. 诊治经过及随诊　患者就诊于我院,查体脾脏超过脐水平线,完善相关检查,示 HGB 84 g/L,RBC 3.36×10¹²/L,WBC 1.13×10⁹/L,PLT 243×10⁹/L,IgG 33.8 g/L,IgM 4.72 g/L,C3 0.63 g/L,C4 0.07.g/L,ANA 阳性、Anti-dsDNA 弱阳性,再次骨穿结果提示粒系增高、红系减低、巨核系增生,病理提示(髂骨)检材骨膜、骨和少许骨髓示骨髓增生较低下,粒红比例大致正常,以偏成熟细胞为主,全片未见可识别巨核细胞,免疫组化染色示 CD34、CD117、CD20 和 CD3 散在少数阳性。胸、腹部 CT 增强:前纵隔区囊性实性肿块,最大横截面积约 6.5 cm×7.0 cm,边界清楚,肿块包绕主肺动脉,局部突入左肺上叶,边缘光滑,考虑肿瘤性病变(胸腺瘤? 生殖细胞来源肿瘤?)脾大,巨脾,门静脉增粗,盆腔积液。胸腺 MR:前纵隔偏左侧可见不规则形混杂囊实性信号肿块影,大小约 90 mm×65 mm×100 mm,肿块局部与心包紧密相贴,与邻近主动脉及肺动脉分解欠清,考虑生殖细胞来源肿瘤可能,血液病系统,淋巴来源肿瘤待除外。血液系统疾病,淋巴来源肿瘤待除外。

经我院 MDT 会诊后,考虑患者 SLE 合并淋巴瘤,可行手术明确病理结果,但患者一般情况差,血小板低(PLT 48×10⁹/L),营养不良,免疫指标提示患者免疫病活动期(IgG 55.20 g/L、C3 0.64 g/L、C4 0.09 g/L),手术风险大,术中有出血、栓塞,甚至死亡风险,向患者家属告知相关风险后,患者及家属自动出院,出院后未行监测治疗。

出院 2 月后患者出院后间断右上腹疼痛,疼痛呈绞痛,再次就诊于我院,血常规提示重度贫血(HGB 22 g/L)(图 1-21-2),免疫相关指标异常(图 1-21-3、图 1-21-4),上腹部 CT 提示脾大(图 1-21-6),查体可触及脾下缘超出脐水平以下,行胸部 CT(图 1-21-5 C)提示前纵隔的多房囊实性肿块较前明显增大,最大横截面积约 13.1 cm×8.1 cm,边界清楚,肿块包绕主肺动脉,局部突入左肺上叶,此时患者前纵隔肿物明显增大,实性成分可行穿刺,遂行 CT 引导下前纵隔肿物穿刺活检术,病理(图 1-21-7 A)提示胸腺瘤,倾向于 B2 型胸腺瘤。经 MDT 讨论后,建议加用激素先控制 SLE,再行手术治疗,经甲强龙 160 mg 逐渐减量治疗后免疫指标趋近正常,血红蛋白接近正常(图 1-21-2、图 1-21-3、图 1-21-4)。复查胸 CT 提示前纵隔多房囊实性肿块较前减小,最大横截面积约 8.1 cm×6.0 cm,边界清楚,肿块包绕主肺动脉,局部突入左肺上叶。上腹部 CT 增强提示脾较前减小。

出院后 5 月再次入院行剑突下胸腔镜加左侧开胸前纵隔肿物及全胸腺切除手术,术中探查还发现左侧胸壁及膈肌 3 处转移结节,一并切除(图 1-21-8),术后病理(图 1-21-7B)回报,患者前纵隔肿物、膈肌结节、壁层胸膜结节为 B3 型胸腺瘤。术后患者恢复顺利,实验室相关检查趋近正常(图 1-21-2、图 1-21-3、图 1-21-4)。

最终否定淋巴瘤诊断,修正诊断诊断为 B3 型胸腺瘤合并 SLE,给予 CAP 方案(环磷酰胺、表柔比星、顺铂)术后辅助化疗 4 次,化疗期间,糖皮质激素减至 2 片/日,患者血象稳定,HGB 维持在 100 g/L 上下,未再输血,脾脏持续减小,由术前腹部超声提示最大长径 17.8 cm,经糖皮质激素治疗后腹部超声最大长径 13.1 cm,4 次 CAP 方案化疗后腹部超声最大长径 12.5 cm,SLE 症状稳定,无肝肾功能受损。

全麻下行前纵隔肿物切除、胸腺切除、胸腔复杂粘连松解、胸腔闭式引流术,术中探查发现胸壁及膈肌(图 1-21-8)可见数枚结节。

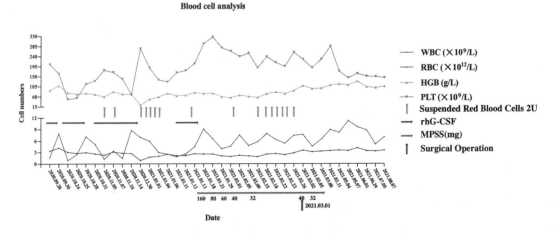

图 1-21-2　血常规变化

患者入院前 1 月至出院后 5 月血常规指标变化(患者出院后 2 月术前 HGB 22 g/L、RBC 0.88×10¹²/L;经过多次输注悬浮红细胞及规律激素治疗后患者血液指标趋近正常,出院后 4 月术前复查,HGB 86 g/L,RBC 2.82×10¹²/L;手术治疗后患者激素使用量逐渐减少,停止输注悬浮红细胞后复查,HGB 110 g/L,RBC 3.66×10¹²/L,各项指标恢复可;术后 6 月复查,HGB 99 g/L,RBC 3.26×10¹²/L)

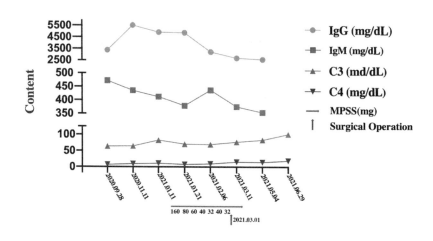

图 1-21-3　免疫相关指标变化：患者入院前 1 月至出院后 5 月期间免疫相关指标变化

入院前 1 月，IgG 33.80 g/L、C3 0.63 g/L、C4 0.07 g/L；经规律激素治疗后，出院后 4 月术前，IgG 32.20 g/L、C3 0.69 g/L、C4 0.09 g/L；术后再次复查，变化为 IgG 26.90 g/L、C3 0.77 g/L、C4 0.15 g/L；术后 3 月复查，IgG 18.5 g/L、C3 1.01 g/L、C4 0.19 g/L

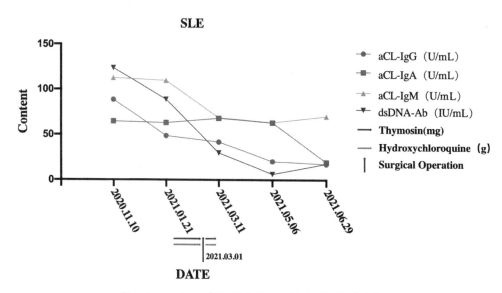

图 1-21-4　抗 dsDNA 抗体定量及抗心磷脂抗体变化

患者入院前 1 月至出院后 5 月期间 SLE 相关化验指标变化情况（治疗前，aCL-IgG　88.7U/mL，aCL-IgA 64.7 U/mL，aCL-IgM 112.7 U/mL，dsDNA-Ab 123.5 U/mL；经 thymosin 及 hydrohydroxychloroquine 治疗后，各指标趋近正常值，术后复查变化为 aCL-IgG 42U/mL，aCL-IgA 68.2U/mL，aCL-IgM 68.6U/mL，dsDNA-Ab 30.1U/mL；术后 3 月复查，aCL-IgG 17.4U/mL，aCL-IgA 19.6U/mL，aCL-IgM 70.3U/mL，dsDNA-Ab 17.8U/mL）

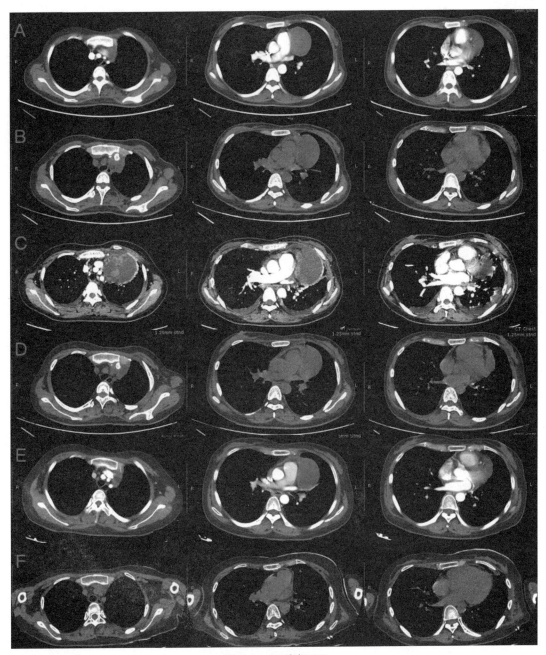

图 1-21-5 胸部 CT

A 为入院前 1 月胸部 CT 增强,前纵隔肿物多房囊实性肿块,最大横截面积约 6.5cm×7.0 cm,边界清楚,肿块包绕主肺动脉,局部突入左肺上叶。

B 为住院期间胸部 CT 平扫,前纵隔多房囊实性肿块较前稍增大,最大横截面积约 6.6cm×7.2 cm。

C 为出院后 3 月胸部 CT 增强,前纵隔的多房囊实性肿块较前明显增大,最大横截面积约 13.1cm×8.1 cm,边界清楚,肿块包绕主肺动脉,局部突入左肺上叶。

D 为出院后 3 月胸部 CT 平扫,前纵隔的多房囊实性肿块较前减小,患者前纵隔肿物大小约 8.1cm×6.0 cm。

E 为出院后 4 月胸部 CT 增强,前纵隔多房囊实性肿块较前无著变,最大横截面积约 8.1cm×6.0 cm,边界清楚,肿块包绕主肺动脉,局部突入左肺上叶。

F 为术后胸部 CT 平扫,术后患者胸腔情况。

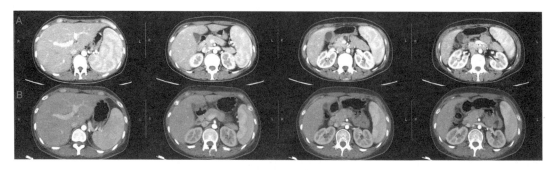

图 1-21-6　上腹部 CT 增强：A 为出院后 3 月上腹 CT 增强；B 为出院后 4 月上腹 CT 增强，可见在相同层面，患者脾较前减小

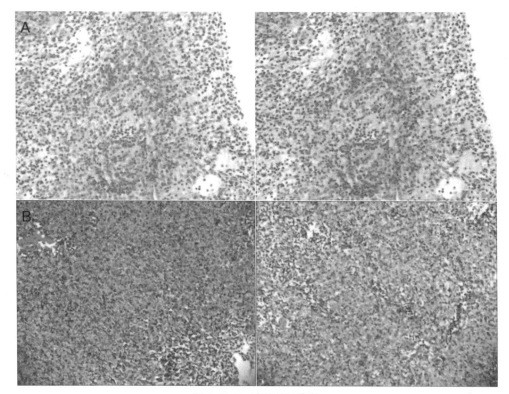

图 1-21-7　病理 HE 染色

A 患者纵隔肿物穿刺病理活检提示胸腺瘤；免疫组化染色示：肿瘤性上皮细胞 CK19、P63 和 P40 阳性，幼稚 T 细胞淋巴细胞 CD3、CD5、TdT 和 CD1α 阳性，CD20、CEA、Syn 和 CgA 阴性，倾向 B2 型胸腺瘤。

B 术后病理提示：送检脂肪样组织一块，大小约 13cm×9.5cm×3.5 cm，切面见一囊实性肿物，大小 10cm×8cm×3 cm，囊区大小 7cm×4cm×2.5 cm，壁厚 0.1~1 cm，实性区大小 8cm×3cm×2.5 cm；（膈肌结节 1、2、3）灰白灰褐色不整形组织三块，大小分别为 0.9cm× 0.9cm×0.3 cm、0.5cm×0.4cm×0.2 cm 和 0.6cm×0.3cm×0.2 cm；（壁层胸膜结节）灰白色结节样肿物一块，大小 1.8cm×1.6cm×0.8 cm；（前纵隔肿物及胸腺）（膈肌结节 1、2、3）和（壁层胸膜结节）胸腺瘤，B3 型；免疫组化染色示：肿瘤细胞上皮细胞 CK 和 CK19 阳性，CD3、CD5、TdT 和 CD1α 幼稚 T 淋巴细胞阳性，CD117 阴性

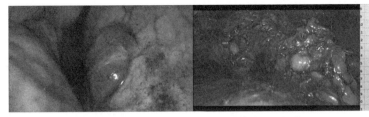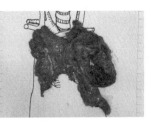

图 1-21-8　标本

【分析与讨论】

目前,胸部 CT 增强是评估纵隔肿瘤的首选术前检查。常见的纵隔肿瘤包括胸腺瘤、生殖源性肿瘤(畸胎瘤)和淋巴瘤。胸腺瘤好发于 40~60 岁,其胸部 CT 增强表现为轮廓光滑、坏死/囊性成分小于 50%[18]。与 Masaoka I/II 期胸腺瘤相比, III/IV 期胸腺瘤的体积往往更大,影像学肿瘤不规则形状更为常见,并经常出现坏死和钙化。 此外,高风险胸腺瘤(B2 或 B3 型胸腺瘤)比低风险胸腺瘤(A、AB、B1 型胸腺瘤)显示出更多的不规则形状和轮廓[19],更容易出现叶状或不规则轮廓,低衰减区域和钙化现象[20]。

该患者胸部 CT 表现为多房囊实性肿块,边界清楚,囊性成分大于 50%(图 1-21-5),结合患者年龄,单纯从影像学表现更倾向生殖源性肿瘤;结合患者贫血、发热、巨脾等临床表现,临床合并 SLE,临床诊断也考虑为淋巴瘤可能。最终肿瘤经过穿刺获得病理诊断,镜下可见胸腺上皮肿瘤细胞和幼稚 T 淋巴细胞,确诊为胸腺瘤。所以对于前纵隔巨大肿瘤来说,需要先行穿刺,获得病理诊断,能更准确的指导治疗,也符合 NCCN 指南(具体)的推荐[21]。

目前普遍认为,即使胸腺在很大程度上被脂肪组织取代并经历了明显的淋巴细胞的耗竭,但胸腺仍继续发挥重要作用[2, 22]。所以当胸腺出现肿瘤时,会合并自身免疫性疾病,最常见的是 MG,合并 SLE 的比例约为 1.5%。目前胸腺瘤合并 SLE 的机制尚不清楚,已经提出了多种关于胸腺瘤背景下自身免疫性疾病/副肿瘤综合征的发病机制和发展的理论,主要为正常胸腺功能的潜在失调,进而影响阳性选择和阴性选择过程以及中枢耐受缺陷[2, 12, 23]。逃逸理论或未成熟 T 细胞理论假设认为自身免疫性疾病源于未成熟的 T 淋巴细胞从胸腺组织迁移,未经过必要的阳性选择和成熟的过程,导致 T 淋巴细胞群体缺乏适当的自我耐受性,肿瘤理论或遗传理论假设具有高增殖率的皮层 T 淋巴细胞(尤其是胸腺瘤内或胸腺增生内的皮层 T 淋巴细胞)不仅具有高增殖率,而且人类白细胞 DR 抗原(human leukocyte antigen DR, HLA-DR)——一种必需的 MHC II 类表达产物——的表达降低自我选择所需的细胞表面部分[2, 12]。其他理论,如自身免疫调节因子(autoimmune regulator, Aire)——是一种自身免疫调节基因,负责胸腺中自身抗原的表达,通常在髓质胸腺上皮细胞中高表达,介导组织特异性抗原的表达,进而与正选择和负选择相关[24]——基因突变理论认为 Aire 基因突变可能会导致阴性选择受损,这一理论得到了与 MG、SLE 和其他自身免疫性疾病相关的胸腺瘤中自身抗体的支持[2]。有趣的是,多达 95% 的胸腺瘤缺乏 Aire 表达,从而导致阳性选择和阴性选择受损以及自身免疫疾病和副肿瘤综合征的假设发展[2, 12, 24]。

胸腺瘤合并 SLE 患者其临床表现与单纯 SLE 患者的临床表现相似,但以血液系统表现为主,如以贫血、血小板减少或白细胞减少为主。与单纯 SLE 相同,胸腺瘤合并 SLE 患者血清中可以检测到多种抗体,可存在 IgG、IgM 升高,C3、C4 降低。对于胸腺瘤合并 SLE 患者的治疗与单纯 SLE 患者治疗策略相同,均采用糖皮质激素及羟氯喹治疗。

SLE 治疗的目标是:①保持自身免疫最低程度的活动;②预防活动性狼疮对靶器官损害;③减少继发于狼疮及其治疗的合并症;④解决疲劳和疼痛[25]。糖皮质激素会影响免疫系统的所有组成部分[26]。糖皮质激素对于快速消除威胁靶器官损害甚至威胁生命的自身免疫反应很重要,如肾炎、血管炎、中枢神经系统狼疮、心肌炎或肺泡炎等 SLE 的并发症[27, 28]。

糖皮质激素是胸腺瘤合并 MG 的一种常规疗法,可导致胸腺中生发中心(germinal centers, GC)数量显著减少,糖皮质激素可减低胸腺中胸腺滤泡增生程度,对淋巴组织也有影响,该效果在女性患者中尤为显著[29]。糖皮质激素治疗倾向于使高内皮细胞微静脉(High Endothelial Venule, HEV)的数量正常化,这与 GC 的数量减少有关,通过减少 HEV 的数量和能够吸引胸腺中 T and B 细胞的趋化因子的产生,糖皮质激素可能会限制活化细胞进入胸腺并防止形成新的 GC[30]。糖皮质激素可抑制多种激活的炎症基因的表达,这些基因编码细胞因子、趋化因子、黏附分子、炎症酶和受体[31]。这种疗法与趋化因子(CXCL13、CCL21、CCL19)表达降低和 HEV 数量减少有关。在分子水平上,乙酰化似乎高度参与;人们可以假设组蛋白乙酰化是皮质类固醇减少趋化因子和细胞因子产生的重要机制之一,这些趋化因子和细胞因子随后会限制 B 细胞进入胸腺并减少 GC 的发育。然而,这些分子效应并不限于趋化因子,因为皮质类固醇的效应似乎会改变不同的胸腺细胞类型,包括 T 细胞、上皮细胞和肌样细胞[29]。

胸腺瘤合并 SLE 等自身免疫性疾病史,需要先控制自身免疫症状,可以使用激素治疗,对胸腺瘤可以起到新辅助治疗的效果,当激素剂量减到一定量(通常是 40 mg/d 以下)再行手术治疗。糖皮质激素的应用也不增加手术风险,保证围手术期自身免疫状态的平稳。

【专家点评】

该患者主要治疗的难点是诊断困难,患者初期的症状是全血细胞减少,间断高热,巨脾,这些都是淋巴瘤的表现,但经过两家不同医院骨穿及实验室检查并不能够确诊淋巴瘤,重点是要取得前纵隔肿物的病理。但前纵隔是一个以囊性为主的囊实性肿物,不符合淋巴瘤的特点,也不符合胸腺瘤的特点,从影像特点及年龄上考虑,更符合生殖源性肿瘤。但如果是生殖源性肿瘤,不会导致全血细胞减少,间断高热,巨脾这些临床症状,所以取得前纵隔肿物的病理是关键,经过穿刺获得病理证实是 B 型胸腺瘤,实验室检查也支持 SLE 诊断。

胸腺瘤,尤其是 B2 型胸腺瘤最常合并自身免疫性疾病,对于合并自身免疫病的胸腺瘤通常要先进行免疫病的治疗,控制症状,降低手术风险,而且针对自免病所使用的药物并不会增加手术的风险。本例患者使用糖皮质激素治疗后症状和化验指标明显好转,同时还带来了肿瘤的缩小,为手术降低了难度,顺利度过了围手术期和术后化疗阶段。有研究表明,糖皮质激素对肿瘤的上皮和淋巴细胞成分具有抑制作用[32]。经过糖皮质激素治疗后,肿瘤上皮细胞被硬化纤维组织取代,伴有许多泡沫巨噬细胞、出血和凝固性坏死区域。有研究显示,17 例胸腺瘤患者术前使用类固醇冲击疗法的效果,其中 8 例取得疗效,B1 型胸腺瘤肿瘤体积缩小最为明显。AB 型和 B1 型胸腺瘤与 B1 型和 B3 型胸腺瘤之间存在显著差异。

肿瘤大小的减少伴随着 CD4+、CD8+ 双阳性未成熟胸腺细胞的显著减少,这些细胞表达更高水平的糖皮质激素受体。糖皮质激素治疗后,肿瘤上皮细胞和淋巴细胞成分均出现凋亡变化。B1 型胸腺瘤术前类固醇冲击疗法的效果最为显著,这可能与对富含 GR 的 CD4+、CD8+ 双阳性未成熟淋巴细胞的特异性作用有关,这种未成熟淋巴细胞在该型胸腺瘤中大量存在。

【参考文献】

[1] PAPPA SK, YAO XP, ANTONICELLI A, et al.Paraneoplastic Syndromes and Thymic Malignancies: An Examination of the International Thymic Malignancy Interest Group Retrospective Database[J]. J Thorac Oncol,2018,13(3):436-446.

[2] SHELLY S, AGMON-LEVIN N, ALTMAN A, et al.Thymoma and autoimmunity[J]. Cell Mol Immunol,2011,8(3):199-202.

[3] ENGELS EA.Epidemiology of thymoma and associated malignancies[J]. J Thorac Oncol, 2010,5(10Suppl4):S260-265.

[4] DE Jong WK, BLAAUWGEERS JL, SCHAAPVELD M, et al.Thymic epithelial tumours: a population-based study of the incidence, diagnostic procedures and therapy[J]. Eur J Cancer,2008,44(1): 123-130.

[5] SHELLY S, AGMON-LEVIN N, ALTMAN A, et al.Thymoma and autoimmunity[J]. Cellular & molecular immunology, 2011,8(3): 199-202.

[6] SIESLING S, VAN DER ZWAN JM, IZARZUGAZA I, et al.Rare thoracic cancers, including peritoneum mesothelioma[J]. Eur J Cancer, 2012, 48(7):949-960.

[7] ENGELS EA, PFEIFFER RM.Malignant thymoma in the United States: demographic patterns in incidence and associations with subsequent malignancies[J]. Int J Cancer, 2003, 105 (4):546-551.

[8] VENUTA F, RENDINA EA, ANILE M, et al.Thymoma and thymic carcinoma[J]. Gen Thorac Cardiovasc Surg,2012,60(1):1-12.

[9] VERLEY JM, HOLLMANN KH.Thymoma.A comparative study of clinical stages, histologic features, and survival in 200 cases[J]. Cancer, 1985,55(5):1074-1086.

[10] GRIPP S, HILGERS K, WURM R, et al.Thymoma: prognostic factors and treatment outcomes[J]. Cancer,1998,83(8):1495-1503.

[11] GADALLA SM, RAJAN A, PFEIFFER R, et al.A population-based assessment of mortality and morbidity patterns among patients with thymoma[J]. Int J Cancer, 2011, 128(11): 2688-2694.

[12] BERNARD C, FRIH H, PASQUET F, et al.Thymoma associated with autoimmune diseases: 85 cases and literature review[J]. Autoimmun Rev,2016,15(1):82-92.

[13] ARINGER M, COSTENBADER K, DAIKH D, et al.2019 European League Against Rheumatism/American College of Rheumatology classification criteria for systemic lupus erythe-

matosus[J]. Ann Rheum Dis,2019,78(9):1151-1159.

[14] KIRIAKIDOU M, CHING CL. Systemic Lupus Erythematosus[J]. Ann Intern Med, 2020, 172(11):ITC81-ITC96.

[15] KEELING DM, ISENBERG DA. Haematological manifestations of systemic lupus erythematosus[J]. Blood Rev,1993,7(4):199-207.

[16] VOULGARELIS M, KOKORI SI, IOANNIDIS JP, et al.Anaemia in systemic lupus erythematosus: aetiological profile and the role of erythropoietin[J].Ann Rheum Dis, 2000, 59 (3):217-222.

[17] KOKORI SI, IOANNIDIS JP, VOULGARELIS M, et al.Autoimmune hemolytic anemia in patients with systemic lupus erythematosus[J]. Am J Med,2000,108(3):198-204.

[18] YANG L, CAI W, YANG X, et al. Development of a deep learning model for classifying thymoma as Masaoka-Koga stage I or II via preoperative CT images[J]. Ann Transl Med, 2020,8(6):287.

[19] OZAWA Y, HARA M, SHIMOHRIA M, et al.Associations between computed tomography features of thymomas and their pathological classification[J].Acta Radiol, 2016, 57(11): 1318-1325.

[20] TOMIYAMA N, MULLER NL, ELLIS SJ, et al.Invasive and noninvasive thymoma: distinctive CT features[J]. J Comput Assist Tomogr,2001, 25(3):388-393.

[21] ETTINGER DS, WOOD DE, AGGARWAL C, et al. NCCN Guidelines Version 1.2020 Thymomas and Thymic Carcinomas. 2019.

[22] ZDROJEWICZ Z, PACHURA E, PACHURA P.The Thymus: A Forgotten, But Very Important Organ[J]. Adv Clin Exp Med,2016,25(2): 369-375.

[23] GERLI R, PAGANELLI R, COSSARIZZA A, et al.Long-term immunologic effects of thymectomy in patients with myasthenia gravis[J]. J Allergy Clin Immunol, 1999, 103(5 Pt 1):865-872.

[24] THEOFILOPOULOS AN, KONO DH, BACCALA R. The multiple pathways to autoimmunity[J]. Nat Immunol,2017,18(7):716-724.

[25] FAVA A, PETRI M.Systemic lupus erythematosus: Diagnosis and clinical management[J]. J Autoimmun,2019,96:1-13.

[26] CAIN DW, CIDLOWSKI JA.Immune regulation by glucocorticoids[J]. Nat Rev Immunol, 2017,17(4): 233-247.

[27] HAHN BH, MCMAHON MA, WILKINSON A, et al.American College of Rheumatology guidelines for screening, treatment, and management of lupus nephritis[J]. Arthritis Care Res(Hoboken), 2012,64(6):797-808.

[28] BERTSIAS GK, TEKTONIDOU M, AMOURA Z, et al. Joint European League Against Rheumatism and European Renal Association-European Dialysis and Transplant Association

（EULAR/ERA-EDTA）recommendations for the management of adult and paediatric lupus nephritis[J]. Ann Rheum Dis，2012，71（11）：1771-1782.

[29] TRUFFAULT F，MONTPREVILLE VD，EYMARD B，et al.Thymic Germinal Centers and Corticosteroids in Myasthenia Gravis：an Immunopathological Study in 1035 Cases and a Critical Review[J]. Clin Rev Allergy Immunol，2017，52（1）：108-124.

[30] WEISS JM，CUFI P，BISMUTH J，et al.SDF-1/CXCL12 recruits B cells and antigen-presenting cells to the thymus of autoimmune myasthenia gravis patients[J]. Immunobiology，2013，218（3）：373-381.

[31] BARNES PJ.Glucocorticosteroids：current and future directions[J]. Br J Pharmacol，2011，163（1）：29-43.

[32] KIRKOVE C，BERGHMANS H，NOEL H，et al.Dramatic response of recurrent invasive thymoma to high doses of corticosteroids[J]. Clin Oncol（R Coll Radiol），1992，4（1）：64-66.

（陈渊，张华阳）

第二章 炎性关节病

病例22 多关节肿痛畸形伴右眼睑下垂

【病例导读】

类风湿关节炎(rheumatoid arthritis, RA)是一种以侵蚀性关节炎为主要临床表现的自身免疫性疾病,发病机制尚不明确,基本病理表现为滑膜炎,并逐渐出现关节软骨和骨破坏,最终导致关节畸形和功能丧失。RA 是风湿科常见疾病,易伴发其他自身免疫性疾病。重症肌无力(myasthenia gravis, MG)是一种由 T、B 淋巴细胞和补体参与,由自身抗体介导,累及神经肌肉接头突触后膜,引起神经肌肉接头信号传递障碍,从而导致骨骼肌收缩无力的自身免疫性疾病。主要临床表现是局部或全身骨骼肌疲劳无力,主要累及眼肌及四肢肌肉,病情严重可累及呼吸肌致呼吸困难,造成重症肌无力危象,危及生命。RA 及 MG 虽均为常见的自身免疫性疾病,但二者伴发并不常见,现报告一例 RA 合并 MG 病例。

【病例介绍】

患者男,59 岁,主因"多关节肿痛畸形 28 年、右眼睑下垂半个月"入院。

1. 病史介绍 患者入院前 28 年出现对称性多关节肿痛,晨僵大于 1 小时,初起累及双手掌指、近端指间关节及双腕关节,后逐渐累及双肘、双踝、双膝关节。当地医院查类风湿因子升高,红细胞沉降率(ESR)增快(具体数值不详),诊为"类风湿关节炎", 20 余年前曾服用甲氨蝶呤 1 个月因胃肠道反应停药,后不规律服用雷公藤多苷 10 年后自行停药,未服用其他改善病情的抗风湿药物。自发病起长期自服激素(泼尼松 5~15 mg/d)及多种非甾体抗炎药至今。多关节肿痛症状反复加重,并出现双手及双腕关节畸形。入院前半月患者无诱因出现右眼睑下垂伴复视,轻度吞咽费力及四肢乏力,晨轻暮重,劳累后加重,休息后稍好转,无四肢肌肉疼痛,无皮疹及发热,无头痛及肢体运动障碍,无呼吸困难,为求进一步诊治收入我科。既往史:既往体健,否认 RA、高血压、糖尿病、肿瘤等其他家族遗传性疾病史。否认吸烟饮酒史。否认食物药物过敏史。

2. 入院体检 体温 36.5 ℃,脉搏 71 次 / 分,呼吸 17 次 / 分, BP 110/70mmHg;神清语利,自主地位。皮肤黏膜无黄染皮疹,全身浅表淋巴结未及。右眼睑下垂,双侧瞳孔等大等圆,直径 0.3 cm,光反应存在,复视(＋)。双侧鼻唇沟对称,伸舌居中。颈软,颈部血管未及杂音,双肺呼吸音清,未闻及干湿啰音,心音可,律齐,各瓣膜听诊区未闻及杂音,腹软,无压痛反跳痛,肝脾未触及。双下肢不肿。双手第 2、3、4 近端指间关节呈"天鹅颈"畸形及关节脱位。双腕、双膝、双踝关节固定,屈伸受限。四肢肌力Ⅳ＋ 级,无肌肉压痛,生理反射存在,病理反射未引出。

3. 辅助检查 血红蛋白 94 g/L,肝肾功能及心肌酶均正常, ESR 53 mm/1 h, RF 1730U/

mL，抗环瓜氨酸肽抗体 195.8U/mL，抗突变型瓜氨酸波形蛋白抗体 1735.6U/mL，抗角蛋白抗体阳性，抗核周因子阳性，甲状腺功能正常，C 反应蛋白 25.3 mg/L，抗核抗体阴性，抗中性粒细胞胞质抗体阴性，甲胎蛋白和癌胚抗原阴性。胸 CT 示双肺间质纹理增多，胸腺 MRI未见异常，头 MRI 示左侧小脑半球、基底节区小软化灶。乙酰胆碱酯酶抗体阳性，疲劳试验阳性，新斯的明试验阳性。肌电图示双侧低频刺激递减 10%。

4. 初步诊断　①类风湿关节炎；②重症肌无力。

5. 诊治经过及随诊　给予溴吡斯的明 60 mg/ 次，每日 4 次改善 MG 症状并联合泼尼松 30 mg 每日 1 次、甲氨蝶呤 10 mg 每周 1 次控制 RA 及 MG 病情，患者关节肿痛及眼睑下垂症状好转，ESR 降至正常，激素逐渐减量，出院后随访 1 年激素减量至泼尼松 5 mg 每日 1次，病情稳定。

【分析与讨论】

RA 是一种病因尚未完全明确的慢性进行性自身免疫性疾病，以侵蚀性关节炎为主要特征，基本病理表现为滑膜炎，导致关节疼痛肿胀，如控制不佳逐渐出现关节软骨和骨破坏，最终导致关节畸形和功能丧失，也可同时出现关节外表现如间质性肺病、类风湿结节、皮肤溃疡及心血管系统、神经系统、血液系统损害等。目前我国 RA 的患病率为 0.42%，患者总数约 500 万，男女比约为 1 : 4[1]。RA 合并其他自身免疫性疾病较常见，如干燥综合征、系统性红斑狼疮、甲状腺疾病等，而 RA 合并 MG 临床中少见，但病情较重且临床表现复杂，加深对疾病的认识及治疗的探讨可改善预后。MG 是由自身抗体介导、细胞免疫依赖、补体参与的神经肌肉接头处的器官特异性自身免疫性疾病。自身抗体作用于神经肌肉接头突触后膜，引起神经肌肉接头传递障碍，从而导致骨骼肌收缩无力，其中 80% 的患者为乙酰胆碱受体（ acetylcholine receptor，AChR ）抗体介导，其他致病的自身抗体还包括肌肉特异性酪氨酸激酶（ muscle-specific tyrosine kinase，MuSK ）抗体、低密度脂蛋白受体相关蛋白 4（ low-density lipoprotein receptor-related protein 4，LRP4 ）抗体等。MG 全球患病率为（ 150~250)/ 100万人，我国 MG 发病率约为 0.68/10 万 [2]。MG 在各个年龄阶段均可发病，在 40 岁之前，女性发病率高于男性；40~50 岁男女发病率相当；50 岁之后，男性发病率略高于女性 [2]。MG的主要临床表现为全身骨骼肌无力，晨轻暮重是典型特征，呈波动性和易疲劳性，活动后加重、休息后可减轻。发病初期常为某一组肌群无力，逐渐累及其他肌群，甚至全身肌无力。发病早期以眼外肌受累常见，通常不对称，呈间歇性上睑下垂或双眼复视。随着病情进展，患者出现四肢近端对称性肌肉无力，部分患者可伴有鼓腮漏气、鼻唇沟变浅、咀嚼无力，咽喉肌受累可出现构音障碍、吞咽困难、饮水呛咳及声音嘶哑等，颈肌受累可出现头颈活动障碍、抬头困难，病情严重时累及呼吸肌致呼吸困难，发生 MG 危象。除典型临床表现外，MG 的确诊还应完善药理学检查即新斯的明试验、神经电生理检查即重复频率电刺激或单纤维肌电图以及血清抗 AChR 等自身抗体的检测，如三项中的一项阳性即可诊断。其中自身抗体对于诊断 MG 特异性强，大部分患者可检测到 AChR 抗体，剩余部分患者可检测到 MuSK抗体、LRP4 抗体等，大多数患者根据典型症状及特异性抗体可明确诊断，在少数抗体阴性患者中需依赖全面的临床评估和神经电生理检查。部分 MG 患者常合并有胸腺组织异常，因此诊断 MG 患者应常规完善胸部 CT 或胸腺 MRI 检查,鉴别有无胸腺瘤等合并症。自身免疫性疾病重叠发病是其临床特点之一,除胸腺瘤外,MG 亦可伴发其他多种自身免疫性疾病,文献报道其发生率约占 MG 患者 13%~22%,最常见的为自身免疫性甲状腺炎,其发生率为 10%~12%,其次是系统性红斑狼疮,发生率约为 1%~8%,合并 RA 发生率约为 1%~4%[3]。但 RA 合并 MG 国内报道并不多见,仅有数例个案报道,MG 发生于 RA 发病前及发病后均有报道,具体原因尚未明确。RA 与 MG 均为自身免疫性疾病,二者发病机制均与遗传背景、感染或环境等因素导致体内免疫调节异常和免疫耐受缺失有关,存在一定的共性。遗传背景方面,主要组织相容性复合体(major histocompatibility complex,MHC)与某些自身免疫性疾病的发病密不可分,其中包括 RA 及 MG。RA 是一种具有遗传倾向的多基因性疾病,目前已发现 RA 发病相关的易感基因多达 100 多个,与 MHC II 类基因的相关性受到广泛研究,其中人类白细胞抗(HLA)-DR$_4$ 与 RA 发病的相关性已被证实,HLA-DR$_4$ 通过它编码的第三可变区 70~74 氨基酸部位的共同序列 QKRAMQR—RAA(共同表位学说)提供抗原给 CD4$^+$T 淋巴细胞而启动 RA[4]。MG 的遗传易感性与 MHC I 类和 II 类基因相关,包括 HLA-A1-B8-DR3、HLA-DRB1 等,国内曾有文献报道 MG 也与 HLA-DR4 明显相关 [5]。共同或相关的易感基因可能与二者合并出现密切相关,有文献 [6] 报道 MG 患者 MHC 为 HLA-A1-B8-D3-DQ2 时,可能发展为 RA,但其确切的发病机制仍需要进一步研究。B 细胞活化因子(B-cell activating factor,BAFF)是肿瘤坏死因子超家族成员之一,对 B 细胞的成熟、分化及自身抗体的产生起重要调控作用。目前研究发现 BAFF 在部分 MG 患者中增高[7],且 BAFF 在 RA、系统性红斑狼疮等风湿性疾病发病过程中同样发挥了重要作用,相关的免疫异常因素也可能与 RA 和 MG 合并出现相关。除疾病本身因素外,RA 治疗过程中的某些药物亦有导致 MG 的风险。治疗 RA 的药物中,青霉胺、羟氯喹、金制剂可引起 MG,具体机制尚未明确,可能药物治疗过程中机体发生了特殊的对于 AchR 的致敏作用产生相关抗体,也有文献报道可能与 HLA-DR1 相关 [5, 8]。药物相关性 MG 的特点为眼肌及口咽部肌无力多见,多不伴发胸腺瘤,AchR 抗体阳性且滴度高,停药后症状可逐渐恢复,预后较好。

本例患者具有 RA 典型的临床表现,病史长达 28 年,病程中出现对称性多关节疼痛、肿胀、晨僵及畸形,结合血沉及类风湿因子显著升高,符合 2010 年美国风湿病学会 / 欧洲抗风湿联盟关于 RA 的分类标准,RA 可明确诊断。患者病程早期反复出现关节肿痛,未规范治疗,导致目前出现多关节畸形伴功能丧失,结合 ESR 及 CRP 显著升高,目前属于 RA 疾病活动期。抗核抗体及 ANCA 阴性可排除其他自身免疫性疾病。入院前出现单侧眼睑下垂及肌无力半月,晨轻暮重,为 MG 典型临床症状,结合 AchR 抗体阳性,疲劳试验及新斯的明试验阳性,肌电图重复神经电刺激可见递减现象,溴吡斯的明治疗有效,除外甲亢性肌病及胸腺瘤,MG 诊断明确。RA 病程中未服用青霉胺等可能诱发 MG 药物,不考虑药物相关性 MG,故明确 RA 合并 MG 诊断。本例患者仅有眼睑下垂及轻度四肢肌肉乏力,无呼吸肌及吞咽肌受累,临床表现较轻,无 MG 危象发生,可能与无伴发胸腺瘤及早期发现及时诊断治疗有关。RA 患者发生四肢疲乏无力症状时易被误认为 RA 相关肌肉病变而被忽视,应详细询问病史并完善专科查体全面评估,如乏力以晨轻暮重为特点或伴有眼睑下唇、复视、咀嚼无力甚至呼吸肌无力时应引起重视,鉴别有无 MG 可能,AchR 抗体阳性及新斯的明试验可帮助诊断。

　　MG 的治疗包括改善症状治疗和免疫治疗两方面,需同时进行。改善症状治疗是所有 MG 患者的一线治疗,通过胆碱酯酶抑制剂提高神经肌肉接头间隙胆碱酯酶浓度,从而改善患者的无力症状,多数患者治疗有效,可根据患者症状的严重程度,调整药物剂量。溴吡斯的明是最常用的胆碱酯酶抑制剂,国内一般最大剂量为 480 mg/d,分 3~4 次口服[2],对新发及轻症患者效果较好。但不宜仅长期单独使用胆碱酯酶抑制剂对症治疗,建议配合其他免疫抑制药物联合治疗。免疫治疗中糖皮质激素是一线药物,由于其强大的抗炎及免疫抑制作用,被广泛应用于 MG 的治疗,可使 70%~80% 的 MG 患者症状得到显著改善[2]。我国指南推荐常用剂量为醋酸泼尼松 0.5~1.0 mg/kg,每日晨顿服,通常 2 周内起效,6~8 周效果最为显著,病情稳定后逐渐减量,如发生 MG 危象,可予激素冲击治疗[2]。当患者对激素治疗反应不佳或减量复发时,可联合免疫抑制剂治疗,常用药物包括硫唑嘌呤、环孢菌素 A、甲氨蝶呤、他克莫司、霉酚酸酯、环磷酰胺等,以减少激素的用量和疗程,预防复发。对于病情进展快、重症 MG 可联合静脉注射免疫球蛋白或血浆置换治疗,对于合并胸腺瘤的患者应尽早行胸腺摘除手术。以上治疗效果不佳或不能耐受时,生物制剂已成为 MG 治疗的新选择。目前临床上用于治疗 MG 的生物制剂主要包括已经被美国食品和药物监督管理局(FDA)批准使用的靶向补体的依库珠单抗以及超适应证使用的靶向 B 细胞的利妥昔单抗。除此之外,针对其他免疫系统靶点的生物制剂的治疗作用尚未明确,仍在研究中,如靶向 BAFF 的贝利尤单抗等。MG 和合并其他疾病如 RA 时,治疗上需两者兼顾。RA 的达标治疗已被广泛应用,一经确诊应尽早开始免疫抑制剂治疗,如无禁忌首选甲氨蝶呤;如无效可联合生物制剂或靶向合成药物治疗;对中、高疾病活动度的 RA 患者可联合糖皮质激素短期治疗,以快速控制症状及炎症反应。RA 合并 MG 的治疗,首先需避免使用可诱发 MG 的药物,其次在免疫抑制剂、激素或生物制剂的选择上优先选择对两种疾病均有治疗作用的药物。本例患者 MG 病情较轻,首先选择激素联合甲氨蝶呤的治疗,患者关节肿痛及肌无力、眼睑下垂症状均明显改善,治疗有效,激素逐渐减量至小剂量长期维持治疗,病情稳定,如重症患者可考虑加用利妥昔单抗治疗。

【专家点评】

　　类风湿关节炎及重症肌无力均为常见的自身免疫性疾病,但两者合并出现临床中并不多见。具体原因尚未明确,可能与二者在遗传背景、发病机制及免疫损伤中存在一定的共性相关。MG 可发生于 RA 发病前或发病后的任何时期,多发生于 RA 疾病活动期的患者。本例患者 RA 病史数十年,未规范治疗致目前处于 RA 疾病活动期,近期出现眼睑下垂及肌无力症状,结合特异性抗体及新斯的明试验阳性明确 MG 诊断。RA 患者发生四肢疲乏无力症状时易被忽视,临床中对患者新出现的原发病难以解释的症状及体征应保持警惕,详细询问病史并完善专科查体全面评估,如乏力以晨轻暮重为特点或伴有眼睑下唇、面肌受累甚至呼吸肌无力时应引起重视,鉴别有无 MG 可能,AchR 抗体阳性及新斯的明试验可帮助诊断。MG 患者需首先加用溴吡斯的明改善症状,并联合免疫抑制治疗,针对 RA 合并 MG 可选用激素联合免疫抑制剂治疗,轻症患者可获得较好疗效,如无效可应用生物制剂如利妥昔单抗等治疗。早期及时诊断、积极治疗对疾病缓解及降低病死率至关重要。

【参考文献】

[1] 中华医学会风湿病学分会.2018 中国类风湿关节炎诊疗指南 [J]. 中华内科杂志, 2018, 57(4): 242-251.

[2] 中华医学会神经病学分会神经免疫学组, 中国免疫学会神经免疫学分会. 中国重症肌无力诊断和治疗指南(2020 版)[J]. 中国神经免疫学和神经病学杂志, 2021, 28(1): 1-12.

[3] RICCARDO BIXIO1, DAVIDE BERTELLE1, FRANCESCA PISTILLO, et al.Rheumatoid arthritis and myasthenia gravis: a case-based review of the therapeutic options[J]. Clin Rheumatol, 2022, 41(4): 1247-1254.

[4] FEITSMA AL, VAN DER HELM—MIL AH, HUIZINGA TWJ, et al.Protection against rheumatoid arthritis by HLA: nature and nur-ture[J].Ann Rheum Dis, 2008, 67: iii61 — iii63.

[5] 王丹,薛鸾,胡建东. 类风湿关节炎合并重症肌无力一例 [J]. 中华风湿病学杂志, 2010, 14:578.

[6] VARGA E, JAGER R, PETRO A, et al. HLA genomic tissue typing in myas-thenic patients with rheumatoid arthritis[J].Orv Hetil, 2001, 142:2255-2257.

[7] HONG YH, SUNG JJ. Auto-reactive B cells in MuSK myasthenia gravis[J]. Neuroimmunol Neuroinflammation, 2016, 3(8):196-197.

[8] 郝慧琴,黄烽,赵伟,等. 青霉胺致肾病综合征重症肌无力二例并文献复习 [J]. 中华风湿病学杂志, 2006, 10:680-682.

（郭颖,周蕾）

病例 23　关节痛伴咳嗽、气短

【病例导读】

类风湿关节炎(rheumatoid arthritis, RA)是一种以对称性多关节炎为主要临床表现的慢性、全身性、自身免疫性疾病,可发生于任何年龄。RA 的发病机制尚未明确,滑膜炎是其基本病理表现,随着疾病进展,可逐渐出现关节软骨及骨的破坏,导致关节畸形、功能丧失,也可出现关节外表现,如间质性肺病、皮肤溃疡、类风湿结节、心包积液以及神经系统、肾脏、眼部病变等。早期诊断、及时恰当的治疗有利于控制疾病的进展、降低致残率,改善预后。

【病例介绍】

患者,女,71 岁,主因"间断关节痛 30 年,咳嗽、气短 11 年,加重 4 月"入院。

1. 病史介绍　患者于入院前 30 年无明显诱因出现双膝关节疼痛,无明显关节肿胀,间断发作,未予重视。入院前 11 年无明显诱因出现咳嗽,偶有白痰,伴活动后气短,无发热,多次就诊于外院考虑"支气管炎",予对症治疗后无缓解(具体不详)。入院前 10 年咳嗽加重,伴发热,体温最高至 38.5 ℃,无畏寒、寒战、盗汗、咳痰、活动后气短情况同前,就诊于我院呼吸科,查血常规、痰培养未见明显异常,胸部 HRCT 提示符合间质性肺病(图 2-23-1 A),右膝关节 MRI 示积液、骨髓水肿,红细胞沉降率(erythrocyte sedimentation rate, ESR)32 mm/1 h,C- 反应蛋白(C-reactive protein, CRP)25.6 mg/L,类风湿因子(rheumatoid factor, RF)745IU/mL,抗环瓜氨酸多肽抗体(anti-cyclic peptide containing citrulline, ACCP)563.6U/mL,肺功能示:用力肺活量(forced vital capacity, FVC)% 59%,一秒用力呼气容积(forced expiratory volume in one second, FEV1)% 59%,FEV1/FVC 81%,一氧化碳弥散量(diffusion capacity of the lung for carbon monoxide, DLCO)% 62%,中度限制中度阻塞,弥散功能轻度减低,风湿免疫科会诊,考虑间质性肺病,类风湿关节炎可能性大,予口服泼尼松 30 mg/d、羟氯喹 400 mg/d,后体温降至正常,病情改善出院。出院后定期于风湿免疫科随诊,泼尼松逐渐减量(约每 2 周减 5 mg/d)至口服 5 mg/d。入院前 9 年(已加用泼尼松 6 月)查尿常规示:尿蛋白(+)~(++),尿潜血(+++),无颜面部、双下肢水肿,无尿频、尿急、尿痛等不适,患者拒绝行肾穿刺活检,考虑不除外类风湿关节炎相关肾损害,予口服泼尼松加量至 15 mg/d,继续羟氯喹 400 mg/d,并加用口服来氟米特 20 mg/d。间断复查尿常规恢复至正常,泼尼松减量至口服 2.5 mg/d 长期维持。入院前 5 年出现双下肢指凹性水肿,伴尿液颜色加深、泡沫尿,查尿常规:尿蛋白(++)~(+++),尿潜血(+)~(+++),24 小时尿蛋白定量 3143 mg,血清白蛋白 32 g/L,肾脏超声无明显异常,行肾穿刺活检提示:膜性肾病,予口服泼尼松加量至 30 mg/d,羟氯喹减量至 200 mg/d,来氟米特减量至 10 mg/d,加用静滴环磷酰胺 0.4 g 隔周 /次。尿蛋白定量逐渐降至 500 mg/d 以下。入院前 4 年口服泼尼松缓慢减量至 5 mg/d,环磷酰胺改为 0.2 g 口服隔周一次。入院前 2 年患者出现间断双手掌指关节肿胀、疼痛,晨僵大于 1 小时,就诊于我科,查尿蛋白(-),尿潜血(-),24 小时尿蛋白定量 168 mg,ESR 47 mm/1 h,CRP 2.6 mg/L,RF 145IU/mL,ACCP 893.5U/mL,涎液化糖链抗原(Krebs Von den Lungen-6, KL-6)234U/mL,关节超声示:双手部分掌指关节滑膜炎、骨侵蚀,考虑类风湿关节炎,间质性肺病,膜性肾病,予口服来氟米特加量至 20 mg/d,泼尼松、羟氯喹同前,口服环磷酰胺减量至 0.2 g/ 月,关节症状较前好转。入院前 4 月患者再次出现咳嗽,伴劳力性气促,无咳痰、咯血、发热,为进一步诊治再次入我科。既往史:右下肢深静脉血栓史 8 年,左下肢深静脉血栓史 3 年,口服利伐沙班治疗,否认高血压、糖尿病、冠心病等其他家族遗传性疾病史,否认肝炎、结核等传染病病史,否认食物及药物过敏史。

2. 入院体检 体温 36.9 ℃,脉搏 87 次 / 分,呼吸 18 次 / 分,BP136/87mmHg;双肺呼吸音粗,双下肺可闻及爆裂音,余心、肺、腹及神经系统查体未见异常。

3. 辅助检查 ESR 52 mm/1 h,CRP 3.7 mg/L,RF 99.6IU/mL,ACCP 893.5U/mL,KL-6 453U/mL;抗核抗体 1:80 均质型、核仁型,ENA 谱、抗中性粒细胞胞浆抗体、抗肾小球基底膜抗体、磷脂抗体谱、狼疮抗凝物 阴性;血尿常规、肝肾功能、凝血功能、B 型钠尿肽、免疫球蛋白、补体等未见明显异常;胸部 HRCT(图 2-23-1 C)提示间质性肺病较前(图 2-23-1B)加重,肺功能示:FVC% 86.8%,FEV1% 74.8%,FEV1/FVC 71.76%,DLCO 47.5%,弥散功能中度减低。

4. 初步诊断 ①类风湿关节炎;②间质性肺病;③膜性肾病;④双下肢深静脉血栓形成。

5. 诊治经过及随诊 患者入院后予环磷酰胺加量至 0.2 g 口服每周一次,继续泼尼松、羟氯喹、来氟米特治疗,加用吡非尼酮口服 900 mg/d。患者病情改善,约半年后停用环磷酰胺(累积量约 30 g),复查胸部 HRCT 提示较前无著变,肺功能示:FVC% 101.4%, FEV1% 91.8%,FEV1/FVC 75.3%,DLCO 62.9%,弥散功能中度减低。

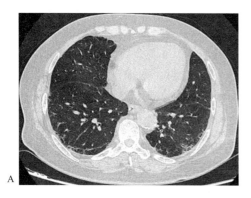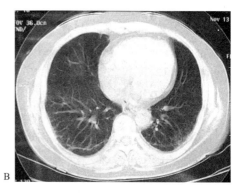

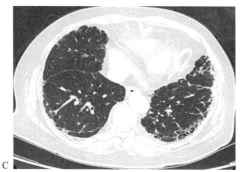

图 2-23-1　胸部 HRCT 变化

注:图 A 治疗前;图 B 治疗后 8 年;图 C 治疗后 10 年

【分析与讨论】

患者老年女性,慢性病程(大于 6 周),以间断双膝关节痛为首发表现,有 RF、ACCP 高滴度阳性,查 ESR、CRP 升高,膝关节 MRI 存在骨髓水肿。由于患者初诊时间为 2009 年,根据 1987 年美国风湿病学会(ARA)制定的 RA 分类标准[1],该患者当时不符合 RA 诊断,因此考虑疑诊类风湿关节炎,参照类风湿关节炎加用了相关治疗。现在我们再次分析该患者的初始情况,根据 2010 年美国风湿病学会(ACR)/欧洲抗风湿病联盟(EULAR)制定的 RA 分类标准[2],该患者评分为 6 分,符合此诊断标准,可以明确诊断为 RA。由此说明 2010 年的 RA 分类标准较 1987 年,提高了诊断敏感性,可以发现更多的早期 RA。

我国 RA 患者总数约 500 万,患病率为 0.42%,男女比例约为 1∶4[3]。RA 病程的延长,可使残疾率升高,造成患者生活质量及社会参与度的下降,也带来巨大的经济负担。除关节表现外,患者还可出现关节外损害,往往与 RA 控制不佳相关[4]。当累及肺脏时可出现间质性肺病、类风湿结节、胸腔积液等;出现皮肤表现时可有类风湿皮下结节、皮肤溃疡、指/趾端坏疽等;神经系统受累时可出现腕管综合征、颈髓受压、周围神经病变等;还可以累及血液系统、心血管系统、肾脏等。该患者病程早期仅有双膝关节痛,后期出现了典型的 RA 关节表现,即对称性小关节炎;其病程中亦有突出的关节外表现,包括间质性肺病和膜性肾病。

10%~50% 的 RA 患者可能会出现肺部并发症,其中以合并间质性肺病(RA-ILD)最常见。我国的一项 RA 临床特征的横断面研究表明, RA 合并 ILD 的发生率为 14.7%。RA-ILD 患者与单纯 RA 患者相比有更差的预后、更高的死亡率。RA-ILD 的发病机制尚未明确,且存在诸多争议,争议之一就是 RA 的病情活动与 ILD 之间的关系甚至先后顺序。有学者认为, RA 的病情活动是起始因素,导致了关节局部翻译后修饰蛋白的出现,引起机体对类似蛋白在肺部产生免疫反应,从而出现 ILD。在临床上我们可以看到大多数的 RA-ILD 患者,以关节症状为首发表现,而后出现间质性肺病,和此种说法契合。这类患者可能是由于 RA 引起的局部炎症过程先影响到了关节,再通过炎症细胞经血液循环到达肺部 [5] 或纤维细胞迁移 [6] 等途径,参与肺纤维化。但是也有学者提出,肺部损害可能是始动因素,而后产生对翻译后修饰蛋白的免疫反应,加重甚至诱发 RA 的病情。既往文献中有部分病例以肺损害为首发表现,且有 ACCP 抗体阳性,在随访 1 年至 2 年后,才出现关节症状 [7, 8]。Willis VC 等发现 RF、ACCP 可以在血清阴性的受试者的痰中被检出,并且提出肺可能是 RA 早期发展中产生自身抗体的场所,由此认为肺损害可能先于关节异常 [9]。还有研究证实,与自身抗体阳性 RA 患者的血清相比,肺泡灌洗液中的自身抗体水平相对较高,表明这些患者的肺中存在局部自身抗体的生成 [10]。这些病例以及研究似乎可以对支持肺损害是始动因素有所帮助,但目前这个争议仍无明确结论,需要进一步研究来证实。

膜性肾病是以上皮下免疫复合物沉积伴肾小球基底膜增厚为特征的一种自身免疫性疾病,是成人肾病综合征的常见病理类型。其病因分为原发性和继发性,类风湿关节炎是继发性病因之一。一般认为, RA 肾损害并不多见,其中包括 RA 原发性肾损害、血管炎、淀粉样变、药物性肾损害等。本病例患者未使用非甾体抗炎药、青霉胺、金制剂、环孢素等常见引起肾损害的药物,且肾活检符合膜性肾病表现,在加强免疫抑制治疗后蛋白尿、血尿好转,提示其肾损害与类风湿关节炎相关。同时本病例患者在病程中伴有深静脉血栓形成,已有研究表明, RA 患者发生静脉血栓栓塞症的风险增加 [11],但尚无法证实 RA 是静脉血栓栓塞症的明确危险因素 [12]。其早期症状往往不典型,易漏诊、误诊,提高对 RA 合并静脉血栓栓塞症的警惕性,对其加以研究,有助于改善预后。

早期治疗以及达标治疗是目前 RA 最重要的治疗策略,其治疗手段有非甾体抗炎药、传统合成 DMARDs、靶向药物,及雷公藤多苷及其衍生物、白芍总苷、艾拉莫德等其他药物。除此之外还有物理康复治疗、外科手术等非药物治疗方法。当患者出现关节外表现时,可根据受累部位、严重程度等情况,加用个体化糖皮质激素治疗。传统合成 DMARDs 包括甲氨蝶呤、来氟米特、柳氮磺吡啶、羟氯喹等。目前被证明可有效预防终末期肾脏疾病或死亡的药物是烷化剂,糖皮质激素联合烷化剂方案是治疗膜性肾病的一线方案之一 [13],其中常用的烷化剂为环磷酰胺。也有研究显示,环磷酰胺对 RA-ILD 的进展有效 [14]。因此,本病例患者在糖皮质激素、来氟米特、羟氯喹方案的基础上,长期联合环磷酰胺治疗。吡非尼酮是新型的抗纤维化药物，2015 年特发性肺纤维化诊治指南将吡非尼酮列为有条件推荐使用的药物。由于特发性肺纤维化和结缔组织病相关 ILD 的发病机制相似，已有相关研究将吡非尼酮用于治疗结缔组织病相关 ILD 中并取得一定的疗效。本病例患者在 ILD 急性加重时，在糖皮质激素联合 DMARDS 的基础上，加用了吡非尼酮治疗，其临床症状及肺功能均得到改善。

【专家点评】

RA 是一种以关节滑膜炎为特征的自身免疫性疾病，随着病程的延长，可出现软骨和骨破坏，也可累及其他脏器。本病例患者的症状、体征及辅助检查结果，符合 2010 年 ACR/EULAR 制定的 RA 分类标准，RA 可明确诊断。同时其合并有突出的关节外表现，包括间质性肺病和膜性肾病，而且病程中有深静脉血栓形成情况。早期诊断、及时治疗，同时对关节外表现提高警惕，有利于改善预后。

【参考文献】

[1] ARNETT FC, EDWORTHY SM, BLOCH DA, et al. The American Rheumatism Association 1987 revised criteria for the classification of rheumatoid arthritis[J]. Arthritis Rheum, 1988, 31(3):315-324.

[2] ALETAHA D, NEOGI T, SILMAN AJ, et al. 2010 rheumatoid arthritis classification criteria: an American College of Rheumatology/European League Against Rheumatism collaborative initiative[J]. Ann Rheum Dis, 2010, 69(9):1580-1588.

[3] JIN S, LI M, FANG Y, et al. Chinese Registry of rheumatoid arthritis (CREDIT): II. prevalence and risk factors of major comorbidities in Chinese patients with rheumatoid arthritis[J]. Arthritis Res Ther, 2017, 19(1):251.

[4] 耿研, 谢希, 王昱, 等. 类风湿关节炎诊疗规范 [J]. 中华内科杂志, 2022, 61(1):51-59.

[5] LESLIS KO. Pathology of interstitial lung disease[J]. Clin Chest Med, 2004, 25(4): 657-703.

[6] PHILLIPS RJ, BURDICK MD, HONG K, et al. Circulating fibrocytes traffic to the lungs in response to CXCL12 and mediate fibrosis[J]. J Clin Invest, 2004, 114(3):438-446.

[7] FISCHER A, SOLOMON JJ, DU BOIS RM, et al. Lung disease with anti-CCP antibodies but not rheumatoid arthritis or connective tissue disease[J]. Respir Med, 2012, 106(7): 1040-1047.

[8] TOURIN O, DE LA TORRE CARAZO S, SMITH DR, et al. Pulmonary vasculitis as the first manifestation of rheumatoid arthritis[J]. Respir Med Case Rep, 2013, 8:40-42.

[9] WILLIS VC, DEMORUELLE MK, DERBER LA, et al. Sputum autoantibodies in patients with established rheumatoid arthritis and subjects at risk of future clinically apparent disease[J]. Arthritis Rheum, 2013, 65(10):2545-2554.

[10] REYNISDOTTIR G, KARIMI R, JOSHUA V, et al. Structural changes and antibody enrichment in the lungs are early features of anti-citrullinated protein antibody-positive rheumatoid arthritis[J]. Arthritis Rheumatol, 2014, 66(1):31-39.

[11] OGDIE A, KAY MCGILL N, SHIN DB, et al. Risk of venous thromboembolism in patients with psoriatic arthritis, psoriasis and rheumatoid arthritis: a general population-based cohort study[J]. Eur Heart J, 2018, 39(39):3608-3614.

[12] 赵宇航,李鸿斌.类风湿性关节炎合并静脉血栓栓塞症的研究进展[J].世界最新医学信息文摘,2021,21(26):133-134,136.

[13] 童孟立.原发性膜性肾病的诊治进展[J].浙江医学,2021,43(4):352-357.

[14] OTA M, IWASAKI Y, HARADA H, et al. Efficacy of intensive immunosuppression in exacerbated rheumatoid arthritis-associated interstitial lung disease[J]. Mod Rheumatol, 2017, 27(1):22-28.

（苏丽,李昕）

病例 24　多关节肿痛伴手足背浮肿

【病例导读】

缓和性血清阴性对称性滑膜炎伴凹陷性水肿综合征(remitting seronegative symmetrical synovitis with pitting edema, RS3PE),是一组病因未明的以特殊类型的关节炎为主要表现的风湿性疾病,常急性起病并以关节肿痛及指/趾肌腱背侧对称性凹陷性水肿为临床特征表现,其基本病理改变为关节的滑膜炎,尤以指趾屈/伸肌腱鞘滑膜炎为著,类风湿因子等抗体检测为阴性。此病患者常以"肢体浮肿"为主诉就诊,且风湿性疾病常见自身抗体又为阴性,故易延误诊治。然而,以伴手足凹陷性水肿的对称性多发小关节炎等典型表现为线索,则诊断及鉴别诊断的思路会较为清晰。本病例患者经系统检查发现肺部间质病变,提示我们除了常见并首发的关节炎症状,也应关注 RS3PE 综合征的关节外表现。本病亦认为是类风湿关节炎特殊亚型,治疗药物同 RA,激素治疗反应良好。

【病例介绍】

患者,女,57 岁,主因"间断多关节肿痛半年余,加重伴手足浮肿 2 月"入院。

1. 病史介绍　患者于入院前半年余,无明显诱因先后出现双膝关节肿痛,无晨僵,无发热及皮疹,上下楼时疼痛加剧,就诊于当地医院,考虑"退行性骨关节炎",予氨基葡萄糖等治疗未见好转。入院前 3 月患者无明显诱因先后出现双肩关节疼痛,伴双上肢上举活动受限,就诊于当地医院,考虑"肩周炎",行针灸治疗未见好转。入院前 2 月,患者无明显诱因先后出现双髋、双踝、双肘、双腕、双手掌指和近端指间关节肿痛,伴晨僵,活动约 1 小时后症状略减轻,并逐渐出现双手及双足浮肿。偶有咳嗽,无喘憋,无发热、皮疹、口干、眼干、光过敏、雷诺现象等,先后就诊于多家医院查:血沉 70 mm/h、CRP 302 mg/L、RF 阴性、IgA、IgG、IgM、补体 C3、C4、血常规及游离甲功均正常。骨密度:低骨量。患者多关节肿痛逐渐加重,为进一步诊治收入我科,患者发病以来,睡眠欠佳,进食可,二便可,体重较前无明显变化。既往史:高血压病史 13 年,血压最高 220/130mmHg,规律服用"厄贝沙坦氢氯噻嗪 162.5 mg/d",血压控制在 130~150/80~90mmHg。有高血压家族史,患者母亲有高血压史。否认肝炎、结核等传染病史,否认食物及药物过敏史。

2. 入院体检　体温 37 ℃,脉搏 94 次 / 分,呼吸 18 次 / 分,BP136/100mmHg;神清,表情痛苦,全身皮肤黏膜未见皮疹、黄染及出血点,口腔黏膜无溃疡,双肺呼吸音粗,未闻及明显干湿性罗音,心率 94 次 / 分,律齐,心音有力,未闻及病理性杂音,腹软,无压痛,无反跳痛及肌紧张,肝脾肋下未触及,肠鸣音 5 次 / 分,双手背及双足背水肿。双膝、双肩、双手掌指关节压痛,伴左膝伸直受限、双手伸展受限。

3. 辅助检查

（1）此次入院前:血常规,白细胞 6.51×10⁹/L,淋巴细胞百分比 15.2%,中性粒细胞百分比 75.4%,血红蛋白 106 g/L,血小板 379×10⁹/L,游离甲功正常;血沉 70 mm/h,CRP 302 mg/L,RF <20IU/mL,ASO 26.4IU/mL,IgA、IgG、IgM、补体 C3、C4 未见明显异常。右膝关节 MR:右膝关节退行性骨关节炎病伴软骨及软骨下骨损伤;右膝关节前交叉韧带及内侧副韧带损伤,内外侧半月板退变;右膝关节积液。双下肢 X 线:双下肢全长负重相。右肩关节 MR:右侧盂肱关节骨性关节炎,右侧肩关节骨性关节炎;右肩关节囊及周围滑膜囊积液;右侧肩关节周围滑膜皱襞增厚,慢性滑膜炎可能;冈上肌腱远端 I 级损伤,肩胛下肌腱走形迂曲。

（2）此次入院后:血常规,白细胞 4.82×10⁹/L,中性粒细胞百分比 66.1%,血红蛋白 87 g/L,血小板 441×10⁹/L,肝肾功能、电解质、游离甲功、尿便常规均正常,纤维蛋白原 6.17 g/L,D- 二聚体 7223.25ng/mL,ESR 110 mm/1 h,CRP 121 mg/L,IgG 16.3 g/L,IL-6 148 pg/mL,TNF-α 10.80pg/mL,ANA 及 ENA 抗体谱阴性,ANCA 阴性,RF 及 CCP、RA33、APF、MVC 抗体阴性;血清铁 4μmol/L,总铁结合力 36.7μmol/L,铁蛋白 406.37ng/mL,血气分析正常,常见呼吸道病原筛查阴性、T-SPOT 阴性。胸 CT:双肺透过度不均,可见广泛磨玻璃影（图 2-24-1）。腹 CT 未见实体肿瘤征象。双手及双腕 x 线:未见明显异常。全身核素骨显像:双侧肩、肘、腕、膝、踝等关节骨质代谢改变,考虑骨关节病及退行性病变;颅骨及四肢长骨骨质代谢改变,考虑骨质疏松。左腕 MR:考虑三角骨、头状骨骨髓水肿;左手部分腕骨间关节、腕掌关节及诸掌指关节、指间关节少量积液;左手皮下软组织多发异常信号影,考虑水肿相关。肺功能:弥散功能轻度减低,残气量 / 肺总量 % 正常,FEV1/FVC 实测值 85.84,DLCO SB 4.6。心脏彩超:左房略增大,左室舒张功能下降。

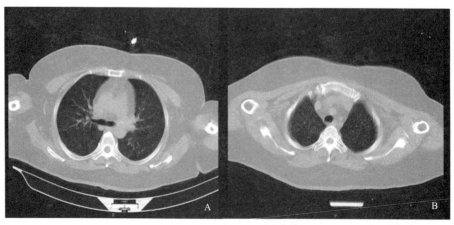

图 2-24-1　胸 CT:提示双肺透过度不均匀,可见广泛磨玻璃影（A 双肺上野 B 双肺中下野）

4. 初步诊断 ①RS3PE 综合征可能性大;②间质性肺病;③双膝骨关节炎;④缺铁性贫血;⑤原发性高血压。

5. 诊治经过及随诊 患者入院后,给予甲强龙 40 mg/d、来氟米特 20 mg/d 及补铁、补钙、降压、吸氧及对症支持治疗,治疗 2 周后复查 ESR 22 mm/1 h、CRP 11.9 mg/L。患者病情较前好转,多关节疼痛较前明显减轻,双手背及双足背浮肿消退。患者病情平稳,规律我院门诊随诊,口服甲强龙规律减量,继续口服来氟米特及补钙补铁治疗。

【分析与讨论】

中老年患者多关节肿痛,是风湿免疫科常见就诊原因,以双侧对称性多发小关节肿痛伴晨僵为主要特征的类风湿关节炎、常表现为双下肢负重关节肿痛且活动后加重的骨性关节炎、好发于第 1 跖趾关节的急性单关节红肿疼痛的痛风性关节炎等,均为常见的中老年患者关节肿痛的可能病因;而本例患者中年女性,周身多关节痛为首发症状但未予诊治,曾就诊于多家医院多科室,症状逐渐加重致不能握拳、不能执笔执筷,行走费力,严重影响日常生活。以伴手足背水肿为典型表现的关节炎,是一组特殊类型的关节炎——RS3PE 综合征,其在风湿性疾病中发病率为 0.25%~0.3%[1]。本病的基本病理病变为关节滑膜炎,而屈伸肌的腱鞘滑膜炎尤为显著,局部炎症是毛细血管通透性明显增加,进而出现手足背凹陷性水肿;同样以多发小关节受累为主要表现的类风湿关节炎或银屑病关节炎,均以小关节肿胀为著,极少出现因腱鞘滑膜炎所致的双侧对称性肢端水肿。基于此病的病理特点,其临床表现常为多发对称性外周小关节肿痛伴晨僵,常见受累关节如近端指间关节、掌指关节、腕关节、肘关节、踝关节,也可累及肩关节、膝关节等;手背足背水肿常于关节炎症伴发,患者可因严重的屈肌腱鞘滑膜炎而出现腕管综合征,即正中神经受压而出现部分手指麻木、烧灼感及疼痛[2]。RS3PE 综合征患者抗核抗体、类风湿因子等自身抗体检测多为阴性,据此可与类风湿关节炎鉴别诊断;RS3PE 综合征患者可以出现低热、乏力症状,实验室检查血沉、C 反应蛋白等炎症指标增高,需与同样好发于中老年患者且炎症指标增高的风湿性疾病 - 风湿性多肌痛相鉴别,风湿性多肌痛患者低热常伴近端肌群及肩关节、髋关节、膝关节等酸痛,而小关节肿痛及手足背凹陷性水肿较少见[3]。

RS3PE 综合征患者还可出现关节外表现[4],国内外学者回顾性分析 RS3PE 临床病例,常见关节外表现为全身症状(如发热、乏力)、体重下降、淋巴结肿大贫血、肌痛、皮疹等,而合并肺间质病变的病例报道较少见[4-6];本病例患者虽无明显咳嗽或喘憋症状且肺部查体无阳性体征,但经胸 CT 检查发现双肺磨玻璃样改变,且肺功能显示轻度弥散功能减低,提示患者存在早期肺间质损害,因此对于风湿性疾病患者均需进行详尽的系统检查和各脏器功能评估,及早发现、及时治疗。RS3PE 综合征治疗药物包括 NSAIDs、控制病情慢作用药及激素等,其中中小剂量激素治疗即可达到良好效果,也有报道部分患者可出现骨侵蚀改变,应尽早治疗[7]。本例患者考虑诊断 RS3PE 综合征合并肺间质病变,故给予激素 0.5 mg/(kg·d)联合来氟米特 20 mg/d 及补铁、补钙、吸氧及对症支持治疗,患者病情明显好转,多关节疼痛减轻,双手背及双足背浮肿明显消退,治疗 2 周后复查 ESR 及 CRP 显著下降,患者病情平稳,可胜任日常生活及轻体力活动,出院后口服激素并规律减量,继续口服来氟米特及补钙治疗,病情平稳。

【专家点评】

RS3PE综合征,是一组病因未明的以滑膜炎为病理改变的特殊类型关节炎,患病人群为中老年患者,急性起病、小关节肿痛晨僵、手足背对称性凹陷性水肿为其特征性临床表现,类风湿因子等自身抗体检测均为阴性,激素治疗反应佳,且疾病预后良好、不易复发。从患者典型临床表现着手,结合化验检查仔细鉴别,可避免漏诊或误诊。RS3PE综合征是以关节炎及肢端水肿为主要表现的风湿性疾病,应利用关节超声、核磁等影像学检查评估患者关节滑膜炎症病变程度,同时应全面系统评估病情,积极排查各系统功能情况,筛查疾病的关节受累情况及关节外脏器损害情况,为患者优化合理的个体化治疗方案。有研究报道RS3PE综合征与肿瘤相关,可能属副肿瘤综合征表现,或为潜在肿瘤的早期临床表现,尤其对激素治疗反应差的RS3PE综合征患者,更应积极排查肿瘤风险,警惕肿瘤模拟风湿性疾病可能。

【参考文献】

[1] 李桂叶,安媛,栗占国.缓解性血清阴性对称性滑膜炎伴凹陷性水肿综合征14例临床分析并文献复习[J].中华风湿病学杂志,2012,16(7):468-472.

[2] YAO Q, SU X, ALTMAN RD. Is remitting seronegative symmetrical synovitis with pitting edema(RS3PE)a subset of rheumatoid arthritis? [J].Semin Arthritis Rheum, 2010, 40(1):89-94.

[3] MANGER B, SCHETT G. Paraneoplastic syndromes in rheumatology[J].Nat Rev Rheumatol, 2014,10(11):662-670.

[4] KARMACHARYA P, DONATO AA, ARYAL MR, et al. RS3PE revisited:a systematic review and meta-analysis of 331 cases[J]. Clin Exp Rheumatol, 2016,34(3):404-415.

[5] 郑文洁,王昱,蒋颖,等. 8例RS3PE临床回顾性分析[J]. 基础医学与临床, 2008, 28(8):882-885.

[6] 王丽芳,刘伟,董鹏,等.缓和性血清阴性对称性滑膜炎伴凹陷性水肿综合征患者抗骨质疏松治疗价值初探[J]. 中华风湿病学杂志,2020,24(12):817-819.

[7] LI H, ALTMAN RD, YAO Q. RS3PE:Clinical and Research Development[J]. Curr Rheumatol Rep, 2015,17(8):49.

(王悦,杨惠芬)

病例25　青年单侧膝关节肿痛

【病例导读】

类风湿关节炎(rheumatoid arthritis, RA)是一种以慢性、侵蚀性、对称性、多关节为主要表现的常见的自身免疫性疾病,病理表现为滑膜炎、血管翳形成和血管炎。血清中可出现类风湿因子及抗环瓜氨酸多肽等多种自身抗体,临床表现除多发性、对称性、进展性关节炎外,还可以出现发热、贫血、皮下类风湿结节及肺部损害等全身表现。如不及时诊治,病情进展会引起关节功能丧失,甚至致残,对患者的身体健康造成严重的威胁,影响患者的生活质量。是造成劳动能力丧失和致残的重要原因之一。需要及时早期诊断并进行治疗,以免病情发展引起关节功能丧失及全身其他脏器损害。

【病例介绍】

患者,男性,38 岁,工人,主因"间断右膝关节肿痛伴发热 5 月余,加重伴右腕关节肿痛 1 月"入院。

1. 病史介绍　入院前 5 月余,无明显诱因出现右膝关节红肿热痛,皮温升高,行走屈曲活动受限,伴发热,体温最高 38.5 ℃,间断发热,发热无规律,约 2 周发热一次,发热时右膝关节肿痛加重,后出现右肩关节疼痛,无皮疹,无双手指间关节及腕关节肿痛,无皮下结节,无咳嗽咳痰,无胸闷憋气,无腹痛腹泻,无尿频尿急尿痛等症状。就诊于外院行膝关节影像学检查,考虑"右膝关节滑膜炎、关节腔积液",给予局部针灸及关节腔穿刺抽液等对症治疗,效果欠佳。入院前 1 月,右膝及右肩关节肿痛加重。同时出现右腕关节、右手拇指及小拇指掌指关节、第一指间关节肿痛,伴明显晨僵,指间关节及腕关节活动受限,持续时间约半小时以上缓解,就诊于我科门诊,检查血沉 44 mm/h, RF 52.3U/mL, ACCP 156.9U/mL, CRP 80 mg/L,双手 X 线未见明显异常。为进一步诊治入院。发病期间,食欲差,大便干燥,体重下降约 5 kg。既往体健,无高血压、糖尿病、心脑血管疾病等慢性疾病、否认肝炎结核等传染性疾病史。个人史:无烟酒不良嗜好,否认特殊化学品及毒物放射性物质接触史。否认家族遗传病史。否认药物食物过敏史。

2. 入院体检　体温 36.7 ℃,脉搏 89 次 / 分,呼吸 15 次 / 分, BP 110/70mmHg。神清语利,查体合作,全身皮肤黏膜未见出血黄染,全身浅表淋巴结未触及肿大,口唇无紫绀,口腔黏膜无溃疡干燥、咽部无红肿,扁桃体未见肿大及化脓,颈软,气管居中,甲状腺未触及肿大,胸廓无畸形,触觉语颤无异常,肺部叩诊清音,肺上界及肺下界叩诊未见异常,肺下界活动度正常,双肺呼吸音清,未闻及异常呼吸音及干湿性罗音,心前区无异常隆起及异常搏动,心界叩诊无异常,心音听诊无异常,心率 89 次 / 分,心律齐,各瓣膜区未闻及病理性杂音,腹部软,无压痛,无反跳痛及肌紧张,肝脾未触及肿大,肝肾区无叩痛,双下肢无水肿。脊柱无畸形,活动自如,无压痛及叩击痛。右膝关节肿胀(图 2-25-1),浮髌试验阳性,活动尚可。右腕关节、右手拇指及小拇指掌指关节、近端指间关节肿胀,压痛,握拳及屈曲活动受限。

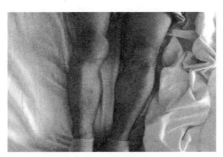

图 2-25-1　右膝关节肿胀

3. 辅助检查

（1）入院前检查：血常规，白细胞 8.43×10⁹/L，中性粒细胞百分比 65%，血红蛋白 134 g/L，血小板 373×10⁹/L，肝肾功能未见异常，血沉 42 mm/1 h；抗核抗体阴性，ENA 抗体谱阴性，RF 52.3U/mL，ACCP 156.9U/mL，CRP 80 mg/L，AKA 阴性。双手 X 线；双手骨质完整，形态及密度未见异常，关节间隙存在，关节面光滑（图 2-25-2）。

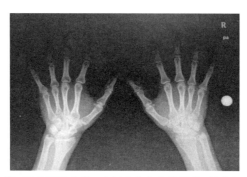

图 2-25-2　双手 X 线：双手骨质完整，形态及密度未见异常，关节间隙存在，关节面光滑

（2）入院后检查：血沉 38 mm/1 h，CRP 48 mg/L，RF 52.3U/mL，ACCP 114.2U/mL，AKA 阴性，ANA、ENA 抗体谱及 ANCA 阴性，HLA-B27 阴性。肝炎病毒筛查阴性、HIV 抗体阴性、抗结核抗体阴性。腹部彩超：肝胆胰脾未见异常。泌尿系彩超：右肾上极实质高回声结构，提示错构瘤。骨密度：骨量减低。胸部 CT：双肺炎性病变双，肺上叶大泡。腕关节 MRI：右腕关节各骨质骨髓水肿，右腕关节滑膜炎伴关节囊积液，考虑右腕三角纤维软骨损伤，右桡侧腕屈肌腱鞘积液，右腕关节皮下软组织肿胀。右膝关节 MRI：符合右膝关节类风湿性关节炎改变，考虑右胫骨近端软骨破坏，右股骨远端、胫骨近端、腓骨近端骨髓水肿，右膝关节滑膜炎伴关节囊、髌上囊积液，右膝内、外侧半月板损伤（二度），右侧腘肌水肿，右膝关节皮下软组织水肿。骶髂关节 CT 未见异常。

4. 初步诊断　①类风湿关节炎；②右膝半月板损伤（Ⅱ度）。

5. 诊治经过及随诊　患者门诊给予来氟米特治疗 4 周余，关节肿痛无明显缓解，出现恶心、食欲差等消化道不适。入院后停用来氟米特，改予甲氨蝶呤 10 mg 每周一次，联合艾拉莫德 25 mg 每日 2 次治疗，以及氟比洛芬对症。患者未再发热。治疗 12 周后，患者自觉右膝及右肩关节、右手拇指及小拇指掌指关节、第一指间关节肿痛减轻，但右腕关节肿痛缓解不明显。复查血沉 58 mm/h，CRP 90 mg/L，RF 76.3u/mL。DAS28- 血沉评分约 6.3 分，提示患者仍为高疾病活动度。予加用依那西普 25 mg 每周两次，患者体温正常，右膝及右肩关节、右手拇指及小拇指掌指关节、第一指间关节肿痛、右腕关节肿痛及压痛、活动均缓解。病情好转出院，门诊定期随诊。继续甲氨蝶呤、艾拉莫德口服，依那西普每周两次治疗 4 月余后，患者关节肿痛持续缓解，因患者经济原因依那西普减量至每周一次持续 1 月余，复查 RF 28.7U/mL，ACCP 52.9U/mL，CRP 4.3 mg/L，血沉 15 mm/h。DAS28- 血沉评分 2.18 分。复查膝关节 MRI 提示骨髓水肿及滑膜炎好转（图 2-25-3）。依那西普减量至两周一次维持治疗。

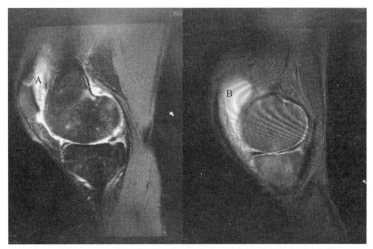

图 2-25-3   复查膝关节 MRI：提示骨髓水肿及滑膜炎好转

（A：治疗前 B：治疗后）

【分析与讨论】

类风湿关节炎是一种较为常见的风湿性疾病，其病理变化为关节滑膜炎症以及其周围组织发生慢性炎症，主要表现为手、腕、膝、踝和足等小关节对称性、进展性多关节炎，逐渐出现关节软骨和骨破坏，导致关节功能障碍和功能丧失。还可以出现肺部、血液系统、心血管系统等损害。血清学检查可出现类风湿因子和抗 CCP 等抗体阳性[1]，对本病的诊断具有重要意义。

本例患者青年男性，以间断右膝关节肿痛活动受限及间断发热为首发表现。最初就诊于骨科，完善右膝关节 MRI 提示右膝关节滑膜炎及关节腔积液，给予关节腔穿刺治疗等，效果欠佳。因当时患者未出现典型类风湿关节炎常见双手多发对称性关节肿痛晨僵等临床表现，临床医师对类风湿关节炎认识不充分，未进一步完善类风湿因子及 ACCP 等类风湿关节炎相关抗体。临床上遇到对于治疗效果欠佳的患者，应密切随诊观察，并结合病情完善相关检查，及时修正诊断和调整治疗方案。患者年轻男性，工作为重体力劳动者，单膝关节肿痛伴发热起病，容易误诊，诊断应考虑到类风湿关节炎可能。可完善血沉及 CRP，类风湿因子及 ACCP 抗体阳性，双手 X 线或关节彩超、MRI 等影像学检查协助诊治。目前 1987 年 ACR 制定的 RA 分类标准仍在临床上沿用。该标准中的一些诊断指标多是长病程下出现的临床表现，并不利于疾病的早期诊断，早期 RA 患者易漏诊。为了进一步提高识别早期 RA 的能力，2010 年 ACR/EULAR 联合推出了新的的 RA 分类标准。该标准对早期 RA 的诊断敏感性高于 1987 年 ACR 标准，但特异性下降。2012 年，为了建立适用于临床、有较好敏感性和特异性的早期 RA 分类标准，北京大学人民医院牵头，提出了较为适用的早期 RA 分类标准。在临床实践和验证中，此早期 RA 分类标准综合评价优于 1987 年 ACR 和 2010 年 ACR/EULAR 分类标准，并且较 2010 年 ACR/EULAR 的计分法分类标准简便实用。本例患者根据 2010 年 ACR/EULAR 新的 RA 分类标准和 2012 年早期 RA 分类标准，类风湿关节炎诊断明确。结合此例患者，年轻男性，右膝关节肿痛，为下肢非对称性大关节肿痛，需与脊柱关节炎等相鉴别。

患者类风湿关节炎诊断明确后,给予来氟米特治疗,因患者出现消化道不良反应及关节肿痛及晨僵缓解不明显。DSA28 评分仍处于高疾病活动度。积极给予甲氨蝶呤联合艾拉莫德治疗。患者关节肿痛及发热症状好转,经治疗 3 月余,采用 DAS28 评分评估疾病活动度仍为高疾病活动度。奥地利学者 Platzer 等开展的研究发现,经治疗的 RA 患者的关节损伤呈四种不同的变化轨迹:稳定型、进展型、改善型、反复型。同时,分析患者特征发现,C反应蛋白水平较高、病程较短、接受 csDMARDs 或联合治疗的患者,关节损伤更易表现为进展型。患者的病情处于持续的高活动性时,会给患者带来较为严重的不良后果;患者的病情活动性越强,发生不良结局的危险性也越大,因此,必须积极治疗处于活动期的类风湿关节炎患者,尽可能降低患者疾病的活动性、缓解该病的持续发展。目前类风湿关节炎诊治指南强调达标治疗,治疗目标是达到并长期维持临床缓解或低疾病活动度 [2]。治疗最终目的为控制病情、减少致残率,改善患者的生活质量。RA 一经确诊应尽早使用改善病情抗风湿药(DMARDs)。EULAR 将 DMARDs 药物分为传统合成 DMARDs(csDMARDs)和靶向合成 DMARDs(tsDMARDs)、生物 DMARDs(bDMARDs)。2022 EULAR 的 RA 指南建议 RA 确诊后应立即开始 DMARDs 治疗,传统 DMARDs 药物如甲氨蝶呤、来氟米特及柳氮磺胺嘧啶是一线治疗策略的一部分。如果 csDMARD 策略未达到治疗目标,当存在不良预后因素时,应添加生物制剂 DMARD(bDMARD)或靶向合成 DMARD(tsDMARD)。bDMARDs 是目前积极有效控制类风湿病情的药物。治疗 RA 生物制剂有肿瘤坏死因子拮抗剂、IL-6 拮抗剂、IL-1 拮抗剂及 T 细胞共刺激信号抑制剂等。此例患者使用的依那西普是一种基因重组人 II 型肿瘤坏因子受体—抗体融合蛋白,可以与人体的 TNF — α 结合并使之失去活性,从而拮抗细胞表面受体与 TNF — α 的相互作用。国内外的诸多临床试验已经证明,依那西普可以用于类风湿关节炎的治疗,且具有较好的临床疗效、安全性。且经治疗后患者病情得到缓解。且后续监测中依那西普与甲氨蝶呤联用治疗类风湿关节炎过程中出现的不良反应较少,相比于甲氨蝶呤单药治疗的效果更为显著,且患者具有较高的依从性 [3-5]。

【专家点评】

类风湿关节炎是一种慢性、侵蚀性多关节炎为主要表现的自身免疫性疾病,诊治延迟可逐渐出现关节软骨和骨破坏,导致关节畸形和功能丧失,血清中常出现类风湿因子及抗环瓜氨酸肽抗体等自身抗体,影像学检查在疾病的不同阶段可有受累关节病变。对于单关节起病的青年患者,需与痛风关节炎、外周型脊柱关节炎、感染性关节炎等相鉴别。需进行详细的问诊和体格检查,血清学检查及影像学检查对关节肿痛患者的诊断有重要意义。类风湿关节炎治疗强调达标治疗,长期维持临床缓解或低疾病活动度;本例患者经使用来氟米特、甲氨蝶呤、艾拉莫德等药物治疗情况下,病情评估仍为高疾病活动度,加用生物制剂后病情控制稳定。对此类对传统改善病情风湿药疗效不佳的患者尽早启用生物制剂联合治疗,尽早控制病情达标治疗延缓病情。

【参考文献】

[1] 方霖楷,黄彩鸿,谢雅,等.类风湿关节炎患者实践指南 [J].中华内科杂志,2020,59（10）:772-780.

[2] 中华医学会风湿病学分会. 2018 中国类风湿关节炎诊疗指南 [J].中华内科杂志,2018,57（4）: 242-251.

[3] CHAK SING LAU, FAITH CHIA, LEONILA DANS, et al. 2018 update of the APLAR recommendations for treatment of rheumatoid arthritis[J].Int J Rheum Dis,2019 ,22（3）: 357-375.

[4] JEFFREY R CURTIS, PAUL EMERY, ELAINE KARIS, et al.Etanercept for the treatment of rheumatoid arthritis[J].ArthritisRheumatol,2021,73（5）:759-768.

[5] ATZENI F, GERRATANA E, BONGIOVANNI S, et al.Efficacy and Safety of Biosimilar and Originator Etanercept in Rheumatoid Arthritis Patients：Real-Life Data[J].Isr Med Assoc J,2021,23（6）:344-349.

（李洪钧,杨惠芬）

病例 26　多关节肿痛伴喘憋

【病例导读】

肺部是类风湿性关节炎(rheumatoid arthritis，RA)最常累及的关节外器官,其中肺间质病变(interstitial lung disease, ILD)是肺部受累最常见的表现形式,多数患者 RA 的诊断早于 ILD,但是有一部分患者 ILD 和 RA 可同时诊断,甚至可先于 RA 而首先发现,RA-ILD 在同一患者中可出现多种病理类型并存。其中 RA 合并机化性肺炎(organizing pneumonia, OP) 临床较为少见。患者肺部症状随着病程延长而逐渐加重,极易误诊为肺部重症感染,临床医师需结合临床表现 - 影像学 - 病理学表现综合分析,避免延误诊断和治疗的最佳时机。

【病例介绍】

患者女,58 岁,主因"多关节肿痛 2 月,咳嗽、喘憋 1 月"入院。

1.病史介绍　患者入院前 2 月无明显诱因出现多关节肿痛,累及双侧近端指间关节、掌指关节、腕关节,晨僵大于 1 小时,就诊于当地医院,诊断为类风湿性关节炎,予激素等药物治疗(具体不详),症状明显好转,后自行停药,使用中成药外敷治疗。1 月前开始出现咳嗽、咳痰,咳少量白痰,伴喘憋,活动后加重,夜间可平卧,无发热,伴双手近端指间关节及掌指关节肿痛,于当地医院完善胸 CT 示"肺炎",经抗感染治疗后效果欠佳,活动后喘憋明显,此次为求进一步诊治入院。既往体健。否认家族遗传史。否认结核等传染病接触史。

2. 入院体检　体温 36.3 ℃,脉搏 76 次 / 分,呼吸 17 次 / 分, BP 125/72mmHg;营养中等,神清,精神反应可,呼吸平稳,规则,皮肤黏膜未见黄染及皮疹,浅表淋巴结未及肿大,咽无充血,双扁桃体无肿大,双侧瞳孔等大等圆, d=3 mm,对光反射灵敏,双肺呼吸音粗,未闻及干湿性啰音,心音有力,律齐,心率 76 次 / 分,腹平软,无压痛,肝脾未及,双下肢无水肿。各关节无肿胀,无压痛。

3. 辅助检查　白细胞 $7.18 \times 10^9/L$，血小板 $220 \times 10^9/L$，HB 128 g/L，N% 80.5%，L% 9.7%，D 二聚体 1500μg/L，肌酐 49μmol/L，谷丙转氨酶 41.6U/L，肌酸激酶 455.50U/L，ESR 17 mm/1 h，CRP 15.37 mg/L，抗环瓜氨酸肽抗体 >500，ANA 1：320，抗 R0-52 抗体阳性，ANCA 阴性，肌炎谱未见异常。血气，pH 7.426，PO_2 76.8mmHg，PCO_2 37.1mmHg，SO_2 96.2%，HCO_3^- 23.9mmol/L，BE -0.2mmol/L。G 试验、GM 试验、结核、降钙素原、病毒系列阴性，痰培养阴性。肺泡灌洗液 NGS 未见病原体。胸 CT：双肺可见多发片状及斑片状磨玻璃密度影，双肺胸膜下区为著，可见网格影。双侧胸腔积液，心包积液，（图 2-26-1）。肺功能：限制性通气功能减退，弥散功能轻度减低。心脏超声：左心主动脉瓣反流（轻度），三尖瓣反流（轻度）。

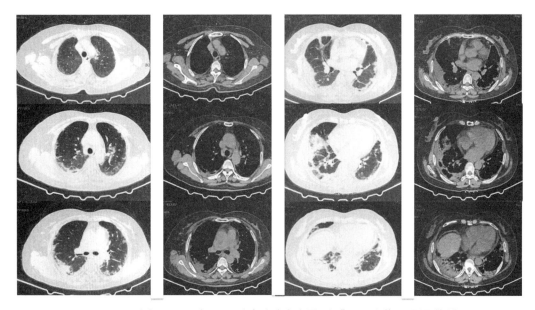

图 2-26-1　胸部 HRCT 表现：双肺磨玻璃密度影，胸膜下区为著，可见网格影。

4. 初步诊断　①类风湿性关节炎；②喘憋待查：细菌性肺炎？间质性肺炎？

5. 诊治经过及随诊　入院后完善影像学及病原学相关检测，结合肺泡灌洗液 NGS 结果，不支持细菌性肺炎诊断，考虑不除外 RA 合并 OP，予完善 CT 引导下经皮肺穿刺活检，左肺穿刺肺组织病理示：肺泡腔内可见大量泡沫样细胞、肉芽组织伴机化，间质小动脉管壁增厚伴透明变性，II P40（-），CD68（+），CD163（+），CD34（血管 +）（+），Ki-67 阳性细胞数约 10%，不除外间质性肺炎所致病变（图 2-26-2）。结合病理结果，RA-OP 诊断明确，在莫西沙星抗感染的基础上，予甲泼尼龙 40 mg 每日 1 次联合硫唑嘌呤 50 mg 每日 1 次治疗，喘憋症状好转，治疗 1 周后复查 CT 较前明显改善，患者病情好转出院。门诊规律复诊，激素逐渐减量，并于 40 天后及 5 个月复查胸 CT，双肺斑片影较前明显好转（图 2-26-3）。目前仍在规律随访中。

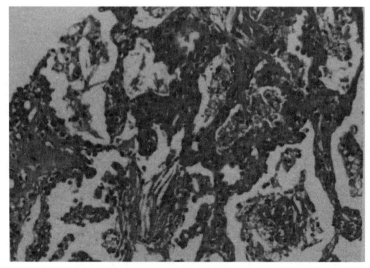

图 2-26-2　左肺穿刺肺组织病理

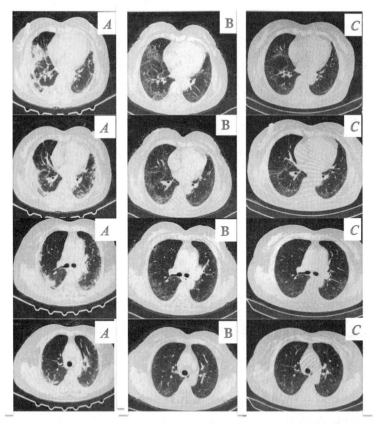

图 2-26-3　HRCT 随访:A 图为治疗前,B 图为 40 天随访,C 图为 5 月后随访

【分析与讨论】

RA-OP 目前发病机制尚不明确[1],可能与以下因素有关:①基因表达改变;②免疫复合

物性损伤;③肺泡巨噬细胞、中性粒细胞、淋巴细胞、肥大细胞等的作用;④细胞因子的作用,肿瘤坏死因子、白细胞介素、前列腺素等。另外,一些药物也可引起肺间质病变。临床症状主要是进行性加重的呼吸困难,可伴随发热、咳嗽、胸痛、乏力等症状。肺部听诊可闻及干湿啰音、"爆裂音"等,部分患者无明显阳性体征。由于弥散距离增加、通气血流比例失调、肺毛细血管床和血流量减少等原因导致弥散功能障碍,当肺部病变进展到一定程度时会出现限制性通气障碍。肺功能表现为肺顺应性降低,肺活量和肺总量减少,引起限制性通气功能减退,弥散功能降低。HRCT 表现多样 [2]:①多发性肺泡实变影:多见于两肺胸膜下或沿支气管血管束分布,病变大小从几厘米到整个肺叶不等,可有支气管充气征及游走性表现;②浸润性阴影:表现为双肺底网织状阴影伴毛玻璃影,(浸润型由定义不清的弓形病变或小叶旁的多角形病变组成),通常伴随着其他阴影尤其是实变影;③局灶性实变影:局灶肺泡浸润影常位于上肺,边缘清楚,常呈叶、段分布,偶有空洞。

RA-OP 确诊依赖肺活检。病理特点是病变呈斑片状分布,病变中央为小气道、肺泡内、肺泡管内见疏松的胶原样纤维组织增生,形成 Masson 小体,可伴或不伴终末和呼吸性细支气管内结缔组织肉芽栓的形成,肺泡壁和肺泡间隔有以单核细胞为主的细胞浸润,肺结构往往正常 [3],镜下病变均匀一致。CTD 中几乎所有的疾病都可并发 OP。但因肺活检是一种有创检查,部分患者难以接受,临时难以实施,目前专家不建议常规行肺活检,认为诊断在一定程度上依赖典型的临床表现 +HRCT[4]。同时肺泡灌洗排除细菌感染、恶性肿瘤及合并其他疾病。

对于 RA 患者出现下列情况,应怀疑 OP,及时行肺活检明确诊断:①渐进性呼吸困难、咳嗽、发热;②肺部有爆裂音;③胸部影像学表现为支气管充气征的实变伴或不伴有周围磨玻璃样阴影;④肺功能示轻中度限制性通气功能障碍,弥散功能中度减低;⑤抗感染无效并排除结核及真菌感染,(激素治疗有效);⑥行肺泡灌洗排除感染、肿瘤等情况;应怀疑 OP,及时行肺活检明确诊断。

RA-OP 治疗首选激素,糖皮质激素可阻止中性粒细胞和淋巴细胞向肺部聚集,还能通过减少免疫复合物形成,抑制巨噬细胞的分泌功能及干扰中性粒细胞在内皮上的黏附,从而抑制炎症反应,减少炎性、机化性渗出物和肉芽组织形成,阻止纤维化进展,宜尽早使用,以减少并发症,降低复发率和病死率,对于激素的治疗剂量和疗程,目前国内外尚无共识,应根据病情的严重程度、进展情况和肺部病变的范围进行个体化治疗。在激素反应欠佳时可改用或加用免疫抑制剂 [5],包括环磷酰胺、硫唑嘌呤、环孢素、霉酚酸酯等,但要关注药物不良反应。

有报道指出肿瘤坏死因子拮抗剂取得较好的临床效果,肿瘤坏死因子是肺纤维化发病机制中重要的炎性介质,能刺激基质蛋白分泌、促进成纤维细胞增殖、诱导降解基质明胶酶分化,有利于成纤维细胞向损伤的部位迁移,肿瘤坏死因子拮抗剂与之结合后能显著减弱纤维化的发生 [6],这可能是其治疗 RA-OP 机制,但目前上缺乏严格的前瞻性对照观察资料证明,其疗效如何尚需临床进一步的深入研究。相反,有学者指出,使用肿瘤坏死因子拮抗剂治疗 RA 可导致 ILD,肿瘤坏死因子拮抗剂可导致 RA-OP 患者病死率升高。

因此回到我们这次的病例中,当 RA 患者出现进行性呼吸困难,在临床上面对临床表现、影像特征都类似肺炎的疾病的时候,经过规范抗感染治疗无效、气促仍进行性加剧是要考虑是否存在 OP 可能,避免延误诊断和治疗的最佳时机。

【专家点评】

在 RA 患者中,大约有 40% 的患者会出现关节外损害,肺受累相对常见。隐源性机化性肺炎(cryptogenic organizing pneumonia, COP)是至今原因未明的一种免疫性肺炎,大多数患者呈慢性隐匿性起病 ,往往是在关节炎进展到相当程度之后开始出现肺部症状。而 RA 初发即合并严重的 COP 者国内鲜有文献报道。本病例具有典型的临床表现和实验室结果,诊断 RA 不难,难点在于患者肺内病变的鉴别,双肺多发的实变影更容易被诊断为感染,其中细菌、病毒、真菌、结核等感染因素均有相似的影像学变化,需要逐一排除,非感染性因素可见于肿瘤、自身免疫性疾病的肺部损伤等。感染和非感染因素的治疗原则不同,转归和预后也不同,所以当肺部影像学提示肺感染,但是经抗感染治疗效果不好时,应尽早明确病变性质,有助于尽早制定正确有效的治疗策略,收到预期的治疗效果。本病例能够及时完善纤维支气管镜,肺泡灌洗液病原学检测,同时经皮肺穿刺明确病理特点,为诊断和治疗提供了充分的依据并争取了治疗时机,获得了不错的治疗效果。

【参考文献】

[1] ONISHI Y, KAWAMURA T, HIGASHINO T, et al.Clinical features of acute fibrinous and organizing pneumonia:An early histologic pattern of various acute inflammatory lung dieases[J].PloS One,2021,16(4):9300-9308.

[2] KIM S J,LEE K S,RYU Y H,et al.Reversed halo sign on high-resolution CT of cryptogenic organizing pneumonia:diagnostic implications[J].Am J Roentgenol,2003,180(5):1251.

[3] TRAVIS WD, COSTABEL U, HANSELL DM, et al.An official american thoracic society/european respiratory society statement:update of the international multidisciplinary classification of the idiopathic interstitial pneumonias[J].Am J Respir Crit Care Med, 2013, 188(6):733-748.

[4] LEE HK, KIM DS, YOO B, et al. Histopathologic pattern and clinical features of rheumatoid arthritis as sociated interstitial lung disease[J].Chest,2005,127:2019-2027.

[5] HARIRI L,UNIZONY S,STONE J,et al.Acute fibrinous and organizing pneumonia in systemic lupus erythematosus: a case report and review of literature[J].Pathol Int, 2010, 60(11):755-759.

[6] 徐胜前,连莉,徐建华,等. 肿瘤坏死因子 -α 拮抗剂治疗类风湿性关节炎继发肺间质病变一例 [J]. 中华风湿病学杂志,2008,12(11):794-795.

(唐露,李媛)

病例27　多关节肿痛、四肢麻木、胸部束带感

【病例导读】

类风湿关节炎(rheumatoid arthritis, RA)是以慢性侵袭性关节炎为主要特征的自身免疫性疾病,病理表现为滑膜炎伴血管翳形成,常常累及全身多个器官,主要累及关节,其次是脏器。RA 易累及寰枢关节,初期病理表现为滑膜炎,侵犯颈椎软组织,引起关节囊、韧带结构破坏及颈椎关节不稳,后期炎性血管翳累及骨质,引起骨质破坏、消融和关节脱位,并可能导致神经、脊髓受压,并发一系列症状。

【病例介绍】

患者,女,67 岁,主因"多关节肿痛 14 年余,四肢麻木半年余"入院。

1. 病史介绍　患者于入院前 14 年余无明显诱因出现双膝关节、腕关节肿痛,伴晨僵及活动受限,就诊于我科查类风湿因子 213 IU/mL,抗环瓜氨酸肽抗体 331U/mL, ESR 45 mm/h, CRP 15.6 mg/L,诊断类风湿关节炎,予雷公藤多苷及甲氨蝶呤治疗。后反复因关节疼痛就诊于我科,受累关节逐渐累及双肘、双手掌指关节及近端指间关节。先后予小剂量激素、爱若华、帕夫林等治疗。入院前半年余患者出现四肢麻木,四肢肌力下降、活动受限,伴胸部束带感进行性加重及间断发作呼吸急促、胸闷,伴有双下肢水肿、头晕,偶有头痛,无明显外周关节肿痛,无发热、皮疹、口腔溃疡,无胸痛、腹痛腹泻,为求进一步诊治收入院。既往史:既往高血压、腰椎间盘突出、椎管狭窄、后循环缺血病。否认家族遗传病史及风湿性疾病史。否认结核等传染病接触史。

2. 入院体检　体温 36.9 ℃,呼吸 19 次 / 分,脉搏 76 次 / 分,BP 131/97 mmHg;心肺腹查体未见异常。双下肢不肿。双腕关节轻度肿胀,双手 PIP2、3 肿胀、压痛(+)。神经系统查体:躯体未及明显痛觉减退。四肢肌力:右上肢 2 级,左上肢 3 级;右下肢 2 级,左下肢 3 级。生理反射存在,病理反射:Hoffmann sign:右(+)左(+),Babinski sign:右(±)左(±)。四肢肌张力不高,双侧直腿抬高试验(-),双侧 "4" 字试验(-)。

3. 辅助检查　血常规,白细胞 6×10^9/L,血红蛋白 122 g/L,血小板 211×10^9/L,尿便常规未见异常,肝肾功能正常。血沉 27 mm/h,C 反应蛋白 13.3 mg/dL,类风湿因子 110IU/mL,类风湿因子 -IgA 0.8IU/mL,类风湿因子 -IgG 9.1 IU/mL,抗环瓜氨酸肽抗体 275.4U/mL,抗角蛋白抗体阴性,抗突变环瓜氨酸肽抗体 91.4U/mL, 抗核抗体、ANCA、HLA-B27 阴性,IgG 6.69 g/L, IgA 0.44 g/L, IgM、补体均正常。颈椎 CT:枢椎齿状突形态不规则伴周围软组织密度影,寰枢关节半脱位,考虑类风湿关节炎累及寰枢关节。颈椎反弓,颈椎病。C2~C7 椎间盘突出,压迫同水平硬膜囊,继发椎管狭窄(图 2-27-1)。颈部 CTA:右侧颈内动脉起始处中度狭窄,管壁钙化斑块,双侧颈总动脉远端轻度狭窄,双侧半卵圆中心,右侧基底节区腔隙性梗塞,脑白质稀疏、脑萎缩。

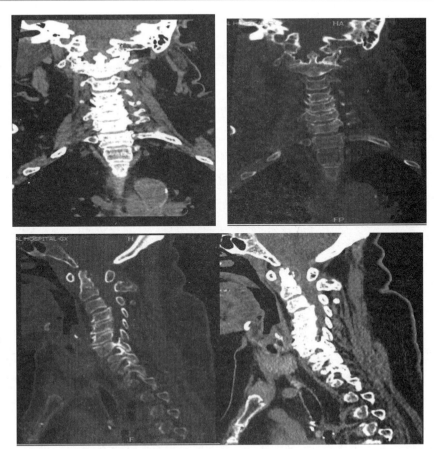

图 2-27-1　患者颈椎 CT:枢椎齿状突形态不规则伴周围软组织密度影,寰枢关节半脱位

4. 初步诊断　①类风湿关节炎;②寰枢关节半脱位;③高血压;④间质性肺病;⑤冠状动脉粥样硬化性心脏病;⑥腰椎间盘突出;⑦颈椎病。

5. 诊治经过及随诊　患者老年女性,有类风湿关节炎病史 14 余年,此次有四肢麻木,四肢肌力下降。入院完善颈椎 CT 示寰枢关节半脱位,考虑类风湿关节炎累及寰枢关节(图 2-27-1)。给予来氟米特 10 mg,每日 1 次,醋酸泼尼松 15 mg,每日 1 次,雷公藤多甙 20 mg,每日 2 次,白芍总苷胶囊 0.6 g,每日 2 次治疗类风湿关节炎,辅以营养神经、改善循环等对症治疗。患者入院前数月出现四肢肌力进行性下降、手足感觉异常、胸部束带感及发作性呼吸节律异常进行性加重等变化,经检查发现寰枢关节半脱位,请骨科会诊,建议手术治疗。随后为患者行"颈后路颈 1 后弓减压及颈椎 3~7 椎板减压,脊髓神经探查,C1~T1 钉棒系统内固定植骨融合术",患者躯体感觉及四肢活动度明显好转,四肢肌力明显恢复,左侧肢体肌力可达 4 级,右侧可达 3 级。术后继续激素、来氟米特、雷公藤多甙、白芍总苷胶囊治疗类风湿关节炎。术后 1 月余复查颈椎 MR:颈椎曲度直,部分椎体缘骨质变尖。颈 3/4 椎间盘后突出,颈 3~7 部分椎板棘突缺如,骨性椎管减压,同水平附件区可见金属伪影,入路软组织肿胀并长 T1 长 T2 信号影充填,硬膜囊未完全复张,骨髓内信号无著变。

【分析与讨论】

RA 是一种以侵蚀性关节炎为主要表现的全身性疾病,最常见关节受累为小关节,其次是颈椎。上颈椎包括枕寰椎关节、寰枢椎关节,早期滑膜炎侵犯关节韧带及软骨,晚期血管翳导致进行性骨质破坏,从而出现关节畸形、关节不稳及脱位,并可能导致神经、脊髓受压,并发一系列症状。神经功能受损表现为受到血管翳侵蚀的骨质移动卡压颈髓,上移的齿状突引起枕骨大孔狭窄、卡压脑干导致颈髓受压、缺血。另外,颈椎关节不稳亦可累及关节周围血管 - 椎动脉,导致椎动脉痉挛、狭窄,影响脑及脊髓的血管供应。在临床上 10%~85% 的 RA 患者有颈部疼痛及影像学的改变,10%~60% 有神经症状,尤其是没有充分治疗或病情严重的患者,累及寰枢关节病死率 10%~42%。其中以寰枢椎不稳或寰枢椎半脱位(atlanto-axialsubluxation, AAS)最常见,约占 2.1%,垂直半脱位占 11.4%,下颈椎半脱位占 16.4%[1]。枕骨与颈部间活动度较大,常以前部活动为主,所以 AAS 前方脱位最多,侧方和后方相对少见 [2]。AAS 患者表现为枕颈部酸胀痛伴活动时加剧,休息缓解,直立行走时加剧,平躺时缓解,一般认为与卡压神经有关;少数患者出现面部麻木、偏头痛、眼肌闭合功能障碍、舌下麻木感、吞咽困难、声音嘶哑,可能与枕寰关节脱位、齿状突上移压迫周围Ⅲ、Ⅴ、Ⅵ、Ⅶ、Ⅸ、Ⅹ、Ⅺ、Ⅻ神经有关。对于有脑干受压的患者如果不及时诊治,有 20% 的患者将会突发死亡。

RA 累及寰枢关节病死率高,在临床上我们应加强对疾病的筛查。部分研究提示,DSA28、ESR 及 CRP 等疾病活动度的相关指标与颈椎失稳相关,外周关节破坏严重的患者更容易出现寰枢椎关节受累,此类患者更应警惕寰枢椎受累的可能,且 BMI 可能是寰枢椎病变发展的独立预测指标 [3]。在临床上,我们常用的检查为颈椎 X 线、CT 及 MRI。寰枢关节 CT 的敏感性要大于 X 线,而 MR 具有良好的软组织对比分辨率,还可清晰显示软组织对延髓颈髓的压迫情况。研究认为 CT 联合 MRI 检查对 RA 合并颈椎病变有较高的诊断价值,而 X 线常漏诊 [4]。

RA 是一个慢性进行性发展的疾病,病程越长,累及颈椎可能性越大,所以早期合理用药尤为重要。应遵循规范化治疗原则,即早期治疗、联合用药、个体化治疗、新药使用。目前治疗 RA 关节炎的可选择方法越来越多,如合理使用激素、改变病情抗风湿药、免疫抑制剂、生物制剂控制炎症,减少滑膜炎和血管翳的形成,早期控制病情能阻止病情进展。晚期可预防用药及外科干预治疗。如果出现脊髓病变,后期手术治疗效果较差。制动、颈托固定等非手术治疗仅仅适用于颈部疼痛患者,对于神经卡压症状者无效。对于有神经症状患者需行 CT 和 MRI 进一步评估,寰齿后间距指数最为敏感,能够有效对有神经症状患者是否需要手术做出判定。对于 RA 累及颈椎患者应进行定期随访,密切监测,如有明显脑干受压或延髓受压患者应尽早手术治疗,防止意外死亡,提高患者生存率。

【专家点评】

该病例原发病为风湿免疫科常见疾病类风湿关节炎,症状、体征及辅助检查可以明确诊断,类风湿关节炎受累关节除常见的对称性小关节、部分大关节外,一些特殊部位关节受累常需要专科医生更加关注。以寰枢关节为代表的颈椎受累往往在初期无明显颈部局部症状,可出现不典型的神经症状,此时若医生能够早期识别并尽早完善颈椎 CT 及 MRI 检查,可以及早确诊,并强化类风湿关节炎治疗,以期延缓病情进展。出现严重神经症状时,在风湿免疫科治疗同时应联合骨科医生共同制定治疗方案。

该病例的选择对风湿科医生提高类风湿关节炎合并颈椎受累警惕性及认识其可能出现的神经受累表现提供了必要的参考价值。

【参考文献】

[1] YURUBE T, SUMI M, NISHIDA K, et al. Cervical spine radiographs in patients with rheumatoid arthritis undergoing anesthesia[J].I Clin Rheumatol, 2012, 18(2): 61-66.

[2] 范国涛, 谭俊铭. 类风湿关节炎累及颈椎的诊治进展 [J]. 中国骨与关节损伤杂志, 2016, 31(3): 332-334.

[3] 李　娜, 杨文浩, 杨文芳, 等. 类风湿关节炎寰枢椎受累的临床特点及磁共振成像的重要性 [J]. 中华临床免疫和变态反应杂志, 2019, 4(31): 125-127.

[4] 吴美娟, 谈红霞, 赵卫卫, 等. 类风湿关节炎患者寰枢关节受累的临床诊断探讨 [J]. 中华风湿病学杂志, 2017, 4(21): 237-240.

（王若明, 孔纯玉）

病例 28　喘咳加重伴高嗜酸性粒细胞型肺泡灌洗液

【病例导读】

类风湿性关节炎(rheumatoid arthritis, RA)是以侵蚀性、对称性多关节炎为主要表现的慢性、全身性自身免疫性疾病,临床包括关节和关节外表现,呼吸系统表现以肺间质病变最常见,约占 30%[1],大部分患者影像学呈现普通间质性肺炎、非特异性间质性肺炎的特征 [2],出现嗜酸性粒细胞性肺疾病较罕见,本文通过 1 例类风湿性关节炎并嗜酸性粒细胞性肺疾病(RA - eosinophilic lung diseases, RA-ELD),分享诊治经验。

【病例介绍】

患者女, 50 岁, 主因"间断咳嗽、咳痰伴发作性喘息 2 年, 加重 2 月"入院。

1. 病史介绍　入院 2 年前无诱因出现咳嗽, 咳少量白黏痰, 伴发作性喘息, 多次就诊外院考虑支气管哮喘, 予头孢他定(2 g 每日 2 次)、甲泼尼龙(40 mg/d)治疗 10 d, 症状可缓解。2 月前无诱因上述症状加重, 无胸痛、心前区不适, 无关节肿痛、肌痛, 无全身皮疹, 无恶心、呕吐, 无腹痛、腹泻, 无尿频、尿急、尿痛, 就诊我院。患者发病以来精神、睡眠、饮食尚可, 大小便正常, 体重未见减轻。既往 2 年前诊断为 RA, 未予治疗。鼻窦炎病史 2 年, 嗅觉减退。否认吸烟、饮酒等不良嗜好。否认肝炎、结核等传染病病史, 否认食物及药物过敏史。

2. 入院体检　体温 36.2 ℃, 脉搏 78 次 / 分, 呼吸 15 次 / 分, BP 120/75mmHg; 神清, 自主体位, 正常面容, 皮肤黏膜无皮疹黄染, 浅表淋巴结未及, 右外耳红肿。睑结膜无苍白, 口腔黏膜无溃疡, 口唇无发绀, 颈软, 无抵抗。双侧胸廓对称无畸形, 双侧呼吸运动对称, 触觉语颤一致, 胸壁及肋软骨无压痛, 双肺叩诊呈清音, 肺肝界位于右锁骨中线第 5 肋间, 听诊双肺呼吸音粗, 双肺闻及散在湿性啰音, 未闻及胸膜摩擦音。心前区无隆起, 心尖搏动位于第五肋间左锁骨中线内 0.5 cm 处明显, 未触及震颤及抬举性冲动, 叩诊心浊音界无扩大, 心率

78 次 / 分,心律,心音有力,各瓣膜听诊区未闻病理性杂音，$A_2 > P_2$。腹软,无压痛、反跳痛及肌紧张,肝颈静脉回流征(－)。双下肢无水肿,余查体未见异常。

3. 辅助检查　动脉血气分析,FiO_2 21 %,PaO_2 70mmHg,$PaCO_2$ 37mmHg;血常规,嗜酸性粒细胞绝对值 5.71×10⁹/L,嗜酸性粒细胞百分比 46.7%。抗 CCP 抗体阳性,类风湿因子 IgA 和类风湿因子 IgM 阳性,类风湿因子 86.2IU/mL，CRP 15.5 mg/L。BALF:中性粒细胞 10%,淋巴细胞 10%,嗜酸性粒细胞 30%,巨噬细胞 50%。胸部 CT:双肺弥漫性小叶中心分布的结节影,伴有树芽征及细支气管管壁增厚,双肺透过度增强(图 2-28-1 A)。肺功能:第一秒用力呼气容积占用力肺活量(FEV_1 /FVC)60%，FEV_1 占预计值 65%，25% 用力呼气流量占预计值 50.2%，50% 用力呼气流量占预计值 41.3%，75% 用力呼气流量占预计值 30.5%,呼出气一氧化氮: 60.2ppb。支气管镜下肺组织活检:肺组织嗜酸性粒细胞性肉芽肿(图 2-28-2)。寄生虫抗原、ANCA、骨髓穿刺、血涂片均未见异常。肝、胆、胰腺、脾脏、双肾、输尿管、膀胱、心脏超声未见异常。

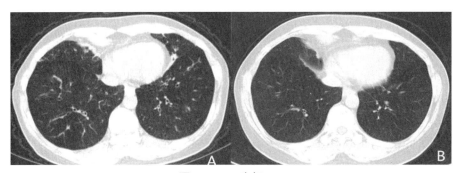

图 2-28-1　胸部 CT

注:A 双肺多发小结节样和片状致密影,双肺部分细支气管管壁增厚,双肺透过度增高,B 治疗后基本吸收

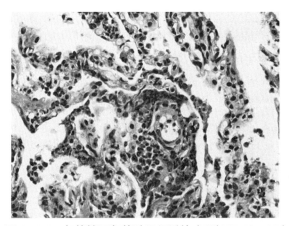

图 2-28-2　气管镜下气管壁组织活检病理(HE 10×40)

注:可见灶性嗜酸性粒细胞浸润

4. 初步诊断　类风湿性关节炎相关嗜酸性粒细胞肺部疾病。

5. 诊治经过及随诊　给予醋酸泼尼松片(30 mg/d)、雷公藤(20 mg,每日 3 次)、阿奇霉素(0.5 g/d)、孟鲁斯特钠(10 mg/d)、沙美特罗替卡松粉 50/500μg 每日 2 次治疗，7 天后患者症状逐渐减轻，CRP、外周血嗜酸性粒细胞及呼出气一氧化氮恢复正常出院。3 个月门诊复查胸部 CT(图 2-28-1 B)示双肺病变吸收，复查肺功能：$FEV_1/FVC\%$ 为 71.21，FEV_1 占预计值 77.3%，FEF25 占预计值 65.6%，FEF_{50} 占预计值 60.2%，FEF_{75} 占预计值 45.7%，提示肺功能明显改善。

【分析与讨论】

2009 年 ACR/ 欧洲抗风湿病联盟对于 RA 提出的新的诊断标准，采用评分系统，对患者受累关节、血清学、滑膜炎持续时间、急性期反应物分别评分，总分 6 分或 6 分以上可诊断 RA[3]。参照诊断标准，本患者双手对称性指间关节、腕关节受累，RF 和 CCP 抗体阳性高效价，滑膜炎持续时间 2 年，CRP 升高，总分 10 分。该患者 RA 诊断 2 年，未治疗，为初治患者。

在鉴别诊断方面，患者否认长期服药史，继而排除药物相关嗜酸粒细胞疾病(ELD)。寄生虫抗原、骨髓穿刺、血涂片均未见异常，寄生虫感染、血液系统疾病证据不足。患者虽有喘息病史，但无全身症状、紫癜、多发性神经病、原因不明心脏病、胃肠道或肾脏疾病和 / 或肺部浸润或出血等表现，且 ANCA 结果为阴性，ANC 相关血管炎证据也不足。

本例患者，另外一个特点就是细支气管炎，依据日本厚生省 1998 年第二次修订的临床诊断标准[4]，包括：①持续咳嗽、咳痰及活动时呼吸困难；②合并有慢性副鼻窦炎；③胸部 CT 见两肺弥漫性小叶中心性颗粒样结节状阴影；④胸部听诊断续性湿罗音；⑤FEV_1/FVC 低于 70% 以及 $PaO_2 < 80mmHg$。如果不考虑 RA 原发病的前提下，该病例可明确诊断 DPB。如果考虑到该病例为初治的 RA，依据文献可诊断为 RA 继发的 DPB 样小气道疾病。在随访过程中发现，外周血嗜酸性粒细胞和 RA 的活动及肺部小结节的变化相关，推测嗜酸性粒细胞相关的 DPB 样小气道疾病可能为 RA 肺部表现的一种新的类型。

在随访过程中发现 CRP、外周血嗜酸性粒细胞和呼出气一氧化氮和疾病活动相关，包括 RA、肺部临床症状及肺部影像学表现。呼出气一氧化氮大于 50 ppb 认为气道内存在嗜酸性粒细胞参与的炎症，可见检测外周血 CRP 及血和气道内嗜酸性粒细胞水平可预测该类疾病的活动度。

综上所述，类风湿性关节炎作为系统性疾病，肺部受累为 RA 常见关节外表现，肺纤维化，尤其是普通间质性肺炎样改变为肺部受累主要表现，但我们也要警惕 RA-ELD，关于嗜酸性粒细胞相关的 DPB 样小气道疾病是否为 RA 肺部表现的一种新的类型，有待进一步研究。

【专家点评】

嗜酸性粒细胞相关肺部疾病包括：①致病原因不明的嗜酸粒细胞肺疾病，包括单纯性嗜酸粒细胞肺炎、急性嗜酸粒细胞性肺炎、慢性嗜酸粒细胞肺炎(chronic eosinophilic pneumonia, CEP)和特发性高反应性嗜酸粒细胞综合征；②寄生虫感染、药物反应、ABPA 等明确致病原因的嗜酸粒细胞肺疾病；③合并有血管病变的嗜酸粒细胞肺疾病[5]。风湿免疫病并嗜酸性粒细胞也是其中一个原因，尤其类风湿性关节炎继发嗜酸性粒细胞肺疾病。

细支气管炎是一种弥漫存在于两肺呼吸性细支气管的气道慢性炎症性疾病。RA 可继发肺部细支气管炎改变,包括滤泡性、纤维化性及 DPB 样改变。关于 RA 继发 DPB 样的小气道疾病文献报道较多,病理改变为淋巴细胞性肉芽肿,但本文报道的病例的 TBLB 病理结果为嗜酸性粒细胞性肉芽肿,在随访过程中发现,外周血嗜酸性粒细胞和 RA 的活动及肺部小结节的变化相关,我们推测嗜酸性粒细胞相关的 DPB 样小气道疾病可能为 RA 肺部表现的一种新的类型,但有待于进一步研究。

【参考文献】

[1] 葛均波,徐勇健. 内科学 [M]. 北京:人民教育出版社, 2013:808-814

[2] O'DWYER DN, ARMSTRONG ME, COOKE G, DODD JD, VEALE DJ, DONNELLY SC. Rheumatoid Arthritis(RA)associated interstitial lung disease(ILD)[J]. Eur J Intern Med, 2013, 24(7): 597-603.

[3] ALETAHA D, NEOGI T, SILMAN AJ, et al. 2010 Rheumatoid arthritis classification criteria: an American College of Rheumatology/European League Against Rheumatism collaborative initiative[J]. Arthritis Rheum, 2010, 62(9): 2569-81.

[4] NAKTATA K. Revision of Clinical Guidelines for DPB. Annual Report of the study of diffuse lung disease in 1998. Grant-in Aid from the Ministry of Health and Welfare of Japan, Tokyo, Japan,1999: 109-111

[5] JEONG YJ, KIM KI, SEO IJ, et al. Eosinophilic lung diseases: a clinical, radiologic, and pathologic overview[J]. Radiographics, 2007,27(3): 617-37; discussion 637-639.

（李学任,彭守春）

病例 29 咳嗽、咳痰伴右面颊部肿胀

【病例导读】

硫唑嘌呤(azathioprine, AZA)是硫嘌呤的咪唑衍生物,在体内分解为硫嘌呤而起作用,属于抗代谢类免疫抑制剂,广泛应用于类风湿关节炎、系统性红斑狼疮、皮肌炎、重症肌无力、硬皮病、大疱性疾病等自身免疫性疾病,常见的药物不良反应有骨髓抑制、肝损伤、药物热、皮疹、胃肠道症状等。骨髓抑制是其重要的不良反应之一,常常导致临床停药,严重者可致骨髓造血停滞、继发感染甚至危及生命。了解硫唑嘌呤相关骨髓抑制的发生机制,对临床合理选择用药,提高治疗效率并减少治疗副作用具有重要的临床意义。现报告一例因服用硫唑嘌呤致严重骨髓抑制,继发感染并诱发结缔组织病相关性间质性肺病急性加重(AE-CTD-ILD)病例,供临床医生参考。

【病例介绍】

患者,男,57 岁,主因"间断咳嗽、咳痰、喘息 5 年,加重伴右面颊部肿胀 2 周"入院。

1. 病史介绍   患者于入院前 5 年前,无明显诱因出现咳嗽、咳痰,咳少量白色黏痰,伴活动后喘息,静息时缓解,伴乏力、双手多关节间断性疼痛,无发热、咯血,无胸痛及大汗,不伴头痛、头晕,无恶心、呕吐,自服止咳、化痰药物治疗后,病情有所好转。此后上述症状间断出

现，于我科住院治疗，诊断为"类风湿性关节炎、肺间质纤维化"，经治疗好转出院，出院后规律口服"甲泼尼龙片24 mg 每日1次，硫唑嘌呤50 mg 每日2次"等药物治疗，并于门诊定期随诊。出院1月余，无明显诱因出现咳嗽、咳痰、喘息加重，活动后明显，伴右面颊部肿胀疼痛，进食、吞咽困难，遂就诊于当地诊所，治疗无效。遂再次就诊于我院，门诊以"肺间质纤维化、右颊黏膜脓肿"再次收入我科。患者此次发病以来精神、食欲、夜眠欠佳，二便正常，近一年体重减轻5KG。既往体健，否认冠心病、糖尿病、肿瘤等其他家族遗传性疾病史。否认肝炎、结核等传染病病史，否认食物及药物过敏史。

2. 入院体检　体温36.9 ℃，脉搏86次/分，呼吸22次/分，BP 120/70mmHg；神清语利，皮肤黏膜无黄染皮疹，右面颊部肿胀，张口困难，口腔黏膜无溃疡，口唇无发绀，浅表淋巴结未及。颈软，无抵抗，甲状腺未触及。双肺呼吸音粗，双下肺可闻及爆裂音，未闻及干湿啰音，心音可，律齐，各瓣膜听诊区未闻及杂音，腹软无压痛及反跳痛，移动性浊音阴性，肝脾未触及，双下肢无水肿。

3. 辅助检查

（1）血常规（出院后40天复查），白细胞0.56×10⁹/L，中性粒细胞比例21.4%，淋巴细胞比例71.4%，红细胞2.25×10¹²/L，血红蛋白59 g/L，红细胞压积16.90%，血小板11×10⁹/L。

血常规（第二次住院治疗6天后复查），白细胞3.22×10⁹/L，中性粒细胞比例68.3%，淋巴细胞比例14.6%，红细胞1.95×10¹²/L，血红蛋白54 g/L，红细胞压积16.60%，血小板53×10⁹/L。

血常规（第二次住院治疗8天后复查），白细胞10.70×10⁹/L，中性粒细胞比例85.7%，淋巴细胞比例6.0%，红细胞2.45×10¹²/L，血红蛋白70 g/L，红细胞压积21.10%，血小板125×10⁹/L。

血常规（第二次住院治疗19天后复查），白细胞4.70×10⁹/L，中性粒细胞比例92.0%，淋巴细胞比例5.7%，红细胞4.14×10¹²/L，血红蛋白123 g/L，红细胞压积38.80%，血小板126×10⁹/L。

血常规（第二次住院治疗24天后第三次住院复查），白细胞1.69×10⁹/L，中性粒细胞比例62.70%，淋巴细胞比例33.50%，红细胞4.09×10¹²/L，血红蛋白125 g/L，红细胞压积46.10%，血小板62×10⁹/L。

血常规（第二次住院治疗60天后复查），白细胞5.34×10⁹/L，中性粒细胞比例71.1%，淋巴细胞比例22.3%，红细胞2.85×10¹²/L，血红蛋白91 g/L，红细胞压积28.5%，血小板124×10⁹/L。

（2）胸部CT（第一次住院）：①双肺间质性改变伴炎症，伴局部纤维化；②双肺局限性肺气肿；③冠状动脉硬化，胸椎骨质增生；④食管扩张，脾大（图2-29-1）。

胸部CT（第二次住院治疗6天）：①双肺间质性改变伴炎症，伴局部纤维化；②双肺局限性肺气肿；③双侧胸膜增厚，双侧胸腔积液，心包少量积液；④冠状动脉硬化，胸椎骨质增生；⑤食管扩张，脾大（图2-29-2）。

胸部CT（第二次住院治疗8天）：①双肺间质性改变伴炎症，伴局部纤维化，肺水肿不除外,请结合临床;②双肺局限性肺气肿;③双侧胸膜增厚,双侧胸腔积液较前增多,心包少量积液;④冠状动脉硬化,胸椎骨质增生;⑤食管扩张,脾大(图 2-29-3)。

胸部 CT(第二次住院治疗 14 天):①双肺间质性改变伴局部纤维化,炎症较前吸收,请结合临床;②双肺局限性肺气肿;③双侧胸膜增厚,左侧少量胸腔积液,右侧胸腔闭式引流术后,心包少量积液较前减少;④冠状动脉硬化,胸椎骨质增生;⑤食管扩张,脾大(图 2-29-4)。

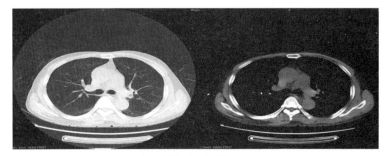

图 2-29-1　胸部 CT

注:第一次住院

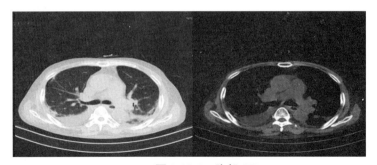

图 2-29-2　胸部 CT

注:第二次住院后 6 天

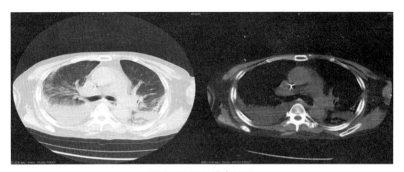

图 2-29-3　胸部 CT

注:第二次住院后 8 天

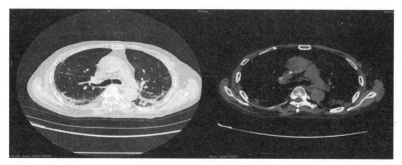

图 2-29-4 胸部 CT

注:第二次住院后 14 天

4. 初步诊断 ①类风湿性关节炎;②肺间质纤维化;③右颊黏膜脓肿;④白细胞减少;⑤血小板减少;⑥肺动脉高压;⑦高血压 3 级(极高危);⑧贫血;⑨低蛋白血症。

5. 诊治经过及随诊 患者入院后,予重组人粒细胞刺激因子 150 mg 每日 2 次皮下注射,注射用人白介素 -11,3 mg 每日 1 次皮下注射,注射用人促红素 3000IU 每周 3 次皮下注射,并予以悬浮红细胞共计 11 单位、血小板 2 单位、0+ 富含血小板白膜 4 单位输注纠正贫血,改善骨髓抑制。静注人免疫球蛋白 10 g 每日 1 次静滴免疫调节治疗。特治星联合伏立康唑、利奈唑胺抗感染后。患者右面颊部肿胀、疼痛症状明显改善,血常规三系明显上升。于入院后 1 周患者出现咳嗽、咳痰加重,伴痰中带血及活动后喘息,复查胸部 CT,双肺磨玻璃渗出影增多,考虑 AECTD-ILD,给予甲泼尼龙 80 mg 每日 2 次治疗 7 天,患者上述症状明显缓解,复查影像学检查提示渗出影吸收改善,激素减至 80 mg 每日 1 次,后逐渐减量至口服治疗,复查血常规三系大致正常范围,患者病情平稳出院。出院后口服吗替麦考酚酯 500 mg 每日 2 次,甲泼尼龙 24 mg 每日 1 次口服治疗,并规律门诊复查。患者应用吗替麦考酚酯 500 mg 每日 2 次,24 天后复查血常规,再次出现血三系下降,遂第三次在我院住院治疗,停用吗替麦考酚酯,给予升白细胞、血小板,纠正贫血等综合治疗,好转出院。出院调整免疫抑制剂为环孢素 A 50 mg 每日 2 次,联合甲泼尼龙 20 mg,每日 1 次口服治疗,目前患者已出院两月,定期复查,未再出现骨髓抑制状态。

【分析与讨论】

(1)AZA 是一种嘌呤类似物,其作用机制是在体内分解为 6- 巯基嘌呤并转化成 6- 巯基嘌呤核苷酸,阻碍嘌呤生成,从而抑制去氧核糖核酸或核苷酸合成,阻止参与免疫反应的淋巴细胞增生,兼具对细胞免疫和体液免疫的抑制作用 [1],因此常作为免疫抑制剂用于自身免疫性疾病的治疗。AZA 在体内代谢的限速酶包括次黄嘌呤—鸟嘌呤核糖转移酶(HG-PRT)、巯基嘌呤甲基转移酶(TPMT)和黄嘌呤氧化酶(XO)。由于造血组织缺乏 XO,该组织中的嘌呤类药物主要靠 TPMT 催化分解,因而 TPMT 缺乏的患者,使用常规剂量 AZA 即可引起药物体内蓄积,导致骨髓抑制 [2]。大剂量 AZA 所致的骨髓抑制常是可逆的,及时停药或减量,大部分患者造血功能可恢复正常,少数患者常规剂量 AZA 也可致骨髓抑制,这主要与个体药物代谢酶的遗传多态性有关 [3]。AZA 对 TPMT 活性低下患者的骨髓抑制作用通常在用药后的 9~14 天。服用 AZA 患者出现骨髓抑制时,剂量相关的骨髓抑制导致约

27% 的患者出现白细胞减少,约 5% 的患者出现血小板减少,减少硫唑嘌呤服用剂量后,轻度白细胞减少通常能够恢复。如果白细胞减少未能及时发现或治疗,通常会并发感染,报道显示感染的总体发生率高达 9%,6% 的患者会发生病毒性感染,尤其是带状疱疹。同时使用硫唑嘌呤和糖皮质激素会增加白细胞减少患者感染卡氏肺孢子虫肺炎的风险。注意一旦出现皮肤、肺部等部位感染,尽早发现和及时处理,避免严重骨髓抑制导致感染甚至感染性休克[4]。本例患者在服药第 40 天后发现白细胞减少,但患者在发现白细胞减少前已出现右颊黏膜脓肿,说明患者发生白细胞减少的时间比发现时要早,由于未及时诊治,出现感染加重。因此在临床中处方该药物时需告知患者定期监测血常规变化,建议在开始服药后 1 个月内至少每周检测血常规 2 次,之后减少到每周至少检测 1 次至服药后的第 15 周[5]。结合本病例,临床诊疗过程中,患者原发病如无活动迹象,又有明确近期加用 AZA 的病史,需高度警惕 AZA 所致骨髓抑制可能。

(2)吗替麦考酚酯是麦考酸的 2-乙基酯类衍生物,在体内通过释放麦考酚酸发挥生物学作用,也是 RA-ILD 治疗的常用药物。但吗替麦考酚酯也具有骨髓抑制作用[6],文献报道其发生骨髓抑制的发生率为 1%~5%[7],本例患者在第一次出现骨髓抑制得到纠正后,再次出现骨髓抑制,考虑与应用吗替麦考酚酯有关。当 AZA 所致骨髓抑制,需更换免疫抑制剂时,应避免选择吗替麦考酚酯。

(3)ILD 是呼吸内科常见病,CTD-ILD 约占 15%~25%[8],RA-ILD、PM/DM-ILD、IPAF 男性有很高的比例,AECTD-ILD 暂无诊断标准,主要参照 AE-IPF 标准。目前专家共识对 AE-IPF 概念的更新强调在肺纤维化基础上新发生的弥漫性肺泡损伤,影像学表现为在网状影和蜂窝肺基础上叠加新出现的磨玻璃和实变影。感染、胃食管返流、污染空气暴露、侵入性操作和创伤、药物作用等是诱发 AE-IPF 的主要外在因素;而自身内环境和免疫功能失衡可能是主要的内在原因[9]。

本例患者在骨髓抑制后出现粒细胞明显下降伴腮腺感染,治疗过程中出现肺部疾病加重,使临床治疗更为复杂。制定治疗方案的前提是明确肺病疾病进展是由肺纤维化急性加重,还是肺部感染加重所致。本例患者出现呼吸困难,且有咯血的表现,但炎症指标未见明显升高,考虑为肺间质纤维化急性加重,经过加大糖皮质激素用量,患者病情逐渐好转。因此在治疗 RA-ILD 的患者中,一旦患者出现疾病活动,或出现其他部位感染,在治疗的过程中要关注到肺间质纤维化急性加重的可能。

综上,临床医生一定要充分认识和重视 AZA 所致的骨髓抑制等不良反应,加强对用药后的动态指标监测,避免出现严重不良事件。另外,在风湿免疫疾病的患者出现血液系统受累时需思路清晰,除外原发病活动及其他相关因素,以避免治疗方向错误。同时,在临床诊疗过程中,如果使用硫唑嘌呤出现骨髓抑制后,吗替麦考酚等具有骨髓抑制潜在风险的药物不应作为备选用药。

【专家点评】

硫唑嘌呤常见的药物不良反应有骨髓抑制、肝损伤、药物热、皮疹、胃肠道症状等,而骨髓抑制是其重要的不良反应之一,严重者可致骨髓造血停滞、继发感染甚至危及生命。本例患者为 RA-ILD 的患者,应用硫唑嘌呤 50 mg 每日 2 次,1 月后出现严重的骨髓抑制,继发腮腺感染,在后续治疗过程中出现肺间质纤维化的急性加重,病情复杂、治疗棘手。经过综合治疗后,患者好转出院,后将硫唑嘌呤调整为吗替麦考酚。

吗替麦考酚也是 RA-ILD 治疗的常用药物,但患者应用吗替麦考酚后再次出现骨髓抑制,临床少见,将吗替麦考酚调整为环孢素后未在出现骨髓抑制现象。这也提示我们,在临床诊疗过程中如果在硫唑嘌呤出现骨髓抑制后,吗替麦考酚等具有骨髓抑制潜在风险的药物不应作为备选用药。

目前商业机构已能够开展药物基因多态性检测,但药物基因多态性检测多为自费项目,且价格昂贵,在临床应用中受到一定限制。如果在选用免疫抑制剂前,对患者进行药物基因类型进行检测,能为患者制定出一份更加安全有效的用药方案,降低不良反应发生风险,对于部分患者可尝试使用。

【参考文献】

[1] TICHY M, URBANEK J, STERNBERSKY J, et al. Life — threatening course of pemphigus vulgaris complicated by sepsis caused by azathioprine — induced bone marrow suppression, successfully managed with combination therapy[J]. Dermatol Ther,2014,27:183-186.

[2] 詹钟平,杨岫岩,黄民,等. 硫唑嘌呤致血液系统危象的临床特征与酶学基础 [J]. 中华风湿病学杂志,2005,9:145-148.

[3] 刘硕,秦颖,王乃栩. 硫唑嘌呤的药物不良反应及合理用药概述 [J]. 药物流行病学杂志,2013,22:390-393.

[4] 中国医师协会皮肤科医师分会自身免疫病专业委员会. 硫唑嘌呤治疗免疫相关性皮肤病专家建议 [J]. 中华皮肤科杂志,2021,54(02):116-121.

[5] HADDA V, PANDEY BD, GUPTAR, et al. Azathioprine induced pancytopenia: a serious complication[J]. J Postgrad Med,2009,55:139-140.

[6] TRAVIS WD, HUNNINGHAKE G, KING TE, et al. Idiopathic nonspecific interstitial pneumonia: report of an American Thoracic Society project[J]. Am J Respir Crit Care Med,2008,177(12):1338-1347.

[7] 张岩,何龙,范连慧,等. 麦考酚钠肠溶片与吗替麦考酚酯对肾移植受者骨髓抑制作用的临床观察 [J]. 中华器官移植杂志,2014,35(3):133-136.

[8] OMAIR MA, ALAHMADI A, JOHNSON SR. Safety and effectiveness of mycophenolate in systemic sclerosis. A systematic review[J]. PLoS One,2015,10(5):e0124205.

[9] 尹成胜,张苑,李惠萍. 特发性肺纤维化急性加重的研究发展 [J]. 中华医学杂志,2019,99(8):637-640.

(孙占飞,孙亮)

病例 30　周身关节肿痛、胸闷气短、背痛

【病例导读】

类风湿关节炎（rheumatoid arthritis，RA）是一种全身性自身免疫性疾病，以外周关节滑膜慢性炎性病变为主，并可累及心、肺、神经、血液等全身多个系统，其中尤以心血管损害为重。RA 患者的心血管损害表现多样，包括心包炎、瓣膜病变、充血性心力衰竭、冠状动脉炎等[1]。与一般人相比，RA 患者的死亡率更高[2]，其中心血管疾病为 RA 患者死亡的重要原因之一[3]。RA 合并冠心病患者，由于其心脏症状相较于关节炎症状表现更为隐匿，故在临床上易被漏诊或误诊。风湿病科医生在心血管专业知识方面有所欠缺，这往往会使 RA 合并冠心病患者突发心肌梗死时不能得到及时的诊治。因此，风湿病科与心内科医生应重视类风湿关节炎和心血管疾病风险的相关关系，这对诊断和治疗 RA 合并心肌梗死具有深远的意义。

【病例介绍】

患者，女，64 岁，主因"周身关节疼痛 5 年余，加重伴胸闷憋气、背痛 1 周"入院。

1. 病史介绍　患者于入院 5 年前无明显诱因出现周身关节肿痛，就诊于我院风湿科门诊，考虑结缔组织病，予抗风湿治疗（具体不详）后病情稳定。入院 4 年前再次出现周身关节肿痛，累及双侧肩、肘、腕、掌指关节为主，伴晨僵，于当地医院住院，考虑诊断类风湿关节炎，应用解热镇痛药及慢作用药（具体不详）治疗，关节肿痛症状缓解后出院。出院后间断用药，未系统诊治。入院前近半年内未用药治疗，关节肿痛呈慢性进行性加重。入院 1 周前无明显诱因出现胸闷憋气、后背疼痛，为进一步系统诊治收入院。入院症见：周身关节肿痛，以双侧肩关节、肘关节、腕关节、掌指关节为著，晨僵约 2 小时，关节活动受限，双手弥漫性肿大，胸闷憋气、活动后加重，伴后背疼痛，无发热，无头晕头痛，无咳嗽咳痰，无腹痛腹胀，纳可，寐安，二便调。既往史：冠心病病史，平素口服单硝酸异山梨酯 40 mg 每日 2 次，否认高血压、糖尿病、肿瘤等病史。否认家族遗传性疾病病史。否认肝炎、结核等传染病病史。否认食物及药物过敏史。

2. 入院体检　体温 36.5 ℃，脉搏 88 次/分，呼吸 20 次/分，BP 138/84mmHg；神志清晰，精神可，营养中等。皮肤及黏膜无黄染及出血点，全身浅表淋巴结未及肿大。胸廓对称，胸骨无压痛，双侧呼吸动度一致，语颤正常，左右对称，双肺叩诊清音，全肺呼吸音清，未闻及干湿啰音。心前区无隆起，无细震颤，心界不大，心率 88 次/分，律齐，心音正常，各瓣膜听诊区未闻及病理性杂音。腹部平软，无压痛、反跳痛，肝脾肋下未触及，移动性浊音阴性，肠鸣音正常，双肾无叩击痛。双侧肩、肘、腕、掌指关节压痛 2 级，肿大 Ⅱ 度；双膝关节压痛 1 级，肿大 Ⅰ 度。四肢肌力正常，双下肢无明显水肿。

3. 辅助检查　入院当天：实验室检查：血常规、尿常规、肝功能、肾功能、凝血功能未见异常。心肌酶，CK 22.1U/L，CK-MB 32.5U/L，LDH 387.3U/L，HBDH 276U/L，hsTnI 0.523ng/mL；CRP 187.5 mg/L，ESR 80 mm/1 h；RF 147.6IU/L。心电图：窦性心律，ST 段弓背向上抬高（下壁）。

4. 初步诊断　①急性下壁 ST 段抬高型心肌梗死;②心功能Ⅰ级(killip 分级);③类风湿关节炎。

5. 治疗经过及随诊　患者入院后考虑急性下壁心肌梗死,予硝酸甘油 1 片含服,并于急诊行冠状动脉造影术,结果示右冠第二转折处 100% 狭窄,进一步行 PCI 术,术后患者胸痛症状较前缓解,继续抗血小板聚集、抗凝、调脂治疗 1 周,心梗病情平稳后由急诊转入我科住院,予生物制剂(TNF-α 抑制剂)治疗,关节肿痛症状好转后出院。目前患者外院门诊治疗中。

【分析与讨论】

RA 是一种以侵蚀性、对称性多关节炎为主要临床表现的慢性、全身性自身免疫性疾病,其发病机制尚不明确。RA 的基本病理改变为关节滑膜的慢性炎症、血管翳形成,并逐渐出现关节软骨和骨破坏,最终导致关节畸形和功能丧失。因此,早期诊断、早期治疗对于 RA 至关重要,若 RA 病情长期得不到有效控制,容易累及心、肺、神经、血液等系统。研究表明,与一般人群相比,RA 合并冠心病患者心肌梗死的发病风险明显增加[1]。RA 合并冠心病与多种因素有关[1, 4],包括传统心血管危险因素,如高血糖、高血脂、高血压、肥胖、吸烟等;RA 相关心血管危险因素,包括病程、炎症、自身抗体、非甾体抗炎药(NSAIDs)及糖皮质激素的应用等。本例患者既往存在冠心病病史,虽然平素规律服用单硝酸异山梨酯进行控制,但其 RA 病史 5 年余,病程中未规律服药,RA 病情控制欠佳。炎症可触发动脉粥样硬化,RA 合并冠心病患者发生心肌梗死与 RA 的慢性炎症状态密切相关。研究表明,在合并冠心病的 RA 患者中,CRP、ESR 与心肌梗死的发生独立相关[5, 6]。

因此,对于 RA 合并冠心病的治疗,一方面需要及时治疗冠心病,针对传统心血管危险因素进行干预,如控制血糖、血压、血脂,减重,戒烟;另一方面要积极治疗原发病,降低疾病活动度,控制病情进展,治疗药物包括 NSAIDs、传统改善病情抗风湿药、生物制剂、JAK 抑制剂,以及植物药雷公藤多苷片、正清风痛宁缓释片等。有系统评价[7]显示,RA 患者应用 TNF 抑制剂可降低心血管事件的风险,同时不增加缺血性心脏病的风险。这说明对于 RA 合并冠心病患者,应用生物制剂具有一定的优势。本例患者 RA 合并冠心病病史,病程中出现胸闷憋气症状,入院后诊断为畸形心肌梗死,一方面紧急行 PCI 手术,配合抗血小板聚集、抗凝、调脂治疗,另一方面积极治疗 RA,采用 TNF-α 抑制剂治疗,疗效明确,患者病情好转后出院,后续需要继续对患者进行随访观察。

【专家点评】

RA 是一种自身免疫性炎症性疾病,炎症贯穿疾病始终。炎症与动脉粥样硬化的发生关系密切,在心血管疾病的发生发展具有重要作用。RA 患者的慢性炎症状态可驱动动脉粥样硬化过程,因此这一人群具有比较高的心血管疾病发病率和死亡率[8]。临床上对于出现胸闷憋气、后背疼痛等症状的 RA 患者,要警惕合并心肌梗死的可能,并及早进行诊治。在发生心肌梗死的 RA 患者的治疗上,在对急性心血管病变进行急救处理后,加用生物制剂,或许是一种临床可选的方案。

【参考文献】

[1]　蔡辉, 常文静, 赵智明. 类风湿关节炎与心血管疾病 [J]. 中国心血管杂志, 2014, 19
　　　（06）: 451-455.

[2]　DADOUN S, ZEBOMLON-KTORZA N, COMBESCURE C, et al. Mortality in rheuma-
　　　toid arthritis over the last fifty years: systematic review and meta-analysis[J]. Joint Bone
　　　Spine, 2013, 80（1）: 29-33.

[3]　van den HOEK J, BOSHUIZEN H C, ROORDA L D, et al. Mortality in patients with
　　　rheumatoid arthritis: a 15-year prospective cohort study[J]. Rheumatol Int, 2017, 37（4）:
　　　487-493.

[4]　陈磊, 汪元, 潘惠, 等. 类风湿关节炎合并心血管疾病的危险因素分析 [J]. 中华中医药
　　　杂志, 2019, 34（01）: 328-331.

[5]　周宇子, 华潞, 李一石. 类风湿性关节炎合并冠心病患者的红细胞沉降率与心肌梗死
　　　病史的关系 [J]. 中国循环杂志, 2015, 30（01）: 6-8.

[6]　张营. 冠心病合并类风湿性关节炎患者心肌梗死发生的危险因素分析 [J]. 中国卫生工
　　　程学, 2018, 17（05）: 781-783.

[7]　徐季超. 肿瘤坏死因子 -α 抑制剂治疗类风湿关节炎降低心血管系统并发症的系统评价
　　　[D]. 上海交通大学, 2014.

[8]　杨洋, 张晓红, 黄鹤. 类风湿关节炎与心血管疾病相关性的研究进展 [J]. 中国心血管杂
　　　志, 2019, 24（06）: 571-574.

（段然）

病例 31　发热伴多关节肿痛

【病例导读】

　　成年人斯蒂尔病（adult onset Still disease, AOSD）是一种炎症性疾病, 以发热、皮疹、关节痛为主要临床表现。本病的病因及发病机制尚不明确, 具有较强异质性, 在临床诊治过程中易出现误诊及漏诊。重症患者可出现一种或多种并发症, 如巨噬细胞活化综合征（macro-phage activation syndrome, MAS）, 弥漫性血管内凝血（disseminated intravascular coagulation, DIC）, 严重肝功能损害, 血栓性血小板减少性紫癜（thrombotic thrombocytopenic purpura, TTP）, 弥漫性肺泡出血（diffuse alveolar hemorrhage, DAH）等, 影响患者预后。非甾体抗炎药、糖皮质激素及传统合成改善病情抗风湿药（conventional synthetic disease-modifying an-ti-rheumatic drugs, csDMARDs）等传统治疗方式对大部分 AOSD 患者有效, 但仍有部分患者对传统治疗反应不佳, 称为难治性 AOSD。近年来, 生物制剂（disease-modifying anti-rheu-matic drugs, DMARDs）逐渐应用于难治性 AOSD 患者的治疗过程中, 并取得令人满意的效果。

【病例介绍】

　　患者, 女, 24 岁, 因"间断发热、多关节肿痛 1 年余, 皮肤巩膜黄染 1 月余"入院。

1. 病史介绍 患者 1 年余前出现发热,最高 39 ℃,伴有咽痛,伴反复前胸皮疹,伴周身关节肿痛。就诊于我院查白细胞(WBC)22.2 × 10⁹/L,谷丙转氨酶(ALT)139U/L,谷草转氨酶(AST)64.5U/L,铁蛋白 Fer> 2000.00ng/mL,抗核抗体(ANA)1 : 80 核颗粒型,抗 ENA 谱阴性,类风湿因子(RF)阴性,抗 CCP 抗体阴性。血沉(ESR)75 mm/1 h,C- 反应蛋白(CRP)65.6 mg/L。感染及肿瘤相关检查未见异常。浅表淋巴结 B 超提示双侧腋下、双侧腹股沟区、双侧颈部多发淋巴结肿大,颈部淋巴结活检示:淋巴组织显著增生,呈副皮质区非典型增生,诊断淋巴瘤证据不充分。诊断为 AOSD。给予地塞米松 10 mg 每 8 小时一次,环孢素 75 mg 每日两次,症状缓解。因患者出现高血压, 3 周后停用环孢素,改予巴瑞替尼 2 mg/d 治疗。服药 3 周后激素已减量至甲泼尼龙每日 44 mg,复查血 WBC10.89 × 10⁹/L,肝功能、CRP、ESR 均恢复正常。后患者未规律随诊,自行激素减量,3 月前无明显诱因再次出现多关节肿痛,自行停用激素及巴瑞替尼,服用中药治疗,效果不佳,自行加用甲泼尼龙每日 8 mg,后于我科门诊复查 Fer1124.97ng/mL, CRP45.5 mg/L。WBC6.82 × 10⁹/L, ALT 37U/L, AST 33U/L。加用甲氨蝶呤 3 片每周一次。服药 2 周后患者出现皮肤巩膜黄染,复查 ALT 250U/L, AST 726U/L, TBIL 270.2μmol/L,停用甲氨蝶呤,口服熊去氧胆酸、双环醇保肝治疗,甲泼尼龙加量至每日 40 mg。复查 WBC 7.49 × 10⁹/L,血红蛋白(Hb)101 g/L,血小板(PLT)52 × 10⁹/L。纤维蛋白原(FIB)1.07 g/L。AST 355U/L, ALT 259U/L, TBIL 203.4μmol/L。甲泼尼龙加量至每日 80 mg。血常规及肝功能好转,仍间断发热。现患者为求进一步诊治就诊于我科。患者自本次发病以来,精神尚可,食欲正常,睡眠尚可,大便如常,小便如常,体重未见明显下降。

2. 入院体检 体温 39.1 ℃,脉搏 128 次 / 分,呼吸 20 次 / 分, BP 121/67mmHg;意识清晰,精神状态正常,步入病区,正常面容。无皮疹,双眼巩膜轻中度黄染。右侧颌下淋巴结肿大。颈软,颈静脉无怒张,双侧颈动脉波动可见,甲状腺无肿大。胸廓:正常。右下肺呼吸音低,无哮鸣音。心界正常,心率 128 次 / 分,律齐,无杂音。腹部柔软、紧张度适中,无压痛,无反跳痛。肝脏未触及。脾脏未触及。胆囊:无压痛。无肾区叩击痛,移动性浊音(-)。肠鸣音正常。脊柱正常,活动度正常,无压痛。无关节疼痛,无肌肉压痛,双下肢无水肿。足背动脉搏动正常。四肢肌力正常,四肢肌张力正常。生理反射存在,病理反射未引出。

3. 辅助检查 血常规, WBC 24.85 × 10⁹/L, Hb 86 g/L, PLT 326 × 10⁹/L; AST 50U/L, ALT 100U/L, TBIL 38.6μmol/L; CRP 23.9 g/L; Fer 2406.16ng/mL;血沉 41 mm/h; ANA(-)。凝血功能、肾功能、血脂未见明显异常。PCT(-)、G 试验、GM 试验、隐球菌抗体、病毒(-)、血培养、痰培养(-)。T-SPOT(+)。胸 CT:右肺中下叶新见实变、条索影;新见胸腔积液及叶间积液。气管镜肺泡灌洗液 X-pert 阳性。

4. 初步诊断 ①成年人斯蒂尔病;②肝功能异常;③贫血;④脾大。

5. 诊疗经过及随诊 患者入院后,给予地塞米松 15 mg/d,体温暂时恢复正常。后患者再次出现发热,第 14 天开始给予地塞米松 22.5 mg/d,患者仍有间断发热,第 27 天复查血 WBC 7.03 × 10⁹/L, Hb 82 g/L, PLT 253 × 10⁹/L, AST 23U/L, ALT 29U/L, TBIL 12.6μmol/L; CRP 34.4 g/L; Fer 2336.85ng/mL。第 30 天给予托珠单抗 320 mg 静脉治疗,血 IL-6 1000pg/

mL,患者仍发热,并出现腹水。第 35 天给予环孢素 200 mg/d,第 37 天血 WBC 6.01×10^9/L,Hb 86 g/L,PLT 85×10^9/L,CRP 60.4 mg/L;Fer 5407ng/mL;FIB 0.86 g/L;CD25 22854pg/mL;NK 细胞活性 16.06%。考虑巨噬细胞活化可能,给予 3 次血浆置换。第 41 天给予甲泼尼龙冲击治疗(每日 500 mg,共三天),后静脉滴注地塞米松每日 10 mg,复查血 WBC 1.97×10^9/L,Hb 71 g/L,PLT 67×10^9/L,第 45 天给予巴瑞替尼 4 mg/d,5 天后患者体温恢复正常。开始服用巴瑞替尼时 Fer 5665ng/mL, CRP 67.6 mg/L,服药后炎症指标水平明显降低,第一次服用巴瑞替尼后 13 天 Fer 降至 205ng/mL,CRP 降至 2.3 mg/L。患者规律我科门诊随诊,激素逐渐减量至目前泼尼松 10 mg/d,巴瑞替尼 2 mg/d,患者病情平稳。

【分析与讨论】

AOSD 是一种自身炎症性疾病,全身多系统受累,主要临床表现有发热、皮疹、关节炎、肌肉疼痛、咽痛、淋巴结肿大、肝脾肿大等。据报道,本病的年发病率在 0.16~0.62(每 10 万人)之间 [1-4]。本病具体的病因及发病机制尚不明确,目前的研究普遍认为在遗传背景下,因为感染等因素,诱发免疫系统异常反应。在发病过程中,天然免疫细胞及获得性免疫系统均有参与,研究显示,多种与巨噬细胞活化相关的标志物,在 AOSD 患者体内均明显升高,包括 MIF、巨噬细胞集落刺激因子(M-CSF)、CD163[5]。此外 AOSD 患者体内 NLRP3 炎性小体表达增加,其通过上调 caspase1 活性,可促进 IL-1β 和 IL-18 的生成,而 IL-1β 和 IL-18 又可以进一步促进免疫细胞释放大量促炎细胞因子,包括 IL-6、IL-8、IL-17 和肿瘤坏死因子(TNF)-α[6-8]。这种细胞因子不断激活,炎症反应不断扩大的过程,称为细胞因子风暴,是 AOSD 发病的关键环节。

AOSD 常用治疗药物包括非甾体抗炎药、糖皮质激素及 csDMARDs。非甾体抗炎药不能完全控制患者症状,且容易出现消化道溃疡、出血等不良反应,目前主要用于临时退热治疗。糖皮质激素对 60% 的患者治疗有效,但是高达 45% 的患者可能出现激素依赖 [9]。目前中国 AOSD 患者治疗最常用药物仍然是糖皮质激素。有学者总结了 517 例 AOSD 患者的治疗方案,142 例患者仅应用糖皮质激素治疗,其中 104 例(73%)可实现临床缓解。517 例患者在初始治疗中接受了不同剂量的糖皮质激素,其中 47.2% 的患者使用泼尼松剂量为 0.5~1 mg/(kg·d),24.9% 的患者需要 1~2 mg/(kg·d)的泼尼松治疗,而有 5.6% 的患者所需剂量在 2 mg/(kg·d)以上 [10]。长时间、大剂量应用糖皮质激素,患者容易出现股骨头坏死等激素副作用。应用 csDMARDs 药物有助于激素减量。甲氨蝶呤(Methotrexate,MTX)是最常用的 csDMARDs,当 MTX 治疗无效时,可改用其他 csDMARDs,报道显示,环孢素及他克莫司在治疗严重 AOSD 患者时也有良好的疗效 [11-12]。

近年来,生物制剂逐渐应用到 AOSD 的治疗中。Zhou[13] 等人对 112 篇文章进行荟萃分析,结果显示, 442 例 AOSD 患者中 293 例(69.42%)应用 TNF-α 抑制剂治疗(英夫利西单抗 100 例,依那西普 154 例,阿达木单抗 39 例),194 例(45.97%)应用 IL-1 抑制剂治疗,163 例(38.63%)应用 IL-6 抑制剂托珠单抗治疗,该篇文章同时对不同生物制剂治疗 AOSD 的缓解率进行了分析,其中 TNF-α 有效率最低,仅为 11.81%,IL-1 抑制剂及 IL-6 抑制剂的有效率分别是 65.54% 及 76.07%。既往也有研究显示,以关节炎症状为主,全身症状较轻,

IL-18 及血清铁蛋白水平较低的 AOSD 患者,可能对 TNF-α 抑制剂反应良好。目前认为 IL-6 抑制剂治疗 AOSD 起效快,有效率高,效果持久,但亦有多篇文献报道[14],IL-6 抑制剂治疗 AOSD 可能诱发 MAS,本文中的患者在使用托珠单抗治疗后,也出现了血细胞减少,纤维蛋白原降低,铁蛋白升高,可溶性 CD25 升高等 MAS 表现。研究分析,多种炎性细胞因子在 MAS 的发病过程中起关键作用,托珠单抗在阻断单个细胞因子的过程中,可能因为负反馈,使得其他炎性细胞因子升高,从而导致 MAS。

JAK-STAT 通路主要用于介导 Ⅰ/Ⅱ 型细胞因子的信号传递,JAK 抑制剂可以抑制 JAK 激酶活性及下游效应物的磷酸化,因为 JAK 家族只有四个成员,因此抑制一个 JAK 分子可能会阻碍不止一个途径,从而更好地起到抑制炎症反应的作用[15-16]。巴瑞替尼是 JAK1 和 JAK2 抑制剂,可以抑制 IL-6、IL-3、IL-5、GM-CSF、IL-12、IL-23、IL-27 和 IFN 信号。还可以抑制人 B 细胞向浆细胞分化,抑制 CD4+T 细胞向 Th1 和 Th17 细胞分化,抑制 IFN 和 IL-6 的产生。目前已有应用巴瑞替尼治疗 AOSD 的个案报道。

噬血细胞性淋巴组织细胞增多症(hemophagocytic lymphatic tissue histiocytosis，HLH) 是一种过度炎症反应综合征,其特征是淋巴细胞和巨噬细胞系统异常激活,导致细胞因子风暴、噬血和多器官损伤。风湿免疫性疾病相关的 HLH 被称为 MAS。约 15% 的 AOSD 患者可继发 MAS,女性与男性的比例为 7∶3,病程中位时间为 16 个月[17]。MAS 患者的临床表现及实验室检查异常主要包括,发热、器官肿大(肝脾肿大、淋巴结肿大)、多器官功能障碍、全血细胞减少、凝血功能障碍、高铁蛋白血症、高甘油三酯血症及噬血细胞增多。MAS 是 AOSD 患者严重合并症之一,可发生在病程的任何阶段,以疾病活动期最为常见。MAS 的触发因素包括风湿病病情活动、感染、药物和自体骨髓移植。

早期识别和及时干预对于改善 MAS 患者的预后至关重要[18]。目前没有针对成人 MAS 的治疗指南,主要参考 HLH-1994 或 HLH-2004 标准。糖皮质激素是目前治疗 MAS 的一线用药。如果患者对大剂量激素反应不佳,可在治疗方案中加入环孢素。对于糖皮质激素、环孢素治疗无效的难治性患者可加用依托泊苷或应用 DEP 方案(依托泊苷联合脂质体多柔比星)治疗。依托泊苷的推荐使用剂量常小于原发 HLH 患者,可下调至 50~ 100 mg/m²。[19] 近年来,生物制剂广泛应用于 MAS 的治疗中,如 IL-1 受体拮抗剂、TNFα 抑制剂、JAK 抑制剂、CD20 单抗等,均有文献报道用于治疗难治性 MAS,并取得良好疗效。

【专家点评】

成年人斯蒂尔病是一组病因及发病机制不清,临床以持续或间断高热、一过性皮疹、关节肿痛、白细胞升高及伴有肝脾淋巴结肿大为主要临床表现的综合征。MAS 是 AOSD 最严重的并发症,死亡率高。本例患者符合 HLH-2004 诊断标准,诊断 MAS 明确。

MAS 的一线治疗方案为大剂量激素冲击治疗,疗效不佳可加用环孢素或生物制剂。本例患者在应用激素冲击及环孢素治疗后,全血细胞仍进行性减少,加用 JAK 抑制剂(巴瑞替尼)后症状好转,为难治性 MAS 的治疗提供了新思路。

【参考文献】

[1]　BALCI M A, PAMUK Ö N, PAMUK G E, et al. Epidemiology and outcome of adult-onset

Still's disease in Northwestern Thrace region in Turkey[J] .Clin Exp Rheumatol, 2015, 33（6）: 818-823.

[2] MAGADUR-JOLY G ， BILLAUD E ， BARRIER J H ， et al. Epidemiology of adult Still's disease: estimate of the incidence by a retrospective study in west France[J]. Annals of the Rheumatic Diseases, 1995, 54(7):587-590.

[3] WAKAI K, OHTA A, TAMAKOSHI A, et al. Estimated prevalence and incidence of adult Still's disease: findings by a nationwide epidemiological survey in Japan[J] .J Epidemiol, 1997, 7(4): 221-225.

[4] EVENSEN K J, NOSSENT H C. Epidemiology and outcome of adult-onset Still's disease in Northern Norway[J] .Scand J Rheumatol, 2006, 35(1): 48-51.

[5] RUSCITTI PIERO， GIACOMELLI ROBERTO.Pathogenesis of adult onset still's disease: current understanding and new insights[J] .Expert Rev Clin Immunol, 2018, 14（11）: 965-976.

[6] HSIEH CHIA-WEI, CHEN YI-MING, LIN CHI-CHEN, et al. Elevated Expression of the NLRP3 Inflammasome and Its Correlation with Disease Activity in Adult-onset Still Disease[J] .J Rheumatol, 2017, 44(8): 1142-1150.

[7] HU QIONGYI, SHI HUI, ZENG TING, et al. Increased neutrophil extracellular traps activate NLRP3 and inflammatory macrophages in adult-onset Still's disease[J] .Arthritis Res Ther, 2019, 21(1): 9.

[8] CHEN DER-YUAN, CHEN YI-MING, CHEN HSIN-HUA, et al. Human parvovirus B19 nonstructural protein NS1 activates NLRP3 inflammasome signaling in adult-onset Still's disease[J] .Mol Med Rep, 2018, 17(2): 3364-3371.

[9] GIACOMELLI ROBERTO， RUSCITTI PIERO， SHOENFELD YEHUDA. A comprehensive review on adult onset Still's disease[J] .J Autoimmun, 2018, 93: 24-36.

[10] HU QIONG-YI, ZENG TING, SUN CHUAN-YIN, et al. Clinical features and current treatments of adult-onset Still's disease: a multicentre survey of 517 patients in China[J] . Clin Exp Rheumatol, 2019, null(6): 52-57.

[11] MITAMURA MIO, TADA YOSHIFUMI, KOARADA SYUICHI, et al. Cyclosporin A treatment for Japanese patients with severe adult-onset Still's disease[J] .Mod Rheumatol, 2009, 19(1): 57-63.

[12] NAKAMURA HIROYUKI, ODANI TOSHIO, SHIMIZU YUKA, et al. Usefulness of tacrolimus for refractory adult-onset still's disease: Report of six cases[J] .Mod Rheumatol, 2016, 26(6): 963-967.

[13] ZHOU SHA， QIAO JIANJUN， BAI JUAN, et al. Biological therapy of traditional therapy-resistant adult-onset Still's disease: an evidence-based review[J] .Ther Clin Risk Manag, 2018, 14: 167-171.

[14] TSUCHIDA YUMI, SUMITOMO SHUJI, SHODA HIROFUMI, et al. Macrophage activation syndrome associated with tocilizumab treatment in adult-onset Still's disease[J] .Mod Rheumatol, 2017, 27(3）: 556-557.

[15] FRAGOULIS GEORGE E, MCINNES IAIN B, SIEBERT STEFAN, et al. New players in the field of immune-mediated diseases, beyond rheumatoid arthritis[J] .Rheumatology（Oxford）, 2019, 58: i43-i54.

[16] T VIRTANEN ANNIINA, HAIKARAINEN TEEMU, RAIVOLA JUULI, et al. Selective JAKinibs: Prospects in Inflammatory and Autoimmune Diseases[J] .BioDrugs, 2019, 33 （1）: 15-32.

[17] WANG RAN, LI TING, YE SHUANG, et al. Macrophage activation syndrome associated with adult-onset Still's disease: a multicenter retrospective analysis[J] .Clin Rheumatol, 2020, 39(8）: 2379-2386.

[18] LERKVALEEKUL BUTSABONG, VILAIYUK SOAMARAT. Macrophage activation syndrome: early diagnosis is key[J] .Open Access Rheumatol, 2018, 10: 117-128.

[19] LA ROSÉE PAUL, HORNE ANNACARIN, HINES MELISSA, et al. Recommendations for the management of hemophagocytic lymphohistiocytosis in adults[J] .Blood, 2019, 133 （23）: 2465-2477.

（王颖嫒,李昕）

病例 32　咽痛、皮疹伴肝功能异常

【病例导读】

成人 Still 病（adult-onset Still disease，AOSD）是一种病因不明、发病机制不清的自身炎症性疾病,发病率为（0.16~0.40）/10 万,发病年龄主要呈"双峰"（即 15~25 岁及 36~46 岁）现象 [1, 2]。发病因素可能包括感染、自身免疫异常以及细胞因子风暴等多个方面 [3]。临床上以反复发热、一过性或持续性皮损、咽痛、关节炎或关节痛、肝脾及淋巴结肿大等系统受累为特点,常伴有血白细胞升高,血沉增快、C 反应蛋白及铁蛋白升高。同时此病常伴发有肝功能不全,临床医师需注意鉴别肝功能不全的原因,进一步除外 EB 病毒等感染因素。

【病例介绍】

患者,女,60 岁,主因"间断咽部疼痛 18 天,发热伴皮疹 12 天"入院。

1. 病史介绍　患者入院 18 天前无明显诱因出现咽部疼痛,与吞咽无关,无发热,无咳嗽咳痰,无胸闷憋气,无声音嘶哑及吞咽困难,自行服用头孢类抗生素治疗 5 天（具体药物及剂量不详）,咽部疼痛未见明显好转。12 天前出现发热,体温最高 39 ℃,伴畏寒、寒战,伴双膝关节疼痛、活动受限,伴双下肢风团样皮疹,轻度瘙痒,无疼痛,热退后皮疹较前消退,无晨僵,无咳嗽咳痰,无胸闷憋气,无头晕头痛,无尿频尿急尿痛,无腹痛腹泻,自行服用"散列通",体温未见明显下降,遂就诊于某三甲医院,查血常规:白细胞 19.5 × 10⁹/L,中性粒细胞绝对值 16.33 × 10⁹/L,中性粒细胞百分比 83.7%,超敏 C 反应蛋白 144.29 mg/L。尿常规:尿

隐血 3+，红细胞计数 89 个 /μL，白细胞计数 172 个 /μL。胸 CT 未见明显炎症。给予"哌拉西林他唑巴坦 4.5 g 每 12 小时 1 次"抗感染治疗 4 天，患者体温未见明显好转，仍有咽部疼痛，查喉镜：急性会厌炎、会厌囊肿；后改为"厄他培南 1 g 每日 1 次"抗感染治疗 4 天，患者咽部不适好转，体温较前下降，波动在 37.0~38.0 ℃，复查血常规：白细胞 12.86×10⁹/L，中性粒细胞百分比 66.2%。后患者就诊另一家三甲医院，查血常规：白细胞 16.58×10⁹/L，中性粒细胞百分比 80.6%，血小板 474×10⁹/L，C 反应蛋白 143.6 mg/L。患者为进一步诊治收住我科。患者自发病以来，神志清，精神一般，睡眠饮食可，二便正常，体重无著变。平素身体健康，无冠心病、高血压、糖尿病、肝炎、结核、脑血管病等病史。

2. 入院体检　体温 37.5 ℃，脉搏 95 次 / 分，呼吸 15 次 / 分，BP 121/81mmHg；神志清楚，语言流利，全身皮肤巩膜无黄染，双大腿内侧可见散在红色风团样皮疹，无压痛，按压可褪色，全身浅表淋巴结未触及肿大，无肝掌及蜘蛛痣，口唇红润，颈软，双肺呼吸音清，未闻及干湿性啰音，心率 95 次 / 分，律齐，心音有力，各瓣膜听诊区未闻及杂音，腹平坦，无腹壁静脉曲张及胃肠蠕动波，腹软，全腹无明显压痛，无反跳痛，全腹未触及包块，肝脾肋下未及，肝肾区无叩击痛，移动性浊音阴性，肠鸣音正常，左腕关节肿痛，双膝关节压痛，无活动受限，双下肢无浮肿，四肢肌力、肌张力正常（图 2-23-1）。

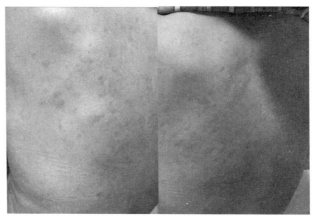

图 2-32-1　患者发热时背部皮疹

3. 辅助检查

（1）此次入院前：（入院前 18 天外院）血常规：白细胞 19.5×10⁹/L，中性粒细胞百分比 83.7%，血红蛋白 125 g/L，血小板 294×10⁹/L。C 反应蛋白：144.29 mg/L。胸部 CT、腹部超声、泌尿系超声均未见异常。（入院前 13 天外院）血常规：白细胞 12.42×10⁹/L，中性粒细胞百分比 77%，血红蛋白 109 g/L，血小板 337×10⁹/L。C 反应蛋白：102.01 mg/L。（入院前 12 天外院）血常规：白细胞 14.37×10⁹/L，中性粒细胞百分比 75.4%，血红蛋白 104 g/L，血小板 416×10⁹/L。C 反应蛋白：94.32 mg/L。（入院前 11 天外院）血常规：白细胞 16.58×10⁹/L，中性粒细胞百分比 80.6%，血红蛋白 107 g/L，血小板 474×10⁹/L。C 反应蛋白 143.6 mg/L。

（2）此次入院后：血常规：白细胞 14.98×10⁹/L，中性粒细胞百分比 89.30%，血红蛋白 104 g/L，血小板 529×10⁹/L，C 反应蛋白 116 mg/L，血沉 76 mm/h，铁蛋白 >1675.56ng/mL，

TNF-α23.0pg/mL, IL-6 140pg/mL；肝肾功、电解质、肿瘤标志物、免疫全项、ANCA、类风湿关节炎抗体未见明显异常。骨密度：低骨量（L1-L4：-1.7，股骨颈：-2.1，髋部：-1.5）。双膝关节DR：双膝关节退行性骨关节病。腹部CT：①肠淤张；十二指肠憩室；②肝脏囊肿；③盆腔少量积液。

4. 初步诊断　成人Still病。

5. 诊治经过及随诊　入院后结合患者症状及相关辅助检查，诊为"成人still病"，给予甲泼尼龙40 mg静脉点滴每日1次抗炎及对症支持治疗，患者体温恢复正常，咽痛及关节痛症状缓解，皮疹较前明显消退，无新发皮疹，经激素抗炎7天后复查血常规：白细胞12.38×10⁹/L，中性粒细胞百分比65%。C反应蛋白：3.36 mg/L。血沉：25 mm/h。铁蛋白：727.26ng/mL。患者病情平稳出院，规律风湿免疫科门诊随诊，甲泼尼龙逐渐减量至32 mg口服每日1次。患者1月后再次门诊复查时，血常规：白细胞10.61×10⁹/L，中性粒细胞百分比59%。CRP 3 mg/L。血沉22 mm/h。肝功能：谷丙转氨酶921.5U/L，谷草转氨酶301U/L，γ-谷氨酰转肽酶134.0U/L，总胆红素20.4μmol/L，直接胆红素9.5μmol/L。铁蛋白948.84ng/mL。患者无发热及淋巴结肿大，无明显咽痛，无新发皮疹，化验示肝功能不全，为进一步明确肝损害原因，再次住院诊治：筛查发现EB病毒4.65×10⁵拷贝（<500拷贝），因患者血常规白细胞、血沉、C反应蛋白及铁蛋白均正常，考虑成人Still病病情控制尚可，维持原激素用量，给予对症保肝及支持治疗后患者肝功能正常，复查咽拭子EB病毒<500拷贝。遂后续门诊规律随诊，激素逐渐减量，并加用甲氨蝶呤10 mg口服每周1次，2周后患者出现右侧腰腹部带状疱疹，遂停用甲氨蝶呤，联合抗病毒治疗后患者病情好转。目前患者无发热、皮疹，规律口服激素治疗，定期门诊随诊。

【分析与讨论】

成人Still病是一种原因未明的全身系统性炎症疾病，目前尚无特异性的诊断标准。现国内外研究对其发病机制仍不详，现多认为是因感染炎症触发机体免疫炎症机制，使体内各种炎症介质异常，导致发热、皮疹、关节痛及铁蛋白升高等表现。当前临床上多依据日本AOSD委员会提出的Yamaguchi诊断标准，主要条件包括：①发热39℃并持续1周以上；②关节痛持续2周以上；③典型皮疹；④白细胞≥15×10⁹/L，次要条件包括：①咽痛；②淋巴结和（或）脾大；③肝功能异常；④类风湿因子和抗核抗体阴性，符合其中5项（至少2项主要条件）及以上，临床上还发现血清铁蛋白含量增加5倍以上可强烈提示AOSD。另外需特别强调，本病属于临床诊断或排除诊断，故在诊断时必须首先排除其他与发热、皮疹、关节炎有关的疾病，包括各种感染（病毒感染、细菌性心内膜炎、败血症、结核、梅毒、莱姆病等）、恶性肿瘤（白血病、淋巴瘤等）、免疫性疾病（系统性红斑狼疮、混合性结缔组织病、各种血管炎、结节性红斑等）及药物过敏等，并在治疗随访中密切观察病情，以进一步排除可能隐匿的疾病及罕见病。有肝小脓肿、恶性组织细胞增多症及腹膜后网织细胞肉瘤误诊为AOSD的报道。

有研究发现[15]，除发热、皮疹、关节疼痛、咽痛、淋巴结肿大等本病最常见临床症状外，老年发病有如下特点：①发病前常有诱因，感染或创伤可能诱发疾病。②病程长。③症状及化验结果不典型。④发热原因复杂,热型多样。⑤并发症或合并症明显增多,多器官功能损害明显。⑥药物副作用明显增多。在老年人应特别关注,需依据病史、临床表现、化验检查仔细甄别诊断病情。

本例患者为老年女性,临床表现较为典型,符合发热、皮疹、白细胞高3项主要条件及咽痛、类风湿因子和抗核抗体阴性2项次要条件,满足Yamaguchi标准,且血清铁蛋白高于标准值5倍以上,通过辅助检查可排除感染、恶性肿瘤、其他风湿性疾病,因此诊断为AOSD。本例患者皮疹为一过性风团样皮疹,发热时为著,热退后皮疹渐消退,故未行病理活检。

AOSD在临床上主要有非甾体抗炎药(NSAIDs)、糖皮质激素、抗风湿药(DMARDs)三大类药物[4]。由于NSAIDs单药治疗的应答率仅为20%[5],目前仅用于轻症患者或与其他药物合用。糖皮质激素是目前治疗AOSD的主要药物,约80%的患者需应用糖皮质激素治疗,据报道激素治疗有效率可达76%~95%[6],目前多数学者主张泼尼松1~2 mg/kg/d,通常症状在给药后1~2天内缓解,体温正常2周后激素开始减量,每2周递减5 mg/d,减量过程中如出现病情反复,可将激素恢复至原量或加量,维持量为5~10 mg/d,总疗程3~6个月。本例患者给予甲泼尼龙40 mg每日1次抗炎治疗后病情较前好转,后续规律门诊随访激素减量,病情控制尚可。

出院约1月后门诊复查出现肝功能不全,然患者无明显咽痛、发热及皮疹,血化验WBC、CRP、ESR、铁蛋白较前无明显增高,行咽拭子EB病毒示4.65×10^{5}拷贝,因患者个人因素未行血EB病毒相关抗体检测,考虑成人Still病病情控制尚可,不除外肝功能不全与激素应用致机体免疫力下降继发感染可能,遂激素未调整用量,给予保肝及对症支持治疗后患者肝功能恢复。

成人Still病肝功能损害非常常见,文献报道发生率从39.7%~52.9%不等[7-9],而本病例存在肝功能损害,原因尚需进一步探讨。关于出现肝损害的原因主要考虑为:①Still病发病机制尚不十分明确,可能与感染、免疫及遗传因素有关[10],感染可能作为主要因素在急性期起一定作用,而变态反应与免疫因素在整个病程中起主要作用[11],不管感染还是免疫因素都可累及肝脏而导致肝功能损害;②成人Still病能引起肝脏组织淀粉样变性,使肝功能受损[12];③成人Still病在发病早期往往作为“感染性疾病”而应用多种抗生素治疗,作为退热剂的非甾体抗炎药(NSAID)也有肝脏毒性作用,药物性肝损害出现很普遍。

EB病毒是一种特异性嗜人类淋巴细胞性疱疹病毒,90%染者多为20岁左右的年轻人,最常见EBV感染的临床表现包括发热、咽炎、普遍的淋巴结病变的传染性单核细胞增多症。虽然80%~90%的传染性单核细胞增多症患者有轻微短暂的肝功能异常,但临床症状少见,临床型肝炎是罕见的,极少发生致命的肝功能衰竭。原发性EBV感染过程中首先产生针对衣壳抗原(capsid antigen,CA)IgG和IgM抗体(抗-CA IgG/IgM);在急性感染的晚期,抗-早期抗原(earlyantigen,EA)出现;在恢复期晚期,抗-核抗原(nuclearantigen,NA)产生。抗-CA-IgG和抗-NA-IgG可持续终身[13]。衣壳抗体IgM阳性是新近EB感染的标志。活动性EBV感染者血清中常有高水平的EBV-DNA载量,而EBV健康携带者血液中淋巴细胞内可能存在低水平的EBV-DNA载量,其血清或血浆中检测不到EBV

DNA[14]。

在本病例中,患者发热时伴随皮疹,白细胞、铁蛋白明显高于正常,符合 AOSD 的典型表现,T-SPOT、免疫全项、ASO、RF、多次血培养等检查均未见明显异常,排除了结核、肿瘤等疾病,但本病例欠缺之处为患者住院期间未行咽拭子及血 EB 相关病毒检测,但单纯 EBV 感染不能完全解释患者病情,综合考虑诊断为 AOSD。而后患者出现肝功能不全,AOSD 相关指标均大致正常,考虑 AOSD 合并 EBV 感染。但 EBV 感染与肝功能不全是否存在因果关系尚不能完全明确,此为诊治过程中不足之处。

【专家点评】

成人 Still 病是一组病因和发病机制至今不明,以高热、一过性皮疹、关节炎(痛)和白细胞增高等为主要特征、多系统受累的临床综合征。本例患者满足 Yamaguchi 诊断标准,诊断为 AOSD。而加之老年人 RF、ANA 等实验室指标假阳性率高于非老年人,及时诊断和治疗存在困难;同时老年人本身伴有多系统或器官功能退化或衰退,用药矛盾多,对老年人应坚持个体化用药。在初始方案实施时,必须密切注视治疗反应,包括疗效和耐受程度,以调整到最适合该患者的药物组合和剂量;观察患者对药物的敏感性和耐受性。在本例治疗过程中单用甲泼尼龙病情控制尚可,后续复查化验示血常规、CRP、血沉、血清铁蛋白均较住院期间下降,但出现肝功能不全,未调整激素用量,经对症保肝治疗后肝功能、咽拭子 EB 病毒恢复正常,考虑肝功能不全非成人 Still 病本身疾病所致。后拟加入免疫抑制剂联合治疗,再次出现服用甲氨蝶呤后出现腰部带状疱疹,考虑应完善淋巴细胞检测以进一步明确免疫功能,可酌情建议患者行相关疫苗注射以增强免疫力。同时在诊治及随访过程中,需积极查找病因,完善相关检查,如该例中应进一步明确 EB 病毒与肝功能不全的关系,完善 EB 病毒衣壳抗体 IgM 及 IgG 等相关化验。因患者长期服用糖皮质激素,免疫力低下,更应警惕在该类人群中感染、肿瘤发生的可能,以进一步更高质量的诊治患者。

【参考文献】

[1] 司鹤南,李珊山,王虹,等. 成人 Still 病八例临床分析 [J]. 中华皮肤科杂志,2017,50(9):4.

[2] ROBERTO G, PIERO R, YEHUDA S. A comprehensive review on adult onset Still's disease[J]. Journal of Autoimmunity, 2018, 93:24-36.

[3] WANG M Y, JIA J C, YANG C D, et al. Pathogenesis, disease course, and prognosis of adult-onset Still's disease: an update and review[J]. 中华医学杂志:英文版, 2019, 132(23):9.

[4] MANGER B, RECHJ, SCHETT G. Use of methotrexate in adult-onsetStill's disease[J]. ClinExpRheumatol, 2010, 28(5 Suppl 61):168-171.

[5] POUCHOT J, ARLET JB. Biological treatment in adult-onset Still'sdisease[J]. Best Practice and Research clinical Rheumatology,2012,26(4): 477-487.

[6] ISHAQ M, NAZIR L, RIAZ A, et al. The eyes see what the mindknows. Adult-onset Still's disease, a case series and review in asouth Asian population[J]. International Journal of

　　　　RheumaticDiseases,2012,15:96-100.

[7]　高纯丽,王淑艳,吕福桢,等.成人 Still 病 68 例诊疗体会及误诊分析 [J].临床误诊误治,2001,14(6):441.

[8]　王丽英,吴东海.成人 Still 病 34 例临床分析 [J].中日友好医院学报,1997,11(3):232-234.

[9]　薛德联,司巧英,张继菊.成人 Still 病 16 例误诊分析 [J].山东医药,2001,41(16):64.

[10]　贺绪乐.Still' s 病与感染 [J].医学综述,2000,6(1):14-16.

[11]　左竹林,李树华.成人 Still 病 [J].实用内科杂志,1993,13(4):235-237.

[12]　奈良浩之他.成人 Still 病的合并症及预后 [J].日本医学介绍,1999,20(11):520.

[13]　GULEY ML,TANG WH.Laboratory Assays for Epstein-Barr viresrelateddisease[J].J Mol Diagon,2008,10(4):279-292.

[14]　谢正德,申昆玲.重视儿童非肿瘤性 EBV 病毒感染疾病的研究 [J].首都医科大学学报,2010,31(2):214-215.

[15]　史战国,魏玲,朱姿英,等.老年发病的成人 Still 病 13 例临床分析 [J].西南国防医药,2013,23(9):3.

（王聪,杨惠芬）

病例 33　反复的发热伴皮疹

【病例导读】

　　成人 Still 病(adult onset Still' s disease,AOSD)是一类病因未明的全身炎症性疾病,主要累及青年人,典型表现为间歇性发热、关节痛、一过性皮疹,病情严重程度可出现噬血细胞综合征等严重并发症。由于成人 Still 病的临床表现多样,诊断和治疗存在一定的困难。作为临床医生应提高警惕,通过详细问诊、查体及辅助检查,迅速做出诊断,以免延误治疗时机。

【病例介绍】

　　患者,女,31 岁,主因"咽痛、皮疹、发热 1 周,加重伴关节疼痛 2 天"入院。

　　1.病史介绍　患者于入院前 1 周,无明显诱因出现咽痛及皮疹,吞咽时疼痛较为明显,皮疹为弥漫性充血性斑丘疹,压之可褪色,分布于颈前及双下肢,无皮肤疼痛、瘙痒,无水疱、脱屑等。继之出现发热,最高体温 39 ℃,多于傍晚及夜间达高峰,无明显畏寒、寒战,无盗汗、乏力,发热时咽痛较明显,持续有颈前部及双下肢皮疹,皮疹性质同前,无咳嗽、咳痰,无腹痛、腹泻,无尿急、尿频、尿痛,无心悸、胸闷,无头痛、头晕,无明显关节肌肉疼痛,无眼干、口干、雷诺现象等,自行口服"百服宁",体温可降至正常,皮疹在热退后仍然持续存在。后就诊于当地医院,查血常规,WBC 11.17×10⁹/L,NE% 84.31%,LYMPH% 9.2%,HGB 113 g/L,PLT 237×10⁹/L,CRP 79.9 mg/L。外院诊断为"咽喉炎",予"克林霉素(具体量不详)"抗感染治疗,患者每日体温高峰下降,最高 37.5 ℃,咽痛及皮疹均较前缓解。入院前 2 天,患者再次出现高热,最高体温达 39.5 ℃,咽痛及皮疹再次加重,皮疹性质同前,发热时伴有周身关节肌肉疼痛,关节无明显肿胀,就诊于我院急诊,查胸部 CT 未见明显异常。予"头孢他啶"抗感染 1 天,同时予对症退热补液治疗,患者发热、关节肌肉疼痛、咽痛及皮疹持续存在,遂以"发热原因待查"收住院。既往体健。

2. 入院查体　体温 38.0 ℃,脉搏 78 次 / 分,呼吸 19 次 / 分,BP 120/78mmHg;神清,颈前及双下肢弥漫性充血性斑丘疹,压之可褪色,全身浅表淋巴结未触及肿大。头颅五官无畸形,对光反射存在,颈无抵抗,颈静脉无怒张,肝颈静脉返流症阴性。气管居中,咽部黏膜充血,扁桃体无肿大,甲状腺无肿大。胸廓对称无畸形,双侧呼吸动度一致,双侧语颤无异常,双肺呼吸音清,未闻及干湿罗音,心前区无异常隆起,心尖搏动不明显,心界无扩大,心律齐,腹平软,无压痛、反跳痛及肌紧张,肝脾触诊不满意,肠鸣音 4 次 / 分,移动性浊音阴性,双下肢无水肿。周身关节无畸形,无肿胀、压痛。

3. 辅助检查　血常规,WBC 19.42×10^9/L,NEUT% 91%,LYMPH% 6.2%,HGB 100 g/L,纤维蛋白原 6.21 g/L,钾 2.98mmol/L,白蛋白 30.7 g/L,丙氨酸氨基转移酶 43U/L,天门冬氨酸氨基转移酶 48U/L,乳酸脱氢酶 476 U/L,肾功能正常,血沉 64 mm/1 h,C- 反应蛋白 158.9 mg/L。甲状腺功能正常。铁蛋白 >3000ng/mL。免疫球蛋白 G 20.9 g/L,ANA、ENA、抗中性粒细胞胞浆抗体、RF 均阴性。感染相关化验(血培养、结核感染 T 细胞检测、降钙素原、EB 病毒 IgM 抗体、布鲁菌病抗体三项)均阴性。全腹 CT:中腹部部分小肠肠壁弥漫性肿胀,炎性病变首位考虑;胆汁淤积。PET-CT 检查未见明显恶性征象。

4. 初步诊断　①发热原因待查: 感染性发热? 结缔组织病? 成人 still 病? ②肝功能异常。

5. 诊治经过及随诊　入院后继续给予左氧氟沙星 0.5 g 每日 1 次抗感染治疗,患者症状无缓解。结合患者先后出现咽痛、皮疹,继之出现发热及关节肌肉疼痛,最高体温大于 39 ℃,WBC 19.42×10^9/L,肝功能异常,铁蛋白 >3000ng/mL,ANA、RF 阴性,PET-CT 初步排除了恶性肿瘤,经验性抗感染治疗无效,综合考虑为成人斯蒂尔病诊断。给予地塞米松 10 mg 每日 2 次抗炎治疗,患者体温逐渐下降,咽痛、皮疹及关节疼痛亦较前缓解,5 天后激素减量至地塞米松 10 mg 每日 1 次,复查血常规白细胞及血小板明显下降,ALT、AST 较前升高,考虑继发噬血细胞综合征可能性。给予患者骨髓穿刺检查,结果示:骨髓增生减低,可见组织吞噬细胞,有吞噬现象。同时完善血清免疫固定电泳、G 试验、CMV-DNA、EB-DNA 均阴性。NK 细胞活性 14.09%,sCD25 11652pg/mL,考虑患者为成人斯蒂尔病继发巨噬细胞活化综合征,给予以地塞米松 10 mg 每日 2 次联合环孢素 75 mg 每日 2 次免疫抑制及对症支持治疗,患者体温降至正常,后复查血常规白细胞及血小板逐渐恢复,激素逐渐减量,出院前复查血常规血常规、肝功能好转,CRP 正常。出院时方案调整为:每日泼尼松 40 mg(早)、30 mg(晚),环孢素 75 mg 每日 2 次。患者后期我院门诊随诊,复查血常规三系逐渐恢复,CRP、铁蛋白及血沉亦逐渐下降至正常,目前方案调整为:曲安西龙 4 mg 每日 1 次,由于患者口服环孢素后出现多毛症状,遂改为甲氨蝶呤 7.5 mg 每周 1 次。患者未再出现发热、咽痛、皮疹及关节疼。

【分析与讨论】

斯蒂尔病是指系统型起病的幼年型慢性关节炎，但相似的疾病也可发生于成年人，称为成人斯蒂尔病。以发热、关节痛和（或）关节炎、皮疹、中性粒细胞增多为其临床特点，严重者可伴系统损害。但由于无特异性的诊断方法和标准，诊断及鉴别诊断较为困难。诸多资料证明某些疾病的早期阶段，如肿瘤、感染性疾病、类风湿关节炎（RA）、强直性脊柱炎（AS）、系统性红斑狼疮（SLE）、皮肌炎／多肌炎（PM／DM）、干燥综合征（SS）等风湿性疾病，有类似 AOSD 样的特征。故需排除肿瘤、感染以及其他结缔组织病后才考虑其诊断。目前应用较多的诊断标准是美国 Cush 标准和日本标准。Cush 标准必要条件：①发热 ≥ 39 ℃；②关节疼痛或者关节炎；③ RF<1∶80；④ ANA<1∶100。另外需要具备以下 4 项中的 2 项：①皮疹；② WBC ≥ 15×10⁹/L；③胸膜炎或者心包炎；④肝大或者脾大或者淋巴结肿大。日本标准：主要条件：①发热 ≥ 39 ℃并持续 1 周以上；②关节疼痛持续 2 周以上；③特异皮疹；④ WBC ≥ 15×10⁹/L。次要条件：①咽痛；②淋巴结或者脾肿大；③肝功能异常；④ RF 和 ANA 阴性。此标准需要排除感染性疾病、恶性肿瘤和其他风湿性疾病。符合上述 5 项或者更多的条件（至少满足两项主要条件）方可确诊。本例患者先出现咽痛、皮疹，继之出现发热及关节肌肉疼痛，最高体温大于 39 ℃，入院查 WBC 19.42×10⁹/L，铁蛋白 >3000ng/mL，肝功能异常，ANA、RF 阴性，且除外了恶性肿瘤、感染以及其他结缔组织病，曾积极抗感染治疗无效，综合考虑为成人斯蒂尔病诊断。

噬血细胞综合征（HPS）是由巨噬细胞和 T 细胞过度活化，产生大量细胞因子而引起的致命性炎症反应综合征，也被称为噬血细胞性淋巴组织细胞增多症（HLH）[1]。其中继发性 HLH 的死亡率约为 41%[2]。自身免疫病相关 HLH（AAHS）是继发性 HLH 的一种重要亚型，CTD 相关 HLH 称为巨噬细胞活化综合征（macrophage activation syndrome，MAS），与其他亚型相比，AAHS 预后较好。成人斯蒂尔病伴发 HLH 的发生率为 15%~19%[4、5]，是 AAHS 发生率最高的自身免疫病之一，MAS 的发生显著增加了成人斯蒂尔病患者的死亡率 [3]。HLH 临床上常表现为发热、肝脾肿大、淋巴结肿大、血细胞减少和组织细胞噬血现象（主要见于骨髓、肝脾和淋巴结），早期还可表现皮疹，神经系统异常。目前 HLH 常用的临床诊断标准为：①高热；②血象三系减少；③骨髓出现嗜血现象；④铁蛋白水平升高；⑤高脂血症和／或低纤维蛋白原血症；⑥可溶性 CD25 抗体水平下降；⑦肝脾肿大；⑧ NK 细胞活性降低。上述八条中符合 5 条以上需强烈怀疑 HLH 可能。MAS 可发生在 AOSD 的任何阶段，具体机制尚不明确，UNC13D 基因的多态性被认为与 AAHS 的易感性有关。HLH 常见的临床表现与 AOSD 临床表现相似，会给 AOSD-MAS 的早期诊断带来困难。但血细胞相对减低，换言之，血细胞的变化趋势，可能对 AOSD-HLH 的早期诊断更有意义 [6,7]。

糖皮质激素作为成人斯蒂尔病治疗的一线用药，对 60% 的患者有一定的临床疗效 [8]。一般推荐起始口服剂量为 0.5~1 mg/（kg·d），对于继发严重并发症或有内脏受累的患者，可静脉滴注大剂量的糖皮质激素，起效迅速，症状控制明显，且复发率较低。口服糖皮质激素规律治疗 4~6 周，临床表现和实验室检查可相对恢复正常，应考虑糖皮质激素逐步减量。对于糖皮质激素依赖性或治疗无效的情况，可考虑使用甲氨蝶呤、环孢素、硫唑嘌呤、来氟米特、羟氯喹等、及时去除感染等诱发因素可预防噬血细胞综合征的发生和进一步恶化尤为关[9]。大剂量糖皮质激素联合依托泊苷或环孢素是有效的治疗方式[13]也有报道证实阿那白滞素、托珠单抗、卡那单抗等生物制剂治疗噬血细胞综合征具有较好的耐受性和有效性[10、11、12]。

　　该患者经过曲折的病程发展,最终诊断为成人斯蒂尔病合并噬血细胞综合征,选择糖皮质激素联合环孢素的治疗方案,患者最终复查血常规三系逐渐恢复,CRP、铁蛋白及血沉亦逐渐下降至正常,后期随访患者病情亦比较平稳。

【专家点评】

　　成人斯蒂尔病是风湿免疫病中较常见的容易继发噬血细胞综合征(巨噬细胞活化综合征)的疾病之一,其发病机制复杂,临床表现缺乏特异性,病情进展迅速,病死率高,预后差。做到早期识别、早诊断、早治疗是改善预后抢救生命的关键。根据患者症状、体征、入院的检查化验,该患者符合美国Cush标准和日本标准,考虑成人斯蒂尔病诊断明确。后患者出现白细胞及血小板进行性下降,肝功能异常明显,铁蛋白增高,结合骨髓穿刺结果及NK细胞活性、sCD25水平,考虑成人斯蒂尔病继发巨噬细胞活化综合征诊断明确。

　　AOSD治疗包括非甾体抗炎药、糖皮质激素、免疫抑制剂及生物制剂。根据患者病情合理选择治疗方案是治疗疾病并减少药物副作用的关键。积极原发病治疗可有效预防MAS的发生。MAS一旦确诊,需及时控制高细胞因子血症,减少组织损害。目前主要依据HLH-2004方案:在诱导期,推荐使用地塞米松、依托泊苷以(Etoposide, VP-16)及CsA治疗。如治疗效果不佳,目前有研究证明部分生物制剂如IL-6受体拮抗剂、IL-1受体拮抗剂等有可能提高治疗成功率。

【参考文献】

[1] JANKAGE, LEHMBERGK. Hemophagocytic syndromes--an update[J].Blood Rev, 2014, 28(4):135-142.

[2] RAMOS-CASALSM, BRITO-ZERÓNP, LÓPEZ-GUILLERMOA, et al.Adult haemophagocytic syndrome[J].Lancet, 2014, 383(9927):1503-1516.

[3] AHNSS YOOBW, JUNGSM, et al.Application of the 2016 EMLAR/ACR/PRINTO classification criteria for macrophage activation syndrome in patients with adult-onset Still disease[J].J Rheumatol, 2017, 44(7):996-1003.

[4] HOTA, TOHML, COPPÉRÉB, et al.Reactive hemophagocytic syndrome in adult-onset Still disease: clinical features and long-term outcome: a case-control study of 8 patients[J].Medicine(Baltimore), 2010, 89(1):37-46.

[5] BAECB, JUNGJY, KIMHA, et al.Reactive hemophagocytic syndrome in adult-onset Still disease: clinical features, predictive factors, and prognosis in 21 patients[J].Medicine(Baltimore), 2015, 94(4):e451.

[6] BOOMV, ANTONJ, LAHDENNEP, et al Evidence-based diagnosis and treatment of macrophage activation syndrome in systemic juvenile idiopathic arthritis[J].Pediatr Rheumatol

Online J,2015,13:55.

[7] RAVELLIA，MINOIAF，DAVÌS，Et al.2016 Classification criteria for macrophage activa-tion syndrome complicating systemic juvenile idiopathic arthritis：a European League Against Rheumatism/American College of Rheumatology/Paediatric Rheumatology Interna-tional Trials Organisation Collaborative Initiative[J].Arthritis Rheumatol,2016,68(3):566-576.

[8] SIDDIQUIM，PUTMANMS，DUAAB.Adult-onset Still′s disease：current challenges and future prospects[J].Open Access Rheumatol,2016,8:17-22.

[9] MITROVICS，FAUTRELB.Complications of adult-onset Still′s disease and their manage-ment[J].Expert Rev Clin Immunol,2018,14(5):351-365.

[10] COLAFRANCESCOS，PRIORIR，VALESINIG，et al.Response to interleukin-1 inhibitors in 140 Italian patients with adult-onset Still′s disease：a multicentre retrospective observa-tional study[J].Front Pharmacol,2017,8:369.

[11] CHAMSEDDINB，MARKSE，DOMINGUEZA，et al.Refractory macrophage activation syndrome in the setting of adult-onset Still disease with hemophagocytic lymphohistiocyto-sis detected on skin biopsy treated with canakinumab and tacrolimus[J].J Cutan Pathol,2019,46(7):528-531.

[12] JUNGEG，MASONJ，FEISTE.Adult onset Still′s disease-the evidence that anti-interleu-kin-1 treatment is effective and well-tolerated(a comprehensive literature review)[J].Semin Arthritis Rheum,2017,47(2):295-302.

[13] EFTHIMIOUP，KADAVATHS，MEHTAB.Life-threatening complications of adult-onset Still′s disease[J].Clin Rheumatol,2014,33(3):305-314.

（杨琳,赵金伟,李松松）

病例 34　单关节肿痛

【病例导读】

银屑病关节炎(psoriatic arthritis，PsA)是脊柱关节炎家族的一员,可定义为与银屑病相关的炎性关节病,类风湿因子通常为阴性。非对称性关节炎患者若合并其他临床表现,如指(趾)炎、附着点炎或者炎症性下腰痛,且类风湿因子阴性,应考虑银屑病关节炎的可能。目前银屑病关节炎尚无诊断金标准。特异性的临床表现和影像学检查可以有助于银屑病关节炎的早期诊断。

【病例介绍】

患者,女,37 岁,主因"右手关节肿痛 3 月"入院。

1. 病史介绍　患者于入院前 3 月无明显诱因开始出现右手第 4 指近端指间关节肿胀伴疼痛,晨起为著,逐渐加重并活动受限,无发热、皮疹、口腔溃疡、脱发、口干眼干、肌肉疼痛、腰痛等伴随症状,无膝踝关节及足跟部疼痛,无眼部不适及胃肠道、泌尿系症状,就诊于当地医院查 RF(-)，ASO(-)，ESR 及 CRP 升高，手部 X 线未见骨质改变，给予对症治疗后症状缓解不佳，后就诊于我科门诊，查 ESR 61 mm/1 h，CRP 40.6 mg/L，ANA(-)，RF(-)，为求进一步诊治收入我科。患者既往体健，其表姐有银屑病病史。

2. 入院体检　体温 36.5 ℃，脉搏 68 次 / 分，呼吸 15 次 / 分，BP 120/80mmHg；神清，自主体位，皮肤黏膜无皮疹黄染，浅表淋巴结未及。口腔黏膜无溃疡，口唇无发绀，颈软，无抵抗，甲状腺未触及。双肺呼吸音粗，未闻及干湿啰音，心音可，律齐，各瓣膜听诊区未闻及杂音，腹软无压痛及反跳痛，肝脾肋下未触及，双下肢无水肿。脊柱无压痛，右手第 4 指肿胀，伸直受限，右手 PIP4 肿胀伴压痛，右手 MCP2 稍肿胀，无明显压痛，右足第 4 趾肿胀伴皮肤色素沉着（图 2-34-1）。

3. 辅助检查　血、尿、便常规、凝血功能、肝肾功能均正常，ESR 28 mm/1 h，IgG、A、M 正常，补体正常，CRP 8.2 mg/L，ANA(-)，ENA(-)，RF(-)，ANCA(-)，HLA-B27(-)，CCP-Ab 25.5 U/mL，MCV-Ab(-)，AKA(-)，APF(-)；T-spot(+)，乙肝表面抗体(+)乙肝 e 抗体(+)，乙肝核心抗体(+)，乙肝 DNA(-)，丙肝抗体(-)，HIV(-)，梅毒(-)，肿瘤全项(-)。骶髂关节 MRI 未见明显异常；UCG 示二尖瓣、三尖瓣轻度返流；胸部 HRCT 示两肺间质纹理增多；腹部超声示轻度脂肪肝；手足关节超声（图 2-34-2）示右手 PIP4 滑膜炎、伸肌腱腱周炎、附着点炎，右手 MCP2 滑膜炎，右足第 4 趾伸肌腱腱周炎、附着点炎。

4. 初步诊断　关节肿痛原因待查:银屑病关节炎? 类风湿关节炎? 结缔组织病?

5. 诊治经过及随诊　患者入院后完善相关检查,结合患者银屑病家族史、RF 阴性、临床及关节超声检查提示指（趾）炎征象，考虑诊断 PsA，给予乐松 60 mg 每日两次抗炎、MTX 10 mg 每周一次治疗，与患者商议后选用阿达木单抗 40 mg 每两周一次皮下注射，因患者 T-spot(+)，请结核病相关会诊后建议加用预防性抗痨治疗后应用生物制剂。患者规律我科门诊随诊，阿达木单抗 40 mg 每两周一次，应用 3 个月后关节症状明显改善，复查关节超声提示原滑膜炎、伸肌腱腱周炎及附着点炎消失，且未见明显骨侵蚀改变，ESR 及 CRP 等炎症指标恢复正常，之后调整为阿达木单抗 40 mg 每三周一次继续应用至今。

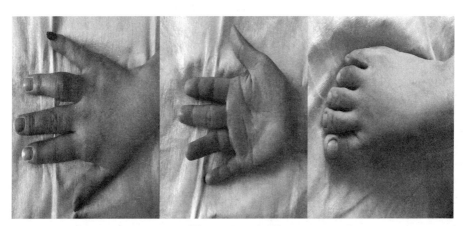

图 2-34-1　手、足

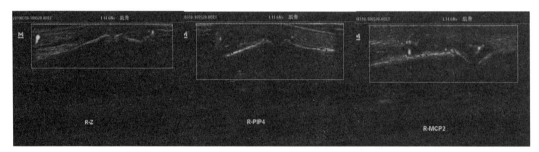

图 2-34-2　手、足关节超声提示滑膜炎、腱周炎、附着点炎

【分析与讨论】

该病例通过应用肌肉骨骼超声技术发现了亚临床存在的关节炎及附着点炎,将原本定义的寡关节炎重新分类为多关节炎,并且发现了附着点炎和指(趾)炎的存在。虽然患者目前并未出现银屑病的病史,但在追问病史当中发现患者的一级亲属中存在银屑病病史。对于临床中无银屑病皮损但出现可疑关节炎症的病例,更详细的病史采集及查体,结合影像学检查有助于发现亚临床和早期病变,鉴别出滑膜炎、附着点炎以及指(趾)炎,这对实现银屑病关节炎的早期诊断和早期治疗是非常重要的。

银屑病关节炎(PsA)在银屑病(psoriasis, PsO)患者中的发病率为5%~40%[1],典型的延迟时间为7年[2][3]。由于目前还没有诊断 PsA 的金标准,因此在 PsA 分类标准(CASPAR)中建立了依赖于不同临床表现、放射学和血清标志物的诊断模式[4]。此外,PsA 的一些典型特征可以模仿其他关节炎,如类风湿关节炎和手部骨关节炎,这可能导致诊断的显著延迟,对患者的治疗和社会成本产生潜在影响[5][6]。附着点炎和指(趾)炎是银屑病关节炎区别于类风湿关节炎和骨关节炎的特异性病变,临床中通过查体很难将滑膜炎、腱鞘炎、附着点炎、指(趾)炎和骨赘相鉴别。通过影像学技术可以帮助我们更直观地了解病变的性质,达到更精准的诊断和治疗。

目前用来探测附着点炎的影像学技术,主要取决于想要观察的病变。如果想要鉴别炎性病变,除了附着点炎之外,常常合并滑膜、腱鞘、滑囊的炎症,和邻近的骨髓水肿,这些可以通过 MRI 的方法来发现[7],除骨髓水肿之外的病变,可以用更加简便快捷的超声方法来发现。而结构性的改变,包括附着点炎后出现的骨侵蚀和新骨形成也就是骨赘,可以通过 X 线和 CT 的技术来发现, MRI/US 对于这两种结构性的病变也是非常敏感的。MRI 的优势是探查病变全面,但它的缺陷是只能检查单个部位,且有时患者可能存在一些磁共振检查的相对的禁忌。而肌肉骨骼超声,对于浅表位置的病变较核磁更有优势,但对于位置较深的部位,例如脊柱、盆腔的一些病变,其探查不如 MRI 更精准。超声技术探查附着点炎,是非常敏感的影像学技术。

在银屑病关节炎的患者中,指趾炎也是它特异性的表现之一,在超声下指趾炎主要是由屈肌腱腱鞘炎导致的,同时可能伴有弥漫性的皮肤软组织炎症、滑膜炎、和肌腱末端附着点炎也可参与其中,所以通过超声的检查可以帮助我们更细化更精确的明确病变的组织部位。

通过影像学技术发现的这些附着点炎,不仅可以帮助我们发现更多的亚临床炎症的存在,同时也可以把它当作治疗的目标和监测点,超声下肌腱端的急性病变,包括回声减低、厚度增加和能量多普勒信号是可以随着我们的治疗有所改善的。另外,临床上也有一些影像学的方法来对附着点炎进行半定量的分级,比如超声下 GUESS 的附着点炎的分级系统,还有一些 MRI 下的分级系统,让我们可以对附着点炎的严重程度来进行评价,这样可以来观察临床的治疗反应。

【专家点评】

很多肌肉骨骼超声方法均有助于银屑病关节炎的诊断,并且随着能量多普勒技术的进展,这些应用手段也会得到不断发展。已证实肌肉骨骼超声对早期银屑病关节炎滑膜炎的诊断比临床检查更为敏感,很多患者都可以在超声下发现亚临床滑膜炎的存在,这导致大多数临床诊断为少关节炎的患者被重新归类为多关节炎。而这可能导致预后判断和治疗上发生变化。肌肉骨骼超声为非侵袭性检查手段,其用于检测下肢附着点病变比临床查体更为敏感。在早期银屑病关节炎中,亚临床附着点异常的超声检出比很高,且不依赖于临床查体和症状。肌肉骨骼超声也用于指(趾)炎的检测,可以同时发现滑膜炎和腱鞘炎的存在。

【参考文献】

[1] O'NEILL T, SILMAN AJ. Psoriatic arthritis. historical background and epidemiology[J]. Baillieres Clin Rheumatol, 1994,8:245–261.

[2] TILLETT W, CHARLTON R, NIGHTINGALE A, et al. Interval between onset of psoriasis and psoriatic arthritis comparing the UK clinical practice research Datalink with a hospital-based cohort[J]. Rheumatology, 2017,56:2109-2113.

[3] VILLANI AP, ROUZAUD M, SEVRAIN M, et al. Prevalence of undiagnosed psoriatic arthritis among psoriasis patients: systematic review and meta-analysis[J]. J Am Acad Dermatol, 2015,73:242-248.

[4] TAYLOR W, GLADMAN D, HELLIWELL P, et al. Classification criteria for psoriatic arthritis: development of new criteria from a large international study[J]. Arthritis Rheum, 2006,54:2665–2673.

[5] KRISTENSEN LE, JØRGENSEN TS, CHRISTENSEN R, et al. Societal costs and patients' experience of health inequities before and after diagnosis of psoriatic arthritis: a Danish cohort study[J]. Ann Rheum Dis,2017,76:1495–1501.

[6] BALLEGAARD C, HØJGAARD P, DREYER L, et al. Impact of comorities on tumor necrosis factor inhibitor therapy in psoriatic arthritis: a population-based cohort study[J]. Arthritis Care Res ,2018,70:592–599.

[7] WIELL C, SZKUDLAREK M, HASSELQUIST M, et al. MLtrasonography, magnetic resonance imaging, radiography, and clinical assessment of inflammatory and destructive changes in fingers and toes of patients with psoriatic arthritis[J]. Arthritis Res Ther , 2007, 9:R119.

（王晓梅,周蕾）

病例35 青年男性腰背痛

【病例导读】

强直性脊柱炎（ankylosing spondylitis, AS）是一种病因未明的慢性炎症性疾病,临床表现为中轴和外周关节病变,可伴眼、肺、心血管及泌尿生殖系统、神经系统等关节外表现,临床表现差异较大,部分伴有预后不良相关因素的患者不规范或延误诊治常会发生脊柱和关节畸形,影响生活工作,甚至致残。对于幼年起病、HLA-B27阳性、髋关节受累、血沉及CRP持续增高的患者,病情可能进展快,应充分评估,早期控制症状和炎症,防止关节结构的进行性破坏,从而最大限度地提高生活质量。

【病例介绍】

患者,男,29岁,因"腰背部疼痛1年余,加重4月"入院。

1. 病史介绍　患者1年余前劳累后出现腰背部疼痛,夜间为主,晨起活动后腰背部疼痛可缓解,无双手指间关节、腕关节、双膝关节、跖趾关节等其他关节部位疼痛,无足跟痛,无发热,无双眼红肿、眼痛、视物模糊,无口干、眼干,无口腔溃疡,无腹痛、腹泻,皮肤无银屑、红斑、结节等,未予诊治。4月前患者受凉后腰背部疼痛症状较前加重,就诊于某三甲医院,完善骶髂关节MRI:双侧骶髂关节诸骨排列关系正常,双侧骶髂关节面欠规整,可见多发虫蚀状骨质破坏,髂侧面为著,关节间隙不规则变窄。考虑"强直性脊柱炎",给予"双氯酚酸钠缓释片150 mg/d"及"柳氮磺吡啶肠溶片0.75 g每日3次"治疗,患者夜间腰痛及晨僵症状较前有所改善。近年来患者坚持口服双氯芬酸钠缓释片150 mg/d治疗,但自行将柳氮磺吡啶减量至0.75 g每日1次规律口服。近4个月后自觉腰背部疼痛症状较前加重,遂就诊于我科门诊并收入院。患者发病以来,神志清,精神可,饮食睡眠可,二便正常,体重近半年增加15 kg。既往体健。无高血压、糖尿病、心脑血管疾病等慢性疾病。否认肝炎结核等传染性疾病史。无药物过敏史。无外伤史。无手术史。无饮酒史。吸烟史10年, 10支/天,于4个月前戒烟。家族中母亲及舅舅均为强直性脊柱炎患者。

2. 入院体检　体温36.5 ℃,脉搏68次/分,呼吸16次/分, BP 120/87mmHg;神清,精神好,全身皮肤无皮疹、结节、红斑、脱屑,全身浅表淋巴结未触及肿大,口唇无紫绀,口腔黏膜无溃疡干燥、扁桃体未见肿大,颈软,气管居中,甲状腺未触及肿大,胸廓无畸形,双肺呼吸音清,未闻及干湿性啰音,心率68次/分,律齐,心音有力,各瓣膜听诊区未闻及杂音,腹软,全腹无压痛,无反跳痛,全腹未触及包块,肝脾肋下未及,肝肾区无叩击痛,移动性浊音阴性,肠鸣音正常,双下肢无浮肿,四肢肌力、肌张力正常。脊柱生理弯曲存在,无叩击痛,腰椎活动度9 cm,指地距5 cm,枕墙距0,胸廓活动度5 cm。双侧"4"字征阴性。

3. 辅助检查　①入院前: ESR 19 mm/1 h, CRP 5.6 mg/L, HLA-B27阳性。骶髂关节MRI:双侧骶髂关节诸骨排列关系正常,双侧骶髂关节面欠规整,可见多发虫蚀状骨质破坏,髂侧面为著,关节间隙不规则变窄。②入院后:血尿便常规无异常,凝血5项,凝血酶原百分活动度(%)141.0%,余未见异常;葡萄糖、电解质、肝功能、肌酐及尿素氮未见异常,尿酸500.1μmol/L,甘油三脂2.51mmol/L;ESR 23 mm/1 h,CRP 6.7 mg/L,免疫全项及类风湿因子、肿瘤标志物、血筛四项、T-SPOT 均未见明显异常。骶髂关节 X 线示骶髂关节炎（图 2-35-1），腹部彩超显示脂肪肝，心脏彩超及泌尿系彩超未见异常。胸部 CT：未见异常。

4. **初步诊断**　①强直性脊柱炎；②高尿酸血症。

5. **诊治经过及随诊**　患者年轻男性，有强直性脊柱炎家族史（母亲及舅舅患强直性脊柱炎），以炎性下腰痛为主要临床表现，查体胸腰椎活动度受限，HLA-B27 阳性，骶髂关节 X 线及核磁显示骶髂关节炎，根据 1984 年修订强直性脊柱炎纽约分类标准，诊断强直性脊柱炎明确，起初使用足量双氯芬酸抗炎止痛及柳氮磺吡啶治疗后仍有腰背痛，影像学检查提示骶髂关节面欠规整，多发虫蚀状骨质破坏，髂侧面为著，关节间隙不规则变窄。经 AS-DAS-CRP 病情评估 2.97 分，为高疾病活动度。患者已足量足疗程适用非甾体药物，病情仍高疾病活动度，考虑可使用生物制剂治疗。入院后完善相关检查，除外乙肝结核感染及肿瘤性疾病等，给予阿达木单抗 40 mg 皮下注射每两周一次治疗。患者腰痛明显减轻，腰背部晨僵症状好转。门诊定期随诊，再次评估 ASDAS 为 1.81 分，考虑治疗有效，继续阿达木单抗治疗。

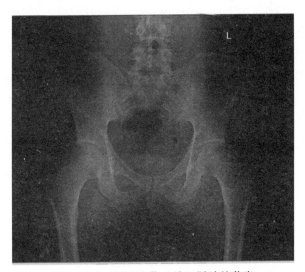

图 2-35-1　骶髂关节 X 线示骶髂关节炎

【分析与讨论】

强直性脊柱炎是脊柱关节炎最常见的一种疾病亚型，发病原因未明，为一种慢性进行性炎症性疾病，以中轴脊柱受累为主，常累及骶髂关节和脊柱，早期常出现关节症状，如腰背部僵硬，炎症性腰背痛，晚期出现关节强直和脊柱畸形。还可伴发关节外表现，如眼、肺、心血管、胃肠道和肾脏等。早期及时诊断和治疗，能够控制病情，防止出现畸形。

强直性脊柱炎的诊断标准目前使用的有 1984 年的纽约标准。强直性脊柱炎患者早期表现通常不典型，依据放射学标准，如果骶髂关节发生 X 线放射学病变，可能已经不是早期，影响患者的预后。2009 年，国际脊柱关节炎协会（ASAS）推荐的 SpA 中轴型和外周型分类标准也广泛应用于临床，其中，中轴型 SpA 包含了符合 1984 年修订的强直性脊柱炎纽约分类标准的病人，另外，中轴型 SpA 也涵盖了 X 线没有达到 1984 年标准的患者。2009

年 ASAS 中轴型脊柱关节炎的分类标准,明显提升了早期诊断率,有利于早期干预治疗。本例患者有炎症性下腰痛症状,持续时间 >3 个月,发病年龄 <45 岁,骶髂 MRI 提示骶髂关节炎,HLA-B27 阳性,符合 2009 年 ASAS 中轴型脊柱关节病分类标准。

目前,尚没有根治强直性脊柱炎的方法,对患者早期诊断并及时进行科学的治疗,有利于提高预后,改善临床症状。2022 年 ASAS 和欧洲抗风湿联盟(EULAR)更新的中轴型脊柱关节炎(axSpA)管理指南指出 axSpA 是一种具有多种临床表现的潜在严重疾病,需要风湿科医生协调多学科进行诊疗,应采取达标治疗(T2T)的治疗方案,主要诊疗目标是通过控制症状和炎症,预防进展性结构损伤,保持正常化功能和社会参与,最大限度地提高健康相关生活质量。患者最佳诊疗需要结合药物和非药物诊疗。中国强直性脊柱炎诊疗规范(2021)也提出达标治疗的策略。同时对患者长期疾病监测,评估其病情变化,并进行疾病教育,让患者了解疾病的相关知识,鼓励其定期锻炼,并戒烟指导正确的生活方式,也可考虑进行物理治疗,非药物治疗是 AS 重要的组成部分 [1-2]。药物治疗中,目前诊疗规范对伴有疼痛和僵直的患者应适用非甾体抗炎药(NSAIDs)作为一线药物治疗,可达到最大剂量,此类药物能够迅速改善患者腰背部疼痛和晨僵,减轻关节肿胀疼痛,为早期或晚期 AS 患者的症状治疗均首选。有研究表明,与按需使用 NSAIDs 药物相比,持续治疗组 AS 患者 2 年内并没有减少脊柱及骶髂关节的 X 线进展。且使用非甾体抗炎药,可能出现心血管、胃肠道等不良反应。对延缓及改善关节粘连和强直效果有待进一步商榷 [3-4]。2022 年 EULAR 管理指南更新建议,对于尽管使用了常规治疗,仍持续性疾病活动度高的患者,可考虑适用生物制剂,如 TNF 抑制剂、IL-17 抑制剂或 JAK 抑制剂,推荐从 TNF 抑制剂或 IL-17 抑制剂开始。目前生物制剂的应用对改善病情起到了重要作用,用于治疗强直性脊柱炎的生物制剂主要包括抗肿瘤坏死因子 α(TNFi)药物(如阿达木单抗、英夫利昔单抗、依那西普等)和 IL-17a 抑制剂(如司库奇尤单抗)。目前对于使用生物制剂的时机选择对于至少使用两种 NSAIDs 药物充分抗炎治疗四周及以上仍没有效果或出现不良反应的患者,可以选择使用生物制剂治疗 [5-6]。已有多项研究显示,早期和长期使用 TNFi 似乎可以减少 AS 的脊柱放射学进展,在骶髂关节炎放射学进展方面具有延迟的抑制效应。本例患者经 NSAIDs 药物充分抗炎治疗,腰背痛症状有所缓解,但骶髂关节 MRI 影像学检查提示骨质结构改变仍在进展。ASDAS 疾病活动度评分仍处于高疾病活动度。应积选择积极进行治疗预防骨质结构损伤,选择 TNF 抑制剂阿达木单抗进行治疗,随诊复查观察病情及监测影像学变化。

【专家点评】

强直性脊柱炎是脊柱关节炎最常见的一种疾病亚型,为慢性进行性炎症性疾病。临床上除了表现为中轴和外周关节病变外,可伴有眼、肺、心血管、胃肠道和泌尿生殖系统,神经系统等关节外表现。1984 年修订的纽约标准和 2009 年 ASAS 中轴型脊柱关节病分类标准是目前常用的分类诊断标准。与 1984 年纽约分类标准相比,2009 年 ASAS 关于中轴型脊柱关节炎分类标准能更早期做出诊断。对于临床拟诊强直性脊柱炎患者,建议结合 2009 年 ASAS 分类标准早期诊断。药物治疗方面,使用足量 NSAIDs 药物虽能减轻炎症和疼痛,目前的研究表明 NSAIDs 药物减少脊柱及骶髂关节的放射学进展有待进一步商榷。如存在

HLA-B27 阳性、有家族史、早期炎症指标高等预后不良因素,规范使用 NSAIDs 药物能减轻症状,但影像学有可能进展,应尽早启动生物制剂控制病情,延缓 AS 的脊柱放射学进展。

【参考文献】

[1] 刘兴康,王一雯,矫玮,等. 运动康复疗法对强直性脊柱炎的干预作用 [J]. 中华内科杂志,2020,59(5):405-408.

[2] SOFIA RAMIRO, ROBERT LANDEWÉ, ASTRID V AN TUBERGEN, et al. Lifestyle factors may modify the effect of disease activity on radiographic progression in patients with ankylosing spondylitis: a longitudinal analysis[J]. RMD Open, 2015, 1(1):e000153.

[3] KROON FP, V AN DER BURG LR, RAMIRO S, et al. Non-steroidal anti-inflammatory drugs (NSAIDs) for axial spondyloarthritis (ankylosing spondylitis and non-radiographic axial spondyloarthritis)[J].Cochrane Database Syst Rev, 2015(7):CD010952.

[4] JOACHIM SIEPER, JOACHIM LISTING, DENIS PODDUBNYY, et al. Effect of continuous versus on-demand treatment of ankylosing spondylitis with diclofenac over 2 years on radiographic progression of the spine: results from a randomized multicentre trial (ENRA-DAS)[J]. Ann Rheum Dis, 2016, 75(8):1438-1443.

[5] WARD MM, DEODHAR A, GENSLER LS, et al. 2019 Update of the American College of Rheumatology/Spondylitis Association of America/Spondyloarthritis Research and Treatment Network Recommendations for the Treatment of Ankylosing Spondylitis and Nonradiographic Axial Spondyloarthritis[J].Arthritis Rheumatol, 2019, 71(10):1599-1613.

[6] 谢雅,杨克虎,吕青,等. 强直性脊柱炎 / 脊柱关节炎患者实践指南 [J]. 中华内科杂志,2020,59(7):511-518.

（李洪钧,杨惠芬）

病例 36　顽固的腰背痛

【病例导读】

强直性脊柱炎(ankylosing sporidylitis，AS)是一种主要侵犯脊柱,并可不同程度的累及骶髂关节和周围关节的慢性进行性炎性疾病。AS 首发症状常为下腰背痛伴晨僵,也可表现为单侧、双侧或交替性臀部、腹股沟向下肢放射的酸痛等。病理特点为附着点炎,颈、胸、腰段脊柱关节和韧带以及骶髂关节的炎症和骨化,髋关节常常受累,周围关节也可出现炎症。我们报告一例经过全身核磁检查发现的多部位附着点炎,多于患者的临床症状,为后期的治疗提供参考。

【病例介绍】

患者,男,29 岁,主因“腰背部疼痛伴晨僵 12 年,加重半年”入院。

1. 病史介绍　患者入院前 12 年无明显诱因出现腰背部疼痛,活动后疼痛可一定程度缓解,久坐后或夜间睡眠中疼痛加重,晨僵超过 60 分钟,疼痛主要累及腰背部、双侧臀部。病程中伴间断出现下腹痛及腹泻,无黏度脓血便,无四肢大小关节疼痛,无口干眼干,无皮疹,无发热,无咳嗽咳痰,无尿频尿急尿痛等症状。于外院曾诊断为"强直性脊柱炎",予中药、理疗等治疗,自觉效果欠佳。患者入院前4年因髋关节疼痛,不能正常行走,就诊于当地医院,查髋关节正位片:左髋关节间隙变窄、融合,行"左髋人工全髋关节置换术"。此后脊柱关节疼痛间断发作,服用双氯酚酸钠后疼痛可明显减轻,未再规律诊治。半年前腰背痛加重,就诊我院门诊,行全身MRI检查示"多发附着点炎",主要累及右侧岗上肌肌腱肱骨附着点炎、右侧胸锁关节附着点炎、左右第一胸肋关节附着点炎、耻骨联合附着点炎,T1、T4、T5、L4椎角骨髓水肿,T6~T9、T11、T12椎小关节及棘突骨髓水肿,C3~6、T7~8可疑韧带骨赘形成。为进一步诊治收入我科。患者自发病以来神清、精神可,饮食睡眠可,大小便如常,体重无明显变化。既往史:否认慢性病史,否认传染病史,左侧人工全髋关节置换术后4年,术后有输血史,否认药物或食物过敏史。否认家族遗传病史及传染病史。

2. 入院体检　体温36.5 ℃,呼吸18次/分,脉搏72次/分,血压110/70mmHg;发育正常,营养良好,神志清醒,查体合作,全身浅表淋巴结未触及肿大,皮肤、黏膜无黄染。未见皮下出血点及瘀斑。双侧瞳孔等大、等圆,对光反射灵敏,眼睑无水肿,结膜正常,巩膜无黄染,双肺呼吸音清。未闻及明显干湿罗音,心音正常,律齐,心率72次/分,全部听诊区未闻及病理性杂音。腹部平坦,无压痛及反跳痛,肝脾肋下未触及,双侧下肢无水肿,四肢肌力5级,双侧膝健反射存在,双侧跟腱反射存在,双侧巴彬斯基征阴性。左侧腹股沟区可见约15 cm手术瘢痕。专科情况:枕墙距约0 cm,指地距约20 cm,Schober试验4 cm,胸1至胸12椎体压痛(+),骶髂关节压痛(+),双侧4字试验阳性。

3. 辅助检查　HLA-B27(+),血常规、尿常规、便常规、肝肾功、凝血功能、肝炎全项及T-SPOT均未见异常,类风湿因子(−),抗核抗体(−),血沉20 mm/h,超敏C反应蛋白5.39 mg/L。胸部CT:右肺中叶胸膜下微结节。全身MRI检查:多发附着点炎(图2-36-1):主要累及右侧岗上肌肌腱肱骨附着点炎、右侧胸锁关节附着点炎、左右第一胸肋关节附着点炎、耻骨联合附着点炎,T1、T4、T5、L4椎角骨髓水肿,T6~T9、T11、T12椎小关节及棘突骨髓水肿,C3~6、T7~8可疑韧带骨赘形成。骶髂关节MR(图2-36-2):双侧骶髂关节炎,双侧骶髂关节融合,S1-2右侧椎小关节骨髓水肿,左髋关节置换术后。肠镜示:结肠息肉、直肠多发溃疡性病变,行结肠息肉钳除术,取活检。病理回报:①(乙状结肠)黏膜慢性炎症件息肉样增生,间质灶性较多淋巴细胞浸润。②(直肠)黏膜急慢性炎症伴多发糜烂。

4. 初步诊断　①强直性脊柱炎;②左髋关节置换术后;③慢性结肠炎。

5. 诊治经过及随诊　患者入院后完善相关化验检查:患者症状以下腰背部疼痛为主,程度中等,体格检查脊柱活动度尚可,但全身核磁发现骶髂关节以外多处附着点急性炎症征象,为积极控制上述附着点炎症,在艾瑞昔布抗炎止痛基础上经生物制剂筛查后给予依那西普治疗原发病。规律门诊随诊,规律治疗半年左右,腰背痛症状缓解欠佳。再次我科住院入院完善相关检查:血沉19 mm/h, C反应蛋白9.17 mg/L,予英夫利西单抗300 mg静脉输注(患者体重约65 kg)。规律应用6次英夫利西单抗治疗,患者腰背痛较前缓解,复查血常规及肝肾功能正常,血沉7 mm/h,C反应蛋白7.18 mg/L。

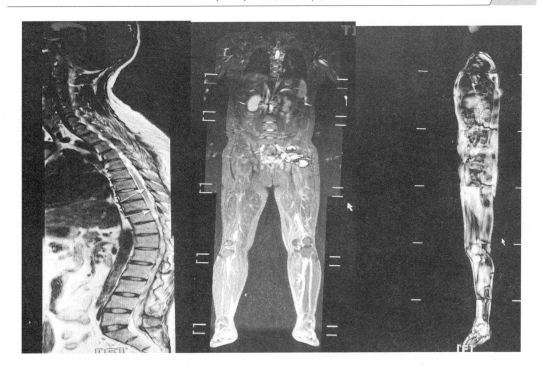

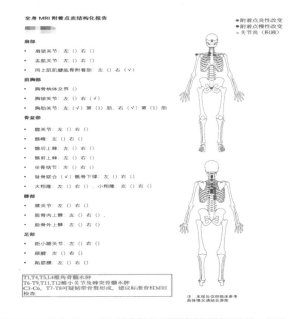

图 2-36-1 全身核磁检查图像及报告

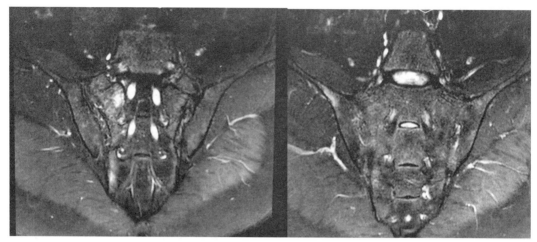

图 2-36-2　骶髂关节 MR：双侧骶髂关节炎，双侧骶髂关节融合

【分析与讨论】

附着点是关节周围的肌肉附着于骨骼的局部结构，附着点包含一个特定的免疫微环境，它是由机械压力、遗传易感性和微生物触发的免疫激活在内的多种因素激活的，导致固有免疫细胞的趋化和炎症因子的产生，随后是间充质组织反应和新骨形成[1]。附着点炎是脊柱关节炎的病理基础，它的关键效应细胞因子：白细胞介素 -17、白细胞介素 -23 和肿瘤坏死因子[2-4]。所以早期发现活动性的附着点炎，并积极控制这些炎症因子，对控制附着点炎症的发展，防止后期的新骨形成是很重要的。

磁共振在评价肌肉骨骼炎症时有它独特的优势，当评估附着点炎时，它在磁共振图像上的表现要关注肌腱和韧带的厚度和信号强度；附着点炎在磁共振图像上可表现为：附着点周围软组织肿胀或水肿；邻近骨髓的水肿（脂肪抑制序列中的高信号）。全身核磁可以在一次成像中检测 AS 患者的多个部位的附着点炎，扫描全身 MRI，T2WI，T1WI、全脊柱 MRI，T2WI，T1WI，总时长约 40 min。全身 MRI 检查全身附着点包括：①肩带：冈上肌腱、肩锁关节；②前胸壁：胸锁关节、胸骨柄关节、胸肋连接；③骨盆：髂嵴、髂前上棘、髂后上棘、坐骨结节、耻骨联合、小转子、大转子；④膝部：股骨内上髁、股骨外上髁、胫骨外侧髁、腓骨头；⑤足部：跟腱、跖腱膜。

全身 MRI 检查可以提供新的诊治方向，优势在于：①全身 MRI 可视化附着点炎，即确定患者外周关节疼痛是由附着点炎引起，还是由关节滑膜炎引起，为临床医生诊断 SpA 提供依据（尤其是骶髂关节病变不典型时）。②可以预判亚临床附着点炎的存在，有些患者虽然在某些部位存在附着点炎，但是没有症状，应用全身核磁可以检测到临床无症状的附着点炎症，可以早期治疗。③全身核磁检查全身关节，得到全身附着点、骶髂关节、脊柱的炎性病变和结构性病变的范围和程度，利用已开发的评分系统，定量化描述全身炎性情况。④检查出现以下情况，病人的治疗计划可能会更改：如果核磁共振成像检测到比临床检查中已知的明显更多的炎性活动，表明未知的严重炎性活动；如果放射影像和临床检查怀疑活动期 SPA 的诊断，但 MRI 呈阳性。

本例患者,完善骶髂关节核磁提示骶髂关节骨髓水肿不甚明显,以脂肪沉积为特征的慢性炎症表现为主,而全身核磁提示全身多发附着点炎症,患者应用依那西普治疗后仍有炎性腰背痛,而且核磁提示附着点炎症所累及范围不仅局限于患者有症状所及的范围;也解释了患者血沉、CRP 轻度升高, BASDAI 评分为 4.3 分,患者强直性脊柱炎处于活动期的部位所在,为我们选择生物制剂的种类提供依据。因此全身核磁检查对于了解患者强直性脊柱炎的炎症范围、病情活动度有重要提示意义,特别是对骶髂关节 MRI 病变无明显骨髓水肿患者的病情活动性的判断更有意义,对于强直性脊柱炎的早期诊治也有指导意义 [7,8]。

【专家点评】

本例患者原发病诊断 AS 成立,但在确定疾病活动性上出现临床症状、炎症指标及影像学检查结果不完全匹配情况。医生适时采用了全身核磁检查,发现患者无明显症状主诉部位的多个急性炎症的附着点部位,为全面判断 AS 炎症累及范围及疾病活动度提供了客观全面的证据,全身核磁检查不失为一项具有临床意义的检查。同时该病例还提示 AS 患者关节外病变需提起足够重视,在治疗方案药物选择中应综合考虑患者病情酌情确定。

【参考文献】

[1] POULSEN AEF, AXELSEN MB, POGGENBORG RP, et al.Whole-body Magnetic Resonance Imaging in Psoriatic Arthritis, Rheumatoid Arthritis, and Healthy Controls: Interscan, Intrareader, and Interreader Agreement and Distribution of Lesions[J]. the Journal of Rheumatology,2021 Feb;48(2):198-206.

[2] WECKBACH S, SCHEWE S, MICHAELY HJ, et al.Whole-body MR imaging in psoriatic arthritis: additional value for therapeutic decision making[J].European Journal of Radiology,2011 ,77(1):149-155.

[3] 王小庆,夏光涛. 司库奇尤单抗在风湿病治疗中的应用 [J]. 世界临床药物, 2022, 43 (1):11-14

[4] MAGER AK, ALTHOFF CE, SIEPER J, et al. Role of whole-body magnetic resonance imaging in diagnosing early spondyloarthritis[J].European Journal of Radiology, 2009 ,71(2):182-188.

[5] KRABBE S, ESHED I, SØRENSEN IJ, et al.Whole-body Magnetic Resonance Imaging Inflammation in Peripheral Joints and Entheses in Axial Spondyloarthritis: Distribution and Changes during Adalimumab Treatment[J]. The Journal of rheumatology, 2020 , 47(1): 50-58.

[6] KRABBE S, ØSTERGAARDS M, ESHED I, et al.Whole-body Magnetic Resonance Imaging in Axial Spondyloarthritis: Reduction of Sacroiliac, Spinal, and Entheseal Inflammation in a Placebo-controlled Trial of Adalimumab[J]. the Journal of Rheumatology,2018 ,45 (5):621-629.

[7] WEISS BG, BACHMANA LM, PFIRRMANN CW, et al.Whole Body Magnetic Reso-

nance Imaging Features in Diffuse Idiopathic Skeletal Hyperostosis in Conjunction with Clinical Variables to Whole Body MRI and Clinical Variables in Ankylosing Spondylitis[J]. The Journal of rheumatology, 2016, 43(2): 335-342.

[8] AI F, TIAN D, ZHANG W, et al. Application of magnetic resonance diffusion weighted imaging in early ankylosing spondylitis[J]. Chinese Medical Journal, 2013, 93(11): 811-815.

（赵琳茹，孔纯玉）

病例 37　单膝关节肿痛伴发热

【病例导读】

强直性脊柱炎（ankylosing spondylitis，AS）是一种病因不明的慢性炎症性疾病,其特征性病理变化为肌腱、韧带附着点炎症。早期病理性标志为骶髂关节炎,脊柱受累晚期典型表现为"竹节样改变"。AS 主要累及骶髂关节、脊柱关节和椎旁软组织及外周关节,亦可伴发关节外表现,晚期可发生脊柱畸形和关节强直。炎性腰背痛是 AS 最常见的早期临床表现,但大约 45% 的患者是从外周关节炎开始发病。因此,当患者主要表现为外周关节疼痛时,需注意仔细询问病史,警惕 AS,早期诊断、及时治疗是控制病情、降低致残率的关键。

【病例介绍】

患者,女,42 岁,主因"多关节疼痛伴发热 1 月余"入院。追问病史"反复腰背痛 10 年余"。

1. 病史介绍　患者入院 10 余年前开始间断出现腰背疼痛,活动后可改善,休息后不缓解,未在意,未系统诊疗。入院 1 月余前出现左膝关节疼痛,伴发热,体温最高达 39 ℃,无畏寒、寒战,无咳嗽、咳痰,无尿频、尿急、尿痛,无皮疹,无口腔溃疡等不适,就诊于外院查血常规,WBC 11.15×10^9/L,PLT 340×10^9/L,红细胞沉降率（ESR）82 mm/h,C 反应蛋白（CRP）53.11 mg/L。胸部 CT:双肺纹理增多,右肺中叶索条。左膝关节 MR（平扫）:左膝胫骨平台骨髓水肿,考虑应力性损伤,左膝髌骨关节失稳,软骨软化 II-III 级,伴软骨下骨髓囊性变,左膝外侧半月板前角、左膝内外侧副韧带损伤 I-II 度,左膝关节滑膜炎伴关节囊积液,鹅足区滑囊炎,左膝腓肠肌内、外侧头损伤 I-II 度,肌间深筋膜水肿,左膝周围皮下软组织水肿,予对症及输液治疗（具体不详）,患者关节疼痛较前稍缓解,口服非甾体抗炎药,体温可控制正常。入院前 2 天患者体温再次升高,伴头痛、左侧肘关节、膝关节、后腰背部疼痛,无咳嗽、咳痰,无尿频、尿急、尿痛,无腹痛、腹泻,无皮疹,患者于天津医院就诊,CRP 133.4 mg/L,血清淀粉样蛋白 A>300 mg/L,下肢血管彩超未见左下肢深静脉明显阻塞。复查膝关节 MR 平扫较前无明显改善。予口服药物及输液治疗（具体不详）,体温波动在 37~38 ℃,现为进一步诊治收入院。既往史:否认高血压病、冠心病、糖尿病、脑血管病史。慢性乙型肝炎病史 10 年余,否认食物、药物过敏史。

2. 入院体检　体温 36.5 ℃,脉搏 79 次 / 分,呼吸 19 次 / 分,BP 106/55mmHg;神清,全身浅表淋巴结未触及肿大。气管居中,咽不红,扁桃体无肿大,甲状腺无肿大。双肺呼吸音清,未闻及干湿啰音,心音可,律齐,各瓣膜区听诊区未及杂音,腹平软,无压痛、反跳痛及肌紧张,肝脾未触及,肠鸣音 4 次 / 分,移动性浊音阴性。双下肢无水肿。左肘关节肿胀压痛,轻度活动受限,左膝关节肿胀、压痛伴活动受限,浮髌试验阳性,余其他关节无肿胀、压痛。全脊柱压痛、叩击痛阴性。双侧骨盆挤压试验阴性,4 字试验阴性,脊柱前屈、后伸、侧弯、转动正常,胸廓扩展无明显受限,Schober 试验阴性,枕壁试验阴性。

3. 辅助检查 血常规,白细胞 13.96×10⁹/L,中性粒细胞绝对值 9.86×10⁹/L,红细胞 3.39×10¹²/L,血红蛋白 98.00 g/L,血小板 697.00×10⁹/L;大便常规 + 便潜血:RBC 0 个 /HP,潜血阳性;尿常规(－);肝肾功能、甲状腺功能、肿瘤标志物、PCT 未见明显异常;血浆 D- 二聚体 2.83 mg/L,活化部分凝血活酶时间 46.2 秒,血浆纤维蛋白原 7.52 g/L;铁蛋白 280.2ng/mL,ESR 65 mm/h,C- 反应蛋白 160.5 mg/L;乙肝表面抗原 >250IU/mL,乙肝 e 抗体 >4S/CO,乙肝核心抗体 >5S/CO;免疫相关指标:HLA-B27(＋),ANA 及 ANA 谱、ANCA、抗环瓜氨酸肽抗体、类风湿因子检测未见异常。胸部 CT:①右肺中叶及双肺下叶炎症机化;②左侧少量胸腔积液。骶髂关节 CT:双侧骶髂关节炎。心脏彩超、下肢血管彩超、结肠镜检查未见明显异常。

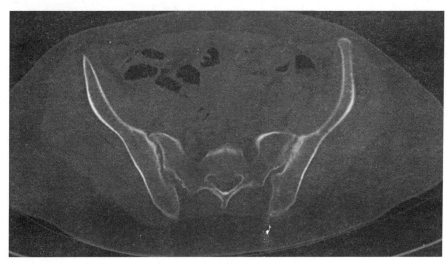

图 2-37-1 骶髂关节 CT 平扫

注:双侧骶髂关节面毛糙,关节面下骨质密度增高,局部可见骨侵蚀。双侧骶髂关节间隙无明显变。

4. 初步诊断 ①强直性脊柱炎;②慢性乙型肝炎病毒携带。

5. 诊治经过及随诊 根据 2009 年 ASAS 推荐的中轴型 SpA 的分类标准,患者强直性脊柱炎诊断明确,评估 ASDAS 评分:4.28,疾病高活动性,BASDAI 评分:4.52,病情活动。入院与洛索洛芬钠片 60 mg 每日 2 次抗炎后,患者仍有发热,外周关节肿胀疼痛缓解不明显,遂予患者地塞米松 10 mg 每日 1 次治疗 3 天,体温降至正常,关节肿痛好转,后改为泼尼松 30 mg 每日 1 次口服治疗,患者再次出现每日晨起发热,完善相关检查进一步除外感染后激素调整为泼尼松早 30 mg,晚 20 mg,同时加用甲氨蝶呤 10 mg/ 周、生物制剂益赛普

50 mg/周皮下注射治疗。患者既往慢性乙肝病史,外院乙型肝炎病毒(HBV-DNA):4.73×10²IU/mL,请专科医院会诊,建议加用恩替卡韦抗 HBV 治疗,1~3月复查 HBV-DNA、肝肾功及肝酶。遵嘱予恩替卡韦抗病毒治疗。现患者病情平稳,一般情况可,复查炎症指标较前改善出院。出院后激素快速减量,1月内过渡到非甾体抗炎药,同时继续甲氨蝶呤及益赛普治疗,患者外周关节肿痛消失、规律门诊随诊。

【分析与讨论】

强直性脊柱炎是一种常见的结缔组织病,病因不明,有研究发现其发病与 HLA-B27 相关,并具有家族遗传倾向,本病发病率男性大于女性,最初研究报道男女患病率比例为 10:1。女性患者一般起病缓慢,症状较轻[1]。AS 发病早期多表现为慢性腰背痛,但许多疾病如腰椎间盘突出、腰肌劳损等均有此表现。因此,炎性腰背痛对于早期鉴别 AS 有重要意义。典型的炎性腰背痛多表现为晨僵,夜间痛,活动后缓解、休息后不减轻。随着疾病的进展,病变由腰椎向胸颈部发展,可出现脊柱畸形和关节强直。

大约 45% 的患者是从外周关节炎开始发病。24%~75% 的 AS 患者在病初或病程中出现外周关节病变,以膝、髋、踝和肩关节居多,肘及手和足小关节偶有受累。非对称性、少数关节或单关节,及下肢大关节的关节炎为本病外周关节炎的特征[2]。该病的全身表现较轻,少数患者可有发热、贫血、消瘦或其他器官受累表现。本例患者主要表现为膝关节肿痛,伴发热,因早期外院局部 MRI 未见特异性表现,因此未考虑患者 AS 诊断。收入我科后患者查类风湿因子、抗 CCP 抗体阴性,类风湿关节炎诊断依据不足。患者伴有发热,但仔细询问病史起病前无泌尿道、肠道感染表现,且发热与关节肿痛同时发生,亦不考虑反应性关节炎诊断。因此,仔细追问患者病史,诉十余年前有反复腰背痛病史,故进一步完善 HLA-B27 及骶髂关节 CT,后者可见双侧骶髂关节面毛糙,关节面下骨质密度增高,局部可见骨侵蚀,故而明确诊断强直性脊柱炎。由于慢性腰背痛是常见的临床表现,容易被患者忽视,当患者以外周关节症状为主诉就诊时,因肿痛关节多无异常特异性影像学表现,常被误诊。因此提示我们一定要详细询问病史,注意做骶髂关节的放射学检查。

一旦明确患者 AS 诊断,需及时评估患者疾病活动程度及其他脏器受累情况。该患者未发现肺、血液系统、眼等其他脏器受累表现,疾病活动程度为非常高活动性。根据多项国际 AS 指南推荐,患者无使用 $NSAID_s$ 的禁忌证,治疗首选 $NSAID_s$,考虑患者外周关节受累表现,加用甲氨蝶呤控制症状。患者疾病高度活动,原则上可加用 TNFα 抑制剂改善症状、抑制疾病进展,但患者同时为慢性乙肝病毒携带者,存在 HBV DNA 复制。有研究发现[3,4]:未接受预防性抗病毒治疗的 TNFα 抑制剂使用者,其 HBV 激活率高于已接受预防性抗病毒治疗者,建议治疗期间同时抗 HBV 治疗。因此,美国胃肠病学会(American Gastroenterological Association,AGA)建议[5] 使用 TNFα 抑制剂期间,应予患者预防性抗病毒治疗,期间定期复查 HBV DNA 及肝功能等情况。2019 年 ACR 关于 AS 治疗指南[6] 上并不推荐糖皮质激素作为全身用药,而仅在附着点炎时作为局部注射治疗,原因是未发现全身使用糖皮质激素的临床获益。而在该病例中,患者除膝关节炎表现外还伴有发热,且以高热为主,血清炎症指标明显升高,依据以上表现曾怀疑患者是否伴有反应性关节炎,但未找到相关证据。初始治疗时给予患者足量非甾体抗炎药抗炎治疗,但患者发热及关节症状均未改善,炎症指标上升趋势,在完善相关检查进一步除外感染情况下予患者加用糖皮质激素治疗。后与患者充分沟通加用抗 HBV 药物同时使用 TNFα 抑制剂治疗,从而激素得以快速顺利减量,患者复查炎症指标降至正常,临床症状得到明显改善,病情稳定。

【专家点评】

强直性脊柱炎是一种以骶髂关节和脊柱附着点炎症为主要表现的结缔组织病。根据患者病史、症状、体征及辅助检查,2009 年 ASAS 推荐的中轴型 SpA 的分类标准,患者强直性脊柱炎诊断明确。患者就诊时主要以外周关节症状为主,需注意与类风湿关节炎、银屑病关节炎等疾病相鉴别。患者完善相关鉴别诊断辅助检查结果阴性,追问病史诉慢性腰背痛 10 余年,完善 HLA-B27、骶髂关节影像学检查后明确诊断。提示我们在临床工作中,对于此类患者需注意仔细询问腰背痛相关病史,帮助早期明确诊断。

NSAIDs 是治疗 AS 的一线治疗,多项随机双盲安慰剂对照实验发现,TNFα 抑制剂治疗 AS 的总体有效率达 50%~75%。对于有外周关节受累的中重度疾病活动度的患者,可加用甲氨蝶呤、柳氮磺吡啶等传统改善病情抗风湿药(DMARDs)。同时,AS 患者用药前应筛查 HBV,伴有乙型肝炎慢性感染的 AS 患者接受 TNFα 抑制剂治疗期间,需定期检测 HBV 激活情况,根据具体情况决定是否预防性抗病毒治疗。

【参考文献】

[1] DEAN LE, JONES GT, MACDONALD AG, et al. Global prevalence of ankylosing spondylitis[J]. Rheumatology, 2014, 53(4):650-657.

[2] 中华医学会风湿病学分会.2010 年强直性脊柱炎诊断及治疗指南 [J]. 中华风湿病学杂志,2010,14(8).

[3] TEMEL T, CANSU DU, KORKMAZ C, et al. The long-term effects of anti-TNF-alpha agents on patients with chronic viral hepatitis C and B infections[J]. Int J Rheum Dis, 2015, 18(1): 40-45.

[4] XUAN D, YU Y, SHAO L, et al. Hepatitis reactivation in patients with rheumatic diseases after immunosuppressive therapy-a report of long-term follow-up of serial cases and literature review[J]. Clin Rheumatol, 2014,33(4):577-586.

[5] 汤善宏,曾维政,蒋明德,等.2014 年美国胃肠病学会指南:免疫抑制剂治疗过程中 HBV 再激活的预防与治疗 [J]. 临床肝胆病杂志,2015,31(4):483-489.

(王雨晴,赵金伟)

病例 38 难以缓解的疼痛

【病例导读】

脊柱关节炎(spondyloarthritis,SpA)是一组累及骶髂关节、脊柱、外周关节、关节周围附着点的慢性炎性疾病,往往还伴有关节外的多系统受累,以强直性脊柱炎(ankylosing spondylitis,AS)为典型代表。多发性骨髓瘤(multiple myeloma,MM)好发于老年人,是一种克隆浆细胞异常增殖的恶性疾病,典型特征为浆细胞肿瘤性增殖,并产生单克隆免疫球蛋白。而低磷性骨软症可并发于 MM,造成骨痛、骨折等表现。

【病例介绍】

患者,男性,39 岁,主因"双足跟疼痛 10 年余,左髋疼痛 5 年余"入院。

1. 病史介绍　患者于入院 10 年余前活动后出现双足跟疼痛,休息后可缓解。5 年前患者出现左髋关节疼痛,晨起为著,活动后可缓解。3 年前患者自觉活动后左髋关节疼痛加重,不伴发热、乏力,无皮疹、眼睛不适,无腹泻及腹泻便秘交替,无黏度脓血便等。就诊于外院诊为强直性脊柱炎,予双氯芬酸钠、艾拉莫德、沙利度胺治疗后,症状未见明显缓解。1 年余前患者出现颈部、背部疼痛,双髋疼痛,伴活动受限。10 个月前就诊于我院门诊,查 C- 反应蛋白 2.0 mg/L,行骶髂关节 MR 示:双侧骶髂关节炎,诊断脊柱关节炎,予扶他林止痛司库奇尤单抗 150 mg 治疗 7 次(3 个月)后背痛未诉缓解,更换为肿瘤坏死因子受体抗体融合蛋白 50 mg 每周一次共 3 个月治疗,再次更换为阿达木单抗 40 mg 两周一次治疗至今,疼痛控制不佳。半年前出现双侧胸壁疼痛。今为求进一步治疗收住我科。患者自本次发病以来,精神尚可,食欲正常,睡眠尚可,大便如常,小便如常,体重未见明显下降。既往史:高血压病史 4 年,血压最高为 160/120mmHg,规律口服缬沙坦胶囊控制血压;3 年前外伤后,发现左侧股骨颈骨折病史,行保守治疗。否认糖尿病、冠心病等慢性病史。吸烟 10 余年,15 支 / 月;偶饮酒。否认 AS 家族史。

2. 入院体检　体温 36.2 ℃,脉搏 73 次 / 分,呼吸 18 次 / 分,BP 141/92mmHg;神智清晰,精神状态正常,轮椅入病区,皮肤黏膜无黄染及皮疹。浅表淋巴结未及明显肿大。胸廓正常,双侧胸壁压痛,心、肺及腹部查体无阳性发现。脊柱侧弯,活动度受限,压痛。下肢运动受限,关节无红肿,双足跟压痛,无肌肉压痛,双下肢无水肿。四肢肌力正常,四肢肌张力正常,4 字实验双侧阳性。生理反射存在,病理反射未引出。

3. 辅助检查

(1)入院前血尿酸 125μmol/L,谷草转氨酶 29U/L,谷丙转氨酶 105U/L,碱性磷酸酶 292U/L;尿常规,尿白蛋白 2+,尿葡萄糖 2+;24 h 尿蛋白定量 2700 mg。HLA-B27(-)。

(2)入院后:尿 pH 7.0,尿葡萄糖 3+,尿比重 1.037,尿潜血 1+,尿白蛋白 2+,尿相差镜检(-), 24 小时尿蛋白定量 2584 mg;血气分析 pH 7.364;血沉 3 mm/h;谷丙转氨酶 62U/L,碱性磷酸酶 345U/L;磷 0.44mmol/L,钾 3.3mmol/L,血尿酸 85μmol/L,血糖 5.0mmol/L;铁蛋白 389.37ng/mL;免疫球蛋白 A 5.23 g/L, CRP1.8 mg/L,抗核抗体 阳性, 1∶80 核颗粒型,ENA 谱及 ANCA 阴性。免疫固定电泳:蛋白疑似阳性,κ 轻链(+),免疫球蛋白 A(+);血清游离轻链:游离 λ 轻链 16.10 mg/L,游离 κ 轻链 80.20 mg/L;血清蛋白电泳:β2 球蛋白 8.5%,γ 球蛋白 11.30%,白蛋白 / 球蛋白 1.50;外送尿本周蛋白电泳:ELP 阳性, Kappa 轻链 阳性,Kappa 游离轻链 阳性。24 小时尿钙 11.02mmol, 24 小时尿磷 25.84mmol;甲状旁腺素 4.44pmol/L,糖化血红蛋白 5.00%;骨标三项:总 I 型前胶原氨基端肽 146.10ng/mL, I 型胶原羧基端片段 1.13ng/mL,血清骨钙素测定 28.41ng/mL;25 羟基维生素 D 16.50nmol/L。T-SPOT(+);血常规、便常规、凝血功能、PCT、游离甲功、性激素全项、血气分析、RA 七项、肿瘤标志物、梅毒、乙丙肝未见明显异常。骶髂关节 MR 示：双侧骶髂关节面模糊，关节间隙稍显变窄。双侧骶髂关节炎。髋关节 CT：双侧骶髂关节面模糊，不光滑伴有多发凹陷，符合"血清阴性脊柱关节病"表现；片中诸骨骨质密度不均匀并多发陈旧性骨折，请结合临床病史；双侧股骨头、颈骨质形态欠规整，骨质密度欠均。髋关节 MR：双侧股骨头、颈形态欠规整并局部骨髓水肿；双侧髋臼前部骨髓水肿；以上不除外骨折。腰椎 MR：考虑胸 11~ 腰 4 椎体压缩性骨折，并胸 11~ 腰 1 椎体骨髓水肿。胸部 CT：两肺间质纹理增多；所示多发肋骨骨折。PET-CT：体部显像未见恶性肿瘤征象。右侧第 2~11 肋及左侧第 2~12 肋多发骨骼形态不规整及骨折线，代谢不均匀增高，考虑为骨折。腹部超声：双肾体积稍大（请结合临床）。双足关节超声：双足跟腱附着点炎。肺功能、心脏彩超、甲状腺超声无阳性发现。骨髓穿刺：浆细胞易见。骨髓细胞学：粒巨系增生，红系增高，浆细胞易见。浆细胞表型：正常浆细胞占有核细胞的 0.126%。表达 CD38、CD138、CD19、CD27、Kappa、Lambda，部分表达 CD45；不表达 CD56。cKAP/cLAM=1.34。异常浆细胞占有核细胞的 1.001%。表达 CD38、CD138、Kappa；部分表达 CD45；不表达 CD19、CD27、CD56、Lambda。骨髓活检病理报告：（髂骨）骨髓增生较低下，粒红比例大致正常，以偏成熟细胞为主，未见淋巴细胞增多（CD20、CD3 偶见阳性）；浆细胞散在分布，相对数量增多（CD138、CD38 散在多阳，Kappa>Lambda）；请结合临床除外浆细胞增生性疾病。

4. 初步诊断　①脊柱关节炎，强直性脊柱炎？②高血压；③蛋白尿；④多发性骨髓瘤？

5. 诊治经过及随诊　入院后予扶他林缓解原发病，予降压、护肝、补钙、改善肾功能等对症治疗，患者疼痛缓解。患者结核感染 T 细胞检测提示阳性，海河医院结核科会诊考虑目前为"结核潜伏感染"，如需免疫抑制剂或生物制剂治疗，建议加抗结核药预防治疗。患者青年男性，化验发现蛋白尿约 1.5 年左右，追问病史自诉尿蛋白 4 年余，就诊肾科后（未见相关检查及病历），未予处理；全身多发陈旧性骨折，查血免疫固定电泳提示蛋白疑似阳性，κ 轻链、免疫球蛋白 A 阳性，血清游离 κ 轻链升高，考虑 MM 不除外，外送尿本周蛋白：ELP 阳性（+），κ 轻链 阳性（+），κ 游离轻链 阳性（+）。行骨髓穿刺术，结果回示浆细胞易见，骨髓细胞学显示异常浆细胞占有核细胞的 1.001%，不除外浆细胞增生性疾病。行 PET-CT 及影像学检查：显示肋骨、髂骨及股骨颈等多处骨折，PET-CT 行奥曲肽显像未发现瘤源性低磷。血磷下降，磷 0.44mmol/L，血钙、维生素 D 及甲状腺旁素正常。低血尿酸，高尿糖，尿蛋白增多，双肾体积略大。经肾脏、血液科、内分泌科、骨科及风湿免疫科 MDT 讨论后考虑诊断血清阴性脊柱关节病、骨质疏松、多发性骨折、低磷性骨软化症，多发性骨髓瘤？予维 D2 磷酸氢钙片 3 片每日三次，骨化三醇 0.75μg/d 补充血钙磷。

患者出院后转入血液专科医院治疗，诊断多发性骨髓瘤，已行硼替佐米及来那度胺治疗，拟行造血干细胞移植。

【分析与讨论】

患者中年男性，起病年龄 29 岁，病史长，双足跟痛病史 10 年，曾有晨起腰背痛，查双侧 CT 可见双侧骶髂关节炎伴有凹陷，关节 B 超显示跟腱附着点炎，院外曾有 CRP 升高，诊断脊柱关节炎，强直性脊柱炎？近一年髋部疼痛加重并伴有腰背痛，但经过传统治疗及生物制剂治疗后疼痛无缓解,发现多部位骨折,尿蛋白病史,行骨穿等可见异常浆细胞,虽然比例少,但是结合血尿中 IgA 升高,血 κ 游离轻链升高,尿中发现 κ 游离轻链阳性,考虑 MM 高度可疑,后被证实。患者出现多处骨折,血磷下降,低血尿酸血症,肾性糖尿,血糖及糖化血红蛋白及餐后血糖均正常,低磷性骨软症诊断明确,具有范可尼综合征(Fanconi syndrome)样表现,考虑骨质疏松及骨折与低磷性骨软化症相关。

低血磷性佝偻病 / 骨软化症(hypophosphatemic rickets/osteomalacia)是一组由于遗传性或获得性原因导致的以低磷血症为主要特征的骨骼矿化障碍性疾病,具有较高的致残、致畸率。发生在儿童期称为佝偻病,成人起病者称为骨软化症,其表现包括身材矮小、下肢畸形、骨骼痛、假性骨折、关节退行性变及关节炎、肌腱韧带钙化(附着点病)[1]。其中骨痛为全身性(包括关节部位)或限于载重部位,易误诊为风湿病或关节炎。

低磷血症,其病因包括肠道磷吸收减少、细胞外磷向细胞内转移和肾脏对磷的排泄增加等三个主要方面[1]。引起低血磷性佝偻病 / 骨软化症者多数为肾脏对磷的排泄增加,主要见于遗传性疾病,少数为获得性原因引起。

正常成人体内磷酸盐处于平衡状态。正常成年人每日约经肠道吸收 0.9 g~1.0 g 的磷元素,近端小肠为吸收的主要部位,吸收形式主要为无机磷酸盐,肠道吸收减少可由以下因素造成:摄入不足,药物(抗酸剂,尤其是含铝或镁的抗酸剂),脂肪泻和慢性腹泻。磷的吸收通常远超过胃肠道丢失量,因此磷酸盐摄入量的变化一般对磷酸盐平衡几乎没有影响。单纯摄入不足极少引起重度磷损耗,因为肾脏可快速适应,肾小管处的磷酸盐重吸收接近100%,因此尿磷排泄接近 0。肾脏磷酸盐转运发生在近端小管(60%~70% 的滤过磷酸盐在这里被重吸收)和远端小管(10%~15% 的滤过磷酸盐在这里被重吸收)。肾小管酸中毒可导致低磷血症,肾小管性酸中毒最常见于近端(2 型)肾小管酸中毒 / Fanconi 综合征。

Fanconi 综合征是由近端肾小管功能受损导致的多种中小分子物质重吸收障碍综合征,临床主要表现为近端肾小管酸中毒、肾性糖尿、氨基酸尿、磷酸盐尿(低磷血症)、碳酸盐尿和尿酸尿(低尿酸血症)、低钾血症和低钙血症等[2]。Fanconi 综合征分为遗传性和获得性两种,而多发性骨髓瘤、干燥综合征、暴露于某些毒素或药物是引起获得性 Fanconi 综合征的主要原因[3]。

肿瘤性骨软化症绝大多数成人起病,主要表现为较严重的四肢无力、行走困难、骨痛、身材变矮、驼背畸形等,容易合并骨折或牙齿脱落。部分患者表现为 Fanconi 综合征样表现,但几乎不出现肾小管酸中毒[1]。

成人低血磷性佝偻病 / 骨软化症建议使用骨化三醇 0.25~0.75 μg/d 或阿法骨化醇0.5~1.5 μg/d。磷酸盐补充剂的剂量应为 75 mg/d 0~1 600 mg/d(基于元素磷含量确定),分2~4 次服用[1]。

患者诊断低磷性骨软化症、骨质疏松,存在骨痛,骨折,低血磷,尿磷正常,患者具有Fanconi 综合征样表现,结合尿蛋白及骨髓表现,注意瘤源性低磷,警惕 MM。

MM 是一种克隆浆细胞异常增殖的恶性疾病,多发于老年,典型特征为浆细胞肿瘤性增殖,并产生单克隆(monoclonal, M)免疫球蛋白[4]。浆细胞在骨髓内增殖,常导致广泛的溶骨性骨质破坏、骨质减少和 / 或病理性骨折。MM 常见的症状包括骨髓瘤相关器官功能损伤的表现，即 "CRAB" 症状：血钙增高（Calcium elevation），肾功能损害（Renal insufficiency），贫血（Anemia），骨病（Bone disease）；以及继发淀粉样变性等相关表现[4]。

传统诊断标准对症状性骨髓瘤的诊断除了需要满足浆细胞和 M 蛋白量化的界值外，还需要由克隆性浆细胞增殖所导致的终末器官损害证据，即 CRAB 症状。在此基础上 2014年 IMWG 将骨髓克隆性浆细胞比例 ≥ 60%（sixty percent，S）、受累血清游离轻链（light chain，Li）与未受累血清游离轻链比值 ≥ 100、MRI 检查发现局灶性病变部位 >1 处（每处检查的病灶直径 ≥ 5 mm）这 3 个超高危生物标志物作为活动性骨髓瘤的指标，与传统 CRAB合并，形成了活动性骨髓瘤的 "SLiM-CRAB" 诊断标准。综合参考美国国立综合癌症网络（NCCN）及国际骨髓瘤工作组（IMWG）的指南，分为意义未明单克隆免疫球蛋白增多症（monoclonal gammopathy of undetermined significance，MGUS）、冒烟型骨髓瘤（smoldering multiple myeloma，SMM）和活动性 MM（active multiple myeloma，aMM）。MGUS，是指血清M 蛋白 <30 g/L，或 24 h 尿轻链 <0.5 g，或骨髓单克隆浆细胞比例 <10%；且无 SLiM CRAB。SMM，是指血清 M 蛋白 ≥ 30 g/L 或 24 小时尿轻链 ≥ 0.5 g 或是骨髓单克隆浆细胞细胞比例 ≥ 10% 和 / 或组织活检证明为浆细胞瘤，且无 SLiM CRAB。aMM，骨髓单克隆浆细胞比例 ≥ 10% 和 / 或组织活检证明为浆细胞瘤；且有 SLiM CRAB 特征之一[4]。

依照 M 蛋白类型分为：IgG 型、IgA 型、IgD 型、IgM 型、IgE 型、轻链型、双克隆型以及不分泌型。进一步可根据 M 蛋白的轻链型别分为 kappa（κ）型和 lamda（λ）型。

MM 肾损伤以管型肾病最常见。轻链对近曲小管细胞有直接毒性，可致成人表现为获得性 Fanconi 综合征，肾小球损害如单克隆免疫球蛋白沉积病和轻链型肾淀粉样变分别占MM 肾脏病理类型的 22% 和 21%[5]。

MM 肾损伤常见，有时为 MM 的首发表现。可表现为慢性肾脏病，尿中长期排出轻链可致慢性肾小管功能损害，出现尿浓缩及酸化功能障碍，严重者可发生 Fanconi 综合征[5]。近半数 MM 患者就诊时已存在肾功能不全，贫血出现早，与肾功能受损程度不成比例，双肾体积一般无明显缩小。蛋白尿发生率 60%~90%，较少伴血尿，部分患者尿常规蛋白阴性或少量，但 24 小时定量可为中、大量尿蛋白（轻链蛋白）。肾病综合征不常见，如发生应注意排除肾淀粉样变或单克隆免疫球蛋白沉积病，也可表现为急性肾损伤。MM 肾损伤可发生在肾功能正常或慢性肾衰竭基础上，管型肾病是最常见病因，肾脏穿刺病理可表现为肾小管间质病变，肾小球病变[5]。

MM 的治疗[5]，①硼替佐米为 MM 的基础治疗方案，是目前 MM 肾损伤治疗的核心，②免疫调节剂包括沙利度胺和来那度胺，③对各种原因无法使用硼替佐米方案的 MM 患者，推荐应用 TCD 方案（沙利度胺、环磷酰胺、地塞米松）、MPT 方案（美法仑、泼尼松、沙利度胺），④MM 肾损伤患者可进行大剂量化疗联合自体外周血干细胞移植治疗，与无肾损伤患者比，疗效相当，但移植相关病死率较高。

本患者有病历记录的蛋白尿 1.5 年左右，追问其病史自诉前 4 年左右即有蛋白尿，具体病例记录及化验未能提供。患者存在的肾损伤，可能是本患者 MM 的首发表现，甚至出现在骨质疏松及骨折之前。此病人出现低磷性骨软化症,考虑是 MM 的肾损伤,从而引起低磷血症,蛋白尿。

多发性骨髓瘤骨病(myelomabone disease,MBD)是 MM 进展的重要临床表现,MBD 是指由 MM 细胞所致的骨破坏病变,临床表现上表现为骨质疏松、高钙血症、溶骨性破坏以及病理性骨折等。骨病是 MM 最常见的并发症之一,超过 90% 的 MM 患者在疾病过程中进行影像学检查,往往显示有不同程度的骨病变。溶骨性病变,可导致骨髓瘤患者骨相关事件(skeletal related events,SRE)的发生风险明显增加 [6]。骨吸收标记物:尿 I 型胶原氨基末端肽(uNTX)、血清 I 型胶原羧基末端肽(sCTX)及基质金属蛋白(ICIP)与 MM 患者溶骨性病变及疾病进展有关。uNTX 与血清 ICIP 的升高更与 SRE 风险增加相关 [7]。该患者 CTX 及总 I 型前胶原氨基末端肽(PINP)升高,警惕今后发生骨相关事件的风险增高。

有个案报道一名 75 岁患者,MM 引起轻链管型近端肾小管病,出现低磷性骨软化症(Fanconi 综合征的结果)导致多处应力性骨折,考虑是继发于 MM 轻链 κ 沉积的 Fanconi 综合征,从而引起成人发作的低磷性骨软化症,无溶骨性病变,不考虑 MBD 所致 [8]。该患者,亦考虑 MM 导致肾损伤,进而导致低磷性骨软化症,发生骨质疏松及骨折,虽不除外有 MBD 相关,但患者血钙正常,未出现高血钙及溶骨样表现,考虑其 MBD 在骨折的作用可能不大。

患者存在脊柱关节病,MM、低磷性骨软化症,那这三个病之间是否有关联呢?

我们首先查阅了低磷骨软化症与 MM 是否相关的文献。低磷血症性骨软化症及 Fanconi 综合征是 MM 罕见但重要的并发症。国外报道了 [9] 两名轻链肾病引起的低磷血症性骨软化症和成人 Fanconi 综合征。一名为骨髓瘤(患者 1),另一名为可能的慢性淋巴细胞白血病(患者 2),在没有甲状旁腺功能亢进的情况下,肾小管的磷再吸收减少,并伴有 Fanconi 综合征的其他特征,这是与轻链蛋白尿相关的肾病的后果。这两名患者均患有低磷血症性骨软化症,均未缺乏维生素 D,但患者 1 的血浆骨化三醇水平正常,患者 2 的血浆骨化三醇水平较低;只有后者有严重的肌无力。提出轻链肾病和随之而来的肾小管功能障碍似乎是癌源性骨软化症的第三种形式。

T Messiaen 等 [10] 总结了 57 例 Ig 轻链相关的 Fanconi 综合征,Fanconi 综合征和本周蛋白尿患者有一种特殊形式的病变特点,其特征是肿瘤进展缓慢,并且近端小管细胞中有明显的晶体形成,而远端小管中没有骨髓瘤管型。

MM 中,由获得性 Fanconi 综合征导致低磷性骨软化症,而引起弥漫性骨痛的报道很少。这种骨病的病理生理学与经典的溶骨性病变完全不同。在这里,单克隆 kappa 轻链副蛋白通过与 Tamm-Horsfall 糖蛋白结合,并在近端肾小管中沉淀为晶体管型,出现 Fanconi 综合征导致肾磷酸盐消耗 [8],这会导致低磷血症伴骨软化症、应力性骨折而无溶骨性病变,并且导致肌肉无力。临床特点是进展缓慢,早期以代谢并发症为主 [11]。

综上,MM 可因轻链肾病引起 Fanconi 综合征和低磷血症性骨软化症,血中维生素 D 浓度并不低,并且肿瘤的进展可能并不迅速。大多数病例患者年龄多于 60 岁以上。该病人考虑低磷性骨软症与 MM 相关,是由 MM 肾脏损伤所致 Fanconi 综合征样表现,从而出现了低血磷。但是像该病人，39 岁出现上述症者更加少见。

那脊柱关节炎合并 MM 的几率是否增高，两者有何关联？

邓垂文等 [12] 对 AS 合并恶性肿瘤进行了系统回顾和荟萃分析，发现 AS 患者发生消化系统恶性肿瘤、多发性骨髓瘤和淋巴瘤的特定风险增加。亚洲 AS 患者总体上患恶性肿瘤的风险最高。另一项关于 MM 危险因素的荟萃分析提示 [13]，包括农业、消防员职业、理发师职业、接触化学品或农药、超重和肥胖、饮酒模式、恶性贫血、强直性脊柱炎、基因启动子甲基化和多态性可能是 MM 的风险因素。霍月红等 [14] 对国内外文献共 13 例 AS 合并 MM 的患者进行整理分析，显示患者男女之比 12：1，确诊 MM 时平均年龄为（58±7）岁；1 例为不分泌型，12 例为分泌型 MM（7 例为 IgA 型，5 例为 IgG 型），IgA 型 MM 患者有胆道炎、胃肠道或呼吸系统炎症的基础慢性炎性疾病。11 例患者轻链类别为 κ 型，2 例为 λ 型。

AS 与 MM 在发病机制上有否必然性的关联尚不明确。可能的机制有：B 细胞活化因子与其受体 BR3 相互作用，加快刺激 B 细胞活化成熟，作用于初始 B 细胞向浆细胞分化这一过程，使增加的抗体分泌细胞向细胞外分泌大量的免疫球蛋白 [15]。黏膜表面为淋巴细胞分泌产生 IgA 场所，在 AS 病程中如持续存在慢性亚临床的胃肠道、呼吸道及胆道等黏膜炎症，炎性损伤导致网状内皮组织受到持续刺激，免疫细胞的持续活化，浆细胞大量激活、增殖，导致产生大量单克隆的 IgA，最终发展为 IgA 型 MM。

综上，AS 合并 MM 虽然并不多见，但是 AS 可以作为骨髓瘤发生的特定风险，在分析 MM 的流行病学因素中也可发现 AS 是 MM 的一种危险因素，所以当临床中 AS 伴发不易缓解的骨痛、骨折或是尿蛋白等时，即使是中青年，也应注意有无合并 MM，并应该常规检测血常规、尿常规、肝肾功、血钙血磷及尿磷，免疫球蛋白及免疫固定电泳等以协助诊断。

该患者中年男性，对于传统的 SpA 治疗及抗 TNF-α 抑制剂等生物制剂反应效果差，自诉骨痛缓解不明显，经检查发现多处骨折，骨质疏松，并伴有蛋白尿病史，低磷血症，低尿酸血症，尿中葡萄糖升高等不符合 SpA 常见表现，我们怀疑不除外 MM，经骨穿，骨髓病理，及 PET-CT、血尿电解质等检查，我们最终证实患者存在低磷性骨软化症，MM 不除外，在外院血液专科进一步检查，证实为 MM，拟行自体干细胞移植，国外有一例 MM 患者行自体造血干细胞移植后强直性脊柱炎同时缓解 [16]。对于后续患者的疾病变化，我们将继续随访。

【专家点评】

SpA/AS 好发于青壮年男性，而 MM 好发于老年人。SpA/AS 合并 MM 及低磷性骨软症罕见。低血磷性骨软化症可出现身材矮小、下肢畸形、骨骼痛、假性骨折、关节退行性变及关节炎、肌腱韧带钙化（附着点炎）等，其中骨痛易误诊为风湿病或关节炎，我们也曾怀疑脊柱关节炎的诊断，但是患者青年期发病，并且尿蛋白出现在足跟痛的六年后，并且病人未能提示既往有无低血磷相关检查，所以我们更倾向于脊柱关节病同时合并 MM，并且 MM 所致肾损伤后，出现尿蛋白及低血磷、肾性糖尿及低尿酸血症等肾损伤表现。

AS 患者对于肿瘤坏死因子 -α 抑制剂或是 IL-17 抑制剂等生物制剂效果反应良好，而本病例中的患者使用后自诉疼痛无明显缓解，在遇到治疗效果不佳的患者我们要重新审视我们的诊断及寻找有其他疾病所致骨痛的可能。故收病人入院做系统检查评估，住院过程中发现多处骨折，虽然考虑病人年龄不足 40 岁，但仍是完善了骨穿、影像及血尿蛋白电泳等检查，最终在兄弟科室的协助下发现了疼痛无法缓解的原因。提高对 MM 及低磷骨软症的认识，以及与脊柱关节病的关系，也帮助我们更早的发现潜在疾病。

【参考文献】

[1] 徐潮，夏维波，赵家军. 中国低血磷性佝偻病 / 骨软化症诊疗指南 [J]. 中华内分泌代谢杂志，2022，38（4）：267-281.

[2] John W Foreman. Fanconi Syndrome[J]. Pediatr Clin North Am. 2019, 66（1）:159-167.

[3] 陈志新，张磊，陈丽萌. 近端肾小管能量代谢障碍导致范可尼综合征的机制 [J]. 中华肾脏病杂志，2019，35（7）：544-547.

[4] 中国医师协会血液科医师分会. 中国多发性骨髓瘤诊治指南（2022 年修订）[J]. 中华内科杂志，2022，61（5）：480-487.

[5] 多发性骨髓瘤肾损伤诊治专家共识协作组. 多发性骨髓瘤肾损伤诊治专家共识 [J]. 中华内科杂志，2017，56（11）：871-875.

[6] 中国临床肿瘤学会（CSCO）指南工作委员会. 多发性骨髓瘤骨病临床诊疗专家共识（2021）[J]. 临床肿瘤学杂志，2022，27（1）:65-71.

[7] COLEMAN RE. Skeletal complications of malignancy[J]. Cancer, 1997, 80:1588-1594.

[8] M REYSKENS , K SLEURS, L VERRESEN, et al. Hypophosphatemic osteomalacia: an unusual clinical presentation of multiple myeloma[J]. Osteoporos Int, 2015, 26（7）:2039-2042.

[9] D S RAO, A M PARFITT, A R VILLANUEVA, et al. Hypophosphatemic osteomalacia and adult Fanconi syndrome due to light-chain nephropathy. Another form of oncogenous osteomalacia[J]. Am J Med, 1987, 82（2）:333-338.

[10] T MESSIAEN , S DERET, B MOUGENOT, et al. Adult Fanconi syndrome secondary to light chain gammopathy. Clinicopathologic heterogeneity and unusual features in 11 patients[J]. Medicine（Baltimore）, 2000, 79（3）:135-154.

[11] BHUTANI M, KLEIN MJ, GLEZERMAN I, et al. Osteomalacia due to adult Fanconi syndrome in multiple myeloma[J]. Leuk Lymphoma, 2011, 52:536–538.

[12] CHUIWEN DENG, WENLI LI, YUN YUN FEI , et al. Risk of malignancy in ankylosing spondylitis: a systematic review and meta-analysis[J]. Sci Rep, 2016, 18（6）:32063.

[13] THEODOROS N SERGENTANIS, FLORA ZAGOURI , GERASIMOS TSILIMIDOS, et al. Risk Factors for Multiple Myeloma: A Systematic Review of Meta-Analyses[J]. Clin Lymphoma Myeloma Leuk, 2015, 15（10）:563-577.

[14] 霍月红，王乾，赵岩，等. 强直性脊柱合并多发性骨髓瘤三例报道及文献分析 [J]. 中华风湿病学杂志，2013，17（09）：627-630.

[15] 吴洪坤，周琳，张玲珍，等. 强直性脊柱炎患者外周血中 B 淋巴细胞亚群、B 细胞活化因子及其受体的表达研究 [J]. 检验医学，2011，12:818-822.

[16] HIRA SHAIKH , VELI BAKALOV , SOORIH SHAIKH, et al. Coincident remission of

ankylosing spondylitis after autologous stem cell transplantation for multiple myeloma[J]. J Oncol Pharm Pract, 2021, 27（1）:232-234.

（张梅,韩锋）

病例39　胸背部疼痛伴皮疹

【病例导读】

SAPHO 综合征是一类少见的以皮肤与关节慢性无菌性炎症为主要特征的免疫性疾病,中年女性多见,间歇性恶化与短期改善交替发作,皮肤和骨关节病发生的时间顺序不确定。本病骨关节受累通常为隐匿起病,表现为疼痛、压痛、晨僵,可有患处肿胀。92.5% 的 SAPHO 患者可有关节炎症状,前胸壁是最常受累的部位,其次是脊柱,也有髋、膝和踝关节受累的报道,可有局部骨质的破坏。SAPHO 患者可有发热,通常为持续性低热, ESR、CRP 可正常或升高。本病在诊断过程中,主要需要与骨肿瘤及感染相鉴别,影像学检查结合特征性皮疹可以提高本病诊断的准确性,避免漏诊、误诊及对患者造成不必要的损伤。

【病例介绍】

患者,女,44 岁,主因"间断皮疹 15 年,胸背部疼痛 1 个月余"入院。

1. 病史介绍　患者 15 年前无明显诱因出现双手掌、双足底红斑,其上有密集小脓疱,就诊于外院,诊断为"掌跖脓疱病",给予外用药膏(具体不详)及中药治疗后,皮疹消退。入院前 1 年,患者双足无明显诱因出现片状红斑基础上的脓疱,伴瘙痒,再次就诊于外院,仍诊断为"掌跖脓疱病",予环丙沙星乳膏、曲安奈德乳膏治疗,瘙痒可减轻,但红斑逐渐扩大,并出现双手掌红斑伴脓疱及四肢、躯干散在脓疱。入院前 1 个月,出现右侧胸锁关节,肩胛区及肋间疼痛,向腹部放射,无发热,无胸闷、憋气、心前区疼痛,无咳嗽、咳痰,无晨僵,于我院心胸外科就诊,查免疫 ANA(-),RF(-),ESR 34 mm/1 h,CRP 5.2 mg/L。胸部 CT 示:胸 7~ 胸 9 椎体右缘骨质不规则,骨质密度增高,右第一胸肋关节区形态不规则。胸椎 CT 考虑:胸 7~ 胸 9 椎体骨质破坏伴椎旁软组织肿胀,结合临床及右侧第一胸肋关节改变,首先考虑 SAPHO 综合征,感染性病变不除外。胸椎 MRI 示:胸 7~ 胸 9 椎体异常信号影,首先考虑感染性病变。骨 ECT 示:右侧第 1 前肋及第 8、9 胸椎异常示踪剂浓集区,考虑骨转移性病变可能性大。收入风湿免疫科进一步诊治。

2. 入院体检　体温 36.5 ℃,脉搏 72 次 / 分,呼吸 18 次 / 分, BP 125/72mmHg;双手掌、足底可见片状红斑基础上群集的小脓疱,四肢及躯干可见散在小脓疱。右侧胸锁关节压痛,胸椎各椎体压痛(-)。心肺腹查体未见明显异常体征。

3. 辅助检查　血常规, WBC 9.71 × 10^9/L, Hb 121 g/L, PLT 487 × 10^9/L。尿便未见异常; ESR 17 mm/1 h, CRP 11 mg/L, RA7 项(-), HLA-B27(-)。胸锁关节 CT:右侧第 1 胸肋关节骨质不规整。骶髂关节 CT:双侧骶髂关节骨质未见确切异常。胸椎强化 MRI:多发椎体边缘骨质增生,胸 8~ 胸 9 椎体感染性病变伴周围软组织肿胀。CT 引导经椎弓根椎体穿刺术,术后病理未见明显干酪样坏且抗酸染色阴性。

4. 初步诊断　①SAPHO 综合征；②胸椎感染？③骨肿瘤？

5. 诊治经过及随诊　患者入院后，予以双氯芬酸钠片 75 mg 每 12 小时 1 次，同时加用甲氨蝶呤 10 mg 每周 1 次口服，及钙片、骨化三醇、阿仑膦酸钠治疗。约 2 周后患者关节疼痛明显减轻，手足皮疹开始消退，复查脊柱 MRI，胸椎周围软组织水肿较前减轻（图 2-39-1）。1 年后随访，患者病情稳定，手足皮肤恢复正常，复查脊椎 MRI，胸椎骨质破坏恢复（图 2-39-2、2-39-3）。

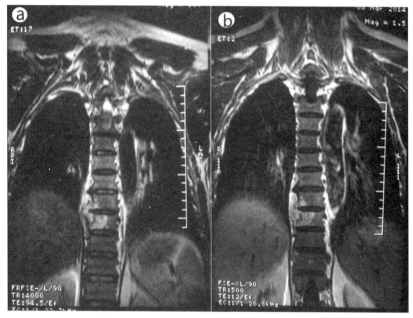

图 2-39-1　治疗 2 周后患者胸椎 MRI 对比

注：图 A：治疗前患者胸椎 MRI 可见局部软组织水肿及骨质破坏；图 B：治疗 2 周后患者胸椎 MRI 局部软组织水肿减轻

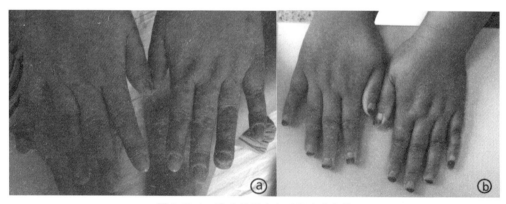

图 2-39-2　治疗前后患者手部皮疹变化

注：图 A：治疗前患者手部可见脓疱疹；图 B：治疗 1 年后患者手部皮肤恢复正常

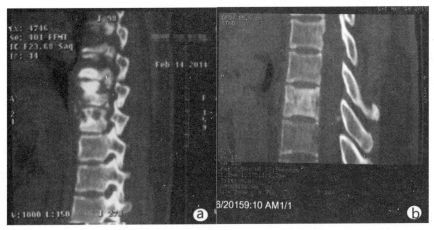

图 12-39-3 治疗前后患者胸椎 MRI 对比

注:图 A:治疗前胸椎 MRI 可见骨质破坏;图 B:治疗 1 年后复查胸椎 MRI,骨质破坏修复

【分析与讨论】

1961 年,Windon[1] 首先描述了一种同时有肌肉骨骼病变及聚会性痤疮表现的疾病。1987 年,法国风湿病学家 Charnot[2] 首次提出 SAPHO 综合征的概念,即滑膜炎(synovitis,S)、痤疮(acne,A)、脓疱病(pustulosis,P)、骨肥厚(hyperostosis,H)、骨炎(osteitis,O)综合征。国内于 1999 年由魏华等 [3] 首次报道 1 例 SAPHO 综合征,之后陆续有报道。

SAPHO 综合征的病因及发病机制尚不明确,有学者认为可继发于某些低毒性病原微生物感染,如短小棒状杆菌、痤疮丙酸杆菌、苍白螺旋体等,从而诱发机体免疫应答,但大部分患者病原微生物培养为阴性,且抗生素治疗无效,因此,感染可能不是本病病因,而仅仅是病理生理过程的触发因素 [4]。此外,因该病常累及脊柱,实验室血清检查类风湿因子多为阴性,故有学者认为 SAPHO 综合征属于血清阴性脊柱关节病范畴,并可能与银屑病关节炎之间存在某些关联 [5]。

SAPHO 综合征作为一种主要累及皮肤、骨和关节的慢性疾病,皮肤损害主要表现为掌跖脓疱病及严重的痤疮(暴发性痤疮、聚会性痤疮、化脓性汗腺炎)。骨关节病变以前胸壁受累最为常见,脊柱是第二好发部位,最常累及胸椎,其次是腰椎和颈椎,也可累及骶髂关节,下颌关节受累较少见 [6]。

本病实验室检查缺乏特异性,以炎性指标改变为主,CRP、血沉可正常或轻至中度升高;血白细胞计数基本正常;免疫学检查(如抗核抗体,类风湿因子)多为阴性。SAPHO 综合征在诊断过程中,主要需要与骨肿瘤及感染相鉴别,影像学检查对本病的鉴别诊断有重要意义。骨损害在影像学上的特征性表现为骨质增生和骨炎,其主要特点是由慢性骨膜反应和皮质增生引起的骨肥厚,同时也可表现为肌腱端的新骨形成或韧带骨化。ECT 检查较为敏感,可先于 X 线或 CT 观察到骨内异常代谢,其中"牛头征"为本病特异性表现,主要表现为双侧胸锁关节、胸骨柄及胸骨体放射性摄取增高,胸骨柄形如牛的头颅,炎症性的胸锁关节及相邻肋骨形如牛角。通过对本病影像学特征的研究发现,骨髓水肿代表病变的急性期,脂肪沉积及骨质破坏代表疾病由急性期向慢性期过渡,骨质硬化则代表疾病进展到慢性期[7]。CT 检查是评价前胸壁病变的最佳方法,可以清楚显示骨质侵蚀的范围及程度,比 X 线诊断更为敏感。MRI 则可早期发现骨髓水肿,活动性病变表现为 T_1 加权像局限性或弥漫性低信号,T_2 加权像高信号。有研究显示[8],本病脊柱受累患者 MRI 表现多为连续椎体受累,且相邻椎体病变处可联合形成半圆形或曲线形改变,有助于与肿瘤病变相鉴别。影像学检查再结合特征性皮疹可以提高本病诊断的准确性,避免漏诊、误诊及对患者造成不必要的损伤。但有部分患者,仅通过影像学检查难以区分,此时仍需完善病变处活检以明确诊断。

此外本病还应与强直性脊柱炎相鉴别。4%~30%SAPHO 综合征患者 HLA-B27 可为阳性[9],且有 13%~52% 的患者可出现骶髂关节受累[10],多为单侧受累,以水肿、脂肪变及骨质硬化表现为主,骶髂关节面虫噬样改变及间隙狭窄不明显[7]。强直性脊柱炎则多为双侧骶髂关节受累,可见到骨质破坏及关节间隙狭窄、融合,脊柱关节可呈"竹节样"改变。

目前临床上对本病的诊断主要应用 Kahn 等人[11]在 1994 年提出的 3 条诊断标准:①骨和(或)关节炎伴掌跖脓疱病;②骨和(或)关节炎伴严重型痤疮;③无菌性骨炎伴一种特征性的皮肤损害。满足上述 3 个条件之一即可诊断为 SAPHO 综合征。本例患者表现为掌跖脓疱疹伴第一胸肋关节及胸椎无菌性骨炎,实验室及影像检查与文献报道的特点一致,符合 SAPHO 综合征诊断标准。患者应用非甾体抗炎药联合甲氨蝶呤治疗后,皮肤及关节症状得到有效缓解。

本病目前尚无统一的治疗指南,多为经验性治疗,以缓解症状为主要治疗目标。非甾体抗炎药(NSAIDs)通常作为首选治疗药物。二线用药包括双磷酸盐、糖皮质激素和改善病情抗风湿药(DMARDs),如甲氨蝶呤(MTX),但仍有部分患者病情未得到缓解[12]。对于难治性患者,生物制剂被证实有显著疗效[13],其中肿瘤坏死因子(TNF-α)抑制剂是治疗 SAPHO 综合征应用最为广泛的生物制剂。此外,还有少数应用 IL-1 拮抗剂拮抗药、IL-17 抑制剂治疗 SAPHO 综合征的报道[14-16]。

【专家点评】

SAPHO 综合征是一类少见的以皮肤与关节慢性无菌性炎症为主要特征的免疫性疾病,中年女性多见,间歇性恶化与短期改善交替发作,皮肤和骨关节病发生的时间顺序不确定[17]。

本病骨关节受累通常为隐匿起病,表现为疼痛、压痛、晨僵,可有患处肿胀。可有发热,通常为持续性低热,ESR、CRP 可正常或升高。92.5% 的 SAPHO 患者可有关节炎症状,前胸壁是最常受累的部位,其次是脊柱,也有髋、膝和踝关节受累的报道,可有局部骨质的破坏。

本病的影像学表现主要包括溶骨性骨炎、骨质增生、骨硬化,多为慢性骨膜反应和皮质增厚,最终导致骨肥厚。99mTc-MDP 全身骨扫描表现为受累关节处异常示踪剂浓集,前胸壁骨质受累呈"牛头"征或"牛角"征是特征性骨显像表现,有助于疾病的早期诊断。

SAPHO 综合征治疗中,非甾体抗炎药通常作为一线用药,以缓解症状为主,部分患者效果不好可加用糖皮质激素,改善病情抗风湿药(如甲氨蝶呤、来氟米特、沙利度胺等)一般为二线用药,此外双磷酸盐也可以快速缓解部分患者疼痛症状,尤其对有广泛骨受累的患者疗效较好。近年来,随着生物制剂的研究和发展,也逐渐应用到 SAPHO 综合征的治疗中。其中肿瘤坏死因子 α(TNF-α)拮抗剂拮抗药应用最早也最为广泛, TNF-α 作为前炎症细胞因子可以潜在调节其他诱导炎症的细胞因子,激活炎症反应,应用 TNF-α 拮抗剂拮抗药治疗可显著改善患者骨、关节、皮肤的症状。IL-1 受体拮抗剂拮抗药及 IL-23/IL-17 通路拮抗剂拮抗药近几年也应用于治疗 SAPHO 综合征。

【参考文献】

[1] WINDOM R E, SANFORD J P, ZIFF M. Acne conglobata and arthritis[J].Arthritis Rheum, 1961,4:632

[2] CHAMOT A M, BENHAMOU C L, KAHN M F. Aene-pustulosis-hyperos — tosis-osteitis syndrome.results of a National survey.85 cases[J]. RevRheum, 1987,54(3):187

[3] 魏华,李小峰. SAPHO 综合征 1 例报道并文献复习 [J]. 中华风湿病学杂志, 1999, 3 (2):98

[4] DAOUSSIS DIMITRIOS, KONSTANTOPOULOU GEORGIA, KRANIOTIS PANTELIS, et al. Biologics in SAPHO syndrome: A systematic review.[J] .Semin. Arthritis Rheum., 2019, 48: 618-625.

[5] PAPARO F, REVELLI M, SEMPRINI A A, et al. Seronegative spondy — loarthropathies: what radiologists should know [J]. Radiol Med,2014,119(3):156

[6] 高爽,邓晓莉,李鑫,等.SAPHO 综合征骨受累特点综述 [J]. 中华风湿病学杂志, 2019, 23(4):269-272.

[7] 徐文睿,李忱,邵暇荔,等.SAPHO 综合征患者骶髂关节病变的 MRI 表现 [J]. 磁共振成像,2017,8(6):441-445.

[8] MCGAUVRAN A M, KOTSENAS A L, DIEHN F E, et al. SAPHO Syndrome: Imaging Findings of Vertebral Involvement[J] .AJNR Am J Neuroradiol, 2016, 37(8): 1567-1572.

[9] SALLES M, OLIVE A, PEREZ-ANDRES R A, et al. The SAPHO syndrome: a clinical and imaging study[J]. Clin Rheumatol, 2011,30(2):245.

[10] 张立华,袁慧书,邓晓莉,等.SAPHO 脊柱累及的影像表现分析 [J]. 中国临床医学影像杂志,2018,29(6):427-430,434.

[11] KAHN M F, KHAN M A. The SAPHO syndrome [J]. Baillieres Clin Rheumatol, 1994,8(2):333

[12] ZWAENEPOEL TOM, VLAM KURT DE. SAPHO: Treatment options including bisphos-phonates[J]. Semin. Arthritis Rheum, 2016, 46(2): 168-173.

[13] FIRINU DAVIDE, GARCIA-LARSEN VANESSA, MANCONI PAOLO EMILIO, et al. SAPHO Syndrome: Current Developments and Approaches to Clinical Treatment[J] .Curr Rheumatol Rep, 2016, 18(6): 35.

[14] WENDLING DANIEL, PRATI CLÉMENT, AUBIN FRANÇOIS. Anakinra treatment of SAPHO syndrome: short-term results of an open study[J] .Ann. Rheum. Dis., 2012, 71 (6): 1098-100.

[15] COLINA MATTEO，PIZZIRANI CINZIA，KHODEIR MICHELINE，et al. Dysregulation of P2X7 receptor-inflammasome axis in SAPHO syndrome：successful treatment with anakinra[J] .Rheumatology（Oxford），2010，49（7）：1416-8.

[16] WENDLING DANIEL，AUBIN FRANÇOIS，VERHOEVEN FRANK，et al. IL-23/Th17 targeted therapies in SAPHO syndrome. A case series[J] .Joint Bone Spine，2017，84（6）：733-735.

[17] HENRIQUES CELIA COELHO，SOUSA MÓNICA，PANARRA ANTÓNIO，et al. The dark side of SAPHO syndrome.[J] .BMJ Case Rep，2011，2011：undefined.

（王颖嫒，李昕）

病例 40　反复的皮疹

【病例导读】

SAPHO 综合征是一组以滑膜炎（synovitis）、痤疮（acne）、脓疱病（pustulosis）、骨肥厚（hyperostosis）、骨髓炎（osteitis）等组成的临床综合症候群。目前该病的病理尚不明确，但感染、遗传因素、免疫及环境因素都有可能引起发病。泛发型脓疱性银屑病（generalized pustular psoriasis，GPP）是一种罕见的疾病，发病急剧，皮损初发为急性炎性红斑，表面有多数密集针头至粟粒大小黄白色无菌潜在性小脓疱。常累及广大皮面，甚至可扩延全身。当病人出现不能解释的脓疱疹加重时，需仔细甄别皮疹类型，以免延误诊疗。

【病例介绍】

患者，男，45 岁，主因"掌跖脓疱 11 年，全身广泛发红 3 月余"入院。

1. 病史介绍　患者于入院前 11 年，无明显诱因出现双手掌、双跖红斑，伴脓疱，无痤疮，无关节肿痛。就诊于外院，诊断脓疱病，予"雷公藤、白芍总苷、复方甘草"药物治疗 4 年，症状缓解。患者于入院前 1 年余，无明显诱因再次出现双手掌、双跖红斑、脓疱，伴面部痤疮，伴胸部、后背、腰部、臀部肌肉痉挛感，活动、触碰时明显。就诊于大港医院，予"雷公藤、白芍总苷、复方甘草、芬必得"药物治疗，红斑、脓疱消失，局部皮肤干燥伴脱屑（图 2-40-1），多部位痉挛感无明显缓解，夜间口干明显，于我院治疗，全身骨显像示左侧第 1 前肋、胸骨角放射性增高，符合 SAPHO 综合征表现；胸锁关节 CT 示左侧胸锁关节炎。给予"甲氨蝶呤、艾瑞昔布、英夫利西单抗、白芍总苷、雷公藤及外用药"治疗，患者出院后每半个月输注 1 次英夫利西单抗，皮疹较前明显好转，关节疼痛明显减轻，1 月后无明显诱因出现全身散在红色皮疹，起初点状，后范围逐渐变大，伴白色鳞屑，黄色结痂（图 2-40-2），伴瘙痒，伴双下肢肿胀，左下肢为著，伴口干逐渐加重，伴右耳听力减弱，伴胸骨压痛，后背部活动后疼痛，无其他关节肿痛，无发热，无视物模糊，无咳嗽、咳痰，无腹痛、腹泻，无头晕、头痛，无口腔溃疡、光过敏、脱发等，收入我科。既往史：否认高血压脑梗死、糖尿病、冠心病、慢性支气管炎、青光眼病史。否认肝炎、结核病史；否认外伤及输血史。否认药物食物过敏史。预防接种史不详。

2. 入院体检　体温 36.6 ℃，脉搏 80 次 / 分，呼吸 17 次 / 分，血压 130/80mmHg；神清，双手掌、双跖红斑蜕皮，头皮、耳内、前胸后背、腹部、双下肢散在红色皮疹，伴白色鳞屑，少量黄色结痂,颈部未触及肿大淋巴结。对光反射存在,颈无抵抗,气管居中,咽不红,扁桃体无肿大,甲状腺无肿大。双肺呼吸音粗,未闻及干湿啰音,HR 80 次 / 分,律齐。腹软,无压痛,无反跳痛及肌紧张,肝脾未触及,双下肢肿胀,左下肢为著。

3. 辅助检查

(1)第一次入我科:血尿便常规、生化未见明显异常,凝血检查、血沉、CRP、RF、ANA 及 ANA 谱、ANCA、结核 T 细胞培养、肝炎分型、HIV+ 梅毒抗体未见异常。全身骨显像(图 2-40-3):左侧第 1 前肋、胸骨角放射性增高,符合 SAPHO 综合征表现。双侧胸锁关节 CT+ 三维重建(图 2-19-4):考虑左侧胸锁关节炎,请结合临床及实验室检查。

(2)此次入院后:血常规,白细胞 11.15×10^9/L,中性粒细胞绝对值 7.62×10^9/L,血小板 334×10^9/L,红细胞 4.47×10^{12}/L,D- 二聚体定量 1.41 mg/L,血浆纤维蛋白原 6.39 g/L,谷氨酰基转移酶 114.5U/L,血沉 46 mm/h,CRP 36.7 mg/L,ANA 及 ANA 谱阴性。双下肢动静脉彩超示:双下肢动脉未见明显异常,双下肢深静脉未见血栓形成。

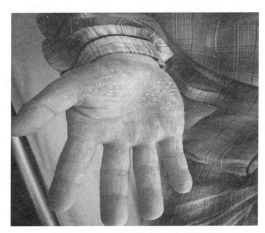

图 2-40-1 第一次入院皮疹情况

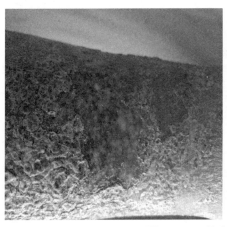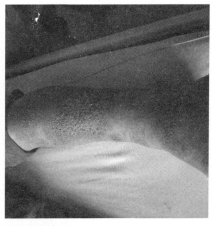

图 2-40-2 此次入院皮疹情况

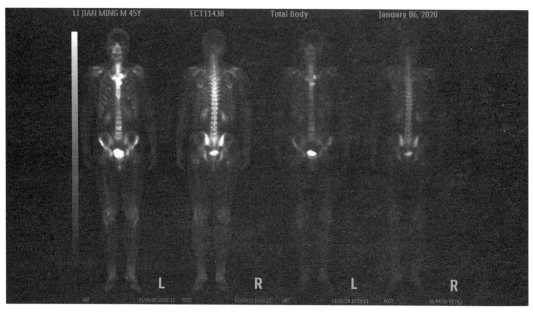

图 2-40-3　全身骨显像：左侧第 1 前肋、胸骨角放射性增高

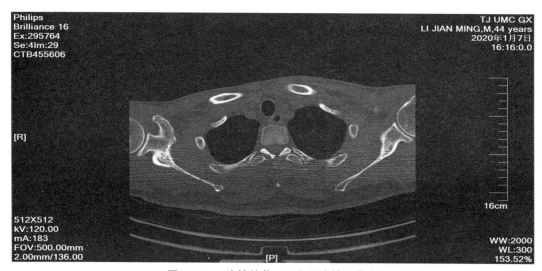

图 2-40-4　胸锁关节 CT：左侧胸锁关节炎

4.初步诊断　①泛发型脓疱型银屑病？②SAPHO 综合征。

5.诊治经过及随诊　患者入院后停用英夫利西单抗,加用米诺环素治疗,请皮肤科会诊,继续目前甲氨蝶呤、白芍总苷胶囊治疗。躯干、四肢处予莫米松及夫西地酸日 2 次外用,头面部予他克莫司及夫西地酸日 2 次外用。后随诊复查,患者皮疹较前好转(图 2-40-5)。

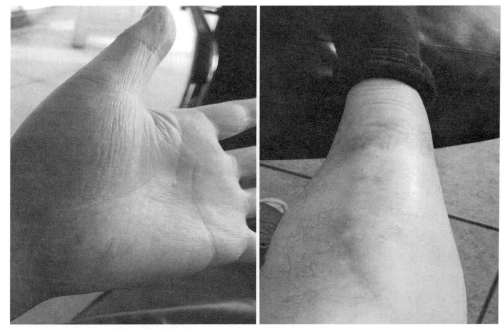

图 2-40-5　随诊患者皮疹情况

【分析与讨论】

SAPHO 综合征是以皮肤及骨关节损害为主要特点的慢性炎症性疾病,最早由 Chamot 等. 在 1987 年提出。SAPHO 好发于成人,好发年龄在 40~60 岁,男女均可发病,女性多见。有学者认为 SAPHO 综合征是脊柱关节病或银屑病性关节炎的一种亚型,但也有不同的观点表明它是一种单独的疾病,它的发病机制尚不明确,但多种因素可能共同导致疾病的产生[1]。其中丙酸杆菌通常被认为是启动炎症过程的重要抗原成分,部分病人的骨组织中可培养出丙酸杆菌。HLA-B27 基因的存在、部分基因拷贝数的异常、免疫系统的功能紊乱及细胞因子的变化,如 TNF-α 的增多等,都对疾病的产生有重要的影响。

SAPHO 综合征的临床表现可分为两大类,皮肤表现及骨关节损害。皮肤损害主要为掌趾部脓疱疮、爆发性痤疮和脓疱性银屑病。骨关节病多表现为肌肉和骨骼疼痛及活动受限,可累及中轴骨及外周骨关节炎,主要为滑膜炎、骨肥厚和骨炎,成人受累主要是肋胸锁骨。影像学的检查在疾病的诊断过程中起到重要的作用。SAPHO 综合征主要的影像学表现包括溶骨性骨炎、骨质的增生和骨硬化。骨质增生是特征性变化,表现为慢性骨膜反应和皮质增厚,最终导致骨性肥大。其中同位素扫描对本病的诊断尤为重要,可以早期探测受累骨组织,"牛头征"或"飞燕征"可提示胸肋锁骨骨代谢活跃,是本病特征性的影像学改变[2]。本例患者起病初期为掌趾脓疱病,无骨关节表现,初期诊断为脓疱病,给予中药对症支持治疗;后患者逐渐出现痤疮、骨与肌肉的疼痛,影像学提示胸锁关节炎及类"牛头征"的表现,排除了感染等相关因素,根据 1994 年 Kahn 等. 提出的诊断标准,考虑 SAPHO 综合征诊断明确。

SAPHO 的治疗目前尚没有标准化的建议,通常为对症支持指标,包括药物及手术治疗。在药物选择方面,一线用药为非甾体类抗炎药(nonsteroidal anti-inflammatory drugs ,

NSAIDs），可以减轻部分病人的关节症状，但对皮肤损害无效。因为丙酸杆菌通常认为是诱发 SAPHO 综合征的重要因素，部分病人在皮肤损害活动期是给予抗生素也是一种合理的选择。甲氨蝶呤（MTX）、硫唑嘌呤（sulfasalazine，SSZ）等抗风湿药（disease-modifying anti-rheumatic drugs，DMARDs）及二磷酸盐在部分病人中也是有效的。生物制剂对传统治疗无效的病人仍可表现出良好的效果，目前主要的数据来自 TNF-α 抑制剂，其中英夫利西单抗应用的最多。本例患者在最初出现关节及皮肤损害后，在外院给予非甾体类药物加中药治疗，效果不佳，仍有皮损及关节肌肉的疼痛，遂加用 MTX 及英夫利西单抗后，患者皮损及关节肌肉疼痛明显好转，考虑治疗有效。但患者应用英夫利西单抗 1 月后出现皮肤损害爆发性加重，伴骨与肌肉疼痛，患者拒绝行皮肤活检，遂请皮肤科会诊，根据患者皮损表现，不除外泛发型脓疱型银屑病诊断可能。

泛发型脓疱性银屑病（generalized pustular psoriasis，GPP）是脓疱性银屑病的一型，急性 GPP 是一种少见的重度银屑病，是有遗传和环境因素共同诱发的、活跃的、不稳定的疾病状态，临床表现为红斑基础上急性发作的多发无菌性脓疱，针尖至粟粒大小，分布密集广泛，可累及甲、手掌、足跖，数小时后脓疱融合成大片脓糊，同时伴发热、肌痛、白细胞升高等中毒表现[3]。患者应用英夫利西单抗 1 月后，虽无发热表现，但出现白细胞、CRP 升高，血沉变快，红斑基础上多发脓疱的表现，不能除外脓疱性银屑病的诊断，遂停用英夫利西单抗，给予了局部的激素及免疫抑制剂联合外用抗生素治疗，患者皮损在后期随访过程中明显缓解。

此患者在应用英夫利西单抗后，皮肤及骨关节表现起初明显好转，但应用英夫利西单抗 1 月后出现皮损明显加重伴关节肌肉的疼痛，与部分文献报道一致，例如有报道部分 SAPHO 综合征患者在应用英夫利西单抗后出现症状明显加重，在改为依那西普、阿达木单抗、塞妥珠单抗后，临床症状可以得到缓解，病理机制有可能为抗 TNF 免疫复合物的沉积诱发了 III 型超敏反应或者 T- 淋巴细胞应答发生变化；另一种可能的解释为抗 TNF-α 的治疗可能削弱了宿主中性粒细胞的功能，导致生长缓慢的微生物，如丙酸杆菌，出现活化，加重了 SAPHO 综合征的病情[4]。

【专家点评】

SAPHO 综合征是累及皮肤和骨关节的慢性无菌性炎症，主要表现为滑膜炎、痤疮、脓疱病、骨肥厚和骨炎。根据特征性的皮肤症状、影像学表现，本例患者符合 1994 年提出的诊断标准。SAPHO 综合征的治疗以对症支持治疗为主，药物治疗包括非甾体类药物、抗感染药、抗风湿药物、双磷酸盐类调节剂及生物制剂，生物制剂以 TNF 阻滞剂应用最多。本例患者最初应用非甾体类药物效果不佳，给予加用甲氨蝶呤及英夫利西单抗后症状明显好转，但 3 次英夫利西单抗治疗后出现明显皮损加重情况，不能除外药物因素，或新发皮损可能，予停用药物，给予全身免疫抑制剂及抗生素，局部激素、免疫抑制剂及抗生素后，症状好转。提示患者在治疗过程中应密切随诊复查，及时调整药物治疗方案，帮助患者更好的控制疾病。

【参考文献】

[1]　HANNA P, MAREK B. SAPHO syndrome：pathogenesis，clinical presentation，imaging，comorbidities and treatment：a review[J]. Postepy Dermatol Alergol, 2021, 38（6）：937–

942.

[2] 路丽彦.SAPHO 综合征的诊断与治疗进展 [J]. 医学综述,2012,19(4):681-684.

[3] 《中国关节病型银屑病诊疗共识(2020)》编写委员会专家组. 中国关节病型银屑病诊疗共识(2020)[J]. 中华皮肤科杂志,2019,53(8):585-595.

[4] MASSARA A,CAVAZZINI P L,TROTTA F. In SAPHO syndrome anti-TNF-alpha therapy may induce persistent amelioration of osteoarticular complaints,but may exacerbate cutaneous manifestations. Rheumatology(Oxford). 2006,45(6):730-733.

(郎文静,赵金伟)

病例 41　腰骶部疼痛伴掌指脓疱疮

【病例导读】

SAPHO 综合征是一种病因尚不明确的慢性免疫性疾病,病变主要累及皮肤、关节及骨骼,SAPHO 综合征病理特征无特异性。急性期骨活检以水肿为主要特征,伴有大量的多核中性粒细胞和浆细胞浸润,并有显著骨膜炎;慢性期以骨质硬化、纤维化为主要特征。部分病例中可培养出痤疮丙酸杆菌。皮肤活检以假性脓肿为特征,细菌学培养多为阴性,少数报道可有痤疮丙酸杆菌生长。因本病极为少见,因缺乏对本病的认识,同时需多学科综合综合分析,早期诊断较为困难,易误诊漏诊,给予患者带来长期的痛苦。

【病例介绍】

患者,女,53 岁,其他,主因"腰背部伴多关节疼痛 2 年。"入院。

1. 病史介绍　患者入院前 2 年无明显诱因出现多关节疼痛,经休息后症状无缓解,后于我院骨伤科住院治疗,予抗炎止痛、中医理疗等,症状略缓解。1 年前于因腰背痛活动不利,于家中摔伤后出现右下肢麻木疼痛症状,曾多次就诊于我院骨伤科以"腰椎间盘突出症、腰椎退行性病变、颈椎病"住院治疗,予依托考昔片以抗炎止痛,配合护胃、补钙及中医综合保守治疗,病情情缓解出院。入院前半年余间断就诊于外院门诊,行针灸治疗(具体不详),疗效不佳,后自服塞来昔布 0.2 g 每日 2 次、甲钴胺片 0.5 mg 每日 3 次、维生素 B_1 5 mg 每日 2 次等,症状可略缓解。后因腰背部疼伴多关节疼痛,遂来我院门诊就诊,为求进一步系统诊治由门诊以"多关节痛待查"收入院。现症见:神清,精神可,颈项部、胸背部、腰背部及腰骶部疼痛,伴双手指间关节、左肘、胸锁关节、双肩、双膝、双踝、左足趾疼痛,时有前胸壁及胸骨疼痛,右下肢疼痛麻木,活动不利,不能久坐、翻身困难,伴双手及双足皮肤瘙痒、角化、鳞屑及脓疱,光敏感,脱发,时发口腔溃疡,无胃胀,无口干眼干,无胸闷气短,纳可,寐差,二便调。既往史:手足双手及双足皮肤瘙痒、角化、鳞屑及脓疱数年,未系统诊治。否认病毒性肝炎、结核病、伤寒、猩红热等传染病史。2007 年曾因子宫肌瘤及宫外孕行子宫切除术,2013 年因内、外痔行痔疮切除术,否认药物过敏史、食物过敏史以及其他接触物过敏史。

2. 入院体检　体温 36.2 ℃,脉搏 88 次 / 分,呼吸 23 次 / 分,BP 132/97mmHg;神志清晰,发育正常,营养中等,无贫血貌,全身皮肤无黄染及出血点。全肺呼吸音清,全肺未闻及干湿啰音。心前区无隆起,无细震颤,心界不大。心率次 88/ 分,律齐,心音正常,各瓣膜听诊区未闻及病理性杂音。专科查体:颈椎、胸椎、腰椎椎体压痛 1 级,直腿抬高试验左 70 度,直腿抬高试验右 70 度,加强试验左侧阴性、加强试验右侧阴性,双手指间关节肿胀 I°,压痛 1 级;左肘、双肩、双膝、双踝、胸锁关节、左足趾关节压痛 1 级;胸骨柄压痛 2 级,双"4"试验(±)。

3. 辅助检查

(1)入院前:血沉 38 mm/1 h。腰椎 MR:①腰椎骨质增生;②腰椎部分椎体缘终板炎;③L3/4~L5/S1 椎间盘退变并椎间盘略膨出,考虑 L4/5、L5/S1 椎间盘略后突出;④L4/5 水平双侧椎间孔稍窄;⑤T12 椎体内异常信号(血管瘤?)。胸椎 MR:①T6、7 相邻椎体缘异常信号,邻近软组织稍厚;②T5 椎体内异常信号;③胸椎骨质增生;④部分椎体缘终板炎;⑤T7及 T12 椎体内异常信号(血管瘤?)。胸椎 CT:①胸椎骨质增生 ;②T5-7 相邻椎体缘密度增高,边缘不规整,首先考虑终板炎,不除外相应椎间盘钙化及前纵韧带骨化。骶髂关节 MR:右侧骶髂关节狭窄、关节面下异常信号(考虑骨髓水肿、不除外骶髂关节炎)。

(2)入院后:人类白细胞抗原 B27 测定(HLA-B27)阳性,血沉 52 mm/h, C 反应蛋白(CRP)11.200 mg/L,免疫球蛋白 A(IgA)5.260 g/L,风湿病抗体、类风湿因子、抗中性粒细胞胞浆抗体均阴性。关节超声:双侧多个近节指间关节少量积液。

4. 初步诊断 ①SAPHO 综合征;②腰椎间盘突出症;③颈椎间盘突出。

5. 诊疗经过及随诊 入院后请皮肤科会诊后,考虑"掌趾脓疱疮",予苯维莫德乳膏、曲安奈德益康唑乳膏外用,予口服洛索洛芬钠片 60 mg 每日 2 次,病情控制欠佳,后停用洛索洛芬钠片,予醋酸泼尼松龙片 20 mg 每日 1 次、雷公藤多甙 20 mg 每日 3 次,腰背部、腰骶部疼痛好转,前胸壁及胸骨疼痛好转,左肘、双肩、双膝、双踝、胸锁关节、左足趾关节无疼痛,手足双手及双足皮肤瘙痒、角化、鳞屑及脓疱消退。复查风湿四项正常。

【分析与讨论】

SAPHO 综合征是一种累及皮肤、关节、骨骼的慢性炎性疾病,多见于中青年 [1],主要表现为滑滑膜炎(synovitis)、痤疮(acne)、脓疱病(pustulosis)、骨肥厚(hyperostosis)和骨髓炎(osteomyelitis),1987 年 Chamot 等首次提出以上述症状的首字母缩写命名为 SAPHO 综合征 [2]。其特点是典型的炎性皮肤和关节表现,皮肤病变与关节症状可同时出现,或可先后出现,典型的炎性皮肤改变为脓疱病和痤疮,男性以痤疮为主,多为暴发性痤疮、聚合性痤疮、化脓性汗腺炎等;女性则以脓疱病为主,尤以掌跖部脓疱病多见。关节改变多以滑膜炎为主,可累及单个或多个关节,临床表现为关节肿痛、僵硬感及活动受限。骨骼改变则以骨肥厚及骨髓炎为主,以胸骨柄、胸锁关节、胸肋关节炎、脊柱、骶髂关节等多见,以也可累及长骨、扁骨等,前上胸壁同位素骨扫描可见典型的"牛头"征("bullShead" sign),脊柱关节影像学可见椎体终板侵蚀、硬化、椎体楔形变、椎间隙变窄等;骶髂关节影像学可表现为单侧的骶髂关节炎、骨硬化、骨肥厚侵蚀性等,临床多表现为前胸壁处疼痛、锁骨疼痛、胸背部疼痛、腰骶部疼痛,严重者可压迫邻近神经、血管结构引起肢疼痛和水肿,称"胸出口综合征"[3]。极少部分可伴有炎性肠病,本病的发病机制尚不明显,因部分患者血清类风湿因子阴性,HLA-B27 阳性,伴有典型的骶髂关节炎和脊柱变化,考虑其属于血清阴性脊柱关节病一种,特别是与银屑病关节炎相似;同时也认为本病或因痤疮丙酸杆菌感染激发了机体 T 细胞免疫反应异常激活,引起了抗肿瘤坏死因子 -α、白细胞介素 -8、白细胞介素 -1 的高表达,而致非特异性的炎性损伤;或是基因紊乱所致的自发性炎症性骨炎而发病。本例患者因指间关节滑膜炎、掌跖脓疱疮、骨髓炎、HLA-B27 阳性、血沉、CRP 升高、骶髂关节炎等,根据 2003年 ACR 上 Kahn 对 SAPHO 综合征的诊断标准,符合 SAPHO 综合征诊断。本病在治疗上,以非甾体类抗炎药(NSAIDs)、糖皮质激素、双膦酸盐、抗生素药物、改变病情抗风湿药(DMARD)及生物制剂(抗 TNF-α 药物、抗 IL-1)、维 A 酸类等药物治疗。通常 NSAIDs 作为首选对症治疗药物,本例患者非甾体抗炎药物反应欠佳,故考虑考虑使用糖皮质激素配合植物类抗风湿药物治疗,患者临床治疗效果尚可。

【专家点评】

SAPHO 综合征是一种可累及皮肤、关节、骨骼的慢性炎性、免疫性疾病,根据症状、体征及影像学检查,本例女性患者有典型的皮肤病变掌跖脓疱疮,同时伴有指间关节滑膜炎、骨髓水肿、HLA-B27 阳性及骶髂关节病变,本例患者符合 2003 年 ACR 上 Kahn 对 SAPHO 综合征的诊断标准,SAPHO 综合征诊断明确。本病因关节疼痛明显,常忽视皮肤变化,极易出现误诊,延误治疗。

NSAIDs 是通常为首选药物,临床效果反应不一,长时间使用要注意胃肠道及心脑血管风险。糖皮质激素大部分患者反应尚可,在激素减量过程中易出现病情反复,因糖皮质激素副作用,临床上部分患者不能接受。抗风湿慢作用药(DMARD),如甲氨蝶呤、沙利度胺、环磷酰胺、环孢素 A、柳氮磺吡啶及植物类药物雷公藤等疗效尚可。患者皮肤症状明显,可考虑抗生素药物治疗,如头孢类、大环内脂类,或外用维 A 酸类及糖皮质激素类,局部效果尚可,因双膦酸盐类药物因可改善骨痛,越来越多的应用到临床当中。难治的 SAPHO 的患者,临床上也有选择抗 TNF-α 药物、抗 IL-1 等生物制剂治疗。若出现快速进展性破坏性脊椎炎引起神经病变或难治性滑膜炎,髋关节受累等,也可以考虑椎体减压术、关节镜下滑膜切除术及髋关节置换术治疗等,手术为备选治疗手段,仍需积极治疗原发病。本病少见,需要做到早期明确诊断,多学科联合积极治疗,尽快减轻患者痛苦,避免出现功能活动受限。

【参考文献】

[1] KOH ET.Synovitis, acne, pustulosis, hyperostosis and osteitis(SAPHO)syndrome:a brief review of a rare condition.Ann Acad Med Singapore,1998,27:122-124.

[2] CHAMOTAM, BENHAMOUCL, KAHNMF, et al.Aene-pustulosis-hyperostosis-osteitis-syndrome.Resultsofa nationalsurvey.85cases[J].Rev Rhum Mal osteoartic, 1987, 54(3):187-196.

[3] 曾庆馀. 强直性脊柱炎和其他血清阴性脊柱关节病 [M]. 北京:华夏出版社,1994.175-178.

(邢丽丽,刘维)

病例42　多关节游走性疼痛伴脊柱占位

【病例导读】

痛风是指由嘌呤代谢紊乱和 / 或尿酸排泄减少所导致血尿酸过高而沉积在关节、组织中造成多种损害的一组疾病。该病异质性较强,严重者可并发心脑血管疾病、肾功能衰竭,最终可能危及生命。痛风性关节炎最常累及第一跖趾关节、膝关节、踝关节、腕关节和手指关节等,而肩关节、髋关节、脊椎关节等关节则较少发病。脊柱痛风的第一个病例 1950 年被发表在 Ann Rheum Dis[1]。随后越来越多的痛风累及脊柱的病例被报道[2-6]。脊柱痛风的发病率实际上比我们想象的更高,更应引起我们的重视。

【病例介绍】

患者,男,16 岁,主因"间断多关节肿痛伴低热 5 月余"入院。

1. 病史介绍　患者于入院前 5 月余进食海鲜后出现双侧踝关节、双侧肘关节、双侧腕关节、双手掌指关节、近端指间关节游走性疼痛,伴局部红肿,皮温高,无下肢放射痛,无明显活动受限,无晨僵,伴低热,体温最高达 37.5 ℃,患者自觉体温升高多在关节肿痛时出现,关节肿痛消失后体温自行降至正常,无畏寒、寒战,偶有头痛,无头晕,曾就诊于社区医院,查血常规:WBC 13.0×10^9/L,NEUT% 87%,LYMPH% 9.7%,HGB 141 g/L,PLT 237×10^9/L;尿酸、肝肾功能大致正常,CRP、ASO、RF 均正常,予祛风止痛胶囊后缓解。此后周身多关节游走性肿痛间断发作,伴低热,性质同前,曾就诊于当地医院,中成药对症治疗后好转。入院前 1 月余,患者再次出现双腕关节、双手掌指关节、近端指间关节、双侧第一跖趾关节游走性疼痛,伴低热,性质同前,就诊于我院门诊,查血常规:WBC 8.57×10^9/L,NEUT% 70.3%,LYMPH% 22.4%,HGB 140 g/L,PLT 301×10^9/L;IgE 100.84IU/mL,C3 2.53 g/L,C4 0.87 g/L,CRP 77.7 mg/L,HLA-B27(－);抗核抗体(－);抗 CCP、APF、AKA(－);双侧骶髂关节 CT 提示"腰 5、骶 1 左侧附件区占位性病变,建议 MR 平扫及增强,右侧骶髂关节髂骨侧骨侵蚀"。完善腰骶部 MR 平扫:①腰 5 左侧横突骨质破坏伴软组织肿块,建议增强 MR。②考虑血清阴性脊柱关节病累及右侧骶髂关节。腰骶部 MR 增强:腰 5 左侧横突骨质破坏伴软组织肿块环形强化,考虑神经鞘瘤,建议组织学检查。患者入住某三甲医院,查尿常规:酸碱度 6,尿蛋白(＋＋),白细胞(－),红细胞 12/μL,白细胞 9/μL;凝血功能大致正常;尿酸 776μmol/L;肝炎、病毒 3 项、结核抗体(－);生化功能:ALP 144U/L,GGT 125U/L,TG 3.48mmol/L;BMI:31.5 kg/m²;余大致正常。查腰 5 左侧软组织肿块病理活检,提示尿酸盐结晶。双侧骶髂关节双能 CT(因患者肥胖予口头报告):考虑腰 5 左侧软组织肿块为痛风石可能性大。目前患者左手掌指关节、近端指间关节肿胀,无疼痛,无局部皮温升高,无活动障碍,无发热,偶咳、能咳出少许黄色黏痰,伴鼻塞、流少量清涕,伴咽痛,无腹痛、恶心,无腹胀、腹泻,无尿频、尿急、尿痛。现为进一步治疗收住院。患者自发病以来,精神可,饮食、睡眠可,二便如常,体重无著变。既往史:1 年前曾有跖趾关节肿痛病史;高甘油三酯血症病史。

2. 入院体检　体温 36.7 ℃,脉搏 82 次 / 分,呼吸 18 次 / 分,BP 130/80mmHg;神清,精

神可,全身浅表淋巴结未及肿大,颈软,无抵抗,气管居中,双肺呼吸音粗,未闻及啰音,心音可,律齐,各瓣膜听诊区未闻及杂音,腹软,无压痛,肝脾肋下未及,肠鸣音 4 次 / 分,移动性浊音阴性,双下肢不肿。左手中指掌指关节、近端指间关节肿胀,表面不红,无压痛,余关节无红肿、疼痛、压痛、积液、脱白。足背动脉搏动正常,无肌肉萎缩。生理反射存在,病理反射未引出。

3. 辅助检查　①临床相关实验室检查,血常规,白细胞 15.58×10^9/L,中性粒细胞百分比 84.60%,红细胞 5.04×10^{12}/L,血红蛋白 143.00 g/L,血小板 278.00×10^9/L;血浆纤维蛋白原 4.65 g/L,D- 二聚体 0.99 mg/L;尿常规,潜血:(+),蛋白质:(+++);尿微量白蛋白 >0.15 g/L, 24 小时尿蛋白 2.87 g;生化检查,葡萄糖 9.06mmol/L,尿酸 804μmol/L,谷氨酰基转移酶 134U/L,总胆固醇 5.92mmol/L,甘油三酯 2.70mmol/L,低密度脂蛋白胆固醇 3.50mmol/L;24 小时尿 - 尿酸:4861.5μmol;C- 反应蛋白 7.3 mg/L,血沉 25 mm/1 h,铁蛋白 418.92ng/mL,免疫球蛋白正常,补体 C3 正常,补体 C4 0.59 g/L;肿瘤标志物未见异常。②影像学检查:泌尿系彩超:双肾、膀胱、前列腺未见明显异常。双侧膝关节、双侧踝关节 X 线:双膝、双踝关节骨质未见明显异常。腰骶部 MR 增强:腰 5 左侧横突骨质破坏伴软组织肿块环形强化,考虑神经鞘瘤,建议组织学检查。双侧骶髂关节双能 CT:考虑腰 5 左侧软组织肿块为痛风石可能性大。病理检查:腰 5 左侧软组织肿块病理活检:可见尿酸盐结晶(图 2-42-1、2-42-2)。

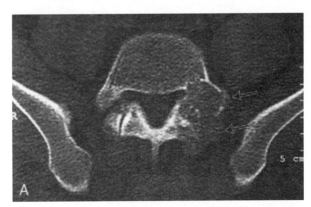

图 2-42-1　骨盆 CT:发现脊柱左侧 L5-S1 水平有占位性病变

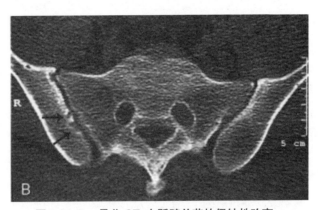

图 2-42-2　骨盆 CT:右骶髂关节的侵蚀性改变

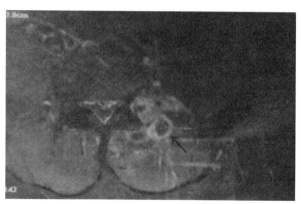

图 2-42-3　腰骶部 MR 增强：左侧 L5 椎体横突有环状强化软组织肿块，并伴有骨侵蚀

4. 初步诊断　痛风性关节炎累及脊柱。

5. 诊治经过及随诊　患者入院后，洛索洛芬 60 mg 每日两次、非布司他 40 mg 每日一次，并加用秋水仙碱 1 片每日两次治疗，1 周后患者症状明显改善后出院。出院后在我院门诊随诊及降尿酸治疗，6 个月未再出现新的关节炎或脊柱症状。患者近 2 年高嘌呤饮食后间断发作多关节肿痛，平均 1 次 / 年，自行口服依托考昔及秋水仙碱后缓解。目前口服非布司他 80 mg 每日一次降尿酸治疗。

【分析与讨论】

痛风是指由嘌呤代谢紊乱和 / 或尿酸排泄减少所导致血尿酸过高而沉积在关节、组织中造成多种损害的一组疾病。有一些常见因素与血清尿酸水平升高有关：不良的饮食模式、肥胖、高血压、代谢综合征、2 型糖尿病、慢性肾病和药物等[7]。痛风异质性较强，严重者可并发心脑血管疾病、肾功能衰竭，最终可能危及生命。痛风性关节炎最常累及第一跖趾关节、膝关节、踝关节、腕关节和手指关节等，而肩关节、髋关节、脊椎关节等关节则较少发病。近年来，脊柱痛风的发病率越来越高。脊柱痛风可以以多种方式表现。脊柱痛风的症状主要是背部疼痛和 / 或神经或脊柱受压，并不是痛风特有的症状，可以在短时间内发生，也可以在多年后发展。患者通常有广泛的痛风或高尿酸血症既往史，但脊髓受累也可以是痛风症状的第一表现。尿酸通常升高，炎症指标如血沉、CRP 和白细胞计数也升高。然而，这些都不能令人满意地将感染排除在鉴别诊断之外，需要保持警惕，特别是当病人出现发烧时[8]。本例患者青少年男性，临床主要表现为进食海鲜后出现多关节游走性疼痛，伴局部红肿，皮温高，且伴有间断低热，血尿酸明显升高，从起病形式及关节受累特点及实验室检查方面应考虑痛风可能。但该患者并无脊柱疼痛症状，而是在予患者行相关检查进行鉴别诊断时发现腰椎横突内痛风石病变。

影像学检查对脊柱痛风的诊断有一定的指导意义：包括 X 线、MRI、CT、DECT 等；X 线检查在早期并不能有所发现，即使后期痛风石弥漫形成，如果其中尿酸结晶含量不高，其与周围软组织密度差不大，加上各个椎体不规则形态叠影，脊柱痛风被发现的概率也很低[9]。X 线可能表现为脊柱病、脊柱滑脱、退行性改变和弥漫性脊柱骨质增生或正常。神经系统症状严重的患者往往 X 线表现最异常，表现为局灶性狭窄或破坏性改变，包括寰枢椎半脱位

[8]。MRI 是评估脊髓痛风最常用的方法,描述发生痛风的脊柱组织在 T2 像表现为等或高信号,而在 T1 像表现为低或者等信号,增强 MRI 中表现为不均匀的增强信号,其敏感度较高,但特异性低,与骨髓炎、脊柱结核感染等无法鉴别。CT 较 X 线的敏感性、特异性均高,最常见的结果包括伴有界限清楚的硬化边缘的骨或关节糜烂,椎间关节突或椎间骨新形成,或比周围肌肉密度大的关节旁或关节内肿块 [10, 11]。但硬膜外压迫肿块很容易被误认为是肿瘤或脓肿,没有组织病理诊断就不能区分。DECT 与标准的单能量 CT 相比,其扫描仪在两个不同的能级捕获图像,不同的能级允许不同化学成分的物质根据其 X 射线光子能量的差异表现出不同 [12],并更有效地将痛风石与其他类型的物质区分开来。研究表明 DECT 已经能够亚临床痛风痛风石,并可直接测量其体积 [13]。无论是敏感性还是特异性,DECT 均较上述影像学检查方法高,但 DECT 对脊柱痛风诊断的准确性对痛风石中尿酸含量有依赖性 [14]。目前脊柱痛风诊断的金标准是活检病理检出单钠尿酸盐结晶 [15]。该患者的强化 MRI 表现并未能与神经鞘瘤进行很好的鉴别。最终骶髂关节双能 CT 报告考虑腰 5 左侧软组织肿块为痛风石可能性大。行穿刺完善病理检查提示腰 5 左侧软组织肿块病理活检,证实存在尿酸盐结晶,最终脊柱痛风诊断明确。

脊柱痛风治疗目前尚未有明确的指南,可借鉴普通痛风的治疗指南。中国高尿酸血症与痛风诊疗指南(2019),推荐:①保持健康的生活方式:包括控制体重、规律运动;限制酒精及高嘌呤、高果糖饮食的摄入;鼓励奶制品和新鲜蔬菜的摄入及适量饮水;不推荐也不限制豆制品的摄入。②建议始终将血尿酸水平控制在理想水平(240~420μmol/L),为此可能需要长期甚至终身服用降尿酸药物。③定期筛查与监测靶器官损害和控制相关合并症。选择降尿酸药物治疗时应综合考虑药物的适应证、禁忌证和高尿酸血症的分型;在痛风发作缓解2~4 周起始降尿酸治疗,药物治疗过程中出现痛风发作,不建议停用降尿酸药物。降尿酸药物主要分为三类:黄嘌呤氧化酶抑制剂(别嘌醇、非布司他)、促尿酸排泄药物(苯溴马隆)、重组尿酸酶制剂(聚乙二醇重组尿酸酶);单药足量、足疗程治疗不佳,可联合应用两种不同作用机制的降尿酸药物。痛风急性发作期可予以抗炎镇痛治疗:①尽早使用小剂量秋水仙碱或 NSAID(足量、短疗程),对上述药物不耐受、疗效不佳或存在禁忌的患者,可首选全身应用糖皮质激素;②累及多关节、大关节或合并全身症状的患者,可首选全身应用糖皮质激素治疗;③发作累及 1-2 个大关节时,有条件者可抽吸关节液后,关节腔糖皮质激素治疗;④疼痛 VAS ≥ 7 分,或 ≥ 2 个大关节受累,或多关节炎,或一种药物疗效差的患者,可联合两种抗炎镇痛药物,如小剂量秋水仙碱与 NSAID 或小剂量秋水仙碱与全身糖皮质激素联用;⑤有消化道出血风险或需长期使用小剂量阿司匹林患者,建议优先考虑 COX-2 抑制剂;⑥疼痛反复发作、常规药物无法控制的难治性痛风患者,可考虑使用 IL-1 或 TNF-α 拮抗剂。当痛风石出现局部并发症(感染、破溃、压迫神经)或严重影响生活质量时,可考虑手术治疗。

本例患者考虑痛风急性发作,累及双侧踝关节、双侧肘关节、双侧腕关节、双手掌指关节、近端指间关节、双侧第一跖趾关节,无脊柱不稳或脊髓神经损伤表现,故未进行外科干预。予以药物治疗:洛索洛芬 60 mg 每日两次、非布司他 40 mg 每日一次,并加用秋水仙碱

1 片 每日两次；1 周内患者症状明显改善后出院。出院后嘱患者改善生活方式,定期复查血尿酸水平,必要时长期口服降尿酸药物。

我们对患者进行了长期的随访,出院后在我院门诊随诊及降尿酸治疗,6 个月未再出现新的关节炎或脊柱症状。 患者近几年高嘌呤饮食后间断发作多关节肿痛,平均 1 次 / 年,自行口服依托考昔及秋水仙碱后缓解。目前口服非布司他 80 mg 每日一次降尿酸治疗。再次叮嘱患者注意限制高嘌呤食物摄入,监测血尿酸水平,控制在 300~360μmol/L 为最佳。

【专家点评】

痛风是指由嘌呤代谢紊乱和 / 或尿酸排泄减少所导致血尿酸过高而沉积在关节、组织中造成多种损害的一组疾病。可累及多个脏器,严重者可并发心脑血管疾病、肾功能衰竭,最终可能危及生命。痛风性关节炎最常累及第一跖趾关节、膝关节、踝关节、腕关节和手指关节等,而肩关节、髋关节、脊椎关节等关节则较少发病。近年来越来越多脊柱痛风的病例被报道,其发病率比我们想象的要高。其起病可能为背痛、脊椎或神经受压等症状,也可能为单纯外周关节肿痛、发热等,也可能短时间内较快进展致四肢瘫痪,预后较差,故应警惕高尿酸或痛风患者有无累及脊柱。可通过血尿酸、炎性指标及 MRI 平扫 + 增强、DECT 帮助诊断,若需确诊,仍需行穿刺取组织活检完善病理检查。

治疗原则基本与其他关节痛风相同,急性期可予以抗炎镇痛治疗,降尿酸治疗并将尿酸长期控制在理想水平,若脊柱受损明显或出现神经压迫症状可行手术治疗,并需患者积极配合改善生活方式。目前仍需更多更大样本量的临床试验来进一步研究,从而为诊疗指南形成提供更多循证学证据。

【参考文献】

[1]　KERSLEY G D, MANDEL L, JEFFREY M R. Gout；an unusual case with softening and subluxation of the first cervical vertebra and splenomegaly[J]. Ann Rheum Dis, 1950, 9（4）: 282-304.

[2]　ALARCON-SEGOVIA D A, CETINA J A, DIAZ-JOUANEN E. Sarcroilaic joints in primary gout. Clinical and roentgenographic study of 143 patients[J]. Am J Roentgenol Radium Ther Nucl Med, 1973,118(2): 438-443.

[3]　CLERC D, MARFEUILLE M, LABOUS E, et al. Spinal tophaceous gout[J]. Clin Exp Rheumatol, 1998,16(5): 621.

[4]　DAS D S. Intervertebral disc involvement in gout: brief report[J]. J Bone Joint Surg Br, 1988,70(4): 671.

[5]　SAKETKOO L A, ROBERTSON H J, DYER H R, et al. Axial gouty arthropathy[J]. Am J Med Sci, 2009,338(2): 140-146.

[6]　WU Z, LIU C, DAI K, et al. Intraspinal extradural gout tophus in the lumbar vertebral canal: Case reports[J]. Medicine（Baltimore）, 2022,101(1): e28418.

[7]　TOPROVER M, KRASNOKUTSKY S, PILLINGER M H. Gout in the Spine: Imaging, Diagnosis, and Outcomes[J]. Current Rheumatology Reports, 2015,17(12).

[8] ZHAO D, WANG C, ZHAO Y, et al. Cyclophosphamide causes osteoporosis in C57BL/6 male mice: suppressive effects of cyclophosphamide on osteoblastogenesis and osteoclastogenesis[J]. Oncotarget, 2017, 8(58): 98163-98183.

[9] KONATALAPALLI R M, DEMARCO P J, JELINEK J S, et al. Gout in the axial skeleton[J]. J Rheumatol, 2009, 36(3): 609-613.

[10] ZHENG Z F, SHI H L, XING Y, et al. Thoracic cord compression due to ligamentum flavum gouty tophus: a case report and literature review[J]. Spinal Cord, 2015, 53(12): 881-886.

[11] NICOLAOU S, LIANG T, MURPHY D T, et al. Dual-energy CT: a promising new technique for assessment of the musculoskeletal system[J]. AJR Am J Roentgenol, 2012, 199(5 Suppl): S78-S86.

[12] CHOI H K, AL-ARFAJ A M, EFTEKHARI A, et al. Dual energy computed tomography in tophaceous gout[J]. Ann Rheum Dis, 2009, 68(10): 1609-1612.

[13] EDA H, SANTO L, WEIN M N, et al. Regulation of Sclerostin Expression in Multiple Myeloma by Dkk-1: A Potential Therapeutic Strategy for Myeloma Bone Disease[J]. J Bone Miner Res, 2016, 31(6): 1225-1234.

[14] WEI Q, HE M, CHEN M, et al. Icariin stimulates osteogenic differentiation of rat bone marrow stromal stem cells by increasing TAZ expression[J]. Biomed Pharmacother, 2017, 91: 581-589.

（王佳佳，赵金伟，李玲）

第三章　干燥综合征

病例 43　口干、牙齿片状脱落、气短

【病例导读】

干燥综合征(SjÖgren' s syndrome，SS)是一种常见的慢性自身免疫性疾病,除侵犯唾液腺、泪腺等外分泌腺体而出现相应的症状外,肺、肾、胃肠道、血液系统等腺体外多器官、多系统受累也不少见。而对比病变仅局限于外分泌腺者,出现腺体外系统受累的患者预后更差,多需要积极应用糖皮质激素和 / 或免疫抑制剂进行治疗。肺动脉高压(Pulmonary artery hypertension，PAH)是一组以肺小血管增生和重塑、肺血管阻力进行性增加为主要特征的疾病,随着病变进展,终致右心衰竭和死亡。PAH 作为 SS 一种不常见但却不容忽视的严重并发症,因其病死率高,预后不良,需要临床医师提高警惕,做到早诊断、早治疗,以改善患者预后。

【病例介绍】

患者,女性,54 岁,主因"口眼干 14 年,活动后气短 1 年余加重 1 月"入院。

1. 病史介绍　患者于入院前 14 年无明显诱因出现口干,进食固体食物时需用水送服,伴舌面皲裂、出血,期间逐渐出现牙齿变黑、片状脱落,遗留残根,伴眼干,无腮腺肿大、皮疹、口腔溃疡、肢端遇冷变色、关节肿痛等,未予治疗。入院前 3 年查体发现外周血白细胞 2.9×10⁹/L ,血小板及血红蛋白无异常,未进一步诊治。入院前 1 年余出现活动后气短,伴周身乏力,休息后好转,无胸闷、胸痛,无黑矇、晕厥,无咳嗽、咯血,无双下肢水肿及夜间阵发性呼吸困难等伴随症状,先后就诊于外院及我科门诊完善血常规:白细胞 3.1×10⁹/L,中性粒细胞 1.45×10⁹/L,血小板 66×10⁹/L,血红蛋白 147 g/L,尿常规、便常规未见异常,血沉 24 mm/1 h,抗核抗体 1∶200 斑点型,抗干燥综合征 A 抗体(+),抗干燥综合征 B 抗体(+),抗 RO-52 抗体(+),余 ENA 谱阴性,抗双链 DNA 抗体、抗着丝点抗体及类风湿因子阴性,免疫球蛋白 G 15.60 g/L,补体正常,考虑为"干燥综合征",于入院前 1 年我科第一次住院,住院期间补充完善肝功能: GGT 55 U/L , TBIL 23.9 μmol/L , DBIL 9.2 μmol/L;肾功能、电解质、心肌酶及 BNP 未见异常,抗线粒体抗体 M2 亚型、抗平滑肌抗体等自免肝相关抗体阴性;胸部 HRCT:两肺间质纹理增多,心包积液,主肺动脉增粗,提示肺动脉高压;肺功能正常。超声心动示主动脉增宽,肺动脉瓣、二尖瓣、三尖瓣轻度反流,肺动脉收缩压约 42 mmHg,心包积液少量。Schirmer 试验:右眼 4 mm/5 min,左眼 7 mm/5 min,考虑患者诊断"干燥综合征、血小板减少、肺动脉高压、心功能 II 级(WHO 分级)",起始治疗予甲泼尼龙 80 mg 静滴每日一次及羟氯喹治疗,因患者拒绝暂未行右心导管检查及加用其他免疫抑制剂,患者活动后气短、乏力改善,血小板恢复正常出院。出院后规律随诊,活动后气短及乏力

消失,未再出现血小板减低,监测 BNP 均正常,超声心动图示肺动脉收缩压无明显变化,3月前甲泼尼龙逐渐减量至 2 mg 每日一次维持治疗。1月前活动后气短及乏力再次出现,无其他伴随症状,外院查超声心动图:LA 36 mm,LV 46 mm,RA 42 mm,RV 37 mm,EF 65%,肺动脉收缩压 46 mmHg,心包积液(少量),主肺动脉轻度增宽。考虑"肺动脉高压?",现为进一步诊治收入我科,患者自本次发病以来,精神尚可,食欲正常,睡眠尚可,大便如常,小便如常,体重未见明显下降。既往否认冠心病、糖尿病、高血压病史。

2. 入院体检　体温 36.5 ℃,脉搏 78 次/分,呼吸 19 次/分,BP 128/86 mmHg;神清语利,查体合作。皮肤黏膜未见黄染、皮疹及出血点。浅表淋巴结未及肿大。全口义齿,颈软,气管居中,甲状腺不大,颈静脉无怒张。双肺呼吸音清,未闻及干湿性啰音。心音可,律齐,未及病理性杂音。腹软,无压痛,双下肢不肿。生理反射存在,病理反射未引出。

3. 辅助检查

(1)第 1 次入我科:①常规、生化:血常规,PLT 38×10^9/L,余血常规及尿便常规正常;肝功能,GGT 55U/L,TBIL 23.9 μmol/L,DBIL 9.2 μmol/L,肾功能电解质及心肌酶未见异常。②超声:腮腺超声:腮腺包膜欠光滑,实质颗粒增粗,回声减低,不均匀,可见中强回声条索样改变,提示腮腺弥漫性病变。全身浅表淋巴结超声:双侧颈部 I-III 区多发淋巴结肿大(形态、结构未见异常),(颈部)左侧较大的约 2.3 cm×0.6 cm,右侧较大的约 2.5 cm×0.6 cm,双侧腋窝多发淋巴结肿大(形态、结构未见异常),(腋窝)左侧较大的约 2.6 cm×0.7 cm,右侧较大的约 2.4 cm×1.7 cm,双侧腹股沟区多发淋巴结肿大(形态、结构未见异常),(腹股沟)左侧较大的约 3.2 cm×0.7 cm,右侧较大的约 3.0 cm× 0.6 cm。双手+腕关节超声:左手 PIP(3)、右手 PIP(3、4)滑膜炎,左手 PIP(3)滑膜腔内少量积液。③心肺检查:超声心动示主动脉增宽,肺动脉瓣、二尖瓣、三尖瓣轻度反流,肺动脉收缩压约 42 mmHg,心包积液少量。胸部 HRCT:两肺间质纹理增多,心包积液,主肺动脉增粗,提示肺动脉高压。肺功能:未见异常。

(2)此次入院后:①常规、生化:血、尿、便常规及生化未见异常。②免疫:免疫球蛋白 G及补体 C3、C4、C 反应蛋白未见异常,自身抗体谱同前。③心肺相关化验检查:BNP 21 pg/mL。肺动脉 CTA:符合"肺动脉高压"表现:①双侧段及段以上肺动脉未见确切栓塞征象;②两肺支气管炎;③两肺间质纹理增多;心影增大,心包积液,主肺动脉增粗,提示肺动脉高压。超声心动图:左房前后径 39 mm,左室舒末径 48 mm,右房左右径 41 mm,右室左右径 36 mm,EF 65%,主肺动脉增宽,右心轻度增大,肺动脉收缩压约 50 mmHg,心包积液(少量)。肺功能:通气功能、弥散功能正常,残总比在正常范围。肺通气/灌注显像:未见典型肺栓塞性病变图像。右心导管检查:右心房平均压为 0 mmHg,右心室舒末压为 6 mmHg,肺动脉平均压为 40 mmHg,肺小动脉楔压 12 mmHg,舒张期跨肺压差 10 mmHg,心指数 3.3,肺血管阻力 4.5 Wood 单位。行左、右肺动脉造影,造影示段动脉以上未见充盈缺损,远段肺动脉可见残根现象。术中印象:中度肺高压。

4. 初步诊断　原发性干燥综合征,继发性肺动脉高压,心功能 II 级(WHO 分级)。

5. 诊治经过及随诊　入院后将甲泼尼龙加量至 40 mg 每日一次,继续羟氯喹治疗,加用安立生坦 5 mg 每日一次、地高辛、华法林、呋塞米等治疗,患者活动后气短及乏力症状较前好转出院。患者门诊规律随诊,出院后曾试用环磷酰胺,因出现肝酶升高停用。日常活动不受限,心功能 I-II 级(WHO 分级),复查 BNP 不高,超声心动图提示右心形态恢复正常大小,心包积液消失。随访至第三年,甲泼尼龙逐渐减量至 20 mg 每周,维持治疗约 2 年,1 年前安立生坦减量至 2.5 mg 每日一次治疗,停用利尿剂,余用药较前不变。心功能 II 级(WHO 分级),BNP 25 pg/mL,超声心动图:右房左右径 40 mm,右室左右径 32 mm,EF 63%,下腔静脉内径正常,肺动脉收缩压约 40mmHg。

入院后将甲泼尼龙加量至 40 mg 每日 1 次,继续羟氯喹治疗,加用安立生坦 5 mg 每日一次、地高辛、华法林、呋塞米等治疗,患者活动后气短及乏力症状较前好转出院。患者门诊规律随诊,出院后曾试用环磷酰胺,因出现肝酶升高停用。随诊至第 3 年,患者目前日常活动不受限,心功能 I-II 级(WHO 分级),复查 BNP 不高,超声心动图提示右心形态恢复正常大小,肺动脉收缩压约 40mmHg,心包积液消失,甲泼尼龙逐渐减量至 5 片 / 周维持治疗约 2 年,1 年前安立生坦减量至 2.5 mg 每日 1 次治疗,停用利尿剂,余用药较前不变。

【分析与讨论】

肺高压(Pulmonary hypertensin,PH)是一组以肺动脉压力升高、右心功能衰竭为特征的疾病。根据 WHO 分类,肺高压可分为 5 型,包括肺动脉高压(PAH)、左心疾病所致 PH、慢性肺病和 / 或低氧血症所致 PH、肺血栓栓塞所致 PH 以及多因素 / 病因未明 PH。PH 的症状及体征无特异性[1],通常表现为劳力性呼吸困难和乏力,并逐渐出现重度 PH 伴明显右心室功能衰竭,同时导致 PH 的原发疾病也可出现劳力性呼吸困难等非特异症状。因此,PH 的诊断经常延迟,常常在症状很重时才会怀疑是 PH。据统计,超过 20% 的患者在诊断 PH 之前,症状已经持续 2 年以上,这在患有共存疾病的患者更为普遍[2]。此外,在中国人群中经超声心动图确诊的原发性干燥综合征相关肺动脉高压患病率高达 12.5%[3]。因此,对于存在活动后气短、乏力等症状的干燥综合征患者,我们需要积极进行超声心动图筛查,警惕 PH 的存在。同时结缔组织病(connective tissue disease,CTD)相关肺高压多考虑归类为 1 型肺高压,即肺动脉高压范畴,但是 CTD 因其系统受累的特点,我们在初诊 PH 时,除考虑 PAH 存在以外,仍需要进行胸部 HRCT、肺血管造影检查、超声心动图等相关检查排除其他类型 PH 的可能。

干燥综合征的总体治疗目标是改善口干、眼干症状,预防黏膜干燥的并发症(如龋齿、角膜溃疡、口腔假丝酵母菌感染),以及诊断并治疗系统性表现、腺体和淋巴细胞增殖性疾病。在治疗前应对患者进行全面的评估,根据疾病的严重程度及累及范围选择治疗方案。在此例患者第一次住院期间,我们对她进行了完整的病情评估,评估结果提示患者存在白细胞、血小板减少、淋巴结增大、关节滑膜炎、肺动脉高压,初始加用糖皮质激素及羟氯喹治疗,上述方案治疗后患者活动后气短及乏力较前明显改善,血小板恢复正常。这提示随着原发病的改善,患者肺动脉高压同时得到了改善。但随访过程中,随着糖皮质激素的减量,患者入院前再次出现活动后气短加重,此次住院期间完善右心导管检查,提示患者肺动脉平均压为 40mmHg,在完善肺通气 / 灌注扫描、肺血管 CTA、胸部 HRCT 等检查排除其他类型 PH

后,确立患者存在肺动脉高压诊断。此次入院后我们将甲泼尼龙加量至每日 40 mg 加强原发病的治疗,并加用 PAH 靶向药物(安立生坦 5 mg 每日一次)、强心、利尿等治疗,患者活动后气短及乏力症状较前好转出院。出院后门诊规律随诊,监测超声心动图提示患者右心形态恢复正常大小,心包积液消失,同时患者心功能改善,日常活动不受限,心功能 I-II 级(WHO 分级)。因此,对于 SS 相关 PAH 患者,原发病治疗及 PAH 靶向治疗对于患者维持长期病情稳定都至关重要。

目前,尚无 SS 相关 PAH 诊疗指南,但根据 2020 年发表的《中国结缔组织病相关肺动脉高压诊治专家共识》[4],CTD 相关 PAH 治疗原则是早期、个体化治疗,最大程度的延缓疾病进展、降低器官损害,最终延长患者生存期,提高生活质量,改善预后。治疗目标是 CTD 和 PAH 的"双重达标",即 CTD 病情缓解和 PAH 临床达标。PAH 临床达标指根据简化版 PAH 危险分层量表评估患者处于低危状态。此患者因 PAH 未能达标,出现活动后气短加重于我院第二次住院治疗,在第二次住院期间糖皮质激素加量加强原发病治疗。PAH 靶向治疗药物包括内皮素受体拮抗剂、5 型磷酸二酯酶抑制剂、鸟苷酸环化酶激动剂和前列环素类。根据评估患者 PAH 风险为中、低风险,可考虑初始加用单药 PAH 靶向治疗,因此此次住院期间加用安立生坦 5 mg 每日 1 次靶向治疗每日一次 PAH。在随访过程中,评价患者 ESSDAI 由 19 分下降至 13 分,下降大于 3 分,同时根据简化版 PAH 危险分层量表评估患者处于低危状态,提示患者 SS 及 PAH 治疗均达标。此外,根据本中心的 SS-PAH 队列以及既往文献报道,将"双重达标"的理念引入 SS-PAH 的治疗实践中是有效的 [5, 6],进一步研究也发现,基线时右心室大小可以作为 SS-PAH 患者治疗达标的预测因素 [7]。因此,作为风湿科医师,我们应该对 SS-PAH 患者进行全面的综合评估,在临床实践中以"双重达标"为治疗目标制定个体化治疗方案,同时应关注患者心脏结构及血流动力学变化。

在 CTD-PAH 的管理中,除了 PAH 靶向药物以外,免疫抑制治疗在其中也占据着重要地位。炎症反应所导致的肺血管损伤在 PAH 发病机制中起重要作用。在疾病早期和病情活动者,使用大剂量糖皮质激素联合免疫抑制剂诱导缓解治疗可以有效控制 PAH[8, 9],同时糖皮质激素的应用可以作为短期治疗应答的独立预测因素 [9]。在此例患者中,第一次住院期间我们给予每日甲泼尼龙 80 mg 静滴及羟氯喹治疗后患者活动后气短明显改善。既往文献报道提示强免疫抑制剂(如环磷酰胺、霉酚酸酯、他克莫司等)的应用能明显改善患者预后,促进治疗达标,同时还能明显改善 CTD-PAH 患者平均肺动脉压力和肺血管阻力等血流动力学指标 [10, 11]。此外,接受免疫抑制剂的 SS-PAH 患者在治疗后更容易达标 [5],这点再次强调了早期、足量的免疫抑制剂在改善 SS-PAH 患者预后中的地位。环磷酰胺是治疗 CTD 相关 PAH 循证医学证据最多的免疫抑制剂,在此例患者随访过程中,我们曾短期加用环磷酰胺治疗,但因应用环磷酰胺后肝酶升高停用,同时考虑患者病情逐渐稳定,后续未再加用其他免疫抑制剂。因此,对于 SS-PAH 患者,我们应该结合患者脏器受累情况及药物相关不良反应进行个体化选择免疫抑制剂,在长期维持缓解过程中选择小剂量糖皮质激素及患者能耐受且长期应用的免疫抑制剂。

【专家点评】

干燥综合征是一种主要累及外分泌腺的系统性自身免疫性疾病,合并腺体外受累特别是出现 PAH 时提示患者预后不良。对于存在活动后气短、乏力等 PAH 非特异症状的干燥综合征患者,我们需要积极进行超声心动图筛查,警惕 PAH 的存在,同时在确立 PAH 诊断后应全面评估干燥综合征及 PAH 病情,早期加用原发病治疗及 PAH 靶向药物,以"双重达标"为基本原则,改善患者远期预后,提高患者生活质量。同时考虑早期、足量的免疫抑制剂在改善 SS-PAH 患者预后中的地位,我们应该结合患者脏器受累情况及药物相关不良反应进行个体化选择免疫抑制剂,在长期维持缓解过程中选择患者能耐受且长期应用的免疫抑制剂。而此例患者因不能耐受环磷酰胺,后续仍需要严密追踪,必要时再次加用其他免疫抑制剂治疗。

【参考文献】

[1] BRAGANZA M, J SHAW, K SOLVERSON, et al. A Prospective Evaluation of the Diagnostic Accuracy of the Physical Examination for Pulmonary Hypertension [J]. Chest, 2019, 155(5): 982-990.

[2] BROWN L M, H CHEN, S HALPERN, et al. Delay in recognition of pulmonary arterial hypertension: factors identified from the REVEAL Registry [J]. Chest, 2011, 140(1): 19-26.

[3] 颜淑敏, 张文, 李梦涛, 等. 原发性干燥综合征 573 例临床分析 [J]. 中华风湿病学杂志, 2010, 14(4): 223-227.

[4] 中国医师协会风湿免疫科医师分会风湿病相关肺血管/间质病学组, 国家风湿病数据中心, 国家皮肤与免疫疾病临床医学研究中心. 2020 中国结缔组织病相关肺动脉高压诊治专家共识 [J]. 中华内科杂志, 2021, 60(5): 15.

[5] LIU Z, J WANG, J LAI, et al. Is it possible to apply the treat-to-target strategy in primary Sjögren's syndrome-associated pulmonary arterial hypertension? [J]. Clin Rheumatol, 2018, 37(11): 2989-2998.

[6] ZHANG N, Y ZHAO, H WANG, et al. Characteristics and risk factors for pulmonary arterial hypertension associated with primary Sjögren's syndrome: 15 new cases from a single center [J]. Int J Rheum Dis, 2019, 22(9): 1775-1781.

[7] 赵音, 王慧, 陈明, 等. 原发性干燥综合征相关肺动脉高压 20 例患者临床分析 [J]. 中华医学杂志, 2019, 99(37): 5.

[8] JAIS X, D LAUNAY, A YAICI, et al. Immunosuppressive therapy in lupus- and mixed connective tissue disease-associated pulmonary arterial hypertension: a retrospective analysis of twenty-three cases [J]. Arthritis Rheum, 2008, 58(2): 521-531.

[9] YASUOKA H, Y SHIRAI, Y TAMURA, et al. Predictors of Favorable Responses to Immunosuppressive Treatment in Pulmonary Arterial Hypertension Associated With Connective Tissue Disease [J]. Circ J, 2018, 82(2): 546-554.

[10] QIAN J, M LI, X ZHANG, et al. Long-term prognosis of patients with systemic lupus ery-thematosus-associated pulmonary arterial hypertension：CSTAR-PAH cohort study [J]. Eur Respir J, 2019, 53（2）：1800081.

[11] MIYAMICHI-YAMAMOTO S, Y FUKMmOTO, K SUGIMURA, et al. Intensive immu-nosuppressive therapy improves pulmonary hemodynamics and long-term prognosis in pa-tients with pulmonary arterial hypertension associated with connective tissue disease [J]. Circ J, 2011, 75（11）：2668-2674.

（王慧，赵音，孙文闻）

病例 44　低热伴咳嗽、咯血

【病例导读】

原发干燥综合征（Sjögen's Syndrome）是一种以淋巴细胞增殖及进行性外分泌腺体损伤为特征的慢性炎症性自身免疫病，患者血清中存在多种自身抗体。除有涎腺、泪腺功能受损外，可出现多脏器多系统受累[1]。当干燥综合征与其他系统性结缔组织病同时存在时，则可称为继发性干燥综合征[2]。对出现系统性症状特别是重要器官损害的患者可以考虑使用糖皮质激素、免疫抑制剂或者生物制剂治疗。具体用药方法参照系统性红斑狼疮的治疗。

曲霉菌感染可以发生在多种疾病所致免疫功能不全患者，包括长期粒细胞缺乏，干细胞移植，实体器官移植，先天或获得性免疫缺陷，以及长期使用糖皮质激素等。部分风湿病患者由于需要长期使用糖皮质激素控制原发病，发生感染风险较高。临床医生在对相关病患随访中需要注意识别感染，以期获得良好的疗效。

【病例介绍】

患者女性，44 岁，主因"咳嗽 8 周，低热并咯血 6 周"入院。

1. 现病史　患者 8 周前无明显诱因出现咳嗽。少量咯痰。无其他症状。自以为"受凉、感冒"，未予以重视。大约 6 周前患者出现低热，体温 37.7 ℃～37.9 ℃左右。并出现痰中带血丝。发热不伴畏寒、寒战。无喘息、气短。到门诊就诊，查血白细胞 8.67×10⁹/L，中性粒细胞比例 85.34%，血红蛋白及血小板正常。为进一步诊治收住院。既往史：患者 4 年前诊断"原发性干燥综合征"。予口服泼尼松 30 mg 每日 1 次口服，联合雷公藤 20 mg 每日 3 次。约半年后停雷公藤，泼尼松于 1 年后逐渐减量至 10 mg 每日 1 次。近 3 年口服泼尼松 10 mg/ 日，因自觉症状稳定未到门诊随诊。

2. 入院体检　皮肤、巩膜未见黄染，未见皮疹。腮腺无肿大，未见猖獗龋齿。全身浅表淋巴结未触及异常肿大。双肺听诊未闻及啰音。腹部未见异常，四肢活动无异常，未见关节红肿。

3. 辅助检查　入院后查血钾 3.2mmol/L，血免疫球蛋白 IgG 19.6 g/L，补体 C3 0.72 g/L，C4 正常。抗核抗体 1∶100（胞浆颗粒型），抗 SSa 抗体（＋），抗 Ro-52 抗体（＋）。类风湿因子 42.9IU/mL。血沉正常。肿瘤标记物筛查均阴性。结核抗体阴性。尿 pH 7.5，潜血，蛋白均阴性，尿比重 1.010。肾小管酸化功能实验检查结果，HCO_3^-：13.6mmol/L（<12.44 mmol/

L ），NH4：11.3mmol/L，（25.84~200 mmol/L ）。胸部 CT 显示：左下肺脊柱旁薄壁空洞，内可见软组织密度的附壁结节。俯卧位复查胸部 CT 检查：空洞内结节移动。综合两次胸部 CT 结果，考虑感染性病变，肺曲霉菌可能性大（图 3-44-1 ）。痰涂片未发现真菌菌丝。两次血 1-3-β-D 葡聚糖检测均升高。

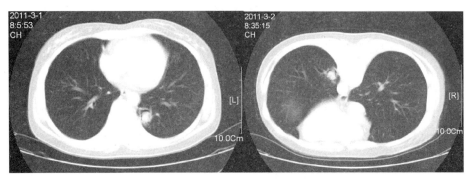

图 3-44-1：患者术前 CT。左图中显示患者左下肺脊柱旁薄壁空洞，内可见软组织密度的附壁结节。右图为俯卧位 CT 检查，显示空洞内结节移动

4. 初步诊断　①干燥综合征，I 型肾小管酸中毒；②侵袭性肺曲霉菌病。

5. 治疗经过及随诊　明确诊断后，继续予患者口服强的松 10 mg/d。同时给予伊曲康唑口服液 100 mg 每日 2 次。约 2 周后转入胸外科进行左肺下叶楔形切除及胸腺部分切除术。术后病理提示：左下肺炎性病变，其中见纤维包裹的坏死结节，散在多核巨细胞。部分支气管管腔呈囊性扩张，腔内渗出物可检出霉菌菌丝（图 3-44-2 ）。

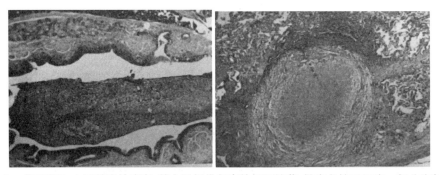

图 3-44-2　术后病理：左下肺炎性病变，其中见纤维包裹的坏死结节，散在多核巨细胞。部分支气管管腔呈囊性扩张，腔内渗出物可检出霉菌菌丝

术后随访 6 个月并继续给予患者口服伊曲康唑治疗。分别在第 3，5，8 个月复查胸 CT，同时监测血常规及肝功能。第 1 个月胸部 CT 结果：左下叶可见实变索条及高密度金属线影，符合左肺曲霉菌球切除术后改变。术后 3 个月，5 个月及 8 个月 CT 影像较前逐渐改善（图 3-44-3 ），半年后复查免疫球蛋白 IgG 11.7 g/L，补体 C3，C4 均正常。血常规白细胞计数正常，中性粒细胞比例 56.25%。随后停伊曲康唑观察 6 个月，症状无变化。

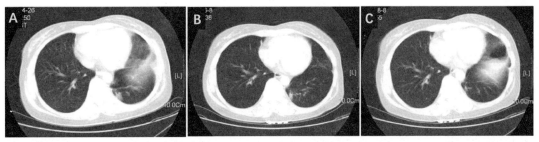

图 3-44-3:术后随诊复查胸 CT 显示未见曲霉感染复发。如图所示 A:术后 3 个月,B:术后 5 个月,C 售后 8 个月

【分析与讨论】

干燥综合征是以口干、眼干为特征的一种自身免疫性疾病。病理学检查可见唾液腺和泪腺的淋巴细胞浸润。其他器官损害表现可以有皮肤红斑结节,荨麻疹样皮疹;关节肌肉症状;肺间质病变,肺动脉高压,假性淋巴瘤;肝脏或胰腺功能受损症状;肾小管酸中毒;血细胞减少以及神经系统受累症状等[1]。

本例患者既往诊断 pSS,并接受口服糖皮质激素治疗。本次入院后复查血 IgG 升高,ANA 及抗 SSA 抗体阳性,尿 pH 升高,肾小管酸化功能试验提示 I 型肾小管酸中毒。以上符合 pSS 临床特征。高球血症为 pSS 的免疫学特征之一,此次检测患者的 IgG 水平升高有限,可能与长期皮质激素治疗有关。

pSS 肺损害可以有多种类型的间质病变等[1],本病例最终诊断为曲霉球,还需注意与假性淋巴瘤(pseudolymphoma)相鉴别。假性淋巴瘤又称结节性淋巴组织样增生(nodular Lymphoid Hyperplasia, NLH),是一种少见的,病因不明的反应性淋巴组织增生性疾病,相比其他风湿性疾病,肺 NLH 在 pSS 患者相对常见,患者多为中年女性。其病理特点为成熟的多克隆淋巴细胞和浆细胞浸润。影像学表现多为无症状的肺内单发占位病变,边界清楚。有症状的患者可以有咳嗽、气短,以及咯血等非特异性症状[3, 4]。其他需要进行鉴别的疾病还包括肺 IgG4 相关疾病,MALT 淋巴瘤等。

曲霉菌广泛存在于我们周围的环境,长期暴露于大剂量的曲霉菌分生孢子气溶胶可能使健康人发生侵袭性曲霉菌病(Invasive aspergillosis, IA)。恶性肿瘤化疗以及器官移植患者为侵袭性真菌感染的高发人群。其他高危因素包括中性粒细胞减少、慢性阻塞性肺疾病、肝肾功能障碍、长期 ICU 住院等[5]。长期使用糖皮质激素患者,其肺内巨噬细胞活性受到抑制,从而增加 IA 的风险[6]。常见导致 IA 的菌种有烟曲霉菌(*A. fumigatus*),黄曲霉菌(*A. flavus*),土曲霉菌(*A. terreus*),和黑曲霉菌(*A. niger*)等,其中烟曲霉菌最为常见[7, 8]。

风湿病患者因其长期使用激素和免疫抑制剂,因而真菌感染的风险增加。关于皮质激素与真菌感染的风险,很多学者都曾对 COPD 患者罹患 IA 的危险因素进行过分析,提示长期使用广谱抗生素和激素治疗是曲霉菌侵袭感染的高危因素[9-12]。有限的关于风湿病并发感染的调查多针对 SLE 患者[13-17]。近年来随着肿瘤坏死因子拮抗剂(TNFi)等生物制剂改善病情抗风湿药(bDMARDs)的应用增加了真菌感染的机会[18-21]。非 SLE 患者并发曲霉菌病的文献相对较少报道。曲霉菌感染的比例较低但死亡率高,应当引起足够重视[22, 23]。

胸部 CT 检查,可为早期诊断,并为抢先治疗或经验性抗曲霉菌治疗提供重要的参考依据 [17]。病理学证据是诊断曲霉菌感染的金标准。GM 实验和 1-3-β-D 葡聚糖检测真菌的细胞壁成分。对于特殊患者群体,如异体干细胞移植者,GM 实验和 1-3-β-D 葡聚糖阳性检查的结果可以作为临床诊断 IA 的依据之一。但是这些检测具有很高的局限性,对于其他患者,则应当在谨慎分析后再将之作为给予抗真菌药物的依据 [1, 5]。

曲霉菌感染的治疗相对困难。现有治疗方案推荐伏立康唑为治疗侵袭性肺曲霉菌感染的首选药物。但是对于曲菌球的首选治疗手段为手术切除,药物治疗疗效并不理想 [1, 5]。本例患者确诊干燥综合征 4 年,长期使用糖皮质激素治疗,具备曲霉菌感染的易发因素。但是曲霉球起病比较隐匿,直到出现痰中带血才引起患者的注意。首诊时胸部 CT 影像已经显示典型空气 - 新月征。属于较晚期的影像学表现。出于确保疗效的目的,患者在切除曲菌球后继续服用伊曲康唑 6 个月。反复检查胸 CT 后未见复发,遂嘱患者停药并定期复查。目前患者仍在随访中。

【专家点评】

通过本病例可以得到以下提示:

(1)患有风湿病并接受免疫抑制治疗的患者具备侵袭性真菌感染的危险因素,相关的感染需要得到临床医生的关注。但是,通过文献检索发现,已有的文献多集中于 SLE 相关的继发感染。其他风湿病仍然缺乏可靠的有关继发感染的数据资料。因此,怎样有效地,并且经济地进行监测,换言之就是对风湿病患者长期服用免疫抑制剂者是否需要常规监测霉菌感染相关的指标成为摆在风湿科医生面前的一个问题。

(2)关注可疑的感染相关的症状有利于尽早发现并采取正确有效的治疗方法。

(3)侵袭性肺曲霉菌病的具体治疗手段,例如曲霉球手术切除后是否必须继续药物治疗,仍然是有待回答的问题。

【参考文献】

[1] 张文, 厉小梅, 徐东, 等. 原发性干燥综合征诊疗规范 [J]. 中华内科杂志, 2020, 59(04): 269-276.

[2] SEBASTIAN A, SZACHOWICZ A, WILAND P. Classification criteria for secondary Sjögren's syndrome. Current state of knowledge [J]. Reumatologia, 2019, 57(5): 277-280.

[3] DARDER A, LOSADA LOPEZ I, GOMEZ-BELLVERT C, et al. Pulmonary nodular lymphoid hyperplasia and Sjögren's syndrome: a case report and literature review [J]. Rheumatology international, 2021, 41(11): 2041-2044.

[4] YELL M, ROSADO F G. Pulmonary Nodular Lymphoid Hyperplasia [J]. Arch Pathol Lab Med, 2019, 143(9): 1149-1153.

[5] PATTERSON T F, THOMPSON G R, 3RD, DENNING D W, et al. Practice Guidelines for the Diagnosis and Management of Aspergillosis: 2016 Update by the Infectious Diseases Society of America [J]. Clin Infect Dis, 2016, 63(4): e1-e60.

[6] SHROFF A, MERTZ D. Infectious Diseases Risk While on Chronic, High-Dose Cortico-steroids [J]. Canadian Journal of General Internal Medicine, 2017, 12(1): 10-13.

[7] THOMPSON G, PATTERSON T F. Aspergillus species [M]. Mandell, Douglas, and Bennett's Principles and practice of infectious diseases. Churchill Livingstone, Elsevier. 2020: 3103-3116.

[8] THOMSON G, PATTERSON T. Pulmonary asperillosis [J]. Semin Respir Crit Care, 2008, 29(2): 103-110.

[9] GUINEA J, TORRES-NARBONA M, GIJON P, et al. Pulmonary aspergillosis in patients with chronic obstructive pulmonary disease: incidence, risk factors, and outcome [J]. Clin Microbiol Infect, 2010, 16(7): 870-877.

[10] GU Y, YE X, LIU Y, et al. A risk-predictive model for invasive pulmonary aspergillosis in patients with acute exacerbation of chronic obstructive pulmonary disease [J]. Respir Res, 2021, 22(1): 176.

[11] MOLINOS-CASTRO S, PESQUEIRA-FONTAN P M, RODRIGUEZ-FERNANDEZ S, et al. Clinical factors associated with pulmonary aspergillosis in patients with chronic obstructive pulmonary disease [J]. Enferm Infecc Microbiol Clin (Engl Ed), 2020, 38(1): 4-10.

[12] ADER F. Invasive pulmonary aspergillosis in patients with chronic obstructive pulmonary disease: an emerging fungal disease [J]. Curr Infect Dis Rep, 2010, 12(6): 409-416.

[13] NOEL V, LORTHOLARY O, CASASSUS P, et al. Risk factors and prognostic influence of infection in a single cohort of 87 adults with systemic lupus erythematosus [J]. Ann Rheum Dis, 2001, 60(12): 1141-1144.

[14] SANTAMARIA-ALZA Y, SANCHEZ-BAUTISTA J, FAJARDO-RIVERO J F, et al. Invasive fungal infections in Colombian patients with systemic lupus erythematosus [J]. Lupus, 2018, 27(7): 1116-1122.

[15] MARTINEZ-MARTINEZ M U, HERRERA-VAN OOSTDAM D, ROMAN-ACOSTA S, et al. Invasive fungal infections in patients with systemic lupus erythematosus [J]. The Journal of rheumatology, 2012, 39(9): 1814-1818.

[16] CHEN G L, CHEN Y, ZHU C Q, et al. Invasive fungal infection in Chinese patients with systemic lupus erythematosus [J]. Clinical rheumatology, 2012, 31(7): 1087-1091.

[17] CHEN H S, TSAI W P, LEU H S, et al. Invasive fungal infection in systemic lupus erythematosus: an analysis of 15 cases and a literature review [J]. Rheumatology (Oxford), 2007, 46(3): 539-544.

[18] NEDEL W L, KONTOYIANNIS D P, PASQUALOTTO A C. Aspergillosis in patients treated with monoclonal antibodies [J]. Rev Iberoam Micol, 2009, 26(3): 175-183.

[19] BOURNE E L, DIMOU J. Invasive central nervous system aspergillosis in a patient with

Crohn's disease after treatment with infliximab and corticosteroids [J]. J Clin Neurosci, 2016, 30: 163-164.

[20] HERRING A C, FALKOWSKI N R, CHEN G-H, et al. Transient neutralization of tumor necrosis factor alpha can produce a chronic fungal infection in an immunocompetent host: potential role of immature dendritic cells [J]. Infection and immunity, 2005, 73(1): 39-49.

[21] GUNDACKER N D, BADDLEY J W. Fungal infections in the era of biologic therapies [J]. Current Clinical Microbiology Reports, 2015, 2(2): 76-83.

[22] KIM H J, PARK Y J, KIM W U, et al. Invasive fungal infections in patients with systemic lupus erythematosus: experience from affiliated hospitals of Catholic University of Korea [J]. Lupus, 2009, 18(7): 661-666.

[23] LOWES D, AL-SHAIR K, NEWTON P J, et al. Predictors of mortality in chronic pulmonary aspergillosis [J]. Eur Respir J, 2017, 49(2): 1601062.

（吕星，张娜，魏蔚）

病例 45　腮腺区肿胀、发热伴双侧耳廓红肿

【病例导读】

干燥综合征(sjögren's syndrome, SS)是一种主要以侵犯泪腺和唾液腺等外分泌腺体、以灶性淋巴细胞浸润为特征的弥漫性结缔组织病,青少年发病的患者常无典型口干、眼干症状。复发性多软骨炎(relapsing polychondritis, RPC)以耳损害表现最为常见。RPC 可合并其他自身免疫性疾病,但合并干燥综合征的个案较少。

【病例介绍】

患者,男,15 岁。主因"双侧腮腺区肿胀半月,发热伴双侧耳廓红肿 10 天"入院。

1. 病史介绍　患者于入院前半月无明显诱因出现双侧腮腺区肿胀,伴压痛、皮温升高、右侧为著,无发热,无咳嗽、咳痰,应用抗生素未见好转。入院前 10 天患者出现午后发热,体温最高至 39 ℃,畏寒、无寒战,伴双侧耳廓红肿、压痛、皮温升高。患者就诊于当地医院,查血常规示: WBC 6.33 × 10⁹/L, N% 75.2%,淀粉酶 157U/L, CRP 4.64 mg/L;疑诊"化脓性腮腺炎",先后予"磷霉素钠"及"头孢呋辛"治疗,仍有发热,四肢及双耳廓新发紫红色斑疹,伴压痛,无瘙痒,稍高出皮面,大小不一。就诊于我科门诊,化验示:免疫球蛋白 G 22.5 g/L, C-反应蛋白 6 mg/L,血沉 18 mm/h,抗核抗体 1∶80 核颗粒型,抗 SSA 抗体阳性,抗 Ro-52 抗体阳性,抗 SSB 抗体阳性。疑诊"干燥综合征、复发性多软骨炎"。现为进一步诊治入院,患者无口干、眼干,无反复口腔溃疡,无双手遇冷变色,无鼻部红肿疼痛。既往史: 6 年前"角膜炎"病史,予氟米龙滴眼液对症(具体不详),后间断发作双眼发红伴瘙痒;阿奇霉素过敏,余个人史、家族史均无特殊。

2. 入院体检　体温 36.3 ℃,脉搏 69 次 / 分,呼吸 19 次 / 分, Bp 105/78mmHg;神志清楚,皮肤黏膜无黄染,双侧腮腺区皮肤红斑、无压痛,四肢可见散在暗红色斑疹、未高出皮面、大小不一、无疼痛;口唇无紫绀,口腔黏膜无溃疡,无"猖獗齿",腮腺导管开口处未见脓性分

泌物。心、肺、腹查体未见异常。双下肢无水肿。生理反射存在,病理反射未引出。

3. 辅助检查 血常规,白细胞计数 5.30×10^9/L,红细胞计数 4.94×10^{12}/L,血红蛋白 148 g/L,血小板计数 192×10^9/L,中性粒细胞百分比 44.7%;淀粉酶 80U/L,脂肪酶 22U/L;肝肾功能、尿常规未见异常。T-spot、病毒抗体、乙肝定量、丙肝抗体、梅毒抗体、HIV、G 试验、GM 试验均未见异常。免疫球蛋白 G 21.5 g/L,免疫球蛋白 E 1350IU/mL,CRP 1.4 mg/L,血沉 27 mm/h,抗核抗体 1∶160 核颗粒型,抗 SSA 抗体阳性,抗 SSB 抗体阳性,抗 Ro-52 抗体阳性,类风湿因子 74.30IU/mL,IgG4 正常。眼科检查:泪液分泌试验:左眼:3 mm/5 min,右眼:4 mm/5 min;泪膜破裂时间:左眼:4 s,右眼:4 s。影像学检查:唾液腺彩超:双侧唾液腺弥漫性病变(双侧腮腺为著)。头 MR:颅脑 MR 平扫未见确切异常。

4. 初步诊断 ①结缔组织病;②干燥综合征;③流行性腮腺炎;④化脓性腮腺炎;⑤复发性多软骨炎。

5. 诊治经过及随诊 患者干燥综合征诊断明确,予以甲泼尼龙 40 mg/ 天,共 7 天,联合羟氯喹 200 mg/d 辅助控制原发病,辅以保胃、补钙、促进钙吸收及补钾药物治疗。后规律门诊随诊,激素逐渐减量,目前患者出院 2 年,甲泼尼龙减量至 2 mg 每周三次口服,余治疗方案同前。病情稳定,未再复发。

【分析与讨论】

患者病例特点如下:①青少年男性,急性起病;②腮腺区肿胀;③多项自身抗体阳性(ANA 阳性,抗 SSA 抗体、抗 SSB 抗体、抗 Ro-52 抗体阳性);④干眼试验阳性;⑤唾液腺彩超提示弥漫性病变;⑥双耳廓红肿;⑦既往角膜炎病史。

干燥综合征的典型腺体受累表现包括干燥性角结膜炎以及口干症。但在儿童及青少年中,常常缺乏上述典型腺体受累证据。Ramos-Casals 等 [1] 报道 158 名儿童原发性干燥综合征患者,占总体 SS 数据库的 1%,其中 126 例(80%)口干,111 例(70%)眼干,52 例(33%)腮腺肿大。对患者进行干燥综合征疾病活动指数(ESSDAI)评估,出现受累部位频率最高的包括腺体(47%)、关节(26%)和淋巴结病(25%)领域。与成人发病患者相比,儿童期发病的原发性 SS 患者在 12 个 ESSDAI 领域中的 5 个领域(全身症状、淋巴结病、腺体病变、皮肤病变和血液病变)表现出最高的平均 ESSDAI 评分,在 4 个领域(关节病变、肺部病变、外周神经病变和中枢神经病变)表现出最低的频率。一个国际工作组 [2] 从 8 个国家的 23 个中心回顾收集了 18 岁以下诊断为 SS 的 300 个病例,大多数(77%)患者不符合 2016ACR/EMLAR 分类诊断标准,最常见的干燥综合征首发症状是关节痛(54%)和腮腺炎(47%),且腮腺炎与年龄呈负相关。该患者根据 2016 年 ACR/EULAR 干燥综合征的分类诊断标准 [3],患者血清抗 SSA 抗体阳性(3 分),双眼泪液分泌试验(Schirmer 试验)<5 mm/5 min(1 分),累计评分总和为 4 分,诊断为干燥综合征。但该患者缺乏典型的口、眼干燥症状,以腮腺肿胀起病,与上述文献结论相符合。提示 2016 年 ACR/EULAR 标准中的全面诊断测试并未普遍执行。这可能会导致对儿童原发性 SS 的认识不足,未来需进一步研究完善分类诊断标准,包括建立儿科特定的分类标准。

该患者以腮腺肿胀起病,伴有发热,首先需除外感染性病变。流行性腮腺炎在学龄期儿童及高校青年人群中最常见。90%先出现单侧腮腺症状,数日后出现对侧腮腺症状[4]。可通过检测流行性腮腺炎病毒 RNA 或血清流行性腮腺炎相关 IgM 抗体明确诊断。此外 A 型流感病毒、副流感病毒、腺病毒、柯萨奇病毒、EB 病毒、巨细胞病毒、单纯疱疹病毒、HIV 和淋巴细胞性脉络丛脑膜炎病毒等均可引起腮腺肿痛。腮腺肿痛还需与化脓性腮腺炎相鉴别,化脓性腮腺炎常由多种微生物感染所致,最常分离到的是金黄色葡萄球菌[5]。该患者完善病毒相关抗原、抗体检查未见异常,抗生素疗效不确切,不支持感染相关性腮腺炎。此外该患者需要与非感染性腮腺炎,如唾液腺结石、唾液腺肿瘤、结节病等疾病相鉴别,患者影像学检查不支持上述诊断。

患者病程中出现双侧外耳廓红肿,且应用糖皮质激素有效,应警惕患者是否合并有RPC,RPC 是一种主要以软骨复发性炎症和进行性破坏为主要特点的系统性自身疾病,病因和发病机制不清。任何年龄均可发病,起病多突然,并呈反复发作。根据 1976 年 McAdam等提出 RPC 诊断标准[6],具有下述 3 条以上临床诊断者可诊断为 RPC:①双侧耳软骨炎;②非侵蚀性血清阴性的多关节炎;③鼻软骨炎;④眼部炎症(结膜炎、角膜炎、巩膜炎和巩膜外层炎、葡萄膜炎);⑤呼吸道软骨炎(喉和/或气管软骨);⑥耳蜗或前庭功能障碍:感觉神经性耳聋、耳鸣和/或眩晕。该患者幼年时期有角膜炎,此次发作耳廓肿胀,但完善影像学检查耳廓未见明显软骨炎症改变,且无其他脏器受累,因未进一步完善病理检查,目前疑诊复发性多软骨炎。

在国内文献中,邱楠等[7]报道一例 53 岁女性,因声音嘶哑、烦渴、多饮、失聪 2 年,眼痛、视力下降、眩晕 6 个月入院的患者。患者有抗 SSA 抗体阳性,甲状软骨、鼻塌陷,唇腺活检可见淋巴细胞呈片状灶性增生,诊断:①复发性多软骨炎;②干燥综合征。该患应用口服泼尼松 50 mg/d,静脉滴注环磷酰胺 0.6 g,1 次/3 周及对症支持治疗,患者 3 月后复诊症状缓解。Rodriguez MA 等[8]报道了一例 48 岁女性在 1967 年首次发现腮腺肿大,抗 SSA 抗体阳性,同时因急性肾衰竭弥漫增生性肾小球肾炎,予以泼尼松 60 mg/d 起始治疗,病情好转。20 年后发现外耳廓肿胀,耳垂活检标本显示软骨嗜碱性染色缺失、大量淋巴细胞浸润,以及与复发性多软骨炎相容的纤维组织所取代的区域。长期应用泼尼松片 2~5 mg/d 维持治疗。提示干燥综合征可能合并复发性多软骨炎,但该患者仅发生了一次耳廓肿胀事件,且未观察到其他脏器的软骨炎症迹象。是否能明确诊断复发性多软骨炎尚存疑。

干燥综合征的治疗需要很大程度上的自我保健,若患者只有干燥症状,无腺体增大或其他器官受累,除促分泌素以外,不需要其他全身性治疗。若患者出现腺体外表现,如皮疹、关节炎、血管炎及肺部和肾脏表现,则根据具体表现和严重程度,予以糖皮质激素,免疫抑制剂以及生物制剂(如 CD20 单抗)等。对于 RPC 的患者,症状轻微的通常使用非甾体抗炎药、氨苯砜、秋水仙碱或小剂量泼尼松治疗。症状严重者,如气道损害,可能需要大剂量泼尼松,甚至静脉滴注甲泼尼龙 1 g/d 冲击治疗;剂量逐渐减至防止复发的最低剂量。免疫抑制剂主要用于激素抵抗,不能耐受或停用激素后复发的患者。近年来,生物制剂为传统治疗反应不佳的难治性 RPC 患者带来新的希望,应用较多且疗效较为肯定的是 TNF-α 拮抗剂及IL-6 受体拮抗剂。Guillaume 等[9]进行了一项法国多中心回顾性队列研究,纳入 41 例顽固性 RPC 患者,使用生物制剂 115 次,其中 TNF-α 拮抗剂、妥珠单抗及利妥昔单抗临床反应率(63.3%~71.4%)高于阿巴西普及阿那白滞素(50.0%~53.3%),提示生物制剂是复发性多软骨炎的一种有效治疗方案。本例患者有皮疹,腺体肿大及发热,予以糖皮质激素甲泼尼龙 40 mg/d 静脉滴注联合羟氯喹 200 mg 每日一次口服作为起始治疗方案,治疗有效,且耳廓肿胀未再发。

【专家点评】

青少年发生腮腺肿大时除了要考虑有感染性腮腺炎以外还要警惕干燥综合征、淋巴瘤等可能。唇腺活检是诊断干燥综合征的一项重要依据,但由于该项检查为有创性检查能够配合完成的患者并不多见,此时干眼症相关检查极为重要,患者可能无典型眼干表现但完善检查常可见干眼证据。该患者同时合并有耳廓肿胀、角膜炎,应警惕是否合并有复发性多软骨炎,但患者无其他器官典型受累表现,影像学未见明确软骨受累证据,暂不能明确诊断,因复发性多软骨炎常呈现反复发作的特征,后期门诊随访期间应注意患者有无再发表现。

【参考文献】

[1] RAMOS--CASALS M，ACAR-DENIZLI N，ViISSINK A，et al. Childhood-onset of primary Sjögren's syndrome：phenotypic characterization at diagnosis of 158 children[J]. Rheumatology(Oxford)2021,60(10):4558-4567.

[2] BASIAGA ML，STERN SM，MEHTA JJ, et al. Childhood Sjögren syndrome：features of an international cohort and application of the 2016 ACR/EULAR classification criteria[J]. Rheumatology(Oxford), 2021,60(7):3144-3155 .

[3] SHIBOSKI CH, SHIBOSKI SC，SEROR R，et al.2016 American College of Rheumatology/European League Against Rheumatism classification criteria for primary Sjögren's syndrome：A consensus and data-driven methodology involving three international patient cohorts[J].Ann Rheum Dis, 2017,76(1):9-16.

[4] HVIID A, RUBIN S, MÜHLEMANN K, et al. Mumps[J]. Lancet,2008,371(9616):932-944.

[5] BROOK I . Acute bacterial suppurative parotitis：microbiology and management[J]. J Craniofac Surg, 2003,14(1):37.

[6] DAMIANIJM, LEVINEHL. Relapsing polychondritis -Report of ten cases[J]. Laryngoscope,1979,89(6Pt 1):929-946.

[7] 吴丽星,邱楠. 复发性多软骨炎合并干燥综合征 1 例 [J].《实用医药杂志》, 2007, 24(5):542.

[8] RODRIGUEZ MA，TAPANES FJ，STEKMAN IL，et al. Auricular chondritis and diffuse proliferative glomerulonephritis in primary Sjögren's syndrome[J]. Ann Rheum Dis, 1989, 48(8):683-685.

[9] MOULISG G, PUGNET G, COSTEDOAT-CHALUMEAU N, et al. Efficacy and safety of biologics in relapsing polychondritis：a French nation-al multicentre study[J]. Ann Rheum

Dis,2018,77（8）：1172-1178.

（王高亚，韩锋）

病例46　口干、眼干伴牙龈出血

【病例导读】

干燥综合征（sjogren's syndrome，SS）是一种以淋巴细胞增殖及进行性外分泌腺体损伤为特征的自身免疫性疾病。患者血清中存在多种自身抗体,临床表现轻重不一,大多数患者主要表现为口干、眼干的局部症状,但有约 1/3 的患者可出现腺体外表现（系统损害）,累及皮肤、关节肌肉、呼吸系统、消化系统、肾脏、神经系统、血液系统等。其中血液系统最容易受累,占 26.8%~49.6%,主要表现为白细胞减低和 / 或血小板减低、贫血等[1]。白细胞减低和 /或血小板减低多为轻到中度,一旦出现血细胞重度减低应及时救治,以免因重症感染或自发性重要脏器出血而危及生命。

【病例介绍】

患者,女,61 岁,主因"间断牙龈出血 6 年余,再发加重 2 月"入院。

1. 病史介绍　患者于入院前 6 年余,间断出现牙龈出血,为少许出血,多发于刷牙后,伴有腮腺肿胀,伴有眼干、口干,无皮疹、关节疼痛,曾查血常规提示白细胞减少,血小板正常,监测白细胞波动于（2.6~3.5）× 10^9/L,血小板持续正常,未予重视。于入院前 2 月,牙龈出血量较前增多,出血时间延长,无鼻衄,偶有磕碰后皮肤瘀斑,未重视。于入院前 3 天,患者夜间出现自发性口腔出血,出血不易停止,无鼻出血、无发热、无咳嗽、咳痰,无胸闷、憋气,无咯血及痰中带血丝,无恶心、呕吐,无腹胀、腹痛,无呕血、黑便,无头痛、视物模糊。患者就诊于我院门诊,门诊查血常规提示血小板 35× 10^9/L,白细胞 3.25× 10^9/L,建议住院。患者自行离院后出血症状逐渐加重,入院前夜间牙龈出血不止。为求进一步诊治再次就诊于我院门诊,门诊以"血小板减少原因待查"收入院。患者自发病以来精神状态、饮食、睡眠尚好,二便如常,体重无减轻。既往史:否认高血压病、糖尿病、冠心病病史。否认结缔组织病、肿瘤性疾病家族史。否认肝炎、结核等传染病病史,否认手术、外伤、输血史,否认食物及药物过敏史。

2. 入院体检　体温 36.5 ℃,脉搏 67 次 / 分,呼吸 18 次 / 分, BP 140/70mmHg;发育正常,营养中等,体位自主,意识清楚,合作程度良好,全身皮肤、巩膜无黄染,周身浅表淋巴结未触及肿大。头颅无畸形,巩膜无黄染,结膜无充血,双侧瞳孔等大等圆,左:右约 3 : 3 mm,对光反射灵敏。耳廓无畸形,外耳道无异常分泌物,乳突无压痛。鼻翼无煽动,口唇红润,口腔黏膜上颚、颊部可见出血点,牙龈萎缩可见活动性出血,右上第一磨牙及第二磨牙窝沟深龋洞,右下第一磨牙颊侧及窝沟深龋洞,右下第二磨牙窝沟深龋洞,左下第一磨牙远中邻合面及左下第二磨牙近中邻合面深龋洞。伸舌居中。颈无抵抗,气管居中,双侧甲状腺无肿大,颈静脉无怒张,未闻及血管杂音。双侧胸廓对称无畸形,胸骨无压痛,双肺呼吸音粗,未闻及干湿性啰音。心前区无隆起,叩心界不大,心音有力,律齐,心率 67 次 / 分,各瓣膜听诊区未闻及病理性杂音。腹部平坦,未见胃肠型及蠕动波,无反跳痛及肌紧张,肝脾肋下未触及,移动性浊音阴性,肠鸣音约 3 次 / 分,未闻及气过水声及血管杂音。双肾区叩击痛阴性,双侧输尿管行径区无明显压痛,膀胱区压痛阴性。脊柱四肢无畸形,无杵状指,双下肢皮肤可见散在出血点,无水肿。四肢肌力 5 级,肌张力正常,病理征阴性。

3. 辅助检查

(1)院外:血常规(入院前 2 月),白细胞 3.0×10^9/L,中性粒细胞百分比 50.2%,淋巴细胞百分比 39.8%,血红蛋白 123 g/L,血小板 164 $\times 10^9$/L;血常规(入院前 3 天):白细胞 3.25×10^9/L,中性粒细胞百分比 53.6%,淋巴细胞百分比 34.8%,血红蛋白 117 g/L,血小板 35×10^9/L。

(2)入院后:血常规(入院当日),白细胞 3.65×10^9/L,中性粒细胞百分比 51.2%,淋巴细胞百分比 37.8%,单核细胞百分比 11.00%,血红蛋白 115 g/L,血小板 14×10^9/L;尿便常规正常,肝肾功能正常;K 3.34mmo/L,Na 142.2mmol/L,CL 106.2mmol/L;凝血功能正常。肿瘤标志物、肝炎标志物、HIV、梅毒未见异常。红细胞沉降率(ESR)45 mm/h,免疫球蛋白 G 23.15 g/L,免疫球蛋白 A 5.87 g/L,免疫球蛋白 M、免疫球蛋白 E、补体 C3、C4 正常;RF 55.4IU/mL,ANA 1:320 颗粒型,抗 SSA 抗体(+)、抗 SSB 抗体(+)、抗 Ro-52 抗体(+);ANCA(一),抗心磷脂抗体(一)。干眼检查:泪液流率 3 mm/5 min。心电图:窦性心律,正常心电图。胸部高分辨 CT:双肺纹理增多。腹部彩超:肝胆胰脾未见明显异常。

4. 初步诊断 ①干燥综合征;②继发性免疫性血小板减少症;③低钾血症。

5. 诊治经过及随诊 患者入院后给予甲强龙静点 80 mg 每日 1 次,同时给予血凝酶止血、抑酸、补钾、补钙治疗。3 天后复查血小板较前升高,为 32×10^9/L,牙龈出血情况缓解。甲泼尼龙改为 40 mg 每日 1 次,共 4 天,血小板恢复正常,为 153×10^9/L。将甲泼尼龙改为 32 mg/d,分次口服,病情好转出院。患者门诊随诊过程中,激素渐减量,当减量至 16 m 每日 1 次时,患者再次出现血小板减低,为 78×10^9/L。暂缓激素减量,加用来氟米特 20 mg 每日 1 次,1 周后复查血常规血小板未再降低,2 周后患者血小板恢复正常。继续应用来氟米特 20 mg 每日 1 次,甲泼尼龙 8 周减停,患者血小板持续正常。目前随访 6 个月,患者无出血情况,血小板水平正常。

【分析与讨论】

SS 是一种以淋巴细胞浸润为特征的自身免疫性疾病。除眼干、口干等常见的症状外常有多系统受累的临床表现。血液系统是其最常累及的系统之一,白细胞减少多见,血小板减少亦常见,文献报道 SS 合并血小板减少发生率为 26.8%~49.6%。虽然目前 SS 合并血小板减少的发病机制尚未完全阐明,但多数学者认为,SS 患者血液系统受累为免疫因素介导。SS 患者免疫系统功能紊乱,T 细胞活化,释放多种细胞因子,这些细胞因子诱导 B 细胞活化、增殖,产生多种自身抗体。外周血中的血小板抗体可直接破坏血小板导致血小板减少。崔宇杰等[2]对 70 例原发性 SS 和 32 例特发性血小板减少性紫癜(ITP)患者血浆血小板膜糖蛋白自身抗体水平进行检测,结果发现血小板减少的原发性 SS 患者及 ITP 患者血浆中均存在自身抗体,且阳性率均高于血小板正常的 SS 患者,提示抗血小板自身抗体在 SS 患者血小板减少的发病机制中发挥作用。此外,异常的自身抗体吸附于血小板表面,形成免疫复合物,破坏血小板膜的结构和完整性,异常的血小板经由脾脏时被巨噬细胞清除,也是 SS

导致血小板减少的原因。体液免疫和细胞免疫均能影响骨髓巨核细胞的产板能力,SS 患者血小板减少与骨髓巨核细胞产板功能密切相关,骨髓细胞学检查多见颗粒型巨核细胞伴产板障碍。血小板生成素(thrombopoietin, TPO)及其受体是促进巨核细胞生成、释放血小板的主要细胞因子,TPO 及其受体信号通路在血小板生成具有特异性的促进作用。 Kuwana M 等[3] 于 2002 年首次提出抗 TPO 抗体与 SS 血小板减少相关,抗 TPO 抗体与 TPO 竞争性结合细胞膜上的受体,阻断 TPO 及其受体信号传导通路。综上,SS 患者血小板减少与免疫异常相关。本例患者风湿免疫全项检查显示抗核抗体、抗 SSA 抗体、抗 SSB 抗体、抗 Ro-52 抗体均阳性,免疫球蛋白 A、免疫球蛋白 G 水平升高,均提示自身免疫功能紊乱,是血小板减少的重要原因。

　　自身免疫性疾病患者可发生 EDTA 依赖性血小板减少。因此,在诊断血小板减少症之前,可联合应用血细胞分析仪与血涂片检查,以排查假性血小板减少。SS 患者出现血小板减少,尤其是以血小板减少为首发表现时,应注意与以下疾病相鉴别:一,血小板生成减少:①先天性或获得性骨髓衰竭性疾病,血液系统恶性肿瘤,恶性肿瘤骨髓侵犯等抑制巨核细胞增生导致的血小板减少;②营养性造血原料缺乏(如叶酸、维生素 B12 缺乏所致营养性巨幼细胞性贫血)。二,血小板破坏增多:①遗传性,包括遗传性免疫性血小板减少症和遗传性非免疫性血小板减少症。②获得性,包括药物性、微血管病性、严重感染导致的血小板破坏增多。③血小板分布异常:各种病因造成的脾功能亢进等。骨髓检测并非血小板减少症的必须检查项目。临床上如果血小板减少原因不明,或者伴有两系或三系血细胞减低等疑有血液系统疾病时,可在血液专科医师的指导下进行相应的骨髓检查[4]。

　　SS 合并血小板减少的治疗尚无统一标准,临床上多参照原发性免疫性血小板减少症及系统性红斑狼疮并发血小板减少的方案进行治疗。①糖皮质激素:糖皮质激素作为免疫相关性血小板减少的基础用药,其作用机制主要是通过抑制 B 细胞异常活化减少血小板抗体的生成。对于激素剂量的选择,一般建议中小剂量激素维持治疗即可,若合并其他危及生命的重要脏器损害,可用大剂量激素冲击治疗。激素治疗有效后建议 6~8 周停用,如效果不佳可选用免疫抑制剂治疗。②静脉注射免疫球蛋白:对于 SS 合并血小板减少的重症患者,静脉注射免疫球蛋白可通过中和抗体,封闭 Fc 受体迅速起效。使用剂量为 0.4 g/kg/d,持续 3~5 天。③免疫抑制剂及生物制剂:免疫抑制剂对于 SS 血小板减少的作用机制主要是通过抑制 T、B 淋巴细胞过度活化,防止自身抗体对血小板的破坏。联合免疫抑制剂有助于激素减量,常用吗替麦考酚酯、长春新碱、环孢素、西罗莫司等。抗 CD20 的单克隆抗体(利妥昔单抗)可用于糖皮质激素以及其他免疫抑制剂反应不佳的患者。来氟米特是一种免疫制剂,它可抑制嘧啶核苷酸的合成及核苷酸的代谢,让活化状态的淋巴细胞停滞在 S 期,并抑制淋巴细胞抗体和淋巴因子合成,从而阻止淋巴细胞介导的细胞免疫和体液免疫。相关的研究结果显示,使用来氟米特治疗干燥综合征效果显著,可有效地缓解患者眼部发干、疼痛的症状,并增加其唾液的分泌量。该患者激素减量过程中出现血小板数目下降,提示患者体内仍存在着免疫紊乱,加用来氟米特调节免疫后,有效缓解了患者的病情,表现为血小板数值稳定于正常水平,对于激素减量困难或者激素治疗无效的患者应尽早加用免疫调节治疗。

④重组 TPO 或 TPO 受体激动剂：TPO 是巨核细胞生成和释放血小板的主要细胞调节因子，由肝脏合成和分泌，分泌后释放到循环血液中，与造血干/祖细胞表面的 c -MPL 受体相结合，通过 JAK2/STAT5 激酶途径发挥信号级联反应，促进巨核细胞增殖和分化，从而使血小板生成增加。该类药物在成人原发性免疫性血小板减少症患者中已经取得了良好的疗效。因此，对于血小板重度减低的患者可以联合糖皮质激素、免疫抑制剂对患者进行支持治疗。

⑤血小板输注：为最直接的提升血小板数值的手段，但因患者体内多存在自身抗体一般不用做首选治疗。对于危及生命的大出血患者、不易止血的内脏出血患者应及时进行血小板输注。

【专家点评】

风湿免疫性疾病并发血小板减少非常常见，其中 SS 引发的血小板减少发生率仅次于系统性红斑狼疮，但目前发病机制尚未完全阐明，可以肯定的是，SS 引起血小板减少与免疫异常有关。目前糖皮质激素是治疗免疫性血小板减少的首选药物，但不建议大剂量、长期应用。可联合免疫抑制剂、免疫调节剂、抗 CD20 单抗、血小板生成素等作为糖皮质激素的桥接治疗，应根据患者的具体情况制定个体化的治疗方案。我们需要进行更多的基础实验来明确血小板减少的机制、寻找药物治疗的特异靶点，同时也需要大量的临床试验来比较不同药物的安全性和有效性。建议完善出血评分和预后评分系统，增强临床使用的实用性。随着临床对 SS 合并血小板减少发病机制的研究，针对不同发病环节以及靶点的药物将会陆续出现，个体化治疗是今后研究的重点。

【参考文献】

[1] 张文，厉小梅，徐东，等.原发性干燥综合征诊疗规范 [J]. 中华内科杂志，2020，59（04）：269-276.

[2] 崔宇杰，阮长耿.自身免疫性疾病与抗血小板自身抗体的研究 [D]. 苏州大学，2005.

[3] KUWANA M, OKAZAKI Y, KAJIHARA M, et al.Autoanti-body to c-Mpl thmmbopoietin receptor in systemic lupus erythematosus：relationship to thrombocytopenia with megakaryocytic hypoplasia[J]. Arthritis Rheum，2002，46（8）：2148-2159.

[4] 中华医学会内科学分会. 王建祥，张奉春，刘晓清，等. 中国成人血小板减少症诊疗专家共识 [J]. 中华内科杂志，2020，59（7）：498-510.

（刘婕好，孙桂才）

病例 47 口干、眼干伴胸腺肿物

【病例导读】

干燥综合征是（sjogren's syndrome，SS）一种以侵犯泪腺、唾液腺等外分泌腺为主的慢性自身免疫性疾病，主要表现为干燥性角膜、结膜炎、口腔干燥症或伴发类风湿性关节炎等其他风湿性疾病，它可累及其他系统如呼吸系统、消化系统、泌尿系统、血液系统、神经系统以及肌肉、关节等造成多系统、多器官受损 [1]。在干燥综合征的全身表现中，良性或恶性的淋巴增生是该病的特征之一。2010 年的一项研究表明干燥综合征患者中的肿瘤患病率为

5%，其中淋巴瘤是最常见的肿瘤[2]。干燥综合征患者患淋巴瘤的风险是健康人的 10 到 44 倍，这一概率远远高于系统性红斑狼疮或类风湿性关节炎，而干燥综合征患者发生淋巴瘤风险的主要部位从大到小依次是唾液腺、肺、胃、眼、口腔、脾、肝、胸腺 / 肠、皮肤，最后是骨骼[3]。干燥综合征合并胸腺 MALT 淋巴瘤在临床上较为罕见，临床医生应密切关注干燥综合征患者发生各种肿瘤的可能性，在诊疗时应详细询问病史，充分考虑患者的病情，进行全面的辅助检查，避免漏诊误诊。

【病例介绍】

患者，女，56 岁女性，主因"口干、眼干 5 年余，发现胸腺区肿物半月"入院。

1. 病史介绍　患者于入院前 5 年无明显诱因出现眼干、口干，无关节疼痛，无皮疹，5 年间使用滴眼液治疗眼干，近两年间断服用中药治疗口干。2 年前间断出现胸闷、憋气，无咳嗽、咳痰，无发热，无上睑下垂、构音障碍、吞咽困难、四肢无力等症状。入院前半月行胸 CT 平扫示两肺间质纹理增多，间质病变，前纵隔胸腺区软组织密度影，呈多发结节样。患者遂就诊我科门诊，以胸腺肿物收入院，患者自发病以来，精神、睡眠可，进干食需水送服，二便如常，近半年体重下降 10KG。既往发现糖尿病 3 月，服用参芪消渴胶囊控制，血糖控制可。否认高血压、冠心病病史、肝炎结核接触史、否认家族遗传病史、否认食物药物过敏史。

2. 入院体检　体温 36.5 ℃，脉搏 80 次 / 分，呼吸 20 次 / 分，BP 126/80mmHg；神志清楚，皮肤黏膜红润，无黄染及出血点，颈软，无抵抗，颈部及锁骨上浅表淋巴结未触及肿大，气管居中，甲状腺未触及，胸廓对称，胸骨无压痛；双肺呼吸音稍粗，未闻及干湿啰音，心前区无隆起，心界不大，心音有力，心律齐，无心瓣膜杂音；腹软无压痛及反跳痛，未见胃肠型及蠕动波，肝脾肋下未触及；四肢肌力 V 级。

3. 辅助检查　血常规，WBC 3.49×10^9/L，RBC 3.59×10^{12}/L，HGB 103 g/L，D-Dimer 526ng/mL，ESR 55 mm/h。肝、肾功能正常，GLU 6.3mmol/L，尿常规，白细胞 33 个 /HP；IgG 23.30 g/L，IgM 4.23 g/L，抗核抗体阳性，抗 SSA 抗体（+），抗 SSB 抗体（+），抗 Ro-52 抗体（+），类风湿因子 392IU/mL。胸部 CT 平扫：前纵隔胸腺区软组织密度影，最大截面积约 67 mm × 35 mm，呈多发结节样。两肺间质纹理增多，小叶间隔增厚。两肺透过度减低、不均。两侧部分支气管壁增厚，两肺门饱满。纵隔内（隆突下间隙、气管前间隙及主肺动脉窗）及腋窝内可见多发小结节影。胸部 CT 强化：前纵隔胸腺区软组织密度影，其内似可见分隔，肿物与主动脉间仍可见脂肪间隙，增强后病变呈不均匀强化，延迟强化可见多发低密度结节，主动脉弓旁可见多发小淋巴结，两肺间质纹理增多，小叶间隔增厚。胸腺 MRI：前纵隔胸腺明显增大，两侧页厚度约 24 mm、22 mm。信号不均，T2WI 其内可见细线状高信号分隔，抑制像呈低信号。左侧部见多发长 T1、长 T2 小结节，脂肪抑制呈高信号，前纵隔肿瘤周围可见多发小淋巴结。呈等 T1、等 T2 信号，T2 抑制像呈稍高信号。心包不宽，未见胸腔积液（图 3-47-1、3-47-2）。

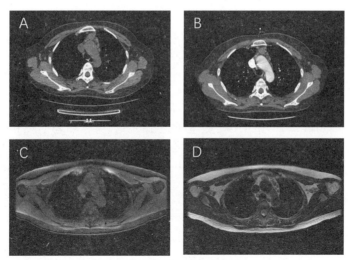

图 3-47-1 影像学检查

（A 胸部 CT 平扫 B 胸部增强 CT C 胸腺核磁 T1 D 胸腺核磁 T2）

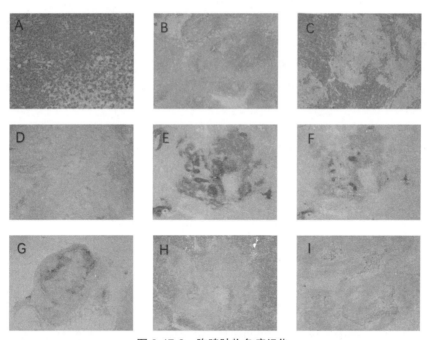

图 3-47-2 胸腺肿物免疫组化

（A CD20 B BCL-2 C CD38 D CD138 E CD21 F CD23 G CD35 H CD31 I CK19）

4. 初步诊断 ①前纵隔肿物；②干燥综合征；③2 型糖尿病。

5. 诊疗经过及随诊 患者入院后完善相关化验检查，查无手术禁忌，有手术指征，行"右侧胸腔镜下前纵隔肿物、胸腺切除术，右侧胸腔闭式引流术"，手术过程顺利。骨髓穿刺涂片（胸）考虑淋巴瘤侵犯骨髓；PET-CT"胸腺淋巴瘤术后"改变，双侧颈部及右侧腋窝多发高代谢淋巴结影；术后病理示前纵隔胸腺 B 细胞淋巴瘤，免疫组化染色呈肿瘤细胞 CD20 和 Bcl-2 阳性，CD38 和 CD138 部分阳性，残存胸腺上皮 CK19 阳性，间质血管内皮细胞 CD31

阳性;结合胸部影像学检查明确诊断为非霍奇金淋巴瘤(黏膜相关组织结外边缘区 B 细胞淋巴瘤,ⅣB),给予患者 RCHOP 化疗治疗,同时进行个体化对症支持治疗,后患者病情平稳,干燥症状改善,定期复查淋巴瘤未复发,生存质量佳。

【分析与讨论】

干燥综合征(SS)是一种系统性自身免疫性疾病,主要影响外分泌腺(唾液腺和泪腺),导致口干和眼干,该病主要影响中年妇女,但也可在儿童、男子和老年人中观察到。SS 的临床表现是异质性的,可以从干燥症状到全身性疾病(以受影响组织上皮周围淋巴细胞浸润或免疫复合物沉积为特征)和淋巴瘤。淋巴瘤目前被认为是多克隆 B 细胞特别是分泌类风湿因子的 B 细胞的自身免疫损伤在靶组织水平上引起自身抗原对 B 细胞的慢性级联刺激而发生的,干燥综合征患者并发的淋巴瘤,90% 是黏膜相关淋巴组织(MALT)淋巴瘤、弥漫性大 B 细胞淋巴瘤或边缘区淋巴瘤,在符合美国-欧洲干燥综合征共识标准的患者中观察到由于淋巴增生性恶性肿瘤而导致的较高的死亡率,其不利结果的最强预测因子是诊断时的低 C3 或 C4 水平[4]。淋巴结肿大和脾脏肿大是淋巴瘤的重要危险标志,此外,低烧、紫癜和皮肤溃疡也与淋巴瘤有关,单克隆冷球蛋白血管炎与淋巴瘤之间也存在显著相关性[5]。本例患者以"口干、眼干 5 年余,发现胸腺区肿物半月"入院,并且 2 年前间断出现胸闷、憋气症状,近半年体重下降 10KG,胸部影像学检查结合术后病理诊断为干燥综合征合并胸腺 MALT 淋巴瘤,行胸腺切除术后并给予 RCHOP 方案化疗,患者临床症状缓解,干燥表现有所改善,淋巴瘤切除未复发。胸腺 MALT 淋巴瘤是一种惰性淋巴瘤,大多数患者在诊断时可无任何临床症状,预后良好,面对这种临床表现不典型,辅助检查和及时获得病理结果对于最终诊断具有重要意义。临床医生应密切关注干燥综合征患者发生各种癌症的可能性,目前推荐的基于年龄和性别的筛查测试应该继续进行,干燥综合征患者的癌症筛查应重点关注淋巴瘤和多发性骨髓瘤,多学科联合治疗帮助患者更好控制病情。

【专家点评】

干燥综合征是一种以唾液腺、泪腺等外分泌腺受累为主要特征的系统性自身免疫性疾病,可分为原发性干燥综合征及继发性干燥综合征,后者继发于其他自身免疫性疾病如类风湿关节炎、系统性红斑狼疮等。该病发病率男女比例为 1∶9,相对多见于绝经期及以后的妇女,临床表现除最常见的口干、眼干外,可伴有反复腮腺肿大、猖獗龋齿及其他外分泌腺损伤,部分患者可合并腺体外脏器受累而出现多系统损害,如并发肺间质纤维化、肝硬化、肾小管酸中毒、白细胞及血小板减少等。此外,干燥综合征发生淋巴瘤的可能性明显高于正常人群。本例患者干燥综合征合并 MALT 淋巴瘤,可选择手术切除,术后可选择局部区域 ISRT(受累部位放疗),ISRT 具有良好疗效,利妥昔单抗也可以作为治疗选择。临床工作中,对于干燥综合征患者出现胸闷、喘憋等症状,详细问诊并进行充分体格检查,胸部影像学检查应予以考虑,应仔细确定可能患有癌症的干燥综合征患者的临床分期和个体化治疗。密切随诊复查,评估手术时机并权衡手术获益与风险,多学科联合合作,共同为患者保驾护航。

【参考文献】

[1]　BRITO-ZERON P, BALDINI C, BOOTSMA H, et al. Sjogren syndrome[J]. Nat Rev Dis

Primers，2016，2：16047.

[2] KOVA´CS L，SZODORAY P，KISS E. Secondary tumours in Sjogren's syndrome[J]. Auto immun Rev ,2010,9(4):203-206.

[3] RETAMOZO S，BRITO-ZERO´N P，RAMOS-CASALS M. Prognostic markers of lymphoma development in primary Sjogren syndrome[J]. Lupus，2019,28(8):923-936.

[4] THEANDER E，MANTHORPE R，JACOBSSON LTH.Mortality and Causes of Death in Primary Sjogren's Syndrome：A Prospective Cohort Study[J]. Arthritis Rheum，2004，50（ 4):1262-1269.

[5] SOLANS-LAQUE´ R，LO´PEZ-HERNANDEZ A，BOSCH-GIL JA，et al. Risk，Predictors，and Clinical Characteristics of Lymphoma Development in Primary Sjö gren's Syndrome[J]. Semin Arthritis Rheum，2011,41(3):415-423.

（熊楷，张鹏）

第四章 系统性硬化症和相关疾病

病例48 皮疹、双手遇冷变色、腹泻

【病例导读】

系统性硬化症（systemic sclerosis，SSc），亦称作硬皮病，是一种累及皮肤和内脏的多系统结缔组织病，为一种病因不明的、发病机制复杂的少见疾病。SSc发病机制复杂，主要包括如下三个特征：血管损伤和破坏、固有或适应性免疫激活以及广泛的血管和间质纤维化。疾病早期以炎症和血管损伤为主，而晚期则以纤维化和血管供血不足为突出表现。随着时间的推移，血管功能不全和重要器官的广泛纤维化造成机体损伤，导致SSc的疾病进展和死亡。现已发现一些SSc相关特异性抗体，能帮助我们进行更准确的诊断。多数患者有皮肤硬化表现，胃肠道症状也容易出现在大部分SSc患者，包括腹泻等，但蛋白尿很少见。目前针对SSc仍没有特效治疗方法，仍以控制症状，延缓病情进展为主。

【病例介绍】

患者，女，49岁，主因"间断皮疹5年，关节肿痛腹泻4年，蛋白尿2年"入院。

1.病史介绍 患者于入院前5年无明显诱因出现乏力，伴有反复出现颜面部斑片状红疹，轻瘙痒，未系统诊治。4年前出现间断关节肿痛，累及双腕关节、双手掌指关节及近端指间关节、双肘关节、双膝关节，疼痛明显时伴活动受限，双手近端指间关节肿胀明显。皮疹间断加重，可累及四肢、颈背部、前胸、双侧乳房下方、中腹部及会阴部皮肤，色素沉着明显并散在皮下无痛性小结节。后出现双手遇冷变白变紫，进干食哽咽感及腹泻症状，严重时7~8次/天，稀便或稀水样便，无明显腹痛等不适。间断中药治疗，上诉症状可暂时缓解但仍反复并逐渐加重趋势。于两年半前来我院就诊，查抗核抗体1∶100均质型、斑点型，抗核抗体谱阴性，肌炎抗体谱阴性。皮肤病理：基底层色素增加，真皮血管周围稀疏炎细胞浸润。肺功能：通气功能正常，弥散功能中度减低。肺CT：双肺下叶可见胸膜下散在细索条、磨玻璃密度影。胃肠镜及上消化道造影检查未见异常。诊断为系统性硬化症，予甲泼尼龙每日40mg联合甲氨蝶呤每周15mg治疗，皮疹、关节肿痛及腹泻好转，糖皮质激素逐渐减量。2年前出现蛋白尿并在血清免疫固定电泳中发现异常M蛋白带，行肾脏穿刺病理：非特殊型局灶节段性肾小球硬化（FSGS，NOS）；骨髓病理：骨髓增生活跃，粒红比例大致正常，以成熟细胞为主，巨核细胞数量、形态未见特殊。针对肾脏损伤加用他克莫司2mg/d，停用甲氨蝶呤，甲泼尼龙继续减量至12mg/d。4个月后因蛋白尿控制不佳，最高24小时尿蛋白4.7g，开始联合环磷酰胺治疗。16个月前患者腹泻加重同时出现胸闷、气短，完善肺动脉CTA及右心导管检查等检查后诊断临界性肺动脉高压，予以地高辛0.125mg/d及安立生坦5mg/d治疗，但患者气短未改善。于9月前，复查24小时尿蛋白0.8g，腹泻症状有改善，停用环磷酰

胺,用甲泼尼龙 9 mg/d 及他克莫司 1 mg/d 维持。6 月前腹泻气短症状再次加重,复查 24 小时尿蛋白 1.7 g,全腹增强 CT 发现中腹部小肠壁局限性增厚,明显强化,其近侧小肠积液、扩张。考虑 SSc 病情反复,将糖皮质激素加量为甲泼尼龙 40 mg/d,停用他克莫司,再次加用环磷酰胺治疗。患者腹泻、气短症状较前好转,24 小时尿蛋白波动于 1.5~3.5 g,甲泼尼龙逐渐减量。2 月前患者自行停用环磷酰胺,甲泼尼龙减量至 14 mg/d。1 周前患者出现恶心、反酸、腹泻等症状,喘息加重,为求进一步诊治收入院。患者自患病以来的 5 年间体重减少约 25 kg。既往史:高血压病史 6 年,血压最高 150/90mmHg,平时应用氯沙坦钾控制血压于正常范围。双侧股骨头坏死病史 4 年。否认糖尿病、冠心病病史。否认肝炎、结核等传染病病史,否认食物及药物过敏史。

2. 入院体检　体温 36.3 ℃,脉搏 75 次 / 分,呼吸 16 次 / 分, BP 107/71 mmHg;神清语利,发育正常,营养不良,查体合作。周身皮肤色素沉着变硬,颈背部、双侧上臂、双乳房下方明显。双上臂外侧、后颈部可见皮下颗粒结节,质硬无压痛。未见出血点及瘀斑。颈部浅表淋巴结未触及肿大。头颅五官无畸形,耳鼻无异常分泌物,眼睑可见轻度水肿,结膜苍白,巩膜无黄染。面具脸,张口受限,口唇无发绀,口腔黏膜无溃疡,无猖獗齿。颈软,无抵抗,气管居中,甲状腺未触及肿大。双肺呼吸音清,未闻及干湿性罗音。心音可,律齐,各瓣膜听诊区未闻及病理性杂音。腹软,脐周压痛,无反跳痛及肌紧张,肝脾肋下未触及,肝肾区无叩痛。双下肢无水肿。生理反射存在,病理反射未引出。双腕关节、双手掌指关节及指间关节有压痛,右手第四近端指间关节伸侧外侧可见直径约 5 mm 皮下小结节,质硬,有压痛。四肢肌肉无压痛。四肢肌力、肌张力正常。

3. 辅助检查

(1)入院前 2 年余:血常规正常, 24 小时尿蛋白 616 mg,抗核抗体 1:100 均质型、颗粒型,免疫球蛋白、补体、抗核抗体谱、抗中性粒细胞胞浆抗体、肌炎抗体谱等均正常。 肺功能:通气功能正常,弥散功能中度减低。胸部 CT:右肺下叶胸膜下散在细索条、磨玻璃密度影,左肺下叶胸膜下见少量细索条影、磨玻璃密度影。心脏超声:正常。胃镜:慢性胃炎;肠镜:全结直肠未见明显异常。髋关节核磁:双侧股骨干近端不规则异常信号,骨梗死? 双侧髋关节腔少量积液。皮肤病理:(颈部)基底层色素增加,真皮血管周围稀疏炎细胞浸润;(腰部)表皮突变平,血管周围稀疏炎细胞浸润。肾脏病理:非特殊型局灶节段性肾小球硬化(FSGS, NOS),电镜:未见单克隆免疫球蛋白相关肾损害典型病例改变。血清免疫固定电泳:发现异常 M 蛋白带,血轻链 LAM 830.00 mg/dl,骨髓病理:骨髓增生活跃,粒红比例大致正常,以成熟细胞为主,巨核细胞数量、形态未见特殊,未见淋巴细胞、浆细胞显著增多。

(2)入院前 6 月:全腹增强 CT:胃充盈不佳,胃壁显厚。中腹部小肠壁局限性明显增厚,明显强化,其近侧小肠积液、扩张;肠间脂肪间隙密度增高。腹、盆腔积液。

(3)入院后检查:心脏超声示:心包积液(少量)。肺功能示:轻度限制性通气功能障碍,弥散功能中度减低,残总比增高。胸部 CT 示:两肺间质病变、间质炎症,两侧胸膜稍增厚;两侧少量胸腔积液。腹部平扫 CT 及强化示:与 6 月前全腹增强 CT 比较示:原中腹部小肠壁局限性明显增厚显示欠清,部分小肠积液、扩张较前明显,肠间脂肪间隙密度增高。部分小肠近肠壁可见点、线样气体密度影,中下腹及盆腔部分小肠壁仍呈环形增厚,不除外小肠缺血坏死,腹、盆腔积液较前稍减少。脾大。

4. 初步诊断 ①系统性硬化症;②肾小球硬化;③意义未明的单克隆丙种球蛋白病?④肺动脉高压;⑤间质性肺病;⑥股骨头缺血性坏死。

5. 诊疗经过及随诊 患者的病史结合相关检查,SSc 诊断明确。本次住院以消化道症状加重为主,且影像学检查发现肠道积液肠管扩张,提示肠道运动功能差,且强化后不除外小肠缺血改变。上诉病变考虑 SSc 活动累及胃肠道,可能与前期药物减量相关,需强化治疗,糖皮质激素加量至甲泼尼龙 40 mg/d,环磷酰胺 50 mg 隔日一次,环孢素 50 mg 每日 2 次治疗,并加用前列地尔改善循环及调节菌群等对症治疗,患者腹泻等症状好转出院。

【分析与讨论】

系统性硬化症是典型的结缔组织病之一,其特征是:①自身免疫反应;②炎症;③小血管功能和结构异常;④皮肤和内脏的间质和血管纤维化。多数疾病进展较为缓慢,晚期血管功能不全和器官的广泛纤维化导致功能损害。

皮肤、消化道、肺部及肾脏是 SSc 常见受累部位,可表现为皮肤增厚硬化,雷诺现象,消化道动力障碍,肺间质病变及肾危象(恶性高血压伴血肌酐进行性升高)。此例患者有雷诺现象,全身皮肤增厚变硬色素沉着、面具脸、张口受限这些典型皮肤硬化表现,有吞咽困难、腹泻等消化道受累表现,有间质性肺病及临界肺动脉高压肺部受累表现,对照 2013 年 ACR/EULAR 联合公布的系统性硬化症分类标准,诊断明确。SSc 的治疗目前仍以抗炎,改善循环,延缓病情进展及抗纤维化治疗为主,同时根据患者相关临床表现及器官损害情况予相应的对症支持治疗。糖皮质激素是疾病早期常用药物之一,对皮肤关节等症状能起到很好的缓解作用,但需注意监测血压,预防肾危象的出现。而常用的免疫抑制剂有甲氨蝶呤,环磷酰胺及雷公藤等。目前对抗纤维化的治疗,并无明确有效药物。尼达尼布等治疗肺间质纤维化的药物被发现对抗纤维化上的治疗作用,但仍需更多的证据证实。该病异质性强,疾病受累的器官系统不同,病情轻重不一,治疗更需强调个体化原则。

80%~90% 的 SSc 患者会出现消化系统症状,最为常见的是胃食管反流,27% 的患者有腹泻表现 [1]。胃肠道缺血损伤及纤维化表现,导致肠道运动功能及吸收能力下降,致使肠道细菌过度生长、肠道菌群紊乱,这可能是腹泻的主要原因 [2, 3]。故治疗上除了积极控制原发病外,给予调节胃肠道动力及调节肠道菌群的药物能缓解腹泻等症状。患者近 5 年消瘦,体重下降明显,亦证实了存在肠道吸收功能障碍导致的营养不良状态。

本例患者还有一个比较少见的表现,蛋白尿。在 SSc 患者中,不明原因的蛋白尿发生率仅 2%[4]。蛋白尿通常是由肾小球内脏上皮(足细胞)的足突融合(如微小病变或局灶节段性肾小球硬化)或肾小球免疫复合物沉积(如膜性肾小球病或狼疮性肾炎)引起的 [5]。本例患者行肾穿病理证实为局灶节段性肾小球硬化(FSGS)。可能的原因是 SSc 患者血管功能异常导致肾脏缺血,进而造成足细胞损伤、足突融合,肾小球的通透性增加,导致蛋白尿的产生。治疗上主要以大剂量糖皮质激素为主,免疫抑制剂建议使用钙调磷酸酶抑制剂(包括他克莫司,环孢素等)治疗,效果不佳时可尝试其他免疫抑制剂。该患者应用他克莫司后蛋白尿并没有明显好转,后加用环磷酰胺治疗后可以得到缓解。环磷酰胺随着累积剂量的增加,肿瘤等风险也在不断增加,故积极尝试其他免疫抑制剂控制蛋白尿也是后续治疗的一个重要方面。有研究认为早期血管紧张素转化酶抑制剂(ACEI)治疗能使蛋白尿显著减少[6]。患者因为高血压一直在服用氯沙坦治疗,有利于对蛋白尿的控制。

系统性硬化症的治疗是一个综合治疗的过程,通过规律的门诊随诊评估及时调整治疗,以尽可能延缓病情进展保护器官功能,改善生活状态。

【专家点评】

系统性硬化症为经典结缔组织病之一,结合典型临床表现和特异性抗体检测多数病例诊断并不困难。目前尚没有针对SSc的特效药物治疗,加之疾病的异质性强,该病的治疗相对困难。疾病受累器官不同,病情轻重程度不一,治疗强调个体化。本例患者病程中有长期腹泻,大量蛋白尿,营养状态差等情况,治疗难度大大增加。需要多学科协作,不断为患者寻找到更好的治疗方案。

【参考文献】

[1] SHREINER A B, CHARLES MURRAY, CHRISTOPHER DENTON, et al. Gastrointestinal Manifestations of Systemic Sclerosis[J]. J Scleroderma Relat Disord, 2016, 1(3): 247-256.

[2] YANG H, XU D, LI MT, et al. Gastrointestinal manifestations on impaired quality of life in systemic sclerosis[J]. Journal of Digestive Diseases, 2019, 20(5): 256-261.

[3] P SAAR, T SCHMEISER, I H TARNER, et al. Gastrointestinal involvement in systemic sclerosis. An underestimated complication[J]. Hautarzt, 2007, 58(10): 844-850.

[4] VIRGINIA D STEEN, AIJAZ SYZD, JOHN P JOHNSON, et al. Kidney disease other than renal crisis in patients with diffuse scleroderma[J]. J Rheumatol, 2005, 32(4): 649-655.

[5] MANISH NEPAL, ROSHAN MAINALI, CHARLES M SCHWORER, et al. Nephrotic range proteinuria: rare manifestation of scleroderma renal crisis[J]. Ann Clin Lab Sci, 2008, 38(2): 163-167.

[6] J SCHUSTER, P MOINZADEH, C KURSCHAT, et al. Proteinuria in systemic sclerosis: reversal by ACE inhibition[J]. Rheumatology International, 2013, 33(9): 2225-2230.

（杨统,周蕾）

病例 49　双手麻木肿胀、恶心呕吐

【病例导读】

系统性硬化症(systemic sclerosis, SSc)是一种病因不明的,胶原纤维沉积导致皮肤增厚及纤维化,内脏器官受累的系统性自身免疫性疾病。临床上常表现为雷诺现象、皮肤改变、消化道症状、肺动脉高压、间质性肺炎、心功能不全、肾危象等。本病进展迅速,预后多不良,且疾病轻重程度不一,部分患者病变呈局限型皮损,另一部分有广泛的皮损,甚至累及内脏

危及生命。

【病例介绍】

患者,女,60 岁,主因"双手麻木肿胀 3 年余,乏力伴恶心呕吐 1 周"入院。

1. 病史介绍　患者于入院前 3 年余无明显诱因出现双手麻木感,呈"过电样"感觉,范围为指间至腕关节;后逐渐出现双手皮肤肿胀,无雷诺现象,于门诊查抗核抗体 1∶200 斑点型,余抗体阴性,自行服用中药治疗。入院前两年半患者出现双上肢散在白色点状丘疹,伴双下肢近端皮肤颜色变深,皮肤变硬、紧缩感,行下肢皮肤活检未见异常。后逐渐出现面颊部皮肤肿胀伴紧缩感,颜面皮肤发红,行手部皮肤病理:真皮胶原硬化,均质改变,提示硬皮病。就诊于我科,诊断为系统性硬化症、肺间质病变,予营养神经,改善循环对症治疗,并加用甲泼尼龙 8 mg/d 口服,8 月后甲泼尼龙减量至 2 mg/d,联合羟氯喹、雷公藤口服。1 年前复查胸部 CT 提示肺间质病变较前加重,涎液化糖链抗原(Krebs Von den Lungen-6, KL-6)829 U/mL,加用环磷酰胺 400 mg/2w 静脉输注规律治疗,后调整为复方环磷酰胺 200 mg/w 口服序贯治疗。入院前 10 月患者出现刺激性干咳,复查 KL-6 2136 U/mL,胸部 CT 提示肺间质病变较前加重,加用吡非尼酮至 1800 mg/d 抗纤维化,后未规律复查。入院前 1 周患者无明显诱因出现乏力伴恶心、呕吐,呕吐物为胃内容物,查血肌酐 362μmol/L。现患者为求进一步诊治收入我科。自本次发病以来,患者精神欠佳,食欲减退,睡眠尚可,二便如常,体重未见明显下降。既往高血压病史 10 余年,血压最高至 160/100mmHg,平素口服苯磺酸氨氯地平降压,血压维持在 120/80mmHg 左右;否认糖尿病、冠心病、肿瘤等其他家族遗传性疾病史;否认肝炎、结核等传染病病史;对"磺胺"过敏,否认食物过敏史。

2. 入院体检　体温 36.2 ℃,脉搏 99 次/分,呼吸 18 次/分,BP 215/104mmHg;轮椅推入病房,意识清晰,精神欠佳,慢性病面容。全身皮肤黏膜无黄染,双侧面颊部潮红伴皮肤紧缩感,颈部、双上肢、腹部、双下肢近端皮肤颜色变深伴皮肤变硬,全身浅表淋巴结未及肿大。双侧瞳孔等大、等圆,对光反射灵敏。颈软,颈静脉无怒张,甲状腺无肿大。双肺呼吸音清,未闻及干湿啰音。心音可,律齐,无杂音。腹软、无压痛、反跳痛。肝、脾肋下未及。移动性浊音阴性。四肢肌肉无压痛,双下肢无水肿。足背动脉搏动正常。生理反射存在,病理反射未引出。

3. 辅助检查

(1)第一次入我科:①临床相关化验指标:血尿便常规大致正常,肝肾功能正常,凝血功能、血沉正常;免疫相关指标,抗核抗体 1∶320 斑点型,免疫球蛋白 G(Immunoglobulin G,IgG)、C 反应蛋白(C-reactive protein, CRP)正常,补体 C3 0.70 g/L,抗组蛋白抗体弱阳性;肌炎抗体谱正常;KL-6 阴性。②皮肤活检(手部)病理示:真皮胶原硬化,均质改变,提示硬皮病。③超声心动:左室射血分数 69%,二尖瓣反流(轻度),左室舒张功能改变;肾动脉超声:双侧肾动脉起始部及肾段动脉、叶间动脉未见明显异常(血流通畅)。胸部 HRCT:两肺间质纹理增多,间质病变。

(2)此次入院后,①临床相关化验指标:血常规,白细胞 2.49×10^9/L,血红蛋白 79 g/L,血小板 79×10^9/L,肌酐 708μmol/L;②免疫相关指标,IgG 6.66 g/L,补体 C3 0.65 g/L,CRP

8.3 mg/L，KL-6 1688 U/mL。③胸部 HRCT：两肺间质病变、间质炎症、间质肺纤维化趋势。肾动脉超声：双侧肾动脉主干管径偏细，双侧肾动脉阻力增高。

4. 初步诊断　①系统性硬化症，硬皮病肾损害；②慢性肾衰竭（尿毒症期）；③间质性肺病；④高血压病 3 级（极高危）。

5. 诊治经过及随诊　患者明确诊断为系统性硬化症，予甲泼尼龙联合雷公藤、羟氯喹口服控制病情，后复查胸部 CT 提示肺间质病变较前加重，KL-6 明显升高，考虑肺间质病变进展，予加用环磷酰胺（累计剂量 12 g）、吡非尼酮口服，后出现乏力伴恶心、呕吐，尿量减少，血压升高，肌酐急剧升高，最高升至 708μmol/L，肾动脉超声提示肾动脉主干管径变细，肾动脉阻力增高，考虑硬皮病肾危象，予加用卡托普利 75 mg/d 降压、改善肾血流，并调整甲泼尼龙为 16 mg/d，同时积极进行透析肾脏替代治疗，定期复查，逐渐调整激素剂量，甲泼尼龙减量至 6 mg/4 mg 隔日交替口服，现规律透析中，生命体征平稳。

【分析与讨论】

SSc 是一种以局限性或弥漫性的皮肤增厚、纤维化为特征，可累及多个系统的自身免疫性疾病，主要病理学特征包括小血管病变、自身抗体产生和成纤维细胞功能失调导致的细胞外基质大量沉积。以女性（男女比例约为 1∶4.6）发病为主，多数发病年龄在 30~50 岁，据统计在美国发病率约为每年（1~2）/10 万 [1]。SSc 临床表现异质性大，可累及皮肤、心脏、肺、消化、肾等多系统，出现皮肤硬化、雷诺现象、肢端溃疡、手指挛缩、活动后气促、胸闷憋气、吞咽困难、肌酐升高等等。本例患者为老年女性，病史 3 年余，以双手麻木肿胀起病，逐渐出现四肢及面颊部皮肤肿胀伴紧缩感，查抗核抗体阳性，皮肤活检提示胶原沉积，均质改变，提示硬皮病，根据 1980 年美国风湿病学会（ACR）SSc 分类标准，系统性硬化症诊断明确。本例患者病程中出现皮肤、肺、肾脏等多系统受累表现，病情凶险，进展迅速，经积极治疗挽救其已受损的脏器功能。

在病因及发病机制方面，SSc 为病因未明的自身免疫性疾病，已有研究 [2] 表明 SSc 与人类白细胞抗原的等位基因 A1、B8、DR3、DR11 等相关，而自身抗体及细胞因子表达异常，如抗核抗体、抗着丝点抗体、抗拓扑异构酶抗体、白细胞介素家族、肿瘤坏死因子 -α 等，在个体遗传易感情况下，多种诱因激活免疫系统、纤维变形及血管增生，促进成纤维细胞中的胶原释放，诱导纤维化，最终导致疾病发生。

SSc 最常出现的临床症状为雷诺现象（Raynaud's phenomenon，RP），表现为双手遇冷变色，其本质为间歇性血管痉挛，严重可出现肢端缺血和溃疡，甚至指端坏疽，给患者带来巨大痛苦。钙通道阻滞剂可有效改善 RP 的发作频率，临床上常应用扩血管及前列环素类似物等改善血管痉挛及肢端缺血情况。本例患者无明显双手遇冷变色，但有双手麻木肿胀伴紧缩感，并逐渐出现四肢及面颊部皮肤紧缩感，不除外指端缺血表现。

系统性硬化症常伴有肺受累，出现肺动脉高压、肺间质改变，肺间质病变进展可出现肺纤维化，为硬皮病主要死亡原因之一，病人可表现为咳嗽、咳痰、活动后气短、低氧血症、呼吸困难，胸部 CT 可见间质炎症改变，网格、纤维化形成，实验室检查可出现 KL-6 升高等。本例患者病程中出现干咳，胸部 CT 提示肺间质炎症病情进展，考虑硬皮病肺受累，予积极静脉环磷酰胺治疗,并加用吡非尼酮抗纤维化,后期复查胸部 CT 未再明显进展。已有研究表明环磷酰胺和霉酚酸酯可用于硬皮病相关间质性肺炎的治疗[3],吡非尼酮应用于硬皮病相关肺间质病变的研究目前已进行相关临床药物观察,有望后续为硬皮病肺间质损害的病人提供更多的支持,将有助于改善患者肺功能,改善预后。

硬皮病肾危象(Scleroderma renal crisis, SRC)是硬皮病引起的严重致死性并发症之一,以恶性高血压、进行性肾衰竭为特征性临床表现,同时可出现高血压脑病、心律失常、心力衰竭,微血管性溶血性贫血、血小板减少等。国外报道 5%~10% 的系统性硬化症患者发生肾危象[4]。发生 SRC 的易发因素有:弥漫性皮肤硬化、快速进展的皮肤增厚、病程短于 4 年、新出现贫血、新出现心包积液或心衰、近期使用过大剂量(大于 30 mg /d)糖皮质激素。既往研究认为急性肾衰竭发生与肾素 - 血管紧张素 - 醛固酮系统激活后使肾皮质血管内膜收缩、血栓形成及肾血流量进一步减少有关。本例患者在出现硬皮病肾危象前应用激素最大量为 8 mg/d,且出现快速进展的弥漫皮肤硬化,因此我们推测本患者出现肾危象可能与弥漫性皮肤硬化进展迅速有关,与应用糖皮质激素无关。出现肾危象后,应用卡托普利联合硝苯地平控制片积极降压,改善肾血流,并同时进行透析治疗,挽救患者生命,为后续进一步治疗争取宝贵的时间。在 2016 版 EULAR/EUSTA 有关系统性硬化症更新治疗推荐[5] 中,关于肾危象建议应尽早使用血管紧张素转换酶抑制剂(angiotensin converting enzyme inhibitors,ACEI)治疗,且应足量甚至大剂量使用,即使肾功能进一步恶化,仍需坚持使用 ACEI,不仅有效控制血压,同时改善肾血流,改善患者远期预后,降低病死率。在 SRC 患者中,约 2/3 的病人可能需要透析支持,透析 2 年以上无法脱透可以考虑肾移植。本例患者在经历病情急剧恶化、积极治疗后,现规律透析中,血压尚平稳,未再出现新的受累脏器功能的恶化。因 SRC 致死率高,远期预后不理想,本例患者也提示我们需对已经确诊的 SSc 患者提高警惕,定期监测血压及皮肤变化,注意脏器受累情况,避免 SRC 的发生。

系统性硬化症的总体治疗目标包括预防内脏器官受累;阻止或减慢已受累器官功能的恶化;改善已受累器官的功能。由于该病的临床表现可以从早期的硬皮病到晚期快速进展的弥漫性皮肤硬化伴多器官功能衰竭。因此,需要对每个患者进行个体化的评估和治疗,而积极的早期干预、保护脏器功能,避免严重并发症的发生,对预后有非常重要的意义。

【专家点评】

系统性硬化症是一组以增厚硬化的皮肤病变为共同表现的异质性疾病,受累组织和器官广泛。系统性硬化症为罕见病,发病率低,根据症状、体征及相关检查本例患者符合 1980 年美国风湿病学会(ACR)SSc 分类标准,系统性硬化症可明确诊断。本病可出现多脏器功能受累,预后与受累器官及受累程度密切相关。雷诺现象为本病最常见的症状,肺受累常表现为肺间质病变、肺纤维化,硬皮病肾危象预后差,致死率高。糖皮质激素宜短期小剂量使用,免疫抑制剂如环磷酰胺、霉酚酸酯可用于合并肺间质病变的治疗,本例患者以皮肤增厚硬化起病,病程中出现肺部受累,后期出现硬皮病肾危象,病情凶险,进展迅速,早期足量的 ACEI 类药物在降压同时可有效改善肾血流,积极的肾脏替代治疗为患者争取了宝贵的时间,现小剂量激素、免疫抑制剂及肾脏替代治疗,血压尚平稳,肺间质病变无明显进展,后期应当继续密切随诊复查,预防其他脏器损害,积极改善已受损的脏器功能,延长患者生存期。

【参考文献】

[1]　VICTORIA KS,VIRGINIA DS. Renal disease in scleroderma：an update on evaluation,risk stratification, pathogenesisand management[J]. Curr Opin Rheumatol, 2012, 24（6）: 669-676.

[2]　于慧敏,张凤山. 系统性硬化症发病机制研究进展 [J]. 中华风湿病学杂志,2005,9（6）: 362-364.

[3]　TASHKIN D P, ROTH M D, CLEMENTS P J, et al. Mycophenolate mofetil versus oral cyclophosphamide in scleroderma-related interstitial lung disease（SLS II）: a randomised controlled, double-blind, parallel group trial[J]. Lancet Respir Med, 2016, 4（9）: 708-719.

[4]　ENTON CP, BLACK CM, SCLERODERMA — CLINICAL, et al.Best Pract Res Clin Bheumatol,2004,18（3）: 271 — 290.

[5]　KOWAL-BIELECKA O, FRANSEN J, AVOUAC J, et al. Update of EMLAR recommen-dations for the treatment of systemic sclerosis[J]. Ann Rheum Dis, 2017, 76（8）: 1327-1339.

（元绍苓,吕星）

病例50　顽固多浆膜腔积液伴皮肤硬化

【病例导读】

系统性硬化症（systemic sclerosis，SSc）也被称为硬皮病,是一种少见的自身免疫性疾病,其特征性表现为皮肤和内脏器官纤维化以及微血管病变。SSc 临床表现具有异质性,可出现皮肤、心脏、肺脏、肾脏、胃肠道等多器官受累。临床上根据皮肤受累程度,将 SSc 分为局限皮肤型 SSc 和弥漫皮肤型 SSc。SSc 的预后取决于内脏受累情况,心脏、肺脏和肾脏受累提示预后不良。SSc 以多浆膜腔积液起病在临床上十分少见,当患者出现多浆膜腔积液,同时存在 SSc 特异性抗体时,应当认真询问病史,仔细体格检查,完善相关辅助检查,早期诊治以改善预后。

【病例介绍】

患者,男性,69 岁,因"间断活动后胸闷气短 2 年余,皮肤硬化 3 月"入院。

1. 病史介绍　患者入院前 2 年余无明显诱因出现活动后胸闷、气短,伴双下肢水肿,无发热,无咳嗽、咳痰,无心前区疼痛,无皮疹、雷诺现象、关节肿痛等不适,就诊于外院查 NT-proBNP 1386pg/mL,肾功能: Cr 108μmol/L, ANA 1∶640 均质型,抗 dsDNA 抗体（-）,胸部 CT 示双侧中等量胸腔积液,超声心动图示大量心包积液,行心包穿刺引流术,共放出 500mL 黄色和血性心包积液,心包积液常规:黎氏试验阳性,细胞总数 737×10^6/L,白细胞总数 351×10^6/L,单核 95.7%,多核 4.3%,考虑"结核性心包炎伴结核性胸膜炎可能性大",给予异烟肼、利福平、乙胺丁醇试验性抗结核治疗,泼尼松 30 mg 每日一次防止心包和胸膜粘连、螺内酯、氢氯噻嗪利尿治疗,同时建议风湿免疫科就诊。患者心包穿刺引流术后胸闷气短好转,约半月后双下肢水肿好转,未门诊复诊,于 1 个月后自行减停激素,3 个月后自行停用抗结核药物。1 年前患者因活动后胸闷气短反复出现,多次就诊于我院急诊,化验 ANA 1∶320 均质型,抗 Sc1-70 抗体阳性,C 反应蛋白轻度升高;病原学检查均阴性;超声心动图示中 - 大量心包积液;胸部 CT 示双侧大量胸腔积液;PET-CT 示胸膜、心包炎性病变,未见肿瘤征象,前后多次行胸腔穿刺引流术,并行 1 次心包穿刺引流术,胸腔积液和心包积液均为渗出液改变,考虑诊断不除外结缔组织病,每次于我院急诊住院均予甲强龙 40 mg 每日一次及利尿等治疗,患者症状无明显好转,均于服药 1 周内自行停用激素。9 月前患者因上述症状加重,至我院肺外科住院行"胸腔镜下右侧胸膜活检,心包活检,心包开窗术",病理未见肿瘤病变,复查自身抗体同前,再次嘱风湿免疫科随诊,术后患者活动后胸闷气短好转,未再出现双下肢水肿,仍未遵嘱随诊。3 月前患者出现颜面部、双上肢、胸背部皮肤硬化肿胀,伴色素沉着或脱失,无雷诺现象,无发热、关节肿痛等不适,入院前 2 周就诊于我科门诊,诊断系统性硬化症,予泼尼松 15 mg 每日一次、环磷酰胺 100 mg 隔日一次治疗,服用泼尼松 3 天体重较前增加 1.5 kg,患者再次自行停用泼尼松,现为求进一步诊治收入院。患者自发病以来,精神尚可,食欲正常,睡眠尚可,大小便如常,体重无明显下降。既往史:既往体健,否认冠心病、糖尿病、肿瘤等其他家族遗传性疾病史。否认肝炎、结核等传染病病史,否认食物及药物过敏史。

2. 入院体检　体温 36.4 ℃,脉搏 93 次 / 分,呼吸 17 次 / 分，BP 125/84mmHg;发育正常,营养中等,自主体位,神清语利,查体合作。颜面部、双上肢、胸背部皮肤硬化肿胀,皮肤色素脱失和沉着间隔。全身浅表淋巴结未触及。双眼睑结膜无苍白,口腔黏膜无溃疡,口唇无发绀。颈软,无抵抗,气管居中,甲状腺不大。胸廓对称,双肺第 8 肋以下语音震颤减弱、叩诊浊音,双肺呼吸音粗,双肺第 8 肋以下呼吸音低,未闻及干湿啰音。心界正常,心率 93 次 / 分,律齐,心尖区可闻及收缩期 2/6 级吹风样杂音、舒张中晚期隆隆样杂音,余瓣膜听诊区未及病理性杂音,未闻及心包摩擦音。腹软,无压痛、反跳痛及肌紧张。肝脾肋下未触及,Murphy 征阴性,移动性浊音阴性,肠鸣音正常。双下肢不肿。双手双足皮温低。生理反射存在,病理反射未引出。

3. 辅助检查

（1）入院前:①超声心动图:二尖瓣反流（轻度）,中 - 大量心包积液。②胸水常规:黄色微浑,比重 1.022,黏蛋白定性试验阳性;心包积液常规:黄色微浑,比重 1.020,黏蛋白定性试验阳性,胸水和心包积液生化、X-pert MTB/RIF、抗酸染色、涂片革兰染色找细菌、需氧菌培养、肿瘤细胞、胸水 NGS(－);降钙素原、鲎珠试验、嗜肺军团菌抗体、结核感染 T 细胞检测、血培养(－),肿瘤标记物(－)。③病理:（右侧胸膜）检材增生的纤维肌肉及脂肪组织,其中见少量淋巴细胞浸润,（心包）检材为纤维囊壁组织,局灶表面被覆立方上皮,囊壁灶性淋巴细胞浸润。

（2）此次入院后查:①临床相关化验指标:血尿便常规、肝肾功能、肿瘤标记物正常;BNP 162pg/mL;免疫相关指标:ANA 1∶320 均质型,抗 Sc1-70 抗体阳性, C 反应蛋白

9.2 mg/L，血沉 12 mm/1 h。②超声心动图：左房、右房增大，二尖瓣增厚、狭窄（轻度）、反流（轻 - 中度），考虑结缔组织病受累表现，心包积液（少量）。③胸部 CT：左侧包裹性胸腔积液，右侧胸腔积液及斜裂包裹性积液。④上肢皮肤病理：硬皮病，上肢肌肉病理：肌肉横纹尚存，未见明显炎症。

4. 初步诊断 系统性硬化症；多浆膜腔积液；心脏瓣膜受累。

5. 诊治经过及随诊 结合患者病情，SSc 诊断明确，依据改良的 Rodnan 皮肤评分为 24 分，提示严重皮肤受累，多浆膜腔积液、心脏瓣膜受累考虑与 SSc 相关，目前处于疾病活动期，给予泼尼松 30 mg 每日一次，环磷酰胺 100 mg 隔日一次，丙种球蛋白 20 g 每日一次，使用三天控制原发病，呋塞米和螺内酯利尿等治疗，患者病情好转出院，未再发作活动后胸闷气短和双下肢水肿。患者规律我科门诊随诊，5 月后泼尼松减量至每日 5 mg，环磷酰胺 0.1 g 一周两次维持治疗（环磷酰胺累积量约 7.5 g），患者皮肤硬肿较前好转，改良的 Rodnan 皮肤评分 15 分，复查 C 反应蛋白、BNP 正常，超声心动图较前无著变，胸部 CT 示胸腔积液较前明显减少。

【分析与讨论】

SSc 一种以皮肤和内脏器官纤维化、微血管病变为特征的自身免疫病，发病机制尚未明确，目前研究表明遗传易感性、环境因素、雌激素、细胞及体液免疫异常均参与疾病的发生发展。SSc 早期诊治仍具有挑战性，2013 年 ACR 和 EULAR 组成的联合委员会共同制定新 SSc 分类标准采用评分形式，对手指皮肤增厚、指尖病变、毛细血管扩张、甲襞毛细血管异常、肺动脉高压、间质性肺病、雷诺现象、SSc 相关自身抗体给予不同的权重，各分类项目的最高分累加即为总分，总分≥9 分即可确诊，其敏感性和特异性分别为 0.91 和 0.92，使得可疑或不典型病例得到早期诊治[1]。本例患者老年男性，病程中出现多浆膜腔积液、皮肤硬化肿胀伴色素改变，抗 Sc1-70 抗体阳性，根据 ACR/EULAR 分类标准，存在双手手指皮肤增厚并延伸至邻近的掌指关节近端（9 分），抗 Sc1-70 抗体阳性（3 分），总分 12 分，故 SSc 诊断明确。

本例患者以多浆膜腔积液起病，多浆膜腔积液是一种常见的临床现象，指在病程中出现两个或两个以上浆膜腔积液，以心包积液和胸腔积液发生率最高。多浆膜腔积液常见原因包括肿瘤、结缔组织病、感染、心功能不全、肝硬化及特发性等[2]。SSc 可出现皮肤、心脏、肺脏、肾脏、胃肠道等多种脏器受累，临床表现复杂多样，亦可出现多浆膜腔积液[3]。心包受累多发生于弥漫皮肤型 SSc 患者，可在 SSc 诊断前或诊断时出现，可能是 SSc 的首发表现，最常见的体征和症状是心动过速和右心衰竭。绝大多数心包液提示渗出液，心包组织病理大多数表现为心包纤维化和炎症细胞浸润[4]。心脏压塞或严重心包积液是 SSc 患者的罕见并发症，可迅速出现呼吸困难、面色苍白或发绀、头晕、神志不清、恶性心律失常甚至心脏骤停等严重危及生命，死亡率极高，是重要预后不良因素之一。胸腔积液是 SSc 常见肺部受累表现之一，多出现在弥漫型 SSc 患者[5]。本患者反复胸腔积液和心包积液，筛查结核等感染指标阴性，PET-CT、心包和胸膜活检未提示肿瘤病变，存在 ANA、抗 Scl-70 抗体，尽管早期未出现典型皮肤表现，仍考虑多浆膜腔积液与结缔组织病相关可能性大。抗 Scl-70 抗体即抗拓扑异构酶Ⅰ抗体,是 SSc 高度特异性抗体,阳性率为 15%~20%,多见于弥漫型 SSc 患者[6]。抗 Scl-70 抗体在健康人中少见,自身抗体可早于风湿免疫病症状出现,对疾病早期诊断有重要提示意义[7]。本例患者疾病早期出现抗 Scl-70 抗体阳性,后出现典型皮肤肿胀硬化、色素改变,因此血清特异性抗体有助于 SSc 的早期诊断,对于尚未出现皮肤改变的抗 Scl-70 抗体阳性患者,需要密切随诊。除抗 Scl-70 抗体外,SSc 特异性抗体还包括抗着丝点抗体、抗 RNA 聚合酶Ⅲ,也可能检测出其他抗体,如抗 SSA、抗 KU、抗 U1-RNP 等[8]。

SSc 皮肤病变分为水肿期、硬化期以及萎缩期,通常采用改良 Rodnan 皮肤评分进行半定量评分,本评分通过对 17 个部位的皮肤厚度进行评分,包括面、前胸、腹、左/右手指、左/右手、左/右前臂、左/右上臂、左/右足、左/右小腿、左/右大腿,每处根据皮肤受累程度分为 0 分(正常)-3 分(很厚),最高 51 分[9]。本例患者存在颜面部、双上肢、胸背部多处皮肤受累,评分 24 分,提示皮肤重度受累。SSc 心脏瓣膜病变最常见表现为二尖瓣、三尖瓣关闭不全,也可出现瓣膜狭窄、增厚硬化、钙化,主动脉瓣、肺动脉瓣亦可受累,其主要危险因素包括高龄、肺动脉高压、弥漫型硬皮病[10]。本例患者超声心动图示二尖瓣增厚、狭窄、反流,符合 SSc 心脏瓣膜受累表现。

SSc 活动性皮肤病变尚无一线治疗药物,糖皮质激素对于皮肤病变水肿期可能有一定的疗效,轻 - 中度患者可应用甲氨蝶呤、霉酚酸酯,严重病情进展者可单独使用环磷酰胺或者联合免疫球蛋白治疗。生物制剂如利妥昔单抗、肿瘤坏死因子 α 拮抗剂、JAK 抑制剂可能有助于改善 SSc 患者的皮肤硬化[11-12]。有研究发现糖皮质激素能够有效减少胸腔积液,但是对心包积液效果欠佳。对于反复大量心包积液或心包填塞患者,应尽快行心包穿刺引流术或外科手术治疗[4]。本例患者曾应用激素治疗,因激素有水钠潴留不良反应,患者体重增加,胸闷憋气无好转,故患者多次自行停药。患者在未明确诊断前,反复出现大量心包积液,及时行心包开窗术挽救生命,为后续专科诊疗争取了时机。我科住院后给予激素、环磷酰胺联合丙种球蛋白治疗,并加强利尿治疗,病情得到有效控制。SSc 患者应用糖皮质激素除需要注意感染、消化道出血、骨质疏松等常见不良反应外,需要特别警惕糖皮质激素是硬皮病肾危象的高风险因素[13]。硬皮病肾危象是 SSc 严重并发症之一,临床表现恶性高血压、快速进展性肾衰竭、高血压脑病、充血性心力衰竭、微血管性溶血性贫血等,需要血液透析、血浆置换等治疗,预后差,死亡率极高[12]。除糖皮质激素外,弥漫型 SSc、指端溃疡、高血压、心功能不全、心包积液、抗 RNA 聚合酶 3 抗体阳性、应用钙调磷酸酶抑制剂治疗亦是硬皮病肾危象的主要危险因素[13]。在硬皮病肾危象发病时,多数患者出现高血压相关症状,如头痛、疲乏、气促、视物模糊等,检查提示贫血、血尿、蛋白尿等异常,早期识别并且尽早应用 ACEI 类药物能够改善预后[12]。ACEI 类药物不能预防硬皮病肾危象[14],内皮素受体拮抗剂和 5 型磷酸二酯酶抑制剂可能能够延缓有高危因素患者硬皮病肾危象发生[15]。患者病程中曾有一过性肌酐升高,考虑急性心功能衰竭所致,后多次复查肾功能正常,随访中需密切监测肾功能和血压变化。

【专家点评】

SSc 是一种病因不明、发病机制复杂的少见疾病,疾病早期可能以炎症和血管损伤为主,而晚期则以纤维化和血管供血不足为主要表现。本患者以多浆膜腔积液起病,抗 Scl-70 抗体阳性,后期出现典型皮肤表现,提示多浆膜腔积液可以作为 SSc 首发表现,Scl-70 抗体对 SSc 早期诊断有重要提示意义。本例患者的难点在于患者以多浆膜腔积液起病,典型皮肤改变晚于自身抗体 1 年余出现,尽管起病初期患者尚不能满足 SSc 的分类标准,但对于出现 Scl-70 抗体等疾病诊断高特异性和敏感性的自身抗体的患者,需要密切随诊,特别是与抗体相关的特征性临床表现,并完善相关辅助检查筛查脏器受累。SSc 应用激素治疗时应注意激素所致水钠潴留不良反应,适当给予利尿治疗,并警惕硬皮病肾危象,密切监测肾功能、血压。SSc 临床表现复杂多样,存在异质性,有重要内脏受累者预后差,目前诊断和治疗仍充满挑战,期待更多的深入研究以提高对疾病的认识。

【参考文献】

[1] VAN DEN HOOGEN F, KHANNA D, FRANSEN J, et al. 2013 classification criteria for systemic sclerosis: an American college of rheumatology/European league against rheumatism collaborative initiative[J]. Annals of the rheumatic diseases, 2013, 72(11): 1747-1755.

[2] LOSADA I, GONZALEZ-MORENO J, RODA N, et al. Polyserositis: a diagnostic challenge[J]. Internal medicine journal, 2018, 48(8): 982-987.

[3] THOMPSON AE, POPE JE. A study of the frequency of pericardial and pleural effusions in scleroderma[J]. British journal of rheumatology, 1998, 37(12): 1320-1323.

[4] FERNANDEZ MORALES A, INIESTA N, FERNANDEZ-CODINA A, et al. Cardiac tamponade and severe pericardial effusion in systemic sclerosis: report of nine patients and review of the literature[J]. International journal of rheumatic diseases, 2017, 20(10): 1582-1592.

[5] KOTNUR MR, SURESH P, REDDY VS, et al. Systemic Sclerosis with Multiple Pulmonary Manifestations[J]. Journal of clinical and diagnostic research, 2016, 10(6): OD16-7.

[6] HO KT, REVEILLE JD. The clinical relevance of autoantibodies in scleroderma[J]. Arthritis research & therapy, 2003, 5(2): 80-93.

[7] HAYASHI N, KOSHIBA M, NISHIMURA K, et al. Prevalence of disease-specific antinuclear antibodies in general population: estimates from annual physical examinations of residents of a small town over a 5-year period[J]. Modern rheumatology, 2008, 18(2): 153-160.

[8] WANG J, ASSASSI S, GUO G, et al. Clinical and serological features of systemic sclerosis in a Chinese cohort[J]. Clinical rheumatology, 2013, 32(5): 617-621.

[9] KHANNA D, FURST DE, CLEMENTS PJ, et al. Standardization of the modified Rodnan skin score for use in clinical trials of systemic sclerosis[J]. J Scleroderma Relat Disord, 2017, 2(1): 11-18.

[10] COLACI M, SCHINOCCA C, BOSCO YD, et al. Heart Valve Abnormalities in Systemic

Sclerosis Patients: A Multicenter Cohort Study and Review of the Literature[J]. Journal of clinical rheumatology, 2022, 28(1): e95-e101.

[11] ASANO Y. Recent advances in the treatment of skin involvement in systemic sclerosis[J]. Inflamm Regen, 2017, 37: 12.

[12] Update of EMLAR recommendations for the treatment of systemic sclerosis[J]. Annals of the rheumatic diseases, 2017, 76(8): 1327-1339.

[13] GUILLEVIN L, BEREZNE A, SEROR R, et al. Scleroderma renal crisis: a retrospective multicentre study on 91 patients and 427 controls[J]. Rheumatology, 2012, 51(3): 460-470.

[14] HUDSON M, BARON M, TATIBOUET S, et al. Exposure to ACE inhibitors prior to the onset of scleroderma renal crisis-results from the International Scleroderma Renal Crisis Survey[J]. Semin Arthritis Rheum, 2014, 43(5): 666-672.

[15] PESTANA-FERNANDEZ M, RUBIO-RIVAS M, TOLOSA-VILELLA C, et al. The incidence rate of pulmonary arterial hypertension and scleroderma renal crisis in systemic sclerosis patients with digital ulcers on endothelin antagonist receptors(ERAs) and phosphodiesterase-5 inhibitors(PDE5i)[J]. Rheumatology, 2021, 60(2): 872-880.

（吴秀华，张娜）

病例 51　皮肤增厚、双耳肿痛

【病例导读】

复发性多软骨炎（Relapsing polychondritis, RPC）是一种累及多系统的自身免疫性疾病，以软骨组织的反复、进展性炎症为特征。64% 的 RPC 患者可并发其他的自身免疫性疾病，但 RPC 合并系统性硬化症（systemic sclerosis, SSc）的病例是非常罕见的。在此，我们报告 1 例 50 岁女性，在患有 SSc 伴肺动脉高压（pulmonary arterial hypertension, PAH）2 年后出现 RPC。

【疾病介绍】

患者，女性，50 岁，主因"皮肤增厚变紧 2 年，双耳肿痛半年余"入院。

1. 病史介绍　患者于入院前 2 年余无明显诱因出现颜面部、耳部、双手、双侧前臂、双足、双侧小腿皮肤颜色变深，后出现颜面部皮肤水肿，逐渐演变为颜面部、耳部、双手、双侧前臂、双足、双侧小腿皮肤增厚变紧，伴双手指端遇冷变色；就诊于当地医院，查抗核抗体、抗 Sm 抗体、抗 U1-snRNP 抗体、抗 RO/SSA 抗体阳性，超声心动示：右心增大，中度肺动脉高压（估测肺动脉收缩压 71mmHg）；未予特殊诊治。入院前半年余出现双侧耳部肿痛、皮温升高，伴渗液，黄色清液，后上述症状自行好转，左耳形状逐步呈"菜花状"。入院前 1 月余出现双眼发红，伴视物模糊，为进一步诊治就诊于我院。既往体健。

2. 入院体检　体温 36.5 ℃，脉搏 83 次 / 分，呼吸 19 次 / 分，BP 100/60mmHg；颜面部、耳部、双手、双侧前臂、双足、双侧小腿、腰背部皮肤增厚变紧，颜色变深，不易捏起，双手活动受限；双眼充血；左耳"菜花状"改变（图 4-51-1 A），右耳肿胀、压痛。口周"放射样"皱褶，鼻部塌陷(图 4-51-1B)。心音可,律齐,P2>A2,三尖瓣区可闻及收缩期吹风样杂音。余心肺腹及神经系统查体无特殊。

3. 辅助检查 B 型钠尿肽 1336pg/mL,红细胞沉降率(erythrocyte sedimentation rate, ESR)45 mm/1 h,C- 反应蛋白(C-reactive protein,CRP)13.7 mg/L;抗核抗体 1∶800 斑点型,抗 nRNP 抗体、抗 SSA 抗体、抗 Ro-52 抗体阳性,血常规、肝肾功能、肿瘤标记物及感染相关指标等均未见明显异常;肺动脉 CTA 示:两肺段及段以上肺动脉未见确切栓塞,主肺动脉增宽,提示肺动脉高压;超声心动示右心增大(RA 55 mm,RV 45 mm),肺动脉高压(收缩压约 103mmHg),右室壁增厚(8 mm),左室偏小(33 mm),右室壁运动普遍减弱,三尖瓣环收缩期位移(Tricuspid annular plane systolic excusion,TAPSE)=13 mm,右室收缩功能下降,LVEF 63%;右心导管检查:平均肺动脉压(mean pulmonary arterial pressure,mPAP)57 mmHg,肺血管阻力(pulmonary vascular resistance,PVR)18 Wood units,肺动脉楔压(pulmonary artery wedge pressure,PAWP)14 mmHg,心输出量(cardiac output,CO)2.3 L/min,心指数(cardiac index,CI)1.6 L/min/m2,混合静脉含氧血红蛋白饱和度(saturation of mixed venous blood oxygen,SvO2)60%。肺功能:一氧化碳弥散量(diffusion capacity of the lung for carbon monoxide,DLCO)% 46.2%。6 分钟步行距离 354 米。皮肤活检病理:基层色素增加,真皮浅层血管周围轻度炎症,可见噬黑素细胞真皮皮下胶原纤维增生硬化,符合系统性硬化症(图 4-51-2)。眼科检查符合虹膜炎。

4. 初步诊断 ①系统性硬化症;②复发性多软骨炎;③肺动脉高压。

5. 诊治过程及随诊 入院后予静滴甲泼尼龙 40 mg/d 和口服环磷酰胺 100 mg 隔日一次、安立生坦 5 mg/d、西地那非 75 mg/d,其眼部及耳部症状明显缓解。甲泼尼龙逐渐减量至口服 4 mg/d 长期维持。监测 B 型钠尿肽、ESR、CRP 降至正常。治疗 2 年后再次复查右心导管检查,mPAP 降至 38 mmHg,CO、CI、SvO2 分别改善至 4.5 L/min, 2.9 L/min/m2, and 73%。6 分钟步行距离 426 m。超声心动示:右心增大(RA 41 mm,RV 36 mm),肺动脉高压(收缩压约 47mmHg)。

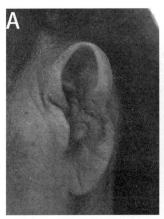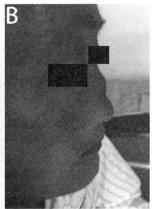

图 4-51-1 临床表现

注:图 A 菜花耳,图 B 鞍鼻

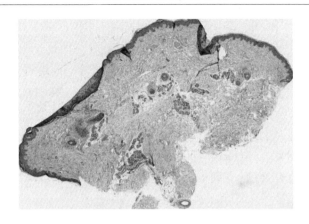

图 4-51-2　组织病理学

注:基层色素增加,真皮浅层血管周围轻度炎症,可见噬黑素细胞真皮皮下胶原纤维增生硬化,符合系统性硬化症

【分析与讨论】

该患者表现为对称性耳廓软骨炎、鞍鼻和眼炎,符合 McAdam 等[1]制定的 RPC 诊断标准。该患者表现也符合 2013 年由美国风湿病学学会(American College of Rheumatology, ACR)和欧洲抗风湿病联盟(European League Against Rheumatism, EULAR)共同制定的 SSc 分类标准。根据右心导管的检查结果考虑其合并 PAH。在 RPC 中,64% 的患者可出现其他的自身免疫性疾病,其中包括血管炎、系统性红斑狼疮和干燥综合征[2]。然而,既往仅有 1 篇文献报告了 1 例 RPC 合并 SSc[3],据我们所知,这是第 1 例 RPC 合并 SSc-PAH 的病例。

由于发热、眼炎和关节炎等 RPC 的临床表现,很容易可以用伴随的风湿免疫性或感染性疾病来解释。所以当其他系统性疾病在 RPC 之前被诊断时,RPC 很容易被忽略。既往文献中报道的 RPC 合并 SSc 病例,是在诊断 SSc5 年后出现 RPC 的[3]。在我们的病例中,直到耳廓和鼻部畸形的出现,才被诊断为合并 RPC。由于 RPC 是可致命的,早期诊断和治疗可能会降低发病率和死亡率。在 RPC 中 ANA 阳性其实并不常见,当发现 ANA 滴度显著升高时,应考虑合并其他风湿免疫性疾病[4]。除此之外,充分的病史采集和体格检查也可以为确定潜在的系统性疾病提供一些线索。

RPC 和 SSc 的发病机制均尚未明确。然而,共有的 HLA-DRB1 和 HLA-DQB1 等位基因可能是患有 RPC 合并 SSc 的基础[5, 6]。在 RPC 和 SSc 中均可检测到异常水平的软骨寡聚基质蛋白(cartilage oligomeric matrix protein,COMP)和可溶性髓系细胞触发受体 -1(soluble triggering receptor expressed on myeloid cells-1, sTREM-1),这可能是提示疾病活动的血清学标志物。5%~25% 的 RPC 患者可出现血管受累[7]。然而,RPC 在 PAH 中的作用尚不清楚,需要进一步研究。

SSc 和 RPC 的治疗方案均为糖皮质激素和免疫抑制剂。尽管糖皮质激素是 RPC 常用治疗之一,但它也是硬皮病相关肾危象的危险因素。所以,在治疗 SSc 合并 RPC 的患者时,我们应该避免不必要的以及长期的使用糖皮质激素。环磷酰胺(cyclophosphamide, CYC)可缓解 SSc 患者的皮肤改变[8],而且其已被证明对治疗 RPC 有效。因此,可以给 SSc 合并

RPC 的患者应用 CYC。糖皮质激素和免疫抑制剂对 PAH 往往疗效不佳 [9]，建议采用二连或三联靶向药物的方法（如口服内皮素受体拮抗剂和 5 型磷酸二酯酶抑制剂）。该患者的血流动力学参数在使用安立生坦和西地那非后显著改善。

【专家点评】

RPC 是一种罕见的自身免疫性疾病，其特征是反复的进行性软骨炎。RPC 患者可合并其他自身免疫疾病，包括风湿性疾病、血管炎或恶性肿瘤 [10]。SSc 是一种结缔组织病，其发病机制涉及微血管 / 内皮损伤、自身免疫性反应和弥漫性纤维化。在 SSc 患者中，约 7%~12% 的患者发生 PAH[11]。关于 RPC 合并 SSc 的报道很少 [3]。而 RPC 合并 SSc-PAH 的病例更为少见。据我们所知，这是首次报道的 RPC 合并 SSc-PAH 的病例。该患者接受了糖皮质激素、免疫抑制剂、口服内皮素受体拮抗剂和 5 型磷酸二酯酶抑制剂的治疗，其症状迅速缓解，治疗后的血流动力学参数也明显改善。

【参考文献】

[1] MCADAM LP，O'HANLAN MA，BLUESTONE R，et al. Relapsing polychondritis：prospective study of 23 patients and a review of the literature[J]. Medicine（Baltimore），1976，55（3）：193-215.

[2] GHIB LJ，DAMIAN L，ANDREI M，et al. THU0470 Association of Relapsing Polychondritis with Other Autoimmune Conditions：Experience of a Romanian Center[J]. Annals of the Rheumatic Diseases，2013，72：A323.

[3] SUGISAKI K，TAKEDA I，KANNO T，et al. A case report of relapsing polychondritis with an auricular ulcer complicated by systemic sclerosis[J]. Ryumachi，2002，42（3）：610-617.

[4] PIETTE JC，EL-RASSI R，AMOURA Z. Antinuclear antibodies in relapsing polychondritis[J]. Ann Rheum Dis，1999，58（10）：656-657.

[5] GOURH P，SAFRAN SA，ALEXANDER T，et al. HLA and autoantibodies define scleroderma subtypes and risk in African and European Americans and suggest a role for molecular mimicry[J]. Proc Natl Acad Sci U S A，2020，117（1）：552-562.

[6] TERAO C，YOSHIFUJI H，YAMANO Y，et al. Genotyping of relapsing polychondritis identified novel susceptibility HLA alleles and distinct genetic characteristics from other rheumatic diseases[J]. Rheumatology（Oxford），2016，55（9）：1686-1692.

[7] D'CRUZ DP，FERRADA MA. Relapsing Polychondritis and Large-vessel Vasculitis[J]. J Rheumatol，2020，47（12）：1732-1733.

[8] KERSTEN BE，DEN BROEDER N，VAN DEN HOOGEN FHJ，et al. Treatment with cyclophosphamide i.v. pulse therapy is an option for effective treatment of skin fibrosis in patients with early systemic sclerosis[J]. Rheumatology（Oxford），2020，59（7）：1550-1555.

[9] ALMAAITAH S，HIGHLAND KB，TONELLI AR. Management of Pulmonary Arterial Hypertension in Patients with Systemic Sclerosis. Integr Blood Press Control，2020，13：

15-29.

[10] BORGIA F，GIUFFRIDA R，GUARNERI F，et al. Relapsing Polychondritis：An Updated Review. Biomedicines，2018，6（3）：84.

[11] HICKEY PM，LAWRIE A，CONDLIFFE R. Circulating Protein Biomarkers in Systemic Sclerosis Related Pulmonary Arterial Hypertension：A Review of Published Data. Front Med（Lausanne），2018，5：175.

（苏丽，李昕）

病例 52　下腰背疼痛、雷诺现象伴双手肿痛

【病例导读】

系统性硬化症（systemic sclerosis，SSc）又称硬皮病，是一种自身免疫性弥漫性结缔组织疾病。临床上以弥漫性或局限性皮肤增厚和纤维化为典型特征，如果皮肤病变广泛，并侵及内脏，成为弥漫性硬皮病；若病变累及局部皮肤，内脏受累晚且较少，则称为局限性硬皮病。弥漫性硬皮病的一个特点为血管病变，引起雷诺现象、手指末端缺血坏死、肺动脉高压、肺间质纤维化、肾脏病变、心肌病变及心包积液，消化系统如吞咽困难、食管反流等。肾危象、肺动脉高压及肺间质病变是死亡的主要原因[1，2]。本例患者起病隐匿，经过规范化诊治，达到临床病情缓解。

【病例介绍】

患者，男，60 岁，主因"间断双手末端指尖颜色苍白伴劳累后腰背痛 4 年，加重伴双手关节肿痛 2 周"入院。

1. 病史介绍　患者于入院前 4 年出现双手末端指端皮肤增厚粗糙，部分可见皲裂纹，遇冷水或寒冷刺激后末端可见苍白。同时出现活动后或劳累后腰背疼痛，疼痛剧烈时直立受限，前屈曲位疼痛可缓解。间断口干眼干，偶有口腔溃疡。曾于当地卫生院口服止疼药（具体不详）及中药，未见明显好转。入院前 2 周患者自觉腰背疼痛症状加重，且出现四肢无力，活动不利。偶有头痛，大便干燥，无发热，无皮疹，无胸闷憋气，无腹痛腹泻。现为求进一步诊治收入我科。既往有高血压及冠心病病史。否认肝炎及肺结核病史，否认药物及食物过敏史。

2. 入院体检　体温 36.5 ℃，脉搏 77 次 / 分，呼吸 16 次 / 分，BP 137/89mmHg；神志清楚，全身皮肤无黄染，结膜苍白，无肝掌及蜘蛛痣，口唇苍白，口腔黏膜散在口腔溃疡，颈软，双肺呼吸音清，未闻及干湿性啰音，心率 77 次 / 分，律齐，心音有力，各瓣膜听诊区未闻及杂音，腹平，腹部皮肤粗糙增厚，无腹壁静脉曲张及胃肠蠕动波，腹软，全腹无明显压痛，无反跳痛，全腹未触及包块，肝脾肋下未及，肝肾区无叩击痛，移动性浊音阴性，肠鸣音正常，双手末端指端皮肤增厚粗糙，部分可见皲裂纹，遇冷水或寒冷刺激后末端可见苍白，双手及双足乏力明显，无法屈曲及握拳。双下肢无浮肿，四肢肌力、肌张力正常。双侧髋关节活动自如。脊柱弯曲度正常，且活动自如，背伸屈曲侧弯可。

3. 辅助检查

（1）入院前检查：血常规，白细胞 11.40×10⁹/L，N 85.30%，血红蛋白 134 g/L，血小板

297×10^9/L，白蛋白 28.4 g/L，球蛋白 33.6 g/L，转氨酶及碱性磷酸酶、肾功能正常，肌酸激酶及肌酸激酶同工酶均正常，血钠 117.9mmol/L，血钾 3.8mmol/L，血氯 90.2mmol/L，二氧化碳结合力 21.3，血淀粉酶 190.0U/L，肌钙蛋白 I 0.06ng/mL，N 端 -B 型钠尿肽前体 466.9ng/L，D- 二聚体 600ng/mL，纤维蛋白原 3.64 g/L；免疫球蛋白 G 17.6 g/L，免疫球蛋白 A 3.62 g/L，免疫球蛋白 M 1.15 g/L，C 反应蛋白 16.9 mg/L，补体 C3 0.742 g/L，抗核抗体、ENA 抗体、ANCA、RF 均阴性。血气分析，PH 7.504，二氧化碳分压 31mmHg，氧分压 99mmHg，氧饱和度 98.4%。超声心动图：未见明显异常病变。头颅 CT：未见异常病变。胸部及腹部 CT：双肺间质性病变，心包积液，双侧胸腔积液少量。腹盆腔积液。

（2）此次入院后：HLA-B27、KL-6、肌炎抗体谱、硬皮病相关抗体（包括抗着丝点抗体，抗 RNA-P Ⅲ 抗体，抗 Scl-70 抗体，抗 PM-SCl 100 抗体，抗 PM-SCl 75 抗体，抗 Ku 抗体，抗 Th-To 抗体，抗 Fibrillarin 抗体，抗 NOR-90 抗体等）、抗 RA33-IgG 抗体定量、APF、anti-MCV 均阴性。血沉 25 mm/1 h，24 小时尿蛋白定量 3255 mg。男性肿瘤标记物检查：游离三碘甲腺原氨酸 18.60pmol/L，非小细胞肺癌相关抗原 2.37ng/mL，余正常范围。常见呼吸道病原筛查阴性。血 T-SPOT 阴性。咽拭子培养阴性。皮肤病理检查报告：病理诊断：（前腹部）表皮萎缩变薄，真皮胶原纤维增生变性，小血管周慢性炎细胞浸润，符合硬皮病病理改变。泌尿系彩超：右肾囊肿；前列腺增生伴钙化。上肢动脉彩超：双上肢动脉内 - 中膜局限性增厚。下肢静脉彩超：双下肢深静脉血流通畅。上肢静脉彩超：双上肢深静脉超声未见异常。下肢动脉彩超：双下肢动脉内 - 中膜增厚伴多发小斑块形成。脑电图：正常脑电图。肌电图：双侧三角肌、胫骨前肌肌电图大致正常。F 波：刺激双侧正中神经，双侧 F 波潜伏期延迟，出现率：左侧 88%、右侧 94%。双侧正中神经、尺神经、胫后神经运动传导均减慢，正中神经、胫后神经波幅减低。双侧正中神经、尺神经、胫后神经感觉传导均减慢，正中神经波幅减低。

4. 初步诊断　①系统性硬化症可能性大；②高血压 2 级（极高危）；③冠心病。

5. 诊治经过及随诊　入院后依据临床症状体征和辅助检查，以及病理结果，符合硬皮病病理改变。加用甲泼尼龙 40 mg 每日 1 次，环磷酰胺 400 mg/ 周行免疫抑制治疗，加用艾瑞昔布抗炎止痛治疗。积极补充骨化三醇和碳酸钙 D3 对症治疗。后病情缓解出院。出院后规律随诊我科门诊。继续甲泼尼龙联合环磷酰胺治疗。

【分析与讨论】

系统性硬化病是一种原因不明，临床上以局限性或弥漫性皮肤增厚和纤维化为特征，可累及内脏（心、肺和消化道等器官）的全身性疾病。属于罕见病、少见病的范畴。受累组织广泛的血管病变、胶原增殖、纤维化，皮肤硬化是本病的最基本病理特征。起病隐匿，约 80% 的患者首发症状为雷诺现象（Raynaud' s phenomenon, RP），皮肤病变多为对称性，一般先见于手指及面部，然后向躯干蔓延，经过肿胀期、硬化期、萎缩期三个时期。60%~80% 的患者关节周围肌腱、筋膜、皮肤纤维化可引起关节疼痛。约 70% 的患者出现消化道异常，多表现为吞咽食物后有发噎感，以及烧心感，胸骨后疼痛感。2/3 以上的患者有肺部受累，是本病最主要的死亡原因。早期多数没有症状。最常出现的症状为活动后气短。最常见的肺部病变为肺间质纤维化改变。肾脏损害提示预后不佳。治疗原则以改善皮肤硬化、血管病变和防治内脏病变为主要目标。一旦发现高血压,应尽早给予血管紧张素转化酶抑制剂药物,阻止肾危象发生。

根据皮肤受累的程度,临床上常分 SSc 分为:局限型 SSc(lcSSc),皮肤增厚局限于手肘或膝盖的远端,内脏器官受累较少;弥散型(dcSSc),皮肤受累范围较广,在早期和严重并发症中迅速发展。2013 年,美国风湿病学会／欧洲风湿病联盟(ACR/EULAR)发布了最新的 SSc 分类诊断标准,强调了自身抗体在 SSc 诊断过程中的重要性。相关文献报道,95% 以上的系统性硬化症患者可以通过间接免疫荧光证实存在抗核抗体。其中,抗拓扑异构酶Ⅰ抗体(Scl-70, ADA)和抗着丝点抗体(ACA)是 SSc 中发现的经典的抗核抗体。近年来,证明了针对更广范围的抗原的抗体的存在,包括 RNA 聚合酶Ⅲ(RNA-PⅢ),纤维蛋白,NOR-90, Th/To, PM-Scl, Ku 等。SSc 相关自身抗体与不同的疾病亚型,疾病严重程度,包括皮肤受累程度、内脏器官表现和预后有关。其中抗 Scl-70 抗体与 dcSSc、肺间质纤维化、不良预后和死亡率升高有关;ACA 与 lcSSc 及肺动脉高压相关;抗 RNA-PⅢ 抗体与弥散性皮肤、肾脏受累和肿瘤相关;抗 Th/To 抗体与 lcSSc 相关,同时也是不太有利的预后的预测因子,其中包含肺纤维化,肺动脉高压和肾危象的器官累及频率较高。抗 Ku 抗体和抗 PM-Scl 抗体不是 SSc 特异性的,在全身性硬化症／多发性肌炎的重叠症状,在重叠综合征中经常出现。因此 SSc 中自身抗体谱的鉴定有助于评估疾病的临床表现和预后。结合本例患者,未发现相关 SSc 的自身抗体阳性。

基于 SSc 临床表现的复杂性和异质性,2009 年欧洲抗风湿病联盟(European League Against Rheumatism, EULAR)和硬皮病试验研究组织(EUSTAR)发布了第 1 版对 SSc 的治疗推。随着对 SSc 发病机制认识的深入和治疗药物的增加, 2016 年 EMLAR 更新了对 SSc 治疗的推荐意见,并提出了 SSc 治疗的研究方向,治疗推荐上变化最大的部分是对 SSc 相关血管病变的治疗。同年,英国风湿病学会(BSR)和英国风湿病卫生专业人员(BHPR)也在曼彻斯特 BSR 年会上提出了治疗推荐 [3, 4, 5]。2016 版 EULAR/EUSTAR 更新治疗推荐较 2009 版相比,主要增加了新的针对血管病变药物的使用,以及自体造血干细胞在严重的皮肤病变及肺部病变中的推荐应用;而 2016 版 BSR/BHPR 治疗推荐则在新的药物使用基础上增加了对严重及难治性的肢端溃疡及 RP 现象中的交感神经切除术及肉毒杆菌的注射,皮肤受累中毛细血管扩张的激光治疗,新增了对心脏受累、肌肉骨骼受累及钙化的管理和治疗,同时增加了对硬皮病患者的一般管理及非药物治疗的推荐,更多的推荐关注疾病的早期诊断、早期治疗、患者的健康教育、护理理疗等的综合治疗。

本例患者病程 4 年,病程较长且隐匿,临床表现出现多关节肿痛,雷诺现象,对称性双手末端皮肤硬化改变及口干眼干、口腔溃疡等;影像学检查可见肺部间质性改变,局部皮肤病理检查报告:(前腹部)表皮萎缩变薄,真皮胶原纤维增生变性,小血管周慢性炎细胞浸润,符合硬皮病病理改变。根据 1980 年美国风湿病学会制定的诊断标准:

(1)主要标准:对称性手指及掌指关节或跖趾关节近端的皮肤增厚、绷紧或硬化。这种改变可波及整个肢体、面部、颈部或躯干。

(2)次要标准:①手指硬化:指上述皮损仅限于手指;②指端凹陷性瘢痕或指垫实质丧失;③双侧肺底纤维化 符合 1 个主要标准或 2 个次要标准可诊断 SSc。本例患者符合 1 个主要标准,诊断明确。同时注意鉴别其他结缔组织病如抗合成酶综合征,抗合成酶综合征(ASS)是炎症性肌病的一类特定临床表型,以抗氨酰 tRNA 合成酶(ARS)抗体阳性为特征,患者常出现肌炎、雷诺现象、技工手、多关节炎及肺间质病变等临床特征;而本例患者无抗 ARS 抗体阳性,无肌酶增高,结合查体及病理结果,暂不支持此诊断。患者老年男性,曾承担重体力劳动,腰背痛及双手关节肿痛的临床表现,应注意中老年患者骨性关节炎及腰椎病变等骨科疾病相鉴别,经影像学等检查明确诊断。

　　治疗上建议积极皮肤护理及注重对患者病情的教育,给予积极的心理支持和鼓励,建议戒烟保暖和避免情绪激动。结合本例患者,嘱其戒烟戒酒和注意保暖休息,积极给予非甾体抗炎药物止痛抗炎缓解关节疼痛。评估脏器受累情况,治疗上给予糖皮质激素联合环磷酰胺抗炎和免疫调节治疗。因患者未见明显肢端缺血和溃疡,心脏彩超未见肺动脉高压,检测血压未见高血压,肾功能正常。综合分析评估本例患者预后良好。经积极治疗后患者病情好转出院。门诊继续给予甲泼尼龙联合环磷酰胺治疗。规律门诊随诊并调整治疗。

　　【专家点评】

　　硬皮病作为罕见病,发病率低,临床既往对其重视程度不足、认识有限;同时因为疾病本身的发病机制不明确,目前为止硬皮病的治疗仍缺乏非常有效的药物。近年来硬皮病治疗相关的进展大部分体现在针对血管病变的治疗上;对于硬皮病免疫功能紊乱,目前的推荐指南也主要依赖于甲氨蝶呤、吗替麦考酚酯、环磷酰胺、硫唑嘌呤等经典免疫抑制剂,近年来生物制剂利妥昔单抗、托珠单抗正不断应用于临床,但疗效有待进一步的明确。而临床中最常见的皮肤纤维化和肺间质病变的治疗也无明确的新选择,作为一个异质性较大的临床谱系性疾病,硬皮病患者的治疗方案也将基于临床对疾病发病机制的不断认识及患者临床表现的侧重点不同,而采取不同的组合方案,以期在参考上述治疗推荐指南的基础上结合患者的具体情况,真正做到个体化评估、个体化治疗。

　　【参考文献】

[1] 杨雪,邹和建.硬皮病治疗研究进展及治疗指南演变[J].药学进展,2019,43(04):261-268.

[2] 杨雪,邹和建.系统性硬皮病的临床特点及血清学抗体[J].内科急危重症杂志,2019,25(02):89-94.

[3] KOWAL-BIELECKA O, LANDEWE R, AVOUAC J, et al. EULAR recommendationsfor the treatment of systemic sclerosis: a report from theEMLAR scleroderma trials and research group(EUSTAR)[J]. AnnRheum Dis, 2009, 68(5): 620-628.

[4] KOWAL-BIELECKA O, FRANSEN J, AVOUAC J, et al. Update of EULAR recommendations for the treatment of systemic sclerosis[J]. Ann RheumDis, 2017, 76(8): 1327-1339.

[5] PELLAR R E, POPE J E. Evidence-based management of systemic sclerosis: navigating recommendations and guidelines[J]. Semin Arthritis Rheum,2017, 46(6): 767-774.

(梁歌宏,杨惠芬)

病例 53　活动后气促、呼吸困难

【病例导读】

系统性硬化症（systemic sclerosis，SSc）是一种以局限性或弥漫性皮肤增厚和（或）纤维化为特征，且可累及全身多个器官的自身免疫性疾病。其特征是血管病变、皮肤和内脏纤维化、免疫功能障碍和细胞外基质过度沉积，可累及皮肤、肺、胃、肾脏等全身多个器官。有资料显示[1]，肺部受累是 SSc 最主要的致残和致死原因，主要表现为肺间质病变、气道病变、胸膜炎和肺动脉高压。其中，间质性肺疾病（interstitial lung disease，ILD）是 SSc 最常见的肺部并发症。但其起病隐匿，临床症状出现较晚且缺乏特异性，往往难以早期诊断，被发现时多已进展为不可逆的肺纤维化，导致严重的肺功能损害，影响患者的生存和预后。因此，对于 SSc-ILD 患者应定期进行进展评估，争取在疾病早期控制炎症免疫过程，延缓肺间质纤维化的进展。

【病例介绍】

患者，男，71 岁，主因"活动后气促 6 年余，加重 1 周"入院。

1. 病史介绍　患者于入院前 6 年余，无明显诱因出现劳作后气促，无发热，无明显咳嗽、咳痰，无胸闷、胸痛，无咯血，无皮疹、关节肿痛，伴心悸，经休息症状可好转。患者未重视。后因交通事故行胸 CT 检查发现"肺纤维化"（外院，具体不详），服用甲泼尼龙 8 mg 每日 1 次持续 8 个月后自行停用。患者仍有活动后气促。近 2 年偶有手指遇冷后变白变紫，保暖后可自行恢复，且渐感双手指腹肿胀、变硬。但未进一步检查，未治疗。于入院前 1 周，患者胸闷、气促症状明显加重，稍有活动即呼吸困难，伴有咳嗽、咳少许白痰，无发热，无胸痛、无咯血，伴有心悸，无多汗、烦躁。无皮疹，无关节肿痛，就诊于我院门诊，门诊查胸 CT（图 4-53-1）提示双肺纤维化伴感染，以"肺感染、间质性肺疾病"收入院。患者自发病以来，精神状态差、胃纳差、睡眠不佳，体重未测。既往高血压病病史 8 年余，血压最高 160/80mmHg，平素规律口服苯磺酸氨氯地平 5 mg/ 天，血压控制良好。有阵发房颤病史。否认糖尿病、冠心病病史、结缔组织病、肿瘤性疾病病史及家族史。否认肝炎、结核等传染病病史，否认手术、外伤、输血史，否认食物及药物过敏史。

2. 入院体检　体温 36.5 ℃，脉搏 110 次 / 分，呼吸 28 次 / 分，BP 140/70mmHg；持续鼻导管吸氧 5 L/min，血氧饱和度 90%。日常活动（主要是上厕所后）血氧饱和度可下降至 78%。发育正常，营养中等，意识清楚，查体合作。颜面颊部及双手指腹皮肤紧张变厚，皮肤硬，周身浅表淋巴结未触及肿大。无张口困难。牙龈萎缩。伸舌居中。颈无抵抗，气管居中，颈静脉无怒张，未闻及血管杂音。双侧胸廓对称无畸形，胸骨无压痛，双上肺呼吸音粗，双下肺呼吸音低，可闻及 velcro 爆裂音。心前区无隆起，叩心界不大，心音尚有力，律齐，心率 110 次 / 分，各瓣膜听诊区未闻及病理性杂音。腹部平坦，未见胃肠型及蠕动波，无反跳痛及肌紧张，肝脾肋下未触及，移动性浊音阴性，四肢无水肿，肌力、肌张力正常，病理征阴性。

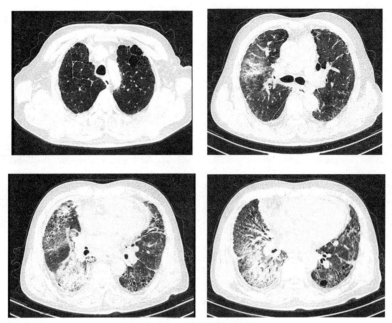

图 4-53-1　患者入院时胸 CT

3. 辅助检查　血常规，WBC 12.48×10⁹/L，中性粒细胞百分比 70.2%，淋巴细胞百分比 28.8%，嗜酸性粒细胞绝对值 0×10⁹/L，血红蛋白 123 g/L，血小板 214×10⁹/L，CRP 255.9 mg/L；凝血功能示 PT、APTT、TT 正常，FIB 7.47 g/L，D- 二聚体 4617.78ng/mL；白蛋白 32 g/L，转氨酶、肾功能、电解质正常；血沉 25.4 mm/1 h，免疫球蛋白 A 4.35 g/L，免疫球蛋白 G、免疫球蛋白 M、免疫球蛋白 E、补体 C3、C4 正常，ANA 1∶1000 颗粒型，抗 Scl-70 抗体（＋），类风湿因子 326.0IU/mL。血气分析（入院时），pH 7.49，P0₂40mmHg，PC0₂ 28.2mmHg，血气分析（吸氧 5 L/min），pH 7.49，P0₂60mmHg，PCO₂ 31.7mmHg，氧合指数 146mmHg。降钙素原 2.13ng/mL，（1，3）-β-D 葡聚糖 472.8pg/mL，痰培养：卡他莫拉菌。心脏彩超示：主动脉硬化，三尖瓣轻度反流，左室舒张功能减低，左室射血分数 61%，肺动脉收缩压 35mmHg。胸 CT 示：双肺纤维化伴感染，支气管炎，肺气肿，心影增大，纵隔多发肿大淋巴结，双侧胸膜增厚伴钙化，右侧少量胸腔积液。

4. 初步诊断　①系统性硬化症相关间质性肺疾病；②右侧胸腔积液；③低白蛋白血症；④系统性硬化症；⑤高血压病。

5. 诊治经过及随诊　患者入院后给予甲泼尼龙 160 mg/d×3 天，3 天后减为 120 mg/d 后逐渐减量，同时给予丙种球蛋白 10 g/d×10 天，患者症状无明显好转。结合胸 CT 考虑患者肺纤维化进展加重，给予静脉环磷酰胺 400 mg 治疗，每周一次，共四次。患者喘憋症状明显好转，复查胸 CT（图 4-53-2）示双肺磨玻璃影减轻，将环磷酰胺改为口服后出院。出院后患者仍有活动后喘息，需家庭氧疗，无明显呼吸困难，口服环磷酰胺 2 月后改为尼达尼布 150 mg，每日 2 次，患者病情稳定。

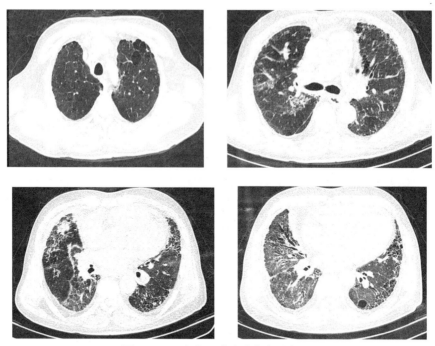

图 4-53-2 患者环磷酰胺治疗后胸 CT

口服尼达尼布半年后患者无明显诱因出现痰中带血,伴有咳嗽、咳痰、胸闷、憋气,复查胸 CT(图 4-53-3)提示肺间质病变无进展,右肺中叶支气管闭塞,纵隔及右肺门淋巴结增大;PET-CT(图 4-53-4)示:①右肺门区高代谢占位,考虑恶性病变可能;②胸部多发高代谢淋巴结,不除外转移可能;③右肺上叶纵隔胸膜处结节样增厚,葡萄糖代谢增高,考虑转移;行支气管镜检查显示:右上叶支气管肿物。病理回报示(右上叶开口及后、前段支气管处活检)低分化癌,结合免疫组化符合鳞状细胞癌。免疫组化:CK(AE1/AE3)(+),Vimentin(—),CK5/6(+),P40(+),P63(+),TTF-1(—),NapsinA(—)。肺癌突变基因检测:EGFR 基因未检测到 18、19、20、21 四个外显子突变;ALK 基因未检测到突变,ROS1 基因未检测到突变;TP53 5 号外显子错义突变;PD-1/PD-L1 蛋白表达检测:PD1:肿瘤细胞阴性,间质免疫细胞 30%+;PD-L1:肿瘤细胞 >50%+,间质免疫细胞阴性。同时完善了化疗用药敏感性检测,结果显示:顺铂毒副风险较高,卡铂敏感性较低;紫杉醇类毒副风险较低,敏感性较高。给予白蛋白紫杉醇 100 mg,d1,d15(双周方案),化疗第三周期、第六周期病灶评估 SD。化疗第九周期前病灶评估病情进展停用化疗,给予支持治疗 2 个月后患者出现头面部肿胀、呼吸困难等上腔静脉压迫综合征表现,复查胸部增强 CT 示右肺门区肿物伴右肺部分不张(图 4-53-5)。给予免疫治疗。予帕博利珠单抗 100 mg/ 次,每 3 周 1 次,3 周期后患者病情好转,右肺部分复张(图 4-53-6),肺间质病变稳定,将帕博利珠单抗调整为目标剂量 200 mg/ 次,每 3 周 1 次维持治疗,并持续口服尼达尼布抗肺纤维化治疗。随访至截稿,已持续应用帕博利珠单抗 + 尼达尼布 2 年 9 个月,右肺门肿块无增大,双肺纤维化未见加重(图 4-53-7)。

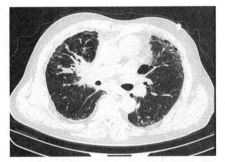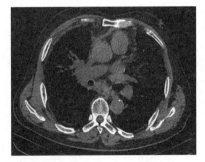

图 4-53-3 右肺门增大

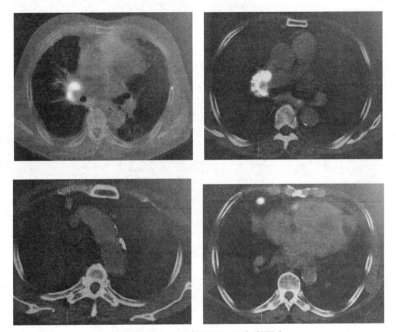

图 4-53-4 患者 PET-CT（彩图）

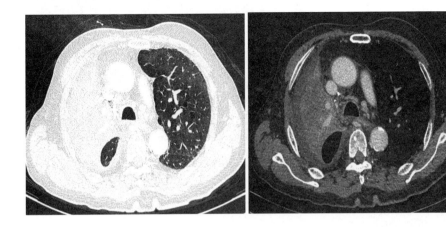

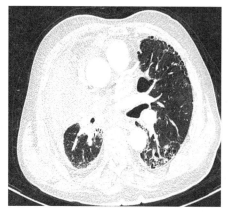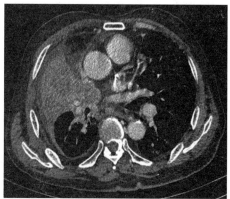

图 4-53-5　病情进展

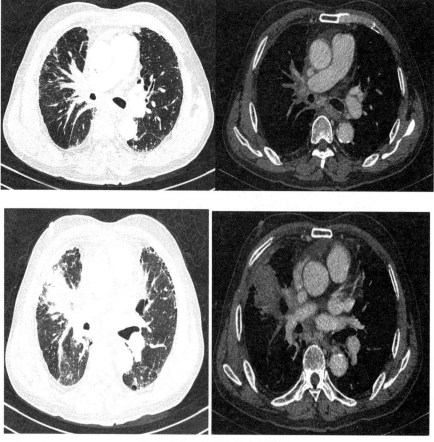

图 4-53-6　免疫治疗 3 周期后

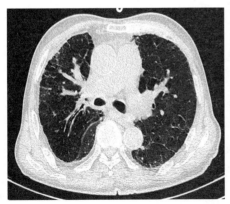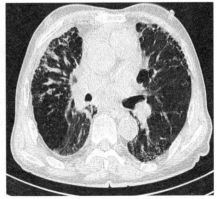

图 4-53-7　随访中

【分析与讨论】

系统性硬化症（systemic sclerosis，SSc）是一种系统性自身免疫性疾病，其临床特征为血管病变（雷诺现象、肺动脉高压和肾危象）、皮肤和内脏器官（尤其是肺、心脏和肠道）纤维化以及肌肉骨骼炎症（关节、肌肉和肌腱）。根据系统性硬化症诊断标准，该患者颜面及双手指腹皮肤紧张变厚，变硬，存在雷诺现象，同时合并间质性肺疾病，自身抗体抗核抗体、抗 SCL-70 阳性，类风湿因子升高，诊断系统性硬化症合并间质性肺疾病明确。

SSc 较其他结缔组织病更易累及肺，80% 的患者可出现间质性肺疾病，以非特异性间质性肺炎和普通型间质性肺炎最常见。SSc-ILD 的典型 CT 表现为位于肺下叶、周边的网状影、蜂窝影及肺内磨玻璃影，背侧最重；可伴有支气管扩张、黏液栓、小叶中心结节及小斑片实变。随诊时，蜂窝影与磨玻璃影逐渐加重，如疾病累及肺血管可出现持续肺动脉高压[2]。该患者胸 CT 可见双肺小叶间隔显著增厚，可见多发透光影，双肺胸膜下细网格状高密度影，双肺可见多发斑片状、大片状磨玻璃影及致密影，双肺下叶呈蜂窝状改变。CT 异常范围超过肺表面的 20%，根据 Goh 分级，该患者为扩展性 ILD。根据 2021 年系统性硬化症相关间质性肺病的治疗策略（法国建议），对于 ILD 进展患者，治疗初始即应给予抗风湿药物。糖皮质激素对肺纤维化无明确效果，对伴有炎症浸润者可能有一定作用，不推荐单独使用。吗替麦考酚酯和环磷酰胺是治疗 SSc 相关 ILD 的优选药物。环磷酰胺为氮芥类烷化剂，因其免疫抑制作用可诱导淋巴细胞死亡，因此在快速进展性 ILD 中，静脉注射环磷酰胺更具治疗优势，常用于 SSc-ILD 诱导缓解治疗。口服免疫抑制剂如吗替麦考酚酯和硫唑嘌呤可能需要 2 个月的时间才能达到有效治疗剂量，而静脉注射环磷酰胺约为 10~14 天，因此，环磷酰胺可以在最短的时间内得到最大的治疗反应并更快地稳定肺功能。但也有学者认为，长期口服环磷酰胺并不能使患者获得生存获益。Khanna D 等[3]认为，长期口服环磷酰胺（1 年以上）对改善患者的存活率无效。新型抗纤维化药物吡非尼酮、尼达尼布的治疗效果也得到了临床验证。尼达尼布作为一种酪氨酸激酶抑制剂，是目前唯一获批用于治疗 SSc-ILD 和特发性肺纤维化（IPF）的靶向药物，其通过抑制细胞膜 PDGFR、FGFR、VEGFR 胞内段的酪氨酸激酶，阻断上述生长因子相关的信号通路，抑制成纤维细胞的增殖、迁移和分化，进而抑制胶原纤维的沉积，延缓肺纤维化进程。一项全球、多中心的随机对照研究发现，与安慰剂组相比,尼达尼布组 SSc-ILD 患者用力肺活量(FVC)年下降率降低 44%,无论患者是否接受麦考酚酯或激素治疗,尼达尼布均能显著降低 FVC 的年下降率 [4]。该患者在肺纤维化急性加重期间,首先应用静脉的环磷酰胺,在最短的时间内缓解了患者的呼吸困难,肺功能能得到改善。后继使用尼达尼布抑制肺间质胶原纤维沉积,延缓肺纤维化进程是治疗成功的关键。目前尚有许多在研药物,包括抗白介素 -6 受体单抗、重组 CTLA-4-Ig 融合蛋白、JAK 抑制剂等,随着临床证据的不断积累,精准治疗和靶向治疗将逐渐开展。

SSc 可并发多种恶性肿瘤。北京协和医院对 SSc 并发恶性肿瘤的患者进行总结分析发现 SSc 并发肿瘤的发病率为 3.9%(正常人的肿瘤发病率为 0.3%),显著高于正常人,与国外文献一致,并且类型也以肺癌、乳腺癌和血液系统肿瘤多见 [5]。该患者在随诊期间出现痰中带血,及时完善 PET-CT、气管镜等相关检查,明确诊断为右肺鳞癌(T4 N3M0 Ⅲc)。经过分子学诊断,该患者驱动基因阴性,PD-1/PD-L1 蛋白表达检测:PD1:间质免疫细胞 30%+;PD-L1:肿瘤细胞 >50%+,根据 NCCN 发布的最新指南,首选帕博利珠单抗或卡铂 +(紫杉醇 /白蛋白紫杉醇)+ 帕博利珠单抗或阿替利珠单抗或西米普利单抗。然而免疫治疗有可能导致严重的免疫相关不良反应,且在所有严重的免疫相关不良反应中,报道最多的是免疫相关性肺炎,该指南也提到 PD-1/PD-L1 抑制剂治疗的禁忌证可能包括活动性或既往有记载的自身免疫性疾病。所以针对这例特殊的患者,初始治疗选择了传统的化疗治疗,并根据患者的年龄和体能状态进行了减量。化疗失效后,为了缓解患者上腔静脉压迫、呼吸困难的症状,与家属充分沟通可能的风险后选择了 PD-1 抑制剂帕博利珠单抗单药治疗,3 周期后患者病情缓解,继予帕博利珠单抗维持治疗,同时口服尼达尼布,患者未出现免疫相关性肺炎以及肺纤维化加重。

【专家点评】

肺癌是 SSc 最常并发的恶性肿瘤,发病率约为 2.6%,占 SSc 并发恶性肿瘤的一半左右,且平均诊断年龄明显低于普通人群。因此,对于 SSc 患者,即使年龄不足 60 岁,也要警惕肺癌的发生。

免疫治疗是近年来肺癌领域的重大突破,特别是程序性死亡受体 -1(programmed death-1,PD-1)/ 程序性死亡配体 -1(programmed death 1 ligand,PD-L1)的免疫检查点抑制剂,显著改善了肺癌患者的预后。然而在临床实践中,肿瘤免疫治疗的一个重大挑战是激活免疫系统所带来的副反应,称之为免疫治疗相关不良反应(immune-related　adverse events,irAEs)。irAE 源于免疫系统激活对正常器官的过度免疫,尽管 irAE 的发生预测因素仍不明确,但是一些基础疾病可能与 irAE 的发生相关,尤其是自身免疫性疾病。免疫治疗可导致基础结缔组织病的活动。但是,此类患者的生存获益并没有因此减少。因此,即使患者患有自身免疫性疾病,也不应将这部分患者排除在免疫治疗之外,而应采取更加严密的监测和随访。

【参考文献】

[1]　胡娜娜, 孙耕耘. 系统性硬化症相关间质性肺疾病的临床特点及危险因素分析 [J/CD].中华肺部疾病杂志(电子版), 2012, 5(2): 14-17.

[2]　SOLOMON JJ, FISCHER A.Scleroderma Lung Disease[J].Eur R espir R ev, 2013, 22:

6-19.

[3] KHANNA D, FURST DE, CLEMENTS PJ, et al. Oral cyclophosphamide for active sclero-derma lung disease: a decision analysis[J]. Med Decis Making, 2008, 28(6):926-937.

[4] FLAHERTY KR, WELLS AU, COTTIN V, et al.Nintedanib in progressive fibrosing inter-stitiallung diseases.N Engl[J].2019, 381(18):1718-1727.

[5] TYNDALL AJ, BANNERT B, VONK M, et al. Causes an the risk factors for death in sys-temic sclerosis: a study from the EUSTAR Scleroderma Trials and R esearch(EUSTAR)database[J].Ann R heum Dis, 2010, 69: 1809-1815.

（刘婕妤，孙桂才）

病例 54 眼睑肿胀、双手遇冷变色、腹胀纳差反酸

【病例导读】

混合性结缔组织病(mixed connective tissue disease，MCTD)由 Sharp 于 1972 年首次提出，是一种具有多种结缔组织病(系统性红斑狼疮、系统性硬化病、多发性肌炎、类风湿关节炎)的混合临床表现为特征的自身免疫性疾病，常有高滴度斑点型抗核抗体和高滴度的抗U1RNP(U1 核糖核蛋白)抗体。临床上有雷诺现象、双手肿胀、多关节痛或关节炎、肢端硬化、肌炎、食管运动功能障碍、肺动脉高压、间质性肺疾病等特征。本病例介绍了一例典型的MCTD 病例，本病例特殊之处在于患者病程进展中确诊了结肠癌。

【病例介绍】

患者女性，67 岁，主因"眼睑肿胀、双手遇冷变色 9 年余，腹胀、纳差、反酸 4 年"入院。

1.病史介绍 患者 9 年前游泳后出现颜面部肿胀，伴口干、眼干，双手遇冷变白变紫，查ESR 43 mm/1 h，IgG 30.1 g/L，抗核抗体 1：1600 斑点型，抗心磷脂抗体、抗 U1RNP 抗体（ +)，胸 CT 示：双下肺间质改变，确诊"混合性结缔组织病"，予甲泼尼龙 32 mg 每日一次口服及中药治疗，口干、眼干及颜面部肿胀改善。9 年前发现白细胞减低(3×10^9/L)，予甲泼尼龙片加量至 24 mg 每日一次，联合硫酸羟氯喹片 200 mg 每日两次，白细胞逐渐恢复正常，激素逐渐减量至 6 mg 每日一次维持，并加用来氟米特片(2 月后因恶心停用)。8 年前因胸闷、咳嗽、咳痰，查胸部 CT 考虑双肺间质病变加重，予甲泼尼龙加量至 160 mg×3 d，输注丙种球蛋白 20 g×5 d 治疗，出院口服甲泼尼龙 48 mg 每日一次，联合环磷酰胺治疗，复查胸部CT 较前好转，甲泼尼龙片逐渐减量至 4 mg/8 mg 隔日交替口服，继续输注环磷酰胺 0.4 g/ 每2~3 周，后改为 0.4 g/ 每 4 周。6 年前，患者因活动后气短，于外院查 CK 374 U/L，血沉 57mm/1 h，CRP 60.2 mg/L，胸部 CT 示：双肺间质性病变，磨玻璃密度影范围较前稍大；腮腺造影可见分支导管部分区域不显影，可见少量末梢导管，排空延迟；予甲泼尼龙片加量至12 mg 每日一次，并加用吡非尼酮 400 mg 每日三次。5 年前甲泼尼龙片减至 6 mg 每日一次，环磷酰胺累积剂量约 21.2 g 后停用。4 年前，患者间断腹胀、纳差、反酸，并出现血便，我院行 PET-CT 示：降结肠及乙状结肠多发代谢局灶性增高，首先考虑结肠腺瘤；肠镜示：结肠多发息肉，结肠病变性质待定(38 cm 处见约 1 cm×2 cm 结节样肿物)。肠镜病理：(10 cm)

管状腺瘤,腺体呈高级别上皮内瘤变,(29 cm)管状腺瘤,腺体呈低级别上皮内瘤变,(38 cm)腺癌,(60 cm)管状腺瘤,腺体呈低级别上皮内瘤变,(90 cm)管状腺瘤,腺体呈低级别上皮内瘤变。患者随后于我院普外科全麻下行腹腔镜辅助降结肠切除,横结肠-乙状结肠吻合,腹腔淋巴结清扫,腹腔引流术,术后未行放化疗。术后间断出现腹胀、呕吐,每日排便2次,成形便,无便血、黑便等,为进一步复查再入院。患者自本次发病以来,精神尚可,食欲下降,睡眠尚可,大便性状同前,小便如常,术后4年体重逐渐下降15 kg。既往史:骨质疏松、胸椎、腰椎压缩性骨折5年余;否认肿瘤及其他家族遗传性疾病史。否认肝炎、结核等传染病病史;36年前行剖宫产手术;27年前因子宫肌瘤行全子宫切除术;15年前因原发性醛固酮增多症、右肾上腺腺瘤行右肾上腺部分切除术,术后病理为右肾上腺皮质增生结节;4年前行腹腔镜辅助降结肠切除,横结肠-乙状结肠吻合,腹腔淋巴结清扫,腹腔引流术。有输血史。否认食物及药物过敏史。预防接种史按规定。

2. 入院查体　体温 36.7 ℃,脉搏 87 次/分,呼吸 20 次/分, BP126/78 mmHg;神志清楚,消瘦,颜面及双上肢紧绷,全身浅表淋巴结未触及,口腔内未见溃疡、白斑,双侧扁桃体无肿大。颈软,无抵抗,气管居中,甲状腺不大。双肺叩清音,双肺底可闻及爆裂音,心音有力,心律齐,心率 87 次/分,P2 略亢进,未闻及其他病理性杂音。腹软,无压痛、反跳痛及肌紧张,双手指变硬,周身关节无肿胀及压痛,四肢肌肉无压痛,四肢肌力 III+,生理反射存在,病理反射未引出,双下肢无水肿。

3. 辅助检查

(1)入院前检查:入院前 4 年胃镜:食管炎(霉菌性?),慢性胃炎,十二指肠球炎;肠镜:结肠多发息肉,结肠病变性质待定(38 cm 处见约 1 cm × 2 cm 结节样肿物,表面开口紊乱,质脆,易出血),结肠憩室。肠镜活检病理:肠镜(10 cm 处)管状腺瘤,腺体呈高级别上皮内瘤变;(29 cm)管状腺瘤,腺体呈低级别上皮内瘤变;(38 cm)腺癌;(60 cm)管状腺瘤,腺体呈低级别上皮内瘤变;(90 cm)管状腺瘤,腺体呈低级别上皮内瘤变。PET-CT:1. 体部显像未见恶性肿瘤征象;2. 降结肠及乙状结肠多发代谢局灶性增高,首先考虑为结肠腺瘤;3. 双肺多发磨玻璃密度影、网格及蜂窝状影,代谢不均匀增高,考虑为肺间质纤维化;4. 考虑多发胸椎及腰椎陈旧性损伤性病变。

(2)入院后检查:血常规、肝肾功能正常,白蛋白 21 g/L;免疫球蛋白 G 36.40 g/L,补体 C3 0.674 g/L,补体 C4 0.143 g/L, C-反应蛋白 9.5 mg/L。抗核抗体 1∶640 核颗粒型,抗 ds-DNA 抗体阴性,抗 U1RNP 抗体阳性。狼疮抗凝物(-),抗心磷脂抗体-IgG 165.3U/mL,KL-6 1270U/mL。免疫固定电泳(-)。超声心动:LVEF 62%,右心增大,主动脉瓣钙化、狭窄(轻度)、反流(轻度),二尖瓣后叶瓣环钙化,左室舒张功能改变,肺动脉高压(肺动脉收缩压约 42mmHg)(三尖瓣反流估测),心包积液(少量)。

4. 初步诊断　①混合性结缔组织病;②肺间质纤维化;③肺动脉高压;④高球蛋白血症;⑤低蛋白血症;⑥营养不良;⑦结肠恶性肿瘤术后。

5. 诊治经过及随诊　患者入院后予白蛋白输注,甲泼尼龙加量至 8 mg 每日 1 次,继续吡非尼酮 400 mg 每日 3 次抗肺纤维化,辅以泮托拉唑护胃,曲美布汀、依托必利促进胃动力,双歧杆菌三联活菌调节肠道菌群,索他洛尔控制心率,钙尔奇 D 补钙,骨化三醇促进钙吸收,乙酰半胱氨酸化痰。

【分析与讨论】

MCTD 最常见和最早期的表现之一是雷诺现象,99% 的 MCTD 患者存在雷诺现象[1],60%~94% MCTD 患者有手指肿胀[2]。35%~79% 病程中会出现肌炎表现,如肌痛,近端肌无力及肌酶升高[1];53% 的 MCTD 患者存在关节侵蚀性改变[3]。MCTD 间质性肺病的患病率约为 47%~78%[4]。23%~24% MCTD 患者存在肺动脉高压[5, 6]。70% 左右有食道功能障碍,可见食管扩张、蠕动减弱或消失[1, 7]。10% 的患者有严重的神经系统异常,常见的是三叉神经病变[8]。MCTD 临床分类标准以 Sharp 标准最常用,其主要标准:①严重肌炎;②肺部受累:一氧化碳弥散功能 <70%;肺动脉高压;肺活检显示增生性血管病变;③雷诺现象或食管蠕动功能减低;④手指肿胀或手指硬化;⑤抗 ENA 抗体滴度 ≥ 1:10000(血凝法)和抗 U1RNP 抗体阳性而抗 Sm 抗体阴性。次要标准:①脱发;②白细胞减少;③贫血;④胸膜炎;⑤心包炎;⑥关节炎;⑦三叉神经病变;⑧颈部红斑;⑨血小板减少;⑩轻度肌炎;⑪手肿胀。确诊标准:符合 4 条主要标准,伴抗 U1RNP 滴度 ≥ 1:4000(血凝法)而抗 Sm 抗体阴性;可能诊断:符合 3 条主要标准及抗 Sm 抗休阴性;或符合 2 条次要标准,伴抗 U1RNP 滴度 ≥ 1:1000(血凝法);可疑诊断:符合 3 条主要标准,但抗 U1RNP 阴性;或符合 2 条主要标准伴抗 U1RNP 滴度 ≥ 1:100;或符合 1 条主要标准和 3 条次要标准,伴抗 U1RNP 滴度 ≥ 1:100(血凝法)[9]。患者病程中有雷诺现象,颜面部、手指肿胀,肌酶升高,肺间质纤维化,一氧化碳弥散量 <70%,抗核抗体阳性(1:1600 斑点型),抗 U1RNP(+),抗 Sm 抗体阴性,考虑混合性结缔组织病。患者超声心动图根据三尖瓣反流估测考虑存在肺动脉高压(肺动脉收缩压约 42mmHg),因患者有雷诺征、抗 U1RNP 抗体阳性、肺间质纤维化等肺动脉高压危险因素,建议患者完善右心漂浮导管评估,患者拒绝。该类患者应该重视肺动脉高压筛查,建议每 3~6 个月常规进行超声心动图检查。

自身免疫性疾病与肿瘤关系密切,特别是皮肌炎、类风湿关节炎、系统性红斑狼疮患者恶性肿瘤的发生率较健康人群明显升高[10];原发性干燥综合征增加了实体肿瘤和淋巴瘤的风险,尤其是非霍奇金淋巴瘤[11, 12]。系统性红斑狼疮与多种肿瘤有关,如肺癌、甲状腺癌、肝癌,尤其与淋巴瘤关系密切[11, 12],但系统性红斑狼疮患者乳腺癌、子宫内膜癌以及卵巢癌的风险降低[13]。系统性硬化症也与某些肿瘤有关,如肺癌、非霍奇金淋巴瘤和血液系统肿瘤,但与乳腺癌无关[13]。皮肌炎和多发性肌炎增加了鼻咽癌、肺癌和血液肿瘤的风险[12]。MCTD 合并肿瘤多为个案报道,在相关病例中与 MCTD 并发的肿瘤有肺癌、淋巴瘤、卵巢癌、非霍奇金淋巴瘤、胸腺癌、肝癌,胃癌和宫颈癌、甲状腺癌,但尚无相关队列研究。该患者首诊时我们完善了肿瘤标志物、胸腹 CT、便常规、便潜血、腹部超声等基础筛查除外合并肿瘤。MCTD 消化道症状以食管蠕动障碍多见,患者病程中无典型食管功能障碍,但患者病程中出现腹胀、纳差、反酸,并有血便,考虑 MCTD 与肿瘤的关系,我们积极建议患者完善 PET-CT 及肠镜检查最终确诊结肠癌。MCTD 患者在随访过程中若疗效不佳,病情反复,必须警惕恶性肿瘤的发生,要注意鉴别诊断,以免漏诊。

结直肠恶性肿瘤的发生很大程度上是由炎症驱动,胃肠道慢性炎症反应显著增加消化道恶性肿瘤风险[14]。结直肠癌的发生发展大多遵循"腺瘤—癌前病变—癌"过程,该患者消化道病理结果显示结肠病变涉及上皮内瘤变、腺瘤、癌,是否提示患者由腺瘤—癌前病变—癌的一个慢性过程? 而这一过程是否与MCTD病程中长期慢性炎症反应相关? 值得进一步研究。

Bodolay等[15]报道MCTD预后有很大差别,5年存活率为96.4%,10年存活率为93.9%,15年存活率为89.6%,死亡原因首先为肺动脉高压及肺间质纤维化。该患者确诊MCTD 9年余,目前仍存活,但患者结肠癌根治术后胃肠道症状改善不明显,逐渐消瘦接近恶液质状态,严重影响了患者生活质量。患者有肺动脉高压、肺间质纤维化,其预后较差。当前缺乏合并肿瘤的MCTD队列研究,肿瘤是否影响MCTD患者的生存期,以及肿瘤根治后MCTD病情活动是否受到影响,值得进一步研究。

MCTD合并口干、眼干或者继发干燥综合征概率14.5%~56%[16, 17],但实际上当前继发性干燥综合征诊断率并不高[18],患者病程中持续存在高球蛋白血症,有口干、眼干症状,6年前行腮腺造影可见分支导管部分区域不显影,排空延迟,需密切监测患者发生继发性干燥综合征的可能。

【专家点评】

MCTD有多系统受累,临床表现多样,个体差异较大,且结缔组织病伴发恶性肿瘤的发生率高。该患者有雷诺现象,颜面部、手指肿胀,肌酶升高,肺间质纤维化,一氧化碳弥散量<70%,ANA 1∶1600斑点型,抗U1RNP抗体(+),抗Sm抗体阴性,考虑混合性结缔组织病。MCTD常见消化道症状为食管蠕动障碍该患者病程中无典型食管功能障碍,但病程中出现腹胀、纳差、反酸,并有血便,最后确诊结肠癌。因此,MCTD患者在随访过程中若出现疗效不佳,病情反复,必须警惕恶性肿瘤的发生,应进行肿瘤相关检查,以做到早期诊断,早期治疗,以免发生漏诊和误诊。

【参考文献】

[1] GUNNARSON R, MOLBERG O, GILBOE IM, et al. The prevalence and incidence of mixed connective tissue disease: a national multicentre survey of Norwegian patients[J]. Ann Rheum Dis, 2011, 70: 1047-1051.

[2] BURDT MA, HOFFMAN RW, DEUTSCHER SL, et al. Long-term outcome in mixed connective tissue disease: longitudinal clinical and serologic findings[J]. Arthritis Rheum, 1999, 42: 899-909.

[3] UDOFF EJ, GENANT HK, KOZIN F, et al. Mixed connective tissue disease: the spectrum of radiographic manifestations[J]. Radiology, 1977, 124: 613-618.

[4] REISETER S, GUNNARSSON R, MOGENS AALØKKEN T, et al. Progression and mortality of interstitial lung disease in mixed connective tissue disease: a long-term observational nationwide cohort study [J]. Rheumatology, 2018, 57(2): 255-262.

[5] ALPERT MA, GOLDBERG SH, SINGSEN BH, et al. Cardiovascular manifestations of

mixed connective tissue disease in adults[J]. Circulation, 1983, 68:1182-1193.

[6] SULLIVAN WD, HURST DJ, HARMON CE, et al. A prospective evaluation emphasizing pulmonary involvement in patients with mixed connective tissue disease[J]. Medicine, 1984, 63:92-107.

[7] FAGUNDES MN, CALEIRO MT, NAVARRO-RODRIGUEZ T, et al. Esophageal involvement and interstitial lung disease in mixed connective tissue disease[J]. Respir Med, 2009,103(6):854-60.

[8] FLECHTNER KM, BAUM K. Mixed connective tissue disease: recurrent episodes of optic neuropathy and transverse myelopathy. Successful treatment with plasmapheresis[J]. J Neurol Sci, 1994, 126:146-148.

[9] SHARP GC, ANDERSON PC. Current concepts in the classification of connective tissue diseases. Overlap syndromes and mixed connective tissue disease(MCTD)[J]. J Am Acad Dermatol, 1980, 2(4):269-279.

[10] KRUMREY-LANGKAMMERER M, HAAS JP. Salivary gland ultrasound in the diagnostic workup of juvenile Sjögren's syndrome and mixed connective tissue disease[J]. Pediatr Rheumatol Online J, 2020, 18(1):44.

[11] EGIZIANO G, BERNATSKY S. Cancer and autoimmunity: harnessing longitudinal cohorts to probe the link, best practice & research[J], Clin. Rheumatol, 2016, 30(1): 53-62.

[12] GIAT E, EHRENFELD M, SHOENFELD Y. Cancer and autoimmune diseases[J]. Autoimmun Rev, 2017, 16(10):1049-1057.

[13] SMEDBY KE, HJALGRIM H, ASKLING K, et al, Autoimmune and chronic inflammatory disorders and risk of non-Hodgkin lymphoma by subtype[J]. J. Natl. Cancer Inst, 98(1), 51–60.

[14] SCHMITT M, GRETEN FR. The inflammatory pathogenesis of colorectal cancer[J]. Nat Rev Immunol, 2021:28.

[15] BODOLAY E. Evaluation of survival in mixed connective tissue disease(MCTD)[J]. Orv Hetil, 2002, 143(45):2543-2548.

[16] SETTY YN, PITTMAN CB, MAHALE AS, et al. Sicca symptoms and anti-SSA/Ro antibodies are common in mixed connective tissue disease[J]. J Rheumatol, 2002, 29(3):487-489.

[17] OHTSUKA E, NONAKA S, SHINGU M, et al. Sjögren's syndrome and mixed connective tissue disease[J]. Clin Exp Rheumatol, 1992, 10(4):339-344.

[18] USUBA FS, LOPES JB, FULLER R, et al. Sjögren's syndrome: An underdiagnosed condition in mixed connective tissue disease[J]. Clinics(Sao Paulo), 2014, 69(3):158-162.

（郝剑,孙文闻）

病例 55　双手遇冷变色、活动后气短、皮肤巩膜黄染

【病例导读】

混合性结缔组织病（mixed connective tissue disease，MCTD）是指具有系统性红斑狼疮、系统性硬化症、干燥综合征、类风湿关节炎、肌炎/皮肌炎等多种疾病的临床特征，又不满足于任何一种以上疾病的分类标准，同时伴有血清学上抗核糖核蛋白抗体高滴度阳性的一类结缔组织病。治疗以激素及免疫抑制剂为主，治疗过程中可能会出现乙肝病毒再激活，治疗前应筛查乙肝病毒，必要时预防性抗病毒治疗，治疗过程中密切随访肝功能。

【病例介绍】

患者女，52 岁，主因"双手遇冷变色 1 年余，活动后气短半年，皮肤巩膜黄染 10 余天"入院。

1. 病史介绍　患者 1 年前双手遇冷变白变紫，伴双手指间关节肿胀，双膝关节疼痛，伴双手中指、示指麻木，感觉减退，就诊于我院，查 IgG 24.9 g/L，ANA 1∶1600 斑点型，抗 nRNP 抗体（+），C 反应蛋白、红细胞沉降率正常，乙肝全项：HBsAg（+），抗 HBe（+），抗 HBc-IgG（+），余（−）。HBV-DNA：低于检测下限；肝功能正常；腹部超声：脾脏多发钙化灶。胸部 HRCT：两肺间质病变；少量心包积液；纵隔多发钙化。心脏超声示：肺动脉压 19mmHg。给予雷公藤、羟氯喹、洛索洛芬钠片、利可君、维生素 B1、甲钴胺、西洛他唑、乙酰半胱氨酸治疗，患者雷诺现象及双手麻木好转。后因白细胞减少，自行停用雷公藤、洛索洛芬钠片、羟氯喹。半年前患者出现活动后气短，复查胸部 CT：双肺多发磨玻璃密度影、实变影，提示肺间质病变较前进展、不除外感染，肺间质纤维化趋势，肺功能示：通气功能轻度障碍（FVC 实测/预计 62.8%），弥散功能重度减低（DLCO 实测/预计 32%），HBV-DNA（−），血气分析 PO_2 83mmHg，给予甲泼尼龙 160 mg/d×4 天后减量 80 mg/d×7 天，后逐渐减量，并给予环磷酰胺 0.2 g 每周一次输注，同时给予拉米夫定 100 mg 每日一次治疗，1 月后复查胸部 CT 提示间质炎症较前有所好转，复查 HBV-DNA $2.077×10^6$ IU/mL，肝功能正常，停用环磷酰胺（累计 1 g），甲泼尼龙减量至 24 mg 每日一次，监测肝功能大致正常。10 余天前患者出现皮肤巩膜黄染，伴乏力、食欲减退，伴恶心，无呕吐，伴尿色深黄，无腹痛腹泻，无发热，无大便颜色改变，查肝功能示：ALT 676 U/L，AST 645 U/L，ALP 103 U/L，GGT 630 U/L，ALB 38 g/L，TBIL 102.4 μmol/L，DBIL 74.2 μmol/L，为进一步诊疗收入我科。患者近期饮食差，睡眠尚可，体力稍下降，体重无明显变化。既往史：发现 HBsAg 阳性 30 余年；甲亢史 16 年，服用他巴唑治疗，近 2 年已停药。否认吸烟饮酒史，否认过敏史。家族弟弟及妹妹均有慢性乙型病毒性肝炎。

2. 入院体检　体温 36.5 ℃，脉搏 62 次/分，呼吸 16 次/分，BP　120/80mmHg；神清语利，皮肤巩膜黄染，无皮疹，四肢散在皮肤瘀斑，双眼睑无水肿，口唇无紫绀，口腔黏膜无溃疡。颈软，无抵抗，甲状腺未及，气管居中。胸廓对称无畸形，无压痛。双肺呼吸音粗，无明显干湿啰音。心界不大，心音可，律齐，各瓣膜听诊区未闻及杂音。腹软，下腹部压痛，无反跳痛及肌紧张，肝脾未触及。双下肢无水肿。生理反射存在，病理反射未引出。

3. 辅助检查 血常规,白细胞 6.58×10^9/L,中性粒细胞比值 71.5%,血红蛋白 129 g/L,血小板 193×10^9/L,凝血功能正常;肿瘤全项, CA199 513.8U/mL,余均正常;HBV-DNA 2.76×10^4IU/mL, HCV-Ab(−)；EB 病毒、巨细胞病毒抗体均阴性, T-SPOT(-)；自身免疫性肝炎抗体(-)，尿便常规、游离甲功未见明显异常。心脏超声示:二尖瓣轻度反流,三尖瓣轻度反流,左室舒张功能改变,心包积液(微量)。腹部彩超示:胆囊壁略增厚,胆囊多发附壁结晶,脾多发钙化,余未见明显异常。

4. 初步诊断 ①混合性结缔组织病;②肺间质纤维化;③肝功能损害;④慢性乙型病毒性肝炎。

5. 诊治经过及随诊 入院后继续甲泼尼龙口服治疗,给予异甘草酸镁、腺苷蛋氨酸、双环醇、熊去氧胆酸等护肝治疗,并将拉米夫定改为恩替卡韦 0.5 mg 每日一次抗病毒治疗,患者黄疸消退,食欲恢复正常,肝功能逐渐恢复正常,复查 HBV-DNA 低于检测下限,乙肝五项: HBsAg(+)、HBcAb(+)、HBeAb(-)。继续羟氯喹、乙酰半胱氨酸、西洛他唑口服,甲泼尼龙减量至 6 mg 每日一次维持。随访过程中患者仍间断干咳,偶有白痰,仍有双手肿胀,无关节痛,无双手麻木,1 年后复查胸部 CT 示:两肺下叶磨玻璃密度影,两肺间质病变,间质纤维化趋势;纵隔多发钙化及脾多发钙化同前。复查肺功能:通气功能轻度障碍(FVC 实测 / 预计 75.7%),弥散功能轻度减低(DLCO 实测 / 预计 60.8%)。

【分析与讨论】

混合性结缔组织病(MCTD)是一种血清中有高滴度的斑点型抗核抗体(ANA)和 u1RNP(nRNP)抗体,临床上有雷诺现象、双手中指、多关节痛或关节炎、肢端硬化、肌炎、食管运动功能障碍、肺动脉高压等特征的临床综合征。部分患者疾病的进展可成为某种确定的弥漫性结缔组织病,如系统性硬化症(SSc)、系统性红斑狼疮(SLE)、多发性肌炎 / 皮肌炎(PM/DM)、类风湿关节炎(RA)。75% 的患者有肺部受累,早期通常没有症状。30%~50% 的患者可发生间质性肺病(interstitial lung disease, ILD),早期症状有干咳、呼吸困难、胸膜炎性胸痛。高分辨率 CT(HRCT)是诊断间质性肺病最敏感的检查方法。HRCT 的最常见早期征象是小叶间隔增厚、周边和下肺叶为主的磨砂玻璃样改变,未经治疗的间质性肺部通常会进展, 4 年随访中 25% 的患者可发展为严重肺间质纤维化 [1]。治疗主要集中于抗炎和抗纤维化治疗,抗炎以激素和环磷酰胺等药物为主,近年来发现硫唑嘌呤、霉酚酸酯、他克莫司等也可使 ILD 患者获益。

我国是乙肝病毒(HBV)感染的高流行区,一般人群乙肝表面抗原(HBsAg)携带率为 7.18%[2],慢性 HBV 感染者及既往暴露者在接受免疫抑制治疗后均有乙肝病毒再激活(hepatitis B reactivation, HBVr)的风险。HBV 再激活是指其他疾病合并非活动性 HBV 感染者,在使用免疫抑制类药物或具有细胞毒性药物治疗时,细胞免疫受到抑制, HBV 大量复制导致血清 HBV DNA 载量急剧升高,进一步可导致肝功能损伤,甚至引起肝衰竭。目前 HBV 再激活诊断标准为: HBsAg 阳性 / 抗 -HBc 阳性,或 HBsAg 阴性 / 抗 -HBc 阳性患者接受免疫抑制治疗或化学治疗时, HBV DNA 较基线升高≥ 2 lg IU/mL,或基线 HBV DNA 阴性者转为阳性,或 HBsAg 由阴性转为阳性 [3]。一项 Meta 分析显示,风湿病患者治疗过程中

HBVr 的总体发生率为 1.4%[4]，我国一项研究回顾了 223 例应用传统 DMARDs 的患者，其中 192 既往 HBV 暴露（HBcAb 阳性，HBsAg 阴性、HBV DNA 阴性）、32 例慢性 HBV 感染（HBsAg 阳性），平均随访 13.2 月，10 例（4.46%）出现 HBVr[5]。糖皮质激素、常规免疫抑制剂、生物制剂（B 细胞耗竭剂、肿瘤坏死因子 -α 抑制剂）、细胞毒类药物的使用都可能会导致 HBV 再激活。HBVr 的风险取决于 3 个重要因素：宿主、基线 HBV 感染状态和免疫抑制治疗强度，HBsAg 及 HBV DNA 阳性是 HBVr 的重要危险因素，HBsAg 阳性者风险是阴性者的 33 倍，HBV DNA 阳性者风险是阴性者的 9.35 倍 [6]。2021 年亚太肝脏研究协会（APASL）制定免疫抑制治疗相关 HBV 再激活指南，将 HBV 再激活风险可分为高风险（HBV 再激活率 ≥ 10%）、中等风险（HBV 再激活率 1%-10%）、低风险（HBV 再激活率 <1%）3 个等级，指南中提及用于治疗风湿病的免疫抑制剂在 HBsAg 阳性患者高风险组的包括利妥昔单抗、阿达木单抗、类固醇（高剂量）≥ 20 mg/d 治疗 ≥ 4 周，中等风险组包括依那西普、类固醇（中等剂量）（10~20）mg/d 治疗 ≥ 4 周；低风险组包括甲氨蝶呤、硫唑嘌呤、类固醇（低剂量 <10 mg/d）[7]。2021 年 APASL 指南建议，对于 HBsAg 阳性的中、高危风险组拟接受免疫抑制剂治疗的应启动高耐药屏障核苷（酸）类似物（nucleoside/nucleotide analogues, NAs），首选的是恩替卡韦（ETV）、富马酸替诺福韦酯（TDF）或富马酸丙酚替诺福韦片（TAF），HBsAg 阳性低危险组晚期肝纤维化或肝硬化患者，应启动预防性 NAs，无纤维化及肝硬化患者每 3 个月监测一次血清 ALT。对于 HBsAg 阳性、无纤维化或肝硬化、启动前 HBV DNA 水平低（<2000IU/mL）的患者，可考虑在免疫抑制剂完成 6 个月终止 NAs。同时建议所有计划接受免疫抑制剂治疗的患者，起始治疗前应常规筛查 HBsAg、抗 -HBsAb 和抗 -HBcAb，对于 HBsAg 阳性的患者，应考虑进行额外的 HBV DNA 和 HBsAg 定量检测，对于所有 HBsAg 阳性和 HBsAg 阴性 / 抗 -HBc 阳性的患者都应由肝病专家评估肝纤维化程度。

我国 2019 慢性乙型肝炎防治指南关于 HBV 再激活建议 HBsAg 阳性者应尽早在开始使用免疫抑制剂 1 周之前或最迟与之同时应用 NAs 抗病毒治疗，HBsAg 阴性、抗 -HBc 阳性患者，若 HBV DNA 阳性，也需要进行预防性抗病毒治疗；如果 HBV DNA 阴性，可每 1~3 个月监测 ALT 水平、HBV DNA 和 HBsAg，一旦 HBV DNA 或 HBsAg 转为阳性，应立即启动抗病毒治疗。HBsAg 阴性、抗 -HBc 阳性者，若使用 B 细胞单克隆抗体，HBV 再激活风险高，建议预防性使用抗病毒药物治疗，建议选用强效 ETV、TDF 或 TAF 治疗。

该患者高滴度 ANA 阳性、抗 nRNP 抗体阳性，有雷诺现象、关节疼痛、肺间质病变，诊断为混合性结缔组织病，因肺间质病变加重给予大剂量甲泼尼龙及静脉环磷酰胺治疗，后患者出现肝功能异常，复查 HBV-DNA 阳性，首先考虑乙肝病毒再激活，需与其他嗜肝病毒感染、药物性肝损伤、自身免疫性肝炎相鉴别，该患者其他嗜肝病毒检测阴性、自身免疫性肝炎抗体检测阴性，必要时可进一步完善肝脏组织穿刺活检，根据病理结果进行鉴别，慢性 HBV 感染的主要病理学特点是肝脏汇管区及其周围不同程度的炎症坏死和纤维化，炎症细胞聚集常引起界板破坏而形成界面炎，免疫组织化学染色可检测肝组织内 HBsAg 和 HBcAg 的表达，核酸原位杂交法或 PCR 法可检测组织内 HBV DNA 或 cccDNA[3]；药物性肝损伤的病理类型可为急性肝炎或慢性(汇管区)肝炎,急性肝炎以肝实质炎症为主,小叶结构紊乱,伴或不伴融合性或桥接坏死,慢性肝炎表现为汇管区炎症为主,界面性肝炎等,或可见到胆汁淤积、脂肪变等表现[8]。该患者起始筛查 HBsAg(＋),虽 HBV-DNA 阴性,应在免疫抑制剂使用之前预防性应用 NAs,但给予拉米夫定后患者仍出现 HBV 再激活,更换为恩替卡韦治疗后好转。关于预防性治疗药物的选择,我国的一项随机临床研究显示,在接受化疗开始前一周至化疗结束后 6 个月,分别给予 HBsAg 阳性患者恩替卡韦 0.5 mg/d 或拉米夫定 100 mg/d 预防抗病毒,恩替卡韦组 HBV 再激活发生率和 HBV 相关肝炎发生率分别为 6.6% 和 0,拉米夫定组则为 30% 和 13.3%[9]。由于拉米夫定的低耐药性屏障,一些患者会出现 YMDD 突变,后来被阿德福韦酯、恩替卡韦、富马酸替诺福韦酯等高耐药屏障的 NAs 所取代。

【专家点评】

肺间质病变是混合性结缔组织病的常见和重要并发症,如临床表现、胸 CT 和或肺功能检测提示病情进展(如 2 年内 FVC 下降 10%;或者 FVC 下降 5~10%,同时 DLCO 下降 15%),提示 MCTD 处于活动期,应及时启动治疗,治疗策略包括大剂量糖皮质激素及免疫抑制剂(如环磷酰胺、硫唑嘌呤、环孢素 / 他克莫司、霉酚酸酯等)[10]。该患者肺间质病变进展给予激素及环磷酰胺治疗,接受拉米夫定预防性抗病毒后仍出现了乙肝病毒再激活,提示临床医师应警惕 HBsAg 阳性患者需定期随访 HBV DNA 定量、肝功能,并与肝病专科医师密切合作,根据结果及时调整治疗。现有越来越多的数据证实像恩替卡韦、富马酸替诺福韦酯药物可有效抑制病毒复制及累积耐药率低,可作为此类患者的一线预防抗病毒药物。

【参考文献】

[1] 中华医学会风湿病学分会. 混合性结缔组织病诊断及治疗指南 [J]. 中华风湿病学杂志,2011,15(1):42-45.

[2] LIANG X, BI S, YANG W, et al. Epidemiological serosurvey of hepatitis B in China--declining HBV prevalence due to hepatitis B vaccination[J]. Vaccine,2009,27(47):6550-6557.

[3] 中华医学会感染病学分会, 中华医学会肝病学分会. 慢性乙型肝炎防治指南(2019 年版)[J]. 中国肝脏病杂志(电子版),2019,11(4):5-27.

[4] MOGHOOFEI M, MOSTAFAEI S, ASHRAF-GANJOUEI A, et al. HBV reactivation in rheumatic diseases patients under therapy: A meta-analysis[J]. Microb Pathog,2018,114:436-443.

[5] XUAN D, YU Y, SHAO L, et al. Hepatitis reactivation in patients with rheumatic diseases after immunosuppressive therapy--a report of long-term follow-up of serial cases and literature review[J]. Clin Rheumatol,2014,33(4):577-586.

[6] LAU GK, LEUNG YH, FONG DY, et al. High hepatitis B virus(HBV)DNA viral load as the most important risk factor for HBV reactivation in patients positive for HBV surface antigen undergoing autologous hematopoietic cell transplantation[J]. Blood,2002,99(7):

2324-2330.

[7] LAU G, YU ML, WONG G, et al. APASL clinical practice guideline on hepatitis B reacti-
vation related to the use of immunosuppressive therapy[J]. Hepatol Int ,2021,15(5): 1031-
1048.

[8] 中华医学会肝病学分会药物性肝病学组. 药物性肝损伤诊治指南 [J]. 中华肝脏病杂志
,2015,23(11):810-820.

[9] HUANG H, LI X, ZHU J, et al. Entecavir vs lamivudine for prevention of hepatitis B virus
reactivation among patients with untreated diffuse large B-cell lymphoma receiving
R-CHOP chemotherapy: a randomized clinical trial[J]. Jama ,2014,312(23):2521-2530.

[10] KONDOH Y, MAKINO S, OGURA T, et al. 2020 guide for the diagnosis and treatment
of interstitial lung disease associated with connective tissue disease[J]. Respir Investig ,
2021,59(6):709-740.

（李艳梅,韩锋）

第五章　特发性炎性肌病

病例56　皮疹伴活动后气促

【病例导读】

特发性炎性肌病（idiopathic inflammatory myopathy，IIM）是一类累及肌肉、皮肤、关节、心脏和肺等全身多脏器的特发性自身免疫炎症性疾病，包含多发性肌炎（polymyositis，PM）、皮肌炎（dermatomyositis，DM）和其他少见类型。间质性肺病（Interstitial lung disease，ILD）是IIM患者的常见并发症，也是影响这类患者预后的重要因素。抗黑色素瘤分化相关基因5（melanoma differentiation-associated gene 5，MDA5）抗体阳性DM是一种以皮肤和黏膜损害为主要临床表现的自身免疫性疾病。与经典类型DM的临床表现不同，抗MDA5抗体阳性DM患者的皮肤损害发生率高，肌力下降等肌炎征象多轻微，但肺间质受累早，可合并急性/亚急性ILD，且病程进展迅速，临床治疗难度大，患者预后差。高分辨CT（high resolution CT，HRCT）能清晰显示ILD的肺部征象和肺外表现，对早期发现ILD及治疗评估具有重要价值。

【病例介绍】

患者女，62岁，主因"间断皮疹4月余，活动后气短1月"入院。

1. 病史介绍　患者4月前无明显诱因出现双前臂粟粒状红色皮疹，伴瘙痒，随后皮肤瘙痒缓解，但范围逐渐扩散至双手近端指间关节（PIP）伸侧、颈及双肩等部位。皮疹呈斑片样、大小不均，压之略褪色，无疼痛。就诊于外院，血沉61 mm/h，免疫球蛋白G（IgG）13.90 g/L，抗核抗体ANA 1∶1000，胞浆颗粒型，抗Ro-52抗体阳性，诊断"风湿病"，予雷公藤多甙片20 mg每日2次治疗上述症状稍有改善。入院前1月，出现活动后气短，外院胸部CT提示：两肺局部炎症并间质性改变、多发索条及实变，当地诊断"风湿病，肺间质炎症"，先后予以地塞米松、甲泼尼龙及雷公藤多甙片治疗（具体剂量不详），症状无明显改善。为求进一步诊治收入我科。既往史：慢性肾炎病史20余年，未规范诊治。否认肝炎、结核等传染病史。否认食物、药物过敏史。

2. 入院体检　体温36.5 ℃，脉搏85次/分，呼吸20次/分，BP 106/66mmHg；血氧饱和度（SaO$_2$）91%，眼睑水肿，颈前、颈后、双肩、双侧肘关节伸侧、双手掌侧及近端指间关节背侧可见散在淡红色椭圆形或斑片状红斑，边界欠清，不痒无触痛，压之略褪色，右下肺可闻及Velcro啰音，四肢肌张力正常，肌力Ⅴ级。

3. 辅助检查　①临床相关化验指标：血尿便常规未见明显异常。血气分析PO$_2$ 12.66 kPa（95.2mmHg），白蛋白（ALB）28 g/L，肌酸激酶（CK）及肌酸激酶同工酶（CKMB）无异常，血沉（ESR）34 mm/1 h；C-反应蛋白（CRP）14.8 mg/L，铁蛋白（Fer）624ng/mL；IgG

14.80 g/L,ANA 1∶100,胞浆颗粒型,抗 Ro-52 抗体阳性,抗 MDA5 抗体阳性,涎液化糖链抗原（KL-6）891U/mL;感染性疾病检查:降钙素原、1,3-β-D 葡聚糖、曲霉菌半乳甘露聚糖抗原（GM）、支原体抗体均阴性,EBV-IgG 抗体阳性,EBV-DNA 无异常,痰培养:干燥奈瑟氏菌 /草绿色链球菌;②其他检查:胸部 HRCT 提示:双肺间质病变,多发磨玻璃密度影及索条影,考虑肺间质病变合并感染可能,心包积液。患者因喘息症状未能配合 6 分钟步行实验、超声心动图、肺功能、肌电图、皮肤 / 肌肉活检及气管镜等检查。

4. 初步诊断　①皮肌炎;②间质性肺病;③肺炎。

5. 诊治经过及随诊　患者入院后间断低热,最高体温 37.5 ℃,予以甲泼尼龙 20 mg 每日一次、羟氯喹 200 mg 每日两次、沙利度胺 50 mg 每晚一次,治疗原发病。后患者体温控制不佳、喘憋加重,咳嗽,偶有黄痰,SaO_2 下降至 86%,复查血气分析:PO_2 8.40 kPa（63.2mmHg）,血 Fer 1150ng/mL,病原学检查均阴性,复查胸部 CT 示双侧支气管壁较前增厚,仍有双肺磨玻璃密度影、斑片及索条影,给予甲泼尼龙 200 mg 每日一次,并逐渐减量,联合间断静脉滴注丙种球蛋白（IVIG）及他克莫司 1 mg 每日两次,治疗原发病,吡非尼酮 200 mg 每日三次抗纤维化治疗,间断补充人血白蛋白改善低蛋白血症等支持治疗,患者体温恢复正常,喘憋症状改善,SaO_2 维持 92%~95%,后患者痰培养示曲霉菌,加用伏立康唑抗感染治疗,复查胸部 CT 提示双肺磨玻璃密度影、斑片及索条影较前范围缩小,部分密度较前浅淡。

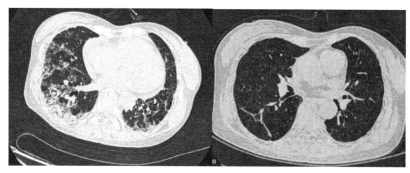

图 5-56-1　胸部 CT 变化

注:图 A 为患者入院时胸 CT:双肺磨玻璃密度影、斑片及索条影 图 B 为治疗 7 月后复查胸 CT:双肺磨玻璃密度影、斑片及索条影较前明显减少

【分析与讨论】

IIM 是一组以累及皮肤和四肢骨骼肌为主要特征的自身免疫病,其临床表现多样且异质性强,DM 是 IIM 中最常见的亚型,女性相对多见。DM 的皮肤受累表现多样,包括 Gottron 疹、向阳性皮疹、甲周病变、技工手。另外还可见皮肤血管炎、脂膜炎、指端雷诺及溃疡、皮下小结 / 钙化。本例患者以皮疹起病,先后累及颈肩部、上肢、PIP 伸侧,符合典型 DM 皮肤受累的特征。DM 患者肌肉受累的特征性表现是对称性近端肌无力,值得注意的是,部分抗 MDA5 抗体阳性 DM 患者肌肉受累不明显,表现为临床无肌病型皮肌炎（clinically amyopathic Dermatomyositis,CADM）,此患者无明显肢体无力,CK 正常,符合 CADM 的特点。

　　抗 MDA5 阳性 DM 另一个突出特点是发生快速进展性间质性肺病(rapidly progressive ILD, RP-ILD)，预后差。有研究报道抗 MDA5 抗体阳性 ILD 患者早期病死率明显高于抗合成酶抗体(anti-synthetase antibody)阳性 ILD 患者。DM 和 PM 患者合并 ILD 的发生率为 8.9%~78.0%，抗 MDA5 抗体阳性 DM 合并 ILD 的发生率为 24.3%~89.0%，故认为抗 MDA5 抗体阳性患者更易合并 ILD。迄今对于 RP-ILD 尚没有客观的诊断标准，一般认为，在 4 周内出现 ILD 相关的临床表现(咳嗽、呼吸困难甚至窘迫、低氧血症)、胸部影像学的进行性加重(双肺的磨玻璃影 - 实变影等渗出性病变)。该例患者入院前 1 月出现气短，结合入院后胸部 CT 特征，应考虑为 RP-ILD。近几年来对于抗 MDA5⁺ ILD 病例分析发现 CADM 患者更易发生 RP-ILD。本例患者指端皮疹明显，无雷诺现象及关节痛，符合 CADM 特点，最终发生 RP-ILD，这与前人的研究结果相一致。

　　总体上，认为激素联合免疫抑制剂是治疗这类患者的主要药物治疗方案，近期由欧洲风湿界医师为主导的团队提出的抗 MDA5⁺ RP-ILD 患者的推荐治疗方案[1] 有一定的参考价值。对于初治患者，建议首选糖皮质激素，同时给予以钙调磷酸酶抑制剂为基础的联合用药方案；若不能耐受钙调磷酸酶抑制剂，则可以选用霉酚酸酯、利妥昔单抗。此外，除钙调磷酸酶抑制剂外，还可以选用环磷酰胺。对现有联合治疗方案无效的患者，可以考虑在目前的联合治疗方案上增加一种免疫抑制剂，可以从霉酚酸酯、利妥昔单抗、巴利昔单抗或托法替尼中选择。此外，治疗建议中还包括血浆置换、IVIG、体外膜氧合、肺移植等治疗方案。本患者在院外经糖皮质激素治疗后胸闷憋气症状不缓解，胸部 CT 显示 ILD 亦无改善，符合 MDA5+DM-RPILD 对于治疗反应差这一特点，后我院给予大剂量糖皮质激素联合钙调磷酸酶抑制剂(他克莫司)、IVIG 等治疗，最终治疗有效；此外，该推荐指出对于 CADM 患者合并的亚急性 ILD，吡非尼酮是可能有效的，因此本患者及时使用了吡非尼酮，亦对最终的治疗成功发挥了作用。

　　对于结缔组织病相关 ILD 患者肺部感染的诊断与治疗一直是临床工作中的重点与难点，也是影响疾病预后的重要因素。本例患者在治疗过程中出现低热、咳痰，并 SaO2 下降，痰培养发现曲霉菌，提示医生考虑曲霉菌肺炎的可能。曲霉菌感染常发生于免疫缺陷患者，包括 3 种主要形式：侵袭性曲霉菌病(invasive aspergillosis, IA)、慢性曲霉菌病、过敏性曲霉菌病。需要注意的是，痰培养发现曲霉菌并非确诊侵袭性肺曲霉菌病(IPA)的金标准。依据 2007 年 [2] 我国《肺真菌病诊断和治疗专家共识》提出，IPA 的确诊(Proven)需要无菌术下取得肺组织、胸腔积液、血液培养有真菌生长，而该患者仅有痰培养阳性，结合其具有 IPA 危险因素及临床表现，我们考虑应作为 IPA 临床诊断(Probable)。美国感染病学会(Infectious Diseases Society of America, IDSA)在 2016[3] 年公布的《曲霉菌病诊治指南》在高等级证据的基础上，确立了伏立康唑作为 IPA 首选治疗药物的地位，这也是本例患者选用伏立康唑的理论依据。

【专家点评】

　　特发性炎性肌病是一组以皮疹、骨骼肌受累为主要表现的异质性自身免疫病，抗 MDA5⁺DM 是其中一种特殊的 DM。本例患者表现为全身皮疹，以颈部、背部及双上肢为主,伴瘙痒,且继而出现活动耐力下降,血清抗 MDA5 抗体阳性,胸部 CT 提示间质性肺病,此外患者活动后气促症状进一步加重,复查胸部 CT 提示磨玻璃影、索条影明显增多,提示存在 RP-ILD,故 MDA5$^+$DM RP-ILD 诊断可成立。治疗上以指南为依据,及时给予大剂量糖皮质激素治疗,辅以他克莫司治疗原发病,吡非尼酮抗纤维化治疗。在上述治疗过程中患者出现发热伴呼吸道症状,复查胸部 CT 可见磨玻璃、斑片及索条影,痰培养发现曲霉菌,此时临床医生考虑了曲霉菌感染的可能性。关于 ILD 与肺曲霉菌感染共存情况下,肺部影像学的特点是临床上遇到的难点问题。2016 年 IDSA 公布的《曲霉菌病诊治指南》中指出:IPA 患者典型的 CT 影像学特征包括:结节,实变,楔形梗死。反映有出血的晕轮征(直径>1 cm 的结节周围环绕着磨玻璃影)也可以见到。空气新月征或团块、结节或实变影内的空洞,提示侵袭性曲霉菌病。回顾病程发展后发现,患者治疗过程中出现体温控制不佳,喘憋、咳嗽加重,SaO$_2$ 及 PO$_2$ 进行性下降,CT 可见磨玻璃密度影、斑片及索条影,而并未呈现典型 IPA 征象,给予大剂量糖皮质激素联合 IVIG 等治疗后上述症状改善,后发现痰培养曲霉菌,故应考虑原发病引起上述症状。

【参考文献】

[1] ROMERO-BUENO F, DIAZ DEL CAMPO P, TRALLERO-ARAGUÁS E, et al. ME-DRA5(Spanish MDA5 Register)group(listed contributors at the end of the article). Recommendations for the treatment of anti-melanoma differentiation-associated gene 5-positive dermatomyositis-associated rapidly progressive interstitial lung disease[J]. Semin Arthritis Rheum, 2020, 50(4):776-790.

[2] 中华医学会呼吸病学分会感染学组,中华结核和呼吸杂志编辑委员会. 肺真菌病诊断和治疗专家共识 [J]. 中华结核和呼吸杂志,2007,30(11):821-834.

[3] PATTERSON TF, THOMPSON GR 3RD, DENNING DW, et al. Practice Guidelines for the Diagnosis and Management of Aspergillosis: 2016 Update by the Infectious Diseases Society of America[J]. Clin Infect Dis, 2016, 63(4):e1-e60.

(陈明,吕星)

病例 57　皮疹、发热伴憋气

【病例导读】

黑色素瘤分化相关基因 5(melanoma differentiation associated gene 5,MDA5)抗体阳性皮肌炎(anti-MDA5-positive DM)是特发性炎症性肌病中的一种特殊类型,主要发生于东亚人群。其突出特点是易发生快速进展性间质性肺病(rapidly progressive interstitial lung disease,RP-ILD),临床主要表现为进行性加重的呼吸困难、通气功能障碍、弥散功能降低、低氧血症和影像学上的双肺弥漫性病变。MDA5 阳性 DM 对于激素及免疫抑制剂治疗反应差,目前被认为是预后最差的一个 DM 亚型,死亡率高。

【病例介绍】

患者男,66 岁,主因"全身皮疹半年,发热伴憋气 2 月余"入院。

1. 病史介绍　患者于入院前半年无明显诱因出现全身皮疹,以颈部、背部及双上肢为主,伴瘙痒,未规范诊治。入院前 2 月余无明显诱因出现发热,最高体温 37.5 ℃,伴轻微憋气、乏力。于当地医院查血白细胞 9.23×10^9/L, C 反应蛋白(CRP)23 mg/L,谷丙转氨酶(ALT)50.5U/L,谷草转氨酶(AST)52.5U/L,胸部 CT 提示轻度肺间质病变,合并感染,给予抗感染治疗后仍有发热。入院前 1 月就诊我院感染科,查血白细胞 7.6×10^9/L,血红蛋白(Hb)133 g/L,血气分析:PO_2 8.645 kPa(65mmHg),红细胞沉降率(ESR))27 mm/h, CRP 29.9 mg/L,铁蛋白(Fer)316ng/mL,抗核抗体(ANA)1:100 均质型,抗 Ro-52 抗体阳性;胸部高分辨 CT(HRCT):双肺间质病变,间质炎症,右肺纤维化趋势。皮肤活检:真皮浅层血管周围炎症浸润,可见淋巴细胞、中性粒细胞及核尘。气管镜镜下诊断未见明显肿物;快速现场评价(rapid on site evaluation, ROSE):部分细胞坏死变性,未见典型核异质细胞;肺泡灌洗液检查未见确切感染性疾病证据;病理:末梢肺组织纤维组织增生。PET-CT:双肺多发磨玻璃密度影及斑片影,考虑双肺炎症。肌炎抗体谱提示抗 MDA5 抗体阳性,涎液化糖链抗原(KL-6)782U/mL。给予地塞米松 10 mg 每 12 小时 1 次及哌拉西林他唑巴坦 4.5 g 每 8 小时 1 次等治疗,症状改善不明显,复查 PO_2 最低 60mmHg,复查胸部 CT 提示双肺多发斑片状磨玻璃影及索条影较前明显增多,右肺底蜂窝影较前扩大,右肺间质纤维化趋势较前明显,遂给予甲泼尼龙 500 mg 每日 1 次治疗患者仍有活动后憋气,为进一步诊治收入我科。既往史:20 年前诊断“肺结核”,否认高血压、糖尿病、冠心病病史,否认肝炎等传染病史。否认食物、药物过敏史(图 5-27-1~5-27-3)。

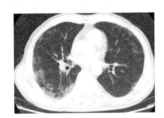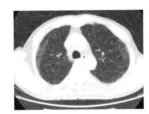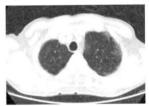

图 5-57-1　入院后胸部 CT

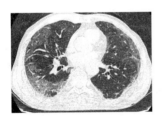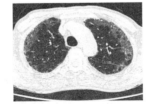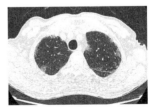

图 5-57-2　入院后 2 周胸部 CT

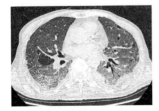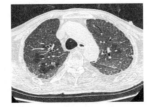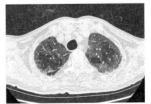

图 5-57-3　入院后 5 周胸部 CT

2. 入院体检　体温 36.5 ℃，脉搏 95 次 / 分，呼吸 18 次 / 分，BP 103/75mmHg；神志清楚，正常面容，查体配合。颈后、背部及双上臂皮肤、肘关节伸侧可见色素沉着，部分皮疹脱屑，颈前可见红色皮疹，全身浅表淋巴结未触及肿大。双肺呼吸音清，未闻及干湿性啰音，心音有力，心律齐，无心包摩擦音，各瓣膜听诊区未闻及病理性杂音。腹软，全腹部无压痛、反跳痛或肌紧张，肝脾未触及，肝脾及双肾区无叩击痛。四肢肌力Ⅳ级，肌张力正常，Babinski 征未引出。

3. 辅助检查　白细胞 $11.8 \times 10^9/L$，淋巴细胞 $0.24 \times 10^9/L$，尿便常规未见明显异常，ALT 48U/L，AST 38U/L，肌酸激酶（CK）28U/L，肌酸激酶同工酶（CK-MB）14U/L，乳酸脱氢酶（LDH）340U/mL，TnT 0.009ng/mL，红细胞沉降率（ESR）17 mm/h；疫相关指标：IgG 7.39 g/L，CRP 10.2 mg/L，ANA 1∶100 均质型，抗中性粒细胞胞浆抗体阴性，自免肝抗体阴性，血清铁蛋白（Fer）564ng/mL，血气分析 PO_2 10.507 kPa（79mmHg），6 分钟步行距离、肺功能等未能配合。

4. 初步诊断　①皮肌炎；②间质性肺病；③肺纤维化；④Ⅰ型呼吸衰竭。

5. 诊治经过及随诊　患者入院后针对皮肌炎原发病给予甲泼尼龙 120 mg 每 12 小时一次，共 2 天，500 mg 每日一次 2 天，120 mg 每 12 小时一次 1 天，联合静注入丙种球蛋白（IVIG），结合患者入院前曾于感染科住院给予甲泼尼龙抗炎治疗，吡非尼酮抗纤维化治疗，患者仍有胸闷、憋气，血氧饱和度 87%~92%（吸氧 7 L/ 分），复查血 PO_2 7.847 kPa（59mmHg），遂转入我院呼吸科，继续给予甲泼尼龙 120 mg 每 12 小时一次，治疗原发病，并 BiPAP 呼吸机辅助呼吸，患者仍诉有胸闷、憋气，拒绝气管插管接有创呼吸机辅助呼吸，要求自动出院。

【分析与讨论】

抗 MDA5 抗体最初是在 2005 年由日本学者 Sato 在合并 ILD 的 DM 患者血清中发现。$MDA5^+DM$ 虽在不同种族人群中均有发病，但好发于东亚国家。该病约 2/3 为女性患者，中位年龄约为 50 岁。$MDA5^+DM$ 典型的皮疹为 Gottron 丘疹及向阳疹，发生率为 74%~93%；其次，技工手、皮肤溃疡、发热、关节痛、肌痛及肌无力症状也较为常见，发生率为 23%~65%；声音嘶哑、吞咽困难、气胸等临床表现的发生率为 7%~35%[3]。本例患者以皮疹起病，后出现发热，入院查体发现颈后、背部及双上臂、肘关节伸侧皮肤红色皮疹，伴脱屑、色素沉着，均符合 $MDA5^+DM$ 的典型临床表现。值得注意的是，临床上大部分 MDA5+DM 患者肌肉受累不明显，表现为临床无肌病型皮肌炎（clinically amyopathic DM，CADM），这也与本例患者血清 CK 特点相符，因此该患者应进一步考虑为 CADM。

RP-ILD 是目前临床医生对 $MDA5^+DM$ 的关注重点，病情凶险且进展迅速，国内专家报道 6 个月全因死亡率近 50%[3]；而国外亦有学者报道[4] 11 例 CAMD-ILD 患者中有 7 例（64%）存在 RP-ILD，死亡 5 例；而在 16 例 DM-ILD 患者中仅有 3 例（19%）为 RP-ILD，最终 1 例死亡。在美国的一项皮肌炎队列研究中[1]，尽管抗 MDA5 抗体阳性的患者仅占 13%，但这部分患者 1 年内近 50% 患者死亡，5 年生存率不足 20%。在另一项[2]包含 105 例炎性肌病的研究队列中，长期随访发现抗 MDA5 抗体阳性的患者在随访中有 25% 死亡，而同期抗 MDA5 抗体阴性的患者死亡率仅 7%。值得一提的是，RP-ILD 患者可能会出现一种少见的并发症——纵隔气肿，一旦发生，病死率高。Le Goff 等[5]报道 42 例并发纵隔气肿的炎性肌病患者，52% 是 CADM，有 25% 在发生纵隔气肿后的 1 个月内死亡。

迄今对于 RP-ILD 尚没有客观的诊断标准，一般认为，在 4 周内出现 ILD 相关的临床表现（咳嗽、呼吸困难甚至窘迫、低氧血症）、胸部影像学的进行性加重时要考虑 RP-ILD，胸部 HRCT 常见的表现是实变影、磨玻璃影、活动性浸润影、牵拉性支气管扩张征；其组织病理类型多为弥漫性肺泡损伤（Diffuse alveolar damage DAD），病理改变为弥漫性肺泡间隔增厚水肿、透明膜形成和肺间质广泛纤维增生。结合本例患者胸部 HRCT 及组织病理学特征，应诊断该患者为 RP-ILD。由于 MDA5$^+$DM 相关 RP-ILD 的高死亡率，对于 RP-ILD 危险因素的识别是非常重要的，近日北京中日友好医院[6]专家团队报道 MDA5$^+$DM 患者发生 RP-ILD 的独立危险因素包括：发热、淋巴细胞减少（特别是 T 淋巴细胞减少），CD5$^-$CD19$^+$B 细胞增多，ALT 及 LDH 升高、Fer 升高，特别要注意的是，MDA5$^+$DM 患者血清 Fer ≥ 2200ng/mL 预示其 6 月内死于 RP-ILD。此外，也有研究[7]显示当 MDA5$^+$DM 患者出现抗 Ro52 抗体阳性时，更易发生 RP-ILD 且死亡率更高。本例患者具有有发热症状，化验提示淋巴细胞减少、LDH 升高、Fer 升高、抗 Ro-52 抗体阳性，并出现 RP-ILD，这与前人的经验是一致的。

目前认为激素联合免疫抑制剂是治疗这类患者的主要药物治疗方案，近期由欧洲风湿界医师为主导的团队提出的抗 MDA5$^+$ RP-ILD 患者的推荐治疗方案[8]指出：对于初治患者，建议首选糖皮质激素，同时给予以钙调磷酸酶抑制剂（CNI）为基础的联合用药方案；不能耐受 CNI 的患者可以选用霉酚酸酯、利妥昔单抗、环磷酰胺等此外，治疗建议中还包括血浆置换、静脉输注大剂量丙种球蛋白、体外膜氧合、肺移植等治疗方案。本病例在诊治过程中，医生在诊断 MDA5+DM-RP-ILD 及时给予甲泼尼龙冲击治疗，并联合 IVIG 治疗，但依然未能阻止 ILD 的进展。

【专家点评】

抗 MDA5$^+$DM 是其中一种特殊的 DM。本例患者表现为全身皮疹，以颈部、背部及双上肢为主，伴瘙痒，且继而出现活动耐力下降，血清抗 MDA5 抗体阳性，胸部 CT 提示间质性肺病，此外患者活动后气促症状进一步加重，复查胸部 CT 提示磨玻璃影、索条影明显增多，提示存在 RP-ILD 治疗上以指南为依据，及时给予糖皮质激素冲击治疗，并辅以 IVIG 治疗。但患者治疗效果不佳，呼吸衰竭未能得到有效控制，亦符合既往对于 MDA5$^+$DM RP-ILD 多有不良预后的报道。

【参考文献】

[1] MOGHADAM-KIA SIAMAK, ODDIS CHESTER V, SATO SHINJI, et al. Anti-Melanoma Differentiation-Associated Gene 5 Is Associated With Rapidly Progressive Lung Disease and Poor Survival in US Patients With Amyopathic and Myopathic Dermatomyositis.[J] .Arthritis Care Res（Hoboken），2016，68：689-694.

[2] ABE YOSHIYUKI, MATSUSHITA MASAKAZU, TADA KURISU, et al. Clinical characteristics and change in the antibody titres of patients with anti-MDA5 antibody-positive

inflammatory myositis.[J] .Rheumatology（Oxford），2017，56：1492-1497.

[3] 赵江峰,叶霜. 抗 mda5 抗体相关皮肌炎的诊疗进展 [J]. 中华检验医学杂志，2021，44（11）：1070-1075.

[4] MUKAE H，ISHIMOTO H，SAKAMOTO N，et al. Clinical differences between interstitial lung disease associated with clinically amyopathic dermatomyositis and classic dermatomyositis[J]. Chest. 2009,136（5）：1341-1347.

[5] LE GOFF B，CHÉRIN P，CANTAGREL A，et al. Pneumomediastinum in interstitial lung disease associated with dermatomyositis and polymyositis[J]. Arthritis Rheum，2009,15；61（1）：108-118.

[6] ZUO Y，YE L，CHEN F，et al. Different Multivariable Risk Factors for Rapid Progressive Interstitial Lung Disease in Anti-MDA5 Positive Dermatomyositis and Anti-Synthetase Syndrome[J]. Front Immunol，2022,13：845988.

[7] LV CHENGYIN，YOU HANXIAO，XU LINGXIAO，et al. Coexisting of anti-Ro52 autoantibodies on anti-MDA5 autoantibodies-positive dermatomyositis is highly associated with rapidly progressive interstitial lung disease and mortality risk.[J] .J Rheumatol，2022，jrheum.220139.

[8] ROMERO-BUENO F，DIAZ DEL CAMPO P，TRALLERO-ARAGUÁS E，et al. Selva-O'Callaghan A；MEDRA5（Spanish MDA5 Register）group（listed contributors at the end of the article）. Recommendations for the treatment of anti-melanoma differentiation-associated gene 5-positive dermatomyositis-associated rapidly progressive interstitial lung disease[J]. Semin Arthritis Rheum，2020 ,50（4）：776-790.

（陈明，吕星）

病例58　乏力、皮疹、肺内空洞

【病例导读】

特发性炎性肌病（idiopathic inflammatory myopathy，IIM）是一组以皮肤和四肢骨骼肌受累为主要表现的自身免疫病。皮肌炎是最常见的一类亚型。抗黑色素瘤分化相关基因 5（melanoma differentiation-associated gene 5，MDA5）是肌炎的特异性自身抗体（myositis specific autoantibody，MSA）中的一种，MDA5 阳性患者常见皮肤溃疡，多数患者的肌肉病变较轻或是无明显的肌无力，发生快速进展性肺间质病变的比例升高，常伴有低淋巴细胞血症，死亡率高。结核病是由结核分枝杆菌感染引起的一种慢性传染性疾病，最常累及肺部，也可影响身体的其他部位。糖皮质激素的广泛应用，及免疫损害性疾病的增加，使得肺结核发病率有明显上升的趋势。由于部分肺结核患者临床症状及影像表现不典型,常造成该病的漏诊。

【病例介绍】

患者,男,53 岁,主因"乏力、肌肉酸痛 1 月半,皮疹 1 月余"入院。

1. **病史介绍** 患者于入院1月半前无明显诱因出现周身乏力,肌肉酸痛,以肩部、髋部周围肌肉为主,活动时加重,休息时暂缓,伴吞咽疼痛。入院前1月余面部出现暗紫色斑块,伴脱屑,后扩展至颈部、前胸上部;掌指关节、近端指间关节出现鲜红色皮疹,伴脱屑,甲裂增厚。受凉后发热,体温最高38℃,无脱发,无口腔溃疡,无口干、眼干,就诊于外院,血沉32 mm/h,C反应蛋白19 mg/L,予输液(自述为抗病毒药)后好转。半月前患者自觉乏力症状加重,伴轻度胸闷,查谷草转氨酶75.2U/L,胸CT示双肺下叶间质性病变。入院前10天患者于外院就诊,考虑皮肌炎伴肺间质病变,建议患者行肌肉活检,并予醋酸泼尼松60 mg每日一次,硫酸羟氯喹片200 mg每日两次,患者肌肉疼痛症状稍缓解,乏力无缓解。现为进一步诊治收入我科。患者自发病以来,精神可,食欲正常,睡眠可,二便如常,体重下降3公斤。既往史:体健,否认肝炎、结核等传染病史。吸烟史30年,平均20支/日。有饮酒史10年,平均100mL/d。

2. **入院体检** 体温36.5℃,脉搏75次/分,呼吸14次/分,BP 125/80mmHg;意识清晰,颜面部及双手伸侧面暗紫色皮疹,无黄染。双侧眼睑无水肿。前胸部V字型皮疹,双肺呼吸音粗,未闻及干湿啰音,无哮鸣音。心、腹查体无阳性发现。四肢:四肢肌力IV级+,关节无红肿,无压痛。肩部、髋部肌肉压痛,双下肢无水肿。生理反射存在,病理反射未引出。

3. **辅助检查** WBC 7.69×10⁹/L,淋巴细胞百分比3.3%,淋巴细胞绝对值0.25×10⁹/L,血沉38 mm/h,肌酸激酶126U/L,肌酸激酶同工酶 27U/L,铁蛋白987.68ng/mL,抗核抗体阳性,1:80核颗粒型,抗RO-52阳性,C-反应蛋白5.2 mg/L,抗MDA5 30.82IU/mL,KL-6 1277U/mL;T-SPOT阴性;肝功、肾功、血气分析、肿瘤标志物、血培养、肺炎支原体抗体、曲霉菌半乳甘露聚糖抗原、1-3-β-D葡聚糖结果、巨细胞病毒抗体、EB病毒抗体及游离甲功未见异常。超声心动大致正常。肺功能:小气道功能障碍,弥散功能中度减低。肌电图:右三角肌,左肱二头肌,双侧胫骨前肌肌电图均呈混合源性损害表现;肌肉活检:肌纤维空泡化变性,横纹模糊,伴轻度慢性炎症浸润,符合肌炎。胸CT(入院时,图5-58-1A):左肺上叶多发微结节,小结节影,边界清晰,最大者直径8 mm,边缘多发毛刺;双肺间质纹理增多,间质病变。复查胸CT(入院后图5-58-1,B~D):原多发微、小结节影呈空洞样改变,均较前扩大,边缘毛刺,考虑感染性病变。真菌不除外。入院后27天突发胸痛时急查胸CT(图5-58-2):示原左肺空洞影进一步扩大,空洞壁厚,周边高密度影,双下肺间质改变加重。

4. **初步诊断** ①皮肌炎;②肺间质病变;③肺感染。

5. **诊治经过及随访** 入院诊断皮肌炎,MDA5阳性,铁蛋白逐渐升高,最高可至4787ng/mL,涎液化糖链抗原逐渐升高,可至3009U/mL;患者自觉乏力症状较前加重,面部新发皮疹,气促及咽痛症状加重,使用甲泼尼龙静点200 mg/d 5天,后逐渐减量。予以他克莫司2 mg/d,因患者血钾及血肌酐升高,停用他克莫司,肌酐及血钾恢复正常。加用沙利度胺50 mg/d,并加用环磷酰胺,每次200 mg,共两次。

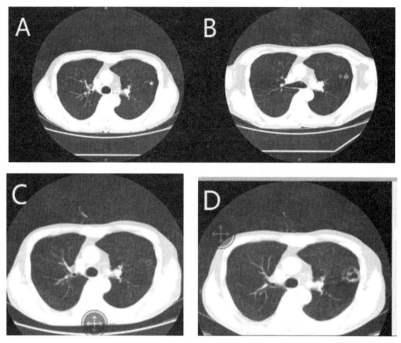

图 5-58-1　患者胸部 CT

注图 5-58-1 A,入院时胸 CT:左肺上叶多发微结节,小结节影;图 5-58-1B,入院后 8 天;图 5-58-1 C,入院后 15 天;图 5-58-1D,入院后 23 天胸 CT;均提示原多发微、小结节影呈空洞样改变,均较前扩大,边缘毛刺。

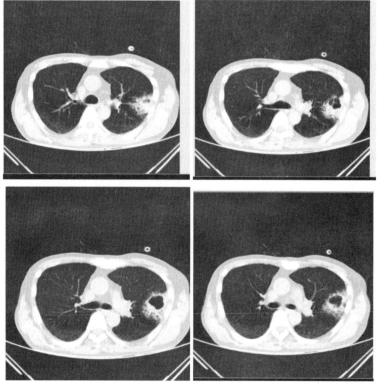

图 5-58-2　入院后 27 天 胸部 CT:左肺空洞影进一步扩大,空洞壁厚

患者淋巴细胞下降,总 T 淋巴细胞绝对值 151cells/μl, T 辅助 / 诱导淋巴细胞绝对值 89cells/μl ,行支气管镜检查:肺泡灌洗液(bronchoalveolar lavage fluid, BALF)mNGS、抗酸染色、及细菌真菌培养及结核杆菌 / 利福平耐药实验均阴性。感染科、结核病专科、呼吸科及影像科 MDT 会诊意见:患者皮肌炎,无咳嗽咳痰症状,入院后体温正常,使用糖皮质激素及免疫抑制剂,CD4⁺T 淋巴细胞下降明显,化验检查未发现致病菌,但肺内空洞进展迅速,结合病人病史及临床特点,建议抗感染治疗,覆盖真菌、卡氏肺孢子菌及细菌。予以复方磺胺甲恶唑口服 2 片, 6 小时一次,伏立康唑抗真菌,及头孢西丁抗细菌感染。患者入院后 20 天体温升高,最高 38.7 ℃左右,并出现咳嗽咳痰,痰少,一天两口左右,痰抗酸染色镜检回报:找到抗酸杆菌(++++)。请结核病专科医院会诊示:患者痰抗酸染色阳性,不能除外肺结核或非结核分支杆菌(nontuberculous mycobacteria, NTM)感染可能,建议转诊。出院时甲泼尼龙 60 mg/d,沙利度胺 50 mg/d,复方磺胺甲恶唑及伏立康唑抗感染。出院后患者继续激素治疗,规律减量。院外诊为肺结核,予以抗痨治疗,胸闷咳嗽咳痰等症状缓解,体温正常。患者出院后 2 月再次加用他克莫司 2 mg/d,监测化验血钾及肾功能正常,沙利度胺停用。目前甲泼尼龙 8 mg/d,他克莫司 1 mg/d。心肌酶、CRP、ESR 及铁蛋白正常。

【分析与讨论】

患者肌肉疼痛,乏力, Gottron 征、面部紫色皮疹,胸前 V 字征,吞咽困难,肌酶升高,抗 MDA5 阳性;抗核抗体阳性,1 : 80 核颗粒型,抗 RO-52 阳性;肌电图:右三角肌,左肱二头肌,双侧胫骨前肌肌电图均呈混合源性损害表现;肌肉活检:肌纤维空泡化变性,横纹模糊,伴轻度慢性炎症浸润,肺间质病变,患者诊断 DM 明确。患者肌酶升高不明显,肺间质病变,典型皮疹表现,符合 MDA5⁺DM 表现。

有文献分析了 1500 例 DM 患者 [1],显示抗 MDA5 抗体阳性患者下述临床表现更为常见: Gottron 征、技工手、V 字征、皮肤溃疡、脱发、关节痛、纵隔气肿、快速进展性间质性肺病(rapidly progressive interstitial lung disease, RPILD)、无肌病性皮肌炎(clinically amyopathic dermatomyositis, CADM)。与抗 MDA5 抗体关系最为密切的表现是 RPILD,其他依次为纵隔气肿、皮肤溃疡、CADM。肌无力、肌酸激酶升高在抗 MDA5 抗体阳性的 DM 患者中相对少见。抗 Ro52 抗体在抗 MDA5 阳性患者中高度流行, 74.7% 的抗 MDA5 阳性患者中发现了抗 Ro52 抗体,它与 RPILD 和皮肤溃疡的增加相关,双阳性患者的生存率明显低于单 MDA5 抗体阳性的患者 [2]。

在抗 MDA5+ 患者中,常见血淋巴细胞计数减少 [3]。对 38 例抗 MDA5+ 的 ILD 患者进行分析,发现抗 MDA5+ 患者治疗前血淋巴细胞计数显著降低。肺间质病变在治疗后得到缓解者,淋巴细胞计数会增加,而 CD4/CD8 比值降低;相反,肺间质病变在治疗后加重者,淋巴细胞计数减少,而 CD4/CD8 比值增加。抗 MDA5+ 的患者出现 ILD 与血淋巴细胞计数相关,与 CD4/CD8 比值无关。在 ILD 加重的患者中, CD8⁺T 细胞比 CD4⁺T 细胞减少更显著,抗 MDA5+ 患者血液淋巴细胞的变化可能归因于淋巴细胞转移到肺部参与局部免疫反应 [3]。

在 DM-ILD 患者,行支气管镜检,发现在急性 / 亚急性间质性肺炎患者的 BALF 中淋巴细胞和嗜酸性粒细胞的比例明显低于慢性组,但中性粒细胞比例明显高于慢性组,年龄、急性 / 亚急性 ILD 和抗 MDA5 抗体被确定为 DM 不良预后的独立预测因素 [4]。 王国春 [5] 等回顾了 11 例使用利妥昔单抗治疗的 MDA5+DM 患者,发现在 55% 患者中发现了 Ro-52 抗体,11 例患者中有 10 例(91%)出现淋巴细胞减少。抗 MDA5 抗体、淋巴细胞减少、ILD、老年(发病年龄 >50 岁)和糖皮质激素冲击治疗是 IIM 患者感染发展的危险因素 [6]。

该病人老年,存在皮肤表现(Gottron 征、皮肤破溃),肺间质改变,抗 Ro52 抗体和抗 MDA5 抗体双 阳性,铁蛋白明显升高, KL-6 升高,淋巴细胞减少,提示肺部病变重且预后较差,并且易发生肺部感染。患者在病程中出现肺内空洞,并逐渐进展,不同于常见的 MDA5+DM 的肺内表现,警惕感染病变。

间质性肺病(intersititial lung disease, ILD)、肺纤维化、胸膜炎是 DM 最常见的肺部病变,可表现为胸闷、气短、咳嗽、咯痰及呼吸困难等,少数患者有胸腔积液。DM 相关 ILD 肺部最多见的病理表现为,非特异性间质性肺炎(nonspecific intersititial pneumonia, NSIP),其次为机化性肺炎(organizing pneumonia, OP)、普通型间质性肺炎(usual intersititial pneumonia, UIP)、弥漫性肺泡损伤(diffuse alveolar damage, DAD)等。肺部受累是影响 DM 预后的重要因素之一。高铁蛋白水平与不良预后相关。MDA5+DM 的肺部突出特点是易发生 RPILD,临床主要表现为进行性加重的呼吸困难、通气功能障碍、弥散功能降低、低氧血症和影像学上的双肺弥漫性病变,影响病人的生存及预后。

抗 MDA5 抗体阳性 DM 患者影像表现多以肺间质纹理增多,磨玻璃密度影,实变影等表现。陈望等 [7] 对 27 例 MDA5 阳性患者的 HRCT 进行了总结,影像表现主要有磨玻璃影、胸膜下弧线和小叶间隔厚、蜂窝样改变等:①磨玻璃影具有重要意义,它常表明病变有进行性、活动性及潜在的可治疗性。在急性或亚急性症状病例中,有磨玻璃影提示有活动性病变。急性 / 亚急性组 HRCT 磨玻璃影的出现率,明显高于慢性组。②小叶间隔增厚影,表现为条索样或条片状高密度影,小叶间隔增厚在不同的病理过程中,可以表现为光滑,结节样或不规则状,多为慢性病程期。③胸膜下弧线, HRCT 表现为距胸膜 <1 cm 内,与胸膜面平行的细线样影,该表现提示病变肺有不张、肺纤维化、炎症等,无特异性。④蜂窝样改变在 HRCT 上表现为特征性囊状影,病理上多内衬以细支气管内皮,有纤维组织构成的厚壁,表明为终末期肺。磨玻璃影多见于急性 / 亚急性患者,小叶间隔增厚多见于慢性患者,但均不具特异性,确诊需结合临床表现、实验室检查及病理检查。抗 MDA5 抗体阳性 DM 患者 HRCT 肺内病灶在任意部位均可发生。

未有抗 MDA5 阳性患者肺内表现为空洞的报道,所以当患者出现结节空洞改变时,考虑真菌及结核等感染的可能性。患者入院后,无咳痰,进行相关病原学及血清学检查,均未获得相关病原学证据(其中结核 T-SPOT 实验、G 实验和 GM 实验阴性;行气管镜检查, BALF 抗酸染色及 X-pert 实验阴性,mNGS 未发现真菌及结核杆菌证据)。入院初经多学科会诊,空洞出现及进展速度快,考虑真菌可能性大,暂不考虑结核杆菌可能性。随后患者空洞逐渐扩大,出现偶发咳痰,经痰抗酸染色发现阳性,才找到结核杆菌或是 NTM 感染可能的证据,后经第二人民医院治疗,考虑结核菌感染。

结核病仍然是全球最流行的传染病之一，由于结核病的传染性、流行性和严重性，因此必须尽早预防并准确诊断以控制其传播。结核病是由结核分枝杆菌感染引起的一种慢性传染性疾病，最常累及肺部，也可影响身体的其他部位，包括胸膜、淋巴结、腹部、脑膜与脑、骨与关节、皮肤、肠道及泌尿生殖系统等[8]。

潜伏性结核感染（latent tuberculosis infection，LTBI）是指体内存在结核杆菌，但未出现明显的症状。其在接受免疫抑制剂，尤其是生物制剂的患者中更容易活动。因此在患者接受治疗前进行有效的结核筛查显得尤为重要。临床上广泛使用以下数种方式检测：结核菌素皮肤实验（tuberculin skin test，TST）和 γ- 干扰素释放实验（interferon-gamma release assay，IGRA）。

TST 是基于Ⅳ型变态反应的一种通过皮内注射结核菌素纯蛋白衍生物（purified protein derivative，PPD）诱发迟发型超敏反应的皮内检测方法。根据注射部位的硬结平均直径（以毫米计）评估结核分枝杆菌抗原激发的免疫反应强弱。再结合被检测者发生活动性肺结核的风险评估来判断是否感染。由于 TST 成本较低、操作简便、不需要实验室支撑，其在临床上的应用十分广泛。但是，由于 PPD 是多种抗原的混合物，与卡介苗菌株和 NTM 的抗原存在交叉，这种在特异性上的局限可能导致假阳性结果的出现，及对结核分枝杆菌感染负担的过高估计。其结果可能受到卡介苗接种史、既往结核病史和应用免疫抑制剂等影响。

IGRA 是一种结核分枝杆菌特异抗原刺激下的体外免疫检测方法。其原理为人体初次感染结核分枝杆菌后，体内会存在致敏的 T 淋巴细胞，当人体再次接触结核分枝杆菌抗原时，致敏的 T 淋巴细胞迅速活化为效应性淋巴细胞，释放高水平的细胞因子，其中 IFN-γ 释放水平被用来作为诊断结核分枝杆菌感染的一项指标。目前的 IGRA 产品所使用的抗原与卡介苗菌株及绝大多数的 NTM 没有交叉，具有良好的特异性。

IGRA 包括 T-SPOT 等实验。T-SPOT 是一种酶联免疫斑点试验，检测底物是分离计数后的外周血单个核细胞（peripheral blood mononuclear cells，PBMCs），包括循环单核细胞与淋巴细胞；检测使用早期分泌性抗原靶 6（early secreted antigenic target 6，ESAT-6）和培养滤液蛋白 10（culture filtrate protein 10，CFP-10）的混合物作为结核分枝杆菌特异性抗原。该试验的结果报告为产 γ- 干扰素 T 细胞的数量，其诊断活动性结核病的准确性和有效性目前存在疑问和争议。活动性结核不能用它诊断，而应该用微生物学手段诊断。T-SPOT 结果阳性不一定表示存在活动性结核。

由于该实验测量的是免疫反应，其结果可能会受到分枝杆菌活性差异和宿主免疫系统抑制的影响，特别是细胞免疫因素的影响。免疫抑制可能是 TB 感染患者检测 IGRA 结果阴性的危险因素，一些研究已在活动性 TB 患者中证实了这些发现[9]。所以结果阴性也不一定能排除活动性结核。中国的一项研究[10]，对比了 1021 例分枝杆菌感染的患者，同时进行了 T-SPOT 检测，833 名患者证实为 TB 感染，其中共有 159 名的 TB 感染患者的 T-SPOT 结果为阴性（19.1%），故而认为：女性、年龄、抗酸杆菌涂片阴性及 HIV 合并感染，与 T-SPOT 结果阴性相关。韩国一项研究[9]，对比了 119 名免疫功能低下的疑似痰涂片阴性的肺结核患者，分为糖尿病组，恶性肿瘤组及使用免疫抑制剂组，发现免疫抑制剂组的 T-SPOT 阳性率明显低于其他两组。

应注意在免疫缺陷的病人中,淋巴细胞的减少也可能会影响其结果,由于淋巴细胞减少会减少 IFN-γ 的产生,可导致假阴性 IGRA 结果。韩国的另一项研究 [11],认为淋巴细胞减少(总淋巴细胞计数 < 1.0 × 10⁹/L)及高龄(≥ 65 岁)是干扰素 γ 释放实验假阴性的危险因素。在 HIV 阴性和 HIV 阳性患者中,严重结核病患者的 IFN-γ 产生减少 [12],严重的疾病状态也与 IGRA 阴性结果显著相关 [13]。所以患者 T-SPOT 阴性,更容易出现在存在免疫抑制或是接受免疫抑制及治疗的患者中,在这种情况下,即使 T-SPOT 阴性,仍应该注意寻找无结核感染的可能性。

但是中国一项研究 [14],得出了不同的结论。它招募了 4964 名患者,对其中的被诊断为活动性结核病 2425 人进行分析,认为:年龄增加、CD8⁺ T 淋巴细胞计数减少、痰抗酸杆菌涂片染色阴性、分枝杆菌培养阴性及缺少肺外结核表现时为 T-SPOT 假阴性的危险因素。而 CRP、ESR、CD3⁺ 计数、CD4⁺ 计数、WBC 计数、绝对淋巴细胞计数、糖尿病、风湿性疾病或恶性肿瘤的存在,不是 T-SPOT 假阴性预测因素。

该患者抗 MDA5 阳性,并在在 T-SPOT 测试前已使用了糖皮质激素治疗,在入院后的检查中出现淋巴总数细胞逐渐下降,可至 0.25 × 10⁹/L(明显 < 1.0 × 10⁹/L), CD4⁺T 淋巴细胞 89cells/μl, CD8⁺ T 淋巴细胞 67cells/μl,存在免疫抑制情况;老年男性,无肺外结核表现,所以 T-SPOT 阴性可能与上述因素可能相关。

结核病包括活动性结核病和非活动性结核病。以病变部位分类,活动性结核病可分为肺结核和肺外结核。肺结核是指包含肺实质的结核、气管支气管结核和结核性胸膜炎,占各器官结核病总数的 80%~90%,是最常见的结核病类型 [8]。不典型肺结核具有临床症状不典型,缺乏结核中毒症 状,如午后低热、夜间盗汗、食欲减退、乏力等。对于不典型的肺结核,可以使用气管镜检查,提高检出率。但是对于本例患者,在无咳痰症状出现之前,所有的病原菌检测均无阳性发现,也无结核中毒症状,并且空洞进展迅速,故而从影像学医师还是临床医师均未首先考虑结核菌感染。后患者出现咳痰现象,痰涂片发现抗酸染色阳性,从而帮我们找到了肺内感染的原因,并在加用抗痨药后,逐渐控制。

对于合并肺内结节及空洞的患者,一定要积极寻找有无感染及其病原菌,即使患者无明确的临床表现及实验室检查,也应时刻警惕风湿病患者感染结核病的可能性,以提高患者早期检出率及生存率。

【专家点评】

皮肌炎患者出现肺间质病变,在 MDA5 阳性患者中很大比例的会出现 RPILD,需要大剂量糖皮质激素及免疫抑制剂治疗,T-SPOT 作为目前临床中常用的筛查潜伏感染结核的指标,相对于结核菌素试验具有更高的敏感性。但应注意在免疫缺陷的病人中,淋巴细胞的减少可能会影响其结果,所以风湿免疫科的病人,考虑到免疫抑制剂的使用,尤其抗 MDA5 阳性患者常出现淋巴细胞减少,即使 T-SPOT 阴性亦不能除外结核,应该多种检测方法例如痰培养,气管镜、胸部 CT、mNGS 等检查协助诊断 [8]。该患者空洞进展迅速,初期无痰,后期少痰,不符合结核病的典型表现,但后期痰抗酸染色有阳性发现,从而最终诊为结核菌感染。

所以对于不具有典型结核感染表现的患者,不光需要多种检测方法检测,也需要反复检测,不放过临床中可疑的点,才能在力所能及的范围内更早的诊断结核及治疗,从而改善病人的预后。

【参考文献】

[1] LI J, LIU Y, LI Y, et al. Associations between anti-melanoma differentiation-associated gene 5 antibody and demographics, clinical characteristics and laboratory results of patients with dermatomyositis: a systematic meta-analysis[J]. J Dermatol, 2018, 45(1): 46-55.

[2] ANTAO XU, YAN YE, QIONG FU, et al. Prognostic values of anti-Ro52 antibodies in anti-MDA5-positive clinically amyopathic dermatomyositis associated with interstitial lung disease[J]. Rheumatology(Oxford), 2021, 60(7): 3343-3351.

[3] WENHAN HUANG, FEIFENG REN, LEI LUO, et al. The characteristics of lymphocytes in patients positive for anti-MDA5 antibodies in interstitial lung disease[J]. Rheumatology (Oxford), 2020, 59(12): 3886-3891.

[4] LINRONG HE, YONGPENG GE, SIZHAO LI, et al. Clinical role of bronchoalveolar lavage in dermatomyositis-associated interstitial lung disease[J]. Rheumatology (Oxford). 2021, 61(1): 345-354.

[5] YONGPENG GE, SHANSHAN LI, XIAOLAN TIAN, et al. Anti-melanoma differentiation-associated gene 5(MDA5) antibody-positive dermatomyositis responds to rituximab therapy[J]. Clin Rheumatol, 2021, 40(6): 2311-2317.

[6] YONG PENG GE, XIAO MING SHU, LIN RONG HE, et al. Infection is not rare in patients with idiopathic inflammatory myopathies[J]. Clin Exp Rheumatol, 2022, 40(2): 254-259.

[7] 陈望, 史晓飞, 陈殿森, 等. 抗黑色素瘤分化相关基因 5 抗体阳性皮肌炎的胸部高分辨率 CT 分析与临床特征 [J]. 中华风湿病学杂志, 2022, 26(1): 22-26.

[8] 糖皮质激素在结核病治疗中的合理应用专家共识 [J]. 中国防痨杂志, 2022, 44(1): 28-37.

[9] JUNG JY, LIM JE, LEE HJ, et al. Questionable role of interferon-gamma assays for smear-negative pulmonary TB in immunocompromised patients[J]. J Infect. 2012, 64(2): 188-196.

[10] YANWAN SHANGGUAN, HONG FANG, SHUTING WANG. Risk factors for negative T-SPOT.TB assay results in patients with confirmed active tuberculosis: A retrospective study[J]. J Infect Dev Ctries, 2020, 14(11): 1288-1295.

[11] KWON YS, KIM YH, JEON K, et al. Factors that predict negative results of QuantiFER-ON-TB Gold In-Tube test in patients with culture-confirmed tuberculosis: a multicenter retrospective cohort study[J]. PLoS One, 2015, 10: e0129792.

[12] SODHI A, GONG J, SILVA C, et al. Clinical correlates of interferon gamma production in

patients with tuberculosis. Clin Infect Dis, 1997, 25(3):617–620.

[13] LEE YJ, LEE J, KIM YY, et al. Performance of whole-blood interferon-gamma release assay in patients admitted to the emergency department with pulmonary infiltrates[J]. BMC infectious diseases, 2011, 11:107.

[14] CHI YANG, SHAOJUN ZHANG, LAN YAO, et al. Evaluation of risk factors for false-negative results with an antigen-specific peripheral blood-based quantitative T cell assay (T-SPOT ®. TB) in the diagnosis of active tuberculosis: A large-scale retrospective study in China[J]. J Int Med Res, 2018, 46(5):1815-1825.

（张梅，韩锋）

病例 59　发热伴肌肉关节痛及皮疹

【病例导读】

皮肌炎属于进展性自身免疫性结缔组织病,是一种主要累及横纹肌,以淋巴细胞浸润为主的非化脓性炎症病变。临床特点以肢带肌、颈肌、咽肌等肌组织出现炎症,导致对称性肌无力和一定程度肌萎缩,伴有皮肤损害,可伴发脏器损害,亦可伴发肿瘤。临床上有部分患者有皮肌炎的典型皮损,但缺乏明显炎症性肌病表现,可诊断为无肌病性皮肌炎(amyopathic dermatomyositis, ADM),间质性肺疾病是 ADM 典型的临床特征。抗黑色素瘤分化相关基因 5(melanoma differentiation associated gene 5, MDA5)抗体阳性皮肌炎典型的临床特点是皮肤皮疹,肺部受累严重而肌肉病变相对轻微,间质性肺炎是其常见的严重并发症,也是其常见的死亡原因,死亡率高,临床医师对该类患者需高度重视,及时干预,重视监测,改善预后。

【病例介绍】

患者,男,49 岁,主因"间断发热伴肌肉关节痛 3 月余,皮疹 70 天,喘息 40 天"入院。

1. 病史介绍　患者入院前 3 月余使用"消毒液"清洗衣物后出现低热,体温波动于 37~37.5 ℃,伴咽部不适,咳嗽,咳少许白痰,就诊社区医院,考虑上呼吸道感染,予抗感染及芬必得治疗,体温下降。随后患者逐渐出现周身关节肌肉痛及无力,主要累及双侧肩关节、肘关节、腕关节、膝关节,蹲起、翻身、上肢抬举等活动受限,自行服用芬必得。70 天前患者出现颜面肿胀及双眼睑紫红色皮疹伴水肿,无瘙痒及触痛,收入我科,化验肌酸激酶 326.5U/L;抗 MDA5 抗体阳性;肌电图及神经电图未见异常;肌肉活检示间质轻度纤维化,未见明显变性坏死及肌周萎缩现象,诊断考虑皮肌炎,予甲强龙 40 mg 每日 1 次静脉滴注治疗,患者关节肌肉痛及无力缓解,未再发热,病情好转出院。出院后患者自行激素减量(甲泼尼龙 20 mg 每日 1 次服用 3 天减量至 16 mg 每日 1 次服用 3 天减量至 12 mg 每日 1 次维持)。40 天前患者再次出现肌肉关节痛,颜面肿胀,眼睑紫红水肿加重,并逐渐出现活动后喘息,遂就诊于外院,考虑皮肌炎,将激素调整为甲泼尼龙 40 mg 每日 1 次,服用一周后改为 36 mg 每日 1 次。患者自觉上述症状无明显缓解,为进一步诊治收入院。患者自发病以来,体重减轻约 5kg。既往体健。个人史:职业为厨师,自述疫情期间经常配置消毒液。吸烟 25

年,每天 20 支。

2. 入院体检　体温 36.6 ℃,脉搏 65 次 / 分,呼吸 20 次 / 分, BP 120/82mmHg;神清,精神可,面部及颈部充血肿胀,皮疹主要分布于额头、上眼睑等部位,无触痛。结膜无充血,口腔黏膜未见溃疡,咽略充血。双肺可闻及湿罗音,左肺明显,心、腹查体未及异常体征,双肩关节压痛,右侧明显,双手指间关节对称性膨大,无压痛,双手食指桡侧皮肤粗糙、裂纹及脱屑,未见 Gottron 征。脊柱无压痛,双侧 4 字征(-),四肢肌肉无压痛,肌力 Ⅴ 级,下肢不肿。

3. 辅助检查

(1)第一次入院:血、尿、便常规未见异常;肝肾功能大致正常;癌胚抗原 5.28ng/mL,肌酸激酶 326.5U/L,肌酸激酶同工酶 22.0U/L,乳酸脱氢酶 365.3 U/L;血沉 54 mm/h, C 反应蛋白 5.03 mg/L,免疫球蛋白 E 286IU/mL, ANA、ANCA、RF、ACCP 抗体等均阴性;肌炎谱:抗MDA5 抗体(+),抗 SAE1/2 抗体 IgG(+)。胸 CT:肺大泡,左肺炎症。四肢肌电图及神经电图大致正常。肌肉活检:间质局部轻度纤维化,未见明显变性坏死及肌周萎缩现象。

(2)第二次住院:血常规,白细胞 12.77×10⁹/L,淋巴细胞百分比 14.6%,中性粒细胞百分比 77.7%,血红蛋白 145 g/L,血小板 216×10⁹/L,谷丙转氨酶 138.4U/L,谷草转氨酶55.1U/L,乳酸脱氢酶 281.6U/L,肌酸激酶 26.2U/L;血沉 33 mm/h, C 反应蛋白 2.04 mg/L;免疫球蛋白 E 334IU/mL;血气分析, pH 值 7.427,二氧化碳分压 34.7mmHg,氧分压76.8mmHg。肺功能:轻度限制性功能障碍,弥散功能中度减低;胸 CT:双肺可见多发斑片及条索影,考虑双肺炎性病变(图 5-59-1)。

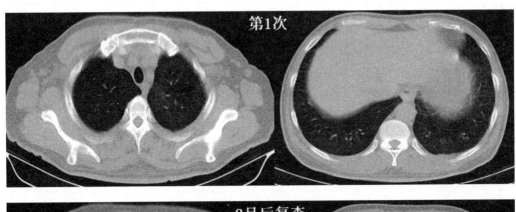

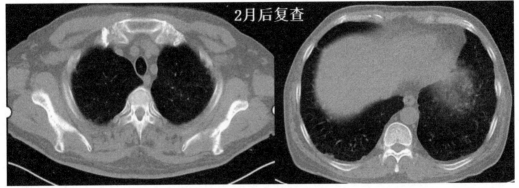

图 5-59-1　前后两次胸 CT 对比

4. 初步诊断 ①MDA5+ 皮肌炎；②肝功能异常。

5. 诊治经过及随诊 结合患者四肢近端肌肉无力及酸痛，蹲起、翻身及上肢抬举困难，间断低热，颜面及颈部充血，向阳疹，技工手，肌炎谱抗 MDA5 抗体阳性，肌酸激酶略偏高，诊断考虑皮肌炎，积极予糖皮质激素治疗，患者自行激素减量后症状反复，并出现活动后喘憋，复查胸 CT 较前进展，肺功能显示弥散功能减低，予糖皮质激素及环磷酰胺 400 mg 静脉点滴每周 1 次治疗，并向患者多次告知病情及该疾病出现急性肺间质损害风险及预后，强调需要规律随诊、评估病情、遵医嘱用药等。

【分析与讨论】

皮肌炎是一种主要累及皮肤和肌肉的自身免疫性结缔组织病，以不同程度的皮肤表现，对称性四肢近端肌无力为特征，特征性皮肤表现主要有眼睑和眶周的水肿性紫红色皮疹、Gottron 征、甲周病变、"技工手" 等，四肢近端肌受累时，可表现为抬臂、蹲起困难，除皮肤和肌肉外，还可出现肺部、消化道、关节等多器官受累表现。临床上有部分患者有典型皮损，但无明显肌无力表现，1979 年 Pearson 首次将其正式命名为 ADM，并认为 ADM 是皮肌炎的一种特殊类型。1991 年 Euwer 提出了 ADM 的诊断标准，后又进行了修订，认为具有典型皮肌炎之皮肤损害，而不伴明显肌炎或仅有摸棱两可肌损害的患者可诊断为 ADM。近些年陆续发现 ADM 患者血清中存在肌炎特异性抗体（ myositis specific antibodies， MSAs ）与其临床特点及预后相关，对临床精准分型意义重大。抗 MDA5 抗体最早于 2005 年由 Sato 等在一组 ADM 患者中检测出，与临床无肌病性皮肌炎相关，有研究指出，在 ADM 患者中抗 MDA5 抗体阳性率可达 60%，抗 MDA5 抗体阳性患者发生急性进展性肺间质病变以及皮肤病变的可能性较大，提示患者的预后欠佳，对提示预后有一定的指导意义，且在病程中血清抗 MDA5 抗体浓度会随病情变化而发生改变。

抗 MDA5 抗体阳性相关皮肌炎的确切病因及发病机制尚不明确，可能与病毒感染及接触环境因素后触发的自身免疫反应及细胞因子风暴相关。患者多为急性或亚急性起病，首发症状多为皮疹，而通常无明显肌力减退，另有不少患者因出现进行性加重的呼吸困难就诊。抗 MDA5 阳性的患者肌酶正常或轻度升高[1]，肌电图表现为正常或轻度异常，肌肉病理多表现正常或损伤轻微。近些年多项研究显示抗 MDA5 阳性患者发生快速进展性间质性肺病的风险比阴性者高 20 倍以上，约 50% 以上的患者在发病后不久就会发生肺间质病变，且大多数患者呈快速进展型[2]，是本病最主要的死因[3]。近期谈文峰教授课题组对二百多例抗 MDA5+ 皮肌炎患者临床资料进行分析，88.7% 发生了肺间质病变，39.1% 发生了快速进展型肺间质病变，在出现快速进展型肺间质病变后 6 个月内患者死亡率高达 68.1%，这表明临床需要高度重视抗 MDA5+ 皮肌炎快速进展型肺间质病变患者，对该类患者进行风险分析指出高滴度抗 MDA5 抗体阳性与抗 Ro-52 抗体共同阳性及高水平的血清炎症状态患者肺间质病变更重，而皮疹及肌无力症状轻[4]。出现抗体阳性患者病程早期临床症状不典型时即可有肺部影像学改变，典型者呈弥漫性磨玻璃影及纤维化表现[5]。

本例患者以间断低热，咽痒痛，四肢近端肌肉酸痛无力，关节痛及皮疹起病，由于患者工作期间需要经常接触消毒液，发病初就诊社区医院考虑上呼吸道感染及过敏性皮疹可能，予抗生素及非甾体消炎止痛药治疗,入院后查体可见颜面充血潮红,眼睑水肿性紫红斑,技工手,完善检查显示肌酸肌酶略高,肌电图大致正常,肌肉组织活检显示轻度纤维化,未见明显淋巴细胞浸润、变性坏死及肌周萎缩现象,化验 ANA、RF、抗 CCP 抗体均阴性,送检肌炎抗体谱回报抗 MDA5 抗体阳性,血沉快,胸 CT 回报左肺炎症。依据 2004 年欧洲神经肌肉疾病中心和美国肌肉研究协作组 IIM 分类诊断标准,该患者符合无肌病性皮肌炎诊断。另外该患者肌炎抗体谱检测抗 SAE1/2 抗体 IgG 亦呈阳性,该抗体参与靶蛋白翻译后修饰,该抗体阳性患者容易出现皮疹及吞咽困难等症状,有研究该抗体在皮肌炎患者中阳性率约为1.7%。该病病因目前尚不明确,病毒感染及环境因素有一定触发因素,有个案报道患者使用染发剂后出现典型皮损等相关症状,该例患者由于疫情长期从事消毒剂的配置及使用后出现低热、皮疹及肌肉关节酸痛等症状,该患者发病可能与环境因素接触消毒剂有关,该患者诊治过程需要注意与感染性疾病、过敏性疾病及肿瘤相关疾病相鉴别。该患者予糖皮质激素治疗后,上述症状缓解,出院后患者激素减量过程中出现病情反复,症状加重,并逐渐出现活动时喘息,如爬 3 层楼梯或快速走超 100 米觉喘息,休息可缓解。复查胸 CT 显示双肺多发斑片影及条索影,较 2 月前胸 CT 进展,肺功能显示弥散功能中度减低,血气分析显示低氧血症,予糖皮质激素加量及环磷酰胺治疗。

抗 MDA5 抗体阳性皮肌炎治疗,目前没有成熟统一的治疗方案,糖皮质激素治疗仍是首选治疗药物,剂量、疗程及减药方案需个体化,一般早期予大剂量激素治疗,甚至冲击治疗。也有研究及临床经验提示大剂量激素单药治疗虽可能临时改善患者一般状况和氧合指数,但对改善间质性肺病预后疗效不明显,而且明显增加了机会性感染的风险。钙调磷酸酶抑制剂通过抑制 T 细胞活化发挥治疗作用,在并发肺间质病变患者中的治疗疗效在近些年的文献中多次被肯定,但需要更确切的证据证实。环磷酰胺作为一种烷化剂,治疗主要基于小规模临床试验及经验性用药,目前在抗 MDA5 抗体阳性皮肌炎患者并发肺间质病变的治疗领域中最多被报道的方案即是大剂量激素、钙调磷酸酶抑制剂和静脉环磷酰胺三药联合治疗方案。托法替布及利妥昔单抗在本病的应用多为小规模的临床病例分析,仍需要更多临床研究证实[6]。

【专家点评】

抗 MDA5 抗体阳性皮肌炎更容易出现典型皮肤损害及进展性肺间质病变,肌肉损害相对轻微,根据该患者的症状、体征、肌酶、肌电图、肌活检病理结果、肌炎抗体检测及肺 CT等,符合 2004 年欧洲神经肌肉疾病中心和美国肌肉研究协作组无肌病性皮肌炎的分类诊断标准。该类患者在初期要予以重视,以免误诊、漏诊,病情需要及时干预以免延误。该患者予糖皮质激素治疗后症状缓解,激素减量过程中出现病情反复、症状加重及活动后喘息,肺CT 较前进展,糖皮质激素作为该疾病首选治疗药物,单药治疗时患者容易出现疾病反复且难以减到小剂量维持,建议早期积极联合环磷酰胺及环孢素等改善病情抗风湿药及生物制剂及小分子靶向药控制病情。该疾病肺间质病变容易发生急性进展性恶化,需重视加强对患者宣教,密切随诊及监测病情变化,酌情调整治疗方案,提高患者的预后。

【参考文献】

[1] ALLENBACH Y，LEROUX G，SUAREZ-CALVET X，et al. Dermatomyositis with or without Anti-Melanoma Differentiation-Associated Gene 5 Antibodies：Common Interferon Signature but Distinct NOS2 Expression [J]. Am J Pathol，2016，186：691-700.

[2] GONZALEA-MORENO J，RAYA-CRUZ M，LOSADA-LOPEZ I，et al. Rapidly progressive interstitial lung disease due to anti-MDA5 antibodies without skin involvement：a case report and literature review [J]. Rheumatol Int，2018，38：1293-1296.

[3] COBO-IBANEZ T，LOPEZ-LONGO FJ，JOVEN B，et al. Long-term pulmonary outcomes and mortality in idiopathic inflammatory myopathies associated with interstitial lung disease [J]. Clin Rheumatol，2019，38：803-815.

[4] LINGXIAO XU，HANXIAO YOU，LEI WANG，et al. Identification of three different phenotypes in anti-MDA5 antibody-positive dermatomyositis patients：implications for rapidly progressive interstitial lung disease prediction [J]。Arthritis Rheumatol，2022，18（8）：435-447.

[5] 杨露伟,吴婵媛，王迁. 抗 MDA5 抗体相关皮肌炎 [J]. 中华临床免疫和变态反应杂志，2019,4（2）:143-150.

[6] KURASAWA K，ARAI S，NAMIKI Y，et al. Tofacitinib for refractory interstitial lung diseases in anti-melanoma differentiation-associated 5 gene antibody-positive dermatomyositis [J]. Rheumatology（Oxford），2018,57：2114-2119.

（王碗朋，杨惠芬）

病例 60　皮疹伴双下肢重度水肿

【病例导读】

皮肌炎属于特发性炎性肌病的一种亚型,病理基础为补体介导的微血管病变,主要靶器官为皮肤和肌肉,但亦可累及呼吸、循环、消化等多个系统。患者具有特征性的皮肤损害,常见的有 Heliotrope 征、Gottron 丘疹或 Gottron 征、向阳性皮疹、皮肤异色症、Holster 征、甲周改变、技工手、钙沉着等。但近期研究发现,皮肌炎患者中还存在一种被称为假性血管性水肿的特殊皮疹类型,表现为无明显瘙痒的皮肤非凹陷性水肿,伴或不伴红斑,可有自觉皮肤灼痛,合并 MDA5 抗体或 TIF1γ 抗体阳性,可作为疾病恶化的标志。

【病例介绍】

患者,女,63 岁,主因"全身疼痛 1 年余,双下肢水肿 1 月,双下肢红肿热痛 2 周"入院。

1.病史介绍　患者于入院前 1 年余,无明显诱因出现全身疼痛,伴双下肢乏力,伴纳差、消瘦,无发热、寒战、呕吐,无腹痛、腹泻,无尿急、尿频、尿痛等其他伴随症状,未予特殊诊治,病情持续进展。入院前 3 月余,患者病情迅速进展,下肢乏力加重,行走不能,伴明显气短,于我科住院,查体见前额、鼻梁、双颧部、口周、前胸 V 形区、后颈部及右臀部均可见紫红色皮疹,双手指尖明显紫绀伴局部小溃疡形成,行胸部 CT 示间质性肺炎伴胸腔积液,肌炎自身抗体谱示 MDA-5 抗体 IgG 阳性（95AU），TIF-1γ 抗体 IgG 灰区（9AU），OJ 抗体 IgG 灰区（5AU），结合体征考虑为皮肌炎，予以甲强龙 80 mg/ 日抗炎及规律环磷酰胺免疫抑制治疗，后患者症状有所减轻，于 23 天后将甲强龙减量至 40 mg/ 日，症状反复，加用环孢素 50 mg 每日 3 次协同免疫治疗，患者病情好转出院。出院后，患者自行减少环孢素剂量至每周 3 次。入院前 1 月（第二次入院时），无明显诱因出现双下肢对称性非凹陷性水肿，且逐渐加重，不伴有喘息、胸闷等不适症状，尚可平卧。至我院完善心脏相关检查及下肢血管彩超均未见异常，血清白蛋白水平较前无明显变化。予以小剂量利尿剂及迈之灵对症治疗后水肿稍有改善出院。嘱其出院后按医嘱服药，勿再自行调整用药剂量。近 2 周患者自觉双下肢皮肤红肿、疼痛，且逐渐加重，并出现左足皮肤局部破溃，为求进一步诊治第三次入我院继续治疗。既往有甲状腺左叶切除史，后长期监测甲状腺功能未见异常；否认冠心病、糖尿病、高血压、肿瘤等病史，否认肝炎、结核等传染病史，对"头孢类"药物过敏，无烟酒嗜好，无化学性、放射物及毒物接触史，无染发史，近年家中未装修或更换新家俱。否认家族性、遗传性疾病史。

2. 入院体检　体温 36.6 ℃，脉搏 98 次 / 分，呼吸 18 次 / 分，BP 108/64mmHg；神清语利，双手指尖皮肤发绀，全身浅表淋巴结无肿大。颈软，无抵抗，无颈静脉怒张，未见颈动脉异常搏动。气管居中，甲状腺不肿大。胸廓两侧对称无畸形，呼吸运动双侧对称，双侧语颤正常，两肺叩诊清音，无异常呼吸音，未闻及干湿啰音。心界不大，心率 98 次 / 分，心律齐，心音有力，未闻及病理性杂音。腹平坦，未见胃肠型，未见蠕动波。剑突无压痛，无反跳痛，未扪及明显包块。Murphy 氏征阴性，肝肋下未及，脾未触及。移动性浊音阴性。肝及双肾区无叩痛。肠鸣音 3 次 / 分，未闻及过水声。肛门指诊未查，外生殖器未查。脊柱、四肢无畸形，活动自如。双下肢重度非凹陷性水肿伴局部压痛，双下肢可见片状红斑伴局部皮温升高，左足背皮肤破溃，无明显渗出物，生理反射存在，病理反射未引出。

3. 辅助检查　血常规，白细胞 5.99×10⁹/L，中性粒细胞百分比 90.5%，血红蛋白 85 g/L，血小板计数 92×10⁹/L；肝肾功能，白蛋白 22 g/L，肌酐 105μmol/L，尿酸 597μmol/L；纤维蛋白原 10.69 g/L，血浆 D- 二聚体 1450ng/mL；NT-pro BNP 1510pg/mL；CRP 378 mg/L；PCT 8.88ng/mL；免疫相关指标：总 IgE 133IU/mL，免疫球蛋白 A 6.79 g/L，免疫球蛋白 G 18.1 g/L，抗核抗体、抗 Jo-1 抗体、抗 nRNP/Sm 抗体及抗 Ro-52 抗体均为阴性。出院前，肝肾功能，白蛋白 33.4 g/L，肌酐 114μmol/L，尿酸 428μmol/L；血常规、炎症指标及 BNP 均恢复正常。心脏彩超：EF58%，左室舒张功能减低，主动脉瓣钙化伴少量反流。下肢血管彩超：右小腿肌间静脉血栓，双下肢动脉未见异常，双侧股总静脉、股深静脉、股浅静脉、腘静脉未见异常。胸部 HRCT：双肺炎症，（部分间质性），较前好转，右肺上叶钙化灶；主动脉壁钙化；左侧胸腔积液，较前减少，胸椎骨质增生；右侧迷走锁骨下动脉；甲状腺左叶缺如。

4. 初步诊断　皮肌炎 - 皮肌炎性肺间质纤维化，急性心力衰竭，急性肾损伤，丹毒，下肢肌间静脉血栓形成，左足皮肤感染，低蛋白血症，高尿酸血症，雷诺综合征。

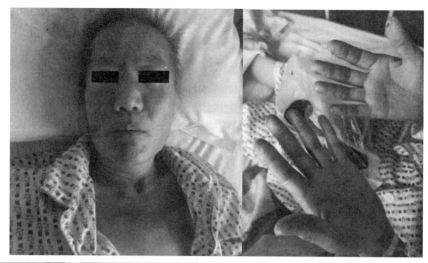

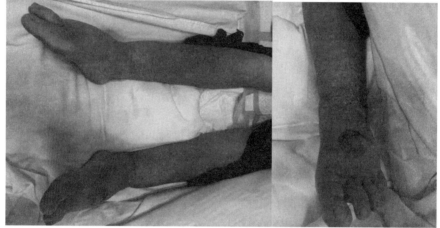

图 5-60-1　入院时面部、双手及双下肢情况

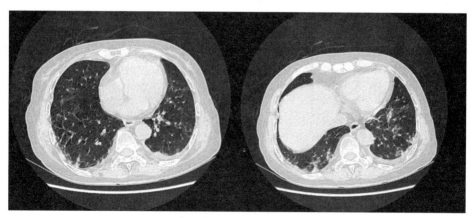

图 5-60-2　第 3 次入院时胸部 HRCT

5. 诊疗经过及随诊　患者入院后,予以头孢哌酮舒巴坦及伏立康唑抗感染、低分子肝素抗凝、利尿、补充人血白蛋白、升血小板、丹参酮活血化瘀、止痛,局部换药及促进伤口恢复等

治疗,并调整皮肌炎治疗方案为甲强龙 28 mg 每日 1 次 + 他克莫司 1 mg 每日 2 次。后患者病情好转,双下肢水肿消失,左足皮肤破溃明显好转出院。出院后规律门诊随诊,口服甲强龙(20 mg,每日 1 次)、他克莫司(1 mg,每日 2 次)及利伐沙班(10 mg,每日 1 次)治疗,5月后患者再次出现双下肢重度水肿伴红斑,但无其他自觉伴随症状,于门诊完善相关检查后,考虑病情进展,但因疫情及经济原因,拒绝住院进一步诊疗。

随访时检查结果:血常规,白细胞 12.11×10^9/L,中性粒细胞百分比 80.0%,血红蛋白 131 g/L,血小板 216×10^9/L;CRP 38.57 mg/L,血沉 39 mm/h;白蛋白 37.8 g/L;BNP、肝肾功能均未见异常。下肢血管彩超:双下肢动脉内中膜增厚伴斑块,右侧小腿肌间静脉血栓,双侧股总静脉、股深静脉、股浅静脉、腘静脉未见异常。胸部 HRCT:双肺炎症,(部分间质性),较前进展,右肺上叶钙化灶;主动脉壁钙化,右侧迷走锁骨下动脉;左侧胸腔积液,较前增多;胸椎骨质增生,胸 11 锥体变扁;甲状腺左叶缺如;右肾低密度灶,考虑囊肿。

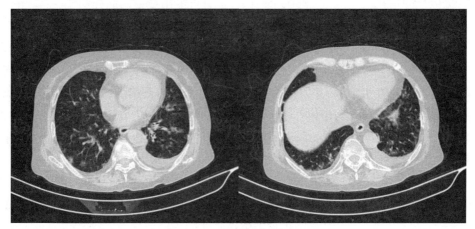

图 5-60-3　随访时胸部 HRCT

【分析与讨论】

皮肌炎(DM)属于特发性炎性肌病(idiopathic inflammatory myopathies, IIM)的一种亚型,病理基础为补体介导的微血管病变,多发于女性,发病高峰为 4~14 岁及 40~60 岁[1],主要靶器官为皮肤和肌肉,但亦可累及呼吸、循环、消化等多个系统。患者具有特征性的皮肤损害,常见的有 Heliotrope 征(眶周水肿性紫红斑)、Gottron 丘疹(手关节伸侧扁平紫红色丘疹)或 Gottron 征(肘部、膝部等处融合成片的紫红色丘疹)、向阳性皮疹、皮肤异色症、Holster 征(大腿及臀部的对称性紫红色斑片)、甲周改变、技工手、钙沉着等,同时,不典型皮肤表现还包括脂膜炎(多为四肢皮下脂肪层深处红色触痛的皮肤肿块 / 结节)、弥漫性皮下水肿、红皮病、钙沉着、溃疡、划痕性皮炎、Wong 型 DM(类红斑糠疹的角化性滤泡丘疹[2])、牙龈毛细血管扩张症及卵圆形腭斑[3]。约 80% 的 DM 患者以急性或亚急性的对称性四肢近端肌肉无力起病,但皮损和肌病严重程度并不平行,同时,临床上还有部分 DM 患者仅有典型皮损而无肌肉损害的表现,被诊断为临床无肌病性皮肌炎(clinically amyopathic dermatomyositis, CADM)。

肌炎特异性抗体（myositis-specific autoantibodies，MSAs）被广泛检测以辅助 IIM 的诊断、分类及亚分类。在皮肌炎患者中，也有约 70% 可在血清中检测出 MSAs[4]。抗 Mi-2 抗体、抗 TIF-1γ 抗体、抗 NXP2 抗体、抗 MDA5 抗体、抗 SAE 抗体甚至被称为皮肌炎特异性抗体[5]。因为在单个患者血清中检测出两种或以上 MSAs 的情况极为罕见，目前认为，可以通过血 MSAs 情况推测患者临床表型特点，以更好地指导二级预防。

本例患者行肌炎谱检测示 MDA-5 抗体阳性、TIF-1γ 抗体灰区，既往荟萃研究发现，抗 MDA5 抗体对 CADM 具有良好的诊断价值[6]，此类患者皮肤表现多重于肌肉表现，可出现特征性的皮肤溃疡和（或）掌部丘疹、脂膜炎[7]，抗 MDA5 抗体的阳性率与皮肤溃疡的发生率正相关，且抗体水平与皮肤溃疡的严重程度（深浅和累及部位的多少）正相关[8]。同时口腔疼痛 / 溃疡及关节炎 / 关节痛的风险升高，且通常伴发间质性肺病，甚至出现快速进展性间质性肺病（RPILD），预后不良。抗 TIF-1γ 抗体临床主要表现为四肢近端肌无力和广泛的皮肤损害，以面部皮疹或发际线周围皮疹为主，也有可能出现银屑病样病变、手掌角化过度性丘疹、色素减退和毛细血管扩张所致的红白斑块，但较少合并间质性肺病，在 40 岁以上患者中，该抗体与恶性肿瘤显著相关[9]。抗 NXP2 抗体最先在青少年皮肌炎患者中被发现，与严重的肌肉病变（包括毛细血管丢失、肌原纤维丢失和微梗死的肌肉缺血[10]）和皮肤钙质沉积相关，而在成年男性患者中，常伴有吞咽困难和肢体水肿，并增加恶性肿瘤风险[11]。本例患者以全身疼痛及双下肢乏力起病，继而出现气短，伴皮疹、指尖紫绀及局部小溃疡形成，全身疼痛考虑与 DM 患者中常见的肌筋膜炎有关[12]，其余症状也基本符合 MDA5 阳性皮肌炎表现。

本例患者在上次入院时即曾出现双下肢凹陷性水肿，查血 BNP、肝肾功能、甲功全项均未见明显异常，白蛋白 31.2 g/L，较前有所升高，排除下肢水肿由心肾功能不全、甲减或低蛋白血症所致。患者在发病过程中，曾出现右侧小腿肌间静脉血栓，经过治疗患者血栓消失后仍存在双下肢水肿，因此可排除血栓致双下肢水肿的可能，故怀疑下肢水肿由皮肌炎本身所致。而在皮肌炎患者中，四肢水肿并不常见，既往文献中多以个案报道形式存在，多与难治性皮肌炎或癌症有关[13]，且多发生于抗 NXP2 抗体阳性患者[11]，容易进展为严重的肌肉无力及吞咽困难[14]，与本例患者情况不尽相同。

本次入院时，本例患者出现双下肢重度非凹陷性水肿，程度较前进一步加重，且伴局部片状红斑及皮温升高，伴 BNP、肌酐、尿素氮升高。考虑本次发病是在下肢水肿的基础上并发丹毒，通过抗感染、利尿及调整皮肌炎治疗方案后，患者水肿消失出院。但出院后随访过程中，患者于 5 月后再次出现双下肢重度水肿伴局部红斑，查血肝肾功能及心肌酶谱均未见明显异常，白蛋白 37.8 g/L，下肢血管彩超未见新发血栓；虽血象及 CRP 升高，但患者无自觉疼痛，且局部皮温不高，丹毒复发证据不足，临床难以解释患者双下肢水肿原因。通过查询文献，我们发现上海中山医院近日报道过一种特殊的皮肌炎皮疹类型，被命名为假性血管性水肿（pseudoangioedema），此类患者常合并 MDA5 抗体或 TIF1γ 抗体阳性，可作为疾病恶化的标志[15]。与本例患者一致，考虑其双下肢非凹陷性水肿伴局部红斑肿痛为皮肌炎的皮肤表现，且后续胸部 HRCT 示间质性肺炎较前进展，亦证实疾病恶化。纵观病程发展，合理怀疑皮肤水肿为假性血管性水肿,且为皮肌炎的特殊临床表现。

【专家点评】

假性血管性水肿是由复旦大学附属中山医院团队发现的一种皮肌炎的特殊临床表现,患者表现为面部、口唇、四肢为主的水肿,非凹陷性,伴或不伴红斑,皮疹无明显瘙痒。假性血管性水肿在皮肌炎患者中不常见,尤其是双下肢重度非凹陷性水肿更为罕见。此患者反复出现双下肢水肿,虽然下肢彩超显示曾出现过右小腿肌间存在静脉血栓,但不足以解释患者双下肢水肿原因。经过糖皮质激素及免疫抑制剂治疗联合利尿剂,患者水肿能够好转。当皮肌炎复发时,双下肢水肿亦加重,与皮肌炎病程吻合,考虑存在假性血管性水肿,因此在对皮肌炎患者的救治中,出现顽固性局部或全身水肿,其他原因又无法解释时,要考虑到假性血管水肿的可能,警惕疾病恶化风险,及时进行相关检查并调整免疫调节药物,以免延误病情。

【参考文献】

[1] AUSSY A, BOYER O, CORDEL N. Dermatomyositis and immune-mediated necrotizing myopathies: A window on antoimmunity and cancer[J]. Frontiers In Immunology, 2017, 8: 992.

[2] MUTASIM D F, EGESI A, SPICKNALL K E. Wong-type dermatomyositis: a mimic of many dermatoses[J]. Journal of Cutaneous Pathology, 2016, 43(9):781-786.

[3] CASTILLO R L, FEMIA A N. Covert clues: the non-hallmark cutaneous manifestations of dermatomyositis[J]. Annals of Translational Medicine, 2021, 9(5):436.

[4] BETTERIDGE Z, MCHUGH N. Myositis-specific autoantibodies: An important tool to support diagnosis of myositis[J]. Journal of Internal Medicine, 2016, 280(1):8-23.

[5] LUNDBERG I E., DE VISSER M, WERTH V P. Classification of myositis[J]. Nature Reviews Rheumatology, 2018, 14(5):269-278.

[6] LI L B, WANG Q, YANG F N, et al. Anti-MDA5 antibody as a potential diagnostic and prognostic biomarker in patients with dermatomyositis[J]. Oncotarget, 2017, 8(16): 26552–26564.

[7] LABRADOR-HORRILLO M, MARTINEZ M A, SELVA-O'CALLAGHAN A, et al. Anti-MDA5 Antibodies in a Large Mediterranean Population of Adults with Dermatomyositis[J]. Journal of Immunology Research, 2014, 2014:290797.

[8] CAO H, XIA Q, PAN M, et al. Gottron papules and Gottron sign with ulceration: a distinctive cutaneous feature in a subset of patients with classic dermatomyositis and clinically amyopathic dermatomyositis[J]. Journal of Rheumatology, 2016, 43(9):1735-1742.

[9] MCHUGH N J, TANSLEY S L. Autoantibodies in myositis[J]. Nature Reviews Rheumatol-Ogy, 2018, 14(5):290-302.

[10] AOUIZERATE J, DE ANTONIO M, BADER-MEUNIER B, et al. Muscle ischaemia associated with NXP2 autoantibodies: a severe subtype of juvenile dermatomyositis[J]. Rheu-

matology（Oxford），2018，57（5）:873-879.

[11] ALBAYDA J，PINAL-FERNANDEZ，HUANG W，et al. Antinuclear Matrix Protein 2 Autoantibodies and Edema，Muscle Disease，and Malignancy Risk in Dermatomyositis Patients[J]. Arthritis care & Research（Hoboken），2017，69（11）:1771-1776.

[12] NODA K，YOSHIDA K，UKICHI T，et al. Myalgia in patients with dermatomyositis and polymyositis is attributable to fasciitis rather than myositis: a retrospective study of 32 patients who underwent histopathological examinations[J]. The Journal of Rheumatology，2017，44（4）:482-487.

[13] DUCHESNE M，LEONARD-LOUIS S，LANDON-CARDINAL O，et al. Edematous myositis: a clinical presentation first suggesting dermatomyositis diagnosis[J]. Brain Pathology，2020，30（5）:867-876.

[14] GOUSSOT R，WETTLÉ C，LE COZ C，et al. Severe edematous dermatomyositis[J]. Annales de Dermatologie et de Vénéréologie，2016，143（3）:202-209.

[15] XU X Z，HUANG J X，WANG X Y，et al. Pseudoangioedema in dermatomyositis patients indicates severe disease and poor prognosis[J]. Journal of the American Academy of Dermatology，2022，86（2）:474-475.

（陈彦君，孙亮）

病例 61　皮疹、肌无力、乳腺肿物

【病例导读】

皮肌炎（dermatomyositis，DM）是特发性炎性肌病的一种，以对称性近端肌肉无力为特征，伴 Gotrron 征、向阳疹、眶周皮疹等特征性皮疹，常累及多个器官，容易并发肿瘤和其他结缔组织病。DM 有两个发病高峰，分别是 5~15 岁和 45~65 岁，女性多于男性，病程大多为慢性渐进性，如果累及多个器官造成严重的并发症时，大多预后不良。皮肌炎作为一种自身免疫性疾病，至今已发现多种与之相关的自身抗体，包括抗 Mi-2 抗体、抗 MDA5 抗体、抗 TIF1-γ 抗体、抗 NXP2 抗体和抗 SAE 抗体，上述抗体也被称为肌炎特异性抗体，不同的抗体类型提示不同的疾病表型，针对 DM 患者存在的特异性抗体积极评价病情，做出最适合的临床决策至关重要。

【病例介绍】

患者，女，50 岁，主因"颜面部皮疹伴肌肉酸痛 1 年余，间断发热半年余"入院。

1. 病史介绍　患者 1 年余前应用"弹力素"后出现颜面部红色斑疹，累及双眼睑及双颊部，伴浮肿，未高出皮面，大小不一，无明显瘙痒、疼痛，伴双侧肩部酸痛，就诊于外院，考虑不除外"过敏"，予以抗过敏治疗（具体不详）后，颜面部红斑及浮肿稍消退，未继续诊治。后患者出现头部瘙痒，头皮可见散在片状红斑，伴下颌部皮肤暗红色斑疹，同时颈肩部肌肉酸痛明显，无力，平卧时抬头不能，双上肢抬举受限，双下肢下蹲及起立困难，活动耐量下降，伴肌肉压痛，无明显胸闷、气短，无咳嗽、咳痰等不适，伴进干食吞咽困难，无饮水呛咳，就诊后查

AST 363 U/L，LDH 994.0 U/L，CK 10196 U/L，CK-MB 183 U/L，HBDH 840 U/L，CRP 11.7 mg/L，抗核抗体阳性（1：100 均质型），ENA 抗体谱阴性，肌炎抗体谱提示抗 TIF1-γ 抗体阳性，抗 Mi-2a 抗体检测结果略显色，肌电图示左三角肌、左胫骨前肌符合肌源性损害表现，肌肉活检可见灶性肌纤维肿胀，横纹模糊，轻度炎症浸润，考虑诊断皮肌炎，进一步行胃镜、胸腹 CT 及 PET-CT 未见明确肿瘤征象，加用甲泼尼龙每日静脉输注 200 mg，五天，患者皮疹较前好转，但吞咽困难及肌痛较前加重，予甲泼尼龙每日 500 mg 静脉输注联合丙种球蛋白每日 20 g，共三天冲击治疗，后患者皮疹、肌痛及吞咽困难较前好转，因期间患者并发肺部感染，暂未联合免疫抑制剂，激素减量至泼尼松 60 mg/d 后出院。出院后门诊规律随诊，激素逐渐减量。患者半年余前无明显诱因间断发热，体温最高 38 ℃，伴畏冷，无寒战，多于上午出现，无盗汗，无咳嗽、咳痰，无腹痛、腹泻等，当地医院予"左氧氟沙星"治疗（具体不详），后出现颈前区、背部暗红色斑疹，无疼痛、瘙痒，就诊于我科查 WBC 6.85×10⁹/L，Hb 107 g/L，PLT 198×10⁹/L，N% 60.4%，AST 29 U/L，CK 23 U/L，CK-MB 11 U/L，CRP 25.4 mg/L，予泼尼松 30 mg/d 后，体温恢复正常，皮疹消退。3 月余前再次出现发热，体温最高至 39.5 ℃，临床表现同前，体温可自行下降，双下肢腘窝周围皮肤暗红色斑疹，以右侧为著，皮温升高，伴肿胀、疼痛，发热时疼痛加剧，同时发现右侧乳腺肿物，偶有针刺样痛，先后于我院及肿瘤专科医院，查乳腺超声及钼靶，考虑不除外右乳癌，建议完善穿刺活检。入院前 5 天查 WBC 6.79×10⁹/L，Hb 113 g/L，PLT 397×10⁹/L，N% 67.3%，CRP 80.1 mg/L，AST 26 U/L，CK 22 U/L，为进一步诊治入院。既往史：既往体健，否认冠心病、高血压、糖尿病、肿瘤及其他家族遗传性疾病病史，否认肝炎、结核等传染病病史，否认药物及食物过敏史。

2. 入院体检　体温 36.5 ℃，脉搏 84 次/分，呼吸 18 次/分，BP 127/74mmHg；神志清楚，皮肤黏膜无黄染，右乳腺外侧至右腋下皮肤红斑，稍高出皮面，右乳外上象限可扪及一肿物，边界不清，质硬，轻压痛，大小约 3 cm×2 cm，表面皮肤皮温及颜色正常，双侧眼睑、双侧颊部暗红色斑疹，未高出皮面，双侧下肢腘窝周围皮肤暗红色斑疹，以右侧为著，伴皮温升高，伴压痛，部分伴硬结；口唇无紫绀，口腔黏膜无溃疡。颈软，无抵抗，甲状腺未及，气管居中。胸廓对称无畸形，无压痛。双肺呼吸音清，未闻及干湿性啰音。心界不大，心音可，心率 84 次/分，心律齐，各瓣膜听诊区未闻及病理性杂音。腹软，无压痛、反跳痛及肌紧张，肝脾肋下未触及。双下肢无水肿。双侧上肢肌力 V 级，双侧下肢肌力 IV 级。双侧下肢肌肉轻压痛。生理反射存在，病理反射未引出。

3. 辅助检查　血常规，白细胞 8.18×10⁹/L，血红蛋白 115 g/L，血小板 473×10⁹/L，中性粒细胞百分比 77.0%，淋巴细胞百分比 16.5%；血沉 55 mm/h；生化，AST 24 U/L，ALT 15 U/L，白蛋白 26 g/L，肌红蛋白 26.9 ng/mL；铁蛋白 384.52 ng/mL；免疫球蛋白 G 11.80 g/L，补体 C3 1.180 g/L，补体 C4 0.234 g/L，C-反应蛋白 116 mg/L，免疫球蛋白 E 234.00 IU/mL，抗核抗体阳性（均质型 1：80），ENA 抗体谱阴性，抗 ds-DNA 抗体阴性，抗中性粒细胞胞浆抗体阴性，抗肾小球基底膜抗体阴性，自身免疫性肝病抗体阴性。下肢皮疹超声：右侧大腿及腘窝周围患处皮层及皮下软组织增厚，回声增强（炎性改变）；全身浅表淋巴结超声示：双侧颈部 I-V 区多发淋巴结肿大，双侧腋下多发淋巴结肿大，双侧腹股沟区多发淋巴结肿大，右侧腋窝皮下软组织增厚（考虑炎性改变）；甲状腺超声示：甲状腺左叶体积减小，右叶体积尚可，实质血流信号增多。胸部 CT 示：右肺上叶微结节及索条，右肺下叶磨玻璃密度影，右肺中叶外侧段多发树芽，考虑细支气管炎，两肺微结节，两肺钙化及索条影，纵隔未见肿大淋巴结，右侧腋窝区及侧胸壁局部脂肪密度增高，右乳腺体饱满，周围脂肪密度增高。头 MRI 脑质未见确切异常。乳腺超声示：双侧乳腺增生，右乳回声减低区伴多发点状钙化，BI-RADS 4a 类。乳腺穿刺活检病理结果示：（右乳结节）导管内癌，局灶浸润不除外，免疫组化染色示：肿瘤细胞呈 P120 和 E-cadherin 膜阳性，CK5/6、Calponin 和 P63 示基底细胞阳性，CgA 和 Syn 阴性，Ki-67 index 约 1%。

4. 初步诊断　①皮肌炎；②乳腺恶性肿瘤。

5. 诊治经过及随诊　患者此次考虑病情进展，入院后予甲泼尼龙每日 200 mg/d×3 天、120 mg/d×3 天静脉输注，后逐渐减量序贯口服，控制病情，监测 CRP 较前明显下降，且右侧下肢皮疹及硬结明显消退，体温维持正常范围内。患者病程中出现右侧乳腺肿物，外院行双乳数字化乳腺摄影，考虑不除外右乳癌，复查乳腺超声示右乳回声减低区伴多发点状钙化，BI-RADS 4a 类，2 月 12 日行乳腺穿刺活检，病理结果示导管内癌，局灶浸润不除外，继续于普外科就诊。

【分析与讨论】

皮肌炎（DM）是常见的一种炎性肌病，一项研究显示 3067 例炎性肌病患者中有 31% 为皮肌炎[1]. 常为亚急性起病，极少数为急性起病，以对称性近端肌无力为主要表现，50% 的患者可伴有肌痛，上肢近端肌肉受累可表现为抬臂困难，不能梳头、穿衣，下肢近端肌肉受累，可出现上楼梯困难，下蹲及站起费力。远端肌无力少见，随着病程的延长，可出现肌萎缩。约一半的患者可出现颈屈肌无力，表现为抬头费力，头常呈后仰。皮肌炎的特征性皮疹包括眶周皮疹、Gottron 征、甲周病变、"技工手"。皮肌炎本身为系统性疾病，可累及多脏器及系统，累及呼吸系统，以间质性肺炎、肺纤维化、胸膜炎为主要表现，累及消化系统可出现吞咽困难、饮水呛咳、反酸等，也可累及心脏及肾脏，疾病早期也可见关节炎、关节痛。实验室检查为肌酶谱升高，其中最为常见的是肌酸激酶，可达正常上限的 50~100 倍，一般认为其升高的程度与肌肉损伤的程度平行，且先于肌无力及肌电图的改变。对于皮肌炎来说，肌电图是一项敏感但非特异性指标，约 90% 的活动性皮肌炎患者可出现肌电图异常。皮肌炎的肌肉病理特点是以 B 细胞及 CD4+T 细胞为主的炎症细胞分布于血管周围或束间隔及其周围组织，束周萎缩也是皮肌炎特征性病理表现。此例患者中年女性，以皮疹伴四肢近端肌无力起病，伴肌痛，活动受限，有进干食吞咽困难，肌酸激酶显著升高（10196U/L），肌电图符合肌源性损害表现，肌肉活检可见灶性肌纤维肿胀，横纹模糊，炎症浸润，考虑诊断皮肌炎明确。

血清抗转录中介因子 1（Anti-transcriptional intermediator factor1，TIF1）（抗转录中介因子 1）是属于 TRIM 超家族的蛋白质，存在四种亚型，即 TIF1-α、TIF1-β、TIF1-γ 和 TIF1-δ[2]。据报道，TIF1-γ 在转录延伸、DNA 修复、细胞分化、胚胎发育和有丝分裂中发挥作用，许多研究表明，TIF1-γ 可以抑制肿瘤生长、TGF-β 诱导的上皮细胞间质转化和转移[3]。在部分恶性肿瘤中,如非小细胞肺癌、乳腺癌、神经胶质瘤和肾透明细胞癌,TIF1-γ 充当肿瘤抑制因子的角色但是表达下降 [4-6]。然而,也有研究表明 TIF1-γ 是 B 淋巴细胞白血病、胰腺癌和宫颈癌的肿瘤促进剂 [7-8]。

皮肌炎易并发恶性肿瘤,可先于、同时或后于皮肌炎发生 [9],一项荟萃分析显示皮肌炎患者伴发恶性肿瘤的患病率为 14.8%,且诊断后第一年的发病率为 17.29,1~5 年发病率为 2.7,而 5 年后发病率为 1.37[10],另有研究表明,一般在 40 岁以后,发病年龄越大,伴发肿瘤概率越大 [11]。皮肌炎与肿瘤共同发生的机制不清,有部分患者肿瘤得到控制后,皮肌炎病情也可同时得到缓解,遂有研究认为皮肌炎是某些恶性肿瘤的副肿瘤综合征,也有研究认为肿瘤产生的抗原与人体正常肌肉、结缔组织及血管等基本组织结构类似,产生了交叉抗原性,从而诱发皮肌炎,具体发生机制需进一步探究 [12]。目前有研究报道,皮肌炎伴发恶性肿瘤可能的危险因素有高龄、男性、皮肤溃疡或坏死,红细胞沉降率增快、C 反应蛋白升高和TIF1-γ 抗体阳性等。多个研究表明 TIF1-γ 抗体与皮肌炎伴发肿瘤相关 [13-18]。有国内研究报道,成人皮肌炎伴发恶性肿瘤患者中,抗 TIF1-γ 抗体阳性率为 74.3%,而抗 TIF1-γ 抗体阳性的皮肌炎患者,恶性肿瘤的发生率为 72.2%,显著高于阴性组患者 [18],但目前抗 TIF1-γ 抗体在皮肌炎患者中的阳性率尚不明确。本例患者在初诊为皮肌炎的同时发现抗 TIF1-γ 抗体阳性,因为此抗体与恶性肿瘤相关,遂在最初诊断皮肌炎时即行相关影像学检查,但未发现肿瘤征象,经激素治疗后病情好转。但在诊断后的第 9 个月发现乳腺肿块,继而诊断为乳腺恶性肿瘤。

此外有文献报道,在皮肌炎患者中,抗 TIF1-γ 抗体阳性和吞咽困难发生率呈正相关,但与间质性肺病、雷诺现象和关节炎/关节痛呈负相关 [13、17、19]。本例患者存在吞咽困难,胸部影像未见肺间质病变征象,亦无关节炎,无雷诺现象。而且在抗 TIF1-γ 抗体阳性的皮肌炎患者可出现相对较严重的特征性皮疹,如 V 领征、披肩征、眶周皮疹、Gottron 征/疹 [20],手掌皮肤过度角化、银屑病样皮疹、色素减退、毛细血管扩张也可见于此类患者,但钙质沉着少见 [21]。

【专家点评】

患者中年女性,1 年前起病,且明确诊断为皮肌炎,抗 TIF1-γ 抗体阳性,当时已完善相关辅助检查,未发现肿瘤征象,经激素联合免疫抑制剂治疗,病情缓解。但在病程第 9 月发现乳腺肿块,后诊断为乳腺癌。皮肌炎本身易合并肿瘤性疾病,两者可同时发生,亦可先后出现。本例患者抗 TIF1-γ 抗体阳性,既往研究表明,此抗体阳性的皮肌炎患者合并肿瘤性疾病风险增加,提示临床医师在皮肌炎诊断时应积极排除肿瘤,且在病情随诊过程中,警惕肿瘤的发生。此外本例患者最初因皮疹就诊时化验即发现谷草转氨酶升高,但未查肌酸激酶等相关指标,后皮疹加重,进一步完善肌酶谱化验后发现肌酸激酶显著升高,考虑为皮肌炎,提示临床医师在发现无法解释的谷草转氨酶升高,应考虑到炎性肌病的可能性,及时筛查肌酶谱,实现早发现、早诊断、早治疗,以最大限度的帮助患者。

【参考文献】

[1]　LILLEKER JB, VENCOVSKY J, WANG G, et al. The EuroMyositis registry: an interna-

tional collaborative 408 tool to facilitate myositis research[J]. Ann Rheum Dis, 2018, 77（1）:30-39.

[2] KOTOBUKI Y, TONOMURA K, FUJIMOTO M. Transcriptional intermediary factor 1（TIF1）and anti-TIF1γ antibody-positive dermatomyositis[J]. Immunol Med,2021,44（1）: 23-29.

[3] YU C, DING Z, LIANG H, et al. The roles of TIF1γ in cancer[J]. Front Oncol, 2019, 2（9）:979.

[4] WANG L, YANG H, LEI Z, et al. Repression of TIF1γ by SOX2 promotes TGF-β-induced epithelial-mesenchymal transition in non-small-cell lung cancer[J].Oncogene, 2016, 35（7）:867–877.

[5] KASSEM L, DEYGAS M, FATTET L, et al. TIF1gamma interferes with TGFbeta1/SMAD4 signaling to promote poor outcome in operable breast cancer patients[J]. BMC Cancer,2015,15（1）:453.

[6] JINGUSHI K, UEDA Y, KITAE K, et al. miR-629 Targets TRIM33 to Promote TGFβ/Smad Signaling and Metastatic Phenotypes in ccRCC[J]. Mol Cancer Res, 2015, 13（3）: 565–574.

[7] LIGR M, WU X, DANIELS G, et al. Imbalanced expression of Tif1gamma inhibits pancreatic ductal epithelial cell growth[J]. Am J Cancer Res, 2014,4（3）:196–210.

[8] POMMIER RM, GOUT J, VINCENT DF, et al. TIF1γ suppresses tumor progression by regulating mitotic checkpoints and chromosomal stability[J]. Cancer Res, 2015, 75（20）: 4335–4350.

[9] AZUMA K, YAMADA H, OHKUBO M, et al. Incidence and predictive factors for malignancies in 136 Japanese patients with dermatomyositis, polymyositis and clinically amyopathic dermatomyositis[J]. Mod Rheumatol,2011,21（2）: 178-183.

[10] JUDY K QIANG, WHAN B KIM, AKERKE BAIBERGENOVA, et al. Risk of Malignancy in Dermatomyositis and Polymyositis: A Systematic Review and Meta-Analysis[J]. Cutan Med Surg, 2017,21（2）:131-136.

[11] YANG Z, LIN F, QIN B, et al. Polymyositis/dermatomyositis and malignancy risk: a Meta analysis study[J]. J Rheumatol, 2015, 42（2）: 282-291.

[12] YEH CN, CHEN SC, HWANG TL. Breast carcinoma in patients with dermatomyositis: a retrospective analysis of eight cases[J]. Chang Gung Med J, 2002, 25（6）: 374-380.

[13] MUGII N, HASEGAWA M, MATSUSHITA T, et al. Oropharyngeal dysphagia in dermatomyositis: associations with clinical and laboratory features including autoantibodies[J]. PLoS One, 2016,11:11（5）.

[14] WANG J, GUO G, CHEN G, et al. Meta-analysis of the association of dermatomyositis and polymyositis with cancer [J]. Br J Dermatol,2013,169（4）:838-847.

[15] TARGOFF IN，MAMYROVA G，TRIEU EP，et al. A novel autoantibody to a 155-kdprotein is associated with dermatomyositis[J]. Arthritis Rheum，2006，54(11)：3682-3689.

[16] 章懿,汪国生,厉小梅,等. 抗 TIF1-γ 抗体阳性特发性炎性肌病患者的临床特征 [J]. 临床医学研究与实践,2021,6(12)：50-53.

[17] BETTERIDGE Z，MCHUGH N. Myositis-specific autoantibodies：an important tool to support diagnosis of myositis[J]. J Intern Med，2016，280(1)：8–23

[18] 夏群力,刁立诚,吴海曦,等. 抗转录中介因子 1-γ 抗体是成人皮肌炎合并恶性肿瘤的血清学标志物 [J]. 诊断学理论与实践,2020,19(3)：274-278.

[19] FIORENTINO DF，KUO K，CHUNG L，et al. Distinctive cutaneous and systemic features associated with antitranscriptional intermediary factor-1γ antibodies in adults with dermatomyositis[J]. J Am Acad Dermatol，2015，72(3)：449–455.

[20] KAJI K，FUJIMOTO M，HASEGAWA M，et al. Identification of a novel autoantibody reactive with 155 and 140 kDa nuclear proteins in patients with dermatomyositis：an association with malignancy[J]. Rheumatology(Oxford)，2007，46(1)：25-28.

[21] FIORENTINO DF，KUO K，CHUNG L，ct al. Distinctive cutaneous and systemic features associated with antitranscriptional intermediary factor-1γ antibodies in adults with dermatomyositis. J Am Acad Dermatol，2015，72(3)：449–455.

（徐泳,孙文闻）

病例 62 双下肢无力、发热、皮肤红肿热痛

【病例导读】

特发性炎性肌病(idiopathic inflammatory myopathy，IIM)，也称为肌炎，是一组具有不同的临床表现、治疗反应和预后差的异质性自身免疫性疾病。肌无力通常是其典型的临床表现,其他器官可能也受影响,包括皮肤、关节、肺、心脏和胃肠道。根据临床及组织病理学,血清学特征,IIM 分为皮肌炎(包括无肌病性皮肌炎, dermatomyositis, DM)、抗合成酶综合征、免疫介导的坏死性肌病、包涵体肌炎、多发性肌炎(polymyositis, PM)和重叠性肌炎。这些亚型的器官表现、治疗反应和预后各不相同。感染是长期糖皮质激素及免疫抑制剂治疗患者的常见的并发症。在此我们介绍 1 例皮肌炎长期服药治疗伴发感染的病例,希望借此提示诸位同道,应当对感染相关的并发症予以关注。

【病例介绍】

患者,女， 55 岁,主因"间断四肢近端肌肉乏力 5 年,加重伴发热、左侧大腿外侧皮肤红肿热痛 1 周"入院。

1. 病史介绍 患者入院前 5 年出现双上肢及双下肢的近端肌肉乏力,上臂抬举及下肢蹲起受限,严重时握筷困难、行走受限需卧床。曾在外院就诊,经肌肉活检等检查后诊皮肌炎,并规律甲泼尼龙和甲氨蝶呤对症免疫调节治疗。此次入院前 1 周受凉后再次出现双下肢无力,行走困难,导致日常活动卧床为主。同时出现畏寒发热,体温最高可升至 39.5 ℃,

伴有寒战。左下肢外侧皮肤红肿，皮温增高，有触痛。其中以左侧髋部至同侧腹股沟处表面皮肤病变显著，表面无破溃，无化脓及水疱形成。偶有腹部不适，无头晕头痛，无鼻塞流涕，无咳嗽咳痰，无明显恶心呕吐及腹泻，无四肢抽搐，无关节红肿热痛。入院前3天在我院急诊，当时查下肢血管彩超下肢血管超声示：左下肢股总动脉、股浅静脉、腘动脉、足背动脉硬化伴多发附壁斑块。考虑左大腿软组织感染，给予头孢地嗪2.0g每12小时1次联合依替米星0.3g每日1次抗感染治疗2天，并间断给予赖氨匹林、地塞米松5mg静脉退热治疗。效果不佳。仍有发热，且左侧下肢皮肤红肿热痛加剧。为求进一步治疗入我科住院。否认药物及食物过敏史。否认肝炎及肺结核病史。

2. 入院体检　体温39.7℃，脉搏118次/分，呼吸16次/分，BP 150/90mmHg；神志欠清，嗜睡，大声呼之可睁眼，问之偶有应答，准确性尚可。急性发热面容。查体不合作。双侧面颊部及双上肢、前胸及前腹部的表面皮肤色素沉着。且双侧上肢内侧皮肤僵硬及可触及皮下多发结节，质地坚硬且孤立，大小形态不一，无压痛。左侧腰部至左侧膝关节的外侧表面皮肤红肿，红肿范围约18cm×10cm，表面充血水肿，高于周围正常皮面，皮温增高，触之较韧，有触痛，部分可触及皮下硬结，以左侧腹股沟表面皮肤病变显著。全身浅表淋巴结未触及肿大及压痛，咽不红，扁桃体不大，舌苔表面可见白斑。口腔内牙齿全部脱落缺失。双肺呼吸音清，双下肺可闻及少许湿啰音，心音有力，律齐，各瓣膜听诊区未闻及病理性杂音，腹部柔韧，无压痛反跳痛及肌紧张，肝区有叩痛，胆囊无压痛。双肾区无叩痛。麦氏点无压痛及反跳痛。肠鸣音正常。腰骶部及双下肢呈凹陷性水肿。脊柱无畸形，四肢关节无畸形。双下肢肌力约1级，可做收缩，无法移动抬起及抵抗。

3. 辅助检查

（1）外院：（入院前6年）心肌酶，肌酸激酶149U/L，乳酸脱氢酶273U/L，a-羟丁酸脱氢酶224U/L，CRP 4.2mg/L；抗核抗体1:640，抗TIF1-γ抗体（+），抗RO-52抗体（+）。肌电图检查：肌电图检查示上下肢周围性神经源性损害，近端肌肉考虑存在肌源性损害。下颌皮疹活检示：表皮基底细胞液化变性，真皮浅中层毛细血管周围少许单一核细胞浸润，可见嗜黑素细胞。（入院前5年）下肢肌肉活检示肌横纹模糊伴炎症浸润，符合肌炎诊断，行皮肤活检示表皮坏死，溃疡形成，真皮皮下血管及其周围炎症，不除外血管炎。

（2）此次入院：血常规，白细胞6.27×10⁹/L，中性粒细胞百分比92.6%，血小板56×10⁹/L，血红蛋白122g/L，便常规，潜血（3+）；血沉18mm/1h，C反应蛋白135mg/L，N端-B型钠尿肽前体2519.2ng/L。抗核抗体1:320，核浆颗粒型，抗Ro-52阳性（+），补体C3 0.457g/L，免疫球蛋白M 0.51g/L，β₂-糖蛋白I抗体4.02AU/mL，抗心磷脂抗体-IgG 1.5GPLU/mL。降钙素原（PCT）0.478ng/mL，真菌（G实验）1-3-β-D葡聚糖180.6pg/mL，G-脂多糖<5pg/mL，血T-SPOT结核检测：阴性。血培养2次：均未见细菌生长。超声心动图：未见异常改变。左股骨及软组织核磁扫描：左侧腹股沟区、左股直肌、股外侧肌肌间多发异常信号影，考虑感染性病变，不除外脓肿；左侧盆壁肌、下肢肌肉水肿。左下肢皮下软组织肿胀左胫腓骨及软组织扫描：左小腿肌肉肿胀，以后群肌肉为著；左小腿皮下软组织肿胀，以外侧为著。全腹部CT：未见异常病变。胸部CT提示双侧胸腔积液。胃镜检查：慢性胃炎。

4. 初步诊断 ①左侧下肢蜂窝织炎；②皮肌炎；③急性冠脉综合征，急性左心衰竭；④高血压3级（极高危）。

5. 诊治经过及随诊 治疗上给予强的松龙30 mg每日1次治疗免疫病，积极给予静注人免疫球蛋白、人血白蛋白等输注协助免疫治疗，停用甲氨蝶呤。积极给与奥美拉唑、磷酸铝凝胶行抑酸护胃治疗。同时考虑皮下软组织感染，药物治疗上先后序贯给予莫西沙星联合哌拉西林他唑巴坦，头孢曲松联合替加环素，同时积极给予夫西地酸外用抗感染治疗；积极联系外科行局部脓肿穿刺引流治疗。经以上综合治疗后，患者无发热，双下肢肌力约2~3级。出院后规律随诊我科门诊。

【分析与讨论】

特发性炎性肌病（idiopathic inflammatory myopathy，IIM）是一组病因不明四肢近端骨骼肌无力受累为突出表现的自身免疫性疾病。PM和DM是IIM中最常见的临床表型，对称性四肢近端肌无力是二者的特征性表现，约50%的患者可同时伴有肌痛或肌肉压痛。上肢近端肌肉受累时，可表现抬臂困难，不能梳头和穿衣。下肢近端肌肉受累时，常表现为上楼梯和上台阶困难，蹲下或从座椅上站起困难。约一半的患者有颈屈肌无力，表现为平卧时抬头困难，坐位或站立时头常呈后仰。PM/DM患者远端肌无力不常见，但病情严重时可有不同程度的远端肌无力表现。随着病程的延长，可出现受累肌群肌萎缩。DM还同时有特征性皮肤改变，包括：向阳性皮疹，Gottron征，甲周病变，技工手等。间质性肺炎、肺纤维化、胸膜炎是PM/DM最常见的肺部表现，可在病程中的任何时候出现，是PM/DM预后不良的因素。表现为胸闷、气短、咳嗽、咳痰、呼吸困难和发绀等。PM/DM的消化道受累常见累及咽、食管上端，表现为吞咽困难，饮水呛咳，液体从鼻孔流出[1,2]。目前临床上常用的PM/DM的诊断标准为1975年Bohan/Peter诊断标准[3,4]，它包括5条：①对称性近端肌肉无力表现：肢带肌和颈前伸肌对称性无力，持续数周至数月，伴或不伴食管或呼吸道肌肉受累。②肌活检异常：肌纤维变性、华斯、细胞吞噬、再生、嗜碱变形，核膜变大，核仁明显，筋膜周围结构萎缩，大小不一，伴炎性渗出。③血清肌酶升高：血清肌酶升高，如肌酸激酶、醛缩酶、谷丙转氨酶、谷草转氨酶和乳酸脱氢酶。④肌电图显示肌源性损害：肌电图有三联征改变。⑤典型的皮肤损害：眶周皮疹：眼睑呈淡紫色，眶周水肿；Gottron征：掌指及近端指间关节背面的红斑性鳞屑疹。膝、肘、踝关节、面部、颈部和上半身出现的红斑性皮疹。判定标准：确诊PM应符合所有1~4条标准；拟诊PM应符合1~4条中的任何3条标准；可疑PM符合1~4条中的任何2条标准。确诊DM应符合第5条加1~4条中的任何3条；拟诊DM应符合第5条及1~4条中的任何2条；可疑DM应符合第5条及1~4条中的任何1条标准。PM/DM是一种异质性肌病，应根据患者的不同临床表现和病变程度制定个体化的治疗方案。在临床上最常用的是糖皮质激素和免疫抑制剂[5,6]。糖皮质激素一般开始剂量为强的松1~2 mg/kg/d（60~100 mg/d）或等效剂量的其他糖皮质激素。一般用药1~2个月后症状开始概述可逐渐减量。病变严重或伴有严重吞咽困难、心机受累或进展性肺间质病变的患者，可给予甲泼尼龙冲击治疗：甲泼尼龙每日500~1000 mg，静脉滴注，连用3天。对于大多数PM/DM患者均应该同时加用免疫抑制剂。

结合本例患者,中年女性,症状上双下肢肌力明显减低(约1级),体格检查可见双侧面颊部及双上肢、前胸及前腹部的表面皮肤色素沉着,实验室检查可见肌酸激酶异常升高,既往肌肉活组织病理检查示肌横纹模糊伴炎症浸润,符合肌炎;曾行肌电图检查示上下肢周围性神经源性损害,近端肌肉考虑存在肌源性损害。符合上述第5条加第1条、第2条和第3条、第4条,诊断皮肌炎成立。此患者在诊断时应鉴别:①与其他结缔组织肌病伴发的PM/DM,首先考虑系统性红斑狼疮:患者为中年女性,病程中有发热,不典型皮疹、肌酶升高,完善自身抗体检查后未见特异性狼疮抗体阳性,排除此类诊断。②恶性肿瘤相关PM/DM:国外文献报道,根据大规模临床调查显示皮肌炎患者的肿瘤发生率为20%~25%,并且年龄越高,合并肿瘤的风险越大。该患者年龄偏高,肿瘤可以在PM/DM之前、同时或之后发生,建议积极除外合并肿瘤的可能,治疗中积极完善肿瘤标记物检查,以及胸部和腹部CT、胃镜检查未见恶性病变。排除此类诊断。③包涵体肌炎:该病起病隐匿,有明确的肌无力表现,多为老年患者,且合并皮肤黏膜病变者少见,肌活检可以排除此类诊断。

根据相关文献荟萃分析,发现长期使用激素及免疫抑制剂是DM合并感染的首要独立危险因素。其次出现白蛋白数值<30 g/L、合并补体C3下降是成人DM合并感染的独立危险因素。Murray博士等收集2007~2011年美国全国住院患者,比较DM/PM住院患者与普通住院人群中特定感染和相关死亡率的总体患病率。15407例DM/PM住院患者纳入标准,住院死亡率为4.5%(700例死亡)。Logistic回归分析:感染是DM/PM患者住院死亡率的最强独立影响因子。以肺炎和菌血症为主的细菌感染、和机会性真菌感染、与住院死亡率独立相关。与普通住院人群相比,DM/PM住院患者的总体感染负担显著增加。我国南方医科大学杨敏等学者2018年通过对2008至2017年339例成人DM/PM病例的回顾性分析(230例成人DM,109例成人PM),也再次证实这些相关的危险因素。

该患者此次发病急,病程短,一周内出现双下肢肌力明显减低,考虑皮肌炎急性发作期,治疗上遵循个体化原则。糖皮质激素的剂量按照强的松0.5 mg/(kg·d)治疗。因患者同时出现发热,局部皮肤软组织红肿热痛以及相关影像学检查,诊断考虑皮肤软组织感染,暂停免疫抑制剂(甲氨蝶呤)。分析感染部位及相应病原体特点,积极完善痰培养及病变组织培养和软组织核磁检查,治疗上给与广谱抗生素抗感染,并联系外科行脓肿穿刺引流辅助治疗。同时辅以静注人免疫球蛋白、人血白蛋白等输注协助调节免疫治疗。后患者病情好转,双下肢肌力较入院前好转。无发热。后出院规律门诊随诊治疗。

【专家点评】

PM/DM是一种慢性自身免疫性疾病,应给予个性化而规范的治疗;并且让患者充分了解疾病的性质,从而提高治疗的依从性。初始大剂量糖皮质激素治疗4~12周后,根据患者肌酶的下降和肌力的恢复情况,可考虑逐渐减量。治疗中要定期复查肌酶谱,并检测药物的副作用,定期随诊,在医师指导下减药和撤药。本例患者根据症状、体征及辅助检查、肌肉活检,符合1975年Bohan/Peter诊断标准中的第1条,2条,3条,4条和第5条。皮肌炎诊断明确。患者病程中出现发热及皮肤软组织红肿热痛,彩超及核磁检查可见局部脓肿形成,此时治疗上兼顾抗风湿药物及抗感染药物的选择及剂量的把握,仍需要积极探索。同时积极内科抗感染、外科脓肿引流相结合治疗。多学科联合治疗帮助患者更好的控制病情。

【参考文献】

[1]　王子璇,宋小慧,胡赟赟,等.特发性炎症性肌病肌肉病变的诊断及活动度评估 [J].中国皮肤性病学杂志,2022,36(7):733-738.

[2]　徐艳,黄湾,王雯雯,等.特发性炎性肌病并发间质性肺病的危险因素分析 [J].风湿病与关节炎,2021,10(11):24-28+66.

[3]　孙磊,唐雪梅.特发性炎性肌病分类及诊断标准的变迁 [J].国际免疫学杂志,2021,44（ 05 ）:580-584.

[4]　王俊狄,张培玉,胡舜杰,等.固有免疫细胞在特发性炎症性肌病发病中的作用及机制的研究进展 [J].中华风湿病学杂志,2021,25(08):559-563.

[5]　LI S, SUN Y, SHAO C, et al. Prognosis of adult idiopathic inflammatory myopathy-associated interstitial lung disease: a retrospective study of 679 adult cases.[J]. Rheumatology (Oxford, England),2021,60(3):1195-1204.

[6]　MADELINE E, DEWANE, REID WALDMAN, et al. Dermatomyositis: Clinical features and pathogenesis[J]. Journal of the American Academy of Dermatology,2020,82(2):267-281.

（梁歌宏,杨惠芬）

病例 63　皮疹、乏力、吞咽困难

【病例导读】

特发性炎性肌病(idiopathic inflammatory myopathies, IIMs)是一组以累计皮肤及四肢骨骼肌肉为主要特征的自身免疫病, IIMs 临床表现多样,异质性强,可将其分为①皮肌炎;②抗合成酶综合征;③免疫介导坏死性肌病;④多发性肌炎及;⑤散发型包涵体肌炎等不同亚型,临床上前三种类型多见。抗核基质蛋白 -2(anti-nuclear matrix protein 2, NXP-2)是皮肌炎的特异性抗之一,典型表现为严重的四肢近端和远端肌肉无力、皮下水肿及吞咽困难,血清肌酸激酶水平显著升高等,治疗过程易反复。

【病例介绍】

患者,男,31 岁,主因"皮疹 2 月余,吞咽困难、肌无力 1 周"入院。

1.病史介绍　患者于入院前 2 月余无明显诱因出现右下颌红色丘疹,自行挤压后出现红肿,伴皮温升高,偶有瘙痒,真菌荧光检测可见菌丝孢子、真菌阳性,予抗真菌治疗效果欠佳。红肿逐渐由右下颌进展到颌下区、颈前及双眼睑,后诊于我院皮肤科,肌酸激酶 2771 U/L,肌酸激酶同工酶 67U/L,抗 NXP-2 抗体 +,肌电图提示左胫骨前肌、双侧三角肌提示肌源性损害,考虑"皮肌炎",给予甲泼尼龙 40 mg/d, 10 天,及羟氯喹控制病情,皮疹及水肿较前减轻。入院前 1 周出现吞咽困难,伴有全身乏力、肌肉酸痛, 2 天前出现活动后胸闷、憋气,平卧抬头困难,无饮水呛咳、上肢抬举困难、蹲起困难等。为求进一步诊治,收入我科。既往史:体健。个人史:石油勘探相关从业人员。

2.入院体检　体温 36.9 ℃,脉搏 112 次 / 分,呼吸 18 次 / 分, BP 120/70mmHg;双眼睑、

面部、颈前、前胸水肿性红斑,颈部皮损处可见少量脱屑及结痂(图 5-63-1)。双肺呼吸音正常,未闻及干湿啰音,无哮鸣音。心界正常,心率 112 次 / 分,律齐,无杂音。腹部查体未见异常。四肢:运动受限,无肌肉压痛,双下肢无水肿。四肢肌力 Ⅳ 级,颈屈肌肌力 Ⅲ 级。生理反射存在,病理反射未引出。

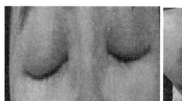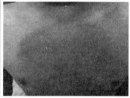

图 5-63-1　患者皮肤表现

3. 辅助检查　肌红蛋白 1663 U/L,肌酸激酶 19433 U/L,肌酸激酶同工酶 343 U/L,AST 646 U/L,ALT 155 U/L,抗核抗体 1∶80 核颗粒型,抗 Ro-52 抗体阳性,抗 SSA 抗体弱阳性,CRP 6.5 mg/L;KL-6 292U/mL,血沉 20 mm/1 h,铁蛋白 1703.14 ng/mL,肌炎抗体谱:抗NXP-2 抗体(+)。心脏超声:心包积液(少量)。胸部 CT:右侧气胸(图 5-63-2);两肺间质纹理增多;少量心包积液;前胸壁皮下软组织水肿。PET-CT:肌肉代谢弥散对称性增高,符合皮肌炎图像特征;面部及颈胸部皮下水肿。肌电图:右胫骨前肌肌电图提示混合源性损害;左胫骨前肌、双侧三角肌肌电图提示肌源性损害。右下颌皮肤病理:真皮、皮下及血管周围炎症浸润,淋巴细胞为主,可见浆细胞、组织细胞。病理诊断:结缔组织病不除外。肌活检(右三角肌):肌纤维大小中度不等,小纤维多成圆形、长条形;可见数条高收缩肌纤维;可见少量散在坏死伴吞噬肌纤维;局部区域肌内膜明显增生;肌间质可见一处血管周围炎细胞浸润,符合炎症性肌病病理表现。结合临床,考虑皮肌炎可能性大。血尿常规正常。余乙肝丙肝、游离甲功、HIV、梅毒、巨细胞病毒抗体、EB 病毒抗体、凝血功能及尿常规、便常规无阳性发现。

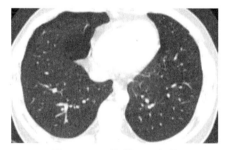

图 5-63-2　胸部 CT 表现

4. 初步诊断　①皮肌炎;②右侧气胸。

5. 诊治经过及随诊　患者在院外已使用甲泼尼龙 40 mg/d,共 12 天,皮疹较前缓解。但是肌酶 CK 逐渐升高至 19433 U/L,铁蛋白较前轻度升高,调整激素剂量,使用激素冲击治疗甲泼尼龙 1000 mg/d, 3 天;后改为甲泼尼龙 200 mg/d, 4 天;静注丙种球蛋白 20 g/d, 5 天,环孢素 150 mg/d,辅以鼻饲、保肝、护胃、补钙、营养支持、磺胺甲恶唑预防感染等治疗。治疗后患者面部肿胀好转,皮疹及咽部疼痛较前缓解,肌酶、铁蛋白、及 MYO 逐渐下降;吞咽困难同前,四肢肌力无变化。激素逐渐减量为甲泼尼龙 60 mg/d,患者再次出现吞咽困难加重,乏力,肌痛,间断发热,体温可至 37.2~37.8 ℃,CRP 及肌酶及铁蛋白升高(CK 及铁蛋白变化图标见图 5-63-3,图 5-63-4),查血培养、鲎株实验、PCT 及 G 实验、GM 实验及复查胸部 CT 等均未找到感染证据,激素再调整为甲泼尼龙 200 mg/d, 3 天;甲泼尼龙 80 mg/d, 10 天。后一周减两片激素,患者体温正常,加用甲氨蝶呤 10 mg/w,联合环孢素治疗, CK 及铁蛋白下降, CRP 5.6 mg/L 后患者出院。

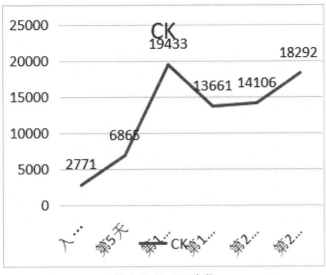

图 5-63-3　CK 变化

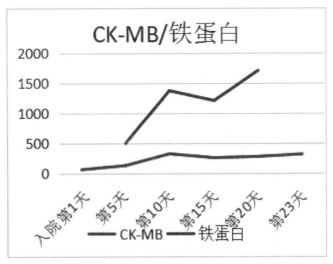

图 5-63-4　CK-MB 及铁蛋白变化

【分析与讨论】

皮肌炎（dermatomyositis, DM）是 IIMs 最常见的一种亚型，我国 DM 的发病率暂无准确的数据，各年龄段均可发病，一般女性相对多见。DM 常呈亚急性发病，在数周到数月内出现皮疹及四肢近端肌无力、少数患者可急性起病。可出现发热、乏力及体重减轻等全身症状。皮肤可出现向阳疹、Gottron 疹、甲周病变、技工手、披肩征等表现，还可出现皮肤的血管炎、脂膜炎、雷诺现象、皮下钙化等。对称性四肢近端无力是 DM 肌肉受累的典型表现，肺部受累可出现间质性肺病、肺纤维化、胸膜炎等，肺部受累是影响 DM 预后的重要因素。DM 影响食管上端横纹肌较常见，可表现为吞咽困难、饮水呛咳等。70% 左右的 DM 患者血清中存在 DM 的特异性自身抗体（myositis specific autoantibody, MSA），DM 相关的特异性抗体有，抗染色质解旋酶 DNA 结合蛋白（anti–complex nucleosome remodeling histone deacetylase, Mi-2）抗体、抗 NXP-2 抗体、抗转录中介因子 1-γ 抗体（Anti-transcription intermediary factor 1, TIF1-γ）、抗小泛素样修饰剂激活酶（anti-small ubiquitin-like modifier activating enzyme, 抗 SAE）抗体和抗黑色素瘤分化相关基因 5 抗体等。目前的肌炎诊断可参考 2020 年 ENMC 制定的 DM 分类标准（表 5-63-1）。

表 5-63-1　2020 ENMC-DM 分类诊断标准

DM 的分类标准需要满足下列的临床及皮肤活检特点 *
* 临床检查发现（至少两条）：Gottron 征、:Gottron 疹和 / 或向阳性皮疹
* 皮肤活检：界面性皮炎
或：
DM 的分类标准满足下列的临床及具备 DM 肌肉特点 ** 或 DM 特异性抗体阳性 ***
临床检查发现（至少 1 条）：Gottron 征、Gottron 疹和 / 或向阳性皮疹
** 的肌肉特点
j 四肢近端肌无力
k 肌酶升高
i 肌活检提示 DM： 淋巴细胞浸润（常在血管周围）； 束周病变的依据（即：束周肌纤维 COX 染色浅淡和 / 或 NCMA 染色阳性）
m 肌活检确诊 DM：束周肌纤维和 / 或束周束周粘病毒抗性蛋白 A（MxA）过表达，少或无束周坏死
如果患者具有 a、b、c 或 d 中的任何一项下列特点就可称为患者具有 DM 肌肉特点：
（a）　　j+k
（b）j+i
（c）k+i
（d）m

续表

***DM 特异性抗体：抗 TIF1-γ，抗 NXP-2，抗 Mi2，抗 MDA5 或抗 SAE 中的任何一种抗体阳性
注解说明：
如果患者无 DM 的皮肤表现则不能诊断 DM
抗合成酶抗体阳性的患者应该诊断为"抗合成酶综合征"而不是 DM；抗合成酶综合征患者伴有 DM 样皮疹应诊断为"抗合成酶综合征伴有 DM 样皮疹"
抗 HMGCR 或抗 SRP 阳性的患者应诊断为"免疫介导的坏死性肌病"而不是 DM；抗 HMGCR 阳性伴有 DM 样皮疹应诊断为"抗 HMGCR 肌病伴有 DM 样皮疹"；抗 SRP 阳性伴有 DM 样皮疹应诊断为"抗 SRP 肌病伴有 DM 样皮疹"
DM 特异性抗体阳性的患者应根据其抗体类型进行进一步的亚型分类（即抗 TIF1-γDM，抗 NXP-2 DM，等）
DM 特异性抗体阴性的患者应诊断为"自身抗体阴性的 DM"
掌指关节、近端指间关节和 / 或远端指间关节伸侧表面的皮肤溃疡（如抗 MDA5 型 DM 中所见）应认为与 Gottron 疹一样的临床意义

　　患者具有向阳性皮疹，近端肌肉疼痛，肌酶升高，抗 NXP-2 抗体阳性，皮肤活检及肌肉活检不除外皮肌炎表现，肌电图亦提示肌源性损伤，诊断皮肌炎成立，患者抗 NXP-2 阳性，其典型表现为严重的四肢近端和远端肌肉无力、皮下水肿及吞咽困难、血清 CK 显著升高，此外抗 NXP-2 阳性者发生皮下钙化的比例高，尤其是青少年患者；合并肿瘤的风险也较高。患者颜面部水肿明显，CT 上提示颈胸部水肿明显，肌酶 CK 最高可至 19433 U/L，并且出现了四肢近端及远端的肌肉乏力，吞咽困难，进食需鼻饲，具有典型的抗 NXP-2 阳性皮肌炎的特点。目前患者未发生皮下钙化，PET-CT 上及其他相关影像学检查未发现肿瘤征象。建议密切随诊。

　　抗 NXP-2 抗体最早于 1997 年由美国匹兹堡大学的 Oddis 等 [1] 发现，在幼年性皮肌炎（juvenile dermatomyositis，JDM）的血清中存在一种针对相对分子质量为 140 000 蛋白质的自身抗体，故最早也称为抗 MJ/P140 抗体。直到 2007 年，Targoff 等 [2] 通过免疫沉淀法确认该抗体的靶抗原是 NXP-2。

　　15%~20% 的 JDM 中发现了抗 NXP-2 抗体，通常在年幼的儿童中发现。它们与更严重的肌肉损伤有关，随着时间的推移，肌肉钙质沉着的趋势会越来越严重 [3]。然而，钙质沉着与该抗体之间的联系仍有待证实，因为肌肉损伤的严重程度、治疗延迟和慢性疾病也可能是独立于抗体存在的有利于钙质沉着的因素。在成人中，皮下水肿的发生率较高。成人癌症发病率也较高，尤其是男性，但风险低于抗 TIF1-γ 存在的情况 [4]。抗 NXP-2 抗体与抗 TIF1-γ 抗体具有相似的表型，但抗 NXP-2 抗体与钙质沉着症和更严重的肌肉疾病有关 [4]。

　　中国的一项关于抗 NXP-2 阳性的 JDM 的研究 [5]，分析了 85 名 JDM，其中有 26 名抗 NXP-2 阳性的 JDM，占 30.6%。对于其中 11.5% 抗 NXP-2 阳性的患者出现了钙化。对于 26 名抗 NXP-2 阳性患者，其中 69.2% 的患者肌电图显示肌源性损伤，而 MRI 显示所有患者肌肉受累（包括没有肌肉无力的患者）。血清肌酶水平对 JDM 的诊断有重要作用，发病时，9.1% 的病例肌酶水平正常，54.5% 的病例在正常水平的 1 至 10 倍之间变化，36.4% 的病例高于正常水平的 10 倍，但是 CK 水平可能与疾病严重程度无关；胸部 HRCT 显示 26.9% 的患者有轻度 ILD，而相应的呼吸困难、咳嗽等肺部表现并不明显。治疗后 ILD 迅速消失。

具有抗 NXP-2 抗体的成人皮肌炎患者与抗 NXP-2 抗体阴性亚组相比,更容易出现吞咽困难,肌肉损伤标志物水平更高,发病时更年轻,出现间质性肺病的可能性更低 [7]。发病年龄和吞咽困难是抗 NXP-2 抗体阳性患者的独立危险因素。并未显示具有抗 NXP-2 抗体的皮肌炎患者预后相对较差 [6]。

在 NXP-2 抗体阳性 DM 中,虽并发 ILD 并不少见,但成年患者 ILD 发生相对较轻,临床表现往往是潜伏的,最常见的肺部影像学表现是非特异性间质性肺炎和/或机化性肺炎。在老年人群中更为常见 ILD,但与 ILD 直接相关的死亡很少 [7],NXP-2 阳性与较高的恶性肿瘤风险之间存在联系 [8]。

抗 NXP-2 阳性 DM 的治疗以口服皮质类固醇是主要治疗方法,甲氨蝶呤、环孢素或是他克莫司及静注丙种球蛋白联合治疗以减少皮质类固醇的累积剂量。

然而,抗 NXP-2 阳性患者病程易反复,68.75% 的患者有复发-缓解的病程,对治疗没有反应的患者,超过一半(52.94%)的患者使用了至少 3 种缓解疾病的抗风湿药物 [6]。在台湾的一项研究中 [9],19.4% 的 JDM 患者达到临床缓解,估计达到临床缓解的中位时间为 8.4 年;另一项回顾性研究中 [10],中位随访时间为 16.7 年,那些具有更严重皮疹、挛缩、关节炎、血管病变和抗自身核抗体的患者实现疾病稳定的可能性较小。一项北美研究 [11],对 105 名 JDM 患者追踪 60 个月,将开始口服强的松或静脉注射甲基强的松龙到最终停止所有皮质类固醇治疗的时间定义为最终停止皮质类固醇。28% 的患者有抗 NXP-2 自身抗体,其皮质类固醇停药的概率为 56%,发音困难、挛缩、24 个月内药物增加,和皮质类固醇停药所需时间较长有关。

出现水肿、皮肤溃疡和吞咽困难/声音嘶哑/声音轻柔的患者更需要更积极的治疗,并且与死亡率更相关,CD4/CD8 比值降低和高铁蛋白与难治性病例有关;此外,身体质量指数(BMI)低和 ANA 阳性与胃肠道受累和死亡率相关 [5]。

综上,我们可以发现 NXP2 阳性的皮肌炎在病情中出现反复,需要更多免疫抑制剂合并治疗,以及吞咽困难、高铁蛋白血症等可能与糖皮质激素使用时间延长相关,并且 ILD 相对轻。

该病人在治疗过程中即出现了病情反复,在激素减为甲泼尼龙 80 mg/d 时患者的乏力肌痛症状自觉加重,体温升高,炎症指标升高(C 反应蛋白及铁蛋白升高),CK 升高,在环孢素基础上加用了甲氨蝶呤,激素再次加量至甲泼尼龙 200 mg/d 后,炎症指标后逐渐下降,体温正常。并且患者的吞咽功能恢复比较缓慢。虽然这类患者的死亡率相对较低,但他们容易复发,治疗具有挑战性。并且在将来的随诊中应该注意胃肠道症状、皮肤钙化及有无合并肿瘤的可能。

在传统的激素及慢作用药治疗后,部分难治性患者使用了生物制剂,取得了较好的疗效。有使用托珠单抗治疗 NXP-2 阳性皮肌炎并发难治性皮肤水肿成功的个案报道 [12]。在临床中,亦有使用托法替布治疗皮肌炎的病例 [13],个案报道伴有钙质沉着症和 ILD 的 DM 病人,使用托法替尼可能是有效且安全的治疗方法,并且可用于其它并发钙质沉着症的结缔组织病 [13]。亦有其他 JAK 抑制剂(如芦可替尼和巴瑞替尼)对于难治性的患者具有较好的耐受性及疗效[14]。

目前患者病情稳定,激素逐渐减量随访中,观察病情变化,也可以在将来的过程中使用JAK 抑制剂观察疗效。

【专家点评】

皮肌炎目前新 2020 年的 ENMC 分类标准,逐渐用于临床中,助于我们临床的诊断。在缺乏或是无法进行皮肤肌肉活检时,典型的皮疹、肌肉表现及肌炎抗体谱就可帮我们诊断皮肌炎,这样节省了诊断时间,可以更早的展开治疗,改善预后。与其他结缔组织疾病类似,DM 表现出的一个特殊免疫学特征是自身抗体的存在,这些抗体倾向于针对各种核和细胞成分, MSA 的发现及应用,有助于我们早期诊断炎性肌病,认识各 MSA 所对应肌炎的不同临床表现、特点及预后,利于临床医师对各种亚型的肌炎进行归纳总结。

NXP-2 抗体相关皮肌炎,除具有皮肌炎的典型皮肤表现,还可出现皮肤水肿及皮肤钙化,且发生率较高。抗 NXP-2 抗体常见于儿童,在成人中,也多发生在青壮年,在 JDM 中还可出现胃肠穿孔等并发症[15]。抗 NXP-2+ 皮肌炎的特点:肌酶的异常升高,严重的钙质沉着症、吞咽困难、明显的肌痛、软组织水肿和肠血管炎是其区别于其他皮肌炎的特点。成年患者 ILD 发生相对较轻。

治疗时需要大剂量糖皮质激素,经常会有病情的反复,需要调整激素用量,并且多种慢作用药的联合使用更为常见。该病人青壮年男性,具有皮肤水肿、向阳疹,肌酶可至上万,乏力、气胸,肌电图及皮肤活检均支持肌炎改变,临床特点突出典型。皮肌炎患者使用托法替布治疗,对于病情活动及 ILD 的控制在临床中应用中越来愈多,疗效也逐渐已显现。观察患者病情变化,可酌情使用 JAK 抑制剂来改善患者预后。

【参考文献】

[1] ODDIS CV, FERTIG N, GOEL A, et a1. Clinical and serological characterisation of the anti—MJ antibody in childhood myositis(abstract)[J].Arthritis Rheum,1997,40:S139.

[2] TARGOFF IN, TRIEU EP, LEVY-NETO M, et a1. Sera with autoantibodies to the MJ antigen react with NXP2 [J].Arthritis Rheum, 2007, 56 Suppl l9:S787.

[3] LOÏS BOLKO, CYRIL GITIAUX, YVES ALLENBACH. Dermatomyositis: new antibody, new classification[J]. Med Sci(Paris), 2019,35(2):18-23.

[4] MANABU FUJIMOTO , REI WATANABE, YOSUKE ISHITSUKA, et al. Recent advances in dermatomyositis-specific autoantibodies[J]. Curr Opin Rheumatol, 2016, 28（ 6):636-644.

[5] XINNING WANG, YUCHUAN DING, ZHIXUAN ZHOU, et al. Clinical characteristics and poor predictors of anti-NXP2 antibody-associated Chinese JDM children[J]. Pediatr Rheumatol Online J, 2021, 19(1):6.

[6] TING-TING YAN, XIN ZHANG, HUAN-HUAN YANG, et al. Association of anti-NXP2 antibody with clinical characteristics and outcomes in adult dermatomyositis: results from clinical applications based on a myositis-specific antibody[J]. Clin Rheumatol, 2021, 40

（9）：3695-3702.

[7]　TINGTING YAN，YAN DU，WENJIA SUN，et al. Interstitial lung disease in adult patients with anti-NXP2 antibody positivity：a multicentre 18-month follow-up study[J]. Clin Exp Rheumatol，2023，41（2）：247-253.

[8]　ANNA ROGERS，LORINDA CHUNG，SHUFENG LI，et al. The cutaneous and systemic findings associated with nuclear matrix protein-2 antibodies in adult dermatomyositis patients[J]. Arthritis Care Res（Hoboken），2017，69（12）：1909–1914.

[9]　SUN C，LEE JH，YANG YH，et al. Juvenile dermatomyositis：a 20-year retrospective analysis of treatment and clinical outcomes[J]. Pediatr Neonatol，2015，56（1）：31–39.

[10]　ELAHI HA，BERTORINI TE，IGARASHI M，et al. Comparative long-term evaluation of patients with juvenile inflammatory myopathies[J]. J Clin Neuromuscul Dis，2016，18：21–27.

[11]　TAKAYUKI KISHI，WILLIAM WARREN-HICKS，NASTARAN AYAT，et al. Corticosteroid discontinuation，complete clinical response and remission in juvenile dermatomyositis[J]. Rheumatology（Oxford），2021，60（5）：2134-2145.

[12]　ZIHAN LU，YANAN CHEN，JING XUE，et al. NXP2-positive dermatomyositis complicated with refractory skin edema：Successful treatment with tocilizumab[J]. Dermatol Ther，2021，34（1）：e14712.

[13]　SARAH WENDEL，NILS VENHOFF，BJOERN C FRYE，et al. Successful treatment of extensive calcifications and acute pulmonary involvement in dermatomyositis with the Janus-Kinase inhibitor tofacitinib -A report of two cases[J]. J Autoimmun，2019，100：131-136.

[14]　TOM LE VOYER，CYRIL GITIAUX ，FRANÇOIS-JÉRÔME AUTHIER，et al. JAK inhibitors are effective in a subset of patients with juvenile dermatomyositis：a monocentric retrospective study[J]. Rheumatology（Oxford），2021，60（12）：5801-5808.

[15]　Yingjie Xu，Xiaolin Ma，Zhixuan Zhou，et al. Gastrointestinal perforation in anti-NXP2 antibody-associated juvenile dermatomyositis：case reports and a review of the literature[J]. Pediatr Rheumatol Online J，2021，19（1）：2.

（张梅，韩锋）

病例 64　四肢肌无力、皮疹、发热

【病例导读】

特发性炎性肌病（idiopathic inflammatory myositis，IIM）是一组以骨骼肌受累为主要特征的系统性自身免疫性疾病，其临床特点是对称性肌无力和一定程度的肌萎缩，并可累及多个系统。IIM 包括皮肌炎（dermatomyositis，DM）、抗合成酶抗体综合征（antisynthetase syndrome，ASS）、包涵体肌炎（inclusion body myositis，IBM）、免疫介导坏死性肌炎（Immune-mediated necrotizing myopathy，IMNM）和多发性肌炎（polymyositis，PM）。如果有特征性皮疹如：Gottron 征（掌指关节伸侧扁平紫红色丘疹，附有糠状鳞屑）、向阳疹（眶周皮肤红色至紫罗兰色皮疹，V 型疹，披肩疹），面部红斑（面中部红斑，会累及鼻唇沟），皮肤异色症（色素沉着过度和减少伴有毛细血管扩张和表皮萎缩）、枪套征（大腿外侧皮肤异色症），甲襞改变（甲床毛细血管袢、甲上皮过度生长）、头皮受累（皮肤异色症性改变及明显的鳞屑）、皮肤钙化等，可归类为皮肌炎。IIM 抗体包括肌炎特异性自身抗体（MSA）和肌炎相关性自身抗体（MAA）。前者包括抗 MDA5、抗 NXP2、抗 SAE、抗 Mi-2、抗 TIF1-γ 抗体等，这类抗体对 IIM 诊断特异性高达 90%；后者包括抗 Pm/Scl、抗 SSA（Ro 60），抗 TRIM21（Ro52）、抗 SSB（La）、抗 U1RNP 和抗 Ku 抗体等。本次报道一例抗 Ku 抗体阳性特发性炎性肌病病例。

【病例介绍】

患者，女，77 岁。主因"四肢肌无力 6 年，皮疹 4 年，发热 4 天"入院。

1.病史介绍 患者入院前 6 年因四肢乏力，肌痛，双上肢抬举困难、双下肢下蹲费力，屈颈困难，发现 CK 2610 U/L，CK-MB 33 U/L，TNT（-），就诊于我科，查抗核抗体 1：400，胞浆颗粒型，抗 Ro-52 抗体阳性，肌炎抗体谱：Anti-Ro-52（+），抗 Ku 抗体（+）；肌电图示右三角肌混合源性损害，右胫骨前肌轻度混合源性损害；（右三角肌）肌肉活检示：横纹肌存在，血管周围轻度以淋巴细胞为主的浸润；胸部 CT：两肺间质纤维化，主肺动脉增粗；诊为炎性肌病，间质性肺病，肺动脉高压?，予甲泼尼龙片 40 mg 每日 1 次，环孢素 100 mg/d，其后甲泼尼龙片规律减量至 8 mg 每日 1 次，肌无力症状改善，持续监测 CK、CK-MB 正常。入院前 4 年，患者出现双眼睑、颈部、面部紫红色皮疹，伴四肢近端无力、肌肉疼痛，复查：CK 6044 U/L，CK-MB 165 U/L，CRP 2.82 mg/dl，肌炎抗体谱：抗 Ro-52 抗体、抗 Ku 抗体阳性，胸部 CT：两肺间质炎症及两肺底间质纤维化同前，予甲泼尼龙片加量至 40 mg/d，停用环孢素，改为环磷酰胺输注，并序贯口服治疗，累积至 7.8 g 停用。1 年半前甲泼尼龙片维持 8 mg 每日 1 次，加用环孢素 50 mg 每日 1 次、雷公藤多苷片 20 mg 每日 2 次。4 天前患者无诱因出现发热，体温最高 39.5 ℃，伴咳嗽、咳痰，白细胞计数 9.08×10⁹/L，中性粒细胞百分比 91.1%，考虑细菌性感染，予头孢西丁抗感染治疗后体温正常，现为求进一步诊治入院。患者自本次发病以来，偶有尿频尿痛，每日排 1~2 次糊状便，饮食睡眠可，近期体重无下降。既往高血压 20 余年，糖尿病病史 2 年余；青光眼术后 20 余年，白内障术后 14 年。妹妹患急性髓系白血病。

2. 入院体检 体温 35.9 ℃，脉搏 71 次/分，呼吸 16 次/分，BP 108/63mmHg；神清语利，步入病区，周身无皮疹，无浅表淋巴结肿大。颈软，无抵抗，颈静脉无怒张，甲状腺无肿大。右下肺可闻及湿啰音。心音有力，心律齐，各瓣膜听诊区未闻及病理性杂音。腹软，无压痛，无反跳痛。肠鸣音 4 次/分。肝脾未触及。Murphy 征阴性。无肾区叩击痛。双下肢轻度水肿。双上肢肌力 IV 级，双下肢肌力 IV 级，四肢肌张力正常。生理反射存在，病理反射未引出。

3. 辅助检查 血常规，白细胞 6.31×10⁹/L，血红蛋白 96 g/L，血小板 142×10⁹/L；血气分析, pH 7.39, PCO_2 36.12 mmHg, PO_2 106.56 mmHg; BNP 32.5 pg/mL; 肌钙蛋白 T 0.035ng/mL, 肌酸激酶 < 20 U/L, 肌酸激酶同工酶 3 U/L; 免疫相关: 免疫球蛋白 G 3.81 g/L, 免疫球蛋白 A 0.7 g/L, 免疫球蛋白 M 0.189 g/L, 补体 C3 1.44 g/L, 补体 C4 0.39 g/L, C- 反应蛋白 0.275 g/L, 抗核抗体 1:320, 胞浆型, 抗 Ro-52 抗体阳性; 涎液化糖链抗原 222 U/mL; 铁蛋白 387 ng/mL。感染相关: EB 病毒抗体、巨细胞病毒抗体、细小病毒抗体、嗜肺军团菌抗体、肺炎支原体抗体均阴性, (1, 3)-β-D 葡聚糖试验(—), 半乳糖甘露聚糖检测(—), 降钙素原(—)。超声心动: LVEF 62%, 升主动脉增宽, 主肺动脉增宽, 左房增大, 主动脉瓣钙化、反流(轻度), 左室舒张功能改变, 肺动脉收缩压约 35mmHg(三尖瓣反流估测)。 胸部 CT+HR 重建: 两肺间质病变、两肺底间质纤维化范围较前无著变。左下肺可见新发实变影, 不除外感染, 右肺上叶胸膜下小结节样影同前; 左肺上叶及右肺下叶可见磨玻璃密度结节样影同前。

4. 初步诊断　①皮肌炎; ②肺间质纤维化; ③肺炎; ④高血压病 2 级(很高危); ⑤2 型糖尿病; ⑥轻度贫血。

5. 诊治经过及随诊　入院后继续头孢西丁抗感染治疗, 暂停环孢素, 继续甲泼尼龙片 8 mg 每日 1 次联合雷公藤多苷片 20 mg 每日 2 次控制原发病, 辅以抑酸护胃、降压、补钾、补钙等治疗。感染控制后继续环孢素 50 mg 每日 1 次治疗。回顾患者相关化验结果, 患者近 2 年半 CK、CK-MB 均在正常范围; 两肺间质病变、两肺间质炎症及两肺底间质纤维化范围无著变。

【分析讨论】

2017 年 EMLAR/ACR 联合提出 IIM 分类标准(详见表 5-64-1), 若总分≥ 7.5(无肌活检)或≥ 8.7(有肌活检)确诊 IIM, 若总分≥ 5.5(无肌活检)或≥ 6.7(有肌活检)拟诊 IIM; 若总分≥ 5.3(无肌活检)或≥ 6.5(有肌活检)可疑 IIM。该患者起病年龄≥ 40 岁(2.2 分), 起病时有对称性上肢(0.7 分)、下肢近端肌无力(0.5 分), 颈屈肌无力(1.6), 下肢近端无力较远端无力更明显(1.2), 血清 CK、LDH、AST 升高(1.4 分), 血管周围淋巴细胞浸润(1.2 分), 总分 8.8 分, 确诊 IIM。患者病程中出现双眼睑、颜面部、颈部紫红色皮疹(3.1 分), DM 明确诊断。

表 5-64-1　2017 年 EMLAR/ACR　IIM 分类标准

变量	分值（无肌肉活检）	分值（有肌肉活检）
发病年龄		
18 岁≤起病年龄 <40 岁	1.3	1.5
≥ 40 岁	2.1	2.2
肌无力		
客观存在的对称性上肢近端肌无力, 通常呈进行性加重	0.7	0.7
客观存在的对称性下肢近端肌无力, 通常呈进行性加重	0.8	0.5
颈屈肌无力 > 颈伸肌无力	1.9	1.6
下肢近端无力 > 下肢远端无力	0.9	1.2

续表

变量	分值 （无肌肉活检）	分值 （有肌肉活检）
皮肤表现		
向阳疹	3.1	3.2
Gottron 疹	2.1	2.7
Gottron 征	3.3	3.7
吞咽困难或食管运动障碍	0.7	0.6
实验室检查		
抗 Jo-1 抗体阳性	3.9	3.8
血清 CK、LDH、AST 或 ALT 升高	1.3	1.4
肌活检		
肌纤维周围单个核细胞浸润肌内膜，未侵入肌纤维		1.7
肌束膜和 / 或血管周围单个核细胞浸润		1.2
束周萎缩		1.9
镶边空泡		3.1

该炎性肌病患者特点是抗 Ku 抗体阳性。抗 Ku 抗体其靶抗原 Ku(p70/p80)抗原是一种 DNA 结合蛋白，参与 DNA 修复和许多核蛋白磷酸化的调节 [2]。抗 Ku 抗体并非炎性肌病特异性自身抗体，它在多种结缔组织病中可检测到，如系统性红斑狼疮、干燥综合征、混合性结缔组织病、类风湿关节炎、重叠综合征等 [3]。最新队列研究发现，仅 2.9%(72/2475)炎性肌病患者中出现抗 Ku 抗体阳性，抗 Ku 抗体阳性肌炎患者以轻度肌无力，肺间质病变为特征，较少出现 Gottron 疹及钙质沉着 [4, 5]。该患者起病时有近端肌无力，肌酸肌酶最高 6044 U/，激素治疗后肌酸肌酶能很快下降，肌无力症状也显著改善，符合抗 Ku 抗体阳性炎性肌病肌无力特点。肺间质病变是 IIM 患者常见的肺部表现，其发生率约 20%~78%[6]，是 IIM 患者预后不良的因素 [7]。19% 抗 Ku 抗体阳性患者首诊时就有肺间质病变，最终有 56% 患者出现肺间质病变 [4]。虽然抗 Ku 抗体阳性患者肺间质病变发生率高，但预后较好 [8]。该患者初诊时即发现肺间质病变，6 年病程中未加用吡非尼酮等抗肺间质纤维化药物，其肺间质病变进展缓慢，考虑抗 Ku 抗体阳性患者肺间质纤维化进展慢，预后较好。

该患者另一特殊之处在于初诊时未见皮疹，但起病 2 年后患者出现双眼睑及颜面暴露处紫红色皮疹，且每次复发均出现典型皮疹。抗 Ku 抗体阳性患者较少见 Gottron 疹、向阳疹 [4]。该患者抗 Ku 抗体阳性的炎性肌病起病时皮疹发生率及病程中皮疹发生率具体数据，我们认为需要更多临床研究。

重叠综合征患者出现抗 Ku 抗体阳性率约 50%，抗 Ku 抗体阳性炎性肌病患者可能表现出系统性硬化症相似的临床特征，例如手指肿胀、雷诺现象或食道运动障碍，这些都提示与系统性硬化症有重叠疾病 [9]。系统性硬化症与炎性肌病重叠患者，吞咽困难和心脏受累更常见，更易出现多脏器受累，包括食管、心脏、肾脏等。因此对于抗 Ku 抗体阳性的炎性肌病患者需仔细评估除外重叠综合征。

抗 Ku 抗体伴抗双链 DNA 抗体阳性者,肾小球肾炎的风险升高 13 倍[10]。患者有抗 dsDNA 抗体阳性,当前无血尿、蛋白尿,未来是否会出现肾小球肾炎需要密切监测。

【专家点评】

患者起病时有对称性上肢、下肢近端肌无力,颈屈肌无力,病程中反复出现肌无力,CK/CK-MB、LDH、AST 升高,肌活检异常,Anti-Ro-52(+),抗 Ku 抗体阳性,考虑炎性肌病诊断明确。抗 Ku 抗体属于一种肌炎相关性抗体,在 IIM 中的阳性率较低(2.9%),既往队列研究发现,抗 Ku 抗体阳性的炎性肌病患者以轻度肌无力、肺间质病变为特征,较少见 Gottron 疹、向阳疹。该患者发病时肌无力症状轻激素治疗效果好符合抗 Ku 抗体阳性轻度肌无力特点;肺间质病变是 IIM 患者常见的肺部表现,抗 Ku 抗体阳性患者肺间质病变发生率高,但进展相对较慢,预后较好。该患者起病时既有肺间质病变,近 2 年半肺间质病变未进展,符合抗 Ku 抗体 IIM 肺间质病变特点。患者病程中皮肤暴露部位出现典型皮疹,且每次病情复发时均出现皮疹,对于抗 Ku 抗体皮疹特点需要更多临床研究。

【参考文献】

[1] LUNDBERG IE, TJÄRNLUND A, BOTTAI M, et al. 2017 European League Against Rheumatism/American College of Rheumatology classification criteria for adult and juvenile idiopathic inflammatory myopathies and their major subgroups[J]. Ann Rheum Dis, 2017, 76(12):1955-1964.

[2] SUWA A, MIMORI T. Anti-Ku antibodies[J]. Nihon Rinsho, 1999, 57:450-452.

[3] BELIZNA C, HENRION D, BEUCHER A, et al. Anti-Ku antibodies:Clinical, genetic and diagnostic insights [J]. Autoimmun Rev, 2010, 9:691-694.

[4] CASAL-DOMINGUEZ M, PINAL-FERNANDEZ I, DERFOUL A, et al. The phenotype of myositis patients with anti-Ku autoantibodies[J]. Semin Arthritis Rheum, 2021, 51(4):728-734.

[5] HUAPAYA JA, HALLOWELL R, SILHAN L, et al. Long-term treatment with human immunoglobulin for antisynthetase syndrome-associated interstitial lung disease[J]. Respir Med, 2019, 154:6-11.

[6] NUÑO-NUÑO L, JOVEN BE, CARREIRA PE, et al. Overlap myositis, a distinct entity beyond primary inflammatory myositis:A retrospective analysis of a large cohort from the REMICAM registry[J]. Int J Rheum Dis, 2019, 22(8):1393-1401.

[7] GHIRARDELLO A, ZAMPIERI S, DORIA A, et al. Commercial blot assays in the diagnosis of systemic rheumatic diseases[J]. Autoimmun Rev, 2009, 8:645–649.

[8] KUWANA M, GIL-VILA A, SELVA-O'CALLAGHAN A. Role of autoantibodies in the diagnosis and prognosis of interstitial lung disease in autoimmune rheumatic disorders[J]. Ther Adv Musculoskelet Dis, 2021, 27, 13:1759720X211032457.

[9] CAVAZZANA I, CERIBELLI A, QUINZANINI M, et al. Prevalence and clinical associa-

tions of anti-Ku antibodies in systemic autoimmune diseases[J]. Lupus，2008 Aug；17（8）：727-732.

[10] SPIELMANN L，NESPOLA B，MEYER A，et al. Anti-Ku syndrome with elevated CK and anti-Ku syndrome with anti-dsDNA are two distinct entities with different outcomes[J]. Ann Rheum Dis，2019，78：1101-1106.

（郝剑，孙文闻）

病例 65　发热伴皮肤破溃、肌痛、肌无力

【病例导读】

皮肌炎（dermatomyositis，DM）是一种以骨骼肌受累为特征表现的获得性自身免疫性肌病，属于特发性炎性肌病的常见临床类型。DM 的典型临床表现为四肢近端肌无力，同时伴有特征性皮肤改变。DM 的特征性皮肤改变包括向阳性皮疹（上眼睑或眶周水肿性紫红色皮疹）、Gottron 征（关节伸面皮疹）、甲周病变、"技工手"。脂膜炎是一种累及皮下脂肪组织的非化脓性炎症，主要表现为皮下炎性结节、斑块、甚至溃疡。DM 合并脂膜炎较为少见，临床上同时出现时需引起重视，早发现早诊治，同时注意感染等并发症的控制。

【病例介绍】

患者，男，49 岁，主因"发热、皮肤破溃、肌痛间作 2 年，加重 1 月"入院。

1. 病史介绍　患者入院前 2 年无明显诱因出现发热伴双下肢红斑、四肢近端肌肉疼痛、右下肢近端深溃疡伴窦道、腹股沟处包块，于外院查肌酶升高，肌炎抗体谱示 NXP2 阳性，肌电图示肌源性损害，皮肤活检示皮肤真皮血管扩张、淋巴细胞和浆细胞浸润、皮下脂肪坏死伴组织细胞增生，考虑诊断"皮肌炎、脂膜炎、软组织感染"等，予甲泼尼龙 1 g 静脉点滴每日 1 次冲击 3 天后改为甲泼尼龙 200 mg 静脉点滴每日 1 次治疗 3 天，续贯甲泼尼龙 60 mg 静脉点滴每日 1 次，联合甲氨蝶呤口服，病情好转后出院。出院后激素规律减至口服甲泼尼龙 12 mg 每日 1 次，肌酶逐渐正常；期间曾停服甲氨蝶呤，改为吗替麦考酚酯，后因头胀不适停用。入院前 1 年患者病情加重，调整激素为口服甲泼尼龙 16 mg 早上、8 mg 晚上，联合甲氨蝶呤、吗替麦考酚酯治疗，病情未见明显改善，后于我科住院，查肌炎抗体谱示抗 TIF-1γ 抗体 IgG、抗 NXP-2 抗体 IgG 阳性，予甲泼尼龙 80 mg 静脉点滴每日 1 次，联合甲氨蝶呤、吗替麦考酚酯治疗，经治病情改善不明显，于入院 2 周后予甲泼尼龙 500 mg 静脉点滴每日 1 次冲击联合丙种球蛋白 20 g 静脉点滴每日 1 次治疗 3 天，续贯甲泼尼龙 60 m 静脉点滴每日 1 次治疗 2 周后减至 40 mg 静脉点滴每日 1 次，1 周后减至口服甲泼尼龙 36 mg 每日 1 次出院。出院后门诊定期复诊，规律撤减激素，复诊期间出现多处皮肤皮疹、破溃。入院前 2 月余患者因皮疹加重，多处皮肤破溃伴疼痛于我科住院，完善检查后诊断"抗合成酶综合征、皮肌炎、脂膜炎、皮肤溃疡、软组织感染、EB 病毒感染、巨细胞病毒感染"等，予甲泼尼龙 40 mg 静脉点滴每日 1 次，甲氨蝶呤、吗替麦考酚酯以抗炎抑制免疫，同时予抗感染、利尿、补钾、补钙、降尿酸等治疗联合外科换药，治疗 2 周后症状好转，复查肌酶明显下降，激素减为口服甲泼尼龙 36 mg 每日 1 次出院。入院前 1 月余患者周身皮疹、四肢近端肌痛肌无力

加重,多处皮肤破溃伴疼痛,为求进一步系统诊治收入我科。既往史:慢性胃炎病史,未系统服药治疗。

2. 入院体检　体检 36.6 ℃,脉搏 82 次/分,呼吸 18 次/分,BP 160/90mmHg;心肺腹查体无明显异常,双下肢无水肿。背部、四肢近端、颈项、头枕部皮肤散在斑疹,患处皮肤粗糙肥厚,左手背可见白色瘢痕、有结痂,左手掌心有一长约 7 cm 陈旧性缝合伤口,左侧腹股沟、右上腹、腰部可见散在皮疹,左侧胸肋部、右腹部、腹股沟、阴囊处皮肤破溃,颈部、前胸、腹部、后背可见多处破溃后结痂,皮下可触及多个结节,右大腿外侧、左大腿内侧、左上肢后侧、右侧腋下可触及结节。四肢近端肌肉压痛 2 级,双上肢肌力 3 级,双下肢肌力 2 级。

3. 辅助检查

（1）入院前 2 年:①实验室检查:肌酸激酶 19721U/L,谷丙转氨酶 229U/L,谷草转氨酶 630U/L,乳酸脱氢酶 1193.0U/L,肌钙蛋白 T 0.111ng/mL,肌红蛋白 >3000ng/mL;抗核抗体 1:160 胞浆型,抗 Ro-52 抗体弱阳性,抗 NXP-2 抗体 628.26U/mL。肌电图:右肱二头肌、左三角肌、左股直肌肌源性损害。②影像学检查:PET-CT:ⓐ体部现象未见典型恶性肿瘤征象;ⓑ扫描范围内骨骼肌代谢弥漫性增高,考虑为肌肉炎性改变;ⓒ心腔密度减低;ⓓ双侧胸腔少量积液;ⓔ肝大;ⓕ双侧腹股沟疝。肢体 MRI:双下腿、臀部皮下软组织及肌肉弥漫性肿胀、水肿;右下肢近端前内侧软组织形态欠规整。③皮肤组织活检（病理）:（下肢）检材皮肤真皮血管扩张;淋巴细胞和浆细胞浸润,皮下脂肪坏死伴组织细胞增生。镜下所见:角化过度,棘层肥厚,真皮皮下血管周围明显炎症浸润,皮下组织可见大片坏死和炎症浸润。

（2）入院前 1 年:①实验室检查:血常规,WBC 12.43×10⁹/L,Hb 129 g/L,PLT 251×10⁹/L;谷丙转氨酶 77.7U/L,谷草转氨酶 84.9U/L,肌酸激酶 1043.5U/L,乳酸脱氢酶 416.9U/L,α 羟丁酸脱氢酶 325.6U/L。ESR 28 mm/1 h,CRP、RF 正常;IgE 476IU/mL,IgG、IgA、IgM、补体 C3、补体 C4 正常,抗核抗体 1:160 核颗粒型,抗核糖体 P 蛋白抗体（±）,抗 NXP-2 抗体 IgG 100AU,抗 TIF1-γ 抗体 IgG 6AU,余肌炎抗体谱均阴性,狼疮抗凝因子,抗 β₂- 糖蛋白 1 抗体、抗心磷脂抗体、抗中性粒细胞胞浆抗体、抗肾小球基底膜抗体均正常。淋巴细胞亚群,T 辅助/诱导淋巴细胞 51.73%,T 抑制/毒性淋巴细胞 11.01%,B 淋巴细胞 28.62%,NK 淋巴细胞 6.37%。降钙素原、乙肝五项、丙肝抗体、艾滋病抗体、梅毒抗体、结核菌抗体、真菌快速检测、曲霉菌实验均未见异常。肝脏马赛克试验阴性。②影像学检查:软组织彩超:右侧腹股沟及右大腿根部局部脂肪组织炎性变;右侧臀部局部脂肪组织炎性变。

（3）入院前 2 月:①实验室检查:血常规,WBC 11.91×10⁹/L,Hb 155 g/L,PLT 194×10⁹/L,谷草转氨酶 79.9U/L,肌酸激酶 1069.1U/L,乳酸脱氢酶 436.0U/L,α- 羟丁酸脱氢酶 322.2U/L,肌酸激酶同工酶 32.0U/L,总胆红素 27.82μmol/L。ESR 25 mm/1 h,CRP 23.3 mg/L,IgE 450IU/mL,抗核抗体 1:100 核颗粒型,抗 Ro-52 抗体（±）,抗中性粒细胞胞浆抗体阴性。降钙素原 0.14ng/mL,巨细胞 IgM 抗体 62.654AU/mL,巨细胞 IgG 抗体 25470.701AU/mL,EB 病毒定量 3500 Copies/mL,咽拭子培养 + 药敏、皮肤分泌物培养 + 药敏、结核菌抗体、真菌快速检测未见异常。②影像学检查:软组织彩超:右侧腋下多发淋巴结增大,考虑反应性;右侧胸部皮下软组织炎性改变。胸部 CT 平扫:两肺纹理稍增多并多发条索、右肺局部气肿;考虑皮下水肿并右前腹壁皮下斑片影。

（4）入院后实验室检查:血常规,WBC 7.75×10⁹/L,RBC 3.93×10¹²/L,Hb 126 g/L,PLT 326×10⁹/L,肌酸激酶 211.2U/L,乳酸脱氢酶 308.4U/L,α-羟丁酸脱氢酶 238.4U/L。血沉 17 mm1/h,IgE 360IU/mL。淋巴细胞亚群,T 辅助/诱导淋巴细胞 68%,T 抑制/毒性淋巴细胞 9%。咽拭子培养+药敏、结核菌抗体未见异常。

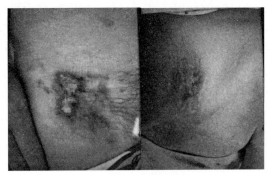
图 5-65-1 脂膜炎

4. 初步诊断 ①皮肌炎;②结节性脂膜炎;③皮肤感染(图 5-65-1)。

5. 诊治经过及随诊 患者入院后治以抗炎、抑制免疫、抑酸护胃、维持水电解质平衡等,予口服吗替麦考酚酯分散片 0.75 g 每日 2 次联合口服甲氨蝶呤 15 mg 每周 1 次,入院第 4 至第 6 天予甲泼尼龙 500 mg 静脉点滴每日 1 次(共 3 天),续贯甲泼尼龙 80 mg 静脉点滴每日 1 次,治疗 3 天后减为甲强龙 40 mg 静脉点滴每日 1 次,治疗 5 天后减为口服甲泼尼龙 36 mg 每日 1 次;期间肌酶逐渐下降,但肌力改善不明显,于入院两周后停甲氨蝶呤,改为巴瑞替尼片 2 mg 每日 2 次治疗;期间控制血压、血糖、预防感染,经治疗患者症状缓解出院。

【分析与讨论】

DM 是一种可累及多器官的自身免疫性疾病,典型表现为骨骼肌(尤其四肢近端)和皮肤的病变,包括肌无力、肌酶升高、肌电图异常、肌活检异常、典型皮疹。DM 的典型皮疹包括向阳性皮疹、Gottron 征、甲周病变、"技工手"。本例患者四肢近端肌肉疼痛,血清肌酶升高,肌炎抗体谱提示抗 NXP-2 抗体、抗 TIF1-γ 抗体阳性,肌电图存在肌源性损害,符合 DM 诊断[1, 2]。同时本例患者皮肤多处深溃疡伴窦道,腹股沟处存在皮下包块,皮肤组织活检提示淋巴细胞和浆细胞浸润、皮下脂肪坏死伴组织细胞增生,符合脂膜炎诊断。DM 与脂膜炎均为自身免疫性炎症性疾病,二者合并出现在临床上较为少见。脂膜炎可出现在 DM 的病程中[3],主要表现为皮下痛性结节、红斑、硬结、甚或溃疡,可伴有发热、乏力、肌肉和关节酸痛等全身症状。二者合并出现的具体病因尚未明确,有报道称脂膜炎可能与 DM 患者抗 MDA5 抗体阳性有关[4],具体的机制有待进一步研究。本例患者 DM 与脂膜炎病情同步出现,病程中二者病情同步加重,且经治疗后病情可同步缓解。提示 DM 与脂膜炎的发生发展过程存在内在的联系,在疾病随访过程中需要同时关注患者的皮肤和肌肉表现,评估 DM 与脂膜炎的病情变化。此外,该患者肌炎抗体谱提示抗 NXP-2 抗体阳性,据研究表明抗 NXP-2 抗体是 DM 患者发生钙质沉着的危险因素之一[5],对于抗 NXP-2 抗体阳性的 DM 患者定期进行钙质沉着症相关的血清学、影像学检查是必要的。

DM 合并脂膜炎的治疗方案首选糖皮质激素联合免疫抑制剂。糖皮质激素的剂量通常为泼尼松龙 1.5~2 mg/kg/d,免疫抑制剂选择上包括甲氨蝶呤、环磷酰胺、吗替麦考酚酯、硫唑嘌呤等。绝大多数患者对激素联合免疫抑制剂的治疗反应良好。本例患者在发病初期使用甲泼尼龙联合甲氨蝶呤的治疗方案,经治疗后患者症状缓解,肌酶下降。大多数 DM 的患者在规范治疗后 6~12 周内肌酶开始下降,并可趋于正常,皮肤症状逐渐好转。但由于长时间使用激素易出现代谢紊乱、骨质疏松、感染等并发症,应在肌力明显恢复、肌酶趋于正常时开始减量。激素减量过程应缓慢进行,一般为 1 年左右,减至维持量 5~10 mg/d 后继续用药 2 年以上 [5]。对于采用激素联合免疫抑制剂治疗反应不佳的患者,如出现病情发展迅速或肌力进行性下降、呼吸困难、吞咽困难等情况,可行激素冲击治疗,再根据症状及肌酶水平改善情况逐渐减量。本例患者 DM 合并脂膜炎,此次入院后予甲泼尼龙冲击治疗(1 g 静脉点滴共 3 天)后病情有所改善,后逐渐减少激素用量。但病情反复,故采用激素联合免疫制剂(甲氨蝶呤、吗替麦考酚酯)治疗,病情有所控制,但疗效仍不满意。经评估后再次予甲泼尼龙冲击治疗(500 mg 静脉点滴共 3 天),并续贯激素治疗。

对于反复发作的 DM、难治性 DM,近些年来上市的 Janus 激酶抑制剂(JAKi)是一种潜在的用药选择。JAKi 是一种新型的靶向合成改善病情抗风湿药物(DMARDs),包括托法替布和巴瑞替尼,其中巴瑞替尼主要作用于 JAK1 和 JAK2。目前已有成功治疗 DM 合并脂膜炎的病例 [6]。本例患者病情复杂、症状易反复,此次住院后使用甲泼尼龙联合甲氨蝶呤治疗 2 周后肌力改善不明显,停用甲氨蝶呤改用巴瑞替尼后肌力明显恢复。因此,对于采用激素联合免疫抑制剂治疗效果不佳的 DM 合并脂膜炎患者,联合小分子靶向药或有助于控制病情。此外,本例患者同时存在皮肤感染,提示在使用激素和免疫抑制剂的过程中应严密监测感染情况,必要时联用抗感染药物治疗。

【专家点评】

DM 是一种可同时累及皮肤和肌肉的弥漫性炎症性疾病。结合该患者肌无力、特征性皮疹、肌酶、肌电图等临床表现及化验检查结果,符合 DM 分类诊断,DM 诊断成立。此外,该患者发病初期还出现皮肤破溃、皮下包块,经皮肤组织活检示淋巴细胞和浆细胞浸润、皮下脂肪坏死伴组织细胞增生,符合脂膜炎诊断。临床上对于发热伴皮肤破溃、肌痛、肌无力等症状的患者,需完善肌酶、肌炎抗体谱、肌电图、皮肤活检等检查以明确是否存在 DM 合并脂膜炎的可能。DM 合并脂膜炎的患者,治疗上以糖皮质激素为首选药物。当单一激素的治疗效果不理想,首先应考虑诊断的正确性,对于诊断正确者加用免疫抑制剂治疗。对于常规激素剂量联合免疫制剂病情控制不佳者,可采用甲泼尼龙冲击疗法。新型小分子靶向药 JAK 抑制剂是 DM 合并脂膜炎治疗的新选择,通过抑制 JAK-STATs 通路阻下调 TNF、IL-6、IL-17、IL-21、IL-23、GM-CSF 等炎症因子、趋化因子,从而有效减少皮肤肌肉炎症浸润及脂肪层组织细胞增生,并有助于减少激素的使用量。应注意的是,应用激素联合免疫抑制剂时应严密监测感染情况,必要时联合抗感染治疗。

【参考文献】

[1] BOHAN A, PETER J B. Polymyositis and dermatomyositis (first of two parts)[J]. N Engl J Med, 1975, 292(7)：344-347.

[2] BOHAN A, PETER J B. Polymyositis and dermatomyositis (second of two parts)[J]. N Engl J Med, 1975, 292(8)：403-407.

[3] 杭玉捷, 方震, 魏华. 皮肌炎合并脂膜炎 1 例 [J]. 风湿病与关节炎, 2018, 7(10)：40-41.

[4] 杨帆, 张桂芝, 乔琳, 等. 以脂膜炎为首发表现的抗 MDA5 阳性皮肌炎一例报告 [J]. 中华临床免疫和变态反应杂志, 2021, 15(04)：434-436.

[5] 林懋贤. 多发性肌炎和皮肌炎诊治指南（草案)[J]. 中华风湿病学杂志, 2004(05)：317-319.

[6] FISCHER K, ARINGER M, STEININGER J, et al. Improvement of cutaneous inflammation and panniculitis in dermatomyositis patients by the JAK-inhibitor baricitinib[J]. Br J Dermatol, 2022, 187(3)：432-435.

（吴沅皞, 丁晴）

病例 66　皮疹伴四肢乏力

【病例导读】

免疫介导的坏死性肌病（ immune-mediated necrotizing myopathy， IMNM)是 2004 年欧洲神经肌肉疾病中心（ ENMC)提出的一类特发性炎性肌病（ idiopathic inflammatory myopathy， IIM)。IMNM 患者主要表现为急性或者亚急性起病的对称性近端肌无力， CK 明显升高。目前认为血清抗 3- 羟基 -3-3 甲基戊二酰辅酶 A 还原酶（ 3-hydroxy-3-methylglutaryl-oenzyme A reductase， HMGCR)抗体或抗信号识别颗粒（ signal recognition particle， SRP)抗体为 IMNM 的标记性抗体,但要注意的是,部分 IMNM 没有上述抗体,即血清阴性 IMNM。肌电图为肌源性损害,肌肉病理中可见大量肌细胞坏死,少或无炎性细胞浸润。

【病例介绍】

患者女, 58 岁,主因"皮疹 2 月余,四肢乏力 1 月余"入院。

1. 病史介绍　患者于入院前 2 月余无明显诱因出现左侧颈部红色斑丘疹,伴瘙痒,表面无脱屑。后皮疹逐渐累及颈前及颈后。无其他不适。1 月余前出现四肢乏力,以近端肌肉为主,蹲起动作受限。后于我院急诊查血白细胞 14.9×10^9/L,谷草转氨酶（ AST ）171U/L,乳酸脱氢酶（ LDH ）1108U/L,肌钙蛋白 T（ TnT ）0.294ng/mL,肌红蛋白（ MYO ）2195ng/mL,肌酸激酶（ CK ）6190U/L,肌酸激酶同工酶（ CK-MB ）337U/L,免疫球蛋白 G（ IgG ）8.45 g/L, C 反应蛋白（ CRP ）32.2 mg/L,抗核抗体（ ANA ）阴性,肌炎抗体谱示抗 HMGCR 抗体 572U/mL,肌电图提示：三角肌混合源性损害,胫骨前肌少量肌源性损害伴神经源性损害,胸部 CT 提示两肺间质纹理增多,为求进一步诊治收入我科。既往史：既往糖尿病病史 7 年,平日口服二甲双胍及瑞格列奈控制血糖至正常水平;高血压病史 2 年,最高血压 140/100mmHg,平日口服缬沙坦、硝苯地平控释片控制血压于正常范围;高脂血症2年,平日应用阿托伐他汀治疗;1月前发现甲状腺功能减退症,应用左甲状腺素钠治疗。否认肝炎、结核等传染病史。否认食物、药物过敏史。

2. 入院体检　体温 36.5 ℃,脉搏 80 次/分,呼吸 17 次/分,BP 112/81mmHg;神志清楚,正常面容,查体配合。额面部、颈前、颈后及胸背部可见暗红色斑片样皮疹,部分融合成片,余皮肤弹性正常。全身浅表淋巴结未触及肿大。双肺呼吸音清,未闻及干湿性啰音,心音有力,心律齐,无心包摩擦音,各瓣膜听诊区未闻及病理性杂音。腹软,全腹部无压痛、反跳痛或肌紧张,肝脾未触及,肝脾及双肾区无叩击痛。四肢肌力Ⅳ-级,肌张力正常,Babinski征未引出。

3. 辅助检查　血尿便常规未见明显异常,AST 116U/L,CK 3887U/L,CK-MB 195U/L,LDH 922U/L,HBDH 901U/L,TnT 0.24ng/mL,MYO 1142ng/mL,D 二聚体 891ng/mL,红细胞沉降率(ESR)17 mm/1 h;免疫相关指标:IgG 7.40 g/L,CRP 5.4 mg/L,ANA 阴性,抗中性粒细胞胞浆抗体(ANCA)阴性。肌电图提示:三角肌混合源性损害,胫骨前肌少量肌源性损害伴神经源性损害。肌肉病理:肌纤维大小中度不等,小纤维多呈小长条形、小角形,可见少量坏死肌纤维及较多散在分布的再生肌纤维,可疑束周萎缩,部分区域肌内膜轻度增生,结合临床考虑免疫介导坏死性肌病可能性大。

4. 初步诊断　①免疫介导的坏死性肌病;②2 型糖尿病;③高血压病 2 级(高危);④甲状腺功能减退症;⑤高脂血症。

5. 诊治经过及随诊　患者入院后停用阿托伐他汀,改为脂必泰控制血脂,给予甲泼尼龙 40 mg 每日一次治疗原发病,症状逐渐好转,复查血 CK 2800U/L,CK-MB 240U/L,激素逐渐减量,患者皮疹及乏力均缓解,CK 降至正常,随诊至今维持小剂量激素治疗,病情稳定。

【分析与讨论】

IMNM 的病因和发病机制尚未明确,认为可能与药物、自身免疫病、肿瘤、感染等因素相关[1]。其中 HMGCR 抑制剂-他汀类药物可能引起 IMNM,但其发病时间与服用他汀类药物时间无明确相关性。抗 HMGCR 抗体是于 2010 年 Christopher-Stine 等[2] 在 26 例 IMNM 患者中的 16 例血清中发现的新的自身抗体。尽管抗 HMGCR 抗体与患者是否服用他汀类药物没有绝对的相关性,但抗 HMGCR 抗体阳性的患者多数都有他汀类药物的服用史。除了 IMNM 外,抗 HMGCR 抗体也可出现在其他 IIM 患者中,但阳性率明显低于 IMNM 患者[3]。该患者在发病前 2 年有他汀类药物应用史,符合抗 HMGCR+IMNM 的特征。

该病以成年女性多见,多为急性或亚急性起病,严重者会出现对称性近端肢体无力,也可以影响远端肌力(手指、足部等),血清 CK 显著升高可超过正常上限 30 倍以上,受累肌群肌力多在Ⅲ级以下。与 PM 或 DM 相比,IMNM 患者肌无力进展速度更快。本例患者即为中年女性,是该病的好发人群。严重的病例还可出现肌肉萎缩,这在长病程的患者中(>12 个月)更为常见,此外这些缓慢进展的病例还可出现颈曲肌受累。本例患者病史 1 月,考虑其病史较短,尚未出现上述临床表现。少数 IMNM 患者可出现皮疹,V 字征在抗

HMGCR⁺IMNM 患者中多见，而向阳征和 Gottron 征在抗 SRP⁺IMNM 中更常见，因此该患者颈部皮疹应考虑为本病所致。在骨骼肌外，IMNM 还可累及咽 / 食管上端横纹肌、心肌等器官。除血清抗体外，肌电图和肌肉 MRI 亦可对 IMNM 的诊断提供辅助依据，但仅可提示肌肉炎症 / 纤维化或肌源性损伤，对 IMNM 的诊断并不具备特异性。

　　肌肉病理是诊断 IMNM 的有力证据，IMNM 的特征性病理表现是存在坏死肌细胞随机分布在整个肌束中。因此，2017 年 ENMC[4] 对 IMNM 的病理诊断特征定义包括：①肌束内散在分布的坏死肌细胞；②可见坏死、吞噬、再生等各阶段的肌细胞；③吞噬细胞为主的炎症或者少炎症；④未坏死或未变形的肌细胞膜上表达 MHC-Ⅰ类分子上调；⑤肌细胞膜上 MAC 沉积；⑥可能伴有肌内膜的纤维化和毛细血管扩张。其中①～③条是 IMNM 的主要特征，④～⑥条是 IMNM 的次要特征。本例患者完善了肌肉活检检查，镜下以坏死肌纤维和再生肌纤维为主，符合 IMNM 的病理特征，结合其抗 HMGCR 抗体阳性，故最终确诊为 IMNM。

　　针对 IMNM 的治疗，目前尚无任何随机、盲态、对照临床试验来证实对 IMNM 有效的药物，目前所有的治疗都是基于经验性治疗和回顾性、观察性的研究结果或专家共识。通常认为糖皮质激素是治疗 IMNM 的基础药物，这也是对于患者，临床医生给予该药物治疗的依据。另外，有文献甲氨蝶呤、硫唑嘌呤、环磷酰胺、吗替麦考酚酯等可应用于 IMNM，ENMC 指出对于抗 HMGCR⁺ 或抗 SRP⁺IMNM，还可以联合静脉注射免疫球蛋白（ IVIG ）治疗，其他如利妥昔单抗等靶向治疗也有提及。本例患者出院后未规范随诊，故上述治疗的效果有待观察。

【专家点评】

　　IMNM 是 IIM 中发现较晚的一种亚型，国外研究显示 IMNM 发病率呈增长趋势。该患者有典型临床表现，血清 CK 显著升高，抗 HMGCR 抗体阳性，结合肌电图及肌肉活检的特征性表现，符合 2017ENMC 的分类标准，故 IMNM 可以确诊。目前尚无针对 IMNM 明确有效的药物方案，临床上大多经验性应用糖皮质激素，联合免疫抑制剂及 IVIG 治疗。该患者短期内使用甲泼尼龙后血清 CK 明显下降，支持了糖皮质激素对该病可能有效。

【参考文献】

[1] DALAKAS MC. Pathogenesis and therapies of immune-mediated myopathies[J]. Autoimmun Rev. 2012 ,11(3):203-206.

[2] CHRISTOPHER-STINE LISA，CASCIOLA-ROSEN LIVIA A，HONG GRACE, et al. A novel autoantibody recognizing 200-kd and 100-kd proteins is associated with an immune-mediated necrotizing myopathy.[J] .Arthritis Rheum, 2010, 62: 2757-2766.

[3] GE YONGPENG，LU XIN, PENG, QINGLIN, et al. Clinical Characteristics of Anti-3-Hydroxy-3-Methylglutaryl Coenzyme A Reductase Antibodies in Chinese Patients with Idiopathic Inflammatory Myopathies.[J] .PLoS One，2015, 10: e0141616.

[4] MALAVIYA ANAND N. 2017 EMLAR/ACR classification criteria for adult and juvenile idiopathic inflammatory myopathies and their major subgroups：little emphasis on autoanti-

bodies, why? [J] .Ann Rheum Dis, 2018, 77: e77.

[5] KASSARDJIAN CD, LENNON VA, ALFUGHAM NB, et al. Clinical Features and Treatment Outcomes of Necrotizing Autoimmune Myopathy[J]. JAMA Neurol. 2015, 72 (9): 996-1003.

（陈明，吕星）

病例 67　四肢近端肌肉无力、皮疹

【病例导读】

特发性炎性肌病(idiopathic inflammatory myopathies, IIM)是一组具有临床异质性的自身免疫性疾病,主要表现为近端肌无力、血清肌酸激酶水平升高和肌电图呈现肌源性损害,常累及多种脏器,以肺受累常见,同时伴发肿瘤机会明显增高。

【病例介绍】

患者,男,50 岁,主因"四肢近端肌肉无力 2 年余"入院。

1. 病史介绍　患者于入院前 2 年余无明显诱因出现四肢乏力,以近端肌肉为著,伴双上肢抬举费力,无吞咽困难、呼吸困难、关节肿痛等不适,就诊于外院,查肝功能提示谷丙转氨酶、谷草转氨酶升高,予护肝对症治疗。后多次复查肝功能无明显改善,自觉全身乏力症状逐渐加重,四肢肌力进行性下降,并逐渐出现蹲起困难,就诊于外院行肌电图检查提示可疑存在肌源性损害(右三角肌、左股直肌),后全身乏力进行性加重,逐渐出现四肢肌肉萎缩、抬头费力、气短、不能行走,及双手近端指间关节、掌指关节伸侧红色皮疹伴脱屑,于 1 年前就诊于我科考虑炎性肌病,查肌酸激酶 13064U/L,肌酸激酶同工酶 876U/L;免疫化验示:抗核抗体 1:320 胞浆型,免疫球蛋白 G 16.50 g/L,抗 Ro-52 抗体阳性,C 反应蛋白正常,涎液化糖链抗原 KL-6 正常,肌肉活检:灶性肌纤维肿胀,横纹模糊,未见明显炎症浸润。肌电图:双侧三角肌、左股直肌、右胫骨前肌肌电图静息时均可见纤颤电位,轻收缩及募集相呈肌源性损害表现;肌炎抗体谱示抗 SRP 727.35 U/mL、抗 Ro 52 792.01 U/mL。肌肉活检示:灶性肌纤维肿胀,横纹模糊,未见明显炎症浸润。双下肢 MR:下肢双侧髋周、臀部及大腿肌群对称性萎缩并异常信号,肌肉内血管影增多,符合皮肌炎变现;双侧股骨干髓腔内信号不均;双侧臀部皮下软组织轻度水肿;PET-CT:扫描范围内骨骼肌代谢水平弥漫增高,考虑骨骼肌炎性病变。诊断为炎性肌病、肺间质病变,予甲泼尼龙 200 mg /d 静脉滴注 5 天联合丙种球蛋白 20 g /d 静脉滴注 5 天,并加用甲氨蝶呤 10 mg/w 控制病情。患者病情好转后出院。出院后患者规律随诊、复查,定期复查肌酸激酶较前明显下降,激素逐渐减量,肌力较前逐渐改善,后间断静脉输注丙种球蛋白治疗,监测肌酸激酶水平波动于 1000U/L~2000U/L 之间,现患者为进一步评估病情收入我科。自本次发病以来,患者精神尚可,食欲正常,睡眠尚可,二便如常,体重未见明显下降。既往史:发现血糖升高 8 月,平素口服阿卡波糖治疗。否认高血压、冠心病、肿瘤等其他家族遗传性疾病史;否认肝炎、结核传染病史;否认食物药物过敏史。

2. 入院体检　体温 36.5 ℃,脉搏 80 次 / 分,呼吸 15 次 / 分, BP 128/78mmHg;神清,精

神可,正常面容。双手近端指间关节伸侧面红色皮疹伴脱屑,皮肤黏膜无黄染。全身浅表淋巴结未及明显肿大。双瞳孔等大、等圆,对光反射灵敏。颈软,颈静脉无怒张,甲状腺无肿大。双肺呼吸音粗,未闻及干湿啰音。心音可,律齐,各瓣膜听诊区未闻及杂音。腹软,无压痛及反跳痛,肝脾肋下未触及,移动性浊音阴性。双下肢无水肿,双上肢肌力 V 级,双下肢肌力 Ⅲ 级,四肢肌肉无压痛。生理反射存在,病理反射未引出。

3. 辅助检查

(1)第一次入我科:①临床相关化验指标:血尿便常规大致正常,肝肾功能正常,凝血功能、血沉正常,肌酸激酶 13064U/L,肌酸激酶同工酶 876U/L,乳酸脱氢酶 677U/L, a- 羟丁酸脱氢酶 601U/L,肌红蛋白 809.2ng/mL;②免疫相关指标:抗核抗体 1∶320 胞浆型,免疫球蛋白 G 16.50 g/L,Ro-52 阳性, C- 反应蛋白正常;涎液化糖链抗原(Krebs Von den Lungen-6, KL-6)正常;肌炎抗体谱:anti-SRP 727.35 U/mL、anti-Ro-52 792.01 U/mL;③肌电图检查示:双侧三角肌、左股直肌、右胫骨前肌肌电图静息时均可见纤颤电位,轻收缩及募集相呈肌源性损害表现;肌肉活检:灶性肌纤维肿胀,横纹模糊,未见明显炎症浸润;双下肢 MR:下肢双侧髋周、臀部及大腿肌群对称性萎缩并异常信号,肌肉内血管影增多,符合炎性肌病表现;双侧臀部皮下软组织轻度水肿;双髋关节少量积液;④PET-CT:骨骼肌代谢水平弥漫增高,考虑骨骼肌炎性病变;胸部 HRCT:两肺间质炎症。

(2)此次入院后:①肌酸激酶 1177U/L,肌酸激酶同工酶 55U/L,谷草转氨酶 35U/L,谷丙转氨酶 42U/L,乳酸脱氢酶正常, a- 羟丁酸脱氢酶正常,肌红蛋白 233.8ng/mL;②胸 HRCT:两肺间质病变, KL-6 正常;③下肢核磁:双侧髋周、臀部及大腿肌群对称性萎缩较前有所缓解;双侧对称性多发肌肉内于 T2WI 仍见片状稍高信号,信号较前稍减低;双侧肌肉内多发短线状长 T2 及短 T2 信号较前无著变,考虑血管影。原双侧臀部皮下软组织于压脂像见网格状稍高信号较前显示不清。

4. 初步诊断 ①炎性肌病;②间质性肺病;③肝功能异常。

5.. 诊治经过及随诊 患者入院后,予甲泼尼龙 200 mg/d 联合丙种球蛋白 20 g/d 控制病情,并加用免疫抑制剂甲氨蝶呤治疗,定期复查心肌酶、肌红蛋白较前下降,患者肌力逐渐改善,激素逐渐减量至泼尼松 12.5 mg /10 mg 隔日交替口服,后间断入院输注丙球治疗,监测肌酶波动于 1000~2000U/L 之间,双下肢肌力改善不著,肌酶仍偏高,予加用托珠单抗 560 mg 静点强化治疗,现患者目前病情平稳,规律随诊、复查。

【分析与讨论】

特发性炎性肌病是一组病因不明,以全身骨骼肌炎症病变为特征的自身免疫性疾病。主要包括皮肌炎、多发性肌炎、包涵体肌炎、免疫介导的坏死性肌病等。年发病率为(0.1~1)/10 万,年患病率(1~6)/ 万,男女比例为 1∶2[1]。患者多以对称性近端肌无力、肌痛表现就诊,伴或不伴典型皮肌炎特征性皮疹,如"技工手""向阳疹"等,也可出现躯干肌、颈肌、吞咽肌甚至呼吸肌受累,同时常累及内脏,合并间质性肺病。血清肌酶谱、肌炎抗体谱、肌电图、肌肉核磁、肌活检等检查有助于疾病的诊断与分型。研究表明, HLA-II 类基因 HLA — DRB1* 0301 和与它连锁的等位基因 DQA1* 0501 是 IIM 的主要遗传风险因子[2],肌细胞上主要组织相容性复合体（major histocompatibility complex，MHC）分子的过度表达可能是导致肌炎及肌功能不良的一个启动因素，肌炎的持续与发展则与机体免疫应答异常有关，各种细胞因子、趋化因子、黏附分子参与其中，最终导致疾病发生。本例患者以四肢近端肌无力起病，进行性加重，完善肌酶谱、肌炎抗体谱、肌电图、肌活检等检查，考虑特发性炎性肌病。

特发性炎性肌病为一组以骨骼肌炎症病变为特征的疾病，免疫介导坏死性肌病（immune-mediated necrotizing myopathies，IMNM）是特发性炎性肌病的一种独特形式，病理特征为肌肉组织中大量坏死肌细胞、少或无炎症细胞浸润为主要改变，临床上表现为显著肌酸激酶升高和肌无力[3]。肌炎特异性自身抗体（myositis specific autoantibodies，MSAs）中抗信号识别颗粒（signal recognition particle，SRP）抗体和抗 3- 羟基 -3- 甲基戊二酰辅酶 A 还原酶（3-hydroxy-3-methylglutaryl coenzyme A reductase，HMGCR）抗体是 IMNM 的血清标记物。其中抗 SRP 抗体和抗 HMGCR 抗体的阳性者 IMNM 患病率分别是 5%~18% 和 6%~12% 不等[4]。本例患者血清学 SRP 抗体阳性，有进行性肌肉无力、萎缩，并肌酶升高，肌活检无明显炎症细胞浸润，考虑抗 SRP 阳性的免疫介导坏死性肌病。

抗 SRP 抗体阳性的 IMNM 患者平均发病年龄 40~50 岁，其肌肉症状更重，更易出现严重肌无力、肌萎缩、吞咽困难和肌酸激酶水平显著升高[5]，4%~6% 的 IMNM 患者可出现皮疹，如 Gottron 征、向阳疹等。本例患者病程中出现显著肌无力、肌萎缩，肌肉症状重，并有肌酸激酶的明显升高，肌肉病理为灶性肌纤维肿胀，横纹模糊，未见明显炎症浸润，同时肌炎抗体谱提示 SRP 抗体阳性，根据 2017 年 EULAR/ACR 关于成人 IIM 的分类标准[6]，IIM、IMNM 诊断明确。该病病情进展快慢不一，已有研究表明慢性起病者肌肉萎缩更长见，而治疗效果相对较差。本例患者出现肌无力症状 2 年余，慢性起病，病程较长，肌肉核磁提示肌萎缩，经积极治疗后，仍有一定程度的肌酶升高及肌萎缩、肌无力症状，症状有所改善但效果不著，因此积极寻求更好的治疗方案对患者有非常重要的意义。

IIM 无特效的治疗，多数治疗是经验性的，治疗药物主要包括糖皮质激素和改善病情的抗风湿药（disease-modifying antirheumatic drugs，DMARDs），DMARDs 包括化学合成的改善病情抗风湿药（conventional synthetic disease-modifying antirheumatic drugs，cDMARDs）如甲氨蝶呤、硫唑嘌呤和环磷酰胺等，以及生物合成的改善病情抗风湿药（biological disease-modifying antirheumatic drugs，bDMARDs），如利妥昔单抗、托珠单抗（tocilizumab，TCZ）、肿瘤坏死因子 α 抑制剂（tumor necrosis factor-α inhibitor，TNFi）等。由国际肌炎专家主持的 ENMC 国际研讨会提出了 IMNM 最新治疗推荐[7]，推荐分为诱导期和维持期治疗。诱导期建议口服糖皮质激素 1 mg/（kg·d），危重患者静脉冲击甲强龙 0.5~1 g/d（使用 3~5 d），病程 1 个月内建议加用甲氨蝶呤或利妥昔单抗，或静注丙球每月 2 g/kg（使用 3~6 次），半年内治疗无明显应答的患者建议使用利妥昔单抗。维持期治疗建议糖皮质激素逐渐减至最小剂量，稳定的患者甲氨蝶呤维持至少 2 年，利妥昔单抗每半年一次至少维持 2 年，维持期应尽量不用或减量使用静注丙球。既往已有研究[8]表明难治性炎性肌病患者在接受托珠单抗治疗后，患者血清肌酸激酶水平及肌肉 MRI 均有所改善，同时可以减少激素用量。本例患者明确诊断为 IMNM，病程相对较长，肌酶显著增高，在应用激素联合免疫抑制剂治疗的同时,予间断输注丙球治疗,肌力、肌肉核磁较前改善,肌酶下降缓慢,予加用托珠单抗加强治疗后,现病情平稳,未再复发,后面仍需密切随访观察。

【专家点评】

特发性炎性肌病是一组以肌肉炎症性改变为核心、复杂的具有广泛临床异质性的免疫介导性疾病,根据症状、实验室检查及影像学检查,本例患者符合 2017 年 EULAR/ACR 关于成人 IIM 的分类标准,IIM、IMNM 可明确诊断。IMNM 较其他 IIM 亚型更为严重,在放射学上有更广泛的肌肉受累和较高的肌酸激酶水平,肌肉活检少或无炎症细胞浸润,MSAs 中 SRP、HMGCR 为其主要的血清标志物。肌酶水平、肌炎抗体谱、肌活检对该病诊断有重要意义。

积极有效的早期诊断及干预治疗是改善预后的关键。糖皮质激素是治疗炎性肌病的首选药物,主张早期联合丙球、免疫抑制剂如甲氨蝶呤等药物治疗,可使肌力得到明显改善,还可减少激素的用量。联合利妥昔单抗、托珠单抗等生物制剂治疗为难治性炎性肌病提供了新思路,后续仍需对患者进行密切的监测及随访,预防复发。

【参考文献】

[1] VINCZE M, DANKO K. Idiopathic inflammatory myopathies[J].Best Pract Res Clin Obstet Gynaecol, 2012, 26（1）: 25-45.

[2] SHAMIM EA, RIDER LG, PANDEY JP, et al. Differences in idiopathic inflamematory myopathy phenotypes and genotypes between Mesoamerican Mestizos and North American Caucasians [J].Arthritis Rheum, 2002, 46（7）: 1885-1893.

[3] ALLENBACH Y, MAMMEN AL, BENVENISTE O, et al. 224th ENMC International Workshop: clinico-sero-pathological classification of immune-mediated necrotizing myopathies [J].Neuromuscul Disord, 2018, 28（1）: 87-99.

[4] PINAL-FERNANDEZ I, MAMMEN AL. Spectrum of immune-mediated necrotizing myopathies and their treatments[J].Curr Opin Rheumatol, 2016, 28（6）: 619-624.

[5] WATANABE Y, URUHA A, SUZUKI S, et al.Clinical features and prognosis in anti-SRP and anti-HMGCR necrotising myopathy[J].Neurol Neurosurg Psychiatry, 2016, 87（10）: 1038-1044.

[6] LUNDBERG IE, TJÄRNLUND A, BOTTAI M, et al.2017 European League Against Rheumatism/American College of Rheumatology Classification Criteria for Adult and Juvenile Idiopathic Inflammatory Myopathies and Their Major Subgroups [J].Arthritis Rheumatol, 2017, 69（12）: 2271-2282.

[7] ALLENBACH Y, MAMMEN AL, BENVENISTE O, et al. 224th ENMC International Workshop: Clinico — sero — pathological classification of immune — mediated necrotizing myopathies Zandvoort, The Netherlands, 14 – 16 October 2016 [J]. Neuromuscul Disord, 2018, 28（1）: 87-99.

[8] KONDO M, MURAKAWA Y, MATSUMURA T, et al. A case of overlap syndrome successfully treated with tocilizumab: a hopeful treatment strategy for refractory dermatomyositis?

[J]. Rheumatology(Oxford)2014,53(10):1907-1908.

（元绍苓,吕星）

病例68 多关节肿痛、双手遇冷变色、低热

【病例导读】

抗合成酶综合征是炎性肌病的一种,存在抗自身氨酰 tRNA 合成酶的抗体是其典型血清学特征,患者可出现发热、肌炎、间质性肺病、关节炎、雷诺现象及技工手等一种或多种临床特征。抗 Jo-1 阳性抗合成酶综合征患者易出现关节炎、肌炎和间质性肺病三联征,在治疗上需使用大剂量糖皮质激素及免疫抑制剂,可造成感染的发生并导致患者死亡。隐球菌是担子菌酵母类真菌,广泛存在于自然界中,也可存在于人体皮肤、口腔及肠道中,可导致隐球菌脑膜炎、隐球菌肺炎,是常见的机会性致病菌,好发于免疫抑制者,随着广谱抗菌药物、糖皮质激素、化疗药物、免疫抑制药物的广泛应用及免疫缺陷性疾病和器官移植的增加,隐球菌感染发生率呈上升趋势。临床工作中需在规范治疗原发病的基础上警惕此类机会性感染的存在,及时予以抗感染治疗,减少感染相关死亡的发生。

【病例介绍】

患者女性,61 岁,主因"间断多关节肿痛、活动后气短 2 年余"入院。

1. 病史介绍　患者 2 年余前无明显诱因出现多关节肿痛,累及双膝关节、双手掌指关节及近端指间关节,伴活动受限,晨僵持续约 1 小时,伴双手遇冷变色,无口干、眼干、皮疹、脱发、口腔溃疡,当地医院考虑为"骨关节炎"予"氨糖玻璃酸钠"等治疗后症状稍缓解。后患者出现活动后气短,未诊治,1 个月后活动后气短加重伴发热,体温最高 37.5 ℃,伴畏寒、咳嗽、咳黄色黏痰,就诊于当地医院,查:抗核抗体、抗 Ro-52 抗体、抗 Jo-1 抗体阳性,类风湿因子、CRP 未见异常;胸部 CT 示双肺间质纤维化并感染,左肺下叶轻度强化结节;经皮肺穿刺病理支持慢性炎伴间质纤维化、肺隐球菌病;肌电图未见肯定肌源性或神经源性损害。考虑为肺隐球菌病,予氟康唑 200 mg 每日一次静滴共 6 天,后改为氟康唑每日 200 mg 口服治疗,患者仍有间断发热,体温最高可达 39 ℃,加用美洛昔康治疗后症状好转不著,曾于北京协和医院查外周血新型隐球菌荚膜多糖抗原阳性、KL-6 为 2464U/mL、肌炎抗体谱示抗 Ro-52 及抗 Jo-1 抗体阳性。患者为进一步诊治就诊于我科,入院后查血尿便常规、肝肾功能、降钙素原、G 试验、GM 试验、痰细菌培养、痰真菌培养未见明显异常,CK、CK-MB 未见异常,α- 羟丁酸脱氢酶略升高,IgG、补体 C3、补体 C4、CRP 未见异常,抗核抗体阳性(胞浆型 1:80),抗 Ro-52 及抗 Jo-1 抗体阳性,余 ENA 谱阴性,超声心动未见明显异常,胸部 HRCT 提示两肺间质病变、间质炎症、间质纤维化合并感染性病变不除外,头核磁平扫未见明显异常。诊断为抗合成酶综合征、间质性肺病、肺隐球菌病,考虑患者感染较重,暂未加用糖皮质激素,予吡非尼酮 200 mg 每日三次及雷公藤 20 mg 每日三次口服控制肺间质病变,将氟康唑加量至每日 400 mg 口服治疗。患者体温逐渐降至正常,咳嗽、咳痰较前减轻,因患者体重较轻将氟康唑减量至每日 300 mg 口服维持,复查新型隐球菌荚膜多糖抗原阴性。1 年余前自觉咳嗽加重,夜间为著,晨起咳灰白色痰,仍有活动后气短,体温最高 37.2 ℃,无畏

寒、寒战，有双腕、双膝关节疼痛，查肌酸激酶 725U/L，KL-6 为 2718U/mL，肌肉活检病理提示（左三角肌）肌纤维轻度萎缩、肌细胞间小血管周少量淋巴细胞浸润、肌肉周围脂肪组织内血管扩张充血、管周淋巴细胞浸润、局灶淋巴滤泡形成；肌电图提示混合源性损害表现；胸部 CT 示肺间质病变较前进展。予甲泼尼龙 80 mg/d 静滴治疗，7 天后复查胸部 CT 示肺间质病变较前减轻，复查肌酸激酶降至 142U/L，后激素逐渐减量至泼尼松每日 40 mg 口服治疗，将雷公藤改为环磷酰胺 100 mg 每周一次口服，吡非尼酮逐渐加量至 400 mg 每日三次口服，维持氟康唑 300 mg/d 口服抗真菌治疗，患者咳嗽、咳痰、活动后气短较前好转，后定期门诊复查，激素规律减量至口服泼尼松 12.5 mg/d。今为求进一步评估病情入院。现患者一般状态可，饮食睡眠可，大便如常，排尿如常，近期体重无明显变化。既往史：高血压病史 6 年，血压最高 176/90mmHg，口服氯沙坦钾氢氯噻嗪片治疗；否认冠心病、糖尿病、脑血管病史；否认肝炎、结核病史；否认外伤史、手术史、输血史；否认食物、药物过敏史；预防接种史不详。

2. 入院查体　体温 36.5 ℃，脉搏 81 次 / 分，呼吸 18 次 / 分，BP 145/85mmHg；神志清楚，查体合作，未见皮疹，皮肤黏膜未见苍白、黄染及出血点，全身浅表淋巴结未触及肿大，颈软，无抵抗，双肺呼吸音粗，双下肺可及爆裂音，心音可，心率 81 次 / 分，心律齐，各瓣膜听诊区未闻及病理性杂音，腹平软，无压痛、反跳痛及肌紧张，肝脾肋下未触及，四肢肌力及肌张力基本正常，双下肢无水肿，生理反射存在，病理反射未引出。

3. 辅助检查　肌酸激酶 25 U/L，KL-6　1302 U/mL，抗核抗体阳性（均质型 1：80），抗 Ro-52 抗体阳性，抗 Jo-1 抗体阳性。肺功能：FVC113.9%，DLCO 56.2%，肺通气功能正常，弥散功能中度减低，残总比在正常范围。胸部 HRCT：两肺间质病变，间质炎症，间质纤维化情况较前变化不著，右肺钙化结节同前。纵隔内及两肺门多发淋巴结较前变化不著，心影饱满同前，心包局部稍宽同前，余无著变（图 5-68-1）。

4. 初步诊断　①特发性炎性肌病，抗合成酶综合征，间质性肺病；②肺隐球菌病。

5. 诊治经过及随诊　入院复查后考虑病情相对稳定，暂继续目前治疗方案（泼尼松 12.5 mg 每日一次、环磷酰胺 100 mg 每周一次、吡非尼酮 400 mg 每日三次、氟康唑 300 mg 每日一次口服）。出院后 1 个月停用氟康唑，出院后 7 个月我院复查 KL-6 1406U/mL，外周血新型隐球菌荚膜多糖抗原、G 试验、肌酸激酶均未见异常，患者至今病情平稳，体温正常，咳嗽、咳痰、活动后憋气程度不著，激素减量至泼尼松 10 mg 每日一次。

【分析与讨论】

特发性炎性肌病（idiopathic inflammatory myopathies，IIMs）是可以累及肌肉、皮肤、肺及关节等多器官及系统的一组自身免疫性疾病，IIMs 的临床表现多种多样，异质性强，目前可将其分为皮肌炎、抗合成酶综合征、免疫介导坏死性肌病、多发性肌炎及散发型包涵体肌炎等不同的亚型。本病 5 年生存率在 80% 左右，其中间质性肺病、呼吸肌受累及合并恶性肿瘤是影响预后的独立危险因素，而感染是造成患者死亡的最常见原因[1]。抗合成酶综合征存在抗自身氨酰 tRNA 合成酶的抗体，其中抗组氨酰 tRNA 合成酶（抗 -Jo1）抗体、抗苏氨酰 tRNA 合成酶（抗 -PL7）抗体和抗丙氨酰 tRNA 合成酶（抗 -PL12）抗体最为常见，本病具发热、肌炎、间质性肺病、关节炎、雷诺现象及技工手等一种或多种临床特征，可出现近端肌

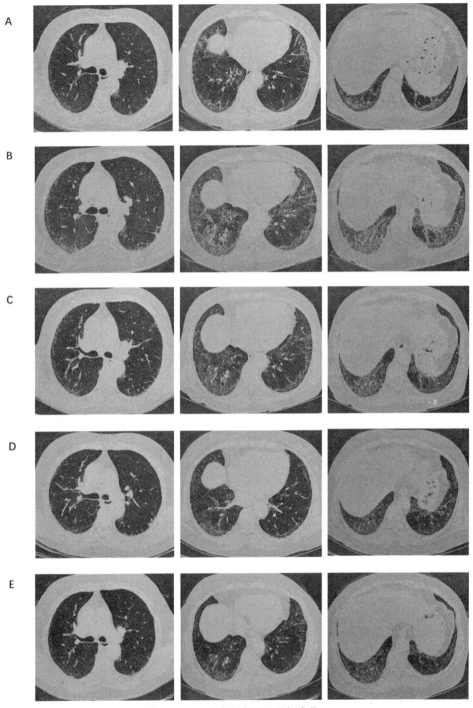

图 5-68-1　患者胸部 CT 平扫变化

A.本次入院前 1 年半患者于我院初次住院时胸部 CT 平扫提示两肺间质病变,两肺胸膜下可见弥漫多发蜂窝影,两肺多发磨玻璃密度影。B.本次入院前 4 个月患者于我院第二次住院,糖皮质激素治疗前胸部 CT 平扫提示肺间质病变较前进展。C.患者第二次住院期间予甲泼尼龙治疗后复查示肺间质病变较前减轻。D.本次住院期间复查示肺间质病变未再进展。E.出院后 7 个月复查示肺间质病变较前变化不著无力、吞咽困难、Gottron 疹、向阳性皮疹、V 形征、披肩征、枪套征等,化验检查可发现肌酶升高、肌病性肌电图表现、核磁共振可见 T2 高信号改变、肌肉活检可见束周萎缩[2]。约 90% 抗 Jo-1 阳性抗合成酶综合征患者存在关节炎、肌炎和间质性肺病三联征,并且约 50% 抗 Jo-1 阳性患者存在抗 Ro-52 抗体阳性[3]。本例患者以累及双手小关节在内的对称性多关节炎为首发表现,以往有研究报道抗 Jo-1 阳性抗合成酶综合征患者中表现为孤立性关节炎的可达 24%,可为累及双手的对称性多关节炎,也可呈不对称的寡关节炎,这类患者可出现类风湿因子、抗 CCP 抗体阳性,并可出现关节侵蚀,与类风湿关节炎难以鉴别[3]。本患者类风湿因子、抗 CCP 抗体阴性,故考虑关节炎与抗合成酶综合征相关。在诊断标准方面,2010 年 Su-Yun J 等推出抗合成酶综合征正式诊断标准:必须有抗合成酶抗体存在,加上一个或多个临床特征(包括肌炎、间质性肺病、关节炎、技工手、雷诺现象和 / 或不可解释的发热)。2011 年 Hervier B 等提出比较严格的诊断标准,其中规定两条主要标准(不明原因的间质性肺病、符合 1975 年 Bohan&Peter 分类标准)和三条次要标准(关节炎、雷诺现象、技工手),存在抗合成酶抗体并且满足两条主要标准或一条主要标准加两条次要标准即可诊断抗合成酶综合征。本例患者存在发热、关节肿痛、间质性肺病、抗 Jo-1 抗体阳性、肌酶升高、肌电图及肌活检符合肌炎表现,符合特发性炎性肌病、抗合成酶综合征诊断标准。

本病治疗上主要包括大剂量糖皮质激素,以甲氨蝶呤、钙调磷酸酶抑制剂、环磷酰胺为代表的免疫抑制剂,JAK 抑制剂以及静脉注射丙种球蛋白等。其中大剂量糖皮质激素及免疫抑制剂的使用是侵袭性肺真菌病的危险因素。在临床上患者出现发热、咳嗽、咳痰、气短等症状需对细菌、念珠菌、曲霉菌、隐球菌等常见病原体进行鉴别。本例中患者肺活检及外周血新型隐球菌荚膜多糖抗原检测明确提示存在隐球菌感染,且抗真菌治疗有效,故肺隐球菌病诊断明确。隐球菌是侵袭性真菌病常见的病原体之一,主要经吸入空气中的隐球菌孢子、皮肤创面感染或饮食传播,可感染人体任何组织和器官,其中中枢神经系统、肺、皮肤最常见。隐球菌病常见于免疫状态低下人群,也可见于免疫功能正常人群,在我国好发于温暖潮湿的东南部地区[4],与鸟类、桉树等自然环境因素有关,新型隐球菌和格特隐球菌是主要的致病种类,临床上可表现为咳嗽、咳痰、发热、胸闷,可引起全身散播造成高热、气促、低氧血症甚至呼吸衰竭。影像学上表现多样[5],与宿主的免疫状态相关。免疫功能正常的患者以单发或多发的结节团块及局限的肺炎样病灶多见,病灶多位于下肺靠近胸膜,结节可以伴有毛刺和分叶。免疫抑制患者除表现为团块外还可出现弥漫性改变,可出现磨玻璃样渗出影、网格状浸润、弥漫粟粒影、空洞形成、胸腔积液、肺门和淋巴结肿大等,部分患者影像学上难以与间质性肺病鉴别。在检验方面,隐球菌荚膜较厚不易着色,同时菌体折光性较强,墨汁负染法可在黑色背景中见到透亮的菌体即墨汁染色阳性。肺活检组织病理学仍是肺隐球菌病诊断的"金标准",无菌部位标本培养阳性也具有确诊意义,此外痰和肺泡灌洗液培养、抗原检测阳性也具有一定的诊断价值。在治疗上,2019 年日本医学真菌学学会(JSMM)临床实践指南[6]指出,存在呼吸衰竭的肺隐球菌病患者按照隐球菌脑膜脑炎治疗方案给药(诱导治疗首选两性霉素 B 脂质体 3~4 mg/kg 静滴每日给药 1 次联合 5- 氟胞嘧啶 25 mg/kg 每日分 4 次给药,持续至少两周;巩固治疗首选氟康唑 400 mg/d 口服或静脉单药治疗 8 周以上；维持治疗首选氟康唑 200 mg/d 口服单药治疗至满足停药标准 ），除此之外的患者建议氟康唑单药 400 mg/d 口服或静脉给药（静脉给药可在第 1 天、第 2 天各予 800 mg ）作为一线治疗方案，对于无法使用氟康唑的患者推荐口服伏立康唑（首天予 300 mg、此后每天予 150~200 mg，体重小于 40 kg 的患者首天予 150 mg、此后每天予 100 mg ）或伊曲康唑每天 200 mg 单药治疗，对于肺部病灶局限且抗真菌药物治疗反应欠佳的患者可酌情外科治疗。本例患者存在肺部影像学改变、血清学及组织病理学隐球菌感染证据，肺隐球菌病诊断明确，未出现播散性感染及呼吸衰竭，无中枢神经系统隐球菌感染证据，予氟康唑单药治疗约 2 年临床症状及肺部影像学表现稳定，隐球菌荚膜多糖抗原阴性，停药后病情平稳。但本患者在治疗初期氟康唑用量不足，导致患者感染控制欠佳，予足量氟康唑治疗后明显好转，这提示我们肺隐球菌病的治疗应在充分评估患者肝功能等因素的情况下尽可能足量给药，从而使患者充分获益。此外值得注意的是本患者肺隐球菌病发现于规律使用大剂量糖皮质激素、免疫抑制剂治疗之前，但隐球菌感染是否为炎性肌病的诱因目前尚不清楚，有研究表明隐球菌感染患者可出现肌肉受累[7]，但两者的相关性有待进一步深入研究。

【专家点评】

本例患者为老年女性，慢性病程，抗 Ro-52 抗体、抗 Jo-1 抗体阳性，存在发热、多关节肿痛、肌炎、间质性肺病，无肿瘤性疾病证据，抗合成酶综合征诊断明确，予糖皮质激素治疗的基础上加用环磷酰胺及吡非尼酮控制间质性肺病。抗合成酶综合征患者出现间质性肺病进展常提示预后不良，且本病易合并肿瘤，后续随访过程中对肿瘤的监测也至关重要。此外患者存在肺部结节，新型隐球菌荚膜多糖抗原阳性，结合外院肺穿刺活检病理提示肺隐球菌病诊断明确，予氟康唑治疗后患者症状好转，新型隐球菌荚膜多糖抗原转为阴性，考虑治疗有效，但仍需警惕复发以及隐球菌性脑膜炎的发生。

【参考文献】

[1] X. YANG，Y. HAO，X. HANG，et al. Mortality of Chinese patients with polymyositis and dermatomyositis[J]. Clinical rheumatology，2020，39(5)：1569-1579.

[2] A. SELVA-O'CALLAGHAN，I. PINAL-FERNANDEZ，E. TRALLERO-ARAGUAS，et al. Classification and management of adult inflammatory myopathies[J]. The Lancet Neurology，2018，17(9)：816-828.

[3] S.MONTI，C.MONTECUCCO，L.CAVAGNA.Clinical spectrum of anti-Jo-1-associated disease[J]. Current opinion in rheumatology，2017，29(6)：612-617.

[4] W.FANG，Z.FA，W.LIAO. Epidemiology of Cryptococcus and cryptococcosis in China[J]. Fungal genetics and biology：FG & B，2015，78：7-15.

[5] 浙江省医学会呼吸病学分会. 肺隐球菌病诊治浙江省专家共识 [J] . 中华临床感染病杂志，2017，10(5)：321-326.

[6] K. IZUMIKAWA，H. KAKEYA，F. SAKAI，et al. Executive Summary of JSMM Clinical Practice Guidelines for Diagnosis and Treatment of Cryptococcosis 2019[J]. Medical mycology journal，2020，61(4)：61-89.

[7] A. J. LIER, S. VIRMANIL, Y. ILAGAN-YING, et al. Unilateral leg pain caused by cryptococcal myositis: An unusual presentation of disseminated cryptococcosis in a kidney transplant recipient[J]. Transpl Infect Dis, 2021, 23(2): e13491.

（杨楠，吕星）

病例 69 咳嗽、关节肿痛

【病例导读】

抗合成酶综合征（anti-synthase syndrome, ASS）是特发性炎性肌病（idiopathic inflammatory myopathy, IIM）中的一种特殊类型。此类患者常表现为抗合成酶抗体（aminoacyl-tRNA-synthetases, ARS）阳性，并合并肌炎、技工手、雷诺现象、多关节炎、发热等。当肺部受累时往往表现为间质性肺病（interstitial lung disease, ILD），即抗合成酶综合征相关性间质性肺病（anti-synthase syndrome associated with interstitial lung disease, ASS-ILD）。

【病例介绍】

患者，女，62岁，主因"间断咳嗽3年，加重伴痰中带血1个月"入院。

1. 病史介绍　患者于入院前3年无明显诱因间断出现咳嗽，无咳痰，无活动后胸闷、气短，偶有双手近端指间关节肿胀、疼痛，无活动受限；就诊于当地医院考虑不除外肺炎，予抗感染对症疗效欠佳。2年前咳嗽较前加重，就诊于外院，查血气分析：pH 7.399，PCO_2 41.6mmHg，PO_2 80mmHg；IgG 12.2 g/L，CRP 8.6 mg/L，ESR 37 mm/h；肺功能：FVC% 92.6%，FEV1% 78.7，DLCO-SB% 101.5%；胸部CT：右肺上叶前段、右肺中叶、左肺舌叶小斑片影，左肺舌叶下舌段带状实变影，双肺下叶多发团片状实变影及小斑片影；进一步完善支气管镜检查，未见明显异常。诊断为机化性肺炎，给予甲泼尼龙40 mg/d静脉滴注，7天后咳嗽、咳痰明显缓解；复查胸CT与前比较示：双肺实变影、斑片影较前略减小；考虑治疗有效，出院后予甲泼尼龙32 mg口服1次/天，糖皮质激素规律缓慢减量，总疗程约半年后自行停药。半年前（停用糖皮质激素约9个月）出现乏力、气短、活动耐力下降。外院查肺功能：FVC% 56.7%，FEV1% 56.7%，DLCO-SB% 47.5%，中重度限制性通气功能障碍，中度弥散功能障碍，未予特殊诊治。1个月前咳嗽、咳痰较前加重，伴痰中带血，初为血丝，后为鲜血，每日1口（约5mL）。外院查胸部CT示：考虑双肺炎性病变伴膨胀不全，右肺中叶局限性膨胀不全，双侧胸膜增厚、粘连。20天前就诊于我院门诊，检查：IgG 10.40 g/L，CRP 11.0 mg/L，ANA 1:100胞质颗粒型，抗nRNP抗体阳性，抗Ro-52抗体阳性；考虑不除外结缔组织病，遂收入院进一步诊治。既往有双手遇冷变色。近期睡眠、饮食尚可，二便如常，睡眠欠佳，近1个月体重减少约2 kg。既往史：高血压、糖尿病、腔隙性脑梗死、颈椎病、脂肪肝、慢性糜烂性胃炎、胃食管反流病史。

2. 入院体检　体温36.9 ℃，脉搏79次/分，呼吸18次/分，BP 139/92mmHg；双肺呼吸音粗，双下肺可及爆裂音，余心肺腹查体、神经系统查体无异常。

3. 辅助检查　血常规、降钙素原、呼吸道病原体、EB病毒、巨细胞病毒、细小病毒、肝炎、梅毒、HIV、血清结核抗体等指标均未见明显异常。铁蛋白226.88ng/mL。血气分析：PH

7.43，PCO$_2$ 37.60mmHg，PO$_2$ 80.80mmHg。肺功能：FVC% 74%，FEV1% 67.1%，DLCO-SB% 60.9%，中度限制性通气功能障碍，弥散功能轻度减低。胸部CT（图5-69-1）：胸部考虑两肺间质炎症，两侧胸膜增厚；KL-6 4616U/mL。胃镜检查：食管静脉窦、反流性食管炎、慢性胃炎。

4. 初步诊断　①结缔组织病？炎性肌病？抗合成酶综合征？②间质性肺病？③肺炎？。

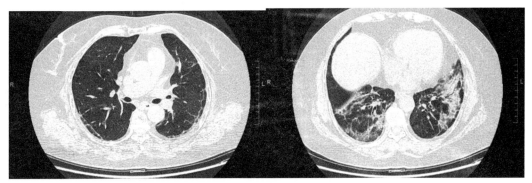

图 5-69-1　胸部 CT

注：两肺间质纹理增多，小叶间隔增厚，可见胸膜下线；两肺近胸膜处多发网格状磨玻璃密度影及粗索条影，考虑两肺间质炎症。

5. 诊治经过及随诊　患者病情复杂且涉及多学科，因此入院后进行感染科、呼吸内科、消化内科及风湿免疫科多学科会诊。患者病程中先后出现 OP、NSIP，且无特殊用药史、暴露史、家族史，伴有免疫指标异常，有雷诺现象、双手近端指间关节肿痛，考虑肺损害为感染的概率较低，更符合免疫相关性疾病的肺受累表现，但仍需警惕特殊感染，建议病情允许，必要时完善支气管镜检查。患者有乏力症状，查肌酸激酶、肌酸激酶同工酶、肌钙蛋白 T、肌红蛋白未见异常，建议行肌电图检查、肌炎抗体谱检测，且有肿瘤可能性，同时建议行正电子发射计算机断层显像（PET）-CT 检查。

患者进一步完善相关检查，肌炎抗体谱：抗 EJ 抗体 IgG（+++），抗 Ro-52 抗体 IgG（++）；肌电图大致正常。PET-CT：双肺多发斑片及索条影，代谢不均匀增高，考虑为双肺间质炎性病变。患者拒绝行气管镜检查。

结合病史、上述相关检查结果及多学科会诊意见，考虑患者诊断为抗合成酶综合征、间质性肺病。有病情活动，予甲泼尼龙 40 mg 静脉滴注 1 次 / 天 ×14 天，加用环磷酰胺免疫抑制、吡非尼酮控制肺纤维化及抑酸保胃、补钙、止咳化痰、平喘等对症治疗，病情好转。

【分析与讨论】

目前可被检测的抗 ARS 抗体有 10 种[1]，包括抗 Jo-1 抗体、抗 PL-7 抗体、抗 PL-12 抗体、抗 EJ 抗体、抗 OJ 抗体、抗 KS 抗体、抗 YRS/Ha 抗体、抗 Zo 抗体、抗 JS 抗体、抗 SC 抗体。抗 Jo-1 抗体是最常见且研究最多的抗 ARS 抗体，在一项大型研究中抗 Jo-1 抗体占抗 ARS 抗体的 60.3%[2]。在该研究中，抗 PL-12 占 17.3%，抗 PL-7 占 12.3%，抗 EJ 占 4.5%，抗 KS 占 3%，抗 OJ 占 2.5%。一项针对日本患者的抗 ARS 抗体的研究发现，在 36% 的患者中检测到抗 Jo-1 抗体，然后依次是抗 EJ，抗 PL-7，抗 PL-12，抗 KS 和抗 OJ[3]。两项研究中，几乎所有患者都具有单一的抗 ARS 抗体，重叠是非常罕见的。

尽管 ASS 具有很多相似的临床特征，但患者之间仍然存在明显的临床异质性。部分临床异质性似乎可以通过存在的不同抗 ARS 抗体来解释。各种研究发现，不同的抗 ARS 抗体在临床表现、预后、对治疗的反应等方面存在重要差异[4]。抗 Jo-1/EJ/PL-7 抗体临床表现多与肌炎相关，被认为是肌炎相关性抗体，抗 KS/PL-12/OJ 抗体则通常被认为是非肌炎相关性抗体。关节炎及技工手主要与抗 Jo-1 抗体相关，雷诺现象主要与抗 PL-7、抗 PL-12 抗体相关。既往报道，ASS-ILD 发生率高达 94.4%，快速进展型 ILD 发生率为 8.9%[5]，各型抗 ARS 抗体与 ILD 均相关。在影像学方面，非特异性间质性肺炎（nonspecific interstitial pneumonia，NSIP）最多见，其次为机化性肺炎（organizing pneumonia，OP），寻常型间质性肺炎较少见[6]。ASS 患者发热症状与各型抗体相关性并不明确。

抗 EJ 抗体阳性的 ASS 在不同研究中比例为 4.5%~23%，其 5 年和 10 年的生存率分别为 97.8% 和 88%[7]。该类型通常表现为孤立的 ILD，并经常在 6 个月内出现关节炎表现，12 个月内出现肌炎表现。ILD 的发展通常是慢性的，但有研究发现 22.7% 的患者可出现快速进展型 ILD[7]。肌无力的发生率较高（55%），而关节炎、雷诺现象、技工手在抗 EJ 抗体阳性患者的发生率少于抗 Jo-1/OJ/PL-7/PL-12 抗体阳性的患者。发热症状与各类型抗 ARS 抗体阳性的发生率无明显差异。抗 Ro-52 抗体不是抗 ARS 抗体，但抗 Ro-52 抗体是最常见的与抗 EJ 抗体同时存在的肌炎相关抗体。值得一提的是，抗 Ro-52 抗体的存在可能会影响 ASS 的进程。ILD 是影响预后的主要因素，临床上评估 ILD 的方法包括临床检查、血清标志物检测、肺功能检查、6 分钟步行距离、影像学检查、气管镜检查以及肺活检。铁蛋白、涎液化糖链抗原（krebs von den Lungen-6，KL-6）、肺表面活性物质蛋白（SP-D）、基质金属蛋白酶（MMPs）、骨膜蛋白等指标水平有助于评估 ILD 活动度以及预后情况，本病例患者 KL-6 明显升高，提示病情波动。高分辨力 CT（HRCT）是诊断 ILD 的影像学金标准，其敏感度和特异性均较高。近年来肺超声（LUS）被应用于 ILD 的检查中，B 线和胸膜不规则被认为是肺间质的损害的表现。有研究提出，B 线评分和 KL-6 水平与 HRCT 及肺功能检查结果相关，支持将其作为 IIMs-ILD 严重程度的衡量标准[8]。

ASS 治疗主要是糖皮质激素和免疫抑制剂，糖皮质激素能够抑制炎症、免疫反应及抑制增殖过程，被用作 IIMs 患者肌肉症状和肺部疾病的基础治疗。大多数抗 EJ 抗体阳性的 ASS 患者应用糖皮质激素后有良好的疗效，本病例患者应用甲泼尼龙后临床症状得到明显的改善，但是单用糖皮质激素容易出现病情复发。免疫抑制剂的选择主要包括环磷酰胺（CYC）、霉酚酸酯、硫唑嘌呤（AZA）、甲氨蝶呤（MTX）、钙调神经磷酸酶抑制剂（环孢素、他克莫司）等。此外，利妥昔单抗可能对 ASS-ILD 有效，对于疗效不佳、重症患者也可考虑给予静脉注射免疫球蛋白（IVIG）治疗。有研究发现，临床无肌病性皮肌炎（clinically amyopathic dermatomyositis，CADM）-ILD 患者应用 Janus 激酶抑制剂后存活率明显升高，其铁蛋白水平、肺功能及 HRCT 检查结果均得到改善[9]。还有研究表明，Janus 激酶抑制剂可以改善类风湿关节炎（rheumatoid arthritis，RA）-ILD 动物模型的 ILD[10]。但是，目前 Janus 激酶抑制剂对于结缔组织病相关 ILD 的治疗价值仍有待确定。吡非尼酮（pirfenidone，PFD）是新型的抗纤维化药物,多用于治疗特发性肺纤维化(idiopathic pulmonary fibrosis,IPF)。结缔组织病相关 ILD 与 IPF 发病机制相似,已有相关研究将吡非尼酮用于治疗结缔组织病相关 ILD 中并取得一定的疗效。Li T 等认为吡非尼酮的加入可以改善 CADM 相关亚急性 ILD 患者的预后[11]。

【专家点评】

IIMs 是一组病因不明、与免疫相关的肌病,临床上以皮肌炎(DM)多见。ASS 是一种以 ARS 抗体阳性为特征的 IIMs 临床亚型,其主要表现为抗 ARS 抗体阳性和包括肌炎、ILD、发热、雷诺现象、关节炎以及技工手在内的一系列临床表现[1]。1990 年 Love LA 等首次提出按照特异性抗体对 IIMs 进行分类,1992 年,Targoff 首次将这一具有相同特征的实体命名为抗合成酶综合征。基于国外近年来文献报道,其年发病率约为 0.6/10 万[12],男女发病比例约为 1∶2[13]。ASS 的发病机制仍不明确。目前证实,该病的危险基因包括 HLA-DRB1*0301、DQA1*0501 以及 DQB1*0201,同时感染因素、组织损伤与 ASS 的发生密切相关。

1975 年 Bohan 和 Peter 提出 DM 和 PM 诊断标准,2003 年 Dalakas 和 Holhfeld 提出了修订的诊断标准,但直到 2010 年 Su-Yun J 等才推出 ASS 正式诊断标准:在必须有抗 ARS 抗体的同时,具备一项或多项以下的临床表现:肌炎、ILD、关节炎、技工手、雷诺现象和(或)不可解释的发热。2011 年 Hervier B 等提出了较严格的诊断标准[14]:除了存在抗 ARS 抗体外,还需要符合两项主要标准或一项主要标准和两项次要标准,其中两条主要标准为:①不明原因的 ILD;②诊断 PM 或 DM;三条次要标准为:①关节炎;②雷诺现象;③技工手。本病例患者为中老年女性,2 年前及此次入院均有间质性肺病表现,第 1 次肺部表现考虑为 OP,此次肺部表现更倾向于 NSIP,病程中有关节炎、雷诺现象,肌炎抗体谱提示存在 EJ 抗体(+++),符合抗合成酶综合征诊断。

【参考文献】

[1] WITT LJ,CURRAN JJ,STREK ME.The Diagnosis and Treatment of Antisynthetase Syndrome[J].Clin Pulm Med,2016,23(5):218-226.

[2] AGGARWAL R,CASSIDY E,FERTIG N,et al.Patients with non-Jo-1 anti-tRNA-synthetase autoantibodies have worse survival than Jo-1 positive patients[J].Ann Rheum Dis,2014,73(1):227-232.

[3] HAMAGUCHI Y,FUJIMOTO M,MATSUSHITA T,et al.Common and distinct clinical features in adult patients with anti-aminoacyl-tRNA synthetase antibodies:heterogeneity within the syndrome[J].PLoS One,2013,8(4):e60442.

[4] MARCO JL,COLLINS BF.Clinical manifestations and treatment of antisynthetase syndrome [published online ahead of print,2020 Apr 10] [J].Best Pract Res Clin Rheumatol,2020,101503.

[5]　SHI J，LI S，YANG H，et al.Clinical profiles and prognosis of patients with distinct antisyn-thetase autoantibodies[J].J Rheumatol,2017,44（7）:1051-1057.

[6]　WASEDA Y，JOHKOH T，EGASHIRA R，et al.Antisynthetase syndrome:Pulmonary com-puted tomography findings of adult patients with antibodies to aminoacyl-tRNA synthe-tases[J].Eur J Radiol,2016,85（8）:1421-1426.

[7]　ZHANG Y，GE Y，YANG H，et al.Clinical features and outcomes of the patients with an-ti-glycyl tRNA synthetase syndrome[J]. Clin Rheumatol,2020,39（8）:2417-2424.

[8]　WANG Y,CHEN S,LIN J,et al.Lung ultrasound B-lines and serum KL-6 correlate with the severity of idiopathic inflammatory myositis-associated interstitial lung disease[J].Rheuma-tology（Oxford）,2020,59（8）:2024-2029.

[9]　CHEN Z,WANG X,YE S.Tofacitinib in Amyopathic Dermatomyositis-Associated Intersti-tial Lung Disease[J].N Engl J Med,2019,381（3）:291-293.

[10]　SENDO S，SAEGUSA J，YAMADA H，et al.Tofacitinib facilitates the expansion of my-eloid-derived suppressor cells and ameliorates interstitial lung disease in SKG mice[J].Ar-thritis Res Ther,2019,21（1）:184.

[11]　LI T，GUO L，CHEN Z，Et al.Pirfenidone in patients with rapidly progressive interstitial lung disease associated with clinically amyopathic dermatomyositis[J].Sci Rep，2016，6:33226.

[12]　Mirrakhimov AE.Antisynthetase syndrome:a review of etiopathogenesis，diagnosis and management[J].Curr Med Chem,2015,22（16）:1963-1975.

[13]　ZAMORA A C，HOSKOTE SS，ABASCAL-BOLADO B，et al.Clinical features and out-comes of interstitial lung disease in anti-Jo-1 positive antisynthetase syndrome[J].Respir Med,2016,118:39-45.

[14]　HERVIER B，MEYER A，DIEVAL C，et al.Pulmonary hypertension in antisynthetase syn-drome:prevalence,aetiology and survival[J].Eur Respir J,2013,42（5）:1271-1282.

（苏丽，李昕）

病例70　雷诺综合征伴胸闷憋气、关节痛

【病例导读】

　　抗合成酶综合征（anti-synthase syndrome，ASS）是一种以抗氨酰tRNA合成酶抗体阳性为特征的的肌炎临床亚型。其主要表现为抗氨酰tRNA合成酶（anti-aminoacyl-tRNA syn-thetase，ARS）抗体阳性和包括肌炎、肺间质病变、雷诺、小关节非侵蚀性对称性多关节炎及技工手在内的一系列临床表现。当累及肺部时往往表现为间质性肺疾病（interstitial lung disease，ILD），即抗合成酶综合征相关性间质性肺炎（anti-synthase syndrome associated with interstitial lung disease，ASS-ILD）。相较于其他炎性肌病患者，ASS患者更易发生肺间质疾病（interstitial lung disease，ILD）、较易合并关节炎且肌炎表现不明显，因此临床上时常发生

误诊、漏诊。

【病例介绍】

患者,女,56 岁,主因"双手遇冷发白发紫 1 年余,间断胸闷、憋气伴关节疼痛 1 月"入院。

1. 病史介绍 患者 1 年余前无明显诱因出现双手遇冷发白发紫,余无明显不适。1 月前无明显诱因出现胸闷、憋气、咳嗽、咳痰,痰液不易咳出,偶有右腕关节、左手第二三掌指关节、左手第二三近端指间关节、双肘关节疼痛,伴乏力感,无言语不清,无口干、眼干,无发热,无胸痛、咯血,无关节红肿,无肩背部放射痛,无盗汗。门诊行胸部 CT 提示:双肺间质性改变,双肺炎症(图 5-70-1),患者为求进一步诊治拟"肺炎、间质性肺病"收入院。既往 2 年前行"左眼白内障超声乳化 + 人工晶体植入术"。

2. 入院体检 体温 36.2 ℃,脉搏 72 次 / 分,呼吸 19 次 / 分,BP 106/68mmHg;神清语利,皮肤黏膜无黄染皮疹,口腔黏膜无溃疡,口唇无发绀,浅表淋巴结未及。颈软,无抵抗,甲状腺未触及。双肺呼吸音粗,双肺底可闻及爆裂音,心音可,律齐,各瓣膜听诊区未闻及杂音,腹软,无压痛及反跳痛,移动性浊音阴性,肝脾未触及,四肢关节无红肿,右腕关节压痛(＋),桡侧动脉搏动可,双下肢无水肿,四肢肌力 IV⁺ 级。

3. 辅助检查 血常规,白细胞 $6.47 \times 10^9/L$,血红蛋白 125 g/L,中性粒细胞绝对值 $4.791 \times 10^9/L$,淋巴细胞绝对值 $0.713 \times 10^9/L$,中性粒细胞百分比 74.1%,淋巴细胞百分比 11.03%,C- 反应蛋白 5.4 mg/L;动脉血气分析(不吸氧,静息),pH 值 7.42,$PaCO_2$ 37.2mmHg,PaO_2 65.5mmHg,HCO_3^- 24.4 mmol/L;肌酸激酶(CK)503 U/L,肌炎抗体谱,抗 Jo-1 抗体(＋＋),抗 Ro-52 抗体(＋＋＋),余均阴性,ANCA(－),甲功三项、防癌五项阴性,红细胞沉降率(ESR)45 mm/1 h,铁蛋白 204.6ng/mL,肌电图未见异常。肺功能示:气道阻力正常,限制性通气功能障碍,通气功能中重度减退,弥散功能重度减退。右腕关节、右肘关节超声提示滑膜增生;心脏超声:EF 65%,二尖瓣、三尖瓣少量反流。

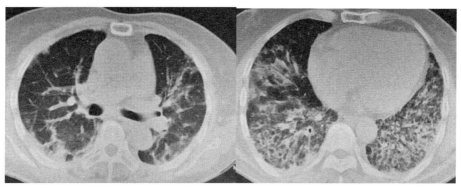

图 5-70-1 胸部 CT:双肺间质性改变,双肺炎症

4. 初步诊断 ①抗合成酶综合征;②间质性肺病;③雷诺现象;④低氧血症。

5. 诊疗经过及随诊 给予糖皮质激素治疗,甲泼尼龙 80 mg 静脉滴注每日 1 次,7 天后改为 40 mg 每日 1 次,联合环磷酰胺 0.4 g 每 2 周 1 次,口服阿司匹林 100 mg 每日 1 次,贝前列腺素 40ug 每日 3 次,治疗后临床症状逐渐缓解。出院后甲泼尼龙逐渐减量(每 2 周减 4 mg)。患者病情平稳。

【分析与讨论】

抗合成酶综合征(ASSD)是一种主要以间质性肺疾病(ILD)为首要表现的结缔组织病[1],并且抗合成酶综合征合并间质性肺疾病(ASSD-ILD)的临床症状及肺部影像学特征与特发性肺纤维化(IPF)相似[2]。抗合成酶综合征是特发性炎性肌病(idiopathic inflammatory myopathy, IIM)的一种特殊类型,本病女性多见,上述临床表现中以 ILD 最常见,ASS 患者的 ILD 发生率可达 67%~100%,明显高于其他 IIM 亚型(ILD 发生率为 23%~65%)[3]。患者可没有明显的肌痛、肌无力、向阳征等皮肌炎 / 多肌炎的常见临床表现。本例患者病程中以间质性肺病起病伴有关节疼痛,患者肌酶略升高,但肌电图没有异常,合并雷诺现象,Jo-1 抗体阳性,符合 Jo-1-ASS 诊断;根据不同的抗合成酶抗体类型分为不同的 ASS 亚型,共有 20 种合成酶,现已发现 10 种抗合成酶抗体,临床中以抗 Jo-1 最多见(约占 ASS 的 68%~87%)[4]。抗 Jo-1-ASS 的胸部 CT 表型以非特异性间质性肺炎(nonspecific interstitial pneumonia, NSIP)型为主,其次为机化性肺炎(organizing pneumonia, OP)型或 NSIP 合并 OP 型,少部分表现为(usual interstitial pneumonia, UIP)型[5-7]。

激素是治疗抗 Jo-1-ASS 基础用药,为减少激素减量后复发率,建议对于有 ILD 的抗 Jo-1-ASS 患者联合免疫抑制剂治疗[5, 8]。有文章推荐根据 ILD 的病情程度给予不同的治疗:①对于慢性、轻中度 IIM-ILD 患者,激素 [泼尼松起始量(0.8~1)mg/kg/d,4~6 周后减量] 联合硫唑嘌呤(2 mg/kg/d)或吗替麦考酚酯 [(2~3)g/d],每 3~6 个月评价病情,若改善则激素逐渐减量,但维持免疫抑制剂的使用;若病情进展,则需要升级为重度 IIM-ILD 的治疗方案。②对于急性、重症 IIM-ILD(无论是否合并呼吸衰竭),都建议大剂量激素(泼尼松起始量 1 mg/kg/d,必要时泼尼龙 1 g 用 3~5 d,然后序贯前述的泼尼松剂量)联合环磷酰胺(文献提出 0.3~1.5 g/m² 或 10~15 mg/kg,1 次 / 月,静脉输注)、钙调磷酸酶抑制剂(环孢素 A 或他克莫司,都需要根据血药浓度调整用量;血环孢素 A 浓度在 100~200 ng/mL、血他克莫司浓度在 5~20 ng/mL 为宜)或利妥昔单抗(静脉输入 1 g/ 次,1 次 /2 周)。若疾病仍进展,则可以考虑联合使用上述免疫抑制剂,或联合静脉注射丙种球蛋白(0.4 g/kg/d,共 5 d)、血浆置换,必要时需要考虑肺移植;若病情改善,则可以考虑激素逐渐减量,并密切随诊。

【专家点评】

抗合成酶综合征是特发性炎性肌病中的一种特殊类型,不同临床亚型的 ASS 有不同的抗合成酶抗体,其在临床表现、胸部影像学表现、预后等方面都有所不同。根据 2010 年 Connors 等正式提出 ASS 的诊断标准,此患者血清抗合成酶抗体阳性,雷诺现象、关节炎、间质性肺疾病,抗合成酶抗体综合征诊断明确。很多抗合成酶抗体综合征患者以间质性肺病起病,间质性肺疾病与所有的抗合成酶抗体均相关,肌炎与抗 Jo-1、抗 EJ、抗 PL-7 很相关;向阳疹、Gottron 征与抗 Jo-1、抗 EJ、抗 PL-7 及抗 PL-12 相关;发热与各个抗体的相关性不明确;雷诺现象则主要与抗 PL-7、抗 PL-12 相关;多关节炎则主要出现在抗 JO-1 阳性的患者,在抗 OJ 患者中很少见;技工手可以出现在各型 ASS 抗体中,但在抗 Jo-1-ASS 中更多见。

所以间质性肺病起病患者,应详细询问病史并认真完善体格检查,充分鉴别有无合并自身免疫性疾病。

糖皮质激素是治疗抗 Jo-1-ASS 基础用药,为了减少激素减量后复发的几率,对于有 ILD 的抗 Jo-1-ASS 患者初始治疗就要联合免疫抑制剂。糖皮质激素联合环磷酰胺、吗替麦考酚酯或硫唑嘌呤为 ASS 的一线治疗方案,根据病情可以在一线治疗基础上加用他克莫司;环磷酰胺联合利妥昔单抗可用于急进型 ASS-ILD 的治疗;对于重症 ASS 患者,可以联合静脉丙种球蛋白的输注。肺纤维化、肺动脉高压是这类患者的主要死因,起病年龄大、发生急进型 ILD、合并恶性肿瘤以及血清铁蛋白水平升高等提示预后不良,抗 Jo-1-ASS 的预后比非抗 Jo-1-ASS 好。

【参考文献】

[1] GALLAYL, GAYEDC, HERVIERB. Antisynthetase syndrome pathogenesis: knowledge and uncertainties[J]. Curr Opin Rheumatol, 2018, 30(6): 664-673.

[2] JENSENML, LOKKEA, HILBERGO, et al. Clinical characteristics and outcome in patients with antisynthetase syndrome associated interstitial lung disease: a retrospective cohort study[J]. Eur Clin Respir J, 2019, 6(1): 1583516.

[3] ANDERSSONH, AALØKKENTM, GÜNTHERA, et al. Pulmonary Involvement in the Antisynthetase Syndrome: A Comparative Cross-sectional Study[J].J Rheumatol, 2016, 43 (6):1107-1113.

[4] WITTLJ, CURRANJJ, STREKME. The Diagnosis and Treatment of Antisynthetase Syndrome[J].Clin Pulm Med, 2016,23(5):218-226.

[5] MARIEI, JOSSES, DECAUXO, et al. Comparison of long-term outcome between anti-Jo1- and anti-PL7/PL12 positive patients with antisynthetase syndrome[J].Autoimmun Rev, 2012,11(10):739-745.

[6] STANCIUR, GUIGUETM, MUSSETL, et al. Antisynthetase syndrome with anti-Jo1 antibodies in 48 patients: pulmonary involvement predicts disease-modifying antirheumatic drug use[J].J Rheumatol, 2012,39(9):1835-1839.

[7] ZAMORAAC, HOSKOTESS, ABASCAL-BOLADOB, et al. Clinical features and outcomes of interstitial lung disease in anti-Jo-1 positive antisynthetase syndrome[J].Respir Med, 2016,118:39-45.

[8] STANCIUR, GUIGUETM, MUSSETL, et al. Antisynthetase syndrome with anti-Jo1 antibodies in 48 patients: pulmonary involvement predicts disease-modifying antirheumatic drug use[J].J Rheumatol, 2012,39(9):1835-1839.

[9] MORISSETJ, JOHNSONC, RICHE, et al. Management of Myositis-Related Interstitial Lung Disease[J].Chest, 2016,150(5):1118-1128.

（刘素哲,郭翎飞）

病例 71　四肢乏力伴头面部红斑

【病例导读】

胸腺肿瘤(thymus neoplasms)是胸部肿瘤相对罕见的一种肿瘤类型,世界卫生组织病理学分类将其划分为胸腺上皮肿瘤,其发病率为(1.3~3.2)/10万,包括胸腺瘤和胸腺癌。胸腺肿瘤起病隐匿,当肿瘤体积较小时,患者常无体感症状;随着肿瘤增大,患者首发表现为纵隔局部压迫症状,如胸闷、气短、头面部肿胀感等。在病理上,胸腺肿瘤被归类为上皮肿瘤,以上皮细胞和淋巴细胞的结合为特征。胸腺癌具有恶性细胞特征,而胸腺瘤在细胞学角度一般被认为是偏良性病变。重症肌无力(myasthenia gravis,MG)是由自身抗体介导的获得性神经—肌肉接头传递障碍的自身免疫性疾病。全身骨骼肌均可受累,表现为波动性无力和易疲劳性,症状呈"晨轻暮重",活动后加重、休息后可减轻。眼外肌最易受累,表现为对称或非对称性上睑下垂和／或双眼复视,是MG最常见的首发症状,见于80%以上的MG患者。发病早期可单独出现眼外肌、咽喉肌或肢体肌肉无力;脑神经支配肌肉较脊神经支配肌肉更易受累。肌无力常从一组肌群开始,逐渐累及到其他肌群,直到全身肌无力。胸腺肿瘤和重症肌无力的关系由来已久,1/3的胸腺肿瘤患者伴自身免疫性疾病,最常见的伴发疾病为重症肌无力;而胸腺肿瘤相关MG约占MG患者的10%~15%,属于副肿瘤综合征,任何年龄均可发病,相对发病高峰在50岁左右。特发性炎性肌病(idiopathic inflammatory myopathies,IIM)是一组以四肢近端肌肉受累为突出表现的异质性疾病,其中以多发性肌炎(polymyositis,PM)和皮肌炎(dermatomyositis,DM)最为常见。其中DM是由补体介导的微血管病变,主要累及皮肤和肌肉。胸腺肿瘤伴重症肌无力合并皮肌炎病例临床上较为少见,但临床医师应当提高警惕,当患者出现了单一病种疾病无法解释的临床表现时,应详细结合既往病史及病例特点并进行充分体格检查及辅助检查,避免误诊、漏诊甚至延误最佳治疗时机。

【病例介绍】

患者女,50岁,主因"四肢乏力2月,加重1周"入院。

1.病史介绍　患者于入院2月前活动后出现四肢乏力,以近端无力为主,休息后稍有缓解,呈晨轻暮重特点,无双眼睑下垂及复视,无咀嚼无力及饮水呛咳,无声音嘶哑及言语不利,无明显胸闷憋气,无心慌心悸,为求治疗入我院感染免疫科,予甲泼尼龙口服对症治疗,症状无明显变化。入院前1周前症状明显加重,胸CT检查示"纵隔左侧缘软组织密度肿块",考虑恶性肿瘤性病变可能性大,建议行外科治疗,遂以"前纵隔肿物"转入胸外科治疗。患者自发病精神、睡眠、饮食可,二便正常,体重无著变。既往史:既往3年前因"头面部出现大片红斑"就诊于外院诊断为"皮肌炎",口服甲泼尼序贯治疗至今,胆囊切除手术史30年。否认高血压、糖尿病、冠心病等病史,否认否认肝炎、结核等传染病病史,对"磺胺类药物"过敏。婚育、家族史无特殊。

2.入院体检　体温36.8℃,脉搏86次／分,呼吸19次／分,BP 135/74mmHg;神清语利,眶周、前额、颊部、耳前、颈前上胸部"V"字区(图5-71-1)、颈后肩背部可见大片紫红色

斑。全身淋巴结未触及肿大,无眼睑下垂,无复视,表情正常。胸腹、心脏查体无明显异常,
四肢活动可,肌力 Ⅳ 级。

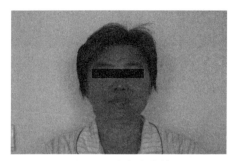

图 5-71-1　患者皮疹情况

3. 辅助检查

(1)入院前:胸部增强 CT:纵隔左侧缘软组织密度肿块影,大小约 5.7 cm × 5.1 cm,病变
与邻近心包、大血管分界欠清晰,周边可见多发小血管影,增强检查后病变呈明显强化,考虑
恶性肿瘤可能性大(图 5-71-2)。肌电图:右三角肌肌电图符合肌源性损害表现,右腓肠肌
内侧头肌电图提示混合源性损害。

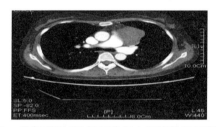

图 5-71-2　胸部增强 CT 提示纵隔左侧缘软组织密度肿块影

(2)入院后:天门冬氨酸氨基转移酶 19U/L,线粒体天冬氨基转移酶 6.9U/L,乳酸脱氢
酶 249U/L,肌酸激酶 84U/L,肌酸激酶同工酶 24U/L, a- 羟丁酸脱氢酶 214U/L;C- 反应蛋白
2.7 mg/L,抗核抗体阳性,抗 Ro-52 抗体阳性,抗 Jo-1 抗体阴性。新斯的明试验(新斯的明
2mL,阿托品 0.5 mg)阳性。三角肌活检病理:肌横纹存在,肌纤维间灶性炎症浸润。(放疗
一个月后复查)胸部增强 CT:左前纵隔肿块较前减小,最大截面约 49mm×46 mm,病变与邻
近心包、大血管分界欠清,周边可见多发小血管影,增强检查后病变呈明显强化。

4. 初步诊断　①前纵隔肿物:胸腺瘤?②重症肌无力(Ossermam 分型 Ⅱa 型);③皮肌
炎;4)胆囊术后。

5. 诊治经过及随诊　患者入院后检查新斯的明试验阳性,重症肌无力诊断明确,予口服
甲泼尼龙 60 mg 每日 1 次联合溴吡斯的明 60 mg 每 8 小时 1 次。请皮肤科会诊行三角肌活
检后考虑为皮肌炎。考虑患者病变体积较大且与心包周围大血管分界不清,手术难度大,手
术风险高,请放疗科会诊后建议行 40Gy/ 周后评估,遵嘱执行放疗周期后复查胸部 CT 可见
病变体积较前缩小。各项检查未见绝对手术禁忌后于全麻下行左前外侧开胸探查,胸腺瘤、

胸腺切除(图 5-71-3)、部分心包切除、胸腔闭式引流术。手术顺利,术后恢复良好,未出现肌无力危象,伤口愈合良好出院。嘱继续口服泼尼松龙 30 mg 每日 1 次,定期复查口服减量。术后病理:胸腺低分化鳞状细胞癌,免疫组化示肿瘤细胞 CD5、CD117、CK34βE12、CK、CK19 和 CAM5.2 阳性,TdT 阴性。

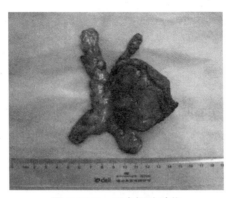

图 5-71-3 手术切除肿物

患者胸腺癌术后 1 月复查胸部 CT 呈正常胸腺癌术后改变,继续予口服甲泼尼龙 30 mg 治疗,放疗科会诊后建议胸部主体放射治疗。遵嘱完成放疗周期,无明显不良反应出院。

患者胸腺癌术后 4 年余,因"自行停药 7 个月后乏力再发 2 月"于风湿免疫科住院,四肢近端为主,下蹲起立困难,有吞咽困难,伴胸前区、耳后弥漫性红色皮疹。入院后化检查示 CK 218U/L,CK-MB 77U/L,TnT 0.033ng/mL,BNP 1910pg/mL,IgG 1100 mg/dl,CRP 3.2 mg/L,ANA 1:200 斑点型,抗 Ro-52 抗体(+);Anti-AChR、Anti-MuSK 均阴性。肺部 CT 提示左侧膈肌抬高。超声心动图提示左室舒张功能改变。肌电图:右三角肌、右胫骨前肌肌电图呈肌源性损害表现,右股直肌肌电图提示轻度混合源性损害。重频衰减试验:双侧正中神经、左腋神经重频衰减试验阴性。左耳后皮肤活检病理回报:血管周围稀疏炎症浸润。予静脉点滴甲强龙 80 mg 每日 1 次联合羟氯喹治疗原发病,乏力、吞咽困难较前改善,激素逐渐减量,后序贯口服甲泼尼龙 48 mg 每日 1 次,病情好转出院。

患者胸腺癌术后 8 年余,因"眼部出血"停用羟氯喹 3 年,泼尼松已减量至 7.5 mg 每日 1 次 2 年,再次因"颈前皮疹、四肢乏力 7 月、饮水呛咳,声音嘶哑 1 月"于风湿科住院。入院后检查提示肌酸激酶 69U/L,肌酸激酶同工酶 48U/L,肌钙蛋白 T 0.021ng/m,肌红蛋白 32.3ng/mL;免疫球蛋白 G 6.58 g/L,C- 反应蛋白 1.7 mg/L,铁蛋白 175.88ng/mL;抗核抗体 1:160 核颗粒型,抗 Ro-52 抗体阳性;肌炎抗体谱:TIFIγ(++),PM-Scl 100(++)、R0-52(+++)。胸 CT 提示左侧膈肌抬高同前。予静脉点滴甲泼尼龙 80 mg 每日 1 次共 10 天联合甲氨蝶呤 10 mg 每周 1 次治疗,症状好转,激素减量至口服泼尼松 60 mg 每日 1 次,病情好转出院,随访至今病情稳定。

【分析与讨论】

皮肌炎是一种可累及多脏器的骨骼肌非化脓性炎性、系统性自身免疫性疾病,以特征性皮疹及对称性四肢近端和颈部及咽部肌肉无力、疼痛为主要临床表现,皮肤病变可出现在肌肉受累之前,也可与肌炎同时或在肌炎之后出现。目前确切病因尚不清楚,中年女性多见,认为可能与遗传、感染、恶性肿瘤和免疫因素等相关[1]。患者在临床治疗过程中常予活检检查,虽并不一定具有特异性,但对诊断具有重要参考价值。病理表现为炎性细胞浸润间质及血管周围是本病特征性表现。以淋巴细胞浸润为主,其它有组织细胞、浆细胞等。肌纤维变性、坏死、被吞噬、再生及结缔组织增生,束周萎缩,少数有血管炎表现。浸润细胞主要在血管周围,多为 B 细胞及 CD4T 细胞。目前临床上主要依据 B/P 标准[2]:①对称性近端肌无力表现;②肌肉活检异常;③血清肌酶升高(如 CK、ALD、ALT、AST、LDH 等);④肌电图示肌源性损害;⑤典型的皮肤损害。确诊 DM 应符合第 5 条加 1~4 条中的任何 3 条。通过观察皮肤损害情况,测定血清肌酸磷酸激酶和自身抗体水平,行肌力、肌电图和肌肉活检检查诊断该疾病,但每种检查均具有一定的的局限性。大部分皮肌炎患者是以不同程度的皮疹和或肢体无力为首要症状入院,严重影响患者的生活质量。本例患者的初始症状为头面部、前胸大片红斑,后出现活动后出现四肢乏力,肌电图符合肌源性损害表现,乳酸脱氢酶、抗核抗体、抗 Ro-52 抗体异常,三角肌活检病理:肌横纹存在,肌纤维间灶性炎症浸润,符合皮肌炎诊断。患者肌无力以近端无力为主,休息后稍有缓解,呈晨轻暮重特点,且新斯的明试验阳性,结合术后病理为胸腺鳞癌,胸腺癌伴重症肌无力诊断明确。胸腺癌作为原发于胸腺的少见的恶性肿瘤,发病率远低于胸腺瘤,其中最常见的是鳞状上皮细胞癌,是源于胸腺上皮的恶性肿瘤,临床比较少见,呈浸润性生长,其细胞学表现具有典型的恶性肿瘤的特征。我国胸腺肿瘤协作组的一项关于胸腺癌的多中心回顾性研究显示,鳞癌在胸腺癌中的占比接近80%[3]。

有研究表明[4]成人皮肌炎应被认为是一种副肿瘤性综合征, 15%~24% 的成人皮肌炎同时患有恶性肿瘤。重症肌无力及肌炎都两者均可见乏力症状,但发病机制、临床表现、实验室检查、治疗方法均不相同,二者重叠发病在临床上较为少见,机制尚未明确。可能和细胞因子及抗体[5]的作用有关,重症肌无力的发病过程中 T 辅助细胞被激活,释放干扰素、肿瘤坏死因子等细胞因子,干扰素能进一步激活 T 细胞,放大免疫识别和增强巨噬细胞活性,促发皮肌炎的发生;重症肌无力患者除存在 AchR-Ab 外,还有多种抗骨骼肌成分和细胞膜的抗体,这些抗体可激活补体和免疫效应细胞,引起肌纤维变性坏死及炎性细胞浸润。

该例患者在诊断时需注意鉴别患者乏力症状是否为重症肌无力、皮肌炎单发或肌无力合并皮肌炎表现:胸腺肿瘤合并重症肌无力的乏力症状全身骨骼肌均可受累,表现为波动性无力和易疲劳性,症状呈“晨轻暮重”,活动后加重、休息后可减轻[6]。药理学检查可见新斯的明试验阳性。遗憾的是受术前未取得 Anti-AChR、Anti-MuSK 化验结果,从而无法从血清抗体角度佐证、评估肌无力病情。除上述症状特点外,该患者肌无力具有以近端无力为主特点,伴有眶周、前额、颊部、耳前、颈前上胸部“V”字区、颈后肩背部可见大片紫红色斑,肌电图检查符合肌源性损害表现,亦符合皮肌炎特点。结合肌活检肌横纹存在,肌纤维间灶性炎症浸润,故诊断为皮肌炎。

治疗重症肌无力最常用的药物是胆碱酯酶抑制剂,其中溴吡斯的明是治疗所有类型重症肌无力的一线药物,可缓解、改善绝大部分 M G 患者的临床症状,故当作为重症肌无力患者初始治疗的首选药物[6]。合并胸腺瘤的重症肌无力应尽早行胸腺切除手术,而扩大胸腺切除指的是在不损伤喉神经、左侧迷走神经及膈神经的前提下,安全切除肿瘤及异位的胸腺组织。目前,糖皮质激素仍然是治疗皮肌炎乃至多发性肌炎的首选药物,鉴于此患者胸腺肿瘤伴重症肌无力合并皮肌炎,考虑加用溴比斯地明联合甲泼尼龙治疗以控制病情。但其病变体积较大,且与心包周围大血管分界不清,手术难度大,手术风险高,故而完成一周期放疗以期减小病变体积。依据影像学检查,放疗后胸腺肿物病变体积减小,患者乏力症状得到改善,评估方案有效而达到手术时机。

我们通过对患者后期治疗的随诊,患者术后乏力症状缓解,病情稳定,但胸腺肿瘤病理证实为恶性,追加一周期放疗。但患者未规律维持口服激素治疗,出现乏力、皮疹症状的反复,甚至出现吞咽困难。所以,在胸腺肿瘤伴肌无力合并皮肌炎的治疗过程中当外科手术切除肿瘤后仍需规范、长期的维持口服药物治疗,按需减量,一旦症状反复,可能需联合免疫抑制剂等治疗。

【专家点评】

重症肌无力是由自身抗体介导的获得性神经—肌肉接头传递障碍的自身免疫性疾病,而胸腺作为 T 细胞分化、成熟的主要场所,与重症肌无力的发病紧密相关,所以重症肌无力患者常合并胸腺瘤或胸腺增生。但胸腺瘤除合并 MG 外,还可能合并其他自身免疫性疾病,包括系统性红斑狼疮、干燥综合征、皮肌炎等,所以需注意鉴别患者乏力症状是否为重症肌无力还是皮肌炎或肌无力合并皮肌炎,该患者肌无力具有以近端无力为主特点,伴有大片皮疹,肌电图检查符合肌源性损害表现,结合肌活检肌横纹存在,肌纤维间灶性炎症浸润,故诊断为胸腺肿瘤伴重症肌无力合并皮肌炎,胸腺瘤合并两种以上的自身免疫性疾病也并不少见。胸腺瘤合并自身免疫病的患者接受手术治疗之后,并不是所有的患者都能够治愈,也需要长期治疗和随访,按需治疗。该患者术后虽无肿瘤复发,但皮肌炎及 MG 症状经常反复加重,需要长期口服激素治疗维持病情稳定。

【参考文献】

[1] 谭艳平,刘志刚. 皮肌炎. 多发性肌炎病因及发病机制的研究进展 [J]. 中国皮肤性病学杂志,2016,30(6):634-636+649.

[2] BOHAN A,PETER JB. Polymyositis and dermatomyositis(second of two parts)[J].N Engl J Med,1975,292(8):403-407.

[3] FU H,GU Z,FANG W,et al. Long-term survival after surgical treatment of thymic carcinoma:a retrospective analysis from the Chinese Alliance for Research of Thymoma Database [J]. Ann Surg Oncol, 2016(2): 619-625.

[4] NOBUAKI I,YUKIE Y,MIWA K,et al. Clinical significance of serum levels of anti-transcriptional intermediary factor1-γ antibody in patients with dermatomyositis[J]. J Dermatol,2020,47(5):490-496.

[5] GILHUS NE,AARLI JA,MATRE R. Myasthenia gravis. Antibodies to skeletal muscle cell surface antigens[J]. J Neuroimmunol, 1983, 5: 239-249.

[6] 中国免疫学会神经免疫分会. 中国重症肌无力诊断和治疗指南(2020 版)[J]. 中国神经免疫学和神经病学杂志,2021,28(1):1-12.

（李竞宇，陈渊）

第六章　系统性血管炎

病例 72　便血伴多关节痛、胸痛

【病例导读】

大动脉炎(takayasu arteritis，TAK)是一种病因未明的主要累及大血管的慢性进行性系统性血管炎性疾病,其病变多见于主动脉及其主要分支、降主动脉、腹主动脉和肾动脉等,少数病人可累及肺动脉。TAK 的基本病理表现为全层动脉炎,包括 T 细胞、B 细胞、NK 细胞等的多种炎症细胞以及浆细胞浸润,弹力纤维破坏等。TAK 早期临床表现常无特异性,随诊病情进展,可出现血管狭窄、闭塞,最终导致器官缺血或侧支循环形成,或者导致血管扩张以及动脉瘤形成等。溃疡性结肠炎(ulcerative colitis，UC)是一种多因素介导的肠道慢性、复发性炎症性疾病,患者多以胃肠道表现就诊,可合并肠外表现。大动脉炎可能合并溃疡性结肠炎以及血清阴性脊柱关节炎(SpA),虽然病例临床上相对少见,临床医师亦应提高警惕,特别是用一种疾病解释不了患者的临床表现时,应详细问诊并进行充分体格检查及辅助检查,避免漏诊,延误治疗时机。

【病例介绍】

患者,女，22 岁,主因"间断便血 3 年半,腰背及多关节痛 2 年,胸痛 1 年半,伴间断黑蒙、晕厥半年"入院。

1.病史介绍　患者于入院前 3 年前半无明显诱因出现便血,伴阵发性腹痛,排便后不缓解,无腹泻、发热、里急后重,反复就诊于多家医院消化科行 2 次肠镜检查均考虑"溃疡性结肠炎",给予口服奥沙拉嗪、益生菌等治疗后症状减轻,间断仍有少量便血。入院前 2 年出现腰背部及左足跟痛,夜间疼痛明显,伴晨僵,活动后可减轻,无皮疹、口眼干、光过敏、脱发。后逐渐出现双膝关节交替肿痛,就诊于外院考虑"肠病性关节炎",予塞来昔布、柳氮磺吡啶、白芍总苷等治疗后病情好转出院。3 个月后因腹痛、便血加重伴贫血、发热再次住院,予甲泼尼龙 40 mg/d 静脉输注后症状减轻,1 周后减量至 12 mg/d 出院。后甲泼尼龙逐渐减至 4 mg/d 维持治疗,期间腹痛、便血间断反复。于入院前 1 年半出现间断发热、心悸、胸闷、胸部、颈部刺痛感,伴双上肢无力,就诊于外院查体提示高血压,血压最高 220/114mmHg,查心电图示窦性心动过速(心室率约 110 次 / 分),超声心动图未见明显异常,血管彩超:双侧颈动脉、左侧锁骨下动脉及双侧腋动脉不全闭塞，PET-CT 提示主动脉弓壁放射性分布弥漫性增高(图 6-72-1),考虑大动脉炎,给予口服甲泼尼龙 24 mg/d 及来氟米特等治疗后症状无明显好转,患者出院后自行停药,改为中药汤剂治疗,仍有间断心悸、胸痛、头晕。入院前 5 个月起便血等症状再次加重,反复因黑蒙、晕厥于就诊,测血压收缩压大于 200mmHg,查头颅 MRI 等未见异常,予口服降压药等对症治疗无缓解。其后发热、腹痛等症状持续并出现右肘、双膝关节肿痛,呈游走性。就诊于我院并收入院。既往史:既往体健,否认冠心病、糖尿病、肿瘤等其他家族遗传性疾病史。否认肝炎、结核等传染病病史,否认食物及药物过敏史。

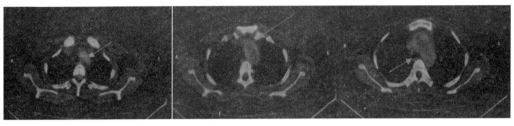

图 6-72-1　PET-CT

注:提示主动脉弓壁放射性分布弥漫性增高(蓝色箭头指出的弥漫亮红色高代谢区),考虑炎性疾病可能性大。

2. 入院体检　体温 36.4 ℃,脉搏 76 次/分,呼吸 17 次/分,左上肢血压未及,右上肢 BP130/110mmHg,右下肢血压 195/60mmHg,左下肢血压 175/50mmHg;神清,自主体位,皮肤黏膜无皮疹黄染,浅表淋巴结未及。睑结膜无苍白,口腔黏膜无溃疡,口唇无发绀,颈软,无抵抗,颈前部压痛。双侧颈动脉可闻及二级收缩期血管杂音,无震颤,甲状腺未触及。双肺呼吸音粗,未闻及干湿啰音,心音可,律齐,各瓣膜听诊区未闻及杂音,腹软无压痛及反跳痛,移动性浊音阴性,肝脾未触及,腹部血管杂音未闻及。右侧肘关节及左膝关节红肿,活动受限,关节压痛明显。双下肢无水肿。左侧桡动脉搏动消失,双足背动脉搏动存在。

3. 辅助检查　①实验室检查:血红蛋白 83 g/L,血小板 700×10^9/L,尿常规未见明显异常,便潜血(++);肝肾功能正常;凝血功能正常;红细胞沉降率(ESR)57 mm/1 h;免疫相关指标:IgG 16.30 g/L,CRP 68.1 mg/L,ANA 阴性,C-ANCA 弱阳性,抗 PR3-ELISA 62.54 IU/mL。②肠镜(病理):(小肠)黏膜慢性炎症,间质淋巴组织显著增生,(升结肠至回盲部及结肠 20 cm),黏膜慢性炎症伴急性炎症反应,部分腺体轻度非典型增生,可见隐窝脓肿,溃疡性结肠炎不除外。③骶髂关节 CT 平扫显示,双侧骶髂关节关节面模糊,可见不规则骨侵蚀、破坏,双侧骶髂关节间隙变窄,局部有融合趋势,关节面硬化。符合血清阴性脊柱关节病。④血管影像学检查:B 超:大动脉炎累及颈动脉:双侧颈总动脉全层壁增厚(重度狭窄,血流不通畅),左侧颈内动脉、椎动脉全层壁增厚(中度狭窄,血流欠通畅),右侧颈内动脉、左侧颈外动脉(轻度狭窄,血流较通畅);大动脉炎累及上肢动脉:双侧锁骨下动脉,左侧腋动脉全层壁增厚(重度狭窄,血流不通畅),右侧腋动脉全层壁增厚(中度狭窄,血流欠通畅)。头颈部 MRA:头颅 MRA 未见确切异常。双侧颈总动脉中度狭窄至闭塞,双侧侧支循环建立,锁骨下动脉近、中段管腔中度狭窄。左侧椎动脉骨外段及椎间孔段轻度狭窄。胸主动脉 CTA:升主动脉、升主动脉与主动脉弓移行处管腔明显增粗,降主动脉管腔变细,主动脉管壁弥漫性增厚,左侧锁骨下动脉明显变细(图 6-72-2)。腹主动脉 CTA:膈下方腹主动脉壁增厚,肠系膜上动脉起始部管壁增厚、管腔轻度狭窄。双侧肾上腺增强 CT:双侧肾上腺未见异常强化,肠系膜根部及腹主动脉周围多发小淋巴结影。

A
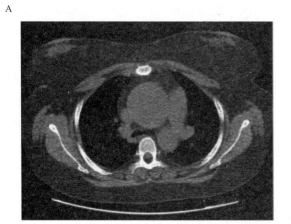
B
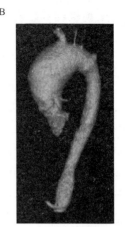

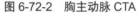
图 6-72-2 胸主动脉 CTA

注:图 A:提示升主动脉管腔明显增粗;图 B:三维重建图像可见呈瘤样扩张。

4. 初步诊断 ①大动脉炎,升主动脉瘤;②肠病性关节炎,溃疡性结肠炎;③继发性高血压;④窦性心动过速。

5. 治疗经过及随诊 除外潜在感染后,给予甲泼尼龙 80 mg/d 静脉滴注 15 天,复查 CRP 及 ESR 降至正常,后甲泼尼龙减至 60 mg/d 出院。出院后激素规律减量,同时予环磷酰胺 400 mg/ 周静脉输注规律治疗,患者自觉胸痛症状稍减轻但未消失。甲泼尼龙减量至 36 mg/d 时,复查监测 CRP 再次逐渐升高至 111 mg/L,并出现腰背部及前胸部疼痛加重,为进一步诊治再次入院。

再次入院后复查,再次评价患者病情及血管受累情况。超声心动图显示升主动脉自交界处明显增宽,最高处位于中段,呈瘤样扩张,内径约 35 mm,主肺动脉内径 34 mm;血管 B 超:左侧锁骨下动脉、腋动脉闭塞管腔。主动脉 CTA:升主动脉、升主动脉与主动脉弓移行处管腔较前略增粗,最宽处管腔直径约 53 mm,降主动脉管腔变细且主动脉壁弥漫性增厚较前变化不著,左侧总及左锁骨下动脉管壁明显增厚。腹主动脉较前变化不著。实验室检查:血红蛋白 84 g/L,血小板 519 × 10⁹/L,ESR 63 mm1/h;CRP 92.3 mg/L。

考虑到患者对传统激素联合免疫抑制剂治疗反应差,于再入院后,尝试 bDMARDs,首先试用英夫利昔单抗静脉输注 2 次,但症状无改善。后改为托珠单抗静脉输注治疗,第一次试用初始剂量为 4.5 mg/kg,患者自觉胸痛症状有改善,此后每月规律应用 8 mg/kg。约 3 个月后患者胸痛等症状基本缓解。后规律我科门诊随诊,激素逐渐减量至目前甲泼尼龙 10 mg/d,环磷酰胺累积计量为 30 g 时因闭经停用,改为口服吗替麦考酚酯 1000 mg/d 联合甲氨蝶呤 10 mg/ 周继续治疗,托珠单抗逐渐减量至每 12 周输注 1 次,后患者病情平稳,复查血管影像学检查提示血管病变无进展甚至降主动脉官腔狭窄及主动脉管壁弥漫性增厚较前改善。

【分析与讨论】

UC 是一种多因素介导的肠道慢性、复发性炎症性疾病,属于炎症性肠病。患者多以胃肠道表现就诊,主要为腹痛、腹泻及黏度脓血便,结肠镜及病理学检查对诊断具有重要参考价值。肠镜检查可见表现有黏膜红斑,黏膜脆性增加、出血、黏度及浅表溃疡等。活组织检查提示非特异性炎性病变和纤维瘢痕,同时常可见糜烂、隐窝脓肿、腺体排列异常及上皮病变等。溃疡性结肠炎可合并肠外表现,如外周关节炎、结节性红斑、葡萄膜炎、坏疽性脓皮病、复发性口腔溃疡等。本例患者以反复发作的腹痛伴血便为初始症状,肠镜表现为直肠及部分结肠黏膜充血、水肿及浅表溃疡,病理表现为急慢性炎症反应,部分腺体轻度非典型增生,可见隐窝脓肿,符合 UC 诊断。患者口服奥沙拉嗪后肠道症状好转,但病程中反复出现发热、关节肿痛、贫血等非特异性症状,行溃疡性结肠炎积极治疗后以上症状仍有进行性加重,查体见明确外周关节炎表现,骶髂关节 CT 提示符合血清阴性脊柱关节炎。以上表现符合炎性肠病性关节炎诊断。

患者病程中逐渐出现双上肢乏力、颈部疼痛,胸痛等症状,查体发现双上肢收缩压差 >10mmHg,左侧桡动脉搏动未触及,双侧颈动脉可闻及血管杂音,血管影像学检查提示多处主动脉分支狭窄甚至闭塞,有主动脉瘤样扩张。实验室检查显示 ESR 和 CRP 升高。根据 1990 年美国风湿病学会的分类标准,符合大动脉炎诊断。

TAK 是一种病因不明的主要累及主动脉及其主要分支动脉的慢性肉芽肿性炎症性疾病,病变多数见于主动脉及其主要分支,其他降主动脉、腹主动脉、肾动脉和肺动脉也可受累。TAK 的基本病理表现为全层动脉的多种炎症细胞浸润,同时体液免疫也参与发病。现有关于 TAK 流行病学资料并不充分,世界各地区都有 TAK 病例的报告,已知最高的发病率报告来自日本,大约为 40/100 万,发病率最低的报告来自英国,约为 0.8/100 万。90% 的患者在 30 岁以前发病,男女比例约 1∶9。由于 TAK 更多见于东亚的年轻女性,因此也被称为"东方美人病"[1, 2]。大动脉炎早期主要表现为全身非特异性症状如发热、头痛、乏力、体重下降等,通常表现为缓解 / 复发模式,因而早期诊断困难,随着病情进展,动脉可出现狭窄、闭塞、乃至动脉血管扩张、动脉瘤形成,最终导致器官缺血或血管破裂出血,危及生命,因此早期诊断及治疗极为重要。在 TA 的诊断中,影像学检查具有重要地位。血管超声是确定动脉壁增厚及狭窄的最为方便、易用的检查方法,适用于浅表动脉的检查。但若病变累及深部血管,如胸腹主动脉等,血管超声检查则可能造成病情评估不完全甚至漏诊。CTA 或磁共振血管成像(magnetic resonance angiography , MRA)是目前最常用的检查方法,可提示血管壁增厚、管腔狭窄、闭塞和动脉瘤,可用于大动脉炎的诊断和随访,其中 MRA 被 EMLAR 推荐为首选影像学检查方法。氟脱氧葡萄糖正电子发射断层扫描(fludeoxyglucose positron emission tomography computerized tomography , FDG-PET/CT)可发现大动脉炎早期的炎性病变,对炎性肠病亦有较好的敏感性,可为炎性肠病或大动脉炎的早期诊断提供依据[3]。

TAK 及炎性肠病(IBD)——包括 UC 和克罗恩病(CD)——都是病因未明的自身免疫性疾病,近年来关于 TAK 与 IBD 或者其他脊柱关节炎特征性疾病以共病形式出现的病例报道逐渐增多[4, 5]。有文献显示 1976 年至 2021 年 TAK 与 IBD 共病病例报道超过 150 例[6]。两种疾病发生顺序并无一定规律,[7, 8],东亚地区 IBD 合并 TAK 大多为 UC,可能与本地区 TAK 发病较高有关,相关病例我国也有报道[9]。遗传因素可能与 TAK 和 IBD 共同发病相关。有研究显示两种疾病具有相同的遗传背景，HLA-A24、B52、DR2 基因在 TA 合并 UC 患者中均高发，且可能与发病密切相关。感染性因素可能在大动脉炎及溃疡性结肠炎发病中均起到了重要作用[1, 10]。参与 TAK 和 IBD 发病的细胞因子也存在交集表现，已明确两者发病都与 TNF-α、IL-6、IL-18 等炎症因子相关。以上提示在个体遗传易感情况下，多种诱因激活免疫系统，导致动脉壁自身抗原与结肠黏膜产生交叉免疫反应，最终诱导两种疾病同时或先后发生[9]。

此例患者在诊断时应注意鉴别消化道症状是 TAK 肠道受累表现还是 TAK 合并 UC。TAK 胃肠道表现较少见，可以表现为腹痛、肠系膜缺血及腹部血管杂音，影像学检查提示为腹腔干或肠系膜上动脉狭窄甚至闭塞，但肠道有丰富的侧支循环，即使发生腹腔动脉和肠系膜上、下动脉严重狭窄也常无症状。PET/CT 等影像学检查可能有助于评估疾病活动并区分肠道血管炎和炎性肠病相关改变。该患者腹主动脉 CTA 提示肠系膜上动脉起始部管壁增厚、管腔轻度狭窄，血管病变程度尚不足以导致患者肠道表现，且结直肠镜检查未见明显黏膜淤斑、充血、血管网消失或黏膜呈暗红色甚至黏膜坏死等缺血性改变，故不考虑大动脉炎消化道受累。患者反复肠镜表现为黏膜水肿及浅表溃疡、病理以黏膜炎症和隐窝脓肿为主要表现，为溃疡性结肠炎典型表现，故诊断溃疡性结肠炎。值得注意的是患者检测 C-ANCA 和抗 PR3 抗体阳性，研究显示 IBD 患者 ANCA 阳性率可高达 80%，但是 ANCA 抗体分型对 IBD 合并 TA 的发生并无预测意义[9, 11]。

TAK 的治疗目标是积极控制疾病活动，诱导疾病缓解，根据疾病的活动度和严重程度，制定个体化治疗方案。根据病情变化，可分为诱导缓解、维持缓解和预防复发等治疗阶段。治疗药物包括糖皮质激素和改善病情的抗风湿药（disease-modifying antirheumatic drugs，DMARDs），DMARDs 包括传统化学合成的改善病情抗风湿药（conventional synthetic disease-modifying antirheumatic drugs，cDMARDs）如环磷酰胺、甲氨蝶呤、霉酚酸酯等，以及生物合成的改善病情抗风湿药（biological disease-modifying antirheumatic drugs，bDMARDs），如拖珠单抗（tocilizumab，TCZ）、肿瘤坏死因子 α 抑制剂（tumor necrosis factor-α inhibitor，TNFi）等。糖皮质激素是指南推荐的大动脉炎诱导缓期的主要治疗，对于病情活动的重症患者，推荐大剂量糖皮质激素联合 cDMARDs 治疗。本例患者全身炎症指标显著升高，血管受累程度重，初始给予甲泼尼龙（80 mg/d）联合环磷酰胺治疗。但在激素逐渐减量后出现病情反复，激素联合 cDMARDs 不能有效控制病情，属于难治性大动脉炎，需考虑加用 bDMARDs 联合治疗。鉴于患者合并溃疡性结肠炎首先加用英夫利昔单抗治疗，评估无效后进行 bDMARDs 的转换。在应用拖珠单抗后，患者症状逐渐消失，激素及 cDMARDs 逐渐减至小剂量维持治疗，炎症指标维持正常。影像学检查提示血管病变无进展甚至有局部改善。综合评估，目前的治疗方案有效、病情得到有效控制。

对于难治性 TAK 患者，在规律大剂量糖皮质激素及 cDMARDs 治疗基础上，联合 bDMARDs 治疗可能有助于病情控制且预防相关严重并发症。早期研究，有大量临床随机对照研究及病例报道支持对难治性大动脉炎应用 bDMARDs 联合治疗可取得较好疗效。2021 年美国风湿病学会联合血管炎基金会共同发布的大动脉炎管理指南[6]中也确定了激素、

cDMARDs 以及 bDMARDs 联合治疗的方案,生物制剂的选择上托珠单抗及 TNFi 均可尝试。

我们对患者进行了数年的随诊,发现患者目前虽临床症状缓解、炎症指标控制稳定,上肢血管狭窄程度有所缓解,但升主动脉瘤样扩张并无明显改善,该情况内科治疗无效且有血管破裂风险,一旦血管破裂出血可危及生命。我科多次联系血管外科进行会诊,评估可否进行手术治疗。血管外科考虑患者大动脉炎累及升主动脉形成瘤样扩张,有破裂风险,但外科治疗风险也较大,手术指征主要为升主动脉内径增宽至 40~45 mm,合并风湿性疾病时可适当放宽条件,但手术的条件应 ESR、CRP 等炎症指标控制正常,并且其他临床证据支持病情达到缓解。该患者定期复查超声心动图升主动脉瘤样扩张内径稳定于 45 mm 左右,无进行性加重,虽然符合手术指征,但综合考虑其他临床因素,认为手术风险极大,故建议患者定期随访复查,如升主动脉瘤样扩张进行性加重,在内科积极治疗大动脉炎病情稳定,由内、外科等多学科共同决策,评估手术的获益与风险后,可考虑外科手术治疗。

【专家点评】

大动脉炎是可一种累及大、中血管慢性进行性、非特异性炎症性疾病,主动脉及其主要分支是血管受损的主要部位。根据症状、体征及血管影像学检查本例患者符合 1990 年美国风湿病学会(ACR)大动脉炎分类标准,大动脉炎可明确诊断。早期患者有腹痛、便血表现,需鉴别消化道症状是大动脉炎累及肠道表现或大动脉炎合并溃疡性结肠炎可能,患者结肠镜检查及病理活检符合溃疡性结肠炎表现,且肠镜检查等结果提示,患者肠系膜血管狭窄程度不足以造成患者的肠道症状,故诊断 TAK 合并 UC。根据病程早期出现的外周关节症状,考虑患者炎性肠病性关节炎诊断成立。故患者最终诊断应为 TAK 合并 SpA。

TAK 合并 IBD 临床虽较为少见,但数十年来不断有相关报道。本患者病程中反复出现发热、贫血及关节肿痛、炎症指标升高等非特异性症状。提示医生在遇到青年女性出现以上述症状时需提起重视,详细问诊并进行充分体格检查,鉴别有无大动脉炎可能。

糖皮质激素是大动脉炎的一线治疗药物,单药治疗时患者容易出现疾病复发且很难减到较小维持剂量,建议联合甲氨蝶呤、硫唑嘌呤或霉酚酸酯等传统改善病情抗风湿药(DMARDs),但仍有一部分难治性患者病情控制不佳。本例患者应用甲泼尼龙联合环磷酰胺治疗病情控制不佳,考虑为难治性大动脉炎,加用生物制剂联合治疗后病情控制稳定,为难治性大动脉炎的治疗提供思路。有研究也提示 TAK 合并 SpA 时应积极考虑 bDMARDs 治疗[5]。如遇患者出现动脉瘤情况,需密切随诊复查,内科积极抗炎的同时应与血管外科密切合作,评估手术时机并权衡手术获益与风险,多学科联合治疗帮助患者更好的控制病情。

【参考文献】

[1] KERMANI T A, WARRINGTON K J. Classification Criteria, Epidemiology and Genetics; and Pathogenesis [J]. Large and Medium Size Vessel and Single Organ Vasculitis, 2021: 83-92.

[2] 大动脉炎相关高血压诊治多学科共识中国专家组. 中国大动脉炎相关高血压诊治多学科专家共识 [J]. 复旦学报(医学版), 48(02): 143-154.

[3] HELLMICH B, AGUEDA A, MONTI S, et al. 2018 Update of the EULAR recommendations for the management of large vessel vasculitis [J]. Ann Rheum Dis, 2020, 79（1）: 19-30.

[4] KILIC L, KALYONCU U, KARADAG O, et al. Inflammatory bowel diseases and Takayasu's arteritis: coincidence or association? [J]. Int J Rheum Dis, 2016, 19（8）: 814-818.

[5] GUZEL ESEN S, ARMAGAN B, ATAS N, et al. Increased incidence of spondyloarthropathies in patients with Takayasu arteritis: a systematic clinical survey [J]. Joint Bone Spine, 2019, 86（4）: 497-501.

[6] DE ALMEIDA MARTINS C, CAON A E R, FACANALI C B G, et al. Coexistence of Takayasu's Arteritis in Patients with Inflammatory Bowel Diseases [J]. Gastroenterol Res Pract, 2021, 2021: 8831867.

[7] BALAMTEKIN N, GURAKAN F, OZEN S, et al. Ulcerative colitis associated with Takayasu's arteritis in a child [J]. Acta Paediatr, 2009, 98（8）: 1368-1371.

[8] PYO J Y, PARK J S, SONG C H, et al. Takayasu arteritis associated with ulcerative colitis and optic neuritis: first case in Korea [J]. Korean J Intern Med, 2013, 28（4）: 491-496.

[9] 郑晓龙, 鹿莉, 李芝洵, et al. 大动脉炎合并溃疡性结肠炎二例 [J]. 中华医学杂志, 2018, 98（16）: 1279-1280.

[10] GUAN Q. A Comprehensive Review and Update on the Pathogenesis of Inflammatory Bowel Disease [J]. J Immunol Res, 2019, 2019: 7247238.

[11] LEE W I, SUBRAMANIAM K, HAWKINS C A, et al. The significance of ANCA positivity in patients with inflammatory bowel disease [J]. Pathology, 2019, 51（6）: 634-639.

（吕星，张娜，魏蔚）

病例 73　不明原因发热伴头晕头痛

【病例导读】

多发性大动脉炎（takayasu's arteritis，TA），又称高安动脉炎、无脉症，是一种病因不明的慢性血管炎性疾病，主要表现为主动脉、肺动脉及其分支受到侵犯，从而导致受累动脉狭窄、闭塞或出现动脉瘤，引发心、脑、肾等重要器官缺血 [1, 2]，但也有少部分病例以发热等全身症状起病，常常是发热待查等疾病鉴别诊断之一。结核病（tuberculosis）是由结核菌感染引起的一种慢性传染性疾病，长程慢性低热常是结核感染的典型表现。现报道 1 例以发热起病的多发性大动脉炎合并活动性肺结核病例，以提高对该病的认识并提供发热待查疾病的鉴别诊断思路。

【病例介绍】

患者，女，26 岁，主因"间断发热 1 月余"入院。

1. 病史介绍　患者于入院前 1 月余无明显诱因出现发热,体温波动于 37~38 ℃,午后明显,无畏寒寒战、咳嗽咳痰、腹痛腹泻、尿频尿急尿痛等,曾于当地医院就诊,查血常规示白细胞升高(具体不详),予依替米星抗感染治疗 3 天后体温正常,3~4 天后体温再次升高,后出现咳嗽,白痰、伴轻度咽痛,流涕。1 周后,发热症状加重,为持续性发热,体温 38 ℃左右,伴头痛头晕,遂于天津某医院就诊,查结核菌素实验示(+++),胸部 CT 示右上肺渗出影,考虑肺结核,转至结核病专科医院诊治,体温最高达 39.4 ℃,先后予以左氧氟沙星、美罗培南、阿昔洛韦等抗感染治疗,复查胸部 CT 较前无明显变化,遂于异烟肼、利福平、吡嗪酰胺、乙胺丁醇抗结核治疗 1 周,患者体温无好转,仍间断发热,最高体温 39.5 ℃,发热不明显规律,非甾体抗炎药可使体温降至正常,无其他伴随症状,为进一步诊治收入我院。既往史：20 年前曾有一次"癫痫"病史,后未再发作,2 年前开始间断鼻根及下颏玻尿酸注射。个人史：3 月前韩国旅游史。

2. 入院体检　体温 38.8 ℃,脉搏 110 次 / 分,呼吸 18 次 / 分,BP 130/80mmHg;神清,精神可,全身皮肤黏膜洁,未见皮疹,双侧颈部可扪及黄豆大小淋巴结数个,质软,边界清,无压痛。下颏部轻微红肿,无明显压痛,心肺听诊未见异常,腹部平软,无压痛反跳痛,肝脾肋下未触及。双下肢无水肿。颈动脉、锁骨下动脉、腹主动脉、肾动脉未闻及血管杂音。

3. 辅助检查

(1)临床相关化验指标：血常规,白细胞 9.37×10^9/L,中性粒细胞比例 76%, Hb 95 g/L , PLT 300×10^9/L;尿便常规正常;凝血功能正常;肝功能,总蛋白 63 g/L,白蛋白 30.2 g/L,心肌酶、肾功能、电解质、血脂均正常;肿瘤标记物、甲状腺功能均正常;CRP 120.2 mg/L, ESR 65 mm/1 h;铁蛋白正常; PCT 正常;免疫球蛋白正常, ANA、ENA(—)、ANCA(—);布氏杆菌抗体阴性;EBV-DNA 阴性;两次血培养(—),T-SPOT：结核感染 T 细胞 A 210 sfc/2.5×10^5,结核感染 T 细胞 B 35 sfc/2.5×10^5。

(2)影像学检查：胸部 CT：右上肺少许炎症;颈动脉彩超未见异常(病程初期);腹主动脉彩超：腹主动脉近肠系膜上动脉水平腔内异常回声;弓上及主动脉血管 MRA 未见异常;PET-CT：1. 主动脉根部、左侧颈总动脉及其起始部、左侧锁骨下动脉起始部、T11-12 降主动脉壁局部代谢异常增高,考虑大动脉炎可能。

4. 初步诊断　肺结核合并多发性大动脉炎。

5. 诊治经过及随诊　患者入院后,予甲泼尼龙 40 mg 每日一次,联合甲氨蝶呤 15 mg 每周 1 次;同时异烟肼联合利福平抗结核治疗;后患者症状好转出院。出院后随诊,患者体温正常,无其他症状,复查血沉、CRP 均正常,抗结核治疗 6 月,复查胸部 CT,右上肺点状钙化灶,斑片影完全消失;复查血管彩超示左侧颈动脉中远段管壁局限性增厚,管腔轻度狭窄,左侧锁骨下动脉未见异常;后患者减量至甲泼尼龙 10 mg 每日一次,联合甲氨蝶呤 15 mg 每周一次治疗;患者已于 1 年前逐渐减量至停药,未再出现不适症状。

【分析与讨论】

大动脉炎是一种慢性非特异性大血管炎症,好发于青年女性,主要累及主动脉、颈动脉、锁骨下动脉及肾动脉等,由于血管壁的慢性炎症导致管壁纤维化出现管壁增厚及管腔变窄,进而出现脏器缺血及功能受损表现。患者全身症状一般表现为发热、全身不适、易疲劳、心悸、食欲不振、恶心、体重减轻、夜间盗汗、

关节疼痛及关节红斑等非特异性症状。少数患者可急性发作，短期内即出现血管闭塞的症状和体征。局部症状呈多样性，根据受累血管不同，临床上通常分为四型：头臂动脉型、胸 - 腹主动脉型、广泛型、肺动脉型。该例患者患者为青年女性，临床主要表现为发热，而无相应血管受累所致缺血表现，查体时未检查到血管杂音，甚至病程初期颈部血管超声也无阳性发现，故在临床进行鉴别诊断时较困难。

多发性大动脉炎的影像学检查：超声由于操作简单易行、无电离辐射，目前已广泛应用于多发性大动脉炎中 [3]。彩色多普勒超声能显示血管壁的三层结构，做到早期诊断. 还可对狭窄的部位、范围和程度进行准确判断，同时还可观察是否继发血栓、是否合并动脉瘤，其横断面上特征性改变还可与动脉硬化斑块相鉴别，从而对多发性动脉炎做出全面正确的诊断 [4]。但超声检查在检测血管病变方面仍存在不足 ，如椎动脉和锁骨下动脉位置较深 ，受周围骨组织阻挡难以显示清楚 ；部分患者腹主动脉受肠气的干扰 ，导致二维超声显示不十分清晰；因此超声仍有一定的局限性 [5]。CT 血管造影（ Computed Tomography Angiography，CTA ），CTA 由于其具有出色的空间分辨力和重建技术，可准确描述病变部位血管的变化，如管壁增厚、管腔狭窄或闭塞、管壁钙化，以及相应部位动脉瘤或侧支循环的形成 [6]。管壁的强化程度也可一定程度提示疾病的活动度；还可通过强大的后处理技术使血管显示更加直观、清晰 [7, 8]。磁共振成像（ MRI ）和磁共振血管成像（ MRA ）MRI 具有良好的软组织分辨力，能准确而地显示受累动脉性部位、范围、程度以及是否有动脉瘤的形成。对多发性大动脉炎的早期发现及活动性的判断有很大帮助. 由于 MRA 为无创、无辐射的检查方法，可用于大动脉炎的早期诊断及治疗后的随访 [9]。但其缺点是扫描时间长、对较小血管的显示比较困难. 心脏起搏器植入者以及手术后留有金属夹及金属支架者，为 MRA 禁忌。动脉血管造影检查（ DSA ），目前仍为临床诊断多发性动脉炎的"金指标"；图像清晰、对细小血管分辨较 MRA 有优势；尤其是可显示多发性动脉炎患者的血管全貌，对手术和介入治疗前的评估非常重要 [10]。但其缺点是无法早期诊断、检查时间长、花费大、X 线辐射以及造影剂过敏. 而且由于 DSA 是一种创伤性血管检查，术后有并发症，其适应证应严格掌握。本例患者血管受累主要包括主动脉根部、部分降主动脉、颈内动脉、锁骨下动脉等，可能由于患者病程短，动脉管壁增厚不明显尚未出现明显血管狭窄，故相关影像检查无阳性发现，最终依靠PET-CT 发现血管壁炎症部位的高代谢摄取而得以明确诊断。

目前我国多采用 1990 年美国风湿病学会的分类标准：①发病年龄 ≤ 40 岁：40 岁前出现症状或体征。②肢体间歇性运动障碍：活动时 1 个或多个肢体出现逐渐加重的乏力和肌肉不适，尤以上肢明显。③肱动脉搏动减弱：一侧或双侧肱动脉搏动减弱。④血压差 >10 mm Hg：双侧上肢收缩压差 >10 mm Hg ⑤锁骨下动脉或主动脉杂音：一侧或双侧锁骨下动脉或腹主动脉闻及杂音。⑥血管造影异常：主动脉一级分支或上下肢近端的大动脉狭窄或闭塞，病变常为局灶或节段性。且不是由动脉硬化、纤维肌发育不良或类似原因引起。符合上述 6 项中的 3 项者诊断本病。此诊断标准的敏感性和特异性分别是 90.5% 和 97.8%[11]。

尽管该诊断标准敏感性及特异性均较高,但其针对的是较晚期即已出现动脉狭窄甚至闭塞的症状体征的患者。2018 年更新的美国风湿病学会大动脉炎分类标准草案:准入条件:诊断年龄 ≤ 60 岁,影像学存在血管炎证据。分类标准:临床表现:女性 1 分,血管炎引起的心绞痛或缺血性心脏疼痛 2 分,上肢和(或)下肢跛行 2 分;血管体检:动脉杂音 2 分,上肢动脉搏动减弱 2 分,颈动脉搏动减弱或触痛 2 分,双上肢收缩压差值 ≥ 20mmHg1 分;血管造影或血管超声:受累血管数量:1 支 1 分,2 支 2 分,3 支及以上 3 分,血管炎症累及双侧 1 分,腹主动脉伴肾动脉或肠系膜动脉受累 3 分;注:2 条准入条件必须同时满足,且分类标准评分总分 ≥ 5 分者,诊断为"大动脉炎"。该例患者显然并不符合上述诊断标准。PET-CT 利用 ^{18}F-FDG 能聚集于高代谢区的炎症部位及 CT 提供的解剖学信息,不仅能提示血管炎症时高代谢表现还能评价血管的形态特征。故近年来,PET-CT 多被用于大动脉炎的炎症活动度及疗效评估[12, 13]。但对于其他影像学检查均阴性的较早期大动脉炎患者,PET-CT 则被作为明确诊断的有力手段[14, 15]。

尽管该患者肺结核诊断并无充足的病原学依据,但根据 2001 年中华医学会结核病学分会制定的《肺结核诊断和治疗指南》,判断患者是否患肺结核:以患者同时满足下列 6 项指标中的任意 3 项可以确诊为肺结核:①患者有典型临床表现,且经胸部 X 线检查有典型肺结核征象;②经痰结核菌实时荧光定量检测联合探针检测结果呈阳性;③经血清抗结核抗体检测呈阳性;④排除其他肺结核性疾病;⑤经抗结核治疗显示有效;⑥经肺外组织病理检查确认存在结核病变。考虑患者肺结核诊断明确。

国内在 2011 年即有结核合并大动脉炎较大宗的病例研究[16, 17],其报道大动脉炎合并活动性结核的比例分别为 10.1% 和 13.9%,而在儿童患者中该比例更是明显升高[18, 19]。故推测,大动脉炎的发生部分与结核感染相关,但其机制尚不明确。有研究证明[20],在大动脉炎患者尸体解剖中对动脉炎症部位进行活检分析,并未检测到结核杆菌存在,而另外的研究[21]却发现在大动脉炎病变部位属于结核杆菌特有的基因片段存在异常增高。后者可能表明大动脉炎的发生不仅仅与结核感染引起的免疫反应相关。

多发性大动脉炎约 20% 是自限性的,在发现时疾病已稳定,对这类患者如无合并症可随访观察。对发病早期有感染因素存在,应有效控制感染。高度怀疑有结核杆菌感染者,应同时抗结核治疗。常用的药物有糖皮质激素和免疫抑制剂。①糖皮质激素:一般口服泼尼松每日 1 mg/kg,维持 3~4 周后逐渐减量,每 10~15 天减总量的 5%~10%,剂量减至每日 5~10 mg 时长期维持一段时间。危重者可予大剂量激素冲击治疗。应用时应注意激素引起的相关不良反应。②免疫抑制剂:常用的免疫抑制剂为环磷酰胺、硫唑嘌呤和甲氨蝶呤等。新一代的免疫抑制剂,如环孢霉素 A、霉酚酸酯、来氟米特等疗效有待证实。使用过程中应注意查血、尿常规和肝肾功能,以防止不良反应出现。③扩血管、抗凝、改善血液循环,能部分改善因血管狭窄较明显所致的一些临床症状。④经皮腔内血管成形术,目前已应用治疗肾动脉狭窄及腹主动脉、锁骨下动脉狭窄,获得较好的疗效。⑤外科手术治疗,手术目的主要是解决肾血管性高血压及脑缺血。

该患者入院诊断明确后予甲泼尼龙 40 mg 每日一次,联合甲氨蝶呤 15 mg 每周 1 次;同时异烟肼联合利福平抗结核治疗；患者症状好转出院。出院后随诊，患者体温正常，无其他症状，复查血沉、CRP 均正常，抗结核治疗 6 月，复查胸部 CT，右上肺点状钙化灶，斑片影完全消失；复查血管彩超示左侧颈动脉中远段管壁局限性增厚，管腔轻度狭窄，左侧锁骨下动脉未见异常；后患者减量至甲泼尼龙 10 mg 每日一次，联合甲氨蝶呤 15 mg 每周一次治疗；患者已于 1 年前逐渐减量至停药，未再出现不适症状。

【专家点评】

大动脉炎是一种可累及大、中动脉及其分支的慢性进行性、非特异性炎症性疾病。根据症状、体征及血管影像学检查本例患者并不符合 1990 年美国风湿病学会（ACR）大动脉炎分类标准，但根据 PET-CT 结果大动脉炎可考虑此诊断，应体会 PET-CT 对早期大动脉炎诊断的贡献。若全身症状为发热、乏力、体重减轻、夜间盗汗等，应警惕合并结核杆菌感染可能，并积极予以抗结核治疗。以上两种疾病合并临床上较为少见，研究表明大动脉炎的发生可能与结核感染引起的免疫反应相关，但其机制尚未明确。

大动脉炎在治疗上以糖皮质激素首选，若糖皮质激素单药控制不佳可联合环磷酰胺、硫唑嘌呤和甲氨蝶呤等免疫抑制剂治疗。该患者即甲泼尼龙联合甲氨蝶呤治疗，达到了很好的疗效。目前已停药无不适症状，应长期随访观察。

【参考文献】

[1] PATRA S, SASTRY U M, MAHIMAIHA J, et al. Dilated cardiomyopathy being the presenting manifestation of Takayasu arteritis and treated with renal angioplasty[J]. World J Pediatr Congenit Heart Surg, 2014, 5(4): 620-622.

[2] CONKAR S, MIR S, SOZERI B, et al. Evaluation and therapy in four patients with Takayasu's arteritis[J]. Saudi J Kidney Dis Transpl, 2016, 27(1): 164-169.

[3] SCHAFER V S, JIN L, SCHMIDT W A. Imaging for Diagnosis, Monitoring, and Outcome Prediction of Large Vessel Vasculitides[J]. Curr Rheumatol Rep, 2020, 22(11): 76.

[4] 林华兵，江宇楼，江萌，等. 彩色多普勒超声对外周血管大动脉炎病变的诊断价值 [J]. 中国临床保健杂志，2018, 21(04): 494-496.

[5] 刘月，冷晓萍. 超声造影在多发性大动脉炎诊断中的应用 [J]. 中国医学影像技术，2015, 31(02): 310-313.

[6] VERSARI A, PIPITONE N, CASALI M, et al. Use of imaging techniques in large vessel vasculitis and related conditions[J]. Q J Nucl Med Mol Imaging, 2018, 62(1): 34-39.

[7] SCHMIDT W A, BLOCKMANS D. Investigations in systemic vasculitis - The role of imaging[J]. Best Pract Res Clin Rheumatol, 2018, 32(1): 63-82.

[8] 王欣，陈刘成，沈龙山，等. CT 能谱成像基本原理及其临床应用进展 [J]. 中国中西医结合影像学杂志，2021, 19(02): 197-200.

[9] 刘豪，陈财忠，曾蒙苏，等. 全身动脉血管磁共振血管成像对多发性大动脉炎的诊断价值 [J]. 中国临床医学，2013, 20(04): 560-561.

[10] 黄海诗，孟庆华，魏凌云. 螺旋 CT 三维血管成像诊断大动脉炎 [J]. 中国介入影像与治

疗学, 2010, 7（ 02 ）: 171-173.

[11] AREND W P, MICHEL B A, BLOCH D A, et al. The American College of Rheumatology 1990 criteria for the classification of Takayasu arteritis[J]. Arthritis Rheum, 1990, 33（ 8 ）: 1129-1134.

[12] TEZUKA D, HARAGUCHI G, ISHIHARA T, et al. Role of FDG PET-CT in Takayasu arteritis: sensitive detection of recurrences[J]. JACC Cardiovasc Imaging, 2012, 5（ 4 ）: 422-429.

[13] HENES J C, MMLLER M, KRIEGER J, et al. [18 F] FDG-PET/CT as a new and sensitive imaging method for the diagnosis of large vessel vasculitis[J]. Clin Exp Rheumatol, 2008, 26（ 3 Suppl 49 ）: S47-S52.

[14] PACHECO C M C, MINGUEZ V M, MARTINEZ C A, et al. Early diagnosis of large vessel vasculitis: usefulness of positron emission tomography with computed tomography[J]. Reumatol Clin, 2013, 9（ 1 ）: 65-68.

[15] 周倩宜, 杨文杰. PET/CT 诊断早期大动脉炎 1 例报告 [J]. 山东医药, 2012, 52（ 42 ）: 97.

[16] 李菁, 朱孟铸, 杨云娇, 等. 多发性大动脉炎合并活动性结核感染 36 例的病例对照研究 [J]. 中华风湿病学杂志, 2016, 20（ 03 ）: 176-180.

[17] 温淑云, 张文, 赵岩, 等. 大动脉炎临床特征及治疗转归 173 例分析 [J]. 中华风湿病学杂志, 2011（ 09 ）: 604-607.

[18] 李亚男, 李善玉, 刘丽. 儿童多发性大动脉炎 25 例回顾性分析 [J]. 临床儿科杂志, 2011, 29（ 12 ）: 1149-1151.

[19] 邱灵芝, 郭翼红, 马慧慧, 等. 儿童多发性大动脉炎 10 例临床分析 [J]. 临床儿科杂志, 2020, 38（ 05 ）: 381-385.

[20] ARNAUD L, CAMBAU E, BROCHERIOU I, et al. Absence of Mycobacterium tuberculosis in arterial lesions from patients with Takayasu's arteritis[J]. J Rheumatol, 2009, 36（ 8 ）: 1682-1685.

[21] SOTO M E, DEL C A M, HUESCA-GOMEZ C, et al. Detection of IS6110 and HupB gene sequences of Mycobacterium tuberculosis and bovis in the aortic tissue of patients with Takayasu's arteritis[J]. BMC Infect Dis, 2012, 12: 194.

（王佳佳, 赵金伟, 李玲）

病例 74　周身肌肉疼痛伴低热

【疾病导读】

风湿性多肌痛（ polymyalgia rheumatica, PMR ）是一种以近端肌肉疼痛为特征的全身性炎症性疾病, 以颈肌、肩胛带肌、骨盆带肌疼痛、晨僵伴血沉显著升高为主要特征。 巨细胞动脉炎（ giant cell arteritis, GCA ）是一种大血管性血管炎, 主要累及颈动脉的颅外分支, 尤其是以颞动脉受累为特异性表现,常出现新发头痛、视力下降、下颌跛行等症状。PMR 及 GCA 均好发于老年患者,二者可合并出现,大部分患者对激素反应良好。

【病例介绍】

患者女性,59 岁,主因"周身肌肉疼痛 1 月余伴间断低热 20 天"于我科住院治疗。

1. 病史介绍　患者于入院前 1 月余无明显诱因出现双下肢近端肌肉疼痛,逐渐累及臀部、颈、肩部肌肉,伴活动受限,伴乏力,夜间及晨起加重,无关节疼痛及肿胀。入院前 20 天出现低热,体温波动于 37.1~37.7 ℃之间,伴轻度畏寒,无寒战盗汗,无皮疹及口腔溃疡,无雷诺现象,无头痛及视力下降,无恶心呕吐,无咳嗽咳痰,无尿频尿痛,无腹痛腹泻。就诊于当地医院查血沉 140 mm/h,CK68 U/L,未明确诊断,予口服尼美舒利 100 mg 每天 2 次治疗,体温可降至正常,肌肉疼痛稍减轻。入院前 10 天就诊于我科门诊,查 IgG 29.7 g/L, C3 1.77 g/L, C4 0.27 g/L, C 反应蛋白 95.1 mg/L, ANA 1:100 胞浆颗粒型, ENA 抗体阴性, ANCA 阴性,游离甲功及肿瘤全项均正常。为求进一步诊治收入我科,自发病以来,食睡可,二便如常,体重无著变,体力下降。既往体健。

2. 入院体检　体温 36.2 ℃,脉搏 68 次 / 分,呼吸 16 次 / 分, BP 125/96mmHg;神清语利,自主体位,皮肤黏膜无苍白黄染及皮疹,浅表淋巴结未及。双侧颞动脉无触痛,无怒张,双眼视力 1.1,眼底无病变,睑结膜无苍白,双侧瞳孔等大等圆,对光反射存在,鼻窦无压痛,口腔黏膜无溃疡。颈软,颈部血管未及杂音,双肺呼吸音清,未闻及干湿啰音,心音可,律齐,各瓣膜听诊区未闻及杂音,腹软,无压痛反跳痛,肝脾未触及,双下肢不肿,关节无肿胀及压痛,肌肉无压痛,四肢肌力 5 级。

3. 辅助检查:血常规, WBC 7.35×10^9/L, Hb 94 g/L, PLT 311×10^9/L,尿便常规正常, D-二聚体 1096ng/dL,肝功能 ALB 33 g/L, GLO 44 g/L,转氨酶正常,心肌酶、肾功能及血脂、电解质正常,血沉 70 mm/h;血培养阴性,鲎珠试验阴性,降钙素原阴性, G 试验阴性,布氏杆菌抗体阴性, TB-SPOT 阴性; IgG 33.6 g/L, IgM 0.43 g/L, C3 1.5 g/L, C4 0.2 g/L, C 反应蛋白 122 mg/L,抗磷脂抗体谱阴性,类风湿因子阴性。肌电图正常。血清蛋白电泳(+),发现 M(monoclonal, M)蛋白,血免疫固定电泳:λ 轻链(+),尿 β_2 微球蛋白(-)。全身骨 ECT:未发现骨转移病变。PET-CT:未见肿瘤性疾病征象。骨髓穿刺 + 浆细胞表型 + 病理检查:粒红系增生,浆细胞比例 8%,未见明显形态异常,浆细胞表型未见明显异常,骨髓活检浆细胞比例轻度升高,形态未见异常。

4. 初步诊断　①风湿性多肌痛;②意义未明的单克隆免疫球蛋白血症;③贫血;④低蛋白血症。

5. 诊治经过及随诊　患者老年女性,颈、肩及骨盆带肌肉疼痛伴晨僵,时间 >4 周,血沉 >50 mm/1 h,排除其他风湿性疾病及感染性、肿瘤性疾病,诊断风湿性多肌痛,加用口服甲泼尼龙 24 mg 每日 1 次、雷公藤 20 mg 每日 3 次、扶他林 75 mg 每日 2 次治疗后,肌肉疼痛明显减轻,体温正常,复查血沉 36 mm/h, C 反应蛋白 10.1 mg/L, HB 103 g/L, ALB 35 g/L。患者症状好转,炎性指标明显下降,好转出院,门诊规律随诊。出院后 8 周激素减量至甲泼尼龙 12 mg 每日 1 次联合雷公藤治疗,肌痛症状消失,复查 Hb 121 g/L, IgG 13.1 g/L,血沉

31 mm/h, C 反应蛋白 2.8 mg/L。出院后 16 周患者激素减量至甲泼尼龙 8 mg 每日 1 次联合雷公藤治疗，再次出现间断低热及周身肌肉疼痛症状反复，性质同前，血沉再次升高至 60 mm/h, C 反应蛋白升至 35.8 mg/L。并同时新发头痛伴间断双眼视物模糊，头痛以右侧额颞部胀痛为主，无恶心呕吐及意识改变，无四肢感觉运动异常，头 MRI 正常，眼科检查左眼视力 0.9 右眼视力 0.7, 右眼眼底轻度视盘水肿，双眼视网膜无出血、渗出，余未见异常。风湿科查体双侧颞动脉无触痛，无怒张，颈部血管未闻及杂音，血管搏动无减弱。完善血管超声提示右侧颞动脉管壁增厚，轻度血管狭窄，临床诊断 GCA, 该患者为 PMR 合并 GCA, 激素加量至泼尼松 50 mg 每日 1 次治疗，头痛及视物模糊症状好转，血沉及 C 反应蛋白逐渐将至正常。

患者入院期间发现血清 M 蛋白及骨髓浆细胞比例轻度升高，请血液科会诊：患者虽血清中存在单克隆球蛋白，骨髓浆细胞比例轻度升高，但尚无溶骨性病变等器官损害证据，骨髓浆细胞比例未达到多发性骨髓瘤诊断标准，目前符合意义未明的单克隆免疫球蛋白血症，暂无需治疗，但有进展为多发性骨髓瘤等恶性疾病的风险，需密切监测血清 M 蛋白及骨髓浆细胞比例变化，建议 2~3 月后复查骨髓穿刺。我们在随访期间严密监测患者血清 M 蛋白及骨髓浆细胞变化。出院 8 周复查血清 M 蛋白阳性，骨髓浆细胞比例 2%, 未见形态异常。出院 16 周复查血清 M 蛋白阳性，骨髓浆细胞比例 4%, 未见形态异常。出院 24 周复查血清 M 蛋白阳性，骨髓浆细胞比例 5%, 未见形态异常。出院 32 周复查血清 M 蛋白阳性，骨髓增生减低，浆细胞比例 20%, 幼稚浆细胞(+)浆细胞表型(+)。骨髓穿刺病理：增生减低，浆细胞增多(20%), 幼稚浆细胞(+)表达 λ。请血液科会诊，诊断冒烟型骨髓瘤，转往血液科随诊治疗后病情稳定。

【分析与讨论】

风湿性多肌痛是一种好发于老年人的慢性炎性风湿性疾病，多发生于 50 岁上人群，70~80 岁达到高峰。典型临床表现为颈肌、肩胛带肌、骨盆带肌疼痛伴晨僵，大部分患者可同时伴有发热、乏力、关节痛、贫血、血沉及 C 反应蛋白明显升高等全身非特异性表现。PMR 最常见于北欧地区，在 50 岁以上的中老年人中患病率约为(41~113)/10 万 [1]。我国目前尚无大样本流行病学调查，但随着临床医师对 PMR 认识的逐渐深入，越来越多的患者可以得到明确诊断及早期治疗。

尽管 PMR 发病机制尚未明确，但目前普遍认为感染是触发 PMR 发病的原因之一，且 PMR 是一种基因易感性疾病，其中主要组织兼容性复合体(major histocompatibility complex, MHC)-II 变异型是主要的相关基因，HLA-DRB1 等位基因变异是发病的危险因素 [2]。PMR 是一种炎性疾病，除基因及环境因素外，炎症因子在致病过程中也起到了重要作用，其中白细胞介素 -6(interleukin-6, IL-6)是目前已发现的关键促炎细胞因子之一。研究已证实 PMR 患者血清 IL-6 水平明显升高，并与血沉和 C 反应蛋白等炎性指标正相关 [3]。IL-6 通过影响外周血 B 淋巴细胞数量、功能并经 STAT1 或 STAT3 磷酸化参与 Th17 细胞极化调节，影响 TH17 细胞与 Treg 细胞之间的平衡参与 PMR 发病 [3]。随着对 PMR 发病机制的深入研究，发现更多新的靶点，可为疾病的治疗提供更多思路。

PMR 临床表现缺乏特异性,但多以肩颈带肌、骨盆带肌肉疼痛伴晨僵为典型表现,重者可导致肢体抬举受限,可有部分患者伴有外周关节炎,以膝关节、腕关节最为多见。除关节肌肉疼痛外,大部分患者在起病初期多表现为间断低热、乏力、消瘦等非特异性全身症状,易被临床医师忽视。PMR 患者血沉及 C 反应蛋白水平明显升高,且因其敏感性强可作为临床评估疾病活动度的重要指标。近些年随着血清学炎性因子的检测逐渐应用于临床,发现 PMR 患者中多种炎性因子水平明显高于正常人群,其中以 IL-6 升高最为显著,且 IL-6 的持续升高可能与 PMR 复发风险相关。除炎性指标升高外,PMR 多伴有贫血、低蛋白血症、血小板升高、D- 二聚体及纤维蛋白原升高,考虑与长期炎性疾病所致消耗及高凝状态相关。近年来,超声技术已成为风湿病诊断的重要辅助手段,关节 B 超可以发现关节腔、鞘和囊的一系列炎症变化,易出现肱二头肌长头腱炎、肩峰下滑囊炎、三角肌下滑囊炎和粗隆部滑囊炎、附着点炎,对 PMR 的诊断有一定的帮助,并可评估病情活动度。PMR 的诊断缺乏特异性的临床表现及实验室指标,当遇到老年患者出现不明原因的低热、贫血、颈肩部及下肢肌肉疼痛伴晨僵、血沉明显升高时,需考虑 PMR 可能性,但需与类风湿关节炎、炎性肌病、血管炎等其他风湿性疾病、结核病等慢性感染及肿瘤性疾病相鉴别。本例患者为老年女性,隐匿起病,初起症状为典型的颈、肩肌及骨盆肌疼痛伴晨僵,血沉大于 50 mm/h,肌酸激酶及肌电图正常可排除炎性肌病,风湿抗体均阴性可排除结缔组织病;感染性疾病相关指标阴性可排除急慢性感染;排查肿瘤性疾病方面,PET-CT 证实无实体肿瘤,虽有血清 M 蛋白阳性,依据 2014 年国际骨髓瘤工作组(IMWG)修订的多发性骨髓瘤诊断标准 [4],确诊多发性骨髓瘤需同时满足以下两条:①骨髓浆细胞比例≥ 10% 和(或)活组织检查证实的浆细胞瘤;②发生终末器官损害症状。患者目前无器官损害且骨髓浆细胞比例未达 10%,故尚不符合多发性骨髓瘤 [4]。根据 2003 年 IMWG 发布的诊断标准 [14],目前仅符合意义未明的单克隆免疫球蛋白血症,即血清单克隆 M 蛋白 <30 g/L,骨髓克隆性浆细胞 <10%,无终末器官损害症状及淀粉样变性表现。根据患者典型表现并完善与相关疾病鉴别诊断后,根据 2012 年美国风湿病学会 PMR 分类标准诊断为 PMR。但鉴于 PMR 是一种炎性疾病,在诊断及治疗随诊的过程中需严密监测患者有无出现其他疾病的风险,如本例患者在诊断 PMR 的过程中,虽目前未发现任何实体及血液系统肿瘤性疾病,但鉴于患者存在血清 M 蛋白,发生血液系统疾病的风险较高,我们在 PMR 治疗的同时仍保持对血液系统肿瘤的高度警惕,在随访的过程中严密监测患者的血清 M 蛋白、骨髓穿刺及器官损害情况。

PMR 患者可合并 GCA,GCA 是老年人常见的一种系统性肉芽肿性血管炎,病理表现为炎性巨细胞浸润、血管内中膜增厚致血管阻塞或狭窄,主要累及主动脉发出的大中型动脉,其中以颞动脉最多见。GCA 几乎都发生于 50 岁以上人群,与 PMR 相似,北欧地区多见,年发病率为(15~30)/10 万,女性患病率是男性的 2~3 倍 [1]。在我国曾被认为少见,但随诊临床医师对疾病认识的提高及超声等诊断技术的发展,此病的检出率逐渐增加。PMR 与 GCA 常伴发, GCA 最常见的血管外表现是 PMR,有文献报道 40%~60% 的 GCA 患者合并 PMR ,16%~21% 的 PMR 患者合并 GCA[5]。两者易伴发或与共同的基因背景相关,如 HLA-DRB1[6]。除遗传背景外,GCA 的发病可能与吸烟、病毒感染及炎性因子活化有关,但两者共同的发病机制目前仍没有统一的结论[5]。GCA 主要累及血管的内弹力层和滋养血管,多见于颅外血管,常累及颞动脉、椎动脉、眼和睫状后动脉等,主要表现为炎性巨细胞浸润、血管内中膜增厚致血管阻塞或狭窄。随着影像技术的不断发展,根据受累血管的分布,将 GCA 分为颅血管型 GCA(crania-vessel GCA, C-GCA)及大血管型 GCA(large-vessel GCA, LV-GCA)的概念[7]。C-GCA 为典型 GCA 表现,主要累及颈动脉颅外分支,可表现为新发头痛、视力下降及下颌跛行等,颞动脉触痛为其特征性表现;其中新发头痛最常见,局部或全头头痛均可出现,以一侧或双侧颞部出现尖锐而剧烈的烧灼样或打击样疼痛表现多见。椎动脉和颈内动脉颅外段狭窄闭塞也可造成颅内缺血表现,如短暂性脑缺血发作、脑梗死等,其中永久性视力丧失是最严重的并发症,多由于缺血性视神经病变引起。LV-GCA 累及主动脉及其主要分支,可导致主动脉瘤或大动脉狭窄闭塞;更易累及颈动脉、锁骨下动脉、腋动脉等,而腹主动脉和下肢动脉的分支受累较少。患者可表现为全身炎症反应及肢体间歇性跛行表现。相对于 C-GCA,LV-GCA 患者年龄偏小,较少出现头痛及视力下降,但需更大剂量的糖皮质激素治疗,且复发的风险也更高。本例患者在 PMR 诊断数月后,出现新发头痛及间断视力下降,同时伴有血沉、C 反应蛋白的升高,我们立即想到了合并 GCA 的可能,患者虽无颞动脉怒张、触痛及搏动异常,但我们完善了血管超声检查,发现患者右侧颞动脉血管内膜增厚、管腔轻度狭窄,虽未行颞动脉活检,但根据特异性临床症状及超声表现可诊断 GCA。动脉活检是 GCA 诊断的金标准,但由于其创伤性大且敏感性较低,临床应用较为困难,2018 年欧洲风湿病学会指出影像学(如超声、MRI、CT 和正电子发射断层成像)技术具有无创、敏感、便捷等优势,已经逐渐替代了有创性的动脉活检和微创性的血管造影检查[8]。对于临床疑诊 GCA 的患者,建议尽快完善影像学检查,如有特异性临床表现且影像学检查符合,无需再通过活检确诊。在怀疑 C-GCA 时,推荐颞动脉 + 腋动脉超声作为首选的影像学检查,不可压迫的“晕”征是最能提示 GCA 的超声表现[8]。PMR 患者,病程中如出现发热、贫血、血小板增多等全身非特异性症状较重,血沉等炎性指标明显升高,小剂量激素治疗过程中疗效不佳或病情反复者,需警惕合并 GCA 可能,随诊期间需详细询问病史,如有新发头痛、视力下降或下颌跛行等症状,尽早完善相关血管影像学检查,有助于早期诊断、及时治疗,避免缺血性并发症导致重要脏器损害。

激素为 PMR 及 GCA 治疗的基础药物,使用最小有效剂量的糖皮质激素个体化治疗。2015 年美国风湿病学会发布的风湿性多肌痛的管理推荐建议泼尼松 12.5~25 mg/d 作为起始剂量,这一剂量范围可以平衡获益和风险个体化治疗[9]。对于激素反应不佳或激素减量后复发的患者,建议联合改善病情抗风湿药(disease-modifying antirheumatic drugs,DMARDs)以控制病情并协同激素减量,首选甲氨蝶呤(methotrexate,MTX)[8]。国内也有学者报道应用雷公藤多苷片联合泼尼松治疗 PMR,在改善患者炎症指标与减少激素用量方面取得了较好的疗效[10]。如合并 GCA,需足量激素治疗,推荐泼尼松 1 mg/kg,绝大多数患者在应用激素治疗后,症状很快缓解。近年来生物制剂治疗 GCA 的研究越来越受到重视,由于 IL-6 是 GCA 发病的主要促炎细胞因子,故托珠单抗(tocilizumab,TCZ)作为一种重组人源化抗人 IL-6 受体单克隆抗体,是目前研究较多的药物,国外研究报道 TCZ 可使 GCA 的缓解率提高 2~4 倍[11]，2017 年美国 FDA 已批准用于 TCZ 皮下注射剂用于 GCA 的治疗，国内尚缺乏大样本研究。

近年来风湿病与恶性肿瘤的相关性逐渐受到重视，风湿病可在发病前、诊断时及发病后多年被确诊为恶性肿瘤。部分恶性肿瘤患者有明显的风湿病症状，即副肿瘤风湿病综合征，有时很难与原发性风湿病鉴别。副肿瘤风湿综合征总体发生率较低，目前风湿病与肿瘤相关性研究主要以个案报道或小样本的回顾性分析为主。恶性肿瘤常出现于血清阴性类风湿关节炎、血管炎、炎性肌病、风湿性多肌痛、脂膜炎、结节性红斑等，以发热、乏力、关节肌肉疼痛、淋巴结肿大等非特异性症状为主要临床表现，常伴贫血、血沉升高，ANA 可阳性，但多为低滴度阳性，且缺乏特异性自身抗体。常见肿瘤包括血液系统肿瘤和实体肿瘤，其中以血液系统肿瘤居多，特别是淋巴瘤最常见，其次为白血病[12]。PMR 与肿瘤之间的关系目前尚未完全明确，但我们的临床体会如遇到不典型 PMR 的患者需积极筛查肿瘤风险，例如发病年龄小于 50 岁，疼痛局限性或不对称受累，严重贫血、蛋白尿及对糖皮质激素效果不佳的患者。也有研究报道不典型的 PMR 患者如合并肿瘤常见为肾癌、肺癌、结肠癌以及多发性骨髓瘤等[12]。部分 GCA 患者在临床上以发热、乏力、关节肌肉疼痛等全身非特异性症状为主要表现，而缺乏血管炎的典型表现，此类患者在诊断时应警惕副肿瘤综合征的可能。有研究[13]对 47 例 GCA 诊断前后 1 年内发现肿瘤的患者进行分析，发现约有 7.4% 的患者出现 GCA 合并肿瘤，肿瘤与 GCA 诊断的平均间隔时间为 3.5 个月，其中血液系统肿瘤占 45%，消化道肿瘤占 19%；与无肿瘤患者比较，GCA 合并肿瘤者发热、乏力、关节疼痛等全身症状更显著，而其他临床表现无显著差异，因此临床上较难鉴别。本例患者以对称性颈肩区疼痛伴晨僵起病，结合血沉升高并排除其他疾病后诊断 PMR，诊断 PMR16 周后新发头痛及视力下降，结合颞动脉超声诊断 GCA，激素治疗有效。但该患者病程中发热、乏力、贫血等全身症状较重，故我们在 PMR 诊断前就高度警惕肿瘤风险，完善 PET-CT 及骨髓穿刺等积极筛查实体肿瘤及血液系统肿瘤，发现患者存在血清 M 蛋白，虽未达到多发性骨髓瘤诊断标准，但我们在 PMR 治疗的同时仍保持对血液系统肿瘤的高度警惕，定期复查血清 M 蛋白及骨髓穿刺评估血液系统情况，最终在患者诊断 PMR 32 周后确诊冒烟型骨髓瘤，使患者接受到了及时治疗后预后良好。该病例提示我们对于以发热、贫血等全身非典型症状为主要表现的 PMR 及 GCA 患者，如对常规治疗反应不佳，有血液系统指标异常、肿瘤标志物异常升高等表现时需高度警惕潜在肿瘤可能，加强肿瘤相关筛查及随访。由于恶性肿瘤组织获取困难，必要时需反复骨髓穿刺、淋巴结或病灶部位活检以明确诊断。

该患者合并的是多发性骨髓瘤中的一种特殊类型—冒烟型骨髓瘤（smoldering multiple myeloma，SMM）。SMM 是指符合 MM 诊断标准，但病情进展缓慢而且没有临床症状的一种特殊 MM。根据 2003 年 IMWG 发布的指南[14]，SMM 要求符合 2 条诊断标准：血清 M 蛋白 ≥ 30 g/L 和（或）骨髓单克隆浆细胞 ≥ 10%；没有浆细胞增殖性疾病相关的器官或组织功能损害。SMM 患者进展为多发性骨髓瘤的临床表现多数表现为出现贫血和骨病（多数表现为轻微的溶骨性病变和骨质疏松），肾功能不全少见。一般不会出现广泛的溶骨性病变、高钙血症和髓外浆细胞瘤，故临床易被漏诊，如能早期诊断及时化疗预后较好。

【专家点评】

风湿性多肌痛是一种好发于老年人的风湿性疾病,典型临床表现为颈、肩胛带肌、骨盆带肌疼痛伴晨僵,部分患者可同时伴有发热、乏力、关节痛、贫血、血沉及 C 反应蛋白明显升高等。近年随着我国老龄化人口的增加和临床医师对疾病认识的加深,PMR 发病率逐渐上升,越来越受到重视。部分 PMR 患者在诊断时或病程中合并 GCA,可能与共同的遗传背景及相似的发病机制相关。GCA 是老年人常见的系统性血管炎,主要累及主动脉发出的大中型动脉,其中以颞动脉最多见,典型临床表现为新发头痛、视力下降及下颌跛行,既往需依靠颞动脉活检确诊,近年来随着影像学尤其是血管超声技术的发展,如超声发现特异性表现,不需再进行活检即可诊断。PMR 病程中如以发热、乏力、血沉等炎性指标明显升高等为主要表现,或有新发头痛等相关症状,或对中等剂量激素反应不佳或激素减量后病情反复的患者,需进行血管评估以明确是否合并 GCA。肿瘤性疾病尤其是血液系统肿瘤,可发生于 PMR 及 GCA 诊断前后的任何时期,临床表现隐匿,较难鉴别。对于以发热、贫血等全身非典型症状为主要表现的老年患者,如对常规治疗反应不佳,且伴有血液系统指标异常、肿瘤标志物异常升高等情况时需高度警惕潜在肿瘤可能,加强肿瘤相关筛查及随访,必要时反复活检,利于早期诊断,避免漏诊。

【参考文献】

[1] DEJACO C, BROUWER E, MASON JC, et al. Giant cell arteritis and polymyalgia rheumatica: current challenges and opportunities [J]. Nat Rev Rheumatol, 2017, 13: 578-592.

[2] LIOZON E, PARREAU S, FILLOUX M, et al. Giant cell arteritis or polymyalgia rheumatica after influenza vaccination: A study of 12 patients and a literature review [J]. Autoimmun Rev, 2021, 20: 102732.

[3] CARVAJAL ALEGRIA G, DEVAUCHELLE-PENSEC V, RENAUDINEAU Y, et al. Correction of abnormal B-cell subset distribution by interleukin-6 receptor blockade in polymyalgia rheumatica [J]. Rheumatology(Oxford), 2017, 56: 1401-1406.

[4] RAJKUMARSV, DIMOPOULOSMA, PALUMBOA, et al.International Myeloma Working Group updated criteria for the diagnosis of multiple myeloma[J].Lancet Oncol, 2014, 15 (12): e538–548.

[5] BUTTGEREIT F, DEJACO C, MATTESON EL, et al. Polymyalgia rheumatica and giant cell arteritis: a systematic review [J]. JAMA, 2016, 315: 2442-2458.

[6] DEJACO C, DUFTNER C, BUTTGEREIT F, et al. The spectrum of giant cell arteritis and polymyalgia rheumatica: revisiting the concept of the disease [J]. Rheumatology (Oxford), 2017, 56: 506-515.

[7] MURATORE F, KERMANI TA, CROWSON CS, et al. Large-vessel giant cell arteritis: a cohort study [J]. Rheumatology(Oxford), 2015, 54: 463-470.

[8] BERNHARD HELLMICH, ANA AGUEDA, SARA MONTI, et al.2018 Update of the

EMLAR recommendations for the management of large vessel vasculitis[J].Ann Rheum Dis,2020 Jan;79(1):19-30.

[9] DEJACO C,SINGH YP,PEREL P,et al.2015 Recommendations for the management of polymyalgia rheumatica:a European League Against Rheumatism/ American College of Rheumatology collaborative initiative[J].Ann Rheum Dis,2015,74:1799-1807.

[10] 顾向浩,陈鹏.雷公藤多苷片联合泼尼松片治疗风湿性多肌痛 32 例 [J]. 风湿病与关节炎,2014,(2):11-13,20.

[11] BUTTGEREIT F,DEJACO C,MATTESON EL,et al. [J]. JAMA, 2016, 315: 2442-2458.

[12] 黄 磊,谢向良,柯丽萍,等.7 例副肿瘤风湿综合征临床分析并文献复习 [J]. 风湿病与关节炎,2017,6(12):46-49.

[13] LIOZON E,LOUSTAUD V,FAUCHAIS AL,et al. Concurrent temporal (giant cell) arteritis and malignancy: report of 20 patients with review of the literature [J]. J Rheumatol, 2006,33:1606-1614.

[14] INTERNATIONAL MYELOMA WORKING GROUP. Criteria for the classification of monoclonal gammopathies, multiple myeloma and related disorders[J]. Br J Haematol, 2003,121(5):749-757.

（郭颖,张娜）

病例 75　胸痛、听力下降、发热

【病例导读】

结节性多动脉炎(polyarteritis nodosa,PAN)是一种累及中、小动脉的坏死性血管炎性疾病。其作为一种罕见病,发病率约为 3.1/10 万,发病年龄高峰为 40~60 岁,男性多于女性(约 1.5:1)[1]。PAN 可累及人体的大部分器官,但多见皮肤、外周神经、胃肠道、肾脏及睾丸受累,且病变的严重程度个体间差异很大。本病病因及发病机制具体不明,可能与病毒或细菌感染(如乙型肝炎病毒、细小病毒、巨细胞病毒、链球菌)、药物及遗传缺陷(ADA2 缺陷)等有一定关系。

【病例介绍】

患者,男,47 岁,主因“血压升高 21 年,间断胸痛 18 年,咳嗽咳痰伴发热半月余”入院。

1. 病史介绍　患者于入院前 21 年发现血压升高,最高至 180/120mmHg,无头痛、头晕、胸痛,无尿中泡沫增多和视物模糊等不适,未规律诊治,自服多种降压药,血压可控制在 130/90~140/100mmHg。入院前 18 年患者无明显诱因出现左前胸和胸骨后疼痛,疼痛持续 24 小时无缓解,于当地医院查心肌酶升高,冠脉造影示提示冠状动脉有弥漫性扩张改变(具体不详),予抗凝、扩冠、降压等药物治疗后症状逐渐缓解。后仍间断出现上述胸痛症状。13 年前检查发现血肌酐 126μmol/L,免疫球蛋白及补体正常,抗核抗体 1:100 均质型,抗核抗体谱、抗中性粒细胞胞浆抗体、狼疮抗凝物均阴性。冠脉造影:前降支近段弥漫扩张,于中段 100% 闭塞,D1 近段 100% 闭塞,D2 近段狭窄并扩张;回旋支近段瘤样扩张,主干及其分支弥漫扩张,第二钝缘支 100% 闭塞;右冠脉近端 100% 闭塞。双肾动脉及肠系膜上动脉造影示:双肾动脉及肠系膜上动脉小血管分支见多发小结节状瘤样扩张,符合结节性多动脉炎表现。诊断为结节性多动脉炎,予甲泼尼龙每日 16 mg,联合环磷酰胺每日 50 mg 治疗。7 年前曾出现一过性双下肢运动感觉障碍,考虑不除外结节性多动脉炎相关神经损害,应用大剂量甲泼尼龙冲击治疗(具体不详)后好转,遗留排便、排尿困难。6 年前开始规律我科随诊,应用甲泼尼龙每日 6 mg,环磷酰胺每日 50 mg,雷公藤每日 30 mg 及羟氯喹等维持治疗。5 年前开始出现耳鸣并听力逐渐下降,甲泼尼龙加量为每日 8 mg,余药物不变维持。入院前半月余,患者接触感冒病人后出现咳嗽、咳痰,白色粘痰,带有血丝;伴有高热,体温最高至 39.8 ℃,伴畏寒、寒战,伴胸闷、气短;伴乏力。无腹痛、腹泻,无尿频、尿急等其他伴随症状,查胸部 CT:双肺广泛磨玻璃实变影,考虑感染性病变。应用头孢西丁抗感染及退热对症治疗,后病情加重,查 N 末端脑钠肽前体为 8159 pg/mL,肌酐 549μmol/L,血氧饱和度 76%,出现呼吸衰竭、肾功能衰竭及心功能衰竭。后调整治疗为哌拉西林他唑巴坦及替加环素抗感染,甲泼尼龙每日 80 mg 抗炎及气管插管呼吸机辅助通气,床旁血液净化等对症支持治疗,病情逐渐好转,脱离呼吸机及脱离透析,肺炎好转。今患者为求进一步治疗收入我科。患者近半月精神欠佳,食欲欠佳,睡眠欠佳,大便如常,小便如常,体重未见明显下降。既往史:高血压病史 21 年,最高血压至 180/120mmHg,目前硝苯地平控释片每日 30 mg 联合比索洛尔每日 2.5 mg 治疗,血压波动于 110/70~130/90mmHg。患者曾因胸痛心肌酶升高多次诊断心肌梗死。糖尿病病史 2 年,口服降糖药物,血糖控制可。左侧股骨头置换术后 5 年。否认药物过敏史,否认食物过敏史。

2. 入院体检 体温 36.6 ℃,脉搏 84 次 / 分,呼吸 19 次 / 分,BP 129/80mmHg;意识清晰,轮椅入院,库欣面容。皮肤无皮疹,无黄染。无浅表淋巴结肿大。双瞳孔等大、等圆,双眼瞳孔对光反射存。颈软,颈静脉无怒张,甲状腺无肿大。双肺呼吸音粗,未闻及干湿啰音,无哮鸣音。心率 84 次 / 分,律齐,无杂音。腹软、无压痛,无反跳痛。肝脾未触及,Murphy 征阴性。无肾区叩击痛,移动性浊音(-)。可闻及肠鸣音。四肢活动可,关节无红肿、无压痛,无肌肉压痛,双下肢无水肿。可触及足背动脉搏动。四肢肌力正常。生理反射存在,病理反射未引出。

3. 辅助检查

(1)入院前 13 年:血肌酐 126μmol/L,免疫球蛋白及补体正常,抗核抗体 1∶100 均质型,抗核抗体谱、抗中性粒细胞胞浆抗体、狼疮抗凝物均阴性。冠脉造影:前降支近段弥漫扩张,于中段 100% 闭塞,D1 近段 100% 闭塞,D2 近段狭窄并扩张;回旋支近段瘤样扩张,主干及其分支弥漫扩张,第二钝缘支 100% 闭塞;右冠脉近端 100% 闭塞。双肾动脉及肠系膜上动脉造影示:双肾动脉及肠系膜上动脉小血管分支见多发小结节状瘤样扩张,符合结节性多动脉炎造影表现。

(2)入院前 2 周:肺 CT:双肺广泛磨玻璃实变影,考虑感染性病变。痰培养:肺炎克雷伯菌,药敏提示替加环素和复方磺胺甲噁唑敏感。

（3）本次入院后：血常规，白细胞 $6.28 \times 10^9/L$，血红蛋白 105 g/L，血小板 $130 \times 10^9/L$，淋巴细胞数 $0.21 \times 10^9/L$，CD4+T 细胞数为 101cells/ul；白蛋白 29 g/L，肌酐 315μmol/L，尿便常规正常，B 型钠尿肽 491 pg/mL；血沉 51 mm/1 h，免疫球蛋白 G 8.31 g/L，抗核抗体阳性 1：80 胞浆型；乙肝、丙肝、梅毒、HIV、T-SPOT 均阴性，嗜肺军团菌 IgG 抗体阳性。心脏超声：左室射血分数 0.41，主肺动脉增宽、主动脉窦增宽、左心增大、室间隔增厚、左室壁节段性运动障碍、主动脉瓣、二尖瓣、三尖瓣反流（轻度）、左室收缩、舒张功能下降。腹部 B 超未见明显异常。胸 CT：与 2 周前肺 CT 比较，两肺多发磨玻璃密度影较前减少，两肺下叶实变影较前减少、浅淡，局部支气管充气征较前缓解，两肺支气管壁增厚较前好转，两侧少量胸腔积液较前减少。两肺间质纹理增多及部分小叶间隔增厚较前好转。心影增大大致同前，心包增宽较前减轻。

4. 初步诊断 ①结节性多动脉炎；②肺炎；③肾功能异常；④陈旧性心肌梗死；⑤高血压 3 级（极高危）；⑥2 型糖尿病；⑦股骨头置换术后（左侧）。

5. 诊疗经过及随诊 入院后继续哌拉西林他唑巴坦及替加环素抗感染治疗，同时继续甲泼尼龙每日 40 mg 控制炎症，并白蛋白输入等支持治疗，同时积极改善心功能。哌拉西林他唑巴坦共应用 2 周，替加环素应用 20 天，后复查肺 CT 较前好转，停用替加环素。停用抗生素 3 天后患者再次出现低热，伴有咳嗽咳痰，而后再次出现高热，复查肺 CT 发现肺内感染明显加重，期间应用伏立康唑、替加环素、比阿培南、复方磺胺甲恶唑、莫西沙星等治疗，体温曾一度好转，但患者出现明显肝功能损害，且心肺功能持续恶化，但最终因心功能衰竭加重死于心源性休克。

【分析与讨论】

结节性多动脉炎是血管炎的一种，主要累及中等大小动脉，亦可有小动脉受累。受累动脉的狭窄闭塞和破裂出血造成相关组织器官缺血损伤、功能障碍。几乎任何器官系统都可能受到 PAN 的影响。最常见的是外周神经系统和皮肤。多发性单神经炎是最常见的神经系统表现，皮肤表现包括网状青斑、皮下结节、皮肤溃疡以及紫癜等[2,3]。三分之一的患者可出现急性胃肠道炎症和局部缺血表现[4]。肾动脉及叶间动脉的血管炎造成肾脏损伤，通常表现为轻度至中度蛋白尿。肾内动脉受累导致血压升高，肾梗死或未控制的高血压可能导致慢性肾功能衰竭[5]。心脏受累主要为冠状动脉受累[6]。睾丸动脉受累导致睾丸疼痛和睾丸炎是 PAN 的典型症状，约占男性患者的四分之一[7]。PAN 中最常见的眼科表现为视网膜血管炎[8]。

PAN 的特征性病变是累及中型或小动脉的微动脉瘤，伴有动脉狭窄或闭塞。微动脉瘤最常见于肾动脉和肠系膜动脉。本例患者行动脉造影发现冠状动脉、肾动脉及肠系膜上动脉有小结节状瘤样扩张，为典型 PAN 的动脉受累表现。患者病程中出现过双下肢运动感觉障碍及听力下降的情况，考虑为 PAN 的神经系统受累表现。患者早期即出现明显的血压升高，回顾病史考虑 PAN 肾内动脉受累缺血所致的肾性高血压。虽然患者血压控制尚可，但不断加重的肾血管受累导致慢性肾功能衰竭，已出现明显血肌酐的升高。

PAN 的诊断基于临床特征，影像学（血管造影）和组织病理学。目前没有特异性针对

PAN 的实验室检查,活动期炎症指标通常升高,但抗中性粒细胞胞浆抗体等抗体为阴性。受累部位的组织学检查是诊断 PAN 的金标准。在存在特征性血管造影改变的情况下,即使没有组织学证实,PAN 也可以诊断。本例患者的 PAN 诊断即基于血管造影表现。目前使用的 PAN 分类标准是 1990 年美国风湿病学会(ACR)提出的,但局限性是不能将显微镜下多血管炎(MPA)与 PAN 分开。

　　轻症的 PAN 通常单用糖皮质激素治疗,泼尼松 1 mg/(kg・d)起始,以环磷酰胺或硫唑嘌呤作为二线药物。当有重要脏器损害时,建议糖皮质激素联合环磷酰胺治疗。对于复发难治的患者,有病例报道可使用利妥昔单抗、抗 TNF 药物、托珠单抗或托法替布等治疗。本例患者确诊时已发现多系统脏器受累,应用了经典的糖皮质激素联合口服环磷酰胺治疗。回顾其十余年病史及治疗经过,患者病情控制尚可。有研究显示,存在肾功能不全、心功能不全和神经系统受累 3 种表现中 2 种的患者 5 年死亡率为 46%[9]。

　　规范的糖皮质激素及免疫抑制剂的治疗,使多数免疫系统疾病的临床缓解率大大增加,病死率也有明显的下降。但随之而来的是长期使用导致的免疫功能减低及重症感染的风险大大增加。目前如系统性红斑狼疮等疾病的首位死亡原因已由疾病本身转变为感染。如何平衡疾病活动和感染风险控制是目前治疗上的难题。回顾本例患者,长期每日 2 片糖皮质激素治疗,且至少有 6 年的环磷酰胺口服维持治疗,对患者基础免疫功能有比较大的影响。入院时检查患者外周血淋巴细胞数仅 0.21×10^9/L, CD4+T 细胞数为 101cells/μL,已提示其存在免疫功能低下。本次入院即为重症肺炎,积极营养抗感染治疗后曾一度好转,但停药后感染再发。加之患者因 PAN 导致心肾功能不全,多次心肌梗死至患者左室射血分数仅 41%,重症肺炎导致心功能进一步恶化,最后虽死于心源性休克,究其根本原因仍在于 PAN 的长期器官功能损伤和重症肺炎。

　　随着生物制剂等相关药物的出现,PAN 的治疗也出现了新的尝试,也取得了一些疗效,但并没有大规模的研究,无法准确判断这些药物的疗效。希望有新的药物,能够更好的控制病情,同时又能减少对免疫功能的影响。另外目前的治疗仅停留在抑制疾病进展,已发生损害的中小血管修复及受损器官功能的恢复仍是个难题。PAN 的治疗仍需要多学科的协助及新药的发现。

【专家点评】

　　结节性多动脉炎为中等大小动脉为主要受累血管的一类血管炎,因易累及冠状动脉、肾动脉等重要血管导致心脏、肾脏等重要脏器功能损害,一般病情较重,预后较差。本例患者明确诊断结节性多动脉炎,而且造影已显示典型动脉受累表现。近些年的维持治疗未在出现重要脏器功能明显受损加重情况,已是较为成功的治疗,但长期免疫抑制治疗导致的感染问题仍为目前所有风湿性疾病治疗上的一个关键难题。定期复查评估病情,为每个患者制定个体化的治疗才能尽可能的缓解病情,减少重症感染的可能性,达到延长患者生存期的目的。

【参考文献】

[1]　HOCEVAR A, M TOMSIC, AND K. Perdan Pirkmajer.Clinical Approach to Diagnosis and

Therapy of Polyarteritis Nodosa[J]. Curr Rheumatol Rep, 2021, 23(3): 14.

[2]　CHASSET　F, C FRANCES.　Cutaneous Manifestations of Medium- and Large-Vessel Vasculitis[J]. Clin Rev Allergy Immunol, 2017, 53(3):452-468.

[3]　De Boysson H, L Guillevin. Polyarteritis Nodosa Neurologic Manifestations[J]. Neurol Clin, 2019, 37(2): 345-357.

[4]　ELLEN C EBERT , KLAUS D HAGSPIEL, MICHAEL NAGAR, et al. Gastrointestinal involvement in polyarteritis nodosa[J]. Clin Gastroenterol Hepatol, 2008, 6(9):960-966.

[5]　FEDERICA MARITATI , FRANCESCO IANNUZZELLA , MARIA P PAVIA， et al. Kidney involvement in medium- and large-vessel vasculitis[J]. J Nephrol, 2016, 29(4): 495-505.

[6]　MILOSLAVSKY E, S UNIZONY. The heart in vasculitis[J]. Rheum Dis Clin North Am, 2014, 40(1): 11-26.

[7]　YOUNG DEOK BAE , HYO JIN CHOI, JUNG CHAN LEE, et al. Clinical features of polyarteritis nodosa in Korea[J]. J Korean Med Sci, 2006, 21(4): 591-595.

[8]　PIERRE-RAPHAËL ROTHSCHILD , CHRISTIAN PAGNOUX, RAPHAELE SEROR, et al. Ophthalmologic manifestations of systemic necrotizing vasculitides at diagnosis：a retrospective study of 1286 patients and review of the literature[J]. Semin Arthritis Rheum, 2013, 42(5): 507-514.

[9]　L GUILLEVIN, F LHOTE, M GAYRAUD, et al.Prognostic factors in polyarteritis nodosa and Churg-Strauss syndrome. A prospective study in 342 patients[J]. Medicine（ Baltimore), 1996, 75(1): 17-28.

（杨统，周蕾）

病例 76　间断发热、关节痛、咳嗽咳痰

【病例导读】

抗中性粒细胞胞浆抗体(anti-neutrophil cytoplasmic antibody, ANCA)相关性血管炎（ ANCA associated vasculitis, AAV ）是可累及全身小血管及中等血管的系统性、坏死性血管炎。该病症状多样，可累及肺、肾、神经系统、耳鼻喉、皮肤及关节肌肉等全身各器官系统，严重降低患者生存质量乃至危及生命。目前临床治疗手段下患者仍面临着较高的死亡率，主要死亡原因是血管炎活动和继发感染。其中曲霉菌感染是 AAV 患者常见的继发感染之一。曲霉菌是典型的丝状菌，是常见的条件致病性真菌，可广泛分布于自然界，其孢子悬浮于空气中经呼吸道进入人体后造成曲霉菌感染，常累及呼吸系统，严重时可散播至全身，在免疫系统严重抑制的患者中可出现侵袭性曲霉菌病，威胁患者生命，常见致病种类包括烟曲霉菌、黄曲霉菌、黑曲霉菌、土曲霉菌等，其中以烟曲霉菌最常见。肺部曲霉菌感染临床表现可与 AAV 非常相似，临床中如何对其进行鉴别并规范治疗对于改善患者预后具有重要意义。

【病历介绍】

患者男性,41 岁,主因"间断发热伴多关节肿痛 1 年余,咳嗽、咳痰 8 月,间断咯血半月"入院。

1. 病史介绍　患者入院前 1 年余前无明显诱因出现发热,体温最高达 37.7 ℃,伴右肩、双肘、双膝及双踝关节肿痛,遂就诊于我院急诊,查 c-ANCA 阳性,抗 PR3 抗体滴度为 452.38 RU/mL。予甲泼尼龙每日 40 mg 静滴后体温降至正常。1 天后患者体温再次升高,就诊于当地医院,考虑为"血管炎",予甲泼尼龙静滴及来氟米特口服等治疗(具体剂量不详)后发热及关节症状好转,改为口服甲泼尼龙每日 40 mg,此后每半月减量每日 2 mg。入院前 8 个月患者无明显诱因出现咳嗽、咳痰,无发热,无胸闷、胸痛、咯血,偶有盗汗,就诊于当地医院行胸 CT 平扫示双肺阴影、可见空洞形成,不除外"肺结核",遂进一步就诊于天津市海河医院,予规范三联抗痨治疗后咳嗽、咳痰好转,半年后停药。入院前 1 月余甲泼尼龙减量至 16 mg 每日一次时患者自行停药,后再次出现发热,体温波动于 38 ℃~39 ℃之间,伴咳嗽、咳痰,无痰中带血,无头晕、头疼,当地医院予头孢西丁治疗半月后体温降至正常。入院前半月患者出现痰中带血,偶有血凝块,再次就诊于"外院"行胸部增强 CT 考虑不除外血管炎复发,现为进一步诊治以"血管炎?"收入我科。患者自本次发病以来,精神尚可,食欲正常,睡眠尚可,大便如常,小便如常,体重未见明显下降。既往史: 30 余年前曾患淋巴结核,行抗结核治疗 1 年半。聋哑 30 余年,有链霉素用药史。左眼失明 30 余年,有左眼外伤史。否认高血压、糖尿病、冠心病、脑血管病史,否认肝炎病史,否认手术史、外伤史、输血史,否认哮喘、过敏性鼻炎病史,否认药物过敏史,预防接种史不详。

2. 入院体检　体温 37 ℃,脉搏 105 次 / 分,呼吸 18 次 / 分,BP 102/70mmHg;神清,精神可,患者为聋哑人,头颅无畸形,左眼失明,右眼瞳孔 3 mm,对光反射存在,口腔黏膜无溃疡、无白斑,咽部无红肿,浅表淋巴结未及,双肺呼吸音粗,右肺呼吸音稍低,未及明显干湿性啰音,心音有力,心律齐,心率 105 次 / 分,各瓣膜听诊区未闻及病理性杂音,腹软,无压痛、反跳痛及肌紧张,肝脾肋下未触及,移动性浊音阴性,双下肢无水肿,双膝关节及踝关节轻压痛,颈软、无抵抗,生理反射存在,病理反射未引出。

3. 辅助检查　①血气分析: PH 7.42,PCO_2 40.30mmHg,PO_2 115.50mmHg。血常规,红细胞 4.37×10^{12}/L,白细胞 17.41×10^9/L,血红蛋白 136 g/L,血小板 440×10^9/L,中性粒细胞百分比 79.3%,嗜酸性粒细胞绝对值 0.07×10^9/L,便常规 + 潜血、尿常规、尿相差镜检未见明显异常生,白蛋白 27.1 g/L, γ- 谷氨酰胺转肽酶 207.9U/L,尿素 4.9mmol/L,肌酐 68μmol/L,纤维蛋白原 5.26 g/L, 24 小时尿蛋白。②免疫学检验:免疫球蛋白 G 88.9 g/L, 补体 C3 1.21 g/L,补体 C4 0.18 g/L, C- 反应蛋白 117.0 mg/L,抗核抗体 阴性,类风湿因子 <20.0IU/mL , c-ANCA 弱阳性,抗 PR3-ELISA 262.96RU/mL,抗 GBM 抗体 <20.00RU/mL。血沉 47 mm/h 。③胸部 HRCT:两肺间质纹理增多,两肺散在索条,考虑慢性炎症。纤维支气管镜:右上叶前段支气管 - 肺瘘? 肺泡灌洗液现场快速评价(rapid on-site evaluation, ROSE)检测示:成分细胞以淋巴细胞为主,"炎症改变"可能,可能符合机化,可能有增殖 / 修复性炎症反应,存在坏死性"炎症改变"。肺泡灌洗液 NGS:烟曲霉菌。支气管镜病理:(左上叶升

支前段肺活检）检材少量增生的纤维组织,局部附炎性渗出坏死物,组织特染示抗酸和六胺银染色阴性;（右上叶前段支气管 - 肺瘘内壁刷片）未见肿瘤细胞。痰真菌培养:白色假丝酵母。痰抗酸染色阴性。隐球菌荚膜多糖抗原、GM 试验阴性。④胸、腹主动脉 CTA:血管升主动脉、右肺动脉及左肺动脉起始部壁厚,以右肺动脉为著,右上叶部分肺动脉分支显示不清;两肺多发厚壁空洞,以上考虑血管炎可能性大,建议 PET-CT 检查,以除外肺动脉肿瘤性病变,并治疗后复查。⑤鼻窦 CT 平扫:未见明显异常。⑥头部 CT 平扫:未见明显异常。

4. 初步诊断　①ANCA 相关性血管炎;②重症肺真菌感染;③高血压病 3 级（极高危）。

5. 诊治经过及随诊　患者入院前自行停用糖皮质激素,本次入院首先考虑血管炎复发。同时结合本次入院前曾应用头孢西丁后体温正常,及影像学表现考虑肺曲霉菌病可能大,也不除外混合细菌感染。入院后予甲泼尼龙加量至每日 80 mg 静滴并停用来氟米特。并予比阿培南联合伏立康唑抗感染治疗 2 周,后给予环磷酰胺。患者病情稳定后出院,出院时口服泼尼松每日 60 mg 并序贯口服伏立康唑 200 mg 每 12 小时一次,继续抗感染治疗。并嘱患者出院后于外院随诊（图 6-76-1 ）。

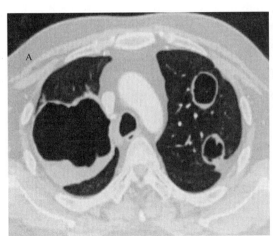
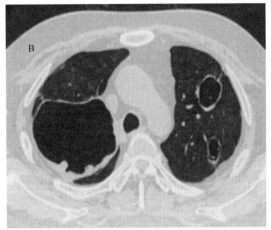

图 6-76-1　患者治疗前后胸部 CT 对比

A. 治疗前胸部 HRCT 示两肺上叶不规则厚壁空洞。B. 激素、免疫抑制剂及伏立康唑治疗 2 周后复查胸部 HRCT 可见空洞壁较前变薄

【分析与讨论】

抗中性粒细胞胞浆抗体（anti-neutrophil cytoplasmic antibody, ANCA）相关性血管炎（ANCA associated vasculitis, AAV）是可累及全身小血管及中等血管的系统性、坏死性血管炎。目前临床上可分为显微镜下多血管炎（microscopic polyangiitis, MPA）、肉芽肿性多血管炎（granulomatosis with polyangiitis, GPA）、嗜酸性肉芽肿性多血管炎（eosinophilic granulomatosis with polyangiitis, EGPA）三种类型。目前 AAV 患病率约为 2~4/10000,随着检测手段的进步、临床认知的加深,这一数据呈逐年增加的趋势,其中东亚人种多患 MPA,且多发生于老年人,预后不佳。严重时可造成肾衰竭、肺泡出血、间质性肺病,严重降低患者生存质量甚至危及生命。目前临床治疗手段主要为激素、免疫抑制剂以及利妥昔单抗,但由于疾病

本身起病隐匿及治疗相关不良反应,AAV 在起病第 1~2 年出现并发症的概率及死亡率仍较高[1],AAV 患者确诊后 1 年死亡率可达 10%~20%,其中主要死亡原因是继发感染和血管炎活动。目前研究认为 20%~60%AAV 患者会发生明显的感染,主要受累部位是呼吸道[2],卡氏肺孢子菌、巨细胞病毒、细菌及真菌感染是常见的病原体,其中真菌感染由于起病隐匿、临床上较难获得准确的病原学证据以及难以根治为 AAV 临床治疗造成了很大的挑战,如何准确地获得病原学证据从而能与血管炎疾病活动、结核菌感染及肿瘤等疾病鉴别并制定合适的治疗方案是临床上的一大难点。

肉芽肿性多血管炎(GPA),旧称韦氏肉芽肿病(Wegener′s granulomatosis, WG),可表现为上呼吸道破坏性炎症,包括鞍鼻、侵蚀性鼻窦炎、会厌下狭窄等,还可累及耳、眼、肺、肾、关节、肌肉,病理上表现为坏死性肉芽肿性炎症和坏死性血管炎,患者多存在 c-ANCA/ 抗 PR3 抗体阳性。1990 年美国风湿病学会(American College of Rheumatology, ACR)提出了血管炎分类命名标准。对 7 大类常见血管炎的命名进行了规范,WG 即位列其中。随着 ANCA 的常规检测及 CT、MRI 等影像学技术的广泛应用,人们对血管炎的认识有了进一步提高,2022 年 3 月 ACR 和欧洲抗风湿病联盟(European Alliance of Associations for Rheumatology, EULAR)共同发布了更新的血管炎分类命名标准,引入了 ANCA 相关血管炎(AAV)的概念,并将 WG 更名为 GPA。本例患者存在外周血 c-ANCA 阳性、抗 PR3 抗体滴度显著升高,胸部 CT 提示肺部空洞形成,p-ANCA 或抗 MPO 抗体阴性,血嗜酸性粒细胞 <1 × 10^9/L,肺活检病理不支持结核、肿瘤等疾病,故 GPA 诊断成立。肉芽肿性多血管炎的治疗分为诱导缓解和维持治疗两个阶段。2021 年 ACR 制定的 ANCA 相关性血管炎管理指南指出,在诱导阶段,对于活动(存在与 AAV 相关的新发、持续或恶化的临床症状和 / 或体征)严重性(存在危及生命或器官的血管炎表现,如肺泡出血、肾小球肾炎、中枢神经系统血管炎、多发性单神经炎、心脏受累、肠系膜缺血、肢体 / 手指缺血)患者选择激素联合美罗华或环磷酰胺,活动非严重性患者激素联合甲氨蝶呤、美罗华或环磷酰胺治疗有效。诱导缓解后酌情选择美罗华、甲氨蝶呤、硫唑嘌呤、来氟米特、吗替麦考酚酯等药物联合小剂量激素维持治疗。本例患者入院前有自行停药史,胸部 CT 提示肺部空洞形成,但无威胁生命或器官的血管炎表现,肺部相关检查提示存在纤维组织增生且合并真菌感染,入院前患者曾有发热、咳嗽、咳痰等症状经头孢类药物治疗后好转,结合影像学表现,应考虑细菌、真菌混合感染。在临床治疗反应上也获得一定程度上的支持。此外考虑到患者经济情况,在诱导治疗方案上我们选择了环磷酰胺做为后续免疫治疗方案。

本例患者肺部存在多发空洞,此种影像学改变可见于肉芽肿性多血管炎、肺结核、肺曲霉菌病、寄生虫感染、淋巴瘤等。其中肉芽肿性多血管炎肺部受累 CT 上初始表现多为结节或团块,较大的结节(>2 cm)易形成空洞,这种空洞常为厚壁,影像特点上并不具有特异性[3]。本患者此次发病前有自行停用糖皮质激素、感染等诱因,炎症指标及抗 PR3 抗体滴度较高,胸部 CT、气管镜及病理均提示存在炎症、纤维化改变,因此血管炎复发不能除外,同时合并感染。肺结核空洞多位于上叶尖后段和下叶背段,可为浸润干酪灶的空洞、纤维瘤型空洞和纤维厚壁空洞,周围可见斑点、结节、索条影及钙化,空洞可大可小、洞壁可厚可薄。本患者有结核病史,但本次肺泡灌洗液 NGS 及病理抗酸染色均未检出结核杆菌,病原学上不支持肺结核诊断。此外本患者嗜酸性粒细胞及 IgE 水平不高,无不洁饮食个人史,不支持寄生虫感染;病理及病原学证据不支持肿瘤性疾病和肺脓肿。肺曲霉菌病也可出现多发肺部空洞,空洞壁可厚薄均匀也可不均匀,空洞内常可见球型附壁结节,即"空气新月征",此外还可见菌丝或残留组织造成的索条影 [4]。曲霉菌是广泛存在于自然界的腐生菌,可存在于正常人体口腔中,其孢子的直径为 2~3 μm,容易吸入肺部,是肺侵袭性真菌病常见的病原体之一。2019 年欧洲癌症研究和治疗组织 / 侵袭性真菌感染协作组(EORTC/MSGERC)对侵袭性真菌病的诊断定义进行了更新 [5],根据宿主因素、临床特征、真菌学证据分为确诊、临床诊断和拟诊,确诊需具备无菌部位镜检或真菌培养、血清学或组织核酸证据,临床诊断至少需要 1 条宿主因素、1 条临床特征和 1 条真菌学证据,而满足宿主因素和临床特征但缺乏真菌学证据的归为拟诊。本例患者具有宿主因素(过去 60 天内长期使用治疗剂量 ≥ 0.3 mg/kg糖皮质激素持续 ≥ 3 周,除外变应性支气管肺曲霉菌病)、临床特征(肺部空洞形成)及真菌学证据(肺泡灌洗液检出烟曲霉菌 DNA),可临床诊断为肺侵袭性曲霉菌病。在肺部感染的诊断上目前已有研究表明肺泡灌洗液宏二代测序较传统病原体培养可显著提高检出率,特别是病毒、真菌及特殊病原体等传统培养无法检测到病原体,肺泡灌洗液宏二代测序可以作为一种有效的检测方法指导抗生素的应用、提升治疗效果 [6, 7]。在治疗上,2016 年美国感染病学会制定的《曲霉菌病诊治指南》[8] 建议治疗时间至少 6~12 周,伏立康唑(静脉或口服)仍是目前的首选治疗药物,艾莎康唑、两性霉素脂质体可作为伏立康唑的替代药物,此外可酌情考虑伏立康唑与棘白菌素联合治疗,一线治疗反应不佳时可使用两性霉素 B 脂质体、米卡芬净、卡泊芬净、泊沙康唑或伊曲康唑等药物治疗。此外曲霉菌感染可累及鼻窦、眼及中枢神经系统,本例患者鼻窦 CT 无明显感染表现,无神经系统症状和体征,我院头MR 及外院脑脊液化验未见明显异常,因此暂不考虑存在肺外曲霉菌感染证据。目前尚无自身免疫性疾病患者抗真菌治疗停药标准,因此需综合评估停药前后激素、免疫抑制剂、生物制剂用药情况,并密切监测临床症状与体征、白细胞水平、影像学变化。

目前真菌感染是否参与了 AAV 的致病机制尚不清楚。曲霉菌、白色念珠菌等可存在于正常人口腔中,可能造成机会性感染,真菌感染后单核 / 巨噬细胞、树突状细胞、中性粒细胞相关免疫反应参与病原体的识别和清除 [9, 10],同时这些细胞也参与 AAV 的发病机制 [11],此外有研究发现动物模型中包括白色念珠菌在内的病原体诱导产生的定位于组织的记忆Th17 细胞可能与 AAV 相关肾炎有关 [12],但目前研究报道较少,真菌感染是否参与了 AAV的发生有待进一步研究。

【专家点评】

抗中性粒细胞胞浆抗体相关性血管炎是主要累及小血管的系统性血管炎,在病理上表现为坏死性血管炎。本例患者为中年男性,慢性病程,有发热、关节肿痛、肺间质病变、c-AN-CA、抗 PR3 阳性,炎症指标升高,激素及免疫抑制剂治疗有效,抗中性粒细胞胞浆抗体相关性血管炎诊断明确。本病在目前治疗手段下易复发,且使用激素及免疫抑制剂后易合并感染,在肺部感染方面血管炎导致的间质性肺病和肺泡出血、肿瘤、真菌感染、肺结核等均可出现发热、咳嗽、咳痰、咯血等症状,详尽的病史采集、病原体培养、血清学检测、CT、气管镜以及核酸检测技术为临床鉴别诊断提供了重要帮助,本例患者存在侵袭性肺曲霉菌病宿主因素、典型临床表现及真菌学证据,可临床诊断为侵袭性肺曲霉菌病,抗真菌治疗有效。血管炎活动和感染是导致 AAV 患者死亡的主要原因,因此在临床中除监测血管炎活动外需密切监测感染的发生,侵袭性曲霉菌病易复发并可累及多器官,除肺部感染外还应警惕鼻窦、眼及中枢神经系统的感染,并且警惕可能并发的细菌及病毒感染。

【参考文献】

[1] A. R. KITCHING, H. J. ANDERS, N. BASU, et al. ANCA-associated vasculitis[J]. Nature reviews Disease primers, 2020,6(1):71.

[2] A. KRONBICHLER, D. R. JAYNE, G. MAYER. Frequency, risk factors and prophylaxis of infection in ANCA-associated vasculitis[J]. European journal of clinical investigation, 2015, 45 (3):346-368.

[3] S. MAHMOUD, S. GHOSH, C. FARVER, et al. Pulmonary Vasculitis:Spectrum of Imaging Appearances[J]. Radiologic clinics of North America, 2016,54(6):1097-118.

[4] 陈立鹏. 白血病继发侵袭性肺曲霉菌病的 CT 诊断 [J]. 影像研究与医学应用, 2021, 5 (15):108-109.

[5] J. P. DONNELLY, S. C. CHEN, C. A. KAUFFMAN, et al. Revision and Update of the Consensus Definitions of Invasive Fungal Disease From the European Organization for Research and Treatment of Cancer and the Mycoses Study Group Education and Research Consortium[J]. Clinical infectious diseases, 2020,71(6):1367-1376.

[6] Y. CHEN, W. FENG, K. YE, et al. Application of Metagenomic Next-Generation Sequencing in the Diagnosis of Pulmonary Infectious Pathogens From Bronchoalveolar Lavage Samples[J]. Frontiers in cellular and infection microbiology, 2021,11:541092.

[7] 钮月英,吴晓虹,应可净. 肺泡灌洗液宏基因二代测序技术对下呼吸道感染病原体检测的优势 [J]. 中国实用内科杂志,2020,40(09):754-758.

[8] T. F. PATTERSON, G. R. THOMPSON, D. W. DENNING, et al. Practice Guidelines for the Diagnosis and Management of Aspergillosis:2016 Update by the Infectious Diseases Society of America[J]. Clin Infect Dis, 2016,63(4):433-442.

[9] Z. LI, G. LU, G. MENG. Pathogenic Fungal Infection in the Lung[J]. Frontiers in immunology, 2019,10:1524.

[10] L. J. HEUNG. Monocytes and the Host Response to Fungal Pathogens[J]. Frontiers in cellular and infection microbiology, 2020,10:34.

[11] S. ALMAANI, L. A. FUSSNER, S. BRODSKY, et al. ANCA-Associated Vasculitis:An Update[J]. Journal of clinical medicine, 2021,10(7):1446.

[12] C. F. KREBS, D. REIMERS, Y. ZHAOo, et al. Pathogen-induced tissue-resident memory T (H)17(T(RM)17)cells amplify autoimmune kidney disease[J]. Sci Immunol, 2020,5(50):

eaba4163.

（杨楠，吕星）

病例77　背痛伴发热、腰痛

【病例导读】

ANCA 相关性血管炎（AAV）是一组与抗中性粒细胞胞浆抗体（antineutrophil cytoplasmic antibodies，ANCA）相关的主要累及小血管的一种坏死性血管炎，多见于中老年患者，主要累及肾脏和肺。包括显微镜下多血管炎（MPA）、肉芽肿性血管炎（GPA）和嗜酸性肉芽肿性血管炎（EGPA），临床上 GPA 最为多见，其次为 MPA。临床上 90% 的 GPA 为抗 PR3-ANCA 阳性；50%~75% 的 MPA 与 40%~60% 的 EGPA 为抗 MPO-ANCA 阳性。肾脏疾病在 AAV 中很常见，并且是导致死亡最重要的预测因子之一。典型的肾脏受累表现是快速进展的肾小球肾炎伴肾功能减退、蛋白尿、显微镜下血尿。典型的肾脏病理学检查表现为寡免疫复合物局灶坏死性新月体 GN。MPO-ANCA 阳性的患者，病程可能更长，多数患者随着病情进展出现不可逆肾损伤（肾小球硬化和间质纤维化）且对免疫抑制治疗反应较差。半数以上的坏死性新月体 GN 患者的肾小球基底膜有典型的病理学表现：肾小球基底膜寡免疫复合物沉积，并且与较高水平的蛋白尿相关。肉芽肿性炎症表现为肾脏肿块是 GPA 的一种罕见表现。

【病例介绍】

患者，女，55 岁，主因"左背痛 2 月余，发热 50 天，左腰痛 8 小时"入院。

1. 病史介绍　患者于入院前 2 月余无明显诱因出现左背部隐痛，疼痛与呼吸、活动等无关，无胸闷气短等不适，未予诊治。50 天前出现发热，为午后低热，小于 37.5 ℃，体温可自行降至正常。外院就诊查胸 CT（图 6-77-1）示左上肺及双肺下叶致密影，考虑感染性病变不除外，遂转诊至结核病医院，查结核抗体阴性，肿瘤标志物阴性，T-spot 阴性，纤维支气管镜检查未见异常，肺泡灌洗液未查见肿瘤细胞，给予经验性抗结核治疗，体温无好转患者自行停药。入院前 20 天出现四肢无力，且逐渐出现双足感觉减退、麻木、左足下垂。我院门诊查 C 型 -ANCA 阳性，抗 PR3 261.69U/mL，于我院胸外科行经皮肺穿刺活检（图 6-77-2），病理提示慢性炎症，肺泡间隔内可见淋巴细胞、浆细胞及单核细胞浸润，小血管、血管壁纤维素样坏死伴中性粒细胞渗出，血管周围上皮细胞肉芽肿形成，考虑肉芽肿性多血管炎。入院前 8 小时患者卧床休息时突发左腰部剧烈疼痛，为求进一步诊治收入院。既往史：患者既往高血压病史 30 余年，否认糖尿病、冠心病病史，否认吸烟、饮酒史，否认肝炎结核病史，否认药物食物过敏史。

2. 入院体检　体温 36.4 ℃，脉搏 100 次 / 分，呼吸 16 次 / 分，BP 110/70mmHg；贫血貌，神清语利，查体合作。皮肤巩膜无黄染，无颈静脉充盈，全身浅表淋巴结未触及明显肿大。胸廓正常，双肺呼吸音粗，未闻及干湿性啰音，律齐，各瓣膜听诊区未闻及杂音。腹软，左中下腹饱满、压痛，无肌紧张及反跳痛，肝脾肋下未触及。双下肢指凹性水肿。双上肢及左下肢肌力Ⅳ级，右下肢肌力Ⅲ级，左踝以下皮肤浅感觉消失，左足下垂。

3. 辅助检查　血常规, WBC 20.43×10^9/L, Hb 47 g/L, PLT 279×10^9/L, NEUT 81.0%; 尿常规示潜血(+++), 蛋白(++); ESR 45 mm/1 h; 肝功能正常, BUN 16.7mmol/L, Cr 185μmol/L; CRP 115 mg/L; 两次血培养无菌落发育; 尿培养阴性。全腹 CT(图 6-77-3): 左肾形态不规则, 密度不均增高, 包膜下可见高低混杂密度影, 考虑肾周筋膜下血肿。鼻旁窦 CT: 左侧鼻腔、鼻咽腔内软组织密度影, 双侧筛窦黏膜稍厚。

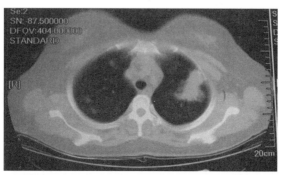

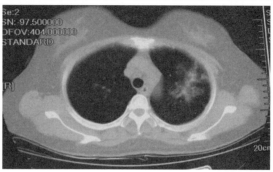

图 6-77-1　胸部 CT

注:左上肺及双肺下叶致密影

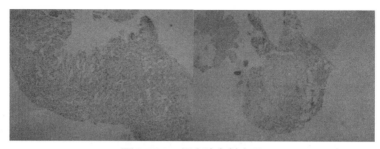

图 6-77-2　经皮肺穿刺病理

注:慢性炎症,肺泡间隔内可见淋巴细胞、浆细胞及单核细胞浸润,小血管、血管壁纤维素样坏死伴中性粒细胞渗出,血管周围上皮细胞肉芽肿形成,结合临床,考虑肉芽肿性多血管炎

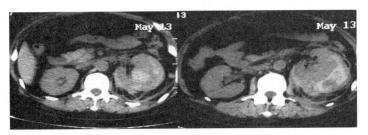

图 6-77-3　全腹 CT

注:左肾形态不规则,密度不均增高,包膜下可见高低混杂密度影

4. 初步诊断　①肉芽肿性多血管炎;②肾周筋膜下血肿;③重度贫血;④周围神经病变;5)泌尿系感染。

5. 诊治经过及随诊　住院期间给予患者甲泼尼龙 160 mg/d 及静脉丙种球蛋白 20 g/d 共 3 天,后激素减量至 80 mg/d,替考拉宁联合头孢曲松抗感染治疗,以及营养神经、输注成分血等对症治疗。患者体温正常,腹痛症状好转,无新发出血表现。治疗第 5 天复查:血常规 WBC 7.2 × 10⁹/L,Hb 75 g/L,Cr 103μmol/L,BUN 14.4mmol/L,CRP 11.1 mg/L。住院第 17 天,患者翻身时出现左腹疼,伴少量肉眼血尿、发热,体温达 39 ℃。复查腹部 CT(图 6-77-4)示左肾包膜下可见高低混杂密度影,病变较前体积增大,且有混杂高密度影,不除外新鲜出血。遂行腹主动脉 - 肾动脉造影(图 6-77-5)提示双肾动脉符合炎性改变,左肾包膜下血肿,左肾下极假性动脉瘤。行左肾动脉止血术,术中将导管进至左肾动脉下段,经导管填入 3 mm × 2 cm 弹簧圈 5 枚,栓塞后造影复查左肾动脉下段闭塞,类圆形异常染色未见显影(图 6-77-6)。激素逐渐减量,入院后 1 个半月复查胸部 CT 左上肺及双肺下叶致密影已基本消散(图 6-77-7)。患者出院后门诊随诊至今,现小剂量激素联合环磷酰胺治疗,病情控制稳定。

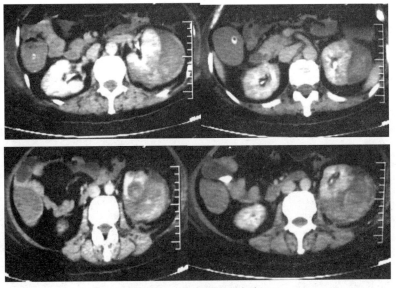

图 6-77-4　腹痛后复查全腹 CT

注:左肾包膜下可见高低混杂密度影,病变较前体积增大,且有混杂高密度影,不除外新鲜出血

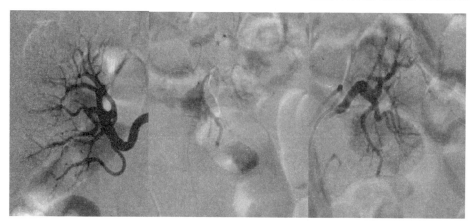

右肾　　　　　　　左肾下极假性动脉瘤　　　　　　　左肾

图 6-77-5　腹主动脉 - 肾动脉造影

注:双肾动脉各段分支粗细不均,左肾下段动脉一分支于近左肾下缘可见一个类圆形高密度影,边缘光滑,左肾后段动脉未显示,其供血区呈乏血管改变。实质期,左肾轮廓增大,左肾影外侧缘呈多段不规则弧形受压改变。印象:双肾动脉符合炎性改变,左肾包膜下血肿,左肾下极假性动脉瘤

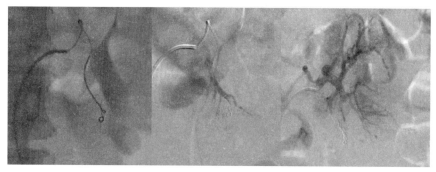

图 6-77-6　左肾下极假性动脉瘤弹簧圈栓塞

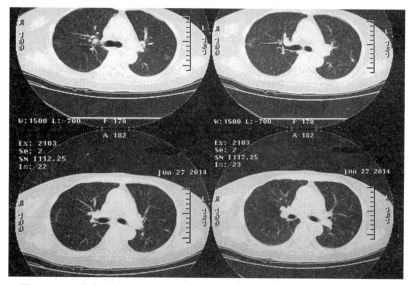

图 6-77-7　激素治疗后复查胸部 CT:左上肺及双肺下叶致密影已基本消散

【分析与讨论】

无论起病时 GFR 水平如何,及时有效的治疗对于阻止肾脏病进展至肾衰竭都很重要。糖皮质激素联合环磷酰胺是目前治疗 AAV 的标准方案,70%~90% 的患者 2~6 个月可达到临床缓解。泼尼松或泼尼松龙初始剂量为 1 mg/kg/d,4~6 周,病情控制后可逐步减量,通常在 12 周时激素应减至 10~20 mg/d。环磷酰胺口服剂量一般为 2 mg/(kg·d),持续 3~6 个月。欧洲血管炎研究组(EUVAS)主持的 CYCLOPS 研究,比较环磷酰胺口服和静脉冲击两种给药方式,结果显示环磷酰胺静脉冲击与口服治疗的诱导缓解率相似;在 9 个月内达到疾病缓解的患者中两组复发率差异无统计学意义[1],在随访 4.3 年期间发现,20.8% 口服环磷酰胺者和 39.5% 冲击环磷酰胺者至少有一次复发,提示环磷酰胺静脉冲击比口服治疗有更高的复发风险,但两组间的终末期肾病发生率无差异(13%vs 11%),且最终随访时两组的中位血清肌酐水平相等。但由于静脉冲击疗法的环磷酰胺累计剂量小,因此感染等不良反应的发生率偏低[2]。

目前对于新发的危及器官和生命的 AAV 的治疗推荐选择利妥昔单抗或糖皮质激素联合环磷酰胺,标准治疗方法为 0.75 g/m²(多为 0.6~1.0 g),每月一次,连续 6 个月。对于老年患者和肾功能不全者,环磷酰胺应酌情减量。即使就诊时已经需要肾替代治疗的终末期肾脏疾病患者,也可从积极治疗中获益。一项研究纳入 155 例伴新月体性肾炎的 AAV 患者,其中 87% 的患者就诊即需血液透析,对所有患者均给予免疫抑制治疗,通常为环磷酰胺和糖皮质激素方案。4 个月时,有 14% 的患者死亡,35% 的患者存活但进入长期透析,51% 的患者摆脱透析且维持血管炎缓解[3]。

重症 AAV 患者肾脏受累表现为急进型肾小球肾炎综合征、进行性少尿和高血压、急性肾损伤,血尿多为镜下血尿,可见红细胞管型,常常伴有蛋白尿。肾脏起病呈隐匿性者,通常从肾外局部开始发病,如韦格纳肉芽肿(WG)多首先累及上呼吸道,逐渐进展为伴有肾受累的系统性疾病[4]。一项前瞻性随机对照试验研究选取 137 例起病时血肌酐水平大于 500μmol/L 的 AAV 患者,在常规口服糖皮质激素和环磷酰胺的基础上,患者被随机分配接受 7 次血浆置换(n=70)或静脉注射 3000 mg 甲泼尼龙(n=67),比较两组患者的肾功能恢复情况及不良反应发生情况,结果显示,两组患者不良反应发生差异无统计学意义,1 年后血浆置换组进展为终末期肾病的比例较甲泼尼龙组显著降低[5]。EUVAS 的前瞻性研究发现,在起病肾功能达到透析水平的重症急性肾衰竭患者中,正常肾小球比例、肾小管萎缩程度以及血浆置换治疗为肾功能恢复(摆脱透析)的独立预测因素[6]。北京大学第一医院肾内科研究[7] 纳入了 89 例达到透析水平的重症 AAV 患者、单独接受静脉甲泼尼龙冲击治疗的患者,与接受血浆置换(其中大部分患者联合静脉甲泼尼龙冲击治疗)的患者,在随访 6 个月后进行治疗反应评价,肾功能恢复方面并无显著差异。

现在的共识是有重要脏器受损的重症患者,如新月体型肾炎、肾小球或小动脉纤维素样坏死、严重肺出血者等需要甲泼尼龙冲击治疗,每次 0.5~1.0 g,3 次为 1 个疗程,继以口服强的松治疗。甲泼尼龙的强大免疫抑制作用和抗炎作用有利于疾病的尽快控制,但应注意感染、水钠潴留等不良反应。静脉滴注免疫球蛋白疗法可作为辅助治疗,可用于感染、体弱等暂时无法应用免疫抑制剂的血管炎患者。

【专家点评】

本例患者肉芽肿性多血管炎诊断明确,而尤以肾动脉瘤破裂合并肾周筋膜下血肿为突出表现。肉芽肿性多血管炎为小血管炎,极少出现中动脉受累,一旦中动脉受累,也可形成动脉瘤。目前国内外仅有个案报道。肉芽肿性血管炎合并肾动脉瘤为罕见但危及生命的并发症,肉芽肿性多血管炎的患者出现腹痛时要警惕肾动脉瘤的形成或破裂的可能。肾动脉瘤破裂首先要维持血液动力学的稳定,及时行经皮肾动脉造影,明确有无活动性出血,栓塞处理。血管造影可显示动脉瘤的部位、数目和大小,以及有无活动性出血,是诊断的金标准。破裂动脉瘤可予弹簧栓塞等处理,同时联合大剂量糖皮质激素和环磷酰胺治疗原发病以改善预后。

当出现肾包膜下血肿时,要警惕其远期并发症,包括肾萎缩、肾积水、肾性高血压和肾脏感染等。本例患者肾动脉瘤破裂造成肾周筋膜下血肿继发感染,考虑可能与自身免疫性疾病和长期激素的应用有关。因此 ANCA 相关性血管炎的病人一旦出现肾动脉瘤破裂血肿形成,经皮肾周血肿穿刺引流是减少肾周血肿所致肾周继发感染、改善肾功能防治相关并发症微创新技术,其方法简单、操作容易、患者痛苦小、术后恢复快,但引流的时机和指征还有待进一步的探讨。

【参考文献】

[1] DE GROOT K, HARPER L, JAYNE DR, et al. Pulse versus daily oral cyclophosphamide for induction of remission in antineutrophil cytoplasmic antibody-as- sociated vasculitis: a randomized trial [J].Ann Intern Med,2009,150(10):670-680.

[2] HARPER L, MORGAN MD, WALSH M, et al.Pulse versus daily oral cyclophosphamide for induction of remission in ANCA -associated vasculitis: long-term follow-up[J].Ann Rheum Dis,2012,71(6):955-960.

[3] LEE T, GASIM A, DEREBAIL VK, et al.Predictors of treatment outcomes in ANCA-asso- ciated vasculitis with severe kidney failure[J].Clin J Am Soc- Nephrol,2014,9(5):905-913.

[4] 陈旻,赵明辉,刘玉春. 重症原发性 ANCA 相关性小血管炎 [J]. 世界急危重病医学杂志,2005,2(5):912-915.

[5] JAYNE DR, GASKIN G, RASMUSSEN N, et al.Randomized trial of plasma ex- change or high-dosage methylprednisolone as adjunctive therapy for severe re- nal vasculitis[J].J Am Soc Nephrol, 2007,18(7):2180-2188.

[6] WIJNGAARDEN RA, HAUERHA, WOLTERBEEKR, et al.Chances of renal recovery for dialysis-dependent ANCA-associated glomerulonephritis[J].J Am Soc Nephrol, 2007, 18 (7):2189-2197.

[7] LI ZY, GOU SJ, CHEN M, et al.Predictors for outcomes in patients with se- vere ANCA-as- sociated glomerulonephritis who were dialysis-dependent at presentation: a study of 89 cases in a single Chinese center[J].Semin Ar- thritis Rheum,2013,42(5):515-521.

（王晓梅,周蕾）

病例 78 肺多发结节伴空洞

【病例导读】

抗中性粒细胞胞浆抗体（ANCA）相关性血管炎（AAV）是一种原因不明的累及全身多系统的自身免疫性疾病。AAV 包括肉芽肿性多血管炎（granulomatosis with polyangiitis，GPA）、显微镜下多血管炎（microscopic polyangitis，MPA）及嗜酸性肉芽肿性多血管炎（eosinophilic granulomatosis with polyangiitis，EGPA）。随着年龄增长，发病率升高，病变主要累及小血管。AAV 患者的临床表现呈多系统受累，病情因受累器官 / 系统的损害程度不同而轻重不一。其中 GPA 的特征是坏死性小血管炎，主要累及上呼吸道、肺和肾脏。GPA 常起病隐匿且临床表现多样化，首发症状不一，患者往往就诊于多个专科，接诊医师多首先考虑本专科疾病，极易导致误诊。就如本案例，患者主要表现为发热和肺部病变，但抗感染治疗无效，此时应该警惕非感染性疾病，并积极寻找病理证据，避免漏诊、延误治疗。

【病例介绍】

患者，男，36 岁，主因"间断发热伴胸痛 1 月余，加重伴咳嗽、咳痰 20 天"入院。

1. 病史介绍 患者于入院前 1 月余，无明显诱因出现发热，体温最高 37.6 ℃，发热无明显规律，伴盗汗、胸痛，疼痛呈阵发性，双侧季肋区为主，与呼吸无关；无畏寒、寒战，无咳嗽、咳痰，无呼吸困难，无胸闷、憋气，无心前区不适，无尿频、尿急、尿痛，无腹痛、腹泻，无皮疹，无关节肿痛等。发病 1 周后就于某医院门诊查胸部 CT（图 6-78-1）提示双肺散在结节影，外院住院治疗。住院后查血常规示白细胞 $11.44 \times 10^9/L$，中性粒细胞 $7.93 \times 10^9/L$，淋巴细胞 $1.86 \times 10^9/L$，嗜酸细胞比 0.002%；肝功能 ALT 142U/L，ALP 314U/L，GGT 728U/L，肾功能未见异常；FIB 6.96 g/L，D- 二聚体 1058ng/mL；血沉 66 mm/h，C- 反应蛋白 131 mg/L；PCT 0.08ng/mL，革兰氏阴性菌脂多糖 0.17EU/mL。住院后予左氧氟沙星 0.5 g 每日 1 次静脉点滴治疗，症状未见缓解，治疗 1 周后复查胸部 CT（图 6-78-2）双肺结节团块影较前增多扩散；进一步完善 IgE 327 IU/mL，IgA、IgG、IgM 正常；抗核抗体、ANCA、G 试验、GM 试验、T-SPOT、肺炎支原体抗体、嗜肺军团菌抗体、肺炎衣原体抗体、肿瘤标记物、血培养、肝炎、HIV、梅毒及血培养均未见异常。鼻窦 CT：双侧上颌窦黏度囊肿、右侧筛漏斗闭塞，双侧鼻窦黏膜增厚、密度增高，考虑鼻窦炎。心脏彩超：心脏机构及功能未见明显异常。气管镜检查提示支气管慢性炎症性改变，肺泡灌洗液未见肿瘤细胞，结核分枝杆菌核酸检测（－），荧光染色抗酸杆菌（－），灌洗液真菌培养（－），普通菌培养：干燥奈瑟氏菌。调整抗生素为利奈唑胺 0.6 g 每 12 小时 1 次 + 亚胺培南 1 g 每 8 小时 1 次 + 伏立康唑 200 mg 每 12 小时 1 次及对症保肝治疗，患者症状无明显缓解，且体温较前升高，最高 37.9 ℃；治疗 10 天后症状缓解不明显，完善胸部增强 CT（图 6-78-3）示：①双肺多发团块、结节影，考虑ⓐ感染性病变ⓑ肉芽肿性病变；ⓒ肿瘤性病变；②纵隔内多发小淋巴结影；复查白细胞 $11.01 \times 10^9/L$，中性粒细胞 $7.90 \times 10^9/L$，淋巴细胞 $1.96 \times 10^9/L$，嗜酸细胞比 0.131%；C- 反应蛋白 150 mg/L；血沉 84 mm/h。患者复查炎症指标未见好转，为进一步明确诊断行经皮肺穿刺活检，病理提示纤维组织伴凝固性坏死，PAS 染色（－），抗酸染色（－），六胺银染色（－），组织真菌及普通菌培养(－)。复查气管镜:结果同前。患者症状缓解不明显,出现咳嗽、咳痰,痰为白色,无胸闷等不适,仍有发热体温37.3~37.8 ℃,考虑肺部细菌合并真菌感染,予美罗培南0.5 g 每8小时1次＋利奈唑胺0.6 g 每12小时1次＋伏立康唑200 mg 每12小时1次联合抗感染治疗。治疗10天后再次复查胸部CT(图6-78-4)提示肺内病变较进展,C-反应蛋白153 mg/L,血沉86 mm/1 h。患者仍发热、伴胸痛、咳嗽、咳痰,为进一步诊收入院,患者自发病以来精神可,睡眠及饮食欠佳,二便正常,体重较前减轻2.5Kg。既往过敏性鼻炎病史2年。

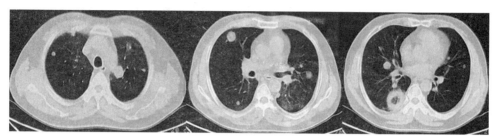

图 6-78-1　发病一周后门诊胸部 CT 示双肺多发结节伴空洞

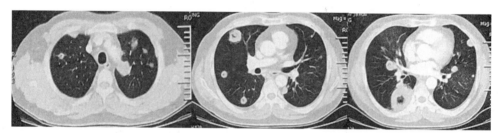

图 6-78-2　外院左氧氟沙星抗感染治疗 10 天后复查胸部 CT 示双肺多发结节较前增大、增多,伴空洞

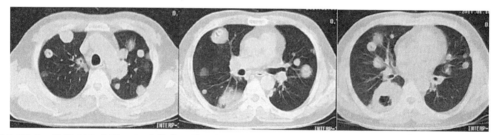

图 6-78-3　外院利奈唑胺＋亚胺培南＋伏立康唑联合抗感染治疗 10 天后复查胸部 CT 示双肺多发结节较前增大、增多,伴空洞

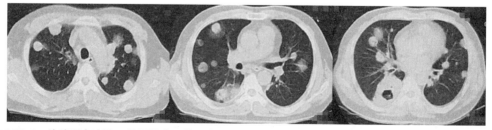

图 6-78-4　外院利奈唑胺＋美罗培南＋伏立康唑联合抗感染治疗 10 天后复查胸部 CT 示较前无明显变化

2. 入院体检 体温 36.5 ℃,脉搏 78 次 / 分,呼吸 18 次 / 分, BP 120/80mmHg;神清,自主体位,正常面容,皮肤黏膜无皮疹黄染,浅表淋巴结未及。睑结膜无苍白,口腔黏膜无溃疡,口唇无发绀,颈软,无抵抗,未闻及血管杂音,无震颤,甲状腺未触及。双肺呼吸音粗,未闻及干湿啰音,心音可,律齐,各瓣膜听诊区未闻及杂音,腹软无压痛及反跳痛,移动性浊音阴性,肝脾未触及,腹部血管杂音未闻及,双下肢无水肿。

3. 辅助检查 血常规,白细胞 12.39×10⁹/L,中性粒细胞百分比例 0.713%,淋巴细胞比例 0.161%,嗜酸细胞比例 0.2%,红细胞 3.97×10¹²/L,血红蛋白 116 g/L,血小板 493×10⁹/L;D-dimer 3.07 mg/L;尿便常规未见异常;白蛋白 31.1 g/L, ALT 37U/L, AST 29U/L, ALP 134U/L, GGT 355U/L,肌酐 58μmol/L,钾 4.35mmol/L,钠 140.1mmol/L,氯 102.9mmol/L。血气分析,pH 7.46,氧分压 86.4mmHg,二氧化碳分压 34.6mmHg,标准碳酸氢根 25.6mmol/l,实际碳酸氢根 24.3mmol/l,碱剩余 1.3mmol/l。肿瘤标记物:糖类抗原 72-4 11.1U/mL,细胞角质素抗原 21-1 2.31ng/mL,铁蛋白 459.6ng/mL,余均正常。血沉 71 mm/1 h , CRP 139 mg/L, IgG 8.4 g/L, IgM 0.41 g/L, IgA 1.86 g/L, IgE >1000IU/mL, C3、C4 正常,抗核抗体阴性,自身抗体谱阴性;C-ANCA 阳性 1:10, Anti-PR3 阳性, P-ANCA 阴性, Anti-MPO 阴性。G 试验（ — ）,GM 试验 0.77ug/L,PCT 0.05ng/mL。

4. 初步诊断 ①肺炎? 肺部真菌感染? 肿瘤? 血管炎? ②肝功能异常;③过敏性鼻炎。

5. 诊治经过及随诊 患者肺部影像学进展迅速、抗感染治疗效果不佳,复查免疫化验后提示 C-ANCA 阳性 1:10, Anti-PR3 阳性, P-ANCA 及 Anti-MPO 阴性。同时请北京协和医院病理会诊,结果提示:肺组织显慢性炎,其内见淋巴细胞、浆细胞、泡沫细胞及散在多核巨细胞浸润,伴大片凝固性坏死,血管壁见炎症细胞浸润,病变符合肉芽肿性血管炎,切片中未见嗜酸细胞肺炎或明显嗜酸细胞浸润,不除外 GPA。特殊染色: PAS 染色（ — ）,弹力纤维（ + ）,抗酸（ — ）,六胺银（ — ）。最终该患者诊断肉芽肿性多血管炎,予甲泼尼龙 40 mg 每日 1 次治疗 10 天后,患者症状缓解,体温正常、无明显胸痛、咳嗽、咳痰,复查胸部 CT 提示双肺结节无明显进展（图 6-78-5）。继续甲泼尼龙治疗（每周减 4 mg）,并予环磷酰胺 400 mg 每周 1 次。患者规律我科门诊随诊,激素逐渐减量至甲泼尼龙 7.5 mg 每日 1 次,环磷酰胺累积计量为 26 g 后停用,改为口服甲氨蝶呤 10 mg 每周 1 次继续治疗,患者病情平稳,治疗半年后复查胸部 CT 提示双肺结节明显消散（图 6-78-6）。

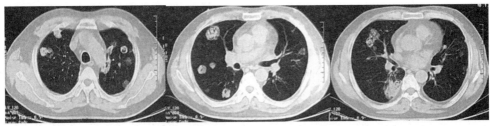

图 6-78-5 我院诊断肉芽肿性多血管炎,甲泼尼龙 40 mg 每日 1 次治疗 10 天后复查胸部 CT 示双肺结节影较前减少

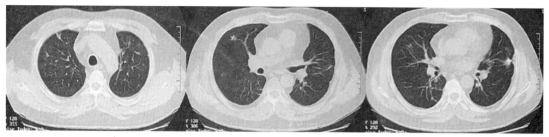

图 6-78-6　激素 + 免疫抑制剂治疗半年后复查胸部 CT

【分析与讨论】

AAV 是一种原因不明的累及全身多系统的自身免疫性疾病。AAV 包括 GPA、MPA 和 EGPA。AAV 的总体发病率并不高，各亚型之间有一定的差异，且受人种、地域、环境等因素的影响。在欧洲其发病率高达（46~184）/100 万人，其中 GPA 为（2.1~14.4）/100 万人、MPA 为（2.4~10.1）/100 万人、EGPA 为（0.5~3.7）/100 万人[1]。近年来，AAV 的发病率呈上升趋势。在中国和日本，MPA 比 GPA 更常见。有研究称，与北欧 AAV 患者相比，日本和中国 AAV 患者的眼、耳、鼻、喉受累较少。除了 AAV 的发病率增加之外，AAV 在男性中略多于女性（男女比例为 1.07~1.48∶1），确诊高峰年龄也有所上升[2]。

GPA 典型三联征为：上呼吸道和下呼吸道的坏死性肉芽肿性炎症、系统性坏死性血管炎和坏死性肾小球肾炎。肺部影像学表现称为"三多一洞"，主要是以双肺内多发性、多形性和多变性的结节或肿块影，可有空洞，也可见磨玻璃影、肺不张或支气管束增宽、支气管狭窄等[3]。另外 GPA 的肺部结节周围可出血而表现为"晕征"。病理活检可见肉芽肿、血管外肉芽肿性炎症或巨细胞。肺实变和片状或弥漫性磨玻璃影是 GPA 第二常见的影像学表现，通常为双侧沿支气管血管束分布的不规则影或邻近胸膜的楔形影[4]。肺实变和磨玻璃影反映了表现为炎症和肺泡出血的肺血管炎性损害。GPA 患者亦可累及气管或支气管，主要表现为管壁增厚、管腔狭窄，可引起喘鸣、呼吸困难和阻塞性肺炎，支气管扩张相对少见。还有部分患者出现弥漫性肺泡出血（diffuse alveolar hemorrhage，DAH）[5]。

肺曲霉病是由曲霉菌感染引起的，比较常见的有烟曲霉、黄曲霉和黑曲霉，易感人群为免疫功能低下者。临床表现为发热、咳嗽、咯血、胸痛等症状，咳嗽多为干咳，发热多以中性粒细胞减少为特征，广谱抗生素治疗无效。胸部 CT 表现为大小不一的结节被磨玻璃衰减影（"晕征"）环绕，以胸膜为基底的楔形实变。疾病早期，出现晕征的可能性较高，随着时间的推移，可能会逐渐减少。外周实变代表存在继发于曲霉侵袭导致的远端肺血管堵塞的梗死区[6]。支气管镜和组织活检可检测曲霉菌同时可获得组织病理学依据[7]。

本病例中的患者得到了诊断明确和及时治疗，患者预后良好，但此类病例极易出现误诊。针对本例病例诊断难点分析如下：①本例患者以下呼吸道表现为唯一表现。鼻窦 CT 虽提示鼻窦炎，但患者并无鼻腔出血、溃疡、结痂、充血或堵塞，或鼻中隔缺损、穿孔等鼻窦炎临床表现。通常 GPA 上呼吸道临床表现多为首发症状或是唯一症状，70% 以上患者可累及上呼吸道。本例患者无眼部表现，60% 的患者累及眼部，病变表现为眼眶受累（常见体征及症状包括眼球突出、溢泪、复视、突发头痛等）、眼睑受累、泪液系统受累、结膜 / 巩膜 / 角膜 /

葡萄膜/视网膜和脉络膜受累等(如巩膜炎、结膜炎、角膜炎、角膜溃疡、葡萄膜炎等)。本例患者无软骨受累表现,如耳或鼻软骨炎、声音嘶哑或喘鸣、之器官受累或鞍鼻畸形。本例患者也并无镜下血尿、蛋白尿及红细胞管型等典型肾脏损害。因此临床表现的单一极易造成本病误诊。②患者就诊医院首次检查 ANCA 检查阴性,故未考虑血管炎;后因抗感染治疗无效,在我科住院后复查发现 cANCA、PR3 呈阳性,才高度怀疑 GPA。ANCA 免疫荧光与酶联免疫吸附试验诊断 GPA 的灵敏性为96%,特异性为98.5%,其中88%的患者胞浆型 ANCA 阳性,而另外 10% 左右的患者 ANCA 检测阴性,故 ANCA 检测阴性亦不能排除本病可能。此外,病变局限,或早期抗体表现低效价,或检测操作不当等,均可能导致 ANCA 检测呈假阴性。③正如前面所提到的, GPA 患者和肺部曲霉菌感染患者的胸部 CT 表象十分相似,均可表现为结节影、肿块影以及空洞,加之患者仅有肺部表现,因此容易误诊为肺部真菌感染。④在患者的首次病理报告中未提及肉芽肿、血管外肉芽肿性炎症或巨细胞表现,导致临床医生的误诊。

【专家点评】

AAV 以累及小血管造成小血管炎症为突出临床表现,但一些患者可出现中等大小血管受累。肺部受累是 AAV 最常见的表现之一。GPA 是以坏死性肉芽肿和坏死性血管炎为主要特征的小血管炎,呼吸道是 GPA 最常累及的部位,约 90% 的 GPA 患者有肺受累。肺部影像学方面,最常见的表现有肺结节、肿块和空洞形成,可为单侧或双侧、单个或多个分布,大小不等,边缘多光滑,无特定好发区域,随病变进展可逐渐增大、增多,并可融合。部分病例伴空洞形成,多为厚壁、内缘不规则空洞。

本例患者以肺部首发及唯一临床表现,不具备免疫缺陷,无特异性体征,且从呼吸系统临床表现和影像学表现较难区分。c-ANCA 及抗 PR3 抗体阳性对 GPA 的诊断起重要作用,在最新的 2021 年版 ACR/EULAR 血管炎分类标准中所占分值为 5(确诊标准 ≥ 5 分可诊断为 GPA),但应注意 ANCA 阴性并不能排除血管炎诊断,必要时需反复检测。尽管血清学检查在诊断中举足轻重,但在我们临床工作中病理活检依然是诊断的金标准。活检的部位和方法不同可能会影响诊断,必要时需多次活检以明确诊断。对于 GPA 患者的治疗方法主要有诱导缓解、维持缓解、辅助治疗及替代治疗。AAV 相关肺损害总体治疗方案通常分为诱导缓解和维持治疗,基础用药为糖皮质激素和免疫抑制剂。通常对于新诊断或复发性 AAV 患者,应根据其疾病范围和严重程度进行分层,以便对治疗进行相应的调整。非重症 GPA 患者(不危及生命且无任何主要器官受累),可应用甲氨蝶呤(MTX)或吗替麦考酚酯(MMF)联合 GC(建议初始剂量为 0.5~1 mg/kg/d)的诱导缓解方案。对于重度 GPA 成人患者的诱导缓解,建议初始剂量为 1 mg/kg/d(不超过 80 mg/d)泼尼松相当量,在诱导治疗后 2 周内开始糖皮质激素减量。同时联合环磷酰胺(CYC)或利妥昔单抗(RTX)诱导治疗。对于严重或致命性 GPA,可以考虑应用甲基强的松龙(0.5~1 g/d,持续 1~3 天)静脉脉冲给药。通常应用 CYC 联合 GC 进行诱导缓解治疗至少持续 3~6 个月。一旦患者达到缓解,应停用 CYC 并改用另一种维持治疗方案。GPA 的维持治疗阶段通常可应用硫唑嘌呤(AZA)或 MTX 或 MMF 或来氟米特(LEF)进行维持治疗。对于 GPA 患者,经 RTX(或传统免疫

抑制剂)维持治疗至少 2 年的,可考虑延长维持治疗时间。

【参考文献】

[1] YATES M, WATTS RA, BAJEMA IM, et al. EULAR/ERA-EDTA recommendations for the management of ANCA-associated vasculitis[J]. Ann Rheum Dis, 2016, 75（9）: 1583-1594.

[2] WATTS RA, HATEMI G, BURNS JC, et al. Global epidemiology of vasculitis[J]. Nat Rev Rheumatol, 2021, 1: 1–13.

[3] LI J, LI C, LI J. Thoracic manifestation of Wegener's granulomatosis: computed tomography findings and analysis of misass diagnosis[J]. Exp Ther Med, 2018, 16（1）: 413-419.

[4] SEBASTIANI M, MANFREDI A, VACCHI C, et al. Epidemiology and management of interstitial lung disease in ANCA-associated vasculitis[J]. Clin Exp Rheumatol, 2020, 38 Suppl 124（2）: 221-231

[5] 刘泠钰, 田新平. 原发性系统性血管炎的肺部表现 [J]. 中华医学杂志, 2020, 101（24）: 1938-1941.

[6] 张泽丽, 陈宝元. 国内 20 年肺曲霉菌病临床资料汇总分析 [J]. 国际呼吸杂志, 2009, 29（04）: 193-196.

[7] 马丽, 陈杭薇, 李雪辉, 仲光, 李长伟. 肺曲霉菌病的临床研究进展 [J]. 中华医院感染学杂志, 2016, 26（16）: 3835-3837.

（刘淼,李玲）

病例 79　发热咳嗽伴肺空洞

【病例导读】

肉芽肿性多血管炎(granulomatosis with polyangiitis, GPA)又叫韦格纳肉芽肿,是一种系统性、坏死性肉芽肿性血管炎,也是最常见的一种 ANCA 相关性血管炎,以上呼吸道(如耳、鼻窦、鼻咽、口咽),下呼吸道(如支气管、肺)和肾脏受累为特征,也常累及周身小动脉、静脉及毛细血管。GPA 是一种复杂的自身免疫性疾病,可致多系统受累,临床表现呈多样性。当患者的脏器损害以肺脏为主时,应当做好鉴别诊断。

【病例介绍】

患者女性,31 岁女性,主因“间断咳嗽咳痰 2 月余,发热 1 月余”入院。

1. 病史介绍　患者 2 月前受凉后出现咳嗽咳痰,夜间咳嗽剧烈,咳痰多呈粉红色,后转为黄痰,偶有痰中带血,伴流涕,无发热,无胸闷憋气,无腹痛腹泻等不适,遂就诊于当地医院对症治疗 1 周后症状较前好转。1 月前患者无明显诱因出现咳嗽咳痰加重,伴发热,体温最高可达 40 ℃,无畏寒寒战,伴双眼结膜充血,无视力模糊,伴右小腿疼痛,遂就诊于当地医院,胸 CT 示双肺多发厚壁空洞。外院呼吸科住院治疗,抗感染治疗后咳痰转为白痰,仍伴高热,出现双眼视力模糊,化验示 C-ANCA 阳性,考虑“血管炎”不除外,予甲强龙 40 mg 每日 2 次治疗 1 周,患者体温较前下降,波动于 37~38 ℃,右小腿疼痛缓解,现患者为求进一步诊治入我院。患者病来精神可,饮食尚可,睡眠较差,大小便正常,体重减轻 5 公斤。既往史、个人史、家族史无特殊。

2. 入院体检 体温 37.0 ℃,脉搏 120 次 / 分,呼吸 25 次 / 分,血压 111/83mmHg;发育正常,营养中等,神志清楚,体位自动。周身皮肤黏膜未见黄染及皮下结节,右下肢可见少量散在青斑。浅表淋巴结未及肿大,双眼睑不肿,结膜充血,巩膜未见黄染,耳鼻未见异常分泌物,鼻窦区无压痛。咽充血,扁桃体不大。双肺呼吸音粗,未及明显干、湿啰音。心音有力,心率 120 次 / 分,律齐,各瓣膜听诊区未及器质性杂音。腹部查体未见异常,双下肢不肿。四肢肌力 V 级。

3. 辅助检查

(1)入院前外院:肺部 CT:双肺多发厚壁空洞,右肺中叶及双肺上叶多发结节及实变。胸部增强 CT:考虑双肺炎性病变伴肺脓肿形成可能性大。心脏超声:主肺动脉内径增宽。头 MRI:双侧额叶右顶少许脱髓鞘样改变。肺泡灌洗液病理:未发现肿瘤细胞。支气管镜刷片病理未见肿瘤细胞。咳出物病理:炎症渗出及坏死。支气管镜活检病理:(左主支气管结节)支气管黏膜组织呈急、慢炎症伴肉芽肿组织增生,并见炎症渗出及坏死。(右主支气管结节)支气管黏膜组织呈急、慢炎症伴黏膜上皮鳞化及低级别上皮内瘤变,并见炎症渗出及坏死。

(2)入院后我院:血常规,WBC 14.96 × 10⁹/L, Hb 118 g/L, PLT 502 × 10⁹/L,中性粒细胞比例 74.4%,淋巴细胞比例 18.9%,嗜酸性粒细胞数 0.01 × 10⁹/L,尿蛋白(—),尿潜血(+++), RBC 7 个 /HPF, 24 小时尿蛋白定量 0.72 g。D 二聚体 985.45μg/L, GGT 104U/L, ALB 36.2 g/L,肾功能正常。肿瘤标志物,角蛋白 19 片段 3.66ng/mL,铁蛋白 755ng/mL,余均正常。IgG 15.90 g/L,补体 C3、C4 均正常,CRP 5.43 mg/L, ESR 32 mm/1 h, ANA(—), ENA(—), PR3 431 AU/mL, MPO 4 AU/mL。血气:pH 7.405, PO₂: 79.5mmHg, PCO₂: 44.0mmHg。氧饱和度 97%。痰培养:肺炎克雷伯菌,溶血不动杆菌。G 试验、GM 试验、PCT 未见异常。我院胸 CT:左肺上叶、右肺中叶支气管扩张并脓肿,右肺上叶前段、左肺上叶结节影(图 6-79-1)。血管壁 MR:未见明显异常。鼻窦 CT:左侧上颌窦炎症。鼻内镜检查:双侧鼻黏膜淡红色,鼻中隔大致居中,鼻中隔前下部可见少量血迹,双侧下鼻甲表面附着干痂及血迹;双侧中鼻道通畅,未见新生物,双侧鼻窦未见新生物,鼻咽部未见异常。

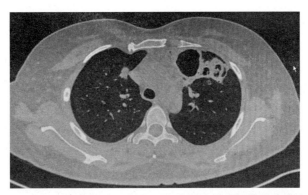

图 6-79-1 入院后胸 CT:左肺上叶、右肺中叶支气管扩张并脓肿

4. 初步诊断　①肉芽肿性多血管炎？②肺炎？

5. 诊治经过及随诊　根据 2022 年 ACR/EULAR GPA 分类标准，该患者 C-ANCA 阳性，PR3 阳性 5 分，肺部影像提示空洞形成 2 分，病理见肉芽肿性炎性病变 2 分，总分大于 5 分，诊断肉芽肿性多血管炎。予甲强龙 80 mg 每日 2 次治疗原发病；同时予舒普深联合斯沃抗感染及对症支持治疗。患者仍有间断发热，遂停用甲强龙，改为地塞米松 10 mg 每日 2 次，联合口服环磷酰胺 0.2 g 隔天 1 次治疗原发病。患者体温正常，咳嗽咳痰及视力模糊较前好转，10 天后复查胸 CT：双肺空洞性病变较前缩小，右肺上叶前段、左肺上叶结节较前缩小。激素逐渐减量为泼尼松 60 mg 每天一次，病情好转出院。出院后激素规律减量，2 月后复查胸 CT：左肺上叶尖、前段团片状高密度影范围较前缩小，囊腔较前增大，囊壁变薄，左肺上叶团片影较前缩小，囊腔较前变小（图 6-79-2）。后随访中因炎症指标缓解不明显，免疫抑制剂调整为硫唑嘌呤 50 mg 每日 1 次联合他克莫司 1 mg 每日 2 次至今，现患者激素减量至美卓乐 6 mg 每日一次，患者病情稳定。

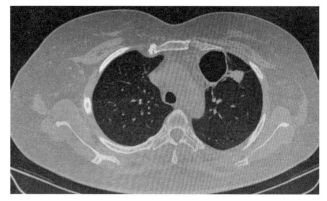

图 6-79-2　治疗 2 月后复查胸 CT：左肺上叶团片影较前缩小，囊腔较前变小

【分析与讨论】

肉芽肿性多血管炎（GPA）也称为韦格纳肉芽肿病的疾病。其特征是坏死性血管炎伴肉芽肿炎，是一种临床表现高度多变的血管炎综合征。识别的关键特征包括鼻腔或口腔炎症、异常胸部成像（从结节到固定浸润到空洞性病变）、异常的尿沉渣（有或没有红细胞管型的显微镜血尿）以及动脉或血管周围区域活检的肉芽肿性炎症[1]。虽然这些特征并非 GPA 所独有，但它们在该综合征中常见，并有助于诊断过程。每个患者的器官受累程度差异很大，大多数患者发生气管和肺部疾病，约 90% 的患者可出现耳、鼻和喉咙表现，不到 20% 的患者发病初期可发生肾脏受累，皮肤、神经、胃肠道和许多其他器官特异性表现也可出现[2]。该患者主因间断咳嗽咳痰 2 月余，发热 1 月余入院，外院化验示 C-ANCA 阳性，查胸 CT 示双肺多发厚壁空洞，结合检查患者支气管及肺部受累，异常胸部成像不除外肉芽肿性多血管炎诊断，入院后进一步完善相关抗体及活检检查。

GPA 以系统性和局限性的形式出现，属于一组抗中性粒细胞胞浆抗体（ANCA）阳性疾病，称为 ANCA 相关性血管炎。根据临床表现和实验室检查，其中最重要的是 ANCA 检测，ANCA 是靶向攻击中性粒细胞内特定蛋白质的自身抗体，GPA 中的一个共同靶点是蛋白酶3[3]。抗蛋白酶3-ANCA（PR3-ANCA）阳性在GPA中最常见，而显微镜下多血管炎和Churg-Strauss综合征患者常呈抗髓过氧化物酶-ANCA（MPO-ANCA）阳性。虽然ANCA阳性强烈提示血管炎，但约10%的GPA患者ANCA阴性[4]。当高度怀疑GPA时，蛋白酶3等特定蛋白质可能有助于指导诊断。活检是GPA的主要诊断方法，基于对血管炎的高度怀疑可进行活检。GPA活检可显示一系列急性和慢性炎症及炎症组织学特征，如中性粒细胞、嗜酸性粒细胞、巨噬细胞聚集，血管炎和坏死组织。在该患者中，肺部空洞形成及支气管镜活检病理与GPA一致，入院后查PR3阳性，支气管镜活检示支气管黏膜组织呈急、慢炎症伴肉芽肿组织增生，根据2022年ACR/EULAR GPA分类标准，该患者C-ANCA阳性，PR3阳性5分，肺部影像提示空洞形成2分，病例见肉芽肿性炎性病变2分，总分大于5分，诊断肉芽肿性多血管炎。因此可以启动具有良好临床反应的适当治疗。及时诊断是启动治疗的关键，及时治疗通常可以挽救器官甚至挽救生命。

GPA的治疗方法包括糖皮质激素治疗结合利妥昔单抗或环磷酰胺[5]。GPA患者的治疗主要为诱导缓解、维持缓解及复发的治疗。患者在诱导和维持治疗期间需要密切监测以确保活动性疾病的解决。诱导缓解应尽量达到完全缓解，而维持缓解的主要目标是长期控制不复发。在进行上述治疗时应注意药物本身的副作用[6]。诱导缓解首选方案为糖皮质激素联合环磷酰胺，对于重要器官功能受损的重症患者，推荐应用甲泼尼龙冲击治疗，临床症状缓解明显。糖皮质激素作为机体极为重要的调节分子，能够对机体的生长、发育以及代谢等情况发挥重要作用，从而影响机体免疫功能，是调节机体应激反应的重要激素，也是当前使用最为广泛的免疫抑制剂和抗炎类药物，能够发挥出抗炎、抗休克和抗过敏等多种作用，炎症反应和免疫反应具有阻止作用。该病后期常合并感染，且其为该病常见死因之一，故预防感染为后期该病治疗的重要一环。本例者治疗过程中应用了糖皮质激素、环磷酰胺、他克莫司、硫唑嘌呤等治疗，临床取得了较好的改善，暂未发现并发症。现随访中，仍需继续观察。值得注意的是该患者用药初期予舒普深联合斯沃抗感染，由于大多数患者处于血管炎的活动期，应维持原发性疾病的治疗，原发性疾病的治疗可能增加感染的风险。如果合并感染，建议在治疗原发性疾病的同时使用敏感抗生素，以改善预后。

【专家点评】

GPA可以表现出广泛的症状，患者表现可能与其他小血管炎综合征、感染过程和恶性肿瘤有明显重叠。它也可能缺乏典型的肾脏受累，因此GPA很难确诊。临床上经常进行ANCA检测以帮助诊断GPA；然而，ANCA检测可能出现假阳性和假阴性。因此，应结合特定蛋白质（如抗蛋白酶3抗体）的检测和组织活检，在每个特定的临床背景下仔细考虑ANCA检测结果。组织活检至关重要，因为单器官受累并不少见。

该病例的难点在于患者初期咳嗽、咳痰，对症治疗有效，很容易诊断为单纯的呼吸道感染，病情发展中出现发热、肺内厚壁空洞又需要与结核、肿瘤、感染性疾病等相鉴别，最终通过支气管镜下组织活检明确诊断，提示临床医生在进行空洞性肺损伤的诊治时，要考虑到血管炎的可能，因为及时的诊断对于早期治疗至关重要。密切监测和治疗随访也是必要的，特别是在非经典表现中，以确保进一步验证GPA的诊断。

【参考文献】

[1] LEAVITT R Y, FAUCI A S, BLOCH D A, et al. The American College of Rheumatology 1990 criteria for the classification of Wegener's granulomatosis[J]. Arthritis Rheum, 1990, 33(8):1101-1107.

[2] JAYNE D. The diagnosis of vasculitis[J]. Best Pract Res Clin Rheumatol, 2009, 23(3): 445-453.

[3] HOFFMAN G S, LANGFORD C A. Are there different forms of life in the antineutrophil cytoplasmic antibody universe? [J]. Ann Intern Med, 2005,143(9):683-685.

[4] JENNETTE J C, WILKMAN A S, FALK R J. Diagnostic predictive value of ANCA serology[J]. Kidney Int, 1998,53(3):796-798.

[5] HOFFMAN G S, KERR G S, LEAVITT R Y, et al. Wegener granulomatosis: an analysis of 158 patients[J]. Ann Intern Med, 1992,116(6):488-498.

[6] JAYNE D R, GASKIN G, RASMUSSEN N, et al. Randomized trial of plasma exchange or high-dosage methylprednisolone as adjunctive therapy for severe renal vasculitis[J]. J Am Soc Nephrol, 2007,18(7):2180-2188.

（赵阳，李媛）

病例 80　关节肌肉疼痛伴肺结节

【病例导读】

抗中性粒细胞胞浆抗体（antineutrophil cytoplasmic antibody，ANCA）相关性血管炎（ANCA-associated vasculitis，AAV）是一种系统性、坏死性血管炎，主要侵犯小血管，老年患者多发，以血清中能够检测到 ANCA 为突出特点。AAV 临床表现复杂多样，可累及全身多系统，以肾脏、肺受累最为多见，皮肤、关节、眼、耳、鼻、喉、神经系统、消化系统等均可受累，疾病初期可能仅有发热、乏力、关节肌肉疼痛等非特异性表现，为其诊治带来难度。AAV 累及呼吸系统，以肺间质纤维化、肺泡出血等为典型表现，但部分患者可仅出现肺结节而缺乏其他特异性表现，与肿瘤性疾病较难鉴别，获取病理组织学证据可明确诊断，在缺乏病理支持的情况下也可通过全面评估病情进行临床诊断，大部分患者激素治疗有效。

【病例介绍】

患者，女，65 岁，主因"关节肿痛 4 月，四肢肌肉疼痛、发现肺结节 1 月"入院。

1. 病史介绍　患者于入院前 4 月无明显诱因出现双手近端指间关节、掌指关节疼痛、肿胀伴晨僵，时间约 1 小时，并伴双足、双膝、双肩关节疼痛，无肿胀及活动受限，于外院就诊，查血、尿常规及肝、肾功能均正常，血沉 39 mm/h，C 反应蛋白 16.9 mg/L，类风湿因子阴性，抗环瓜氨酸肽抗体阴性，ANA 阴性，X 线：左肩关节骨质未见明显异常。于我院疼痛科住院治疗，予左肩关节痛点阻滞术及非甾体抗炎药对症治疗后症状缓解不明显，仍有双手、双膝、双肩关节疼痛。入院前 1 月出现四肢近端肌肉疼痛，以右侧为著，无四肢乏力及抬举困难，无晨僵，无皮疹及发热。就诊于我科门诊查免疫球蛋白正常，C- 反应蛋白 45.2 mg/L，ANA

阴性,抗 ENA 抗体阴性,ANCA-P 型阳性,MPO 167.50 RU/mL,ANCA-C 型阴性、PR3 <20RU/mL,抗肾小球基底膜抗体阴性。胸部 HRCT:左肺下叶后基底段叶状软组织密度结节,周围毛刺及索条,考虑肿瘤性病变可能,建议组织学检查(图 6-80-1 A)。患者因关节肌肉疼痛明显曾间断应用地塞米松 5 mg 皮下注射对症治疗 3 次,疼痛症状可显著改善,拟于我院肺部肿瘤外科行手术切除肺结节明确病理,1 周前复查胸 CT:左肺下叶后基底段叶状软组织密结节较前减小(图 6-80-1B)。病程中患者无发热,无皮疹,无听力及视力下降,无鼻塞及脓血涕,无咳嗽咯痰,无胸闷胸痛,无呼吸困难,无四肢麻木,无双下肢水肿。为求进一步诊治收入我科。患者自发病以来,食欲稍差,二便如常,体重减轻 2 公斤,体力稍下降。既往高血压病史 4 年,最高血压 180/100mmHg,平素口服贝那普利,血压控制良好,糖尿病病史 3 年,口服二甲双胍治疗,血糖控制可。

2. 入院体检 体温 36.8 ℃,脉搏 74 次 / 分,呼吸 18 次 / 分,BP 125/90mmHg;神清,精神可,查体合作。全身皮肤黏膜无皮疹,浅表淋巴结未及明显肿大。双侧瞳孔等大、等圆,口唇无紫绀,颈软,无抵抗,甲状腺未及,气管居中。胸廓对称无畸形,无压痛,双肺呼吸音粗,未闻及明显干湿啰音。心音可,律齐,各瓣膜听诊区未闻及杂音。腹软,无压痛、反跳痛及肌紧张,肝脾未触及。双下肢不肿。双手第 2、3 近端指间关节肿胀,第 2-5 近端指间关节压痛阳性,双肩关节压痛阳性,双膝关节肿胀,压痛阳性,四肢近端肌肉压痛阳性,右侧为著,四肢肌力 V 级。

3. 辅助检查

(1)入院前:入院前 1 月胸部 HRCT:左肺下叶后基底段叶状软组织密度结节,周围毛刺及索条(图 6-80-1 A)。入院前 1 周胸部 CT:左肺下叶后基底段叶状软组织密结节较前减小(图 6-80-1B)。

(2)入院后:血、尿、便常规正常,肝、肾功能、心肌酶正常,24 小时尿蛋白定量正常;血沉 40 mm/1 h,ANCA-P 型阳性,MPO 125.3 RU/mL,ANCA-C 型阴性,PR3 <20RU/mL;HLA-B27 阴性,ANA 阴性,抗 ENA 抗体阴性,磷脂抗体谱阴性,血清淀粉样蛋白 A 300.0 mg/L;肿瘤标志物正常,结核感染 T 细胞检测阴性,降钙素原阴性,鲎珠试验阴性,G 试验阴性,GM 试验阴性。关节超声:左腕关节滑膜增生、伸肌腱腱鞘积液;右腕关节滑膜炎、伸肌腱腱鞘;右手部分指屈屈腱腱鞘囊肿;双膝关节积液、滑膜增生。

4. 初步诊断 ①ANCA 相关性血管炎;②左肺结节性质待定;③高血压病 3 级(极高危);④2 型糖尿病。

5. 诊治经过及随诊 入院后我科联合影像科、肺部肿瘤外科进行了多学科会诊,考虑:①患者老年女性,慢性病程,以关节肌肉疼痛伴血沉、C 反应蛋白升高等非特异性表现为主,胸 CT 提示左肺下叶软组织密度结节伴毛刺。根据影像学特征肺结节需考虑肿瘤性疾病可能,但经激素治疗后明显减小,不符合肿瘤性疾病变化过程。②肺结节对激素治疗反应良好,结合患者 P-ANCA 阳性及 MPO 升高,考虑可能为 P-ANCA 阳性肺损害表现。③综合患者年龄、炎性指标升高、多次 P-ANCA 阳性及 MPO 显著升高及激素治疗有效等表现,首先考虑 AAV 可能。入院后评估患者无皮肤、耳、鼻、喉、神经系统、肾脏受累等典型表现,肺部仅表现为边界不清的单发结节,需与肿瘤性疾病相鉴别,建议患者完善肺结节活检以获得病理学诊断支持。④患者因考虑手术创伤大拒绝完善活检,结合患者的临床表现及诊治意向,予泼尼松 50 m 每日 1 次治疗。患者周身关节、肌肉疼痛症状明显改善,复查 C 反应蛋白降至正常,ANCA-P 型转为弱阳性,MPO 89.46RU/mL,病情好转出院。我科门诊规律随诊:出院后 1 月复诊,患者无关节、肌肉疼痛,ANCA-P 型弱阳性,MPO 40.56RU/mL,血沉及 C 反应蛋白正常,胸 CT 左肺下叶结节基本消失,左肺下叶后基底段索条影(图 6-80-1 C)。患者病情稳定,泼尼松逐渐减量并联合甲氨蝶呤 10 mg 每周 1 次治疗。于出院后 5 月复查 ANCA-P 型阴性,MPO <20RU/mL,胸 CT 左肺下叶后基底段索条影较前明显缩小、浅淡(图 6-80-1D)。出院后 1 年复查 ANCA-P 型阴性,MPO <20RU/mL,胸 CT 左肺下叶后基底段索条影较前无著变(图 6-80-1E)。随诊至今 2 年,每 3 月监测血沉及 C- 反应蛋正常,ANCA-P 型阴性,MPO <20RU/mL,每 6 月监测胸 CT 无新发肺结节,目前甲泼尼龙 8 mg 每日 1 次联合甲氨蝶呤 10 mg 每周 1 次维持治疗,病情稳定。

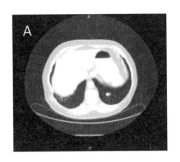
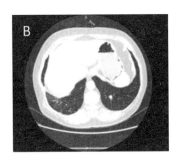

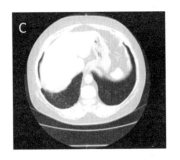
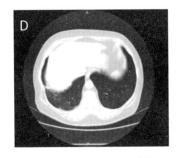
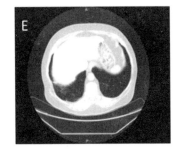

图 6-80-1　患者胸 CT 变化

A:入院前 1 月:左肺下叶后基底段叶状软组织密度结节。B:入院前 1 周:左肺下叶后基底段叶状软组织密结节较前减小。C:激素治疗后 1 月:左肺下叶结节基本消失,左肺下叶后基底段索条影。D:激素治疗后 5 月:左肺下叶后基底段索条影较前明显缩小、浅淡。E:激素治疗后 1 年:左肺下叶后基底段索条影较前无著变

【分析与讨论】

　　ANCA 是一组以中性粒细胞和单核细胞胞浆成分为靶抗原的抗体的总称。目前临床与血管炎相关的 ANCA 特异性靶抗原检测主要是丝氨酸蛋白酶 3(proteinase 3,PR3)和髓过氧化物酶(myeloperoxidase,MPO),其对应的抗体为 C-ANCA(cytoplasmic pattern,C - ANCA)及 P-ANCA(perinuclear pattern,P - ANCA)。ANCA 相关性血管炎是一类可累及全

身多系统的自身免疫性疾病,以坏死性小血管炎和血清 ANCA 阳性为特点,主要累及毛细血管、微静脉、微动脉及小动脉。AAV 分类包括显微镜下多血管炎(microscopic polyangiitis, MPA)、肉芽肿性多血管炎(granulomatosis with polyangiitis, GPA, Wegener's granulomatosis)和嗜酸性肉芽肿性多血管炎(eosinophilic granulomatosis with polyangiitis, EGPA, Churg-Strauss syndrome),其中 GPA 和 MPA 的临床表现、治疗和预后相似,但血清学标志物 ANCA 特异性较强,有助于诊断。研究发现 [1],GPA 患者以 C-ANCA 为主,约占 75%~80%,P-ANCA 占 10%~15%;MPA 患者以 P-ANCA 为主,约占 50%~60%,C-ANCA 约占 25%~35%;EGPA 患者可以出现 P-ANCA,占 30%~40%,部分患者 ANCA 阴性。由此可见,ANCA 是目前对小血管炎,尤其是对 GPA 和 MPA 诊断具有重要意义的血清学标志物。

　　AAV 的发病率和临床特征存在很大的地域差异。欧美文献报道,AAV 的整体患病率约为(46~184)/ 百万人,其中 MPA、GPA 的年发病率分别为(2.4~10.1)/ 百万人、(2.1~14.4)/ 百万人 [2]。我国目前尚缺乏 AAV 的大样本流行病学数据,小样本的临床研究提示 MPA 更为多见,约占 AAV 患者的 80%,GPA 约占 20%,EGPA 少见 [3]。AAV 以男性多见,平均发病年龄为 50~70 岁,其中 GPA 平均发病年龄 45~60 岁,MPA 平均发病年龄 55~74 岁 [4]。

　　AAV 的发病与遗传因素、免疫因素及环境因素均相关。在 MPA 和 GPA 患者中发现不同的基因变异与疾病易感性相关,提示基因多态性参与 AAV 的发病过程,且与 ANCA 抗原特异性关联较强。PR3-ANCA 与 HLA-DPB、SERPINA1(编码 α1- 抗胰蛋白酶的基因 /PR3 主要抑制基因)、PRTN3(编码 PR3 的基因)特定位点及其单核苷酸多态性(SNP)相关,而 MPO-ANCA 与 HLA-DQ 及 CTLA-4 为 G 等位基因相关 [5]。各种环境因素(感染、药物、硅暴露等)使机体出现局部或全身炎症并释放促炎因子,其中肿瘤坏死因子、白细胞介素 -18、细菌脂多糖、HMGB-1 等促炎因子可上调内皮细胞黏附因子并使中性粒细胞致敏,致敏的中性粒细胞上调中性粒细胞粘附分子并将 MPO 和 PR3 抗原转移到细胞表面,血清中的 ANCA 通过 Fab 段与之结合,致中性粒细胞活化,释放大量氧自由基和蛋白水解酶类破坏血管内皮细胞,造成坏死性小血管炎,是 AAV 最主要的发病机制 [8, 9]。另外,活化的中性粒细胞还可以形成胞外陷阱(neutrophil extracellular traps, NETs),NETs 可粘附和损伤血管内皮细胞、激活补体系统参与 AAV 发病,还能激活浆细胞样树突状细胞,后者可产生干扰素 α 并激活 B 细胞参与发病 [10]。AAV 的发病机制还可能与 T、B 细胞功能失调有关。AAV 患者体内 B 细胞亚群分布存在异常,其中 CD19 +B 细胞表达明显增多,调节性 B 细胞数量减少 [3],这也为目前应用 CD20 单抗治疗 AAV 提供了依据。随着对发病机制的深入研究,我们期待更多的生物标志物发现并用于临床早期诊断、疾病活动度的评估,更多治疗靶点的发现为治疗提供新思路。

　　AAV 可累及全身各系统,临床表现复杂多样。发热、乏力、消瘦是病程早期最常见的全身症状,因表现不特异往往被忽略。随着疾病进展,全身各系统均可受累,其中皮肤(Skin)、肾脏(Kidney)、肺(Lung)、耳 - 鼻 - 喉(Ear-Nose-Throat, ENT)和神经系统(Nerve)病变发生率高且更具特异性,故称之为“SKLEN”,如患者有其中 3 个或以上系统受累,应高度警惕血管炎可能。肾脏和肺脏因具有丰富的毛细血管网,是 AAV 最常见的受累器官,文献 [11] 报道 AAV 患者中肾脏受累率约为 80.0%~87.1%,肺脏受累率约为 61%~80%,但单纯肾脏或肺脏受累比较少见。肾脏受累主要表现为血尿伴蛋白尿、急进性肾小球肾炎,患者可表现为水肿、恶心、呕吐、头痛、血压升高等,若未及时诊断治疗可能将发展至终末期肾病。呼吸系统受累的表现复杂多样,从无症状的肺结节到弥漫性肺泡出血及肺间质性改变均可出现,可表现为咳嗽、咳痰、咯血、气短、胸痛甚至呼吸衰竭,由于其临床表现及影像学改变无特异性,导致以肺脏病变为首发症状的患者早期易被误诊为肺炎、结核、肿瘤等呼吸系统原发疾病,如能取得病理学证据则有助于明确诊断。本例患者以关节、肌肉疼痛就诊,检查中发现肺结节,病程中并未出现肾脏、耳鼻喉、神经系统等其他常见脏器受累,且肺部影像学表现为单发结节伴周围毛刺样改变,与肿瘤性疾病不易鉴别,极易误诊。老年患者出现病因不明的非特异性全身症状、血沉等炎性指标升高及肺部结节等非典型症状,我们积极完善了 ANCA 检查警惕 AAV 可能。本例患者肺部仅表现为结节,而缺乏肺间质纤维化或肺泡出血、磨玻璃影等 AAV 典型表现,且肺结节形状不规则,周围可见毛刺及索条,较难与肿瘤性疾病相鉴别,故建议患者完善肺结节病理检查取得组织病理学诊断证据,作为疾病确诊的金标准。比较遗憾的是本例患者因顾虑手术创伤未能配合完成肺结节切检,为诊断增加了难度。患者对激素治疗反应敏感,关节肌肉疼痛症状消失,炎性指标降至正常,肺结节经规律激素治疗数月后快速减小、消失并未再复发,符合 AAV 肺结节的治疗反应,不符合肿瘤性疾病的转归。回顾患者治疗过程并结合多次 P-ANCA 阳性及 MPO 显著升高,在无病理学证据的情况下可临床诊断 AAV。

AAV 的病理基础为坏死性小血管炎,其中 GPA 和 MPA 患者临床特点和病理特征既具有相似性,又各具特点。MPA 的病理特征为小血管节段性纤维素样坏死,无肉芽肿形成,而 GPA 则为坏死性肉芽肿性血管炎。不同的病理基础导致临床表现存在差异。在我国 AAV 以 MPA 为主 [12],这部分患者年龄较大,出现关节肌肉疼痛更为多见,本例患者即仅以多关节肌肉疼痛症状起病,无皮疹、发热、咳嗽咳痰等常见表现,在筛查关节肌肉疼痛常见病因如类风湿关节炎、多发性肌炎、风湿性多肌痛等疾病的同时,也警惕有无 AAV 可能,完善了 ANCA 等相关检查并发现诊断线索,未后续的诊治奠定了基础。AAV 最常见的肺脏受累表现也各具特点:P-ANCA 阳性多表现为肺泡出血、肺纤维化;C-ANCA 阳性多表现为肺结节、空洞、支气管病变;EGPA 多表现为哮喘、游走性肺浸润及胸腔积液。AAV 发生肺结节的发病率约 50%[13],以 C-ANCA 阳性更为多见,常表现为双肺多发结节,直径数毫米至 10 cm 以上不等,可随疾病进展而增大,经治疗原发病好转后肺结节可快速减小,后期可伴有形态不规则、无钙化的厚壁空洞。空洞形成与结节坏死有关,但需与癌性空洞、肺脓肿、结核空洞、真菌感染等相鉴别。P-ANCA 阳性患者肺结节较少见,如出现肺结节一般较小,不伴空洞,肺结节主要累及胸膜下区,结节周围可出现磨玻璃影,提示肺泡出血,肺结节中出现支气管充气征也是典型的表现之一,经治疗后结节可减小或消失。本例患者为 P-ANCA 阳性伴有肺结节,肺结节不伴空洞,伴有纤维索条影,符合 P-ANCA 阳性 AAV 肺结节常见表现,临床中较为少见,通过病例可加深认识,但遗憾的是本例患者因缺乏组织学证据,无法确定病理分型,目前仅可诊断为 AAV,结合肺结节影像学表现及 P-ANCA 阳性、MPO 升高,考虑

MPA 可能性大。临床工作中如遇类似患者，仍建议积极完善病理学检查获得组织学诊断证据，对确诊及病理分型至关重要。MPA 肺部受累以弥漫性肺泡出血和肺间质纤维化最常见，文献报道 MPA 患者肺泡出血发生率为 12%~55%，7.2%~36% 的患者在诊断时即存在肺纤维化，21% 的患者以肺纤维化为首发表现[14]。弥漫性肺泡出血是 AAV 较危重的并发症，是患者早期最常见的死因之一，HRCT 诊断敏感性较高，常表现为靠近肺中内带弥漫分布的磨玻璃影或实变影。并非所有患者均出现咯血表现，少数患者可表现为隐匿性的肺泡出血，仅出现呼吸困难、低氧血症、血红蛋白下降等，纤维支气管镜肺泡灌洗液呈血性或出现吞噬含铁血黄素的巨噬细胞可辅助诊断。临床中当 AAV 患者无明显原因出现血红蛋白快速下降，无论有无咯血、呼吸困难等呼吸系统表现，均需及时完善胸部 HRCT 及支气管镜检查鉴别有无肺泡出血。MPA 肺间质纤维化影像学特点以寻常型间质性肺炎（Usually Interstitial Pneumonia，UIP）最常见，患者常有进行性呼吸困难、干咳等表现，肺功能主要表现为限制性通气功能障碍，HRCT 多表现为网状影、蜂窝影及牵拉性支气管扩张。老年患者当胸部 CT 提示网格蜂窝样间质病变，特别是典型 UIP 表现时，需常规筛查 ANCA 鉴别有无 MAP 可能。

AAV 患者常有白细胞、血小板、D- 二聚体、血沉、C 反应蛋白的升高，以及不同程度的贫血及低蛋白血症。白细胞升高与 ANCA 导致白细胞过度激活相关；血小板与 D- 二聚体的升高与炎症细胞的刺激及内皮细胞损伤导致高凝状态相关，老年患者形成血栓的风险增加；贫血及低蛋白血症与疾病活动所致的全身消耗相关。血沉和 C 反应蛋白为炎性反应敏感性指标，与血管炎的疾病活动度相关。故无论患者以何种临床表现起病，当出现不明原因贫血、血小板升高、血沉和 C 反应蛋白升高时，应警惕 AAV 可能性，及早进行 ANCA 等相关检查鉴别诊断。ANCA 滴度水平可能对临床判断病情有一定程度的帮助，临床上常用于监测疾病活动度及判断疾病复发风险，随着病情稳定 ANCA 滴度常常下降甚至转阴，而 ANCA 滴度升高则提示疾病活动或复发风险高，但不推荐单独依据 ANCA 滴度的变化作为判断病情的唯一标准，需同时积极寻找血管炎活动的其他证据，并缩短随访周期监测动态变化。ANCA 有助于 AAV 的诊断，但不能仅凭此项指标进行确诊，需结合临床症状及相关实验室检查结果进行综合判断，并需与肿瘤、感染性疾病、其他自身免疫性疾病及药物因素相鉴别，积极完善病灶病理组织学检查可为明确诊断提供很大的帮助。

AAV 的治疗分为诱导缓解、维持缓解及复发的治疗。诱导缓解期应尽可能达到病情完全缓解，维持缓解的目标是长期控制疾病不复发。2016 年欧洲抗风湿病联盟发布的 AAV 管理建议中[2] 推荐诱导缓解首选方案为糖皮质激素联合环磷酰胺或利妥昔单抗，可使绝大部分患者达到疾病缓解，明显提高患者生存率。激素起始剂量为泼尼松 1 mg/kg/d，维持 2~4 周后逐渐减量；对伴有重要器官功能受损如弥漫性肺泡出血、急进性肾小球肾炎等重症患者，建议推荐甲泼尼龙冲击治疗，即甲泼尼龙 500~1000 mg/d，1~3 天。环磷酰胺联合激素为一线诱导缓解方案，多推荐静脉给药，如存在环磷酰胺不耐受或者无效的患者可换用利妥昔单抗，推荐剂量 375 mg/m²，每周 1 次，连续 4 周或每次 1 g，间隔 2 周给药 2 次。诱导缓解治疗 3~6 个月获得缓解后转换至毒性较小的改善病情抗风湿药（disease-modifying antirheumatic drugs，DMARDs）进行维持期治疗，以硫唑嘌呤及甲氨蝶呤为常用一线药物，霉酚酸酯可作为二线用药。本例患者病程中无危及生命的重要脏器功能受损，初始治疗给予泼尼松1 mg/kg/d 治疗，关节肌肉疼痛症状好转，C 反应蛋白降至正常，ANCA 滴度下降，肺结节快速减小，提示治疗有效，病情好转，因肺结节未完善组织学检查，在病程初期无法完全排除肿瘤可能性，故未加用 DMARDs 治疗，激素治疗 3 个月后肺结节消失支持 AAV 肺损害表现，不符合肿瘤性结节转归，在排除肿瘤性疾病后加用甲氨蝶呤联合治疗，利于激素减量并维持疾病缓解，随访至今小剂量激素及甲氨蝶呤维持治疗，无症状反复，血沉、C 反应蛋白维持正常，P-ANCA 及 MPO 转阴，肺结节未再复发，病情稳定。

【专家点评】

AAV 是一组多脏器损害的自身免疫性疾病，其基本病理改变为坏死性小血管炎，最常累及肺和肾脏，临床表现复杂多样但缺乏特异性，疾病进展快，预后差。AAV 好发于老年患者，部分患者隐匿起病，可表现为发热、关节肌肉痛、贫血、血沉升高等非特异性全身症状，如出现皮疹、神经炎、肾脏及上、下呼吸道等多系统受累时特异性较强；少数患者起病急，病情进展快，侵犯肺和肾脏，短时间内出现弥漫性肺出血和急进性肾小球肾炎，导致呼吸衰竭和肾衰竭，如未能及时诊断早期治疗可危及生命。

由于 AAV 可导致多系统受累，故呼吸科、肾科、皮肤科、耳鼻喉科、眼科、神经科等均可为首诊科室，给疾病诊断带来很大困难。本例患者在病程中仅出现了关节肌肉疼痛及肺结节表现，缺乏 AAV 的其他典型症状，为疾病的诊断带来一定的难度。当老年患者出现病因不明的发热、乏力、关节肌肉疼痛等非特异性全身症状，尤其伴有血沉、C 反应蛋白等炎性指标升高时，建议完善 ANCA 警惕 AAV 可能。AAV 相关肺损害表现多样，以间质性肺病、肺泡出血多见，肺结节主要见于 C-ANCA 阳性患者，但 P-ANCA 阳性患者也可出现，多不伴空洞，对激素治疗反应良好，但需与感染、肿瘤等其他疾病相鉴别，组织学检查为诊断金标准，但在无法获取病理的情况下，结合患者的临床症状、高滴度 ANCA 及对激素的治疗反应可进行临床诊断。糖皮质激素联合静脉环磷酰胺仍是目前 AAV 首选的诱导缓解治疗方案，伴有危及生命的重要脏器受累患者给予激素冲击治疗。利妥昔单抗已广泛应用于难治性或复发性 AAV 的治疗。AAV 肺结节对激素治疗反应良好，本例患者经激素治疗数月后肺结节消失，随访至今未再复发。近年来随着对 AAV 认识的不断深入，检测手段和诊断标准的不断完善，多学科会诊的发展，使越来越多的患者得到早期诊断和规范治疗，极大的改善预后。

【参考文献】

[1] SUWANCHOTE S，RACHAYON M，RODSAWARD P，et al. Anti - neutrophil cytoplasmic antibodies and their clinical significance[J]. Clin Rheumatol，2018，37（4）：875-884.

[2] YATES M，WATTS RA，BAJEMA IM，et al. EMLAR / ERA - EDTA recommendations for the management of ANCA - associated vasculitis[J]. Ann Rheum Dis，2016，75（9）：1583-1594.

[3] LI ZY，MA TT，CHEN M，et al. The prevalence and management of anti-neutrophil cytoplasmic antibody-associated vasculitis in China[J].Kidney Dis（Basel），2016，1（4）：216-223.

[4]　JENNETTE JC, FALK RJ, BACON PA, et al. 2012 revised international chapel hill consensus conference nomenclature of vasculitides[J].Arthritis & Rheumatology, 2013, 65 (1):1-11.

[5]　LYONS PA, RAYNER TF, TRIVEDI S, et al. Genetically distinct subsets within ANCA-associated vasculitis[J]. New England Journal of Medicine, 2012, 367(3): 214-223.

[6]　WANG C, WANG H, CHANG DY, et al. High mobility group box 1 contributes to anti-neutrophil cytoplasmic antibody- induced neutrophils activation through receptor for advanced glycation end products(RAGE)and Toll-likereceptor 4[J]. Arthritis Res Ther, 2015, 17: 64.

[7]　CHEN M, KALLENBERG CG. The environment, geoepidemiology and ANCAassociated vasculitides[J]. Autoimmunity reviews, 2010, 9(5): A293- A298.

[8]　SÖDERBERG D, SEGELMARK M. Neutrophil extracellular traps in ANCA-associated vasculitis[J]. Frontiers in immunology, 2016, 7:256.

[9]　TODD SK, PEPPER RJ, DRAIBE J, et al. Regulatory B cells are numerically but not functionally deficient in anti-neutrophil cytoplasm antibody-associated vasculitis [J].Rheumatology(Oxford), 2014, 53(9):1693 — 1703.

[10]　NTATSAKI E, WATTS RA, SCOTT DG. Epidemiology of ANCA-associated vasculitis [J]. Rheumatic Disease Clinics, 2010, 36(3):447-461.

[11]　GUNEYLI S, CEYLAN N, BAYRAKTAROGLU S, et al. Imaging findings of pulmonary granulomatosis with polyangiitis(Wegener's granulomatosis): lesions invading the pulmonary fissure, pleura or diaphragm mimicking malignancy[J]. Wiener klinische Wochenschrift, 2016, 128(21-22):809-815.

[12]　FERAGALLI B, MANTINI C, SPERANDEO M, et al. The lung in systemic vasculitis: radiological patterns and differential diagnosis[J]. The British journal of radiology, 2016, 89(1061):20150992.

[13]　HOMMA S, SUZUKI A, SATO K.Pulmonary involvement in ANCA-associated vascultis from the view of the pulmonologist [J].Clin Exp Nephrol, 2013, 17(5):667-671.

[14]　CHUNG S A, SEO P.Microscopic polyangiitis[J].Rheum Dis Clin North Am, 2010, 36(3): 545-558.

（郭颖，周蕾）

病例81　眼痛伴抽搐

【病例导读】

抗中性粒细胞胞质抗体相关血管炎（ANCA-associated vasculitis, AAV）是一组以血清中检测到自身抗体 ANCA 为突出特点的系统性小血管炎，主要累及小血管（小动脉、微小动脉、微小静脉和毛细血管），但也可有中等大小动脉受累。经典的 AAV 包括显微镜下多血管炎（microscopic polyangiitis, MPA）、肉芽肿性多血管炎（granulomatosis with Polyangiitis,

GPA）、嗜酸性肉芽肿性多血管炎（eosinophilic granulomatosis with polyangiitis，EGPA）。AAV 治疗分为诱导缓解和维持治疗两个阶段，经过积极治疗可显著改善患者预后。应用大剂量激素及免疫抑制剂是目前指南推荐的治疗方案，但长期应用会导致机体防御功能受到抑制，可诱发和加重感染。

【病例介绍】

患者，女，36 岁。因"多关节疼痛 17 月余，右眼疼痛伴间断发作抽搐 11 月"入院。

1. 病史介绍　患者入院前 17 月余无明显诱因出现多关节疼痛，起初为膝关节，后出现踝关节、右手中指指间关节疼痛，1 月后出现双上肢、背部、双侧下肢近端散在红色皮疹，以背部为主，于我院肾内科住院治疗，查 ANCA-P 型阳性，抗 MPO-ELISA 280.83RU/mL；尿常规：尿潜血（+++），尿白蛋白（++）；24 小时尿蛋白 1470 mg。肾活检病理诊断：新月体性肾小球肾炎，结合临床符合 ANCA 相关性系统性血管炎肾损害。电镜诊断：结合光镜，符合新月体性肾小球肾炎，结合临床，符合 ANCA 相关性系统性血管炎肾损害。给予甲泼尼龙每日 200 mg 三天，后减量为甲泼尼龙每日 40 mg，丙种球蛋白每日 10 g 三天治疗，关节疼痛、皮疹缓解。激素逐渐减量。门诊随诊肌酐波动在 107~115μmol/L，24 小时尿蛋白逐渐升高至 3456 mg。13 月前无明确诱因出现喘憋，不能平卧，伴胸痛，偶有咳嗽，后出现发热，最高体温 39.0 ℃，偶有寒战，无明显咳痰，收入我科，查肌酐 79μmol/L，24 小时尿蛋白 6816 mg，pANCA 弱阳性，抗 MPO 35.52RU/mL；G 试验 194.10pg/mL。胸部 CT 提示感染性病变。予比阿培南、卡泊芬净、喷昔洛韦、复方磺胺甲恶唑片抗感染治疗，予甲泼尼龙每日 80 mg 十一天、甲泼尼龙每日 60 mg 七天，联合吗替麦考酚酯 750 mg 每日两次治疗。患者病情好转出院。激素规律减量至甲泼尼龙每日 28 mg。11 月前患者无明显诱因出现右眼疼痛，伴流泪、角膜充血，角膜有絮状渗出物，查体仅有光感。于外院治疗过程中出现手足抽搐、口吐白沫、意识不清，持续约 10 分钟，后患者恢复意识，遂再次收入我科，查血常规：白细胞 16.33 × 10⁹/L，血红蛋白 92 g/L，中性粒细胞百分比 91.1%，淋巴细胞绝对值 0.63 × 10⁹/L，CD4 细胞 393cells/μL。尿常规：尿潜血（+++），尿白蛋白（++++）；生化：肌酐 73μmol/L，血沉 27 mm/1 h，C- 反应蛋白 16.9 mg/L，ANCA-P 型弱阳性，抗 MPO 16.3RU/mL；24 小时尿蛋白 4046 mg。头部增强 MR 示：右侧颞叶、额叶、左侧枕叶皮髓质交界区多发环形强化结节影，考虑感染性病变可能性大。行腰椎穿刺测量脑脊液压力升高。眼科会诊后行右眼晶体切除+ 玻切 + 剥膜 + 电灼 + 网膜切开 + 硅油注入手术，眼内脓液培养示：烟曲霉菌，诊断侵袭性颅内真菌感染，右眼真菌性眼内炎。予伏立康唑 0.2 g 静脉点滴每 12 小时 1 次抗真菌治疗，丙戊酸钠控制癫痫。激素规律减量至甲泼尼龙每日 12 mg。患者病情好转出院，于外院继续应用静脉伏立康唑 2 月，期间复查头 MRI（图 6-81-2B）示：右侧颞叶、额叶、左侧枕叶皮髓质交界区多发环形强化结节影较前减小，壁较前变薄，周围片状水肿信号影范围较前减小。注入对比剂后，结节边缘呈明显环形强化，壁薄厚均匀，考虑脓肿较前吸收。改予口服伏立康唑治疗，激素减量至甲泼尼龙每日 10 mg。6 月前患者无明显诱因出现四肢抽搐，牙关紧闭，双眼上吊，伴意识丧失，持续数分钟后好转，共抽搐 3 次，外院查头 CT 未见出血，头 MRI 示右侧颞叶、额叶、左侧枕叶多发感染性病变，局部较前好转。予"左乙拉西坦"治疗，未再出现抽搐。3月前患者于门诊复查头MRI(见图6-81-2C):左侧枕叶皮髓质交界区圆形结节影范围较前增大,周围片状水肿信号影范围较前增大。再次予静脉伏立康唑治疗,20天前复查头MRI(见图6-81-2D)示:右侧额顶叶交界处新见点片状DWI高信号,周围片状长T1、长T2信号水肿带。左侧枕叶皮髓质交界区圆形结节影较稍增大,周围片状水肿信号影范围较前略增大。右额叶部分结节影较前稍增大。患者为求进一步诊治收入我科。患者自本次发病以来,精神尚可,食欲正常,睡眠尚可,大便如常,小便如常,体重未见明显下降。

2. 入院体检　体温36.4℃,脉搏104次/分,呼吸20次/分,BP 143/104mmHg;意识清晰,轮椅推入病区。胸腹部、双下肢近端、臀部可见紫纹。无浅表淋巴结肿大。右眼视力无光感,左眼对光反射灵敏。颈软,颈静脉无怒张,甲状腺无肿大。双肺呼吸音粗,未闻及干湿啰音,无哮鸣音。心律齐,无杂音。腹部柔软、紧张度适中,无压痛,无反跳痛。肝脏未触及。脾脏未触及。无肾区叩击痛,移动性浊音(-)。肠鸣音正常。脊柱活动度正常,无压痛。关节无肿胀压痛,无肌肉压痛,双下肢无水肿。足背动脉搏动正常。双下肢肌力Ⅲ级,双上肢肌力Ⅴ级,四肢肌张力正常。生理反射存在,病理反射未引出。

3. 辅助检查

(1)第一次入我科:血常规,WBC 15.08×10⁹/L,HGB 94 g/L,PLT 278×10⁹/L,NEU% 90.6%,CD4细胞:83cells/μL;尿常规,尿葡萄糖3+,尿潜血3+,尿白蛋白3+;24小时尿蛋白6816 mg;便常规:潜血试验(化学法)阳性(3+);生化:ALB 26 g/L,Cr 79μmol/L;免疫,IgG 12.90 g/L,C3 0.484 g/L,C4 0.179 g/L,CRP 3.0 mg/L,抗核抗体1:80均质型,pANCA弱阳性,抗MPO 35.52RU/mL,GBM(-)。G试验194.10pg/mL,GM试验(-),PCT(-),隐球菌荚膜多糖抗原(-),TSPOT(-),血培养(-),痰培养(-)。胸部CT:两肺间质纹理较前明显增多。两肺新见弥漫大片磨玻璃密度影、树芽影、结节样影及索条;左肺下叶近胸膜处片状实变影,周围较多索条局部牵拉胸膜;以上首先考虑感染性病变(图6-81-1)。

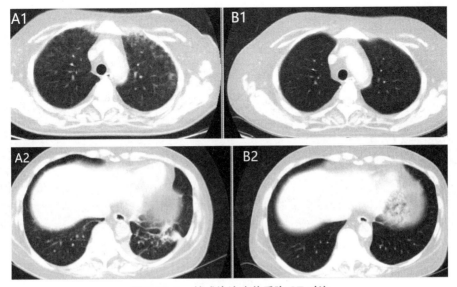

图6-81-1　抗感染治疗前后胸CT对比

注:A1、A2治疗前两肺可见弥漫大片磨玻璃密度影、树芽影、结节样影及索条。B1、B2抗感染治疗后,两肺感染灶消失

（2）第二次入我科：血常规，白细胞 16.33×10⁹/L，血红蛋白 92 g/L，中性粒细胞百分比91.1%，淋巴细胞绝对值 0.63 g/L，尿常规：尿潜血（3+），尿白蛋白（4+）；肌酐 73μmol/L，血沉27 mm/h，C- 反应蛋白 16.9 mg/L，ANCA-P 型弱阳性，抗 MPO 16.3RU/mL。24 小时尿蛋白4046 mg。G 试验 285.51pg/mL，GM 试验 0.81（可疑），曲霉菌 IgG 抗体 101.8（可疑）。腰穿脑脊液压力 285.6cmH₂O，脑脊液无色，透明，潘氏实验阴性，红细胞 0×10⁶/L，白细胞0×10⁶/L，墨汁染色阴性；脑脊液蛋白 0.51 g/L，乳酸脱氢酶 15.0U/L；脑脊液涂片革兰染色找细菌（-），脑脊液抗酸染色（-），脑脊液培养（-）。脑脊液病理示：未找到肿瘤细胞。脑电图：散发低 - 中幅尖波活动，顶区及枕颞区多见。头部增强 MR（见图 6-81-2 A）示：①右侧颞叶、额叶、左侧枕叶皮髓质交界区多发环形强化结节影，考虑感染性病变可能性大，建议随诊复查；②双侧筛窦炎。

（3）此次入院后：血常规，WBC 12.84×10⁹/L，HGB 128 g/L，L 2.52×10⁹/L，CD4 细胞：774cells/μL；尿常规，尿潜血（+），尿白蛋白（3+）；ALB 34 g/L，Cr 52μmol/L；CRP 1.6 mg/L，抗核抗体 1∶80 均质型，pANCA（-），抗 MPO<20RU/mL；G 试验（-）.GM 试验（-），隐球菌荚膜多糖抗原（-），曲霉菌 IgG 抗体（-），T-SPOT（-）。腰穿脑脊液压力 220mmH₂O，脑脊液常规（-）；生化，CSF 0.54 g/L，LDH 13.0U/L。头 MRI（见图 6-81-2E）：右侧颞叶、额叶、右侧额顶叶交界处及左侧枕叶皮髓质交界区多发环形强化结节影，其中左枕叶病变较前略增大。

4. 初步诊断　①ANCA 相关性血管炎；②侵袭性颅内真菌感染（烟曲霉菌）；③右眼真菌性眼内炎；④右眼术后；⑤肾病综合征；⑥2 型糖尿病；⑦高血压病 2 级（中危）；⑧甲状腺术后；⑨癫痫。

5. 诊疗经过及随诊　患者入院后，伏立康唑抗真菌治疗共 37 天，并继续予甲泼尼龙每日 6 mg 治疗原发病。复查头 MRI 病灶较前无明显变化。考虑患者已应用足疗程抗真菌治疗，停用伏立康唑。患者规律我科门诊随诊，病情平稳，复查头 MRI（图 6-81-2 F）提示颅内病灶较前缩小。

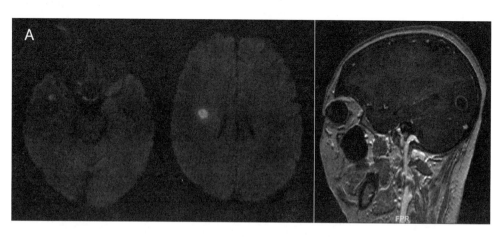

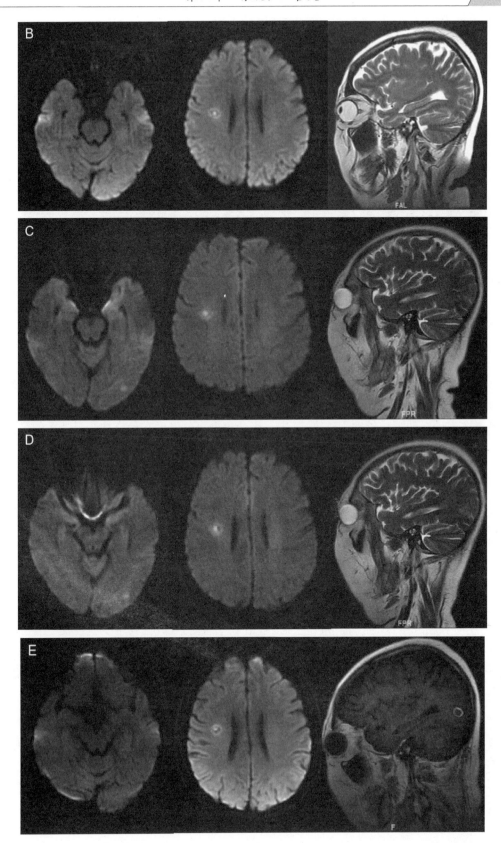

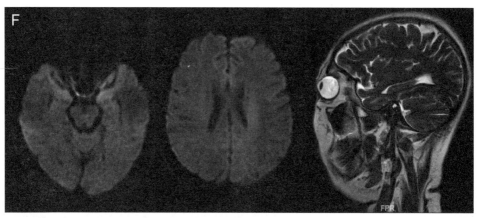

图 6-81-2　治疗过程中患者头 MRI 对比

注:图 A 治疗前头 MRI 右侧颞叶、额叶、左侧枕叶皮髓质交界区多发环形强化结节影。图 B 治疗 4 月后头 MRI 右侧颞叶、额叶、左侧枕叶皮髓质交界区多发环形强化结节影较前减小。图 C 治疗 7 个月时头 MRI 左侧枕叶皮髓质交界区圆形结节影范围较前增大,周围片状水肿信号影范围较前增大。图 D 治疗 9 个月时头 MRI 右侧额顶叶交界处新见点片状 DWI 高信号,左侧枕叶皮髓质交界区圆形结节影较稍增大。图 E 治疗 10 个月时头 MRI 左枕叶病变较前略增大。图 F 治疗 12 个月后停用伏立康唑,停药后 6 个月复查头 MRI 右侧额叶、颞叶、额顶交界处及左侧枕叶皮髓质交界区结节影范围较前减小

【分析与讨论】

随着糖皮质激素、免疫抑制剂和生物制剂广泛应用于治疗,AAV 患者生存时间得到了明显的延长,但因治疗引起的免疫抑制状态,导致患者感染的风险明显升高,研究显示 24% 的患者在确诊后的第一年发生感染,其中一半的感染事件发生在免疫抑制最严重的最初两个月[1]。而在确诊后第一年内死亡的患者中,近一半的患者是死于感染,19% 的患者死于原发病病情活动[2]。感染的危险因素包括年龄大、肾功能损害、环磷酰胺累积剂量和白细胞减少。

曲霉病是一种由致病曲霉引起的感染,曲霉广泛存在于周围环境中。吸入曲霉孢子后,感染可能在局部发展或扩散到邻近或远处组织,尤其是接受免疫抑制治疗、骨髓移植或接受化疗后中性粒细胞减少的患者,更易感染曲霉菌[3]。我国侵袭性曲霉病的年发病率为 82.21/10 万人[4]。常见致病曲霉包括烟曲霉、土曲霉、黄曲霉和黑曲霉。曲霉病的临床表现取决于受累部位和宿主的免疫反应。感染部位不同,临床表现存在差异。上呼吸道、支气管、肺实质和临近结构(如胸膜和淋巴结)是最常见的受累部位,其中变应性支气管肺曲霉病和变应性真菌性鼻窦炎为非侵袭性疾病,而慢性肺曲霉病和侵袭性肺曲霉病为侵袭性疾病[5, 6]。此外约 10% 的患者可能出现播散性曲霉病[7]。眼部的曲霉病可表现为角膜炎、眶周蜂窝组织炎、眼内炎、玻璃体炎等,一般继发于临近鼻窦的感染或由肺部播散传播[5, 8]。中枢神经系统曲霉病可以通过原发部位的血行播散发生,也可以通过鼻窦、眼睛、耳朵等相邻器官传播。颅脑损伤或神经外科手术是鼻窦和耳部局部扩散的常见诱因。早期诊断和早期开始抗真菌治疗有助于改善患者预后,除了抗真菌治疗外,对于有某些临床表现的患者还应考虑手术,如果可行,降低免疫抑制程度也是治疗的一项重要内容。目前常用于治疗侵袭性曲霉病(IA)的药物主要有三类:唑类药物、多烯类和棘白菌素类药物。唑类抗真菌药物主

要包括伏立康唑、伊曲康唑、泊沙康唑、艾沙康唑等。伏立康唑是治疗侵袭性曲霉病的首选药物[9]。泊沙康唑在体外对曲霉菌有很高的活性,主要用于高危患者对侵袭性真菌感染的预防和难治性真菌感染患者的抢救治疗[10]。伊曲康唑主要用于非侵袭性或慢性曲霉病,或患者无法耐受其他三唑类抗真菌药物时[11]。艾沙康唑是新型三唑类抗真菌药物,用于治疗侵袭性曲霉病和毛霉病,对于肾功能不全且不能接受伏立康唑静脉治疗的患者,可以考虑应用艾沙康唑替代伏立康唑或两性霉素 B 脂质体[12]。多烯类抗真菌药包括两性霉素 B 和制霉菌素。棘白菌素类抗真菌药包括卡泊芬净、米卡芬净和阿尼芬净。对于严重的 IA 患者,尤其是患有血液系统恶性肿瘤和严重持续性中性粒细胞减少的患者,可联合使用伏立康唑和棘白菌素类药物[13]。

　　中枢神经系统的侵袭性真菌感染尤其难以治疗,宿主的免疫状态和炎症反应决定了中枢神经系统感染的严重程度。真菌感染后可堵塞脑膜微循环,引起更多的局灶性病变,导致脑炎和脓肿形成,或累及较大的血管,导致脉管炎、血管闭塞或形成霉菌性动脉瘤[14]。主要临床表现有发热、头痛、局灶性神经功能障碍、精神状态改变或血管炎,这取决于颅内受累的程度。免疫功能正常的患者通常受到侵袭性较弱的神经曲霉菌的影响,形成孤立的肉芽肿或脑脓肿,预后相对较好。而免疫功能受损的患者则容易出现曲霉菌侵袭血管的表现。免疫功能低下患者的中枢神经系统感染,大多与烟曲霉有关。脑脊液培养很少呈阳性,但半乳甘露聚糖(GM)试验可作为侵袭性曲霉病的预测指标,此外脑脊液检查有助于排除其它机会性感染[15]。真菌性脑膜炎的治疗是基于抗真菌药物在中枢神经系统中良好的渗透性,渗透到感染部位并达到清除微生物的浓度,是所有抗菌剂疗效的关键。预测脑膜炎抗真菌疗效的最重要因素是脑脊液中实际抗真菌药物浓度与其对感染生物的最低杀菌浓度之间的关系。因此对于所有接受伏立康唑以治疗侵袭性曲霉菌病的患者,尤其是接受口服治疗的患者,都应监测血清伏立康唑谷浓度。建议在开始治疗 5~7 日检测药物谷浓度。

　　侵袭性曲霉病的治疗通常需要长期的抗真菌治疗,尤其是有中枢神经系统受累时。一般要持续到患者全部感染症状及体征消退,且放射影像学异常已稳定,以及活动性感染的体征消失后,才停止药物治疗。最短治疗时长为 6~12 周,但临床上对于大多数免疫抑制的患者,抗真菌治疗往往持续数月,甚至数年[16]。

【专家点评】

　　ANCA 相关性血管炎(AAV)是一种以全身毛细血管受累和炎症性病变为主要表现的自身免疫疾病,包括肉芽肿性多血管炎、显微镜下多血管炎和嗜酸性肉芽肿性多血管三种主要形式。小血管壁炎症为最常见的临床表现,往往存在多系统受累,包括非、肾、消化道、呼吸道和耳鼻喉等。

　　AAV 患者自身免疫系统功能紊乱,且长期应用糖皮质激素、免疫抑制剂或其他生物制剂和靶向药物后,患者对病原体的防御能力有所减低。此外患者继发二重感染的风险更高,病毒感染后,呼吸道黏膜屏障功能受损,容易继发细菌、真菌和其他病原体感染,出现混合感染。例如肿瘤坏死因子拮抗剂(如英夫利西单抗,阿达木单抗,依纳西普等)与侵袭性曲霉病的发病相关,发病率在(6.19~8.63)例/10 万人。酪氨酸激酶抑制剂可以抑制细胞增殖,并可以使巨噬细胞对真菌的免疫监视降低,从而导致播散性曲霉病[3]。

中枢神经系统曲霉菌病的危险因素包括,血液系统恶性肿瘤、实体器官移植、长期中性粒细胞减少症和持续使用大剂量皮质类固醇。脑曲霉病很少发生在免疫功能正常的宿主身上。影响预后的主要因素包括免疫抑制的严重程度、所感染曲霉菌对药物的敏感程度,以及抗真菌药物对血脑屏障的穿透能力。两性霉素 B、棘白菌素类药物、伊曲康唑和泊沙康唑均为大分子药物,对中枢神经系统的渗透性有限。氟康唑和 5- 氟胞嘧啶可以很好的渗透到中枢神经系统中,但抗菌谱较窄。相比之下,伏立康唑表现出广泛的抗真菌活性以及中枢神经系统良好的渗透能力。因此 2016 美国传染病协会更新的曲霉病诊治指南建议将伏立康唑作为中枢神经系统曲霉病的初始治疗药物。两性霉素 B 可用于伏立康唑治疗不耐受或难治性的患者。

本例患者结合发病时临床症状及实验室检查结果,可明确诊断 ANCA 相关性血管炎,给予糖皮质激素及免疫抑制剂治疗后,患者出现眼部及中枢神经系统症状,入院查 CD4+ 细胞低下,为免疫抑制人群,抵抗力低下,极易并发致死性感染。影像学检查提示颅内感染,眼部前房积液培养明确为烟曲霉感染,给与足疗程伏立康唑抗真菌治疗后,患者病灶明显缩小。总之对于存在免疫抑制的患者,应高度警惕合并感染可能性,做到早诊断,早治疗。

【参考文献】

[1] LITTLE MA, NIGHTINGALE P, VERBURGH CA, et al.Early mortality in systemic vasculitis: relative contribution of adverse events and active vasculitis[J].Ann Rheum Dis, 2010, 69(6): 1036-1043.

[2] FLOSSMANN O, BERDEN A, DE GROOT K, et al.Long-term patient survival in ANCA-associated vasculitis[J].Ann Rheum Dis, 2011, 70(3): 488-494.

[3] CADENA J, THOMPSON GR 3RD, PATTERSON TF.Aspergillosis: Epidemiology, Diagnosis, and Treatment[J].Infect Dis Clin North Am, 2021, 35(2): 415-434.

[4] ZHOU LH, JIANG YK, LI RY. et al. Risk-Based Estimate of Human Fungal Disease Burden, China[J] .Emerg Infect Dis, 2020, 26(9): 2137-2147.

[5] WALSH TJ, ANAISSIE EJ, DENNING DW, et al. Treatment of aspergillosis: clinical practice guidelines of the Infectious Diseases Society of America[J] .Clin Infect Dis, 2008, 46(3): 327-360.

[6] PAGANO L, AKOVA M, DIMOPOULOS G, et al. Risk assessment and prognostic factors for mould-related diseases in immunocompromised patients[J].J Antimicrob Chemother, 2011, null: i5-14.

[7] CADENA J, THOMPSON GR 3RD, PATTERSON TF.Invasive Aspergillosis: Current Strategies for Diagnosis and Management[J].Infect Dis Clin North Am, 2016, 30(1): 125-142.

[8] PRAJNA NV, KRISHNAN T, MASCARENHAS J, et al.The mycotic ulcer treatment trial: a randomized trial comparing natamycin vs voriconazole[J].JAMA Ophthalmol, 2013,

131（4）：422-429.

[9] PATTERSON TF，THOMPSON GR 3RD，DENNING DW，et al.Practice Guidelines for the Diagnosis and Management of Aspergillosis：2016 Update by the Infectious Diseases Society of America[J].Clin Infect Dis，2016，63（4）：e1-e60.

[10] WALSH TJ，RAAD I，PATTERSON TF，et al.Treatment of invasive aspergillosis with posaconazole in patients who are refractory to or intolerant of conventional therapy：an externally controlled trial[J].Clin Infect Dis，2007，44（1）：2-12.

[11] ANDES D，PASCUAL A，MARCHETTI O.Antifungal therapeutic drug monitoring：established and emerging indications[J].Antimicrob Agents Chemother，2009，53（1）：24-34.

[12] MAERTENS JA，RAAD II，MARR KA，et al.Isavuconazole versus voriconazole for primary treatment of invasive mould disease caused by Aspergillus and other filamentous fungi（SECURE）：a phase 3，randomised-controlled，non-inferiority trial[J].Lancet，2016，387（10020）：760-769.

[13] RIJNDERS BJ，CORNELISSEN JJ，SLOBBE L，et al. Aerosolized liposomal amphotericin B for the prevention of invasive pulmonary aspergillosis during prolonged neutropenia：a randomized，placebo-controlled trial[J].Clin Infect Dis，2008，46（9）：1401-1408.

[14] GAVITO-HIGUERA J，MULLINS CB，RAMOS-DURAN L，et al. Fungal Infections of the Central Nervous System：A Pictorial Review[J].J Clin Imaging Sci，2016，6：24.

[15] MEENA DS，KUMAR D，BOHRA GK，et al. Clinical manifestations，diagnosis，and treatment outcome of CNS aspergillosis：A systematic review of 235 cases.[J] .Infect Dis Now，2021，51（8）：654-660.

[16] 王双双,胡小平,于波. 侵袭性曲霉病治疗进展 [J]. 中国麻风皮肤病杂志，2021,37（8）：543-548.

（王颖嫒,李昕）

病例 82 肾功能衰竭伴弥漫性肺泡出血

【病例导读】

抗中性粒细胞胞质抗体（antineutrophil cytoplasmic antibody，ANCA）相关性小血管炎（ANCA associated vasculitis，AAV）是一类可侵犯多个器官系统的自身免疫性疾病,病变累及微动脉、微静脉及毛细血管。以小血管壁的炎症和纤维素样坏死为主要病理特征,肺脏、肾脏最易受损,重症患者死亡率高。当临床上遇到这种病例时,需要临床医师尽快做出相应诊断,给予积极治疗,以免延误治疗时机。

【病例介绍】

患者,女,41 岁,主因"间断发热伴咳嗽咳痰 2 周,加重 1 天"入院。

1.病史介绍 患者于入院前 2 周,受凉后出现发热,最高体温 38 ℃,发热以夜间为主,可自行退热,伴有咳嗽咳痰,黄白痰,易咳出,伴咽痛、乏力,无头晕头痛、关节痛、皮疹,无腹痛腹泻、尿频尿急尿痛等，曾自行口服"左氧氟沙星"5 天，症状无明显好转。入院前 6 天就诊于当地医院，查血常规示白细胞 11.05×10⁹/L，NEUT% 72%，Hb 100 g/L，PLT 466×10⁹/L；肾功能：Cr 201μmol/L；尿常规示尿白细胞（＋）、尿潜血（＋）、尿蛋白（＋＋）；胸部 CT 提示双肺渗出性改变，给予哌拉西林钠他唑巴坦抗感染治疗，3 天后复查 Cr 312μmol/L。入院前 1 天仍有发热，体温持续在 37.8~38 ℃，并出现左颈肩部疼痛，向左前胸壁放射，呼吸时加重，就诊于我院急诊，查心肌酶及心电图等未见异常，为求进一步诊治收入我科。既往支气管扩张病史 5 年，高血压病史 8 年，口服"硝苯地平控释片"降压，血压控制在正常范围内；1 年半前孕晚期时发现蛋白尿，24 小时尿蛋白定量 9 g，行剖宫产术，孕 1 产 1；1 年前发现血肌酐升高（具体值不详）；否认其他疾病史，无外伤输血史；无药物过敏史。

2. 入院体检　体温 36.4 ℃，脉搏 103 次/分，呼吸 20 次/分，BP 125/89mmHg；神志清，查体合作；周身皮肤黏膜洁，未见皮疹出血点；浅表淋巴结未触及肿大；双肺呼吸音粗，未闻及干湿啰音；心率 103 次/分，律齐，心音正常，无心脏杂音，腹平软，全腹无压痛反跳痛，肝脾肋下未扪及，双下肢无水肿，病理征阴性。

3. 辅助检查　入院血常规示 WBC 13.8×10⁹/L，NE 88.7%，RBC 3.18×10¹²/L，Hb 77 g/L；尿常规，尿潜血（＋＋＋），尿蛋白（＋＋＋），尿白细胞 44.4/μL，尿红细胞 1168.25/μL；24 小时尿蛋白定量 1.33 g；肾功能，尿素氮 6.56mmol/L，肌酐 358μmol/L；肝功能，ALB 28.4 g/L，ALP 109.1U/L；余正常；ANA、ENA（—）；pANCA 1∶32，Anti-MPO（＋）。入院时胸 CT（图 6-82-1）：符合双肺炎症表现；右肺中叶、左肺下叶支气管扩张；双侧胸腔积液；双肺多发结节。

4. 初步诊断　①ANCA 相关性血管炎（AAV）；②肾功能衰竭；③中度贫血。

5. 诊治经过及随诊　患者入院后第 3 天，ANCA 回报后即开始给予患者甲泼尼龙 80 mg 每 12 小时 1 次抗炎同时联合莫西沙星 0.4 g 每日 1 次抗感染治疗，入院第 5 天复查肾功能显示血肌酐 469μmol/L，遂给予患者甲泼尼龙 1000 mg 每日 1 次 ×3 天，IVIG 20 g 每日 1 次 ×3 天，CTX 400 mg 临时 1 次静脉点滴治疗。入院第 7 天复查肾功能示血肌酐 542μmol/L，与患者及家属沟通后予患者行肾穿刺活检，同时复查胸部 CT 提示双肺炎症较前进展，加用哌拉西林他唑巴坦抗感染，甲泼尼龙减量为 80 mg 每 12 小时 1 次，同时辅以血浆置换治疗。入院第 12 天患者出现咯血、低氧血症，复查血常规示血红蛋白 53 g/L，考虑患者出现弥漫性肺泡出血，此时肾穿刺病理回报：新月体肾炎。遂再次行甲泼尼龙调整 500 mg 每日 1 次 ×3 天冲击治疗，同时给予 CTX 200 mg 隔日 1 次，随后甲泼尼将龙调整为 80 mg 每 12 小时 1 次，继续血浆置换并辅以机械通气治疗。期间多次痰培养为多重耐药鲍曼不动杆菌，尽管给予积极抗感染治疗，但患者肺部情况无明显好转，呼吸机辅助通气下血氧分压波动于 40~80mmHg，血氧饱和度逐渐下降，肾功能持续恶化，入院第 20 天临床死亡（图 6-82-2）。

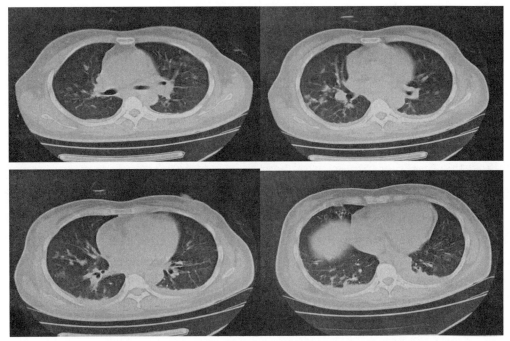

图 6-82-1 胸 CT（入院时）：双肺多发斑片状高密度影，边缘模糊，双肺多发结节

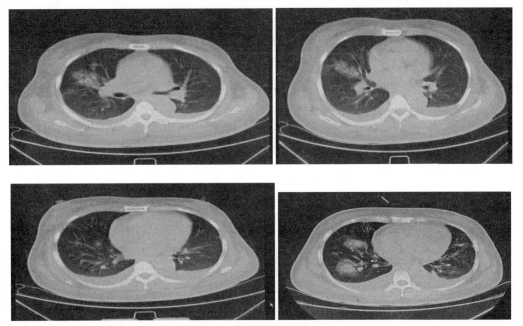

图 6-82-2 胸 CT（入院第 7 天）：右肺中叶炎症较前进展，余较前消散，双侧胸腔积液较前增多，双肺多发结节较前减少

【分析与讨论】

ANCA 相关性血管炎（AAV）是与 ANCA 密切相关的一组原发性小血管炎，1994 年 Chapel Hill 会议，根据组织病理学特点对 AAV 的命名和分类做了修改。将显微镜下多血管

炎（MPA）、肉芽肿性多血管炎（GPA；既往称为 WG）、嗜酸性肉芽肿性多血管炎（EGPA；既往称为 CSS）这一类小血管炎归属为 AAV[1]。

AAV 早期临床表现可无特异性，一旦出现肾脏及肺脏受累，病情进展则较迅速，预后差。肺脏受累多表现为咳嗽、咯血、呼吸困难、喘鸣、胸痛、肺结节、浸润、空洞等。另外肾脏是 AAV 最常累及的器官，常表现为不同程度的肾炎，重症可出现急进性坏死性肾小球肾炎。

目前 AAV 仍无明确的诊断标准，临床常用 1990 年美国风湿病学会（ACR）分类标准，满足下列 4 条中的 2 条或以上可诊断为 GPA：①鼻或口腔炎症，发生痛性或无痛性口腔溃疡或鼻部脓性或血性分泌物；②胸片异常改变，肺部结节、混合性浸润或肺部空洞；③尿沉渣异常，镜下血尿，伴或不伴红细胞管型；④肉芽肿性炎症，活检组织病理学提示小动脉壁或血管周围有肉芽肿性炎。满足下列 6 条中的 4 条或条以上可诊断为 EGPA：①哮喘；②白细胞分类嗜酸性粒细胞 >10%；③过敏症病史；④非固定的肺部浸润；⑤副鼻窦异常（炎）；⑥组织病理有嗜酸细胞性血管炎，血管外的肉芽肿。至今尚无明确的 MPA 分类标准，2017 年 ACR 与欧洲风湿病联盟（EMLAR）联合制定了 MPA 分类标准草案（2016 年 ACR 年会上发布），前提是患者明确诊断为 AAV，使用这一标准将 MPA 与 GPA、EGPA 区分开 [2]。

本例患者以发热、咳嗽、咳痰为首发临床表现，根据入院后化验检查提示，p-ANCA 及 Anti-MPO 阳性，有血尿、蛋白尿，肌酐进行性升高，双肺多发斑片状高密度影，遂完善肾脏穿刺活检，提示为新月体肾炎。后患者出现咯血、不能纠正的低氧血症，考虑同时伴有弥漫性肺泡出血，由此考虑 AAV，新月体肾炎，弥漫性肺泡出血诊断明确。

ANCA 相关性血管炎的肾脏受累较为常见，相关医学研究表明，ANCA 相关性血管炎肾损害率达到 90% 左右 [3]。通常表现为急进性肾炎。AAV 的肾脏基本病理变化以寡免疫复合物沉积的坏死性新月体肾炎为特征。2010 年，Berden 等首次提出了 ANCA 相关性血管炎肾脏病理分型，根据半数以上肾小球的状态分为局灶型（≥ 50% 肾小球正常）、新月体型（细胞性新月体 ≥ 50%）、混合型（所有肾小球中细胞性新月体 <50%，肾小球硬化 <50%）、硬化型（ >50% 肾小球出现硬化），并指出患者的肾脏预后依次变差。有研究提示新月体型的病变可逆性最强，对治疗的反应性最好 [4、5]。由此可见，及时获取肾脏病理对于甄别出适宜积极治疗的患者非常重要。若肾活检提示存在高度的慢性病变，则肾功能改善的可能性较低，但部分此类患者的肾功能可以得到改善。本例患者行肾脏穿刺，病理提示为新月体肾炎，该类型可逆性最强，有积极治疗的意义。

AAV 肺部受累可出现急性、亚急性或慢性的改变。其中 MPA 患者约有一半可出现肺泡壁毛细血管炎，即有咳嗽、呼吸困难、咯血甚至大量肺出血等表现。在影像学方面，可发现非特异性的肺部浸润影、结节影，以及继发于肺泡毛细血管炎和肺出血的弥漫性肺实质浸润影，而肺空洞则比较少见。在疾病的中晚期，还可以出现肺间质纤维化。实验室检查方面，MPA 患者 ANCA 的阳性率约为 80%，其中主要是核周型 ANCA（p-ANCA），其滴度与病情活动度相关，而 p-ANCA 中尤以髓过氧化物酶 ANCA（MPO-ANCA）的阳性多见，且此种抗体阳性的患者更易发生肺脏受累。本例患者查 p-ANCA 及 MPO-ANCA 阳性，患者后期出现呼吸困难、咯血等临床表现，考虑存在有肺泡壁毛细血管炎。

AAV 的治疗分为诱导缓解与维持缓解 2 个阶段。

1. 诱导缓解　糖皮质激素是 AAV 诱导缓解治疗的基础，GC 与胞浆 GC 受体结合，减少促炎蛋白表达，抗炎作用强大且起效快。GC 的最佳剂量、途径和持续时间仍不确定。病情严重者，泼尼松起始剂量为 1 mg/kg/d。对于更严重的器官受累患者，可静脉注射甲基泼尼松龙，通常 1000 mg/d，连续 3 d。另环磷酰胺（CTX）是诱导缓解常用药物，口服与静脉注射均可。但静脉 CTX 患者药物累积剂量较低，且其不良反应如感染和白细胞减少相对较少，所以英国风湿病学会和欧洲抗风湿病联盟 / 欧洲肾脏学会 - 欧洲透析和移植学会，推荐优选静脉给药[6]。利妥昔单抗与环磷酰胺疗效相当，2021 年 ACR 关于 ANCA 相关性血管炎治疗指南中同样推荐它作为诱导缓解治疗药物[7]。另外血浆置换（PE）能快速清除血液循环中已经产生的抗体，能与免疫抑制剂发挥诱导缓解的协同作用。英国风湿病学会和欧洲抗风湿病联盟 / 欧洲肾脏学会 - 欧洲透析和移植学会等均推荐 PE 用于弥漫性肺泡出血和血肌酐≥ 500μmol/L 的急进型肾小球肾炎治疗。静脉使用丙种球蛋白亦推荐用于合并严重感染、难治性 AAV 和存在传统治疗禁忌证患者。

2. 维持缓解期　一旦 CTX 诱导缓解，即可切换为毒性较弱的其他免疫抑制药物行维持治疗，目标是预防复发。在疾病维持缓解阶段，可考虑减停药物。小剂量 GC 联合细胞毒药物是维持期 AAV 的基本方案。硫唑嘌呤、甲氨蝶呤、霉酚酸酯联合 GC 应用于维持缓解治疗中。

本例患者，由于存在肾脏、肺脏等重要脏器受累情况，考虑为伴有严重器官损害的 ANCA 相关性血管炎，一经诊断首先选择大剂量糖皮质激素联合环磷酰胺的标准诱导缓解治疗方案。治疗过程中监测血肌酐进行性升高，完善肾脏穿刺活检的同时给予患者糖皮质激素 1000 mg 每日 1 次冲击、静脉输注环磷酰胺免疫抑制并辅以血浆置换以及静脉使用丙种球蛋白治疗。在此治疗基础上患者仍出现弥漫性肺泡出血，血氧饱和度进行性下降，血肌酐进行性升高，积极予患者再次糖皮质激素冲击治疗，但效果仍不佳。治疗过程中，曾考虑是否将环磷酰胺改为利妥昔单抗免疫抑制治疗，而利妥昔单抗主要副作用即是清除 B 细胞后容易继发严重感染，该患者 10 天内先后两次经历糖皮质激素冲击治疗，后期呼吸机辅助通气后患者肺部情况仍无好转，且多次痰培养提示多重耐药孢曼不动杆菌，不能除外有继发感染可能，故未尝试使用利妥昔单抗。该患者尽管在入院第 3 天即明确诊断并开始积极激素及免疫抑制剂治疗，但其入院前 1 年余即存在肾功能异常，在慢性损伤基础上出现急性加重可能是患者肾功能情况对激素免疫抑制治疗应答不好的原因，但患者肾脏病理并未出现明显慢性损伤表现，所以不支持上述可能。另外患者在 2 轮激素冲击、同时联合环磷酰胺、丙种球蛋白及血浆置换同时仍出现弥漫性肺泡出血同样提示患者预后不佳。疾病早期及进展期未能有效控制病情进展，后期随之出现的感染可能是患者死亡主要原因。

【专家点评】

AAV 是一类以坏死性炎症为特点的小血管炎，其重要特征为 ANCA 阳性。根据症状、体征和入院检查化验，本例患者符合 1990 年美国风湿病学会（ACR）分类标准，考虑 ANCA 相关性血管炎诊断明确。该例患者起初以发热、咳嗽、咳痰等呼吸道症状为首要临床症状，化验检查提示 p-ANCA 及 Anti-MPO 阳性,有血尿、蛋白尿、肌酐进行性升高,双肺多发斑片状高密度影,最终完善肾脏穿刺活检,提示为新月体肾炎。考虑患者同时合并有弥漫性肺泡出血、新月体肾炎,最终诊断为伴有严重器官损害的 ANCA 相关性小血管炎。

伴有器官损害或威胁生命的 AAV 的临床治疗包括两个部分:初始免疫抑制治疗(诱导治疗)以诱导疾病缓解,维持免疫抑制治疗(维持治疗)以预防疾病复发。目前欧洲抗风湿病联盟 / 欧洲肾脏学会 - 欧洲透析和移植学会(EULAR/ERA-EDTA)指南推荐糖皮质激素联合环磷酰胺或利妥昔单抗为其诱导缓解治疗的一线方案,诱导治疗时间为 3~6 个月。一旦环磷酰胺或利妥昔单抗诱导缓解,即可切换为毒性较弱的其他免疫抑制药物行维持治疗,目标是预防复发。该例患者从出现临床症状到最终死亡仅 1 月余时间,病情进展迅速,先后出现急进性肾小球肾炎、肾功能进行性恶化及弥漫性肺泡出血,虽无诊断延迟且一经诊断即开始积极治疗但仍预后很差。进展如此迅速的病例在临床中并不是很多见,但临床医师应时刻保持警惕,一旦出现有病情进展的表现,应进行严密监测及时调整治疗方案。

【参考文献】

[1] JENNETTE JC, FALK RJ, BACON PA, et al.2012revised international chapel hill consensus confer-ence nomenclature of vasculitides[J].ArthritisRheum,2013,65(1):1-11.

[2] Watts RA, Scott DG, Jayne DR, et a1.Renal vasculitis in Japan and the UK~are there differ-ences in epidemiology and clinical henotype [J]? Nephrol Dial Transplant,2008,23(12):3928-3931.

[3] PIECHOW SKI-JOZW IAK B, BOGOUSSLAVSKY J.Strokeand patent foramen ovale in young individuals[J].EurNeurol,2013,69(2):108-117.

[4] Berden AE, Ferrario F, Hagen EC, et al. Histopathologic lassification of ANCA-associated glomerulonephritis [J].J Am Soc Nephrol, 2010, 21(10):1628-1636.

[5] Nohr E, Girard L, James M, et al.Validation of a histopathologic classifica-tion scheme for antineutrophil cytoplasmic antibody-associated glomerulone-phritis[J].Hum Pathol, 2014, 45(7):1423-1429.

[6] YATES M, WATTS R A, BAJEMA I M, et al. EMLAR/ERA-EDTA recommendations for the management of ANCA-associated asculitis[J]. Ann Rheum Dis, 2016, 75(9): 1583-1594.

[7] Chung SA, Langford CA, Maz M, et al. 2021 American College of Rheumatology/Vasculitis Foundation Guideline for the Management of Antineutrophil Cytoplasmic Antibody-Associated Vasculitis[J]. Arthritis Rheumatol, 2021, 73:1366.

(杨琳,赵金伟,李玲)

病例 83　左耳闷堵感、听力下降、头痛

【病例导读】

肥厚性硬脑膜炎(hypertropic cranial pachymeningitis,HCP)是一种少见的以硬脑膜弥漫

性增厚为病理特点的中枢神经系统炎症性疾病,发病率低。主要的临床症状包括进行性头痛、颅神经麻痹、神智改变、癫痫发作等。患者脑脊液免疫球蛋白通常是升高的,且 ANCA 阳性,头颅强化核磁上可以看到增厚的硬脑膜,"金标准"为硬脑膜活检,可见纤维组织增生伴慢性炎症细胞浸润。治疗以激素联合免疫抑制剂为主,效果不佳的可以应用利妥昔单抗,增厚严重的则需要手术切除。本病复发率高,需要长期的服药和严密的随诊。

【病例介绍】

患者女性,38 岁,主因"左耳闷堵感伴听力下降 8 月余"入院。

1. 病史介绍 患者入院前 8 个月感冒后出现左耳闷堵感,伴有听力下降及高调耳鸣,耳镜检查可见双耳鼓膜完整,左耳鼓膜后有气液平面,故考虑"左耳分泌性中耳炎",行鼓膜穿刺,抽出淡黄色液体,症状明显减轻,但之后反复发作,曾口服抗生素治疗,效果不佳。患者于耳鼻喉专科住院治疗,耳内镜检查示双耳鼓膜完整,左侧鼓膜内陷,未见明显液平(图 6-83-1a);中耳分析提示左侧鼓室曲线 B 型,右侧鼓室曲线 A 型;纯音测听提示左耳言语频率(500,1000,2000 Hz)气导平均阈值(PTA)51.6 dB、左耳骨导平均阈值 PTA 20 dB、右耳气导 PTA 13.3 dB、右耳骨导 PTA13.3 dB(图 6-83-1c 红色曲线);颞骨 CT 提示左耳中耳乳突炎(图 6-83-1b),故行左耳鼓膜切开加置管术,术后患者恢复可,耳闷症状明显改善且气导听力提高(图 6-83-1c 蓝色曲线)。术后 1 个月患者出现头痛以颞枕部明显,左侧为著,无发热,无神志改变,无视物异常、口角歪斜、饮水呛咳等,伴有轻微头晕、走路不稳,测听力较前无明显下降,考虑"颅内感染"可能,给予头孢曲松抗感染治疗,但头痛进行性加重,故进一步收入我科。

2. 入院体检 体温 36.2 ℃,脉搏 86 次 / 分,呼吸 16 次 / 分, BP 130/80mmHg;发育正常,体型匀称,营养良好,主动体位。神智清醒,查体合作,皮肤黏膜色泽正常,无皮疹及出血点,全身浅表淋巴结未触及肿大,双侧瞳孔 3∶3 mm,对光反射存在,双侧外耳道通畅,左侧鼓膜置管在位。双肺呼吸音清,未闻及干湿性啰音,心律齐,各瓣膜听诊区未闻及病理性杂音,腹软,肝脾肋下未及,无压痛及反跳痛。脑膜刺激征阴性,生理反射存在,病理反射未引出。

3. 辅助检查 免疫球蛋白 G(immunoglobulin G,IgG)正常,核周型抗中性粒细胞胞浆抗体(peri anti-neutrophil cytoplasmic antibodies,P-ANCA)1110AU/mL,胞浆型抗中性粒细胞胞浆抗体(central anti-neutrophil cytoplasmic antibodies, C-ANCA)5AU/mL,抗核抗体(antinuclear antibody,ANA)阴性,抗双链 DNA 抗体阴性,超敏 C 反应蛋白(high sensitivity C reactive protein, hsCRP)54.8 mg/L。腰椎穿刺,颅内压 180mmH_2O,脑脊液外观清亮,白细胞数正常,脑脊液蛋白(79.5 mg/dL)升高,脑脊液 IgG(13.9 mg/dl)升高,新型隐球菌荚膜抗原阴性,脑脊液培养阴性。颅脑增强 MRI:双侧额顶颞枕部硬脑膜弥漫性增厚并明显强化,左侧为著(图 6-83-2a、b),考虑免疫相关的弥漫性肥厚性硬脑膜炎。

4. 初步诊断 ①分泌性中耳炎 ;② ANCA 相关肥厚性硬脑膜炎。

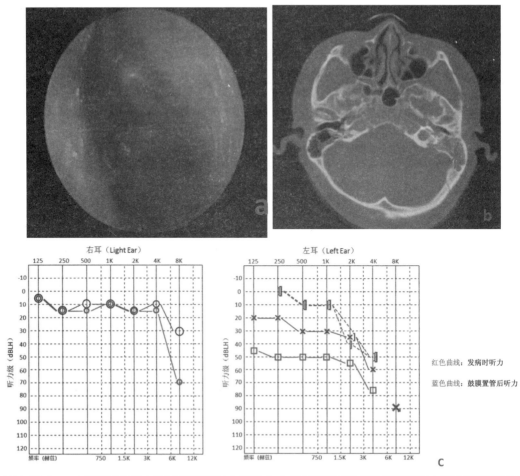

图 6-83-1　a 为患者耳内镜,可见左耳鼓膜标志不清;b 为患者颞骨 CT,箭头所指显示左侧中耳鼓室及乳突气房内可见软组织密度影;c 为患者发病时(红色)及鼓膜置管后(蓝色)听力曲线

5. 诊治经过及随诊　入院后给予甲强龙 80 mg 静脉点滴每日 1 次,共 5 天,后减量至 60 mg 静脉点滴每日 1 次,共 5 天,患者头痛症状明显好转,复查超敏 CRP 下降至 1.28 mg/L,治疗效果显著。伴随激素减量,为防止病情反复,开始给予免疫抑制剂,根据血管炎治疗指南首选环磷酰胺(Cyclophosphamide,CTX)400 mg 静脉点滴,每周 1 次,监测无肝功能损伤的情况下,继续逐渐减量激素并由静脉输液转为强的松 50 mg 每日一次口服,出院后继续减量激素(每周强的松减量 5 mg)并给予复方环磷酰胺片 100 mg(其中环磷酰胺有效剂量为 50 mg)口服 每日 1 次,患者病情持续好转,且超敏 CRP 均控制在正常范围,复查头核磁示增厚的硬脑膜较前变薄(图 6-83-2c、d)。当强的松减量至每日 20 mg 时患者再次出现头痛,性质同前,复查超敏 CRP 22.15 mg/L,P-ANCA 786 AU/mL,头颅 MRI 提示病变进一步加重,硬脑膜再次弥漫性增厚并明显强化(图 6-83-2e、f)。于是再次加量强的松至 50 mg 口服每日 1 次,应用一周后患者症状仍不缓解,考虑激素及免疫抑制剂对患者病情控制效果差,故停用环磷酰胺,开始给予利妥昔单抗(抗 CD20 单克隆抗体)500 mg 静脉点滴每周 1 次,经过 4 周治疗后,患者病情明显好转,超敏 CRP 下降至 3.73 mg/L,P-ANCA 下降至 398 AU/

mL,颅脑 MRI 示左侧额顶部、颞部硬脑膜病变较前范围缩小（图 6-83-2 g、h）。复查腰穿提示脑脊液 IgG（5.36 mg/dl）正常,脑脊液蛋白正常（42 mg/dL）。患者随访过程中病情持续平稳,经过前一次应用激素的经验,此次应注意激素减量不宜过快,每一到两周减量 5 mg,并加强免疫抑制剂的剂量,给予复方环磷酰胺片 200 mg（其中环磷酰胺有效剂量为 100 mg）每日 1 次口服控制病情。患者随访期间未再出现耳闷、耳堵症状,自觉听力未再出现下降,鼓膜置管在位。患者目前激素已减量到强的松 15 mg 每日 1 次,未再出现相关症状,超敏 CRP 在正常范围,随访 3 个月无复发。

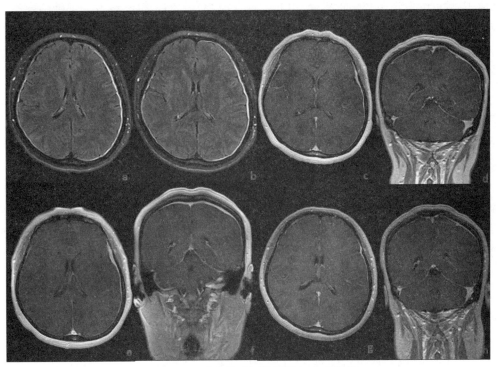

图 6-83-2　治疗前后颅脑增强 MRI 的变化

a、b 为患者发病时的影像情况,可见左侧硬脑膜弥漫性增厚并明显强化（因诊断初期未考虑到患者病情特殊,故未行冠状位扫描）;c、d 为经过激素及环磷酰胺治疗后增厚的硬脑膜变薄;e、f 为激素减量过程中病情复发,硬脑膜明显增厚;g、h 为应用利妥昔单抗治疗一周期后,可见增厚的硬脑膜范围明显减小,厚度变薄

【分析和讨论】

肥厚性硬脑膜炎（Hypertropic cranial pachymeningitis，HCP）属于中枢神经系统无菌性炎症,以硬脑膜弥漫性增厚为病理特点,临床病例罕见,1869 年 Charcot 进行了首例病例报告[1]。由于发病率较低,目前尚无大宗病例分析,多数可检索到的文献均是病例报告形式,并且发表在神经科系列杂志上较多,耳鼻喉领域涉及病例稀少。

HCP 按照病因分为特发性和继发性,常见继发因素有①感染:各种病原微生物,包括细菌、真菌、结核、病毒等,其中以继发于中耳炎后最多,也有继发于眼部感染、脑炎、脑膜炎后者。考虑与感染激活硬脑膜自身免疫反应有关,由感染性炎症转化为无菌性炎症。②自身免疫疾病:尤其继发于以血管炎为病理基础的结缔组织病如系统性红斑狼疮、肉芽肿性多血管炎、神经系统血管炎为主。③肿瘤：常见于颅内肿瘤、眼部肿瘤、鼻窦、中耳肿瘤等。特发性即为找不到明确发病原因的一类肥厚性硬脑膜炎，但近几年随着硬脑膜活检术的发展，发现病损硬脑膜中的 IgG$_4$ 阳性细胞明显增多，而且 Wallace ZS 等人通过对哈弗大学曾经确诊为特发性肥厚性硬脑膜炎的 6 例病理标本进行 IgG$_4$ 染色，发现 4 例病理 IgG$_4$ 阳性[2]。故目前有学者认为特发性肥厚性硬脑膜炎是 IgG$_4$ 相关疾病的一种。本病例属于继发于分泌性中耳炎后的 ANCA 相关 HCP，发病机制并不清楚。但结合目前分泌性中耳炎的发病机制可以推测，一是可能与感染引起的炎症反应相关，分泌性中耳炎虽然属于非化脓性，但在中耳积液中常可继发细菌和病毒感染，引起炎症反应，激活免疫细胞，继发局部硬脑膜产生一系列免疫反应；二是与变态反应相关，中耳具有自己的免疫防御系统，当防御屏障被打破后，势必会引起中耳的免疫反应，那么就有可能会导致"连锁反应瀑布"从而引起临近组织结构的免疫紊乱而导致出现自身免疫性疾病[3]。

　　HCP 临床表现多种多样，其中最常见症状为头痛，其次为颅神经受损的表现，其中包括视物模糊、眼球运动障碍、听力下降、眩晕、吞咽困难等，其余比较常见的临床表现有发热、共济失调、神志改变等。患者头痛可以表现为全头痛或者以病变部位为主的局部头痛，通常为持续性，疼痛程度较剧烈，慢性迁延不愈者头痛程度较弱。神经受损主要常见于第Ⅱ、Ⅲ、Ⅶ、Ⅷ对颅神经[4]。本文所报道病例为青年女性，既往无结缔组织病病史，分泌性中耳炎后起病，属继发性 HCP。患者主要症状为头痛，以左侧颞枕部为著，伴有走路摇晃、不稳等共济失调的症状，无发热以及颅神经受损表现，这与其头颅 MRI 显示左侧侧额顶颞枕部硬脑膜受损一致。

　　HCP 的实验室检查以免疫指标异常为主，包括抗核抗体、ANCA 阳性、IgG$_4$ 升高、血沉增快、C 反应蛋白升高等。脑脊液检查可见颅压增高、脑脊液蛋白及球蛋白升高等。HCP 影像学以颅脑增强 MRI 最具诊断意义，可见增厚并强化的硬脑膜，受损的颅神经也可以很好的展现，同时可以排除其他占位性病变。HCP 的确诊"金标准"为硬脑膜活检，活检显示为纤维结缔组织增生，呈同心排列，局灶性透明变性，炎症细胞浸润，以淋巴细胞、浆细胞为主，亦可见嗜酸性粒细胞[5]。但活检为有创性操作且存在手术风险，目前开展不广泛。ANCA 相关性肥厚性硬脑膜炎与 ANCA 相关性血管炎之间的关系目前仍存在争议，部分国外学者认为 ANCA 相关性肥厚性硬脑膜炎可能是 ANCA 相关性血管炎，特别是肉芽肿性多血管炎的早期表现或特殊临床表型，但是通过本病例，硬脑膜为主要受损部位，并没有上下呼吸道、肾脏等多系统受累的证据，且在疾病活动期表现为 p-ANCA 阳性而 c-ANCA 阴性，不符合目前肉芽肿性多血管炎的诊断标准，所以现阶段我们更倾向于 ANCA 相关肥厚性硬脑膜炎可能是一类独立的疾病。本例患者在中耳炎之后发病，首先发现异常的即为脑脊液蛋白及 IgG 升高，同时脑脊液感染指标均为阴性，结合颅脑增强 MRI 弥漫性硬脑膜增厚这一点不难想到为免疫相关的硬脑膜炎，追溯分泌性中耳炎病史并且进一步完善免疫指标显示 P-ANCA 阳性，最终考虑为耳源性的 ANCA 相关肥厚性硬脑膜炎。但因患者难以接受活检，本病例没有病理诊断。

　　HCP 的鉴别诊断首先要与中枢神经系统感染进行区分，后者除头痛以外多有发热，两者鉴别要点在于脑脊液感染指标是否异常。其次要与结缔组织病颅内病变进行鉴别,如红斑狼疮脑病,脑脊液蛋白及脑脊液免疫球蛋白也都会升高,但在头颅增强 MRI 上并无脑膜增厚的表现;又如中枢神经系统血管炎,二者主要区别在于被强化的组织不同,HCP 硬脑膜强化,而中枢神经系统血管炎强化的是颅内血管的血管壁,诊断不明时除头强化 MRI 外还需颅内血管强化核磁检查。另外,HCP 要与脑膜瘤进行鉴别,二者在 MRI 上均可被强化,部分脑膜瘤病变边缘毛糙,与脑实质分界不清,当单纯依靠影像上的形态不好区分时则需进一步病理明确诊断。

治疗目前以激素联合免疫抑制剂为主,增厚严重的则需要手术切除,也有单用激素或单用免疫抑制剂者。本文报告病例先治疗中耳炎,明确 HCP 诊断后采用激素联合免疫抑制剂的方法,但是在激素减量过程中,患者病情出现反复,当再增加激素剂量时患者症状不缓解,进一步检索文献,Jang Y 等人 2017 年应用利妥昔单抗成功治疗了 3 例特发性 HCP 病例[6],2015 年 Popkirov S 也报道了 1 例应用利妥昔单抗治疗 HCP 而取得满意疗效的病例[7]。虽然目前 HCP 发病机制不十分明确,但公认其与 B 细胞免疫亢进相关,而利妥昔单抗为抗击CD20 阳性 B 淋巴细胞的单克隆抗体,故开始生物制剂治疗。利妥昔单抗用量为 375 mg/㎡,每周一次,每 4 次为一周期,在第一周期应用后患者病情得到控制,随访 3 个月无复发征象。

本病易复发,有文献报道该病复发率接近 50%[3],故需长期随诊并在医师指导下调整激素及免疫抑制剂用量。临床上患者中耳手术后发生头痛往往会着重考虑是否为术后并发症所致而忽略免疫系统疾病,希望通过本病例的报道以及对既往文献的回顾而引起广大医师的关注。

【专家点评】

肥厚性脑膜炎(HCP)是涉及中枢神经系统硬脑膜的纤维性炎症变化。其病因可能包括传染病(如结核病、梅毒、隐球菌感染和莱姆病)、自身免疫性或炎症性疾病(如多血管炎肉芽肿病 GPA、结节病和 IgG$_4$ 相关疾病)以及恶性肿瘤。临床表现取决于中枢神经系统受累的部位。早期诊断脑膜炎对预防神经永久性损伤至关重要。

本病例由分泌性中耳炎引发,术后出现头痛、头晕、走路不稳,很容易联想到是否存在颅内感染,虽然患者不能接受硬脑膜活检,但作者根据影像学表现、血清学检测结果、脑脊液检测结果排除了感染、肿瘤等病因,做出了准确的判断。本病例的另一个难点还在于治疗方法的选择,由于该疾病发病率低且复发率高,既往没有大宗的病例报道可供借鉴,所以第一次治疗过程中出现了病情的反复,作者检索了相关的文献后果断采用高剂量糖皮质激素联合CD20 单抗进行诱导治疗,取得了满意的疗效。

针对 HCP 目前尚缺乏治疗指南或专家共识,在临床工作中,往往中耳炎后头痛病例会首先想到颅内感染,从而忽略免疫系统疾病,望通过本病例引起广大医师的关注。

【参考文献】

[1]　SANCHEZ MEDINA Y,TRIANA PEREZ A,DOMÍNGUEZ BAEZ J,et al. Chronic hyper-
　　　trophic pachymeningitis:2 clinical cases are presented. Neurocirugia(Astur),2012,30

　　　　：S1130 -S1473 .

[2]　WALLACE ZS，CARRUTHERS MN，KHOSROSHABI A，et al.IgG4-related disease and hypertrophic pachymeningitis[J].Medicine(Baltimore)，2013，92(4)：206-216.

[3]　ANQUAN PENG，XINMING YANG，WEIJING WU，et al.Anti-neutrophil cytoplasmic antibody-associated hypertrophic cranial pachymeningitis and otitis media：a review of literature. Eur Arch Otorhinolaryngol.，2018，275(12)：2915-2923.

[4]　JANG Y，LEE ST，JUNG KH，et al. Rituximab treatment for idiopathic hypertrophic pachymeningitis[J]. J Clin Neurol，2017，13：155-161.

[5]　章维，陈浩，崔桂云，等. 肥厚性硬脑膜炎 1 例分析并文献复习 [J]. 神经损伤与功能重建，2018，13：234-236.

[6]　JANG Y，LEE ST，JUNG KH，et al.Rituximab treatment for idiopathic hypertrophic pachymeningitis.J Clin Neurol，2017，13(2)：155-161.

[7]　POPKIEV S，KOWALSKI T，SCHLEGEL U，et al.Immunoglobulin-G4-related hypertrophic pachymeningitis with antineutrophil cytoplasmatic antibodies effectively treated with rituximab[J].J Clin Neurosci，2015，22(6)：1038-1040.

（王萌萌，李媛）

病例 84　咳嗽喘息、关节痛伴室上性心动过速

【病例导读】

　　嗜酸性肉芽肿性多血管炎(eosinophilic granulomatosis with polyangiitis，EGPA)又称 Chrug-Strauss 综合征(Chrug-Strauss syndrome，CSS)。1951 年 Churg 和 Strauss 首次描述，其特征是弥漫性坏死性血管炎伴血管外肉芽肿 [1]。1990 年美国风湿病学会(ACR)提出了 CSS 的分类标准，1994 年第一次国际教堂山共识会议(Chapel Hill Consensus Conference，CHCC)继续沿用这一分类标准；2012 年 CHCC 修订的血管炎命名法将 CSS 更名为 EGPA[2]。经典的 EGPA 分为以哮喘和鼻窦炎被特征的前驱阶段，随后为外周嗜酸性粒细胞增多和器官受累的嗜酸性粒细胞浸润阶段，最后进入小血管炎导致脏器受累的血管炎阶段 [3]。由于疾病表现的多样性及缺乏罕见疾病的全科医生教育，EGPA 的诊断往往需要多年时间 [4]，临床医师影提高警惕，避免漏诊误诊。

【病历介绍】

　　患者男性，44 岁，主因"反复咳嗽、喘息 1 年半，关节痛 4 月余，加重伴发热 1 月余"入院。

　　1.病史介绍　患者入院前 1 年半出现间断咳嗽、少量白痰，偶有低热，对症治疗可缓解。入院前 1 年曾在我院门诊查血常规：WBC 4.0×10^9/L，嗜酸细胞 15.2%，诊断"喘息性支气管炎"，予抗感染、激素治疗后好转。于入院前 4 月出现双侧膝、踝、肘、肩、腕及掌指关节等多关节疼痛，咳喘再次发作，在外院以"支气管炎"和"反应性关节炎"予以激素和尼美舒利片治疗，症状缓解。1 个月前患者出现鼻塞、咳喘进行性加重，间断发热，体温 38~39 ℃，外院

多次查 WBC（9.2~18.8）×10⁹/L，嗜酸细胞 33%~44%，气管镜病理：支气管黏膜非特异性改变，考虑可能与变态反应有关，予氢化考的松 100 mg/d，喘憋稍减轻，为进一步诊治转入我院。患者自发病以来，无皮疹；无腹痛、腹泻及排虫；无心悸；偶有左下肢、双足底感觉异常；食欲下降、体重减轻约 10 kg，二便正常。

2. 入院体检　体温 36.8 ℃，双肺听诊满布喘鸣音；心率 90 次/分，律齐；左手第 2 掌指关节稍红肿，压痛（+）；双小腿肌萎缩，肌力可，左侧腱反射减弱，病理征（-）。

3. 辅助检查　血常规示 WBC 17.2×10⁹/L，嗜酸细胞 81%，嗜酸细胞计数 8.415×10⁹/L。粪便找虫卵（-）。血沉、肝肾功能、凝血功能正常。总 IgE：1008.2 U/mL，C 反应蛋白 2.58 mg/dl，抗核抗体（-），p-ANCA 阳性，抗 MPO-ELISA 阳性。胸 CT：两肺渗出实变及间质炎症，右中叶磨玻璃影。超声心动（-）。骨髓穿刺结果示嗜酸细胞 18.8%。肌电图示右腓神经可疑神经源性损害。耳声发射检查示双耳耳声发射异常，左耳明显，提示耳蜗功能异常。

4. 初步诊断　①嗜酸性肉芽肿性多血管炎；②喘息性支气管炎。

5. 诊治经过及随诊　入院后给甲强龙 40 mg/d，考虑患者近期咳嗽、喘息症状加重，不除外肺感染导致症状加重，给予左旋氧氟沙星。用药后喘息改善不明显，至第 3 天体温升高至 38.6 ℃，咯黄痰，双肺哮鸣较入院时加重。抗感染治疗改为头孢哌酮/舒巴坦，并临时激素加量，症状缓解不明显。入院第 4 天患者出现室上性心动过速，经对症处理后心率维持在 125~130 次/分。遂予甲强龙每日 500 mg 冲击治疗 5 天，联合丙种球蛋白等支持治疗。冲击治疗 5 天后，患者自觉喘憋咳嗽好转，甲强龙减为 80 mg/d。入院第 7 天体温降至 37.5 ℃，HR 80~120 次/分，肺部听诊哮鸣消失。入院第 2 激素减量为阿赛松 48 mg/d，并加用环磷酰胺 200 mg 隔日一次。1 周后复查胸 CT：右肺中叶及两肺下叶病变明显消散。

出院后激素逐渐减量，环磷酰胺 400 mg/w，随访 1 年，无发热、咳喘，心率恢复正常，下肢感觉异常明显减轻。耳鸣眩晕症状消失。总 IgE 12.7U/mL。期间查心脏 MRI：心脏大小、形态未见异常，所示心肌厚度、信号未见异常；心肌首过灌注检查示未见局限性灌注缺陷及减低区；心肌延迟增强检查亦未见延迟增强信号。随访期间患者偶尔喘息发作，对症治疗可缓解。监测血嗜酸细胞正常。

【分析与讨论】

EGPA 是一种少见的影响中小血管的全身性坏死性血管炎，年发病率约为（1.1~26.6）/10万，总患病率为（107~140）/10 万，与显微镜下多血管炎（MPO）和肉芽肿性多血管炎（GPA）相比，EPGA 发病率相对较低。EGPA 的中位发病年龄约为 50 岁，无明显性别差异[3, 5-8]。来自日本的流行病学研究对比了 2005 年至 2017 年的 EGPA 患病率，结果显示 EGPA 的患病率呈逐年上升趋势[4]。2012 年 CHCC 将 EGPA 定义为富含嗜酸性粒细胞的坏死性肉芽肿炎症，常累及呼吸道，坏死性血管炎主要累及中小血管，并常伴有哮喘和嗜酸性粒细胞增多症。当出现肾小球肾炎时 ANCA 更为常见[2]。抗 MPO-ANCA 阳性有助于 EGPA 的诊断，但 MPO-ANCA 的存在不敏感也特异性不强的弱点，不足以确定 EGPA 的诊断[9]。2021年 ACR 年会上发布了 ACR 和 EULAR 共同制定的新版 EGPA 分类标准[10]（表 6-84-1）。

本例患者中年男性，以慢性咳喘起病，伴外周血嗜酸细胞增多。后逐渐出现多关节痛、发热、下肢感觉障碍、心律失常等多系统损害症状，核周型 ANCA 和抗 MPO（ + ），7 个条目共计 6 分，符合 EGPA 分类标准。

几乎所有 EGPA 患者均有哮喘，常表现为严重的、激素依赖性哮喘[11]。其特点是起病晚，鼻内窥镜检查表现为非过敏性慢性鼻窦炎，部分患者伴鼻息肉，半数病例在出现哮喘后 3 年内发生 EGPA[12]。在没有肾脏受累的 EGPA 患者中，只有 25% 的患者 pANCA 阳性，而在出现任何肾脏疾病的 EGPA 患者中， pANCA 阳性率可达 75%[2]，显示 pANCA 阳性与肾损害关系密切。EGPA 常见受累器官包括周围神经系统（ 65%~76% ），肺部（ 51%~65% ）和皮肤（ 52%~57% ）。周围神经病变多为多发性单神经炎。肺部影像学多表现为非固定的斑片状浸润影，可出现结节影，但几乎不出现空洞。皮肤表现包括皮疹、紫癜、坏死和结节等[13, 14]。约 1/4 患者可有肾受累。其中心脏和消化道受累提示预后差[15, 16]。45%~62% 患者出现心脏受累，可表现为心肌炎、冠脉血管炎、心瓣膜病变、心衰和心包炎，且这些患者多无心血管疾病的高危因素[6, 17]。部分无临床症状且心电图和心脏超声无阳性发现的患者，通过心脏磁共振（ cardiac magnetic resonance， CMR ）检查可发现异常[18, 19]。CMR 已成为评估心脏结构和功能异常的一种非侵入性诊断工具，诊断 EGPA 心脏受累的敏感性为 88%，特异性为 72%[6]。EGPA 心脏受累的 CMR 最常见表现是心内膜下造影剂钆延迟增强和左心室扩大，伴左心室收缩功能减退。心脏受累是早期死亡及长期预后不良的主要原因[3]。此例患者治疗期间还出现耳鸣、眩晕症状，当时未用任何可疑耳毒性药物。EGPA 合并耳蜗功能异常临床十分少见，可能与所供血管发生血管炎有关[20]。

表 6-84-1　2020ACR/EULAR EGPA 分类标准

当确诊为小或中血管血管炎时，采用这一分类标准用于确诊 EGPA。在应用标准前，应先排除类似血管炎的其他诊断。		
临床标准	阻塞性气道疾病	+3
	鼻息肉	+3
	多发性单神经炎 / 运动神经病	+1
实验室和活检标准	血清嗜酸性粒细胞计数 ≥ 1×10⁹/L	+5
	活检以血管外嗜酸性粒细胞为主的炎症	+2
	**cANCA 或抗 PR3 抗体阳性	-3
	血尿	-1

* 计算 7 个条目的总分，总分 ≥ 6 分可分类为 EGPA。

**cANCA：胞浆型抗中性粒细胞胞浆抗体；PR3：蛋白酶 3

五因素评分表是一种广泛用于评估 EGPA 预后的工具，包括 5 个特征：①年龄 >65 岁；②肾损害（ 蛋白尿 > 1 g/24 h 或肌酐 > 140 μmol/L ）；③心脏受累；④严重胃肠道症状；⑤中枢神经系统表现。如患者评分为零，提示预后良好；如果评分 ≥ 1 分则被归为预后不良[7]。轻症 EGPA 患者的治疗以激素为主，每日 1 mg /kg。对存在预后不良因素的患者常合用免疫抑制剂，包括环磷酰胺和硫唑嘌呤等[5]。本例患者存在心脏受累，故给予激素联合环磷酰胺治疗，并取得较好疗效。近年来生物制剂在治疗 EGPA 的探索中也取得一定成效。美泊利单抗是抗白细胞介素（interleukin，IL）-5 单克隆抗体，在一项双盲安慰剂对照 3 期临床试验显著延长了病情缓解的时长，减少了糖皮质激素的使用[21]。利妥昔单抗是针对 B 细胞的抗CD20 单克隆抗体，在一项纳入 41 例 EGPA 患者的研究中给予单疗程 / 重复剂量的利妥昔单抗治疗，结果发现利妥昔单抗可提高缓解率并减少泼尼松的使用[22]。

【专家点评】

该患者起病至确诊历时 1.5 年，初为单纯哮喘，至出现系统性血管炎症状时，病情进行性加重，外周血嗜酸细胞计数异常升高且出现严重心律失常，回顾该患者诊治过程总结以下几点：①有哮喘史的中年人出现多系统表现，包括非空洞性肺浸润、皮下结节、周围神经病、腹绞痛、心肌病、外周血嗜酸粒细胞增多及核周型抗中性粒细胞胞浆抗体阳性，应考虑本病。不能以局部症状掩盖全貌，造成误漏诊。②入院后常规激素治疗效果不佳，并发严重的心律失常，经甲基强的松龙冲击及抗心律失常药物治疗得以缓解，随访中未再出现心律失常。心脏核磁检查无异常。说明及时有效的治疗对于控制重要脏器受损是很重要的。③哮喘严重程度与血管炎活动度无明显关系。这些特征给我们临床判断疾病活动度和复发造成一定困难。应结合血沉、C- 反应蛋白、核周型抗中性粒细胞胞浆抗体，必要时采取活组织标本病理检查来综合分析。

【参考文献】

[1] CHURG J, STRAUSS L. Allergic granulomatosis, allergic angiitis, and periarteritis no-dosa[J]. Am J Pathol, 1951, 27(2):277-301.

[2] JENNETTE JC, FALK RJ, BACON PA, et al. 2012 revised International Chapel Hill Consensus Conference Nomenclature of Vasculitides[J]. Arthritis Rheum, 2013, 65(1):1-11.

[3] GRECO A, RIZZO MI, DE VIRGILIO A, et al. Churg-Strauss syndrome[J]. Autoimmun Rev, 2015, 14(4):341-348.

[4] SADA KE, KOJO Y, FAIRBURN-BEECH J, et al. The prevalence, burden of disease, and healthcare utilization of patients with eosinophilic granulomatosis with polyangiitis in Japan: a retrospective, descriptive cohort claims database study[J]. Mod Rheumatol, 2022, 32(2):380-386.

[5] GRAU RG. Churg-Strauss syndrome: 2005-2008 update[J]. Curr Rheumatol Rep, 2008, 10 (6):453-458.

[6] AL MMAIRI RS, AL MANEI K, AL LAWATI F, et al. Cardiac Involvement in Eosinophilic Granulomatosis with Polyangiitis (Churg-Strauss Disease): The role of cardiovascular magnetic resonance[J]. Sultan Qaboos Univ Med J, 2021, 21(4):644-647.

[7] GROH M, PAGNOUX C, BALDINI C, et al. Eosinophilic granulomatosis with polyangiitis (Churg-Strauss)(EGPA) Consensus Task Force recommendations for evaluation and management[J]. Eur J Intern Med, 2015, 26(7):545-553.

[8] MOOSIG F, BREMER JP, HELLMICH B, et al. A vasculitis centre based management strategy leads to improved outcome in eosinophilic granulomatosis and polyangiitis (Churg-Strauss, EGPA):

monocentric experiences in 150 patients[J]. Ann Rheum Dis, 2013,72(6):1011-1017.

[9] MOISEEV S, BOSSUYT X, ARIMURA Y, et al. International Consensus on ANCA Testing in Eosinophilic Granulomatosis with Polyangiitis[J]. Am J Respir Crit Care Med, 2020 (10):1360-1372.

[10] GRAYSON PC, PONTE C, SUPPIAH R, et al. 2022 American College of Rheumatology/ European Alliance of Associations for Rheumatology Classification Criteria for Eosinophilic Granulomatosis with Polyangiitis[J]. Ann Rheum Dis, 2022,81(3):309-314.

[11] KITCHING AR, ANDERS HJ, BASU N, et al. ANCA-associated vasculitis[J]. Nat Rev Dis Primers, 2020,6(1):71.

[12] COTTIN V, BEL E, BOTTERO P, et al. Respiratory manifestations of eosinophilic granulomatosis with polyangiitis(Churg-Strauss)[J]. Eur Respir J, 2016,48(5):1429-1441.

[13] CHUNG MP, YI CA, LEE HY, et al. Imaging of pulmonary vasculitis[J]. Radiology, 2010,255(2):322-341.

[14] SINICO RA, BOTTERO P. Churg-Strauss angiitis[J]. Best Pract Res Clin Rheumatol, 2009,23(3):355-366.

[15] RIKSEN NP, GEHLMANN H, BROUWER AE, et al. Complete remission of coronary vasculitis in Churg-Strauss Syndrome by prednisone and cyclophosphamide[J]. Clin Rheumatol, 2013,32 Suppl 1:S41-42.

[16] SINGH R, SINGH D, ABDOU N. Churg-Strauss syndrome presenting as acute abdomen: are gastrointestinal manifestations an indicator of poor prognosis? [J]. Int J Rheum Dis, 2009,12(2):161-165.

[17] DURAO D, CABANELAS N, ALVES M, et al. Cardiomyopathy in Churg-Strauss syndrome[J]. Rev Port Cardiol, 2009,28(12):1449-1456.

[18] MARMURSZTEJN J, VIGNAUX O, COHEN P, et al. Impact of cardiac magnetic resonance imaging for assessment of Churg-Strauss syndrome: a cross-sectional study in 20 patients[J]. Clin Exp Rheumatol, 2009,27(1 Suppl 52):S70-76.

[19] DENNERT RM, VAN PAASSEN P, SCHALLA S, et al. Cardiac involvement in Churg-Strauss syndrome[J]. Arthritis Rheum, 2010,62(2):627-634.

[20] OVADIA S, DROR I, ZUBKOV T, et al. Churg-Strauss syndrome: a rare presentation with otological and pericardial manifestations: case report and review of the literature[J]. Clin Rheumatol, 2009,28 Suppl 1:S35-38.

[21] WECHSLER ME, AKUTHOTA P, JAYNE D, et al. Mepolizumab or Placebo for Eosinophilic Granulomatosis with Polyangiitis[J]. N Engl J Med, 2017,376(20):1921-1932.

[22] MOHAMMAD AJ, HOT A, ARNDT F, et al. Rituximab for the treatment of eosinophilic granulomatosis with polyangiitis(Churg-Strauss)[J]. Ann Rheum Dis, 2016,75(2):396-401.

（吕星,张娜）

病例 85　喘息、皮疹、头痛

【病例导读】

嗜酸性肉芽肿性多血管炎（EGPA），又称作变应性肉芽肿性血管炎、Churg-Strauss 综合征（CSS），是一种主要累及全身小血管（小动脉、微动脉、毛细血管、小静脉）的血管炎。该疾病以哮喘、血和组织中嗜酸性粒细胞增高、坏死性血管炎伴有嗜酸性肉芽肿为特征表现，临床上患者常因呼吸道症状就诊于呼吸内科，误诊为哮喘，患者容易合并神经系统症状，易漏诊、误诊。

【病例介绍】

患者，男，61 岁，主因"反复发作性喘息 5 年，发热 9 天"入院。

1. 病史介绍　患者入院前 5 年无明显诱因出现反复发作性喘息，季节交换时明显，对尘端、烟雾等过敏，曾于我院呼吸科门诊就诊，诊断"支气管哮喘"，平时规律使用舒利迭吸入以及口服"茶碱缓释片、酮替芬、孟鲁司特"等药物，症状控制欠佳，就诊于外院，加用曲安西龙口服，喘息明显好转。后间断口服激素及舒利迭吸入治疗。患者 9 天前出现发热，体温最高 38.5 ℃，无明显畏寒寒战，间断咳嗽咳痰，无尿频尿急尿痛，无腹痛腹胀腹泻，未予特殊处理。4 天前患者颈部出现散在红色皮疹，痛痒明显，伴有剧烈头痛及颈部疼痛，外院就诊，皮肤科考虑"带状疱疹"，并于内科完善相关化验检查，头颅 CT 提示轻度脑白质稀疏，全组筛窦炎；脑电图未见明显异常；胸 CT 提示两肺支气管炎，继发感染，两肺气肿，前心包增宽，心包积液；心脏彩超提示主动脉硬化、左室舒张功能减低，心包积液（少量）；血常规提示白细胞 16.39×10^9/L，嗜酸性粒细胞绝对值 5.45×10^9/L，中性粒细胞绝对值 7.98×10^9/L；抗核抗体 1∶100 斑点型，c-ANCA 阳性，Anti-MPO 42.22RU/mL。患者回家途中着凉后突发喘息，15 分钟后逐渐缓解，后前往当地医院就诊，给予抗病毒以及抗感染治疗，仍间断发热及头痛，为求进一步诊治来我院急诊，为求进一步诊治收入我科。患者自发病以来，神清，精神可，两便正常，体重无明显变化。

2. 入院体检　体温 36.5 ℃，脉搏 75 次/分，呼吸 20 次/分，BP130/80mmHg；枕后及颈部可见红色皮疹，高于皮肤，浅表淋巴结未触及肿大，口唇无发绀，双肺呼吸音粗，未闻及明显哮鸣音，心率 75 次/分，律齐，未闻及病理性杂音，腹软，无压痛反跳痛及肌紧张，肝脾肋下未触及，双下肢无水肿，四肢肌张力正常，腱反射正常。

3. 辅助检查

（1）入院前：血常规，白细胞 16.39×10^9/L，嗜酸性粒细胞绝对值 5.45×10^9/L，中性粒细胞绝对值 7.98×10^9/L；抗核抗体 1∶100 斑点型，c-ANCA 阳性，Anti-MPO 42.22 RU/mL。头颅 CT 轻度脑白质稀疏，鼻窦炎；脑电图未见明显异常；胸 CT 提示两肺支气管炎，继发感染，两肺气肿，前心包增宽心包积液；心脏彩超提示主动脉硬化、左室舒张功能减低，心包积液（少量）。

（2）入院后：血常规，白细胞 20.55×10^9/L，嗜酸细胞绝对值 5.557×10^9/L，嗜酸细胞百分比 27.04%，单核细胞绝对值 1.472×10^9/L，中性粒细胞绝对值 10.305×10^9/L；尿常规，红细

胞 29.60 个 /μL,细菌 29.70 个 /μL,隐血(＋),蛋白质(±); C- 反应蛋白 27.20 mg/L;前降钙素 0.065ng/mL;DD 二聚体 0.719 mg/L;免疫球蛋白 G 16.2 g/L,免疫球蛋白 E 2110IU/mL;淋巴细胞亚群,总 T 细胞绝对计数 2757 个 /μL,T 抑制 / 细胞毒细胞绝对计数 1250 个 /μL,NK 细胞绝对计数 750 个 /μL;血沉 22 m/1 h。过敏原检测提示点青 / 分枝 / 烟曲 / 黑曲 / 交链露增加。病原学检查,包括乙肝、丙肝等均阴性;肿瘤标志物未见明显异常。肝胆胰腺脾彩超未见明显异常。肌电图示双侧胫后神经 SNAP 波幅下降,余未见异常。

4. 初步诊断　①嗜酸性肉芽肿性多血管炎;②肺炎;③周围神经病变;④慢性鼻窦炎;⑤心包积液。

5. 诊治经过及随诊　患者入院后,综合患者病情,考虑变应性肉芽肿性血管炎,给予甲强龙 40 mg 每日 1 次抗炎,调节免疫,患者胸 CT 提示两肺支气管炎,继发感染, PCT 偏高,肺感染诊断明确,予哌拉西林他唑巴坦抗感染,氨溴索化痰,多索茶碱平喘等对症治疗。患者病程中出现下肢麻木,请神经科会诊考虑血管炎相关性周围神经病变,加用维生素 B$_1$、维生素 B$_{12}$ 营养神经治疗。经过治疗,患者无发热,无咳嗽咳痰,皮疹较前明显改善。

【分析与讨论】

EGPA 好发于 30~40 岁,没有明显性别差异,EGPA 的发病机制未知,但与过敏性及变应性疾病强烈相关,包括过敏性鼻炎、鼻息肉和哮喘。大约 70% 的患者有血清 IgE 水平升高以及外周血和组织中嗜酸性粒细胞增多。若存在 ANCA,通常是针对 MPO 的,多达 60% 患者 ANCA 呈阴性。有研究显示,ANCA 阳性与肾疾病、肺泡出血、多发性单神经炎和紫癜发病率较高相关。与其他血管炎不同,EGPA 最早且最易累及呼吸道和肺脏,绝大多数首发症状为喘息样发作和鼻 - 鼻窦炎症状 [1],因此首诊于呼吸科,且常误诊为难治性支气管哮喘。大多数 EGPA 患者外周血嗜酸性粒细胞增高,因此嗜酸性粒细胞增高是临床诊断的重要线索。在一些患者中, EGPA 似乎按照不同阶段展现:过敏特征是一个预兆,随后是血管炎期,然后是过敏性疾病的主要临床表现期 [2],且分期没有明显的界限,可同时出现喘息、嗜酸粒细胞浸润和血管炎的表现。哮喘伴有影像学上的肺部浸润是典型表现,肺部浸润可表现为一个肺叶、间质和结节状表现。可出现胸腔积液,胸水中有嗜酸性粒细胞。周围神经病发生于大约 2/3 的患者,表现形式为多发性单神经炎,对称性或非对称性多神经炎,脑神经也可受累,偶尔发生中枢神经系统疾病。

该患者在前驱期仅以哮喘为主要表现,极易误诊为单纯性哮喘。因此,凡是哮喘病人,尤其是成年发病,必须用激素才能控制的难治性哮喘,在用激素前或激素撤离后伴发或出现多系统损害,或伴有外周血嗜酸粒细胞持续高于 1.5×10⁹/L, X 线显示肺内一过性浸润影或伴有用其它原因不能解释的心脏增大,镜下血尿,血沉、C 反应蛋白显著增高,都应怀疑可能为 EGPA。在用口服激素治疗的哮喘病人,加用白三烯受体拮抗剂等其它有效平喘药物治疗时尤应注意。因为症状控制后,激素的减量或撤除,可能加速被掩盖的 CSS 向威胁生命的系统性血管炎期发展。EGPA 患者周围神经病变的典型表现为多发性单神经病以及对称或不对称的多发性神经病,脑神经受累相对少见,可同时累及运动和感觉神经纤维,但以感觉受累为主。电生理结果以轴索损伤为主,多累及下肢,仅上肢周围神经受累的情况较为少见。为避免大量患者漏诊,应更强调临床诊断,将临床诊断与病理诊断相结合[3]。任何合并神经系统症状的哮喘患者均需除外 EGPA。目前 EGPA 的诊断标准主要参考 1990 年美国风湿病学会提出的分类标准:①哮喘;②外周血嗜酸粒细胞分类计数;③单发性或多发性神经病;④副鼻窦病变;⑤ X 线显示肺内游走性浸润影;⑥组织活检证实有血管外嗜酸粒细胞增多性浸润。6 条标准中,只要符合其中 4 条,即可诊断为 CSS,敏感性 85%,特异性 99.7%[4]。

EGPA 是罕见病,其预后目前缺乏准确的统计结果。因受累器官及疾病进展速度不同,预后因人而异。目前评估预后的标准主要参考 2011 年修订的 5 因子评分评价体系,该体系是 1996 年法国血管炎研究组织在 5 因子评分的基础上修订的[5]:①胃肠道受累;②心脏受累;③肾功能不全(血肌酐 >150 µmol/L);④年龄 >65 岁;⑤缺乏耳鼻喉部位受累的证据。每项计 1 分,总分 5 分。分数越高,预后越差。对于轻症 EGPA 患者(FFS = 0),单用糖皮质激素就可达缓解,但当 EGPA 患者存在不良预后因素(FFS=1)或出现肺泡出血、严重周围神经病变、心脏病变或任何危及生命表现时,除用糖皮质激素外还应使用免疫抑制剂,如环磷酰胺、硫唑嘌呤、甲氨蝶呤等。另外,根据 EMLAR 共识建议,对合并急进性肾小球肾炎导致的肾衰竭或严重弥漫性肺泡出血的危重患者,应及时给予血浆置换治疗[6]。但由于免疫抑制剂的各种副作用及考虑血浆置换易合并血流感染、出血等严重并发症不适合长期治疗。随着对 EGPA 病理机制的深入研究,有效疗法取得较大扩展,尤其是用于难治性 EGPA 患者的治疗,如靶向药物的应用,美泊利单(Mepolizumab)是 IL-5 受体拮抗剂,可在有效降低外周血嗜酸粒细胞的同时显著降低激素治疗剂量[7]。利妥昔单抗(Rituximab)是 CD20 单克隆抗体,对 ANCA 阳性、有肾脏受累或难治性病例可考虑使用[8]。奥马珠单抗(Omalizumab)是重组人源化抗 IgE 单克隆抗体,可与血清中的游离 IgE 特异性结合,剂量依赖性降低游离 IgE 水平,减少 EGPA 患者喘息和(或)鼻窦相关症状,减少激素的剂量[8]。靶向治疗药物对于 EGPA 的疗效目前仅有小样本的临床研究数据支持[9]。综上所述,EGPA 是一种系统性血管炎,因其临床表现复杂多样、缺乏特异性、发病率低,常误诊为其他疾病。不同症状在疾病不同时期可单独或重叠出现,对有哮喘、副鼻窦炎病史、多系统多器官受累表现、外周血嗜酸粒细胞比例增高大于 10%、胸部影像学有异常表现的,需高度怀疑 EGPA 的可能。早期诊断、早期治疗不但能减轻病情,还可预防重要脏器的损害,改善预后。

【专家点评】

变应性肉芽肿性血管炎是系统性血管炎变,以哮喘、坏死性血管炎、血管外肉芽肿、外周血嗜酸粒细胞增多和多器官组织嗜酸粒细胞浸润为特征。目前 EGPA 的诊断标准主要参考 1990 年美国风湿病学会提出的分类标准,该患者哮喘病史

5 年,血嗜酸性粒细胞增多,头颅 CT 见鼻窦炎,肌电图提示神经源性损害,符合 EGPA 诊断。根据五因素评分,本例患者预后较好。

EGPA 的治疗取决于疾病的严重程度、受累的器官、病情是否活动等因素。活动期全身型 EGPA(不包括哮喘和(或)耳鼻喉部表现),需要添加或增加激素用量或更换其他免疫抑制剂。总体治疗方案分为诱导缓解和维持治疗 2 个阶段。诱导缓解治疗方案主要包括激素

和(或)免疫抑制剂(如环磷酰胺),病情达到缓解后,维持治疗推荐使用硫唑嘌呤或甲氨蝶呤,维持治疗疗程尚无定论,2015 年全球 EGPA 诊治专家共识推荐的治疗时间为疾病达到缓解后至少 24 个月。EGPA 的预后取决于是否得到早期诊断和及时治疗。早诊断、早治疗可改善预后,提高患者的生存质量。EGPA 最早且最易累及呼吸道和肺脏,但目前缺乏敏感性和特异性较高的早期诊断标志物以早期发现 EGPA,因此,需要联合呼吸科等多学科参与制定诊疗规范,提高患者的生存质量。

【参考文献】

[1]　LANHAM JG, ELKON KB, PUSEY CD, et al.Systemic vasculitis with asthma and eosinophilia: a clinical approach to the Churg-Strauss syndrome[J].Medicine(Baltimore),1984,63(2):65-81.

[2]　VAGLIO A, CASAZZA I, GRASSELLI C, et al.Churg-Strauss syndrome[J].Kidney Int,2009,76(9):1006-1011.

[3]　吉连梅,贺玲玲,赵东宝.嗜酸性肉芽肿性多血管炎 23 例临床分析 [J].中华风湿病学杂志,2015,19(2):102-105.

[4]　MASI AT, HUNDER GG, LIE JT, et al.The American College of Rheumatology 1990 criteria for the classification of Churg-Strauss syndrome(allergic granulomatosis and angiitis)[J].Arthritis Rheum,1990,33(8):1094-1100.

[5]　GUILLEVIN L, PAGNOUX C, SEROR R, et al.The Five-Factor Score revisited assessment of prognoses of systemic necrotizing vasculitides based oil the French Vasculitis Study Group(FVSG)cohort[J].Medicine(Baltimore),2011,90(1):19-27.

[6]　JAYNE DR, GASKIN G, RASMUSSEN N, Et al. Randomized trial of plasma exchange or high-dosage methylprednisolone as adjunctive therapy for severe renal vasculitis[J].J Am Soc Nephrol,2007,18(7):2180-2188.

[7]　WECHSLER ME, AKUTHOTAP, JAYNED, et al. Mepolizumab or Placebo for Eosinophilic Granulomatosis with Polyangiitis[J]. N Engl J Med,2017,376(20):1921-1932.

[8]　JONES RB, FERRARO AJ, CHAUDHRY AN, et al.A multicenter survey of rituximab therapy for refractory antineutrophil cytoplasmic antibody-associated vasculitis[J]. Arthritis Rheum,2009,60(7):2156-2168.

[9]　GIAVINABIANCHI P, AGONDI R, KALIL J.One year administration of anti-IgE to a patient with Churg-Strauss syndrome[J].Int Arch Allergy Immunol,2007,144(2):155-158.

(桂凤姣,郭翎飞)

病例 86　胸骨后疼痛伴口腔溃疡、生殖器溃疡

【病例导读】

白塞综合征(Behçet' s syndrome, BS)又称白塞病(Behçet' s disease, BD),是一种以血管炎为基础病理改变的慢性、复发性自身免疫/炎症性疾病。本病以复发性口腔溃疡、生殖

器溃疡、皮肤病变和眼病为主要临床特征,也可累及关节、胃肠道、心血管、肺脏、肾脏、神经系统等器官。BS 患者出现胃肠道病变,称为肠白塞综合征,从食管至肛门全消化道均可受累,需与肠结核、炎症性肠病等疾病相鉴别。

【病例介绍】

患者,男,26 岁,主因"胸骨后疼痛 1 月余,生殖器溃疡、口腔溃疡 3 周,发热 1 天"入院。

1. 病史介绍 患者入院前 1 月余出现胸骨后疼痛,呈轻度烧灼感,进食时加重,活动后无加重,不伴肩背部放射痛,伴食欲减退、纳差,无反酸、烧心、胸闷气短,未予重视。入院前 3 周出现生殖器溃疡,位于龟头与阴茎体交界处,直径约 1 cm,伴明显疼痛,并出现数个口腔溃疡,位于唇部、上齿龈和上腭黏膜处,伴疼痛、影响进食,自行服用埃索美拉唑治疗不能改善。1 天前出现发热,最高体温 38.9 ℃,无畏寒、寒战、咳嗽、咳痰,就诊于我院急诊,化验血常规:WBC 13.74 × 10⁹/L,RBC 4.31 × 10¹²/L,Hb 118 g/L,PLT 477 × 10⁹/L,服用布洛芬数小时后体温降至正常,但进食后出现上腹痛,伴恶心、呕吐 1 次,呕吐物为血性胃内容物,量约 20mL,无腹泻、脓血便,予泮托拉唑等药物治疗后上腹痛稍有好转,但体温再次升高至 37.5 ℃,现为求进一步诊治收入我科。患者自本次发病以来,无眼红、眼痛、视物模糊,无皮疹、关节肿痛,精神尚可,食欲下降,睡眠欠佳,大小便如常,体重下降 3.5Kg。既往史:既往体健,否认冠心病、糖尿病、肿瘤等家族遗传性疾病史,否认肝炎、结核等传染病病史,否认食物及药物过敏史。

2. 入院体检 体温 37.5 ℃,脉搏 86 次 / 分,呼吸 16 次 / 分,BP 105/65mmHg;神清,精神可,自主体位,查体合作。周身皮肤未见皮疹、黄染,全身浅表淋巴结未及。双瞳孔等大、等圆,对光反射灵敏,结膜无充血,巩膜无黄染。唇部、上齿龈及上腭黏膜处可见数个溃疡,直径 0.3~0.8 cm,圆形或椭圆形,中央凹陷呈浅黄色,周围有红晕,边界清楚。颈软,无抵抗,气管居中,甲状腺不大。双肺呼吸音粗,未及干湿性啰音。心界正常,心率 86 次 / 分,律齐,各瓣膜听诊区未及病理性杂音,未闻及心包摩擦音。腹软,剑突下压痛,无反跳痛、肌紧张,肝脾肋下未触及,Murphy 征阴性,移动性浊音阴性,肠鸣音正常,3 次 / 分。双下肢无水肿。龟头与阴茎体交界处可见一直径约 1 cm 溃疡,溃疡基底红润,边缘不规则。四肢肌力正常,四肢肌张力正常。生理反射存在,病理反射未引出。

3. 辅助检查 抗核抗体 1∶100 均质型,斑点型,抗 ENA 抗体谱、抗 dsDNA 抗体、ANCA(—),免疫球蛋白 G 17.80 g/L,C 反应蛋白 92.6 mg/L,血沉 30 mm/h;结核感染 T 细胞检测(T-SPOT.TB)阳性,余病原学检查未见异常;便潜血试验阳性(3+)。胸部 CT 平扫:未见异常。超声心动图:未见异常。胃镜:食管下段多发深溃疡,胃角及胃窦黏膜水肿,多发深溃疡,底部覆白苔。胃镜病理:(食管下段 35~40 cm)黏膜慢性炎症,鳞状上皮增生,(胃窦)轻 - 中度萎缩性胃炎,腺体轻 - 中度肠化伴轻度非典型增生。胶囊内镜:胃溃疡,慢性胃炎,所见小肠未见异常。结肠镜:未见异常。

4. 初步诊断 白塞综合征;结核潜伏感染。

5. 诊治经过及随诊 本例患者青年男性,先后出现消化道溃疡、生殖器溃疡、口腔溃疡、发热,根据 2014 年国际 ICBD 评分标准[1],评分为 4 分(口腔溃疡 2 分,生殖器溃疡 2 分),

故 BS 诊断明确。根据 2006 年白塞病国际研究协会制定的白塞病近期活动性量表（BD-CAF），评分为 3 分，考虑疾病活动期，给予甲泼尼龙 40 mg 每日一次治疗 3 天后口腔溃疡好转，体温降至正常，生殖器溃疡、进食胸骨后疼痛无缓解，甲泼尼龙加量至 80 mg 每日一次，并先后加用柳氮磺吡啶肠溶片 0.5 g 每日两次、硫唑嘌呤 100 mg 每日一次、沙利度胺 50 mg 每日一次控制病情，及奥美拉唑抑酸，凝血酶止血等治疗 1 周后，患者生殖器溃疡、胸骨后疼痛好转，进食改善，复查 CRP 正常，便潜血阴性，甲泼尼龙逐渐减量。患者 T-SPOT.TB 阳性，但无活动性结核感染证据，考虑结核潜伏感染，给予利福喷丁胶囊、异烟肼预防性抗结核治疗。患者住院 1 月后口腔溃疡、生殖器溃疡愈合，未再发热，胸骨后疼痛好转，出院时应用甲泼尼龙 28 mg 每日两次，柳氮磺吡啶肠溶片 1 g 每日两次、硫唑嘌呤 100 mg 每日一次、沙利度胺 50 mg 每日一次治疗 BS，及异烟肼 0.3 g 每日一次、利福喷丁胶囊 0.6 g 每日一次预防性抗结核治疗。患者规律我科门诊随诊，激素逐渐减量，出院 2 月后胸骨后疼痛消失，出院 5 月后复查胃镜示食管溃疡、胃溃疡愈合，BDCAF 评分 0 分，激素减量至每日 5 mg，继续硫唑嘌呤 100 mg 每日一次维持治疗，停用柳氮磺吡啶肠溶片和沙利度胺。患者无活动性结核症状，停用利福喷丁胶囊、异烟肼治疗。

【分析与讨论】

BS 是一种慢性自身免疫炎症性疾病，以反复口腔溃疡、生殖器溃疡、眼炎、皮肤损害为主要临床特征，并可累及眼睛、胃肠道、神经、血管等多个系统。BS 在世界范围内有较大的地域差异，在中东、东亚、地中海地区发病率较高，故被称为"丝绸之路病"[2]。BS 全球患病率为 10.3/10 万人[3]。发病年龄多为 15-50 岁，中位发病年龄 34 岁，男女发病率相似，男性早期发病患者更易出现重要脏器受累。BS 发病机制尚未完全阐明，HLA-B51 是与 BS 相关性最强的易感基因[4]。本例患者青年男性，符合 BS 的发病年龄，病程中出现口腔溃疡、生殖器溃疡和消化道溃疡，符合 BS 临床特征。

BS 诊断仅仅依靠临床表现，无特异性诊断标记物，有时难以与其他疾病鉴别，故早期诊断仍具有挑战性。BS 患者出现胃肠道损害，称为肠 BS，临床表现为腹痛、腹泻、呕血、吞咽困难、便血、便秘等，从食管至肛门全消化道均可受累，以回盲部、回肠末端、升结肠受累最为常见，通常表现为溃疡形成，典型表现为单发或局灶性多发的圆形或椭圆形深大溃疡，直径多大于 1 cm，有穿孔和出血倾向。组织病理学可见非特异性炎症表现，肠管及系膜内小血管纤维素样坏死、炎症细胞浸润等血管炎表现[5]。本例患者胃镜下表现为食管、胃部多发深大溃疡，病理示黏膜慢性炎症，符合肠 BS 的内镜下和组织病理学表现，肠 BS 需与肠结核、炎性肠病、消化道肿瘤等疾病相鉴别[6]。肠结核是结核分枝杆菌引起的肠道慢性特异性感染，临床表现腹痛、发热、盗汗、腹泻与便秘交替、体重减轻等，内镜下表现为黏膜充血、水肿、糜烂、溃疡、黏膜息肉样增生、节段性狭窄等，最常累及回盲部，典型组织病理学表现为肉芽肿和干酪样坏死[7]。BS 和结核感染在发病机制上存在一定的相关性，结核分枝杆菌可能是诱发 BS 发病的因素之一，而 BS 患者经激素和免疫抑制等治疗后会增加结核的易感性。T-SPOT.TB 已经被广泛用于检测自身免疫性疾病合并结核病[8]。本例患者尽管有发热、T-SPOT.TB 阳性，但胸部 CT 未见空洞、粟粒结节等结核感染表现，内镜病理未提示肠结核的特征性表现,故考虑为结核潜伏感染。结核潜伏感染被定义为体内存在结核分枝杆菌,但临床上无活动性结核感染的证据,目前仍无诊断金标准,检测 T-SPOT.TB 有助于发现诊断结核潜伏感染[8]。本例患者结核潜伏感染,考虑应用激素和免疫抑制剂后有进展为活动性结核的可能,故给予利福喷丁胶囊、异烟肼预防性抗结核治疗。炎性肠病是 BS 消化道受累的另一个重要鉴别诊断,是一组病因不明的肠道慢性非特异性炎症性疾病,包括溃疡性结肠炎和克罗恩病,临床上可表现为腹痛、腹泻、腹部包块、发热等。溃疡性结肠炎病变呈连续弥漫性分布,可累及直肠、全结肠及末端回肠,内镜下表现为黏膜充血、水肿、呈颗粒状、糜烂、浅溃疡,慢性病变者可见假性息肉,结肠袋变浅或消失,组织病理学可见炎症细胞浸润、隐窝炎/隐窝脓肿等。克罗恩病病变常呈跳跃性或节段性分布,全消化道均可受累,内镜下可见纵行溃疡、鹅卵石样改变、肠腔狭窄僵硬、炎性息肉,组织病理可见肠壁全层慢性炎症、非干酪性肉芽肿等[9]。本例患者无腹泻、便秘、腹部肿块等表现,不符合炎性肠病内镜下改变,故排除炎性肠病。

BS 目前尚无公认的有效根治药物,治疗目标是迅速控制炎症,防止复发,防止不可逆的器官损伤,延缓疾病进展。5-氨基水杨酸和柳氮磺吡啶是轻中度肠 BS 一线治疗,对于中重度肠 BS 患者应用糖皮质激素可帮助溃疡快速愈合,建议初始剂量为泼尼松 0.5~1 mg/kg 或等效剂量甲泼尼龙或泼尼松龙,并常应用环磷酰胺诱导缓解。沙利度胺可用于治疗食管溃疡[6]。对于难治性肠 BS 患者,可考虑使用单抗类 TNF-α 抑制剂。胃肠道大出血、穿孔和梗阻时应紧急外科手术干预治疗,应用硫唑嘌呤能够降低术后复发风险和再手术率[10,11],并可用于维持缓解。沙利度胺和硫唑嘌呤可用于治疗口腔溃疡和生殖器溃疡,对于治疗效果不佳或不能耐受患者可选择使用生物制剂肿瘤坏死因子抑制剂或干扰素-α[6]。本例患者有口腔和生殖器溃疡、消化道溃疡,且胃肠道受累较重,给予糖皮质激素和免疫抑制剂柳氮磺吡啶肠溶片、硫唑嘌呤、沙利度胺治疗后病情好转,以小剂量糖皮质激素和硫唑嘌呤维持治疗,疾病无复发。

【专家点评】

BS 多隐匿起病,临床表现存在高度异质性,全身多系统、多脏器均可受累。本例患者 BS 诊断明确,除皮肤黏膜表现外,出现消化道受累,提示预后较差。BS 的消化道损害从食管到肛门全消化道均可受累,当 BS 出现消化道症状时,需进行充分体格检查和辅助检查,以鉴别炎性肠病和肠结核等疾病。轻症 BS 胃肠道受累以内镜下病变愈合为治疗目标,可选择 5-氨基水杨酸和柳氮磺吡啶治疗;中重度时需激素治疗,常联合环磷酰胺诱导缓解,AZA 可作为维持治疗。BS 消化道手术治疗需慎重,术后 2 年累积复发率可达 30%~44%,围手术期控制疾病活动有助于减少复发。早期诊断、规范化治疗、多学科联合治疗能够更好的控制病情,改善预后。

【参考文献】

[1] INTERNATIONAL TEAM FOR THE REVISION OF THE INTERNATIONAL CRITERIA FOR BEHCET'S D. The International Criteria for Behcet's Disease(ICBD): a collaborative study of 27 countries on the sensitivity and specificity of the new criteria[J]. Journal of

the European Academy of Dermatology and Venereology, 2014, 28(3): 338-347.

[2] AKKOC N. Update on the epidemiology, risk factors and disease outcomes of Behcet's disease[J]. Best practice & research Clinical rheumatology, 2018, 32(2): 261-270.

[3] CHO SB, CHO S, BANG D. New insights in the clinical understanding of Behcet's disease[J]. Yonsei medical journal, 2012, 53(1): 35-42.

[4] PINETON DE CHAMBRUN M, WECHSLER B, GERI G, et al. New insights into the pathogenesis of Behcet's disease[J]. Autoimmunity reviews, 2012, 11(10): 687-698.

[5] 郑文洁, 张娜, 朱小春, 等. 白塞综合征诊疗规范 [J]. 中华内科杂志, 2021, 60(10): 860-867.

[6] SKEF W, HAMILTON MJ, ARAYSSI T. Gastrointestinal Behcet's disease: a review[J]. World journal of gastroenterology, 2015, 21(13): 3801-3812.

[7] MAULAHELA H, SIMADIBRATA M, NELWAN EJ, et al. Recent advances in the diagnosis of intestinal tuberculosis[J]. BMC Gastroenterol, 2022, 22(1): 89.

[8] WU X, CHEN P, WEI W, et al. Diagnostic value of the interferon-gamma release assay for tuberculosis infection in patients with Behcet's disease[J]. BMC infectious diseases, 2019, 19(1): 323.

[9] FLYNN S, EISENSTEIN S. Inflammatory Bowel Disease Presentation and Diagnosis[J]. Surg Clin North Am, 2019, 99(6): 1051-1062.

[10] HATEMI G, CHRISTENSEN R, BANG D, et al. 2018 update of the EMLAR recommendations for the management of Behcet's syndrome[J]. Annals of the rheumatic diseases, 2018, 77(6): 808-818.

[11] LOPALCO G, RIGANTE D, VENERITO V, et al. Update on the Medical Management of Gastrointestinal Behcet's Disease[J]. Mediators of inflammation, 2017, 2017: 1460491.

（吴秀华，张娜）

病例 87　视力下降、耳聋伴头痛

【病例导读】

　　Cogan 综合征(Cogan's syndrome, CS)是一种罕见的自身免疫性疾病, 以间质性角膜炎和前庭听力功能障碍为主要临床特征。典型性 CS 主要有 3 个临床特点: ①眼部症状表现为非梅毒性间质性角膜炎; ②出现类似梅尼埃综合征的前庭听力症状(突发的耳鸣和眩晕, 伴听力丧失); ③出现眼部症状和前庭听力症状的间隔时间少于 2 年。肉芽肿性多血管炎(granulomatosis with polyangiitis, GPA)是一种累及小动脉、小静脉及毛细血管为主的坏死性肉芽肿性血管炎, 偶可累及大动脉。主要表现为上呼吸道、下呼吸道及肾脏病变, 也常累及眼、耳、神经系统等。CS 病例临床上较为少见, 但临床医师应提高警惕, 特别是 CS 合并系统性血管炎, 患者出现一种疾病解释不了的临床表现时, 应详细问诊并进行充分体格检查及辅助检查, 避免漏诊, 延误治疗时机。

【病例介绍】

患者,女,62岁,主因"视力下降、耳聋3个月,伴头痛1周"入院。

1. 病史介绍　患者于入院前3月无明显诱因出现双眼发红、疼痛、伴视力下降,于外院诊为"角膜炎",予滴眼液(具体不详)后症状稍缓解。4天后出现头晕,伴耳鸣、恶心、呕吐,就诊于外院耳鼻喉科,考虑前庭功能下降,给予口服药物(具体不详),效果欠佳,后逐渐出现听力下降,于该院住院治疗期间出现突发双侧耳聋,查颅脑MR示少许脑白质脱髓鞘改变,轻度脑萎缩,头颅磁共振血管造影(MRA)未见明显异常,考虑"眩晕综合症、突发性耳聋、缺血性脑血管病",予注射用甲泼尼龙琥珀酸钠40 mg、银杏叶注射液等治疗,效果欠佳,住院2周后出院。出院后患者双眼发红、疼痛及视力下降加重,视物重影,头痛,发热3次,体温最高达37.8 ℃,自行服用复方对乙酰氨基酚片退热,后就诊于眼科医院,眼科检查:双眼巩膜局限性充血,诊断为"巩膜炎",予口服泼尼松60 mg/d,7天后泼尼松减量至55 mg/d,双眼红、疼痛较前稍减轻,仍耳聋。患者遂就诊于我院及北京协和医院风湿免疫科,考虑"Cogan综合征、GPA?"。患者为求进一步诊治,于我科住院治疗。症见:神志清,精神一般,双眼疼痛,双耳听力丧失,头痛间作,以头部双侧颞部及巅顶为主,凌晨4~5点频发,激素有效。偶有头晕,无视物旋转,无恶心、呕吐,无发热及皮疹,无咽痛、咳嗽、咳痰,无口腔溃疡,无胸闷、心悸、憋气。既往史:既往体健,否认冠心病、糖尿病、肿瘤等其他家族遗传性疾病史。否认病毒性肝炎、结核、梅毒等传染病病史。31年前行剖宫产手术。否认食物及药物过敏史。

2. 入院体检　体温36.5 ℃,脉搏73次/分,呼吸17次/分,BP 96/66 mmHg;营养中等,神清语利,皮肤黏膜无黄染皮疹。双眼结膜充血;浅表淋巴结未及。双肺呼吸音粗,未闻及干湿啰音,心音可,律齐,各瓣膜听诊区未闻及杂音,腹部平软,无压痛、反跳痛,脐下可见一长约10 cm纵行手术瘢痕,愈合良好,肝脾肋下未及,移动性浊音阴性,肠鸣音正常,双肾区无叩击痛。双下肢无水肿。四肢肌力、肌张力正常。

3. 辅助检查

(1)入院前外院查:ESR 68 mm/1 h,IgG 21.40 g/L,IgG4 2.11 g/L,ANA(+),抗ENA抗体谱、类风湿因子、抗CCP抗体、ANCA-C、ANCA-P、抗MPO、抗PR3、抗心磷脂抗体、抗β2-糖蛋白1抗体均阴性。前庭功能检查:自发性眼震(+),旋转性眼震4　水平左向眼震+垂直下跳性眼震,固视抑制阳性,提示前庭功能损伤急性期病变,视眼动系统未见明显异常。

(2)我院住院治疗期间:血常规,WBC 11.64×10⁹/L, Hb 94 g/L, RBC 3.46×10¹²/L, PLT 431×10⁹/L;TP 53.8 g/L, ALB 27.8 g/L, CK 12.5U/L, P 0.85mmol/L, CHOL 6.38mmol/L, HDL-C 1.71mmol/L, LDL-C 3.76mmol/L;IL-6 31pg/mL;24小时尿蛋白定量0.24 g;ESR 47.0 mm/h;PCT <0.05ng/mL;血EBV、MP、TB、TP、HIV、HBV等病原学检查均无阳性发现;咽拭子培养+药敏:干燥奈瑟氏菌,草绿色链球菌,呼吸道正常菌群生长。提示人体正常菌群。肿瘤全项(女)均无异常。心电图:窦性心律,正常心电图。胸部高清晰螺旋CT平扫:两肺间质性改变,心脏略增大、主动脉及冠状动脉硬化,两侧胸膜局部略增厚,甲状腺密度不均匀并右侧叶点状钙斑,右侧乳腺区钙斑(图6-87-1所示)。颅脑MR平扫:脑白质脱髓鞘

斑,脑萎缩,鼻窦区可见软组织影。颈动脉彩色多普勒:双侧颈动脉中内膜增厚,左侧斑块形成。脑 MRA 未见明显异常。

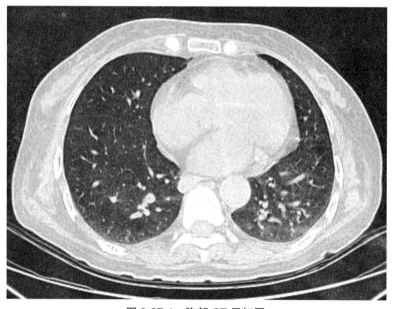

图 6-87-1　胸部 CT 平扫图

4. 初步诊断　①Cogan 综合征;②肉芽肿性多血管炎?③耳聋;④脑萎缩。

5. 诊治经过及随诊　患者入院后完善相关检查,结合其症状及辅助检查,排除感染因素及肿瘤,诊为 Cogan 综合症,高度疑诊肉芽肿性多血管炎。治疗上以抗炎、调节免疫为主,予静滴甲泼尼龙琥珀酸钠 1.0 g(使用 3 天后改为口服甲泼尼龙片 48 mg/d),静滴环磷酰胺 0.2 g 隔日一次,并口服中药汤剂,2 周后患者双眼红、疼痛及头痛缓解,听力仍未恢复。1 个月后复查:ESR 10 mm/h,CRP<3.02 mg/L,血常规示:WBC 7.72×10^9/L,Hb 109 g/L,RBC 3.78×10^{12}/L,PLT 358×10^9/L;出院后继用环磷酰胺每周 0.4 g,累积用量至 12 g 后,改为口服吗替麦考酚酯分散片 0.5 g 每日 2 次及中药汤剂维持治疗。目前口服甲泼尼龙 4 mg 隔日 1 次、吗替麦考酚酯分散片 0.5 g 每日 2 次,眼部症状未复发,视力未进一步下降,4 个月前复查:血常规示:WBC 5.2×10^9/L,Hb 101 g/L,RBC 3.62×10^{12}/L,PLT 322×10^9/L;IgG 14.6 g/L,IgA 1.09 g/L,IgM 0.24 g/L,复查肺部 CT 未见明显进展。

【分析与讨论】

CS 是一种罕见的自身免疫性疾病,其特征是眼部炎症和梅尼埃样发作,包括听力丧失、眩晕和耳鸣。其表现往往与血管炎发病机制相关。CS 分为两种类型:典型性、非典型性。典型性 CS 主要有 3 个临床特点:①眼部症状表现为非梅毒性间质性角膜炎;②出现类似梅尼埃综合征的前庭听力症状(突发的耳鸣和眩晕,伴听力丧失);③出现眼部症状和前庭听力症状的间隔时间少于 2 年[1]。GPA 是一种累及小动脉、小静脉及毛细血管为主的坏死性肉芽肿性血管炎,偶可累及大动脉。主要表现为上呼吸道、下呼吸道及肾脏病变,也常累及眼、耳、神经系统等,表现为眼部血管炎、听力丧失、颅内血管炎等。

本例患者女性，62 岁，以双眼发红、疼痛伴视力下降为初始症状，首先应排除眼部疾病，虽眼科诊断为巩膜炎，但患者其后出现头晕，伴耳鸣、恶心、呕吐的前庭听力症状，并出现突发耳聋，伴头痛发热，需排除梅尼埃综合征。该病表现为眩晕、耳鸣、听力丧失、共济失调等症状，主要由膜迷路积水引起，常发生于单侧，且持续时间较短，一般为数分钟到数小时。但该患者迅速出现不可逆性耳聋，结合疾病初发时眼部表现，符合 CS 的发病过程及临床表现，并除外其他疾病后考虑诊断 CS。患者双侧颞部及巅顶头痛等症不能完全以 CS 解释，且 MR 显示鼻窦有软组织影，应该进行副鼻窦活检以排除 GPA。遗憾的是，由于患者拒绝活检，最终未能确诊 GPA。患者以眼部症状为始发表现，而后出现明显的前庭听力功能障碍、发热及炎症指标升高等非特异性症状。患者出现以上症状需提起重视，详细询问诊治过程并进行充分体格检查，鉴别有无 CS 可能

【专家点评】

CS 和 GPA 都属于原因未明的自身免疫性疾病，CS 本身属于罕见病，因此二者合并出现在临床上较为少见，有文献显示，8%~10%CS 患者存在相关自身免疫性疾病，如结节病、大动脉炎、脊柱炎、结节性多动脉炎、肉芽肿性多血管炎、类风湿关节炎等[2]。CS 及 GPA 均可出现眼部及耳损伤，患者首诊多为眼科或耳鼻喉科，常导致误诊或漏诊。患者因 CS 前庭症状导致误诊梅尼埃综合征，导致延误治疗、病情加重，甚至出现不可逆的听力损伤[3]。有研究显示 CS 患者从出现首次症状到诊断的中位时间为 12 个月[4]，故应注意多学科协作，早期诊疗，防止疾病进展，以免造成不可逆的损伤。

CS 出现严重眼病、内耳病变或系统性血管炎时需给予糖皮质激素及环磷酰胺等免疫抑制剂治疗。本例患者应用甲泼尼龙冲击联合环磷酰胺治疗后，病情得到了明显的控制。同时配合中药汤剂进行中西医结合治疗，病情得到控制，激素逐渐减量，为 CS 的治疗提供了思路。

【参考文献】

[1] MORA P, CALZETTI G, GHIRARDINI S, et al. Cogan's syndrome：State of the art of systemic immunosuppressive treatment in adult and pediatric patients[J]. Autoimmun Rev，2017，16(4)：385-390.

[2] ESPINOZA GM, WHEELER J, TEMPRANO KK, et al. Cogan's Syndrome：Clinical Presentations and Update on Treatment[J]. Curr Allergy Asthma Rep，2020 16，20(9)：46.

[3] TAYER-SHIFMAN OE, ILAN O, TOVI H, et al. Cogan's syndrome--clinical guidelines and novel therapeutic approaches[J]. Clin Rev Allergy Immunol，2014，47(1)：65-72.

[4] DURTETTE C, HACHULLA E, et al. Cogan syndrome：Characteristics, outcome and treatment in a French nationwide retrospective study and literature review[J]. Autoimmun Rev，2017，16(12)：1219-1223.

（刘维）

第七章　IgG4 相关性疾病

病例 88　淋巴结肿大,伴双侧颌下区、上眼睑肿胀

【病例导读】

IgG4 相关性疾病(IgG4-related disease, IgG4-RD)是一种病因未明免疫介导的纤维炎症综合征。目前该病的确切病因和发病机制尚不明确,可能的发病机制包括遗传、微生物感染与分子模拟、自身抗体、固有免疫和适应性免疫[1]。临床医师面对多系统受累疾病时应有所警惕。

【病例介绍】

患者,男,46 岁,因"淋巴结肿大 2 年,双侧颌下区、上眼睑肿胀 6 个月"入院。

1. 病史介绍　患者 2 年前发现左侧腹股沟淋巴结肿大,于外院行"淋巴结切除活检术",病理结果考虑不除外"淋巴结增生症(Castleman 病)",未予治疗。同时患者因间断咳嗽,于外院发现嗜酸性粒细胞增高,诊断为"过敏性哮喘",不规律应用"布地奈德""顺尔宁"后症状可缓解。9 个月前,患者出现左上臂及左手皮温降低,未予处置。6 个月前患者发现双颌下区、上眼睑肿胀,伴口干、眼干,无明显疼痛及其他不适,于外院超声检查示:双侧颌下腺弥漫性病变。检查 ESR、CRP、IgG 及风湿抗体(-),ANCA(-),予中药及艾拉莫德治疗。患者服药 1 个月余,自觉口、眼干症状改善不明显。遂于我科门诊就诊,查 IgG 23.4 g/L,IgG4 32 g/L。为求进一步诊治收入院。既往史:慢性胃炎病史 20 余年,不规律服用中药;8 年前,于外院行鼻中隔手术;戒烟 5 年,无饮酒史。个人史、家族婚育史均无特殊。

2. 入院体检　体温 36.5 ℃,脉搏 85 次 / 分,呼吸 16 次 / 分, BP 123/81mmHg;神志清,周身未见皮疹,全身浅表淋巴结未及肿大。右侧颌下腺及双上眼睑肿胀,伴有压痛。双肺呼吸音清,心率 85 次 / 分,律齐,无杂音,腹软,无压痛。四肢脊柱未见畸形,左手皮温稍低,双侧桡动脉搏动均未触及,左足背动脉搏动可触及,右侧足背动脉搏动未触及。生理反射存在,病理反射未引出。

3. 辅助检查　①临床相关化验指标:血常规, WBC 10.29×10^9/L, RBC 5.23×10^{12}/L, Hb 156 g/L, PLT 222×10^9/L, NEU 5.82×10^9/L, LYM 2.28×10^9/L, EOS 1.28×10^9/L;肝功能、肾功能、电解质、血淀粉酶、脂肪酶、尿常规、便常规正常;感染指标及血清学肿瘤指标均阴性;免疫相关指标: ANA 阴性, ENA 阴性, RF 阴性,抗 CCP 抗体阴性,红细胞沉降率(ESR)5 mm/1 h; IgG 23.40 g/L, IgG4 32 g/L, CRP 1.2 mg/L。②影像学检查:眼眶 MR:双侧泪腺增大,双侧颌下腺增大,双侧腮腺内多发小淋巴结。胸部 CT:两肺上叶胸膜下磨玻璃影,两肺散在小斑片影,两肺支气管壁增厚。全腹 CT:胰腺稍肿胀,胰尾周围脂肪间隙密度增高,不除外自身免疫性胰腺炎。③左颌下腺(病理):涎腺部分腺泡破坏,其内淋巴组织浸润并形

成淋巴滤泡,纤维组织增生及较多浆细胞浸润,IgG4 阳性,IgG4+ 浆细胞 /IgG>40%,结合血清 IgG4 水平,符合 IgG4 相关性疾病。④血管影像学检查:颈动脉超声:双侧颈总动脉、颈内动脉、椎动脉近中段、颈外动脉、锁骨下动脉起始端内中膜增厚(符合动脉粥样硬化改变,血流通畅)。左上肢血管 CTA:①左肱动脉管壁增厚,近中段局部管腔增粗,其后管腔变细,肱动脉远段管腔内血栓形成并管腔重度狭窄;②左尺动脉近端、远端局部未见确切显影。

4. 初步诊断 ①IgG4 相关性疾病? 颌下腺炎,自身免疫性胰腺炎? 动脉炎? ②Castleman 病? ③闭塞性动脉硬化?,动脉血栓形成。

5. 诊治经过及随诊 结合患者病史目前诊断:IgG4 相关性疾病。予泼尼松 50 mg/d,艾拉莫德 25 mg 每日两次治疗 2 个月后,患者口干、眼干症状缓解,泪腺及颌下腺肿块变小,胸部 CT 影像提示肺内斑片影消散,复查血清 IgG4 4.69 g/L 较前下降。泼尼松减量至 30 mg/d 时,因左手皮温降低,考虑不除外 IgG4 相关性疾病导致的动脉炎,停用艾拉莫德,加用环磷酰胺 0.4 g 每周一次静脉滴注,序贯为 100 mg 隔日一次口服控制原发病,并联合西洛他唑预防血小板聚集。目前患者仍在随访观察中,左上臂及左手皮温降低较前改善。

【分析与讨论】

患者病例特点如下:①中年男性,慢性起病;②以淋巴结肿大及多发腺体肿胀为主诉,累及双侧泪腺、颌下腺及腮腺;③嗜酸性粒细胞增高;④IgG 及 IgG4 水平升高;⑤颌下腺病理检查提示不除外 IgG4 相关性疾病。目前临床上广泛采用的是 2019 ACR 及 EULAR 制定的 IgG4 相关性疾病分类诊断标准[2]。首先病例必须符合纳入标准,要求 11 个脏器中至少一个器官受累;其次,不能符合任何一项排除标准。最后,在涉列的 8 个领域计入最高权重分数,达到 20 分即可符合 IgG4-RD 的分类诊断标准。该患者组织病理检查见密集的淋巴浆细胞浸润(+4 分),免疫染色示 IgG4+ 浆细胞 /IgG>40%(+7 分),血清 IgG4 水平 32 g/L ≥ 5 倍正常值上限(+11 分),双侧泪腺及颌下腺受累(+14 分)。根据 2019 ACR 及 EULAR 制定的 IgG4 相关性疾病分类诊断标准,患者符合初始纳入标准,同时不符合任何一项排除标准,累积权重分数 36 分 ≥ 20 可诊断 IgG4 相关性疾病。

IgG4 相关性疾病最常受累的器官有胰腺、唾液腺、肝胆管、眼眶及淋巴结。其他受累的部位还有腹膜后、大动脉、纵隔、甲状腺、皮肤、肾脏、肺等全身多个器官[3]。该病亚洲高发,目前研究多以日本的流行病学调查为基础,多见于中老年男性,确诊时平均年龄为 60 岁,男女患病比率为 8:3[4]。

胰腺是 IgG4 相关性疾病最常受累的器官,常被称为"自身免疫性胰腺炎"(AIP),自身免疫性胰腺炎可分为 I 型和 II 型[5]。I 型 AIP 具有 IgG4-RD 典型组织学损害特点,也叫淋巴浆细胞硬化性胰腺炎;II 型多表现为胰腺小叶内中性粒细胞浸润及胰管上皮受损,一般无血清 IgG4 水平升高和组织 IgG4+ 浆细胞浸润。在影像学上较为典型的表现为胰腺弥漫性腊肠样肿大,和相应胰管的弥漫性不规则性狭窄。部分患者表现为局限性,需与胰腺癌相鉴别。该患者有胰腺稍肿胀,胰尾周围脂肪间隙密度增高,不除外有自身免疫性胰腺炎。

患者在诊疗过程中查体左手皮温降低及动脉搏动减弱,血管 CTA 提示血管管壁狭窄,查患者 B 超提示动脉炎不除外。有研究表明,IgG4 相关动脉炎以腹主动脉下段及髂动脉受累多见[6]。对于 IgG4-RD 的动脉损害，CT 是比较好的检查方法,表现为血管壁的均匀增厚,使得用对比剂后有硬化性炎症的外膜明显增强。与非 IgG4 相关性疾病患者相比,IgG4-RD 引起的动脉炎可出现血清学 IgG4 及 CRP 水平升高。

该患者动脉炎受累表现需与其他血管炎相鉴别,因该患者有嗜酸性粒细胞升高,外院曾诊断过敏性哮喘,需警惕有无嗜酸性肉芽肿性多血管炎,但此患者嗜酸性粒细胞增高比例未达到 10%,受累血管多为中动脉受累,ANCA 结果阴性,非 ANCA 相关性血管炎受累典型部位及表现,故嗜酸性肉芽肿性多血管炎可能性不大;而大动脉炎好发于青年女性,患者胸腹主动脉 CTA 未见明显大动脉炎表现。结合患者病史,考虑患者动脉受累为 IgG4 相关动脉炎可能性大,治疗上选用环磷酰胺。此外该患者合并有动脉血栓形成,病变可能与动脉粥样硬化及嗜酸性粒细胞升高相关,予抗血小板聚集药物预防新发动脉血栓事件。

据统计,17.6%~40% 的 IgG4-RD 患者有肺受累,IgG4 相关性疾病肺部受累缺乏特异性症状,既往文献中 IgG4-RD 患者中 40%~50% 合并哮喘及过敏性鼻炎[7]。有学者进行回顾性分析经病理确诊的 17 例 IgG4-RD 引起的肺损害患者的临床表现中,咳嗽者占 64.7%,发热者占 41.2%,呼吸困难者占 29.4%,胸痛者占 23.5%,咯血者占 11.8%,无症状者占 11.8%[8]。根据 CT 表现可分为实性结节型、圆形膜玻璃影型、支气管血管束型、肺泡间隙型。组织病理学检查是诊断 IgG4-RD 肺损害的关键。

患者淋巴结肿大病史有两年,既往淋巴结活检病理提示不除外 Castleman 病,淋巴结肿大是 IgG4-RD 的常见表现,并可能为疾病的首发或唯一表现,患者可出现单个或多个淋巴结无痛性肿大。临床上常需与淋巴瘤、多中心型淋巴结增生症、感染、淋巴瘤或其他恶性肿瘤等相鉴别。IgG4 相关性疾病出现淋巴结受累常有 5 个组织学亚型[9],包括多中心 Castleman 病样、反应性滤泡增生型、滤泡间扩张型、生发中心进行转化样和炎性假瘤样。其中以反应性滤泡增生型最为常见。Castleman 病主要病理类型包括透明血管型、浆细胞型、混合型。多中心性 Castleman 病患者实验室检查血清 CRP 及 IL-6 会明显升高,且部分患者常伴有人类疱疹病毒 8 型病毒感染。患者目前诊断是否与可疑的血液系统相关疾病有关待进一步除外;此次入院后将活检切片再次于我院病理科会诊提示淋巴滤泡反应性增生,结合患者临床化验结果,不符合 Castleman 病。

IgG4-RD 引起的泪腺炎及唾液腺炎也叫米库利兹病(Mikulicz's disease，MD),需与干燥综合征及非霍奇金淋巴瘤相鉴别。MD 的唾液腺损害常表现轻微,主要表现为腺体对称性无痛性肿大,分泌功能无受损或轻度受损。而干燥综合征患者主要表现为腺体功能受损,表现为明显的眼干、口干,常伴有自身抗体阳性。最主要鉴别点在于 MD 患者有血清学 IgG4 水平的升高,且受累腺体存在 IgG4+ 浆细胞浸润[10]。

针对 IgG4-RD 的管理,包含下列重要脏器受累,如主动脉炎、腹膜后纤维化、近端胆管狭窄、小管间质性肾炎、硬脑膜炎、胰腺增大、心包炎等,且可能造成重度、不可逆损伤后果的患者均需要积极治疗[11]。糖皮质激素为缓解诱导的一线药物,推荐剂量为 30~40 mg/d。但值得注意的是,停用激素后或应用小剂量糖皮质激素的患者可能出现复发。建议该类患者加用免疫抑制剂治疗,常用的硫唑嘌呤、吗替麦考酚酯、甲氨蝶呤、他克莫司以及环磷酰胺均有一定疗效。此外，生物靶向治疗药物，如抗 CD20 单抗（利妥昔单抗），对 IgG4-RD 也具有良好的疗效[12]。

【专家点评】

IgG4 相关性疾病的病理学诊断标准相当重要，组织病理表现为：①有明显的淋巴细胞、浆细胞浸润；②IgG4 阳性浆细胞浸润；③IgG4+ 浆细胞 /IgG 阳性细胞比在 40% 以上，且 IgG4 阳性细胞超过 10 个 /HPF；④席纹状纤维化；⑤闭塞性静脉炎。该患者左颌下腺病理结果符合 IgG4 相关性疾病，且患者诸多临床表现均可用 IgG4 相关性疾病一元论解释。

该患者入院后完善检查可见胰腺肿大考虑自身免疫性胰腺炎，肺部斑片影与嗜酸性粒细胞增多相关，大动脉常见受累部位为主动脉及其主要分支，或上下肢近端大动脉，该患者完善血管彩超提示动脉炎症改变且为非典型大动脉炎血管损害部位。另因 Castleman 病为 IgG4 相关性疾病的排除标准，请我院病理科会诊复检 2 年前淋巴结病理切片，除外 Castleman 病。综上考虑上述症状及影像学异常均与 IgG4 相关性疾病存在关联性，且患者对糖皮质激素治疗反应良好。该患者未完善 PET-CT 检查，PET-CT 作为新型检测手段一方面有利于辅助肿瘤的鉴别，同时有利于对 IgG4 相关性疾病可能存在的脏器损害进行系统评估，但该项检查花费较高，可根据患者病情及经济条件酌情完善检查。该病例提示 IgG4-RD 可出现多个器官和组织受累，早期症状常缺乏特异性。该病可在病理标本中意外诊断，也可在放射学检查中偶然发现，常因多样性的临床表现就诊于不同专科。临床医师在诊疗过程中应该提高警惕。

【参考文献】

[1] 刘铮，彭琳一.IgG4 相关性疾病发病机制 [J]. 中华临床免疫和变态反应杂志，2019，13（6）：454-457.

[2] WALLACE ZS，NADEN RP，CHARI S，et al.The 2019 American College of Rheumatology/European League Against Rheumatism classification criteria for IgG4-related disease[J]. Ann Rheum Dis,2020,791（1）：564-570.

[3] KAMISAWA T，ZEN Y，PILLAI S，et al. IgG4-related disease[J].Lancet，2015，3859976（9976）.

[4] BRITO-ZERON P，RAMOS-CASALS M，BOSCH X，et al.The clinical spectrum of IgG4-related disease[J].Autoimmun,2014,13（12）:1203-1210.

[5] KAMISAWA T，TAKUMA K，EGAWA N，et al.Autoimmune pancreatitis and IgG4-related sclerosing disease[J].Nat Rev Gastroenterol Hepatol,2010,77（7）:1-3.

[6] AKIYAMA M，KANEKO Y，TAKEUCHI T.Characteristics and prognosis of IgG4-related periaortitis/periarteritis：A systematic literature review[J].Autoimmun Rev，2019，189（9）：426-431.

[7] FERNANDEZ D，LEON M，MANCHENO N，et al.IgG4-Related Disease with Lung Involvement[J].Arch Bronconeumol,2019,553（3）:136-139.

[8] SUN XF，LJU HR，FENG R，et al.Biopsy proven IgG4-related lung disease[J].BMC PIIlm

Med,2016,16(20):1-7.

[9] CHEUKW，CHAN JK.Lymphadenopathy of IgG4-related disease: an underdiagnosed and overdiagnosed entity[J].Semin Diagn Pathol,2012,29(4):226-234.

[10] MORGAN WS.The probable systemic nature of Mikulicz's disease and its relation to Sjögren's syndrome[J].N.Engl.J.Med,1954,251:5-10.

[11] LANZILLOTTA M，MANCUSO G，DELLA-TORRE E.Advances in the diagnosis and management of IgG4 related disease[J].BMJ,2020:369.

[12] DELLA-TORRE E,FEENEY E,DESHPANDE V,et al.B-cell depletion attenuates serological biomarkers of fibrosis and myofibroblast activation in IgG4-related disease[J].Ann Rheum Dis,2015,7412(12):561-566.

（王高亚,韩锋）

病例89　下腹部及腰背部疼痛

【病例导读】

腹膜后纤维化(retroperitoneal fibrosis，RPF)是一种少见疾病,以腹膜后异常增生的炎性纤维包块包绕腹主动脉和髂动脉及其相邻结构如输尿管、下腔静脉等为特征。由于无特异性临床表现,且早期临床症状隐匿,较多患者以腹腔内空腔脏器受压所在梗阻症状起病,临床上因对其缺乏认识,易被临床医师所忽视。

【病例介绍】

患者,男,63 岁,主因"下腹部及腰背部疼痛 1 月余"入院。

1. 病史介绍　患者于 1 月余前无明显诱因出现下腹部及腰背部疼痛,呈"针扎样",伴烧灼感,偶有压痛,夜间为著,影响睡眠,侧卧位稍缓解,无恶心、呕吐,无反酸、烧心,无腹胀、腹泻,无尿频、尿急、尿痛,无便血、黑便,无发热,近日疼痛有逐渐加重趋势,就诊于当地医院,查血常规:白细胞 8.81×10⁹/L,中性粒细胞比值 77.7%；C 反应蛋白 41.62 mg/L;尿常规（－);腹部超声:右肾囊肿、左肾多发结石、左肾积水、腹主动脉瘤不除外;腹部 CT 示:腹主动脉(第 2~4 腰椎水平)局限性扩张,边界不清,外周呈团块状软组织影包绕;考虑不除外腹主动脉瘤;完善腹主动脉 CTA:腹主动脉周围软组织影,以腹膜后纤维化首为考虑,左侧输尿管腹段粘连狭窄,同侧肾盂轻度积水;予口服可待因对症,未见好转。半月前就诊于我院,查抗核抗体 阴性,ENA 谱阴性,血沉 50 mm/1 h;补体 C3 1.33 g/L,补体 C4 0.33 g/L,C- 反应蛋白 67.0 mg/L,免疫球蛋白 G 14.40 g/L,免疫球蛋白 G4 0.40 g/L;予口服扶他林 150 mg/d,自觉稍缓解。现为进一步诊治入院,病程中无眼睑肿物,无腮腺、颌下腺肿大,无关节肿痛、肌肉酸痛,无口干、眼干,无皮疹,反复口腔溃疡,无胸痛、黑蒙、晕厥,无咳嗽、咳痰、喘息,无头晕、头痛。患者自本次发病以来,精神尚可,食欲正常,睡眠尚可,大便如常,小便如常,体重下降 15 斤。既往史:既往高血压病史 15 年,血压最高至 170/100mmHg,长期口服苯磺酸氨氯地平、替米沙坦,血压维持在 120/80mmHg;房性早搏病史 2 年,间断口服心律平、地西泮等药物。否认糖尿病病史。否认冠心病病史。否认传染病史。预防接种史不详。外伤后左下肢金属内固定术后病史 13 年。否认输血史。否认食物药物过敏史。有吸烟史 40 年，平均 20 支 / 日。有饮酒史 40 年，平均每日 250mL。否认家族类似疾病及遗传疾病病史。

2. 入院体检　体温 36.6 ℃，脉搏 77 次 / 分，呼吸 19 次 / 分，BP 127/84mmHg；神志清楚，皮肤黏膜无黄染；口唇无紫绀，口腔黏膜无溃疡。颈软，无抵抗，甲状腺未及，气管居中。胸廓对称无畸形，无压痛。双肺呼吸音粗，无明显干湿啰音。心界不大，心音可，律齐，各瓣膜听诊区未闻及杂音。腹软，下腹部压痛，无反跳痛及肌紧张，肝脾未触及。双下肢无水肿。生理反射存在，病理反射未引出。

3. 辅助检查　入院后检查：便常规 + 潜血，潜血试验（化学法）阳性（2+），潜血试验（免疫法）（+），肌酐 90umol/L，eGFR 73.66 mL/（min·1.73 m^2），肿瘤全项，癌胚抗原 5.73ng/mL，鳞状细胞癌抗原 3.90μg/L。胸部 CT：两肺间质纹理增多，间质病变、支气管炎、右肺上叶结节影，性质待定。腹部增强 CT：双侧肾门水平以下腹主动脉周围软组织密度影，符合腹膜后纤维化改变（图 7-89-1 A）；双侧肾盂略扩张，左肾灌注减低。PET-CT：肾门水平腹主动脉周围至双侧髂血管分叉处软组织密度影，代谢不均匀增高（SUVmax 12.5）（图 7-89-1B），考虑为腹膜后纤维化。右肺尖胸膜下区软组织密度小结节影。胃镜：Barrett 食管？胃多发溃疡性质待定 慢性胃炎。肠镜：结直肠多发息肉；内痔。胃镜病理：（胃窦）轻度黏膜慢性炎症，轻度活动性，局部糜烂，部分腺体轻度非典型增生；另见小片炎性渗出坏死物，结合临床，符合溃疡性病变。肠镜病理：（结肠，40 cm）管状腺瘤，腺体呈低级别上皮内瘤变。

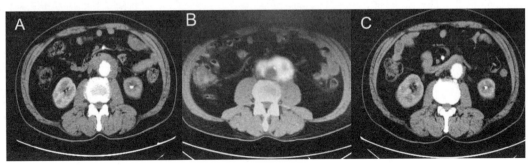

图 7-89-1

A. 增强 CT 示腹主动脉周围软组织密度影；B. PET-CT 示腹主动脉周围高代谢软组织密度影；C. 治疗后增强 CT 提示腹主动脉周围软组织密度影较前缩小

4. 初步诊断　①腹膜后纤维化伴输尿管狭窄；②胃溃疡；③结肠息肉；④高血压病 2 级（高危）；⑤心律失常，房性期前收缩。

5. 诊治经过及随诊　给予患者甲泼尼龙 24 mg 每日一次口服，辅以抑酸护胃、补钙等治疗，患者腹痛缓解，门诊规律复查，CRP 及血沉逐渐降至正常，甲泼尼龙逐渐减量为 4 mg 每日一次。1 年后复查：肌酐 60μmol/L，eGFR 109 mL/（min·1.73 m^2），IL-6、CRP 及 ESR 均正常。腹部增强 CT 示：双侧肾门水平以下腹主动脉周围软组织密度影较前缩小（图 7-89-1 C），对左肾静脉包绕较前减轻。肝右叶囊肿同前，双肾多发囊肿同前。双侧肾窦内点状致密影同前。

【分析与讨论】

腹膜后纤维化(retroperitoneal fibrosis, RPF)分为特发性(iRPF)和继发性(sRPF), iRPF 约占 RPF 的 2/3, sRPF 约占 1/3, 主要是继发于肿瘤、感染、创伤、放疗、手术以及药物等[1]。 iRPF 通常作为一个独立的疾病出现, 近些年随着对 IgG4 相关性疾病(IgG-related disease, IgG4-RD)的认识更深入, 发现部分 iRPF 与 IgG4-RD 密切相关[2]。该患者老年男性, 表现为下腹部及腰背部疼痛 1 月余, CRP、ESR 升高, 腹部增强 CT 及 PET-CT 提示提示腹主动脉周围至双侧髂血管分叉处软组织密度影, 考虑诊断为腹膜后纤维化, 主要鉴别诊断为恶性肿瘤, 包括腹膜后淋巴瘤、胃肠道肿瘤、浆液瘤、肾癌以及各种肿瘤的腹膜后转移, 该患者便潜血阳性及肿瘤标记物升高, 完善胃肠镜及影像学检查, 无恶性肿瘤证据。同时该患者无感染征象及既往药物使用史, 无继发性腹膜后纤维化证据, 而且该患者 IgG4 水平不高, 无唾液腺及胰腺等部位累及, 根据 2019 年 ACR/EMLAR 的 IgG4-RD 国际分类标准[3], 暂不能诊断 IgG4-RD, 但患者未进行活检, 无病理学证据, 虽血清 IgG4 水平不高, 但是也不能完全排除 IgG4-RD。

IgG4-RD 是一类免疫介导的纤维炎症性疾病, 可侵犯全身多器官, 临床表现异质性较强, 如部分自身免疫性胰腺炎、Mikulicz's 病, Riedel's 甲状腺炎、间质性肾炎、RPF 等[4], IgG4-RPF 约占 iRPF 患者的 30%~60%[5]。 iRPF 发病率约为 1/200000~1/500000, 好发于 40~60 岁, 男女比例约为 2~3∶1。RPF 病理学大体表现为浅灰色、质硬包块, 包裹腹膜后结构, 可侵犯腰大肌和输尿管, 主要以远端主动脉为中心, 在肾门与髂骨岬之间, 好发于 L4~L5 水平。组织学上表现为非特异性的炎症, 有慢性炎症细胞包括淋巴细胞、巨噬细胞、浆细胞以及纤维化成分包括成纤维细胞、胶原样物质形成[1]。IgG4-RPF 显微镜下易见闭塞性静脉炎, 小至中量嗜酸性粒细胞浸润以及席纹状纤维化。尽管 IgG4+ 浆细胞也可在 iRPF 组织中找到, 但 IgG4-RPF 的 IgG4+ 浆细胞占 IgG+ 浆细胞比值高于 40%[6]。RPF 常见症状为疼痛 (腰腹部、下肢)(86%~100%)、肾衰竭(42%~95%)、高血压(40%~57%)、乏力 (25%~52.9%)、体重下降(40%~50%)、阴囊水肿(17%~29%)、下肢深静脉血栓形成 / 肺栓塞(6%~14%)等[7]。实验室检查可见红细胞沉降率增快、C 反应蛋白升高、贫血、肾功能不全等, 血清 IgG4 水平升高(>135 mg/dL)是诊断 IgG4-RD 的依据之一, 部分 IgG4-RD 患者血清 IgG4 水平可正常[8]。iRPF 临床诊断主要依靠影像学检查如 CT 和 MRI, 但是确诊需要行活检。CT 表现为腹主动脉周围均匀等密度团块状病灶, 增强后肿块强化程度与疾病的不同阶段有关, 早期显著强化, 晚期强化不明显, 有时病变包裹输尿管和周围血管, 导致肾盂积水。MRI 表现主要是动脉周围组织 T1 加权相低信号, 而 T2 加权相信号表现多变, 在疾病活动期信号是高的, 晚期表现为低信号。FDG-PET 可用来评估疾病活动性, 有助于明确诊断并监测病情变化。活检是诊断 IRPF 的金标准, 但因其创伤性及取材困难, 目前认为如果影像上表现非常典型, 并不一定需要活检。

腹膜后纤维化治疗的主要目的是抑制炎症反应, 解除输尿管梗阻、保持肾脏功能, 改善局部及全身表现。治疗分为药物和手术两方面。糖皮质激素是 iRPF 及 IgG4-RPF 一线治疗方案, 但目前并没有特定的剂量标准。起始剂量一般为泼尼松 0.5~1 mg/(kg · d), 定期评估疾病活动性,包括症状、ESR、CRP 等炎症指标及血清 IgG4,并进行影像学检查评估纤维化组织的大小变化,观察输尿管压迫、肾盂积水的改善情况。缓解后逐渐减量至维持剂量(5~10)mg/d[9]。约 80% 的患者治疗后有反应,表现为疼痛缓解及全身症状改善、ESR 下降等。目前认为激素尽管不能改善已有的纤维化结构,但对于减轻炎症反应及延缓疾病进展有益。尤其是对于有活动性炎症表现(如 ESR 升高、白细胞增多和活检有活动性炎症等)的患者,更可能对激素治疗有反应。免疫抑制剂通常和激素联用,常用的免疫抑制剂有硫唑嘌呤、甲氨蝶呤、环磷酰胺、霉酚酸酯等。他莫昔芬通过抑制成纤维细胞增殖及抗血管生成,可作为 iRPF 的选择 [10]。对于难治性 iRPF 患者可使用生物制剂如利妥昔单抗、英夫利西单或托珠单抗等。手术不仅有助于明确 iRPF 的诊断以排除潜在的恶性肿瘤,还有效解除输尿管的受压、梗阻情况。适应证是:①不能明确诊断 iRPF 的患者,可作为初次治疗,并做肿块的深部活检,送快速冰冻切片和常规石蜡切片以除外恶性肿瘤等疾病。②已有肾功能衰竭或双侧严重肾积水,经保守治疗(经皮肾造瘘或放置输尿管支架)联合药物治疗失败者。手术方式可与泌尿外科团队讨论决策治疗方案。该患者影像学提示双侧肾盂积水,eGFR 偏低,细胞因子 IL-6、CRP、ESR 升高,考虑病情活动,如不及时治疗可能出现进行性肾功能不全,与患者沟通后给予糖皮质激素泼尼松 0.5 mg/(kg·d)治疗,定期随访,后期发现肌酐水平较前下降,炎性标志物较前降低,影像学示腹主动脉周围软组织密度影较前缩小,提示治疗有效,继续随访观察。

【专家点评】

RPF 较少见,早期症状隐匿,缺乏特异性临床表现,对于中老年男性出现腰背疼痛、肾功能不全的患者,应及早的进行影像学评估。该患者亚急性病程,腰背疼痛、炎性标志物升高,影像学提示腹膜后团块影,给予激素治疗有效,提示腹膜后纤维化。但是需要密仔细鉴别恶性肿瘤,必要时完善活检。近些年随着对 IgG4-RD 的认识提高,临床上需重视 iRPF 的鉴别诊断。治疗上 iRPF 可以通过糖皮质激素等治疗和外科干预缓解症状,尤其对于输尿管梗阻严重、肾功能受损明显者,及早的外科干预非常重要,可尽可能保存肾功能,有条件的医疗机构可开展多学科诊治团队讨论决策诊治方案,使患者获益。

【参考文献】

[1] VAGLIO A, SALVARANI C, BUZIO C. Retroperitoneal fibrosis[J].Lancet(London, England), 2006,367(9506):241-251.

[2] 张文,董凌莉,朱剑,等. IgG 4 相关性疾病诊治中国专家共识 [J]. 中华内科杂志, 2021,60(3):192-206.

[3] WALLACE ZS, NADEN RP, CHARI S, et al. The 2019 American College of Rheumatology/European League Against Rheumatism classification criteria for IgG4-related disease[J]. Ann Rheum Dis, 2020,79(1):77-87.

[4] LIAN L, WANG C, TIAN JL. IgG4-related retroperitoneal fibrosis: a newly characterized disease[J]. Int J Rheum Dis, 2016,19(11):1049-1055.

[5] 武睿毅. 腹膜后纤维化(RPF)诊治的研究进展 [J]. 复旦学报(医学版), 2020, 47(1):

47-52.

[6] MmEHARA H, OKAZAKI K, NAKAMURA T, et al. Current approach to the diagnosis of IgG4-related disease - Combination of comprehensive diagnostic and organ-specific criteria[J]. Mod Rheumatol, 2017, 27（3）:381-391.

[7] 张伟, 邵乐平. 腹膜后纤维化研究新进展 [J]. 中华老年医学杂志, 2017, 36（10）: 1156-1160.

[8] CARRUTHERS MN, KHOSROSHAHI A, AUGUSTIN T, et al. The diagnostic utility of serum IgG4 concentrations in IgG4-related disease[J]. Ann Rheum Dis, 2015, 74（1）: 14-18.

[9] RUNOWSKA M, MAJEWSKI D, PUSZCZEWICZ M. Retroperitoneal fibrosis - the state-of-the-art[J]. Reumatologia, 2016, 54（5）:256-263.

[10] VAN BOMMEL EF, PELKMANS LG, VAN DAMME H, et al. Long-term safety and efficacy of a tamoxifen-based treatment strategy for idiopathic retroperitoneal fibrosis[J]. Eur J Intern Med, 2013, 24（5）:444-450.

（李艳梅, 韩锋）

病例 90　间断低热伴乏力

【病例导读】

IgG4 相关性疾病（immunoglobulin-G4 related disease, IgG4-RD）, 是一组疾病群谱, 以慢性、进行性炎症伴纤维化为特征的风湿性疾病, 可累及多个脏器, 如唾液腺受累的 Mikulicz 病、胰腺受累的自身免疫性胰腺炎、胆道受累的硬化性胆管炎、腹膜后受累的腹主动脉周围炎或腹膜后纤维化等均可为本病的脏器受累表现。其基本病理改变是大量淋巴细胞和浆细胞浸润于病变部位, 炎症反应局部有分泌 IgG4 的浆细胞生成, 血清 IgG4 水平常升高, 受累组织或器官中有 IgG4 阳性浆细胞浸润, 病变部位逐渐出现硬化或纤维化, 以及阻塞性静脉炎。因本病临床表现常以受累及脏器功能损害而呈现非特异的临床症状, 常因某脏器受损为首发症状而就诊于非风湿免疫科, 且由于疾病易形成肿块性病变, 常被误诊为肿瘤类疾病, 仍需缜密鉴诊, 以免延误诊治。IgG4 相关性疾病对激素治疗反应良好, 但完全停药后有复发可能, 需鼓励患者坚持复查与随诊。

【病例介绍】

患者, 男, 65 岁, 主因"间断发热 1 月余, 乏力 3 周"入院。

1. 病史介绍　患者入院前 1 月余受凉后出现发热, 体温最高 39.4 ℃, 伴畏寒及寒战, 间断咳嗽咳痰, 无明显喘憋, 偶有恶心、食欲差, 无心悸及心前区痛, 无头痛头晕, 无排尿不适, 无皮疹及关节痛, 于当地医院住院治疗, 予哌拉西林他唑巴坦联合米诺环素抗感染治疗, 并间断予激素治疗（剂量不详）。诊治期间, 患者体温逐渐降至正常, 进食水较前增多, 仍觉周身乏力, 曾出现血小板下降至 17×10^9/L, 肌酐升高至 140μmol/L, 无皮肤紫癜, 无出血倾向, 无尿量减少, 经对症治疗后, 血小板及肌酐恢复正常后出院。患者出院后 1 天再次出现发热、多午后低热,体温波动在 37~38 ℃,体温可自行降至正常,无明显盗汗,仍觉纳差、腹胀及乏力等,自行于当地医院口服"中药汤剂"治疗 10 天,患者病情无改善,仍间断低热、纳差、乏力,为进一步诊治收入我科。患者自发病以来,精神、睡眠可,进食水欠佳,二便大致正常,体重无著变。既往体健,否认高血压病、糖尿病、冠心病等慢性病史,否认肝炎、结核等传染病史,否认食物及药物过敏史。

2. 入院体检 体温 36.7 ℃,脉搏 66 次 / 分,呼吸 20 次 / 分, BP 132/86mmHg;神清,自动体位,全身皮肤黏膜未见皮疹、黄染及出血点,浅表淋巴结未触及肿大,口唇无紫绀,口腔黏膜无溃疡,双肺呼吸音粗,可闻及爆裂音,右肺为著,心率 66 次 / 分,心音有力,律齐,未闻及病理性杂音,腹软,无压痛、反跳痛及肌紧张,肝脾肋下未触及,肝肾区无叩痛,肠鸣音 4 次 / 分,双下肢不肿,关节无肿胀及压痛,四肢肌肉无压痛。

3. 辅助检查

(1)此次入院前: PLT 17~122 × 10⁹/L, Cr 140~91μmol/L,尿常规正常;血沉 84 mm/1 h,CRP 10.1 mg/L,补体 C3 0.585 g/L,补体 C4 0.036 g/L,ANA1:320,ANCA 阴性。胸部 CT:双肺间质性改变,双肺气肿,双肺多发局限性肺不张双侧胸膜局部增厚粘连。腹部 CT:肝内多发囊肿;副脾。泌尿系彩超:双肾、双输尿管、膀胱形态、结构未见明显异常。心脏彩超:EF 58%,左房增大,左室舒张功能降低。下肢血管彩超:双下肢动脉粥样硬化伴多发小斑块形成,左侧大隐静脉返流。

(2)此次入院后:血常规,白细胞 15.93 × 10⁹/L,中性粒细胞百分比 74.6%,血红蛋白 125 g/L,血小板 256 × 10⁹/L,尿常规,尿潜血(++),尿蛋白阴性,红细胞 2.65 个 /HPF,肝功能、电解质正常,纤维蛋白原 7.1 g/L,肾功能, BUN 11.4mmol/l, Cr 154.1μmol/L, UA 468.1μmol/L,ESR 82 mm/1 h,Fer > 2000.00ng/mL;IgG 29.1 g/L,IgG4 8.73 g/L,CRP 97.2 mg/L,补体 C3 0.6 g/L,补体 C4 0.03 g/L,ANA 1:100,胞浆颗粒型,ENA 抗体谱阴性,ANCA 阴性、RF 及抗 CCP 抗体、RA33、APF、MVC 抗体阴性。血气分析, pH 7.415, PaO2 10.65 kPa (80.1mmHg), PaCO2 5.11 kPa(38.4mmHg),游离甲功正常,肝炎病毒筛查阴性、HIV 抗体阴性、常见呼吸道病原筛查阴性、T-SPOT、PCT 阴性。胸 CT:双肺间质病变;双侧胸膜增厚;主动脉硬化。肺功能:通气及弥散功能大致正常。腹部彩超:脂肪肝、肝囊肿。心脏彩超:EF 57%,左房增大,左室舒张功能下降。胃镜:反流性食管炎,慢性胃炎伴胆汁反流。

4. 初步诊断 ①IgG4 相关性疾病可能性大;②肾功能不全。

5. 诊治经过及随诊 患者入院初曾予莫西沙星 400 mg/d 联合头孢曲松 2 g/d 抗感染治疗,患者体温逐渐降至正常,后又出现反复发热,纳差,腹胀,乏力等不适,结合患者病情及辅助检查,考虑结缔组织病 IgG4 相关性疾病可能,给予甲强龙 40 mg/d、艾拉莫德 25 mg 每日 2 次及对症支持治疗,治疗 2 周后复查 ESR 31 mm/h, Fer 806.2ng/mL, CRP 7.4 mg/L, IgG 19.3 g/L,IgG4 6.46 g/L,补体 C3 0.76 g/L,补体 C4 0.07 g/L,BUN 8.9mmol/l, Cr 77.2μmol/L, UA 304μmol/L,尿常规未见异常。患者无发热,进食水较前增多,腹胀缓解,无乏力,病情好转出院。患者病情平稳,规律我院门诊随诊,口服甲强龙规律减量,因服用艾拉莫德后不适,换予硫唑嘌呤 100 mg 每日 2 次口服,复查 ESR、CRP 均恢复正常,IgG 降至 15.9 g/L。患者治疗 10 月后自行停药,停药 2 月后因乏力复查 ESR 49 mm/1 h,Fer 838ng/mL,IgG 30.5 g/L,IgG4 4.2 g/L,补体 C3 0.38 g/L,补体 C4 0.017 g/L,恢复治疗后病情平稳。

【分析与讨论】

IgG4-RD 是一组病因尚未明确的多脏器受累的慢性进行性炎症伴纤维化的疾病群。本病常可累及胰腺、胆管、泪腺、腮腺、眶周、中枢神经系统、甲状腺、肺、肾、腹膜后及动脉周围组织、皮肤及淋巴结等,患者的临床症状依受累脏器的不同而异,常出现受累组织或器官内肿物,可造成局部阻塞、压迫症状,进而出现器官功能受损甚至器官萎缩。实验室检查可见血沉和 C 反应蛋白升高,免疫球蛋白尤其是 IgG4 亚型显著升高 [1]。

本例患者为既往体健的中年男性,首发症状为低热伴乏力,首次就诊时因炎症指标增高,曾考虑感染性疾病可能而给予多种类抗菌药物而治疗无效,并逐渐在病程中出现肾功能不全及肺部间质病变等多脏器受损的临床表现,提示我们应关注风湿性疾病的可能。IgG4-RD 基本病理表现为 IgG4 阳性浆细胞浸润,更易出现受累部位的肿块样病变或器官肿大,而出现发热症状比较少见 [2]。而中老年患者反复发热原因更多见感染性疾病及肿瘤等,需积极完善病原微生物筛查等,必要时可考虑 PET-CT、脏器穿刺活检等。本患者经详细体格检查、实验室检测与影像学检查,均未发现感染性疾病相关病灶及实体肿瘤,且既往应用抗生素治疗无效,故不宜继续应用广谱抗菌药物。且患者病程中出现血小板一过性减少,不除外药物因素所致可能。有临床病例报告,IgG4-RD 也可能出现血小板减少 [3]。肺部及肾脏是 IgG4-RD 较常受累器官,患者首次就诊时已出现肺部早期间质改变及肌酐增高。首次就诊时曾短暂应用激素,体温降至正常且血小板及肌酐均正常,停药后患者很快再次出现低热伴肌酐增高,显示患者对激素治疗反应良好。入院后检查发现 IgG 明显增高,IgG4 增至 4.2 g/L,此时患者诊断思路已逐渐清晰。2011 年日本 IgG4-RD 综合诊断标准:①一个或多个器官出现弥漫性或局限性肿胀或肿块。②血清 IgG4>135 mg/dL。③受累组织中浸润的 IgG4+/IgG+ 浆细胞比例 >40%,且每高倍镜视野下 IgG4+ 浆细胞高于 10 个。满足①②③三条者可以确诊;满足①和③两条者为拟诊;满足①和②两条者为可疑。IgG4-RD 典型组织病理学检查可于病变组织内发现大量淋巴细胞浸润,密集的 IgG4 阳性的浆细胞浸润,伴组织纤维化和硬化,炎症细胞浸润被胶原纤维包裹,可形成席纹状纤维化,伴闭塞性静脉炎 [4]。但患者顾虑肾穿刺活检,未能经病理学证实诊断;2019 年 ACR/EULAR 制定 IgG4-RD 分类标准中,发热症状又为排除标准之一 [5],使患者的最终诊断陷入困境;而经过详细鉴别,在排除感染及恶性肿瘤等疾病后,尝试给予患者应用激素及免疫抑制剂,治疗反应良好。

IgG4 相关性疾病应与淋巴增殖性疾病、朗格汉斯细胞组织细胞增多症、结节病、木村病、慢性感染、肿瘤、ANCA 相关性血管炎,以及恶性肿瘤等进行鉴别,因 IgG4 增高并非仅见于本病,本病治疗以激素及免疫抑制剂等药物治疗为主,其中糖皮质激素是治疗本病的一线药物,可控制异常的免疫炎症反应,一般使用中等剂量,症状严重者可以加大剂量,病情控制后逐渐减量。免疫抑制剂如环磷酰胺、硫唑嘌呤、艾拉莫德等联合治疗有助于糖皮质激素减量及维持疾病的稳定,对糖皮质激素禁忌或无效的患者可给予利妥昔单抗 [6, 7]。多数

IgG4 相关性疾病患者长期预后良好。本病患者对激素治疗反应良好,但治疗近 1 年且激素规律减量至 10 mg/d,复查血小板、肌酐、血沉及 C 反应蛋白等均维持正常水平,且 IgG4 明显下降至正常范围;此后患者自行停药,停药约 2 月后经积极联系患者及家属而恢复随诊,此时患者未出现明显不适症状,但复查 IgG4 再次复升,IgG4 相关性疾病在糖皮质激素停用或者减量后可能复发,因此需要定期监测。

【专家点评】

　　IgG4 相关性疾病(IgG4-RD),是一组病因未明的慢性进行性炎症伴纤维化的疾病群谱,临床表现并不特异,常累及多系统多脏器,病变部位可出现大量淋巴细胞和浆细胞浸润,IgG4 阳性细胞 /IgG 细胞 >50%。本例患者中年男性,存在多脏器受累、血清 IgG4 水平升高,曾出现低热,经全面排查感染及肿瘤病变后,考虑 IgG4 相关性疾病可能性大,因患者顾虑病理活检,未能找到病理学证据而进一步证实诊断。因临床发现一些恶性肿瘤或感染性疾病等可出现模拟 IgG4-RD 的病情表现,病理学亦存在 IgG4 阳性细胞浸润,因此 IgG4-RD 患者,仍需在激素及免疫抑制剂的治疗过程中,密切监测治疗反应和病情变化,谨慎反思诊治效果,才能真正帮助患者控制疾病,达到病情长期稳定与缓解。

【参考文献】

[1] WALLACE ZS, NADEN RP, CHARI S, et al. The 2019 American College of Rheumatology/European League Against Rheumatism classification criteria for IgG4-related disease[J]. Ann Rheum Dis, 2020,79(1):77-87.

[2] MARITATI F, PEYRONEL F, VAGLIO A. IgG4-related disease:a clinical perspective[J]. Rheumatology(Oxford), 2020,59(3):iii123-iii131.

[3] LIU S, WANG H, SU T. Active IgG4-related disease with bone marrow involvement:a report of 2 cases and case-based review[J]. Eur J Med Res, 2022,27(1):17.

[4] MORALES AT, CIGNARELLA AG, JABEEN IS, et al. An update on IgG4-related lung disease[J]. Eur J Intern Med, 2019,66(8):18-24.

[5] 张文,董凌莉,朱剑,等. IgG4 相关性疾病诊治中国专家共识 [J]. 中华内科杂志, 2021, 60(3):192-206.

[6] LIU Y, ZHANG Y, BIAN W, et al. Efficacy and safety of iguratimod on patients with relapsed or refractory IgG4-related disease[J]. Clin Rheumatol, 2020,39(2):491-497.

[7] 张文,曾小峰. 聚焦风湿罕见病,规范 IgG4 相关性疾病的诊治 [J]. 中华内科杂志, 2021, 60(3):185-186.

(王悦,杨惠芬)

病例 91　黄疸、发热、颌下腺肿大

【病例导读】

　　IgG4 相关性疾病(IgG4-related disease, IgG4-RD)是一种特殊类型的慢性自身免疫性疾病,可累及全身所有的解剖部位,特征性表现为血清 IgG4 升高及受累组织 IgG4+ 浆细胞浸

润。IgG4-RD 确切的发病机制尚未阐明,对 IgG4-RD 患者的治疗方案选择应根据受累的器官或组织以及疾病严重程度而定。关于 IgG4-RD 的治疗,目前国际共识认为 IgG4-RD 可致不可逆的器官纤维化及功能损伤,因此建议大多数有症状的患者需要立即开始激素治疗以缓解器官损害。糖皮质激素目前为 IgG4-RD 的一线治疗方法,绝大多数患者对激素治疗反应良好。由于长期应用激素存在不良反应,传统的免疫抑制剂被应用于临床,多用于激素治疗不佳或疾病复发的二线治疗。

【病例介绍】

患者,男,84 岁,主因"间断黄疸伴发热 10 年"入院。

1. 病史介绍　患者于入院前 10 余年无明显诱因出现皮肤、巩膜黄染,伴发热,体温最高 38 ℃,体温高峰多于晚上出现,伴间断腹痛、腹胀,伴食欲减退,乏力,消瘦,尿色加深,无腹泻、黑便,无尿急、尿痛,无畏寒、寒战,无咯血、盗汗,无关节肿痛,无皮疹及口腔溃疡等。化验示免疫球蛋白 G 升高,肝炎系列、肿瘤标记物及抗核抗体系列均阴性,外院先后考虑"肝结节病、Castleman 病、胆管癌"等疾病可能,给予抗感染及保肝治疗(具体用药不详)效果不佳,家属考虑患者年龄较大,拒绝手术,遂行胆道支架置入,患者黄染无明显缓解,加用糖皮质激素(具体用量不详)后病情好转,体温正常,黄疸减轻,激素逐渐减量。此后患者病情间断反复,自行调整激素用量。5 年前出现双侧颌下腺肿大,外院行活检示大量淋巴细胞浸润,考虑自身免疫性疾病。激素加量至醋酸泼尼松 25 mg 每日 1 次后颌下腺肿大好转,约 3 周后逐渐减量,至 5 mg 每日 1 次维持,但近 2 年应用不规律,间断自行停药。2 周前患者黄疸再次加重,发热,体温最高 38.2 ℃,伴厌食、乏力,无腹痛、腹胀,为进一步诊治收入院。个人史、既往史无特殊。

2. 入院体检　体温 38 ℃,脉搏 102 次/分,呼吸 22 次/分,BP 90/60mmHg;体型消瘦,精神弱,皮肤、巩膜中度黄染,浅表淋巴结未触及肿大,双肺呼吸音低,未闻及明显干、湿啰音,心率 120 次/分,心律绝对不齐,心音强弱不等,各瓣膜听诊区未及器质性杂音,腹软,无压痛、无反跳痛,肝脾未及,Murphy 征(-),双下肢水肿(++)。

3. 辅助检查　血常规,白细胞 9.92×10^9/L,血红蛋白 128 g/L,血小板 120×10^9/L,中性粒细胞比例 93.9%;白蛋白 25.3 g/L,谷丙转氨酶(ALT)218IU/L,谷草转氨酶(AST)180IU/L,总胆红素(TBIL)183μmol/L,直接胆红素(DBIL)133.2μmol/L,碱性磷酸酶(ALP)155IU/L,谷氨酰转肽酶(GGT)378IU/L,尿素 16.34mmol/L,肌酐 170.1μmol/L;IgG 11.11 g/L,C3 0.56 g/L,C4 0.08 g/L,IgG4 3.12 g/L,C 反应蛋白(CRP)22.4 mg/L,血沉(ESR)52 mm/1 h,抗核抗体系列阴性,抗中性粒细胞胞浆抗体阴性,抗线粒体抗体、抗平滑肌抗体阴性,类风湿因子阴性;肝炎系列阴性,血培养阴性,降钙素原 <0.05ng/mL,凝血功能、D-二聚体、肿瘤标记物、便常规均正常。腹部 CT 肝内胆管轻度扩张,肝门区胆管壁略增厚,考虑炎性,胆囊内多发结石影,胰腺形态欠规则。

4. 初步诊断　发热、黄疸原因待查:①IgG4 相关性疾病?②胆道感染?③肿瘤?

5. 诊治经过及随诊　入院后完善化验检查,排除肿瘤,予抗感染治疗后体温正常,但复查肝功能无改善,结合患者黄疸、颌下腺肿大,IgG4 升高,既往激素治疗有效,考虑自身免疫性疾病，IgG4 相关性疾病可能性大，予甲基强的松龙 40 mg 每日 1 次静脉点滴，熊去氧胆酸 250 mg 每日 3 次，腺苷蛋氨酸 500 mg 每日 2 次保肝退黄。应用激素后患者食欲好转，黄疸逐渐减轻，3 天后复查肝功能 ALT 39.6U/L，AST 50.1 U/L，ALP 95.2U/L，GGT 217.6U/L，TBIL 50μmol/L，DBIL 26.51μmol/L，肌酐 84.4μmol/L。同时借阅患者颌下腺病理切片行免疫组化显示，IgG4 阳性浆细胞约 20~30 个 /HPF，IgG4 阳性浆细胞 /IgG 阳性浆细胞约 70%，明确诊断为 IgG4 相关性疾病。5 天后停用静脉甲基强的松龙，改为口服醋酸泼尼 40 mg 每日 1 次，并逐渐减量，患者病情平稳，肝肾功能逐渐好转。半年后激素减量至醋酸泼尼松 5 mg 每日 1 次维持，考虑患者年龄较大，结合患者家属意见，未加用免疫抑制剂。

【分析与讨论】

IgG4 相关性疾病（IgG4-RD）是一类原因不明的全身性、多器官受累的慢性自身免疫性疾病，临床特征不一，表现各异，主要表现为血清 IgG4 水平显著增高，受累组织和器官大量淋巴细胞和 IgG4 阳性浆细胞浸润，同时伴有组织纤维化而发生肿大或结节性 / 增生性病变 [1]。IgG4-RD 临床谱广泛，涉及众多临床专业科室，患者可能因不同脏器受累表现而首诊于不同的专科门诊。单一科室的诊治常具片面性，不利于对患者进行全面有效的管理，因此指南推荐以风湿免疫科为主导的多学科协作 [2]。此外，本病因肿块样病变易被误诊为肿瘤，导致部分患者接受不必要的手术或放化疗。

IgG4-RD 并不是一种新的疾病，该病最早可以追溯到 19 世纪后期，但一个多世纪以来，各个器官的表现被认为是不同的疾病实体，每一种都局限于单个器官，并有各自的命名，例如 Mikuliz 病，Riedel 甲状腺炎，Küttner 肿瘤，Ormond 病，自身免疫性胰腺炎等 [1]，直到 2010 年才被正式命名为 IgG4 相关性疾病临床谱，IgG4-RD 由此诞生。

IgG4-RD 可导致包括泪腺、涎腺、胰腺、胆管、纵隔、中枢神经系统等多脏器同时或相继受累，也可只累及一种脏器，临床症状因受累器官不同而各异，可出现阻塞、压迫症状或器官萎缩，也可因细胞浸润或纤维化而导致器官功能衰竭。大唾液腺、胆管、淋巴结、腹膜后组织为常被累及的部位。李燕明 [3] 等分析 14 例 IgG4 相关性疾病患者发现，10 例存在≥ 2 个器官受累，受累器官包括胰腺 10 例次，胆管和涎腺各 5 例次，肺 4 例次，泪腺 2 例次。陈雨 [4] 等对 118 例中国患者的前瞻性队列研究显示，绝大多数患者表现为 2 个以上器官受累，最常见的首发表现为泪腺肿大，其次是颌下腺肿胀、腹痛、淋巴结肿大、黄疸、腰背痛等；受累器官发生率依次为涎腺炎（64.4%）、泪腺炎（50.8%）、淋巴结肿大（55.1%）、自身免疫性胰腺炎（38.1%）、腹膜后纤维化及动脉周围炎（26.3%）、肺损害（24.6%）、肾脏疾病（27.1%），硬化性胆管炎（17.8%）。本例患者累及胆管和颌下腺，出现黄疸、颌下腺肿大，另外患者肾功能经治疗后恢复正常，不除外为肾脏受累。临床工作中遇到多器官受累患者，尤其伴有脏器肿大者，应考虑到本病可能。

I 型自身免疫性胰腺炎是 IgG4-RD 在胰腺的表现，主要症状为胰腺肿块、腹痛、无痛性梗阻性黄疸、体重下降、脂肪泻、体重减轻等，约 1/2 患者可有糖尿病。影像学特征表现为胰腺弥漫性或局限性肿大，并伴有正常小叶的缺失和胰管的弥漫性狭窄，易被误诊为胰腺癌而接受不必要的手术。胆道是 IgG4-RD 常见的受累器官，即 IgG4 相关性硬化性胆管炎，主要表现为腹部不适、梗阻性黄疸、体重减轻等,肝功能可有不同程度升高。影像学表现为胆道狭窄、胆道壁呈环周增厚。需与原发性硬化性胆管炎和胆管细胞癌相鉴别[5]。本例患者黄疸为首发症状,曾被诊断为胆管癌,拟行手术治疗,因家属拒绝而仅予胆道支架置入。随着临床医师对 IgG4-RD 认识的加深及 IgG4 检测技术的普及,该病的检出率逐年升高,部分患者避免了手术风险。

2011 年,日本制定了 IgG4-RD 的诊断标准如下:①临床检查显示 1 个或多个器官特征性的弥漫性或局限性肿大或肿块形成。②血液学检查示血清 IgG4 升高(>1350 mg / L)。③组织学检查显示:大量淋巴细胞和浆细胞浸润,伴纤维化;组织中浸润的 IgG4 阳性浆细胞与浆细胞的比值 >40%,且每高倍镜视野下 IgG4 阳性浆细胞 >10 个。满足① + ② + ③为确诊;满足① + ③为可能;满足① + ②为可疑。该标准简单易记,目前被大多数医师采纳,但没有涉及具体器官的特有标准,存在一定的局限性。

2019 年 ACR/EULAR 联合发布了 IgG4-RD 的分类标准,包括纳入标准、排除标准和计分项目三部分[6]:①必须符合纳入标准,以下典型器官的临床或影像学特征,如胰腺、唾液腺、胆管、眼眶、肾脏、肺脏、主动脉、腹膜后、硬脑脊膜或 Riedel 甲状腺炎,或以上器官不明原因的炎症伴淋巴、浆细胞浸润的病理证据;②不能符合任何一项排除标准:包含临床、血清学、影像学和组织病理学等项目组成;③将包含临床、血清学、影像学和组织病理学项目的各自最高分数相加;④总分达到 20 分即可诊断。该例患者胆道、颌下腺受累,IgG4 3120 mg/L,颌下腺病理学符合本病表现,且激素治疗敏感,积分为 51 分,支持本病诊断。

IgG4-RD 的治疗应个体化。糖皮质激素是治疗 IgG4-RD 的一线用药,绝大多数患者对激素治疗反应较好。目前最常推荐的起始用量 30~40 mg/d,病情控制后可逐渐减量,每 1~2 周减 5 mg,至维持剂量,维持治疗时间 1~3 年。对复发或出现明显副作用的患者建议联合使用免疫抑制剂或生物制剂,最常用的是吗替麦考酚酯和硫唑嘌呤。利妥昔单抗可用于传统治疗失败,激素减量过程中复发,存在激素抵抗或不耐受的 IgG4-RD 患者[2]。本例患者对激素反应良好,小剂量维持病情控制平稳,考虑患者年龄因素及家属意见,未予免疫抑制剂治疗。

【专家点评】

IgG4-RD 是近些年研究的热点,它是一种慢性、进行性炎症伴纤维化的疾病,可累及多个脏器。本病误诊率较高,当患者出现黄疸时,需与胆管、胰头恶性肿瘤相鉴别。必要时应进行强化核磁、组织活检进行病理学检查来鉴别。本例患者黄疸、颌下腺肿大、肝损害、肾功能不全,曾被外院诊断为 Castleman 病、胆管癌,保肝及胆道支架治疗效果不佳,经糖皮质激素治疗效果好而提示是否存在免疫病,经过进一步检查获得确诊,给予糖皮质激素治疗取得了比较好的疗效。

【参考文献】

[1] PERUGINO CA, MATTOO H, MAHAJAN VS, et al.Emerging Treatment Models in Rheumatology：IgG4-Related Disease：Insights Into Human Immunology and Targeted Therapies[J].Arthritis Rheumatol, 2017, 69(9)：1722-1732.

[2] 中国罕见病联盟和中华医学会风湿病学分会.IgG4 相关性疾病诊治中国专家共识 [J].中华内科杂志,2021,60(3):192-206.

[3] 李燕明,王和,方芳,等. IgG4 相关性疾病临床特征分析 [J]. 中华医学杂志，2015，95（40 ）:3281-3284.

[4] 陈雨,林玮,张文.IgG4 相关性疾病患者的临床特征:来自 118 例中国患者的前瞻性队列研究 [J]. 中华内科杂志,2015,54(11):974.

[5] MIYABE K, ZEN Y, CORNELL LD, et al. Gastrointestinal and extra-intestinal manifestations of IgG4-related disease [J]. Gastroenterology,2018, 155（ 4 ）: 990-1003.

[6] WALLACE ZS, NADEN RP, CHARI S, et al.The2019American College of Rheumatology/European League Against Rheumatism Classification Criteria for IgG4-related disease[J]. Arthritis Rheumatol,2020,72(1):7-19.

（史玉泉 ,徐惠萍）

病例 92　颌下腺肿物合并肺结节

【病例导读】

IgG4 相关性疾病(IgG$_4$-related disease，IgG4-RD)是一种免疫介导的炎症伴纤维化疾病,以血清 IgG4 水平增高、病变组织见大量 IgG4 阳性浆细胞浸润为特征,临床表现异质性强,可累及全身多个器官与系统,可仅有一个器官被累及,亦可累及多个器官[1],常见疾病如自身免疫性胰腺炎、腹膜后纤维化、硬化性涎腺炎、硬化性胆管炎、IgG4 相关性肾病等。IgG4-RD 患者出现肺肿物时需考虑是否存在肺部侵及,同时需与恶性肿瘤相鉴别,避免造成误诊误治。

【病例介绍】

患者,男性,42 岁,主因“发现左颌下肿物 4 月”入院。

1. 病史介绍　患者 4 月前无明显诱因出现左侧颌下腺区肿物,自觉包块部位肿胀,呈渐进性增长,约 2 cm × 2 cm 大小,无疼痛及瘙痒,无低热、无咳嗽、咳痰,无面瘫、唾液分泌异常,无吞咽困难、饮水呛咳、呼吸困难等,无口眼干燥、关节肿痛、口腔溃疡等症状,抗感染治疗无明显好转。就诊于当地医院行颈深部肿物切除术,病理示:(左颌下区)IgG4 相关性硬化性涎腺炎,7 枚淋巴结呈反应性增生,免疫组化示 IgG4>50 个 /HPF, IgG4/IgG > 45%, CK(+), CD34(+), CD138(+),(图 7-92-1)。为求进一步诊治收入院。患者自发病以来,精神饮食可,睡眠可,二便如常,近 1 月体重减轻约 10Kg。既往体健,对青霉素过敏,个人史无特殊。

2. 入院体检　体温 36.7 ℃,呼吸 18 次 / 分,心率 79 次 / 分, BP 132/85mmHg;营养中等,神清,精神反应可,皮肤黏膜未见黄染及皮疹,左侧颌下可见约 6 cm 手术瘢痕,颈部可触及多发浅表淋巴结肿大,界限清晰,活动可,无压痛,余浅表淋巴结未触及肿大,咽无充血,双扁桃体无肿大,双侧瞳孔等大等圆, d=3 mm,对光反射灵敏,双肺呼吸音粗,心音有力,律齐,腹软,不胀,肝脾未及,双下肢无水肿。

3. 辅助检查　血常规,红细胞 5.92×10^{12}/L,白细胞 7.05×10^9/L,嗜酸性粒细胞 0.2×10^{12}/L,血红蛋白 175 g/L,血小板 221×10^9/L,肝肾功能正常,免疫球蛋白 G 16.50 g/L,CRP 2.32 mg/L,ESR 11 mm/1 h,IgG1 10.3 g/L,IgG2 2.18 g/L,IgG3 0.135 g/L,IgG4 3.47 g/L。胸部 CT:右肺中叶结节,左肺下叶外基底段小结节。颈部淋巴结超声:双侧颈部多发淋巴结肿大。PET-CT:①右肺中叶结节,代谢异常增高,考虑恶性可能性大;②双侧咽旁间隙、双侧颈部 I-V 区,左锁骨上窝增大淋巴结,代谢异常增高;双侧泪腺增厚,代谢增高;考虑 IgG4 相关性疾病可能;③左肺下叶胸膜下小结节,代谢未见异常;双侧肾脏轮廓毛糙,皮质代谢弥漫轻度增高旁;④双侧肺门及纵膈内(气管前、主肺动脉窗、隆突下)多发小淋巴结,代谢增高,炎性? 建议随诊;⑤蝶窦、双侧筛窦炎;⑥脊椎退行性变,右侧髂骨骨岛;⑦所见全身骨骼代谢弥漫增高,考虑反应性改变。

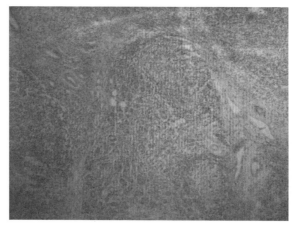

图 7-92-1　左颌下腺病理

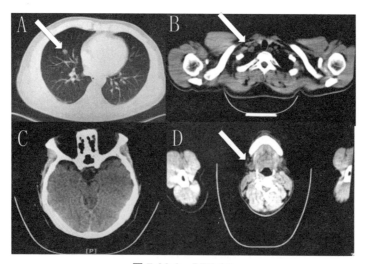

图 7-92-2　PET-CT

图 A:右肺中叶结节,考虑恶性;图 B:左锁骨上窝增大淋巴结;图 C:双侧泪腺增厚,代谢增高;图 D:双侧咽旁间隙、双侧颈部 I-V 区

4. 初步诊断　IgG4 相关性疾病合并肺肿物。

5. 诊治经过及随诊　患者青年男性,以"左颌下肿物"为主要症状,包块单发,边界清楚,活动度可,病理示:(左颌下区)IgG4 相关性硬化性涎腺炎,实验室检查 IgG4 高于正常,考虑 IgG4-RD。由于 IgG4-RD 可累及多系统,因此入院后,我们为患者完善相关检查来评估系统损害的情况,肺 CT 示右肺中叶结节,从影像上与肺肿瘤性病变难以区别,进一步行 PET-CT(图 7-92-2),提示右肺中叶结节,代谢异常增高,考虑恶性可能性大,转入胸外科行右肺肿物切除术,病理回报腺癌(图 7-92-3)。最终经手术切除,肺结节病理示腺癌,手术过程顺利,目前门诊规律随诊中。

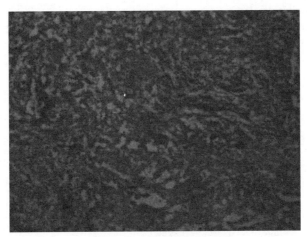

图 7-92-3　右肺肿物病理:腺癌

【分析与讨论】

IgG4-RD 多见于中老年人,其发病率约(0.28~1.08)/10 万[1],男性多于女性[2],国内尚未有流行病学研究。其临床症状因受累器官不同而表现各异,缺乏特异性,临床上极易误诊。目前多采用的是日本 2011 年制定的 IgG4-RD 诊断标准[3]:①单个或多个器官出现弥漫性或局限性肿大。②血清 IgG4 浓度 ≥ 1.35 g/L。③组织病理学检查:大量的淋巴细胞、浆细胞浸润和纤维化;IgG4 阳性浆细胞浸润,IgG4/IgG 阳性细胞 >40% 且 IgG4 阳性浆细胞 >10 个/每高倍视野。符合 3 条即可确诊,满足①和③者为可能诊断,满足①和②者为可疑诊断。如患者表现为单个器官受累,病理示 IgG4 阳性浆细胞浸润,同时满足以下任两条即可确诊:①弥漫性淋巴浆细胞浸润;②席纹状纤维化;③闭塞性静脉炎。本患者左侧颌下腺肿大,血清 IgG4 3.47 g/L,组织病理学提示 IgG4 阳性浆细胞 >50 个/HPF,IgG4/IgG>45%,IgG4-RD 诊断明确。

IgG 分为 4 个亚类,IgG4 是其中最小的亚群,约 3%~6%[4]。IgG4 是一种具有独特的结构跟功能的抗体,其分子间的二硫键不稳定,带有不同抗原结合位点的 IgG4 分子之间可发生 Fab 臂交换(FAE)形成双特异性抗体[5],无法与抗原交联,不能形成免疫复合物[6]。抗原长期暴露所致的免疫失衡及自身抗体的形成可诱发 IgG4-RD 的产生[7]。而 FAE 使得 IgG4 抗体具有最强的抗体亲和力,在其他 IgG 亚型的竞争中占优势,IgG4 与抑制性 Fc 受体结合后抑制固有免疫和获得性免疫[8]，破坏人体的抗瘤免疫，因此，IgG4-RD 的恶性肿瘤发病率高于正常人群[9]。

IgG4-RD 影像学显示多受累器官出现弥漫或局限性肿大，其中 IgG4-RD 肺部病变可累及肺实质、胸膜、纵膈及气管，影像学可表现为实性结节型、多发圆形磨玻璃影型、肺泡间质型、支气管血管束型四种形态[10]，各形态可单独存在，亦可并存，从影像上与肺占位性病变难以区别，需结合血清 IgG4 水平及组织病理进行鉴别。IgG4 水平升高不仅见于 IgG4-RD，还可见于恶性肿瘤、哮喘、过敏性皮炎、Castleman 病等[3]，因此血清 IgG4 水平是否能作为 IgG4-RD 的诊断依据目前尚存在争议[11, 12]。目前普遍认为血清 IgG4 水平与疾病严重程度相关，与受累器官数量呈正相关，是临床上常用于评估疗效的重要指标[13]。因此，2015 年《IgG4-RD 管理和治疗的国际共识指南》推荐，建议行组织活检鉴别与 IgG4-RD 类似的疾病及肿瘤性病变[14]。

PET-CT 是一种将解剖和功能相结合的新兴影像学检查方法，广泛应用于肿瘤及炎症病变等的诊断及鉴别，不仅可以发现临床症状为导向的局部病灶，还可以发现其他部位的受累病灶，在 IgG4-RD 与恶性肿瘤疾病的鉴别上具有明显的诊断优势。IgG4-RD 的病理为大量炎性细胞浸润，在 PET-CT 上显示高摄取，SUVmax 为 3.4~14[15]。回顾本病例，PET-CT 示双侧咽旁间隙、双侧颈部 I-V 区、左锁骨上窝多发小结节影，示踪剂异常浓集，SUVmax 为 7.09，双侧泪腺增厚，SUVmax 为 5.57，考虑 IgG4-RD 可能；右肺中叶可见直径约 1 cm 的结节，边缘可见多发毛刺，近端可见血管影进入，SUVmax 为 4.00，考虑恶性可能性大。肺部占位性病变初步诊断为肺癌，术后活检诊断为腺癌。

近几年关于 IgG4-RD 合并恶性肿瘤的报道逐渐增多，恶性肿瘤疾病可与 IgG4-RD 同时或先后出现，一旦误诊，有导致病情延误甚至恶化的风险，因此尽早明确诊断对临床工作有重要的指导作用，可结合血清 IgG4 水平及 PET-CT 等影像学检查方法进行鉴别，确诊依赖于病理，诊断中需警惕两种疾病并存的情况。

【专家点评】

IgG4 相关性疾病是一种免疫介导的炎症伴纤维化疾病，以血清 IgG4 水平增高、病变组织见大量 IgG4 阳性浆细胞浸润为特征，临床表现异质性强，可累及全身多个器官与系统，可仅有一个器官被累及，亦可累及多个器官。根据症状、体征及血管影像学检查本例患者符合 IgG4 相关性疾病分类标准，IgG4 相关性疾病可明确诊断。

接诊可疑 IgG4-RD 患者后应详细询问患者各系统症状，详细查体，并在取得患者配合后尽量完善全身重要脏器辅助检查，以全面排查可能受累脏器情况，对病情进行全面评估。

IgG4-RD 与恶性肿瘤在发病过程中存在相互联系，IgG4-RD 的恶性肿瘤发病率高于正常人群，临床表现相似，易造成误诊误治，本例患者肺部占位术后活检诊断为腺癌。恶性肿瘤疾病可与 IgG4-RD 同时或先后出现，可结合血清 IgG4 水平及 PET-CT 等影像学检查方法进行鉴别，确诊依赖于病理，诊断中需警惕两种疾病并存的情况。

【参考文献】

[1]　KATABATHINA VS, KHALIL S, SHIN S, et al.Immunoglobulin G4-Related Disease：Re-

cent Advances in Pathogenesis and Imaging Findings[J].Radiol Clin North Am，2016，54（3）：535-551.

[2] KOO BS，KOH YW，HONG S，et al.Clinicopathologic characteristics of IgG4-related retroperitoneal fibrosis among patients initially diagnosed as having idiopathic retroperitoneal fibrosis[J].Mod Rheumatol,2015,25（2）:194-198.

[3] MMEHARA H，OKAZAKI K，MASAKI Y，et al.Comprehensive diagnostic criteria for IgG4-related disease（IgG4-RD），2011[J].Mod Rheumatol,2012,22（1）:21-30.

[4] GUMA M，FIRESTEIN GS.IgG4-related disease[J].Best Pract Res Clin Rheumatol，2012，26（4）:425-438.

[5] AALBERSE RC,SCHUURMAN J.IgG4 breaking the rules[J].Immunology,2002,105：9-19.

[6] VAN DER NEUT KOLFSCHOTEN M,SCHUURMAN I,LOSEN M,et al.Anti-inflammatory activity of human IgG4 antibodies by dynamic Fab arm exchange[J].Scienc.2007，317（5844）：1554-1557.

[7] ROBINSON DS，LARCHE M，DURHAM SR.Tregs and allergic disaese[J].J Clin Invest，2004,114（10）:1389-1397.

[8] BRUHNS P.Properties of mouse and human IgG receptors and their contribution to disease models[J].Blood,2012,119:5640-5649.

[9] WALLACE ZS,WALLACE CJ,LU N,et al.Association of IgG4-Related Disease With History of Malignancy[J].Arthritis Rheumatol,2016,68:2283-2289.

[10] INOUE D，ZEN Y，ABO H，et al.Immunoglobulin G4-related lung disease：CT findings with pathologic correlations[J].Radiology,2009,251（1）:260-270.

[11] TABATA T，KAMISAWA T，TAKUMA K，et al.Serial changes of elevated serum IgG4 levels in IgG4-related systemic disease[J].Inter Med,2011,50（2）:69-75.

[12] CARRUTHERS MN,KHOSROSHAHI A,AUGUSTIN T,et al.The diagnostic utility of serum IgG4 concentrations in IgG4-related disease[J].Ann Rheum Dis,2015,74（1）:14-18.

[13] HIRABAYASHI K，ZAMBONI G.IgG4-related disease[J].Pathologica，2012，104（2）:43-55.

[14] KHOSROSHAHI A，WALLACE ZS，CROWE JL，et al.International Consensus Guidance Statement on the Management and Treatment of IgG4-Related Disease[J].Arthritis Rheumatol,2015,67（7）:1688-1699.

[15] KITADA M，MATUDA Y，HAYASHI S，et al.IgG4-related lung disease showing high standardized uptake values on FDG-PET：report of two cases[J].J Cardiothorac Surg,2013,8:160.

（唐露，孔纯玉）

病例 93　眼睑、面部及颈部肿胀疼痛

【病例导读】

IgG4 相关性疾病（IgG4-related disease，IgG4-RD）是一种由免疫介导的慢性炎症伴纤维化的系统性疾病，几乎可累及全身，常见受累部位有胰腺、唾液腺、胆管、眼眶、肾脏、肺脏、主动脉、腹膜后、硬脑脊膜、甲状腺等。IgG4-RD 以男性多发，患者可因不同器官的受累出现的功能障碍、不适感或疼痛。IgG4-RD 作为一种病因尚不明确的自身免疫性疾病，其发现与报道较晚，临床表现上具有迷惑性，临床医生的及时认识与正确的诊疗才可以避免误诊误治的情况发生。

【病例介绍】

患者，男，65 岁，主因"眼睑、面部、颈部肿痛 5 年，加重 2 周"入院。

1. 病史介绍　患者入院 5 年前无明显诱因出现眼睑、面部、颈部肿胀，疼痛拒按，就诊于我院眼科门诊，查 IgG 31.6 g/L，IgE 2210IU/mL，血沉 79 mm/h，ANA 抗体谱、抗 ENA 抗体均阴性，眼眶冠状位高清晰螺旋 CT 示两眼球外突并两眼球外上方软组织影增厚，额窦、筛窦、蝶窦、两侧上颌窦炎症，考虑"鼻炎并鼻中隔偏曲"，未明确诊断。后于眼科专科医院就诊，考虑炎性假瘤，行眼睑肿物切除术，术后复查 IgG 31.5 g/L、IgG4 45300 mg/L，PET-CT 示双腮腺密度弥漫增高、代谢不均匀异常增高，胰尾部高代谢灶，双侧眼睑软组织增厚、与双侧泪腺分界不清、代谢未见异常（以上符合 IgG4 相关性疾病表现），右侧头下斜肌代谢增高，T4-9 椎体前缘软组织增厚、代谢未见异常；双侧颈部 I-III 区、纵膈内（气管前、主动脉弓旁、主动脉窗）多发小淋巴结，部分代谢轻度增高，考虑炎性；右肺上叶尖段胸膜下多发小结节，代谢未见异常；左侧腮腺腺瘤，胰腺钙化灶，考虑诊断为"IgG4 相关性疾病"，予静点甲泼尼龙 80 mg 每日 1 次共 7 d 后，改为甲泼尼龙 60 mg 每日 1 次治疗 4 d，并联合口服甲氨蝶呤 15 mg 每周 1 次，病情控制后出院。出院后口服醋酸泼尼松龙 50 mg 每日 1 次，症状稳定缓解，门诊规律复诊，逐步撤减激素，于入院前 1 年减量至醋酸泼尼松龙片 2.5 mg 每日 1 次。入院前 2 周患者无明显诱因症状加重，眼睑、面部、颈前有肿块，肿胀疼痛拒按，为进一步诊治收入院。既往史：高血压病史 5 年余，白癜风、肾结石病史。否认冠心病、糖尿病、肿瘤等其他家族遗传性疾病史。否认肝炎、结核等传染病病史。13 年前于当地医院行甲状腺切除手术。自诉正清风痛宁过敏，过敏反应表现为皮肤瘙痒，否认食物过敏史。

2. 入院体检　T 36.3 ℃，P 76 次 / 分，R 17 次 / 分，BP 138/80mmHg；神清语利，皮肤黏膜无黄染，浅表淋巴结未及。面部、颈前毛细血管扩张，眼睑、面部、颈前肿块；双眼睑下肿块呈椭圆形、大小约 2 cm×3 cm，左面颊肿块形状不规则，大小约 10 cm×6 cm，右面颊肿块呈椭圆形、大小约 6 cm×5 cm，双颈部肿块呈椭圆形，大小约 4 cm×6 cm，质中等，活动度差，有压痛。口腔黏膜无溃疡，口唇无发绀。颈软，无抵抗，甲状腺未触及。双肺呼吸音粗，未闻及干湿啰音，心音可，律齐，各瓣膜听诊区未闻及杂音，腹软无压痛及反跳痛，移动性浊音阴性，肝脾未触及。双下肢无水肿。

3. 辅助检查

（1）入院 5 年前：实验室检查：血沉 79 mm/1 h；IgG 31.6 g/L、IgE 2210IU/mL；ANA 抗体谱、抗 ENA 抗体均阴性。影像学检查：眼眶冠状位高清晰螺旋 CT 扫描示两眼球外突并两眼球外上方软组织影增厚，额窦、筛窦、蝶窦、两侧上颌窦炎症，考虑鼻炎并鼻中隔偏曲；PET-CT 示双腮腺密度弥漫增高、代谢不均匀异常增高，胰尾部高代谢灶，双侧眼睑软组织增厚、与双侧泪腺分界不清、代谢未见异常（以上符合 IgG4 相关性疾病表现），右侧头下斜肌代谢增高，T4-9 椎体前缘软组织增厚、代谢未见异常；双侧颈部 I-III 区、纵隔内（气管前、主动脉弓旁、主动脉窗）多发小淋巴结，部分代谢轻度增高，考虑炎性；右肺上叶尖段胸膜下多发小结节，代谢未见异常；左侧腮腺腺瘤，胰腺钙化灶。

（2）此次入院后：实验室检查：血常规示白细胞 7.4×10^9/L，红细胞 3.33×10^{12}/L，血红蛋白浓度 107 g/L，血小板 245×10^9/L；D- 二聚体、糖化血红蛋白、甲功正常，甲状腺自身抗体阴性；肿瘤标记物示铁蛋白 2422.24ng/mL，细胞角质素 19 片段 3.32ng/mL；降钙素原、巨细胞 IgM 抗体、风疹 IgM 抗体、结核菌涂片均阴性；尿常规示尿白细胞计数 17.20 个 /μL，尿白细胞（高倍视野）3.10 个 /HPF；粪常规正常。影像学检查：腮腺彩超示双侧腮腺弥漫性病变伴左侧腮腺实性肿物；颌下腺彩超示双侧颌下腺弥漫性病变；颈部彩超示双侧颈部多发低回声团，性质待查，多发淋巴结肿大；肝胆胰脾彩超未见明显异常；胸部 CT 示两肺间质性改变、局部索条、两肺局限性气肿，两肺内多发微小结节，纵隔内、两腋下淋巴结略增大，心包少量积液、主动脉及冠状动脉硬化，两侧胸膜局部略增厚。

4. 初步诊断　①IgG4 相关性疾病；②炎性假瘤；③面部感染。

5. 诊治经过及随诊　患者入院后，予醋酸泼尼松龙片 10 mg 每日 1 次口服，症状未见明显减轻，后因左面颊疼痛明显，予注射用氯诺昔康粉针剂 8 mg 肌注后症状减轻，因症状反复发作，临时加用地塞米松磷酸钠注射液 5 mg 肌注，症状稍有好转，但随后加重，考虑患者病情严重，于入院 2 周后予激素冲击治疗（甲泼尼龙 200 mg 静脉点滴共 5 天，甲泼尼龙 100 mg 静脉点滴共 6 天），后激素逐渐减量；同时联合免疫抑制剂（环磷酰胺累计 1.2 g）。患者眼睑、面部、颈部肿胀疼痛等症状有所缓解，但不明显，故停环磷酰胺，予利妥昔单抗 100 mg 静脉点滴共 2 次，后症状逐渐减轻出院。

【分析与讨论】

IgG4-RD 是由免疫介导的炎症伴纤维化疾病，几乎可累及全身脏器，不同部位受累的表现差异较大，患者常辗转就诊于多个专科。加上该疾病的发现和报道都较晚，2010 年才正式命名，分别于 2011 年、2015 年才有了第一个诊断标准[1] 和第一个国际专家共识[2]，因此临床各级医师，尤其是患者就诊的各个专科的医师，对本病的认识参差不齐[3]。如本例患者发病初期的表现为眼睑、面部、颈部的肿胀疼痛，并因为肿胀的眼睑遮挡视线而就诊于多个眼科门诊，未明确诊断，直至就诊于眼科专科三甲医院，才考虑诊断 IgG4 相关性疾病。

IgG4-RD 目前主要有两个分类诊断标准，2011 年日本发布并于 2020 年更新的 IgG4-RD 综合诊断标准和 2019 年美国风湿病学会（ACR）联合欧洲风湿病联盟（EULAR）发布的 IgG4-RD 分类标准，另外较常受累的部位还有器官特异性的诊断标准，如 IgG4 相关性硬化性胆管炎、IgG4 相关性自身免疫性胰腺炎。日本标准分三部分,包括临床及影像特征性表现、血清 IgG4 水平以及病理改变,同时满足可明确诊断[4]。2019 年的 ACR/EULAR 分类标准,考虑到实际临床中的病理检查实施困难以及 IgG4 水平升高的特异性较差,该标准设定了纳入、排除、计分三个步骤,积分 ≥ 20 即可诊断,敏感性和特异性分别为 82.0% 和 97.8%[5]。本例患者的病理报告在辗转就医过程中丢失,虽然不满足 2020 日本标准,但是其存在眼睑、颜面、颈部肿块,影像学检查显示唾液腺弥漫性病变,符合 2019 年 ACR/EULAR 分类标准的纳入标准,入院后的各项检查化验结果符合排除标准,根据存在双侧腮腺、颌下腺受累,血清 IgG4 升高,积分共计 25 分,故可明确诊断为 IgG4-RD[5, 6]。

　　IgG4-RD 临床表现各异,可模拟多种疾病的表现,同时,多种其他疾病也可模拟 IgG4-RD 而出现。当 IgG4-RD 患者存在肿块样病变时,需注意与与肿瘤、肉芽肿性多血管炎(GPA)等相鉴别。本例患者最初发病眼部存在炎性假瘤,查 PET-CT 未见肿瘤征象,可排除肿瘤;同时本患者双侧腮腺、颌下腺受累,无上呼吸道、肾脏损害,血清 IgG4 升高,故可与GPA 相鉴别。需要注意的是,并非所有 IgG4-RD 均为肿块样病变,胆道、血管受累时可表现为管壁增厚、管腔狭窄。另外,血清 IgG4 水平升高虽与 IgG4 相关疾病的关系密切,但并非特异性指标,已有的临床研究表明,IgG4 水平升高可见于多种疾病,而 IgG4-RD 的患者也可表现为正常血清 IgG4 水平,因此临床中应结合症状、体征、影像表现、病理表现综合判断。诊断 IgG4-RD 前需排除肿瘤、系统性血管炎、慢性感染等疾病,PET-CT、MRI、病理检查等有助于鉴别诊断。由于本病为全身性系统性疾病,故诊断为 IgG4-RD 的患者应进行全面的体格检查、实验室检查以及影像学检查来评估疾病状况,并根据 IgG4 相关性疾病反应指数来评估疾病活动情况[7]。

　　IgG4-RD 的治疗目标是减轻病灶炎症,诱导缓解,避免纤维化进展引发器官功能受损。2015 年发布的国际指南[8]推荐凡是有症状且疾病活动的均进行治疗,无症状但重要器官受累并进展的患者亦应及时接受治疗。治疗一线用药是糖皮质激素[2, 3, 9],分为诱导缓解和维持治疗两种方案。诱导缓解推荐中等剂量激素(相当于 30~40 mg/d 泼尼松,可根据病情适当调整)2~4 周,病情缓解后逐步减量至小剂量激素维持治疗 1~3 年[10]。IgG4-RD 对激素治疗敏感,单一激素治疗对大部分患者有效,少部分疗效不佳者,应联合免疫抑制剂。对激素治疗无效的患者,还应警惕 IgG4-RD 的模拟疾病(如淋巴瘤、多中心 Castleman 病、炎性肌纤维母细胞瘤、结节病等),需重新审视诊断是否准确。激素联合传统免疫抑制剂一方面可有效控制疾病、减少复发,另一方面有助于减少激素用量,减少激素使用带来的副作用。可应用于 IgG4-RD 的免疫抑制接包括吗替麦考酚酯、硫唑嘌呤、环磷酰胺、来氟米特、甲氨蝶呤等,其中吗替麦考酚酯、硫唑嘌呤应用较为广泛。对于情况紧急的,比如严重压迫周围组织的可酌情采取手术治疗[3]。本例患者初次确诊为 IgG4-RD 后采用激素(甲强龙 80 mg 每日 1 次)进行诱导缓解,联合甲氨蝶呤控制病情,治疗效果确切,病情缓解后逐步撤减激素,病情控制尚可。

　　值得关注的是,IgG4-RD 属于易复发疾病,对于复发的患者,指南认为重新应用糖皮质激素治疗仍有效,同时在病情缓解后考虑采用激素联合免疫抑制剂治疗。对于难治性和复发性的患者,还可加用生物制剂,如利妥昔单抗[8]。本例患者在入院前 2 年激素减量至醋酸泼尼松龙 2.5 mg 每日 1 次后以小剂量激素维持治疗,于入院前 2 周出现病情复发,结合本次入院后各项化验检查结果,初步增加激素用量至醋酸泼尼松龙 10 mg 每日 1 次,配合抗炎止痛及对症治疗,症状未见明显缓解,后予激素冲击治疗(甲泼尼龙 200 mg 静脉点滴共 5 天,甲泼尼龙 100 mg 静脉点滴共 6 天),并联合免疫抑制剂(环磷酰胺累计 1.2 g)及利妥昔单抗治疗后,取得了较好的临床效果,患者在症状缓解后出院,仍需继续随访观察。

【专家点评】

IgG4-RD 是由免疫介导的炎症伴纤维化疾病,可累及全身多个器官和组织,临床表现多样,容易误诊漏诊。IgG4-RD 的特征性临床表现为多发的肿块样病灶伴血清 IgG4 水平显著升高,特征性病理改变为以 IgG4 阳性浆细胞为主的淋巴细胞浸润,并伴有席纹状纤维化、闭塞性静脉炎和嗜酸性粒细胞浸润。慢性持续性炎症反应导致的纤维化,可直接引起受累器官的功能、结构异常,出现器官损害,另外也可压迫周围组织器官间接引起相应的症状、体征。临床上大多数 IgG4-RD 患者同时或相继出现多器官受累,但不同受累部位表现多样,无特异性,IgG4-RD 可模拟多种疾病,同时,多种其他疾病也可模拟 IgG4-RD,因此 IgG4-RD 的临床诊断具有较大的挑战性。本例患者眼睑及颈部肿块、血清 IgG4 水平、影像学特征表现均符合 2019 年 ACR/EULAR 制定的 IgG4-RD 分类标准,可以明确诊断。IgG4-RD 特征性的肿块样病灶需要与肿瘤等相鉴别,血清 IgG4 水平升高也可见于长期的慢性感染,PET-CT、MRI 等影像学检查及病理学检查有助于鉴别诊断。

免疫炎症介导的慢性纤维化是引起 IgG4-RD 患者器官功能异常、周围压迫症状的主要原因,因此减轻病灶炎症,避免纤维化是治疗的目标。目前一线用药是糖皮质激素,IgG4-RD 对激素治疗敏感,对于疗效不佳者,一方面需联合免疫抑制剂治疗,另一方面应警惕模拟 IgG4-RD 的疾病,重新评估诊断的准确性。IgG4-RD 易于复发,复发后重新应用糖皮质激素治疗有效,可联合传统免疫抑制剂,必要时加用生物制剂。

【参考文献】

[1] MmEHARA H, OKAZAKI K, MASAKI Y, et al. Comprehensive diagnostic criteria for IgG4-related disease(IgG4-RD), 2011[J]. Mod Rheumatol, 2012, 22(1): 21-30.

[2] KHOSROSHAHI A, WALLACE Z S, CROWE J L, et al. International Consensus Guidance Statement on the Management and Treatment of IgG4-Related Disease[J]. Arthritis Rheumatol, 2015, 67(7): 1688-1699.

[3] 张文,董凌莉,朱剑,等. IgG 4 相关性疾病诊治中国专家共识 [J]. 中华内科杂志, 2021, 60: 192-206.

[4] MmEHARA H, OKAZAKI K, KAWA S, et al. The 2020 revised comprehensive diagnostic(RCD)criteria for IgG4-RD[J]. Mod Rheumatol, 2021, 31(3): 529-533.

[5] WALLACE Z S, NADEN R P, CHARI S, et al. The 2019 American College of Rheumatology/European League Against Rheumatism classification criteria for IgG4-related disease[J]. Annals of the Rheumatic Diseases, 2019, 79(1): 77-87.

[6]　刘航，杨娉婷，肖卫国，等. 解读"2019 年 ACR 及 EMLAR IgG4 相关性疾病分类标准"[J]. 中华临床免疫和变态反应杂志，2019,13(06)：447-453.

[7]　WALLACE Z S, KHOSROSHAHI A, CARRUTHERS M D, et al. An International Multi-specialty Validation Study of the IgG4-Related Disease Responder Index[J]. Arthritis Care Res(Hoboken)，2018,70(11)：1671-1678.

[8]　申媛文，林鹭，郁胜强. IgG4 相关性疾病的管理和治疗：2015 国际共识解读 [J]. 中国实用内科杂志，2015,35(12)：1011-1014.

[9]　陈雨，张文. 解读首个《IgG4 相关性疾病管理和治疗的国际共识指南》[J]. 中华临床免疫和变态反应杂志，2015,9(03)：159-162.

[10]　李洁琼，张文. 糖皮质激素在 IgG4 相关性疾病中的应用 [J]. 中华临床免疫和变态反应杂志，2019,13(06)：464-467.

（吴沅皞，焦桐）

病例 94　腹痛、黄疸为哪般

【病例导读】

IgG4 相关疾病(immunoglobulin-G4 related disease，IgG4-RD)是一种表现为免疫介导的炎症浸润及纤维化的疾病，可累及多个器官，受累脏器可出现类似肿瘤样病变，容易与之相混淆，胰腺是容易受累的器官，也称为 IgG4 相关胰腺炎，是自身免疫性胰腺炎的一种，具体的发病机制尚不明确，可能与遗传易感性及感染后分子模拟作用相关。自身免疫性胰腺炎(autoimmune pancreatitis，AIP)是一类与自身免疫相关的特殊的慢性胰腺炎，其临床表现无特异性，可表现为梗阻性黄疸、不同程度的腹痛、背痛以及乏力、消瘦等，其中最常见的是无痛性梗阻性黄疸。可有胰腺外器官受累。IgG4 相关胰腺炎诊断上很大程度依赖于影像学，表现为胰腺局灶性或弥漫的低密度灶，易和胰腺癌相混，特别是局灶的病变。

【病例介绍】

患者，男性，70 岁，主因"腹痛、大便不成形半月，皮肤巩膜黄染 3 天"入院。

1. 病史介绍　患者入院前半月无诱因出现腹痛、大便不成形，自服"思密达、诺氟沙星"对症治疗，症状无缓解，于我院门诊就诊，查肝功能提示：ALT 98U/L，AST 116U/L，γ-GT 112U/L，予口服"双环醇 50 mg 每日 3 次"治疗。入院前 3 天发现皮肤巩膜黄染，伴有纳差，尿色加深，大便白陶土色、不成形，并伴有皮肤瘙痒。为进一步诊治收入院。患者自发病以来，神清，精神尚可，睡眠尚可，体重减轻 11 kg。既往史：发现 2 型糖尿病 1 年，平素口服"瑞格列奈"降糖治疗，血糖控制欠佳；个人史及家族史：偶尔饮酒，吸烟 20 余年，20 支 / 天，已戒 20 年。否认家族遗传病史。

2. 入院体检　体温 36.3 ℃，脉搏 76 次 / 分，呼吸 18 次 / 分，BP 130/80mmHg；神清语利，全身皮肤黏膜黄染，浅表淋巴结未及肿大，巩膜黄染，双肺呼吸音清，心率 76 次 / 分，律齐，各瓣膜听诊区未闻及病理性杂音。腹平坦，未见胃肠型及蠕动波，腹软，全腹压之不适，无明显压痛、反跳痛、肌紧张，肝脾肋下未及，Murphy 氏征阴性，肝肾区无叩击痛，移动性浊音阴性,肠鸣音正常存在,双下肢无水肿,四肢肌力肌张力正常。

3. 辅助检查　①化验指标:血常规正常,尿常规,胆红素(+),肝功能,ALT 164.6U/L,AST 215.7U/L,GGT 551.5U/L,TBIL 78.1μmol/l,DBIL 33.9μmol/L,IBIL 44.2μmol/L,TBA 19.6μmol/L,ALP 385.7U/L,肾功能正常,血尿淀粉酶正常;乙肝两对半,HBSAb 721.57mIU/mL,HBeAb >3.2PEIU/mL,HBcAb >11.55PEIU/mL,肝炎病毒分型阴性,乙肝 DNA 定量 <100IU/mL;IgG4 16.8 g/L;自免肝抗体阴性;肿瘤标志物,AFP 7.81ng/mL,CA19-9 124.3U/L,角蛋白 19 片段 4.19ng/mL,余均正常;HbA1 C 9.3%,简易 OGTT:胰岛素及 C 肽释放曲线低平。②影像学检查:腹部彩超:考虑胰头占位性病变、胆汁淤积。上腹部增强 CT:胆囊未见异常强化;左肾上腺轻度增强;胰头区占位性病变;不除外胰腺炎;少量腹水;左侧少量胸腔积液;胆囊增大;胆总管近段及肝内胆管轻度扩张,脾大,左肾上腺增粗。腹部核磁:①胆囊增大、信号欠均匀;②胆总管轻度扩张、信号欠均匀;③胰头饱满,信号欠均匀,考虑胰头占位可能;④脾脏增大;⑤腹腔、左侧少量胸腔积液(见图 7-94-1、图 7-94-2)。

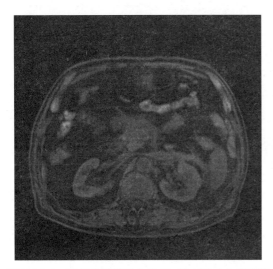

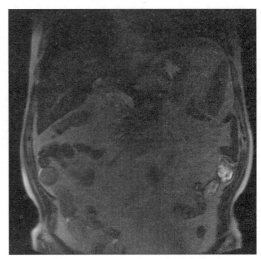

图 7-94-1　胰头饱满信号欠均匀,考虑胰头占位可能　　　图 7-94-2　胆总管轻度扩张

根据以上检查,暂不除外胰腺占位性病变,故进一步检查: MRCP:①胰腺信号欠均匀,伴胰腺周围及左侧肾周广泛异常信号,考虑:ⓐ炎症可能性大;ⓑ恶性不除外,胆总管下段梗阻,上方胆系扩张。②肝脾周围少量积液;③双侧胸腔少量积液。PET-CT:未见明显恶性征象。胰头、脾周、肾周、肠系膜、腹膜、淋巴结等多处放射性浓聚,均考虑为炎症可能性大。3)病理学检查:食管超声引导下胰头肿物穿刺活检术,病理提示:可见组织坏死及少量异形细胞,免疫组化:CK-pan(+)、CK7(+)、CD163(-)、CD68(-)、Ki-67(<1%+)。

4. 初步诊断　①IgG4 相关性自身免疫性胰腺炎;②2 型糖尿病。

5. 诊疗经过及随访　给予患者口服泼尼松片 50 mg 每日 1 次 ×4 周,每 1~2 周泼尼松龙减量 5 mg。同时予以保肝、退黄,胰岛素联合口服降糖药物控制血糖,出院门诊随访。治疗后 6 周,皮肤巩膜黄染逐渐消退。ALT、AST、GGT、ALP 均正常,TBIL 14.5μmol/L,DBIL 7.72μmol/L,IBIL 6.78μmol/L,TBA 55.4μmol/L;AFP、CA19-9、CEA 正常;IgG4 4.92 g/L;

MRCP：胆道系统未见明显异常。治疗后 16 周，ALT、AST、GGT、ALP 均正常，TBIL 26.37μmol/L，DBIL 7.2μmol/L，IBIL 22.32μmol/L，TBA 正常；IgG4 2.6 g/L；腹部彩超：胰腺增大伴回声减低，考虑胰腺炎恢复期（胰头 2.28 cm、胰体 2.00 cm、胰尾 2.37 cm）（治疗前腹部彩超示：胰头可见 5.6 cm×5.1 cm×4.6 cm 实性低回声区）。治疗后 24 周，肝功能正常；IgG4 1.81 g/L（图 7-94-3）。糖皮质激素逐渐减量，维持治疗一年后停用。患者肝功能保持正常。

患者同时患有 2 型糖尿病，糖皮质激素治疗前，强化胰岛素 + 口服降糖药物控制血糖，随着病情好转，患者血糖水平逐渐下降，至治疗 16 周后胰岛素用量从每日总量 29IU 降低到 15IU，并已经停用口服降糖药物。

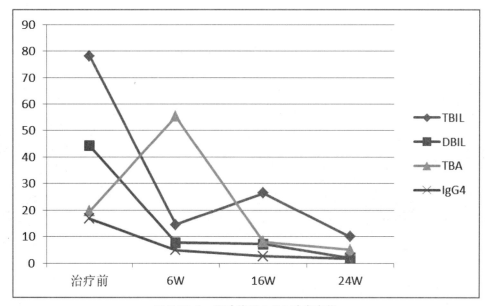

图 7-94-3　肝功能及 IgG4 动态变化

【分析与讨论】

IgG4-RD 是一组系统性炎症纤维化性疾病，其主要特征为血清中 IgG4 升高和多器官 IgG4 阳性细胞浸润，进而导致组织硬化和纤维化，作为累及胰腺的 IgG4 相关胰腺炎，为自身免疫性胰腺炎的一种，即 I 型 AIP。临床多表现为梗阻性黄疸，影像学可见胰腺肿大或胰管不规则狭窄，病理表现为胰腺淋巴细胞及浆细胞浸润及纤维化，血清 IgG4 水平升高，糖皮质激素治疗有明显疗效的一类较为少见的慢性胰腺炎 [1]。

1. 关于诊断与治疗　由于 IgG4 相关性自身免疫性胰腺炎早期临床表现无特异性，影像学可表现为弥漫型、局灶型和多发型 3 种形式。其中，弥漫型最为常见。局灶型更易误诊为胰腺肿瘤。

病理表现：国际胰腺病学会 [2]2011 年提出，AIP 分为 I 型和 II 型，I 型 AIP 病理表现为导管周围淋巴细胞、浆细胞显著浸润、胰腺实质旋涡状或席纹状纤维化以及闭塞性静脉炎、大量 IgG4 阳性细胞（>10 个 / HPF），免疫组化显示存在大量 IgG4 阳性细胞浸润 [3-4]，IgG4

相关疾病,胰腺受累的 AIP 多为此型。Ⅱ 型 AIP 是一种特发性胰腺炎,侵犯胰管及小叶[5],以导管上皮和管腔中的中性粒细胞浸润为特点[6],导致导管破坏和闭塞,少量 IgG4 阳性细胞(≤ 10 个 /HPF),免疫组化结果显示 IgG4 阴性[7]。

关于 AIP 的诊断尚无统一标准,目前采用较多的是根据 2011 年提出 AIP 国际共识[1],根据胰腺实质影像、主胰管影像、血清学、是否合并胰腺外器官受累、病理学表现及对糖皮质激素治疗反应等 6 个方面确立分级标准。诊断要点之一是血清 IgG4 水平增高,切点是 135 mg/dL,其灵敏度为 90%、特异度为 60%[8]。并且血清 IgG4 水平在评估疾病的治疗反应及复发具有一定的临床意义[9]。关于治疗,10%~25% 的 AIP 患者可自行缓解,国际胰腺病学协会将有症状的 AIP 纳入治疗[10],对于①胰腺受累:如梗阻性黄疸、腹痛、背痛。②其他器官受累:如胆管狭窄继发黄疸。建议积极干预治疗,并且糖皮质激素是无使用禁忌证患者诱导治疗的一线药物,泼尼松龙初始治疗的剂量为 0.6~1.0 mg/(kg·d),2~4 周后逐渐减量,每 1~2 周减量 5~10 mg/d,直到减为 20 mg/d,之后每 2 周减量 5 mg。诱导治疗的总疗程为 12 周。诱导治疗成功后,部分 IgG4 相关自身免疫性胰腺炎患者可能从低剂量糖皮质激素维持治疗或者激素替代药物维持治疗中获益。对于糖皮质激素疗效欠佳、减量困难或难以耐受其不良反应的患者,可联用免疫抑制剂,吗替麦考酚酯、硫唑嘌呤临床应用较为广泛。对难治性或复发的或有胰腺外组织器官受累的患者,也可考虑应用生物制剂,如 CD20 单抗[11]。

本例患者为老年男性,70 岁,腹痛腹泻,消瘦,梗阻性黄疸为主要临床表现,腹部彩超及核磁提示胰头占位。糖类抗原 19-9 升高,故胰腺恶性肿瘤不能除外。因而进行了上腹部强化 CT、MRCP、PET-CT 等检查及胰头肿物穿刺活检,均不支持胰腺恶性肿瘤,且血清 IgG4 显著升高,临床考虑 IgG4 相关性自身免疫性胰腺炎。根据指南,此患者需要积极干预治疗。该患者给予口服泼尼松片治疗后,黄疸逐渐消退,肝功恢复正常,胰腺占位效应逐渐消失。激素治疗疗效确切,进一步证实了患者 IgG4 相关性自身免疫性胰腺炎的诊断成立而非胰腺恶性肿瘤。

2. AIP 与糖尿病的关系 胰腺为调节糖代谢的主要器官,一般来说,胰腺受损,势必影响其内分泌功能,进而诱发血糖升高。2002 年日本一项对 AIP 的调查显示:AIP 患病率为 0.71/10 万,66.5% AIP 患者合并糖尿病,33.3% 发生在 AIP 之前,51.6% 同 AIP 同时发生[12]。AIP 相关性糖尿病发病机制未完全明确,可能与胰岛炎症、胰岛纤维化以及胰岛血管减少有关,炎症及纤维化抑制和破坏了胰腺的 β 细胞,使胰岛 β 细胞功能损伤及数量减少,胰岛素分泌减少或缺乏[13]。关于 AIP 相关性糖尿病的诊断,首先此类患者符合 AIP 的诊断标准,其次血糖达到糖尿病的诊断标准,诊断成立。另外还应具有以下特点来协助诊断:无糖尿病家族史,胰岛功能提示胰岛素缺乏,胰岛素自身抗体阴性,糖皮质激素治疗可改善血糖。

本例患者无糖尿病家族史,糖尿病发生在 AIP 发病前 1 年,OGTT 曲线低平无峰值,糖皮质激素治疗后患者胰岛素用量反而逐渐减少并停用口服降糖药物,一定程度支持 AIP 相关性糖尿病诊断,遗憾的是未进行胰岛素自身抗体检查。

因为 AIP 炎症及纤维化本身可以造成胰岛功能不可逆损害,糖皮质激素治疗只能一定程度上可以抑制炎症反应,部分恢复胰岛功能,但常常不能达到治愈糖尿病的效果,故糖尿病仍需要继续治疗。

3. AIP 的预后　多数 AIP 对糖皮质激素治疗敏感,预后良好。但有部分 I 型 AIP 即 IgG4 相关自身免疫性胰腺炎恶变及复发的可能,复发后糖皮质激素再次治疗在临床缓解上仍然有效。

关于 AIP 复发的危险因素:①治疗前高水平血清 IgG4(如 >4 倍正常值上限);②激素治疗后血清 IgG4 水平无明显下降;③弥漫性胰腺肿大;④近端胆管受累的 IgG4 相关性硬化性胆管炎(IgG4-SC);⑤多个器官受累(≥ 2 个器官)。

本例患者治疗前虽然血清 IgG4 水平很高,但不存在 AIP 复发的其他危险因素,且对糖皮质激素治疗反应良好,诱导缓解后维持治疗一年,症状完全消失,黄疸消退,肝功恢复正常,胰腺占位效应逐渐消失,并且停用了口服降糖药,仅以少量胰岛素即能维持血糖稳定。目前已经停用激素 3 年,未见复发,目前进一步随访观察中。

【专家点评】

IgG4 相关自身免疫性胰腺炎多见于中老年男性,临床表现多样,既可表现为慢性胰腺炎或胰腺占位的症状,也可以血糖升高为首发症状。依据 2019ACR/EULAR 制定的 IgG4-RD 分类标准,累积权重分数 ≥ 20 分,或依据 2011 年 I 型 AIP 国际诊断标准符合相关条件,同时排除恶性肿瘤、慢性感染、其他风湿免疫疾病即可诊断本症。本例患者累积权重分数为 22 分(血清 IgG4 水平及影像改变得分及病理除外肿瘤),激素治疗有效,诊断 IgG4 相关自身免疫性胰腺炎是没有疑问的。

本例患者对糖皮质激素治疗反应很好,症状逐渐消失,血清 IgG4 水平逐渐下降至正常,治疗效果好,没有应用生物制剂的指征,这是一例诊治比较成功的 IgG4 相关自身免疫性胰腺炎的病例,也关注了血糖与此病的联系,能够用一元化理论去思考,诊治及时。后期对该患者我们应注意追踪随访,预防复发。

【参考文献】

[1] SHIMOSEGAWA T, CHA R I ST, F R MLLONI L, et al.International consensus diagnostic criteria for autoimmune pancreatitis: Guidelines of the International Association of Pancreatology[J].Pancreas,2011,40(3):352-358.

[2] ZHAO XD, MA YS, YANG YM.International consensus for thetreatment of autoimmune pancreatitis(2016)[J].J ClinHepatol,2017,33(4):623-626.

[3] PIOT R OWICZ G, ST PIEN ' B, KLUFCZYN ' SKA A.Autoimmune pancreatitis as a component of autoimmune polyglandular syndrome[J].PrzGastroenterol, 2017, 12(1): 66-67.

[4] ZUO S, ZHU HT.Diagnosis and treatment of IgG4-relatedpancreatitis[J].Chin J Dig Surg, 2019,18(12):1118-1121.

[5] NOTOHA R A K, NISHIMO R I I, MIZUNO N, et al.Clinicopathological features of type 2 autoimmune pancreatitis in Japan: R esults of a multicenter survey[J]. Pancreas, 2015, 44(7):1072-1077.

[6] NOTOHA R A K, KAMISAWA T, FUKUSHIMA N, et al.Guidance for diagnosing auto-immune pancreatitis with biopsy tissues[J].PatholInt,2020,70（10）:699-711.

[7] BEYE R G, ELLEN R IEDE R V, NEESSE A.Autoimmune pancreatitis：Avoiding un-necessary procedures by following internationalconsensus guidelines[J].Digestion, 2015, 92（3）:171-172.

[8] CARRUTHERS M N, KHOSROSHAHI A, AUGUSTIN T, et al.The diagnostic utility of serum IgG4 concentrations in IgG4-related disease[J].Ann Rheum Dis,2015,74（1）:14-18.

[9] TABATA T,KAMISAWA T,TAKMmA K, et al.Serial changes of elevated serum IgG4 lev-els in IgG4-related systemic disease[J].Intern Med,2011,50（2）:69-75.

[10] OKAZAKI K,CHARI S T,FRMLLONI L, et al.Internationalconsensus for the treatment of autoimmune pancreatitis[J].Pancreatology,2017,17（1）:1-6.

[11] 张文等.IgG4 相关性疾病诊治中国专家共识 [J]. 中国内科杂志,2021,60（3）:192-206.

[12] Nishimori I. R esearch Committee on Intractable Pancreatic Diseases theMinistry of Health and Welfare of Japan.Influence of steroid therapy onthe course of diabetes mellitus in pa-tients with autoimmune pancreatitis：findings from a nationwide survey in Japan[J].Pancre-as,2006,32:244-248.

[13] Farris AB，Lauwers GY, Deshpande V.Autoimmune pancreatitis-relateddiabetes：quantita-tive analysis of endocrine islet cells and inflammatoryinfiltrate[J].VirchowsArchiv，2010，457（3）: 329-336.

（杨金玲,张晶,边可陶 ）

病例 95　腹痛、腹泻伴消瘦

【病例导读】

IgG4 相关性疾病（IgG4-related disease, IgG4-RD）是一种由自身免疫介导伴血清 IgG4 水平增高的慢性纤维炎症性疾病。该病可累及多器官系统,主要包括胆管、涎腺、泪腺、胰腺 等脏器。其中, IgG4 相关性自身免疫性胰腺炎（IgG4-relatedautoimmune pancreatitis, IgG4-AIP）最为常见。AIP 亦是由自身免疫介导,以胰腺肿大和胰管不规则狭窄为特征的一种慢 性胰腺炎。按病理特征分为 I 型和 II 型 AIP,以 AIP- I 型最多见,该型临床上往往表现为血 清 IgG4 水平升高且常合并 IgG4 相关性疾病;其主要组织病理学特征是大量淋巴细胞浸润 伴胰腺组织纤维化,免疫组化有大量 IgG4 阳性的淋巴细胞和浆细胞浸润,起病隐匿,临床表 现无特异性,影像学存在漏诊及误诊可能,鉴别诊断常有难度 [1]。

【病例介绍】

患者,男,58 岁,主因 "间断腹痛伴腹泻、消瘦半年余" 入院。

1.病史介绍　患者入院前半年余无明显诱因出现腹痛、腹泻,腹痛成间断性,呈钝痛,以 上腹部为主,进食后明显,无恶心呕吐,可自行缓解;腹泻,为不成型稀便,偶有黏度,无脓血 便,平均每日 3~4 次。当地医院就诊,完善肠镜检查,提示结肠多发息肉,直肠、乙状结肠炎,给予护胃及止泻治疗，并行结肠息肉切除术，患者上述症状未见好转。病程中患者出现雷诺现象。入院前 5 天患者出现发热，体温最高 37.6 ℃，无咳嗽咳痰，无胸闷憋气，无胸痛，无尿频尿急尿痛，无盗汗，无口干咽干，无新发皮疹，无反复口腔溃疡，无关节肿痛等不适；患者为求进一步诊治收入我科；患者自发病以来，精神、饮食及睡眠欠佳，近半年体重明显下降，约减轻 25 kg。既往史：银屑病 10 余年，未规律治疗，支气管哮喘病史 8 年；高血压病史 2 年；否认冠心病、糖尿病、肿瘤等其他家族遗传性疾病史。否认肝炎、结核等传染病病史，否认食物及药物过敏史。

2. 入院体检　体温 37.0 ℃，脉搏 90 次 / 分，呼吸 16 次 / 分，BP 140/80mmHg；神清语利，精神可，口唇无发绀，皮肤巩膜无黄染，浅表淋巴结未及，颈软，无抵抗，咽无充血，扁桃体无肿大，甲状腺无肿大，双肺呼吸音粗，未闻及明显干湿性啰音，无胸膜摩擦音，心音有力，律齐，各瓣膜听诊区未闻及杂音，腹平坦，腹壁无静脉曲张，腹软，无压痛及反跳痛，无肌紧张，未触及腹部包块，肝脾肋下未及，Murphy 氏征阴性，肾区无叩击痛，肠鸣音 3 次 / 分，双下肢无水肿，双下肢可见散在红斑伴鳞屑。

3. 辅助检查　①临床相关化验指标，血常规，白细胞 12.9 × 10⁹/L，血红蛋白 120 g/L，中性粒细胞绝对值 8.52 × 10⁹/L，嗜酸细胞绝对值 1.24 × 10⁹/L，中性粒细胞百分比 66%，嗜酸细胞百分比 9.6%，C- 反应蛋白 24.55 mg/L；谷草转氨酶 175U/L，谷丙转氨酶 272U/L，白蛋白 36.3 g/L，球蛋白 45.4 g/L，总胆红素 57.7μmol/L，直接胆红素 30.9μmol/L，间接胆红素 26.8μmol/L，γ- 谷氨酰转移酶 561U/L，碱性磷酸酶 742U/L，钾 3.24mmol/L，血糖、血脂及肾功能（—）；凝血功能及尿常规、便培养（—），便常规镜下可见多量脂肪颗粒；免疫球蛋白 G 29.6 g/L，免疫球蛋白 E504IU/mL，补体 C3 30.86 g/L，抗着丝点蛋白 B 阳性（++），余风湿抗体未见异常，ANCA（—），自免肝抗体均阴性，IgG429.5 g/L；肿瘤标志物，CA199 180.1U/mL，余均正常；血脂肪酶、淀粉酶、传染病四项、病毒四项、肺炎支原体及衣原体均无异常。②胃镜检查：慢性胃炎伴糜烂。③治疗前肝胆胰脾彩超：胰腺明显不规则弥漫性增大增厚（胰头 3.3 cm，胰体 2.4~2.8 cm，胰尾 3.2~3.3 cm），呈团状，回声不均匀，胆囊壁不均匀增厚，胆总管不均匀性增厚，轻度脂肪肝；治疗后 2 月复查肝胆胰脾彩超：胰腺弥漫性增大增厚，较前回缩（胰头 2.2 cm，胰体 1.9~2.0 cm，胰尾 2.2~2.3 cm），胆囊壁及胆总管壁不均匀性增厚，均较前减轻，轻度脂肪肝；治疗 4 月后复查肝胆胰脾彩超：胰腺未见异常（胰腺大小、形态正常，实质回声均匀），脂肪肝，胆囊轻度炎性改变，脾未见明显异常。④胸部 CT：右肺炎症，右肺上叶小结节。治疗前全腹 CT 平扫及强化检查：胰腺弥漫性增大，形态饱满（未见异常强化），胆囊壁及胆总管上段不均匀增厚、胆总管上段不规则扩张，不除外肿瘤性病变，胆囊结石，肝左叶小囊肿。治疗 1 月后复查全腹 CT 平扫：胰腺体积较前明显减小，肝左叶小囊肿，胆囊炎、胆囊结石，肠系膜脂膜炎。治疗半年后复查全腹 CT 平扫：胰腺形态大小未见异常，肝左叶小囊肿，胆囊炎、胆囊结石，肠系膜脂膜炎（图 7-95-1 ）。

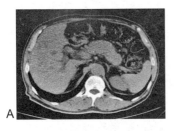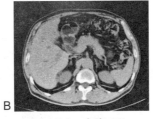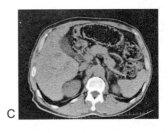

图 7-95-1　全腹 CT

注:图 A:治疗前 胰腺弥漫性增大,形态饱满;图 B:治疗 1 月后 胰腺体积较前明显缩小;图 C:治疗 6 月后 胰腺形态大小正常;

4. 初步诊断　①IgG4 相关性自身免疫性胰腺炎;②肝功能异常;③支气管哮喘;④银屑病。

5. 诊治经过及随诊　患者初次入院后,完善相关化验检查,考虑 IgG4 相关性自身免疫性胰腺炎诊断,予加用泼尼松 40 mg 每日 1 次治疗,并予护胃、保肝及抗感染、补钙、补钾等治疗,经激素治疗 1 月后患者腹痛、腹泻及消瘦症状逐渐改善,复查腹部彩超及腹部 CT 均可见胰腺体积较前明显缩小;后患者规律随诊,激素逐渐减量,复查 IgG4 水平降至正常,CA199 正常,影像学检查示胰腺大小形态正常,提示治疗有效,应用 3 月后激素予以停用。患者在激素停用 1 年后出现病情复发,化验免疫球蛋白 G 及 IgG4 水平升高,经评估后再次给予泼尼松 40 mg 每日 1 次治疗,患者病情再次缓解;期间监测血清 IgG4 水平逐渐降至正常,激素维持治疗 1 年余。追踪随诊患者 3 年,至今未再复发。

【分析与讨论】

IgG4 相关性疾病是近年来新被定义的一种由自身免疫介导的伴血清 IgG4 水平增高的慢性纤维炎症性疾病,主要组织病理表现为以 IgG4 阳性浆细胞为主的淋巴、浆细胞浸润,并伴有席纹状纤维化、闭塞性静脉炎和嗜酸性粒细胞浸润[1]。IgG4 相关性疾病比较罕见,目前发病机制尚不明确,目前的主流观点是免疫紊乱和感染作为诱发因素,激活大量的淋巴细胞参与免疫反应,释放 IL-4、IL-5、IL-10、IL-13 和转化生长因子 β(TGF-β)等细胞因子,导致嗜酸性粒细胞增多,血清 IgG4 和 IgE 浓度升高,以及促进 IgG4-RD 的特征性纤维化[2]。近几十年来, IgG4 -RD 已被公认为一种全身性疾病,包括许多以前不相关并被称为独立实体的单一器官疾病。该病多为慢性隐匿性或亚急性起病,显著升高的 IgG4 水平和肿块样病灶是最常见的临床表现。可累及多器官、系统,主要包括胆管、涎腺、眼眶、胰腺等[2]。其中,IgG4 相关性自身免疫性胰腺炎最为常见,主要表现为 I 型自身免疫性胰腺炎。

IgG4 相关性自身免疫性胰腺炎以胰腺肿大和胰腺管不规则狭窄为特征,伴有血清 IgG4 水平升高,其好发于男性,多数病例超过 50 岁,最常见的临床表现为腹痛及间歇性黄疸,亦可伴有腹泻、消瘦[3]。IgG4-AIP 实际上是 IgG4 相关性疾病在胰腺的局部表现,除胰腺受累之外,部分 IgG4-AIP 伴有胰腺外器官受累,包括胆管炎、纵隔或腹腔淋巴结肿大、间质性肾炎、腹膜后纤维化、涎腺炎、肺间质纤维化等[4]。IgG4 相关性自身免疫性胰腺炎部分病变可表现为局灶性肿块,且常引起主胰管和胆管的不均匀狭窄和继发的扩张,导致与胰腺癌的鉴别诊断困难,往往可根据血清学指标、影像学检查及病理组织学加以鉴别诊断,此外,两者的临床预后明显不同。根据 2011 年 AIP 国际统一诊断标准[5], IgG4-AIP 诊断标准如下：Ⅰ，影像学（必备），胰腺实质弥漫性、局灶性、节段性肿大，可伴有低密度的环和或肿块，胰管弥漫性、局灶性、节段性狭窄，常伴有胆管的狭窄；Ⅱ，血清学：血清免疫球蛋白 G 及 IgG4 升高，IgG4>2MLN；Ⅲ，胰腺病灶活检淋巴浆细胞、IgG4 阳性细胞的浸润伴纤维化；Ⅳ，胰腺外组织器官受累；Ⅴ，试验性的类固醇治疗；其中，必须具备Ⅰ，另外同时具有Ⅱ和（或）Ⅲ，且除外胰腺的恶性病变，IgG4-AIP 的诊断即可成立。本例患者以腹痛腹泻伴消瘦起病，血清学指标提示免疫球蛋白 G 及 IgG4 明显升高，影像学提示胰腺呈弥漫性肿大，有胆管受累，腹部 CT 示胰腺弥漫性肿大，CT 强化后未见肿瘤征象，综合评估后本例患者 IgG4-AIP 诊断明确。

IgG4-AIP 的治疗以糖皮质激素为主，激素治疗不仅能够有效缓解症状，同时影像学可见肿大的胰腺明显缩小，甚至完全恢复正常，主胰管的不规则狭窄消失，各项实验室检查的异常指标均可恢复正常。糖皮质激素的治疗方案[6]是泼尼松的初始剂量为 0.6 mg/（kg·d），维持 2~4 周，结合实验室检查及影像学改变，每 1~2 周减 5 mg，直至减量至维持剂量 2.5~5 mg/d，持续治疗 1~3 年，可降低复发率，影像学及血清学指标的恢复中止激素治疗的良好指标。但激素治疗有效的其中一部分患者可以出现病情复发，表现为症状复发，伴随着胰腺和（或）胰腺外，包括胆道/唾液腺和后腹膜影像学异常以及血清 IgG4 水平升高。如果病情复发，再次激素治疗或增加激素剂量同样有效。目前研究显示，激素治疗的近期预后良好，远期预后尚不明确，主要是因为存在许多其他的影响因素，如胰腺的内分泌和外分泌功能障碍及潜在的恶变可能等[3]。对于患者治疗开始时是否应用免疫抑制剂存在显著差异，部分学者主张在病情复发及难治性患者可加用免疫抑制剂；另一部分学者则倾向激素联合免疫抑制剂，以减少病情复发；如甲氨蝶呤、硫唑嘌呤、吗替麦考酚酯、利妥昔单抗等[7]。本例患者初诊给予糖皮质激素治疗后病情好转，期间停用激素后病情复发，再次应用同剂量激素治疗，并延长维持治疗时间，随诊 3 年时间患者未再出现病情复发，后续治疗效果仍需进一步观察。因该病存在恶变可能，当临床难以排除恶性肿瘤时，或对于内科治疗反应差、病情反复发作的患者，在内科积极抗炎的同时，可选择手术治疗，在一定程度上可以缓解患者的临床症状。

【专家点评】

IgG4 相关性疾病是一种由自身免疫介导伴血清 IgG4 水平增高的慢性纤维炎症性疾病。IgG4-RD 临床表现复杂多样，可先后或同时累积多个器官和系统，患者常因首发症状不同而就诊于不同专科，由于单一科室的诊治具有片面性，易造成漏诊和误诊。该疾病易与恶性肿瘤、炎性肿块等实体样病变相混淆，需结合临床病史、血清学、影像学、组织病理学进行综合评估。根据临床表现、血清学指标以及影像学检查，本例患者 IgG4 相关自身免疫性性胰腺炎可明确诊断。

IgG4-RD 的治疗强调个体化，糖皮质激素作为其一线用药，绝大数患者对类固醇激素治疗反应好，总体临床预后佳，但一部分激素治疗有效的患者容易复发，研究表明 IgG4-RD 复发与激素首剂给予剂量无关，且通过激素维持治疗可降低疾病复发率。目前对于联合使用免疫抑制剂仍存在较大争议，当患者单用激素治疗不佳、疾病活动不能递减激素剂量、激素减量过程中病情反复或激素不良反应明显等情况时,推荐激素联合应用免疫抑制剂治疗。

【参考文献】

[1] 王珊珊.IgG4 相关性自身免疫性胰腺炎的特征及激素与免疫抑制剂治疗效果的临床研究 [D]. 吉林大学,2022.

[2] NAKAJIMA，A. AND I. KAWACHI. IgG4-related Disease of the Nervous Systems[J]. Brain Nerve，2021，73(5)：584-594.

[3] 丁雪梅,文兵. 自身免疫性胰腺炎的诊断和治疗 [J]. 中国临床医生,2010,38(9):5-9

[4] WANG H，YAO L，WANG L，et al. Focal lgG4-related autoimmune pancreatitis with distalcholedochal adenocarcinoma：a rare case report[J].BMC Gastroenterol, 2021，21(1)：421.

[5] SHIMOSEGAWA T，CHARI ST，FRULLONI L，et al. International consensus diagnostic criteria for autoimmune pancreatitis：guidelines of the International Association of Pancreatology[J]. Pancreas，2011,40(3)：352-358.

[6] HART PA，KAMISAWA T，BRUGGE WR，et al. Long-term outcomes of autoimmune pancreatitis：a multicentre，international analysis [J].Gut，2013,62(12)：1771-1776.

[7] KHOSROSHAHI A，WALLACE ZS，CROWE JL，et al. International consensus guidance statement on the management and treatment of lgG4-related disease [J]. Arthritis & Rheumatology(Hoboken，NJ)，2015,67(7):1688-1699.

（毛翠秀,郭翎飞）

病例 96　口干、眼涩伴肾功能不全

【病例导读】

　　IgG4 相关性疾病(immunoglobulin-G4 related disease，IgG4-RD)是近年来新被定义的一种由免疫介导的慢性炎症伴纤维化的疾病,主要组织病理表现为以 IgG4+ 浆细胞为主的淋巴、浆细胞浸润,并伴有席纹状纤维化、闭塞性静脉炎和嗜酸性粒细胞浸润。该病几乎可累及身体的各个部位,少数患者仅有单个器官受累,而大多数患者则同时或先后出现多个器官病变。显著升高的血清 IgG4 水平和肿块样病灶是本病最常见的临床表现,肿块样病变和持续性免疫炎症反应导致的纤维化可对受累脏器及其周围组织造成压迫和不可逆的损伤,甚至器官功能衰竭。IgG4 相关性疾病可累及全身多个器官和系统,临床表现复杂多样。IgG4 相关性肾病合并 IgG4 相关 Mikulicz 病临床上较为少见,临床医师应提高对该疾病的认识,减少漏诊和误诊,改善患者预后。

【病例介绍】

　　患者,男,55 岁,主因"纳差、乏力 4 月余,加重伴血肌酐升高 1 月"入院。

　　1.病史介绍　患者 4 月余前无明显诱因出现纳差、乏力,伴恶心,未呕吐。3 月前患者发现尿中泡沫增多,无肉眼血尿,无尿频、尿急、尿痛,无双下肢水肿,未系统诊治。1 月前患者纳差、乏力较前加重,伴有口干,眼涩,尿中泡沫增多,就诊于外院,查胸部 CT 提示双侧腋窝及纵膈内多发淋巴结影增大,以隆突下淋巴结为主,两肺支气管壁增厚较前进展,两肺多发树芽影及小斑片状高密度影较前增多,心包积液较前增多。血常规,WBC 4.82×10^9/L,N 28.8%,EOS 23.4%,PLT 222×10^9/L,Hb 141 g/L,生化,BUN 10mmol/L,Cr 166μmol/L,ALB 34 g/L,GLO 64 g/L,TP 98 g/L;尿常规:尿蛋白 +,血 IgG 41.9 g/L,IgM 0.28 g/L,IgA 1.21 g/L,后患者多次复查血 Cr 波动于 150μmol/L 左右,现为求进一步诊治就诊于收住入院。既往史:高血压病史 2 年,血压最高 150/90mgHg,未规律服药,未监测血压;冠心病病史 1 年余,未服用冠心病二级预防用药。COPD 病史 1 年余,平时应用舒利迭、阿斯美。近半年曾服用中药两月余,具体不详。否认糖尿病、肿瘤等其他家族遗传性疾病史。否认肝炎、结核等传染病病史,否认食物及药物过敏史。

2. 入院体检　体温 36.3 ℃,脉搏 67 次 / 分,呼吸 18 次 / 分,BP 132/91mmHg;神志清楚,眼球略突出,双侧眼睑肿胀,巩膜无黄染,结膜无苍白,咽无充血,扁桃体不大。双侧呼吸音粗,两肺底可闻及混性罗音、哮鸣音,心率 67 次 / 分,心律齐,各瓣膜听诊区未闻及明显杂音,腹软,无压痛及反跳痛,肝脾肋下未及,四肢肌力级,四肢肌张力正常,双下肢无水肿。双侧足背动脉搏动正常。双侧巴氏征未引出。

3. 辅助检查:

(1)临床相关化验指标:血常规,白细胞 5.37×10^9/L,血红蛋白 118 g/L,血小板 181×10^9/L,嗜酸性粒细胞百分数 25.7%;钙 1.99 mol/L,r- 谷氨酰转肽酶 88U/L,白蛋白 28.1 g/L,球蛋白 50 g/L,谷草转氨酶 42U/L,肌酐 168μmol/L,尿素 8.1mmol/L,乳酸脱氢酶 115U/L,白蛋白 / 球蛋白 0.56,二氧化碳结合力 24 mol/L,肌酸激酶同工酶 33 L,碱性磷酸酶 166ML。IgG 32.18 g/L,IgM 0.338 g/L,补体 C3 0.29gL/L,补体 C4 0.01 g/L,IgG4 13.867 g/L,自身免疫抗体系列正常。凝血四项、D- 二聚体正常,尿本周蛋白试验(-),24 小时尿蛋白定量 0.59 g,肿瘤标志物正常,艾滋病抗体、丙肝抗体、梅毒试验阴性。

(2)影像学检查:①骨盆 X 线:骨盆退行性改变。②心脏超声:左室壁运动尚协调,运动幅度尚正常,二尖瓣、三尖瓣、肺动脉瓣轻度返流,左室收缩功能正常,左室舒张功能减低。LVEF 69%。③腹部 CT:肝内低密度灶,胆囊底壁稍厚,两肾实质密度欠均匀,两肾盂旁囊性低密度灶,右肾及两输尿管壁稍厚,腹、盆腔、腹膜后及两腹股沟区多发小淋巴结。④胸部 CT:考虑两侧慢性支气管病变,左上肺磨玻璃样结节,两肺间质病变,纵隔多发淋巴结,心包少量积液。⑤骨髓穿刺结果:骨髓增生活跃,粒系比例正常,红系比例增高,巨核细胞正常,未检测到 JAK2、FGFRI、PDGFR B、FIPIL1/CHIC2/ PDGFR a 基因发生缺失重排列。⑥ PET-CT 检查:ⓐ双侧泪腺腺体增厚、双侧颌下腺密度增高、胰腺尾部形态饱满。双肾形态饱满、前列腺形态饱满。体部多发大小不等淋巴结影,代谢增高,结合病史,考虑 IgG4 相关性疾病。ⓑ双肺间质纹理增多、双肺胸膜下区域多发网格及磨玻璃密度影,代谢不均匀增高。考虑双肺间质炎症。

4. 初步诊断　①IgG4 相关性疾病,IgG4 相关性肾病,IgG4 相关 Mikulicz 病;②慢性肾脏病 3 期;③冠状动脉粥样硬化性心脏病,心功能 Ⅱ 级;④高血压病 1 级(极高危);⑤慢性阻塞性肺疾病;⑥肺间质病变。

5. 诊治经过及随诊　患者入院后,予甲泼尼龙治疗,初始剂量为 40 mg/d,辅以保护胃黏膜、补钙、降压等治疗,出院后患者规律我科门诊随诊,4 周后复查肾功能较前有所改善,激素逐渐减量,每 2 周激素减量 5 mg,联合甲氨蝶呤 10 mg/ 周治疗。复查尿蛋白较前减少,血肌酐较前下降,激素逐渐减量至甲泼尼龙 10 mg/d,患者病情逐渐趋于平稳。

【分析与讨论】

IgG4 相关性疾病是一种自身免疫介导的炎性纤维化疾病,这一疾病可累及多个器官或系统,包括唾液腺、胰腺、泪腺、眶周及眶内组织、淋巴结、胆系、肾脏、甲状腺、神经系统、腹膜后、肠系膜、皮肤、肝脏、肺、胸膜、纵隔、心包、动脉、乳腺、前列腺等 [1-3]。1888 年波兰医生 Mikulicz 报道了一例双侧泪腺、腮腺肿大的病例,这可能是世界上报道的第一例 IgG4 相关疾病。2003 年 Kamisawa 首次提出 IgG4-RD 的概念,2010 年 IgG4-RD 作为一类系统性疾病正式得到学术界的认可,同期北京协和医院首次通过综述形式向国内引入 IgG4-RD 的概念。2021 年由中国罕见病联盟与中华医学会风湿病学分会联合组织专家组,在总结国内外经验和研究结果的基础上,制定了 IgG4 相关性疾病诊治中国专家共识 [4-7]。IgG4-RD 临床上以血 IgG4 升高、受累组织弥漫性肿大为特征,病理则主要表现为组织中弥漫性淋巴、浆细胞浸润和席纹状纤维化,部分亦可出现嗜酸性粒细胞浸润和阻塞性静脉炎。患者可先后或同时出现多个脏器受累,起病症状和临床表现因受累器官不同而复杂多样。不同脏器受累患者临床特点差异较大 [8-9]。本患者以肾功能异常起病,临床表现为纳差、乏力,伴有口干、眼涩,查体可见眼球略突出,双侧眼睑肿胀。化验检查提示球蛋白、嗜酸性粒细胞异常升高,补体 C3、C4 降低,IgG4 明显升高,PET-CT 表现为双侧泪腺腺体增厚、双侧颌下腺密度增高、胰腺尾部形态饱满。双肾形态饱满、前列腺形态饱满。体部多发大小不等淋巴结影,代谢增高。根据 2011 年日本制定的 IgG4-RD 综合诊断标准 [10] 及 2019 年 ACR/EMLAR 制定的 IgG4-RD 分类标准 [11],考虑 IgG4 相关性疾病诊断明确。

IgG4 相关性肾病(IgG4-related kidney disease,IgG4-RKD)以肾小管和间质受累为主,故又称为 IgG4 相关性肾小管间质性肾炎(IgG4-related tubulointerstitial nephritis,IgG4-TIN)。常表现为以 IgG4 沉积为主的膜性肾病,称为 IgG4 相关性膜性肾病。其主要病理特点为光镜下见肾小管 - 间质弥漫或片状淋巴细胞、IgG4+ 浆细胞浸润,部分患者还可见嗜酸粒细胞浸润,炎性浸润区域肾小管萎缩、破坏,甚至肾小管消失、肾小管基底膜增厚。浸润细胞周围形成特征性的"席纹状"纤维化。免疫荧光下 80% 以上患者肾小管基底膜及间质中可见免疫复合物沉积,呈颗粒样,包括 IgG、κ 及 λ 轻链沉积,免疫球蛋白以 IgG1、IgG4 沉积为主,少部分可见 IgG3、C3、C1q 沉积。免疫组化下可见炎性细胞浸润区域 IgG4+ 浆细胞 / IgG+ 浆细胞 ≥ 40% 或 IgG4+ 浆细胞 >10 个 /HP,此为 IgG4-RKD 病理诊断的必要条件。电镜下可见间质炎性细胞浸润部位有相同的电子致密物沉积。肾小球及肾血管受累少见,且多继发于 IgG4-TIN[12-14]。

IgG4 相关性 Mikulicz 病典型特征包括泪腺及唾液腺肿大、血清 IgG4 水平显著提高(>1.35 g/L)及病理组织中 IgG4 阳性浆细胞大量浸润。临床上呈亚急性或隐匿性起病,无或少有炎症表现,出现疼痛、眶周组织肿大、眼球突出、视力下降等,其临床表现受其累及部位影响,其几乎可累及所有眼眶组织,包括泪腺(84%)、眶窝(19%)、眼外肌(19%)、神经(7%),巩膜累及少见,且常眼部多种组织同时受累,单组织病变少见。泪腺病变可出现伴或不伴突眼的无痛性泪腺肿大,眼球突出向内下方移位,外上方运动受限。若病灶巨大可导致视网膜脉络膜褶皱,出现视力模糊,长期较强压迫将造成巩膜、脉络膜及视网膜的不可逆病变[15-16]。当病灶位于视神经时,视神经可出现萎缩,也可由于周围病灶发展压迫视神经造成视力下降[17-18]。有研究表明,IgG4 相关 Mikulicz 病表现可与恶性肿瘤相似,出现巨大肿块,侵袭周围组织,并伴骨质破坏[19]。该患者同时存在肾脏及眼部病变,诊断时应避免漏诊,并与其他疾病相鉴别。患者血肌酐升高,肾功能异常,应与其他继发性肾损害鉴别。患者无皮疹,无关节痛,无口腔溃疡,无雷诺现象,无神经系统损害表现,自身免疫性抗体谱正常,ANCA 相关血管炎抗体正常,暂不考虑其他免疫介导的继发性肾损害。具有相关症状且诊断不明患者,建议完善肾活检检查,明确肾脏病理辅助诊断。患者同时伴有口干,眼涩,免疫球蛋白升高,应与干燥综合征相鉴别。干燥综合征常表现为口干、眼干、吞咽困难等,组织学表现为腺实质萎缩,ANA、SSA、SSB 一项或多项阳性,IgG、IgE 水平正常或稍高,IgG4 相关性疾病患者腺实质通常呈均匀性,IgG、IgG4、IgE 水平明显升高,ANA、SSA、SSB 通常为阴性。两者病理学表现差异较大,干燥综合征的患者腺体少见 IgG4 阳性浆细胞,但 IgG4 相关性疾病患者病理表现为受累的组织中以 IgG4 阳性浆细胞明显浸润为特征。患者嗜酸性粒细胞增多,应与其他嗜酸性粒细胞增多相关疾病鉴别,患者未行骨髓穿刺,但患者无发热、消瘦、肝脾肿大、骨痛等临床表现,白细胞正常,暂不考虑嗜酸性粒细胞起源于血液肿瘤克隆,患者无嗜酸性粒细胞增多家族史,无过敏性疾病相关病史,患者无喘息、咳嗽、呼吸困难,无鼻窦病变及神经病变体征,胸部 CT 未见肺部浸润影,ANCA 阴性,不支持嗜酸性肉芽肿血管炎诊断。有相关文献表明[20],IgG4 相关性疾病可以以嗜酸性粒细胞增多伴血管淋巴样增生为首要表现,嗜酸性粒细胞计数可达 1.46×10^9/L。此外,我国一项 122 例重要脏器损伤的 IgG4 相关性疾病患者的前瞻性队列研究表明,嗜酸性粒细胞增多症是 IgG4 相关性疾病复发的危险因素[21]。该患者 IgG4 阳性,免疫球蛋白升高,嗜酸性粒细胞增多,伴有肾功能损害,结合 PET-CT 结果考虑诊断为 IgG4 相关性疾病。

2021 年 IgG4 相关性疾病诊治中国专家共识[7]中,提出 IgG4 相关性疾病治疗目标是积极控制疾病活动,诱导疾病缓解,根据疾病的活动度和严重程度,制定个体化治疗方案。根据病情,可分为诱导缓解、维持缓解和预防复发。早期治疗可防止炎症和纤维化造成的不可逆性脏器损伤。当疾病快速进展可能导致器官出现不可逆性损害时,需行紧急治疗,以尽快阻止器官损伤,改善预后。在 IgG4 相关性疾病的治疗中,激素仍是治疗 IgG4-RD 的基石,亦是公认的一线药物,可用于疾病的诱导缓解和维持阶段。治疗反应取决于病程和受累器官类型,但绝大多数患者对激素治疗反应较好。中等剂量激素是目前最常推荐的起始用量,相当于泼尼松 30~40 mg/d,初始剂量治疗 2~4 周病情有效控制后可规律减量,每 1~2 周减 5 mg,直至维持剂量。改善病情的抗风湿药(disease modifying antirheumatic drugs,DMARDs)与糖皮质激素联合使用较单用糖皮质激素更能有效控制疾病,减少 IgG4-RD 患者的复发。传统 DMARDs 包括吗替麦考酚酯、硫唑嘌呤、环磷酰胺、来氟米特、甲氨蝶呤、环孢霉素、他克莫司、6- 巯基嘌呤、沙利度胺、艾拉莫德等。本患者 IgG4 相关性疾病诊断明确，累及肾脏、泪腺、双侧颌下腺，处于疾病活动期，激素应用初始计量为 40 mg/d。患者对激素治疗相对较敏感，4 周后复查肾功能较前有所改善，评估治疗方案有效、病情控制，激素逐渐减量，每 2 周激素减量 5 mg，联合甲氨蝶呤 10 mg/ 周治疗。对于难治性 IgG4-RD 患者，在规律大剂量糖皮质激素及传统 DMARDs 治疗基础上，联合生物制剂治疗可能有助于病情控制且预防相关严重并发症。有研究表明 [22]，利妥昔单抗为抗 CD20 单克隆抗体，主要用于清除 B 细胞，在初治和复发 IgG4-RD 均取得了较好的疗效。所以治疗中在药物的选择上可以尝试激素、传统 DMARDs 以及生物制剂的联合应用。

【专家点评】

IgG4 相关性疾病是一种由免疫系统介导的全身性炎性纤维性疾病，可累及全身多个器官和系统，临床表现复杂多样。多数患者病程呈逐渐进展趋势，可导致重要脏器功能障碍，甚至危及生命。根据症状、体征及影像学检查，本例患者符合 2019 年 ACR/EULAR 制定的 IgG4-RD 分类标准，IgG4 相关性疾病诊断明确。早期患者有口干、眼涩，肾功能损害表现，应与干燥综合征以及常见的继发性肾损害疾病相鉴别。IgG4 相关性肾病合并 IgG4 相关 Mikulicz 病临床上较为少见。应详细问诊并进行充分体格检查，避免漏诊。

对于有症状且病情活动的 IgG4-RD 患者应早期接受治疗，无症状但重要脏器受累并进展的患者亦需及时治疗。糖皮质激素是治疗 IgG4-RD 的一线药物，应用中应注意激素所产生的不良反应，根据患者的治疗效果及时调整剂量。当患者单用激素治疗不能充分控制病情，推荐联合使用传统免疫抑制剂和生物制剂。患者临床表现多样，常累及多器官系统，临床中可多学科协作，更好地完成疾病的诊断、评估、治疗和随访，减少漏诊和误诊，改善患者预后。

【参考文献】

[1] STONEJH, KHOSROSHAHIA, DESHPANDEV, et al. Recommendations for the nomenclature of IgG4-related disease and its individual organ system manifestations [J]. Arthritis Rheum, 2012,64(10):3061-3067.

[2] KAMISAWAT, ZENY, PILLAIS, et al. IgG4-related disease[J]. Lancet, 2015, 385(9976):1460-4071.

[3] 张盼盼,赵继志,王木,等. 我国 IgG4 相关性疾病患者的临床特征分析:前瞻性队列研究 346 例 [J]. 中华内科杂志, 2017,56(9):644-649.

[4] TAKAHASHI H, YAMAMOTO M, SUZUKI C, et al. The birthday of a new syndrome：IgG4-related diseases constitute a clinical entity [J]. Autoimmun Rev, 2010, 9(9): 591 - 594.

[5] 林玮,张文.IgG4 相关性疾病 [J]. 中华临床免疫和变态反应杂志,2010, 4(4):307-311.

[6] 郑可,李雪梅,蔡建芳,等.IgG4 相关性疾病泌尿系统损害分析 [J]. 中华肾脏病杂志, 2012,28(12):937-942.

[7] 张文,董凌莉,朱剑,等 .IgG4 相关性疾病诊治中国专家共识 [J]. 中华内科杂志 , 2021, 60(3): 192-206.

[8] LIUY, XUEM, WANGZ, et al. Salivary gland involvement disparities in clinical characteristics of IgG4-related disease：a retrospective study of 428 patients[J]. Rheumatology（Oxford），2020,59（3）:634-640.

[9] LIW, CHENY, SUNZP, et al. Clinicopathological characteristics of immunoglobulin G4-related sialadenitis [J]. Arthritis Res Ther，2015,17（1）:186.

[10] MMEHARAH, OKAZAKIK, MASAKIY, et al. Comprehensive diagnostic criteria for IgG4-related disease（IgG4-RD），2011[J]. Mod Rheumatol，2012,22（1）:21-30.

[11] WALLACEZS, NADENRP, CHARIS, et al. The 2019 American College of Rheumatology/European League Against Rheumatism classification criteria for IgG4-related disease[J]. Ann Rheum Dis，2020,79（1）:77-87.

[12] KAWANO M, SAEKI T, NAKASHIMA H, et al. Proposal for diagnostic criteria for IgG4-related kidney disease [J]. Clinical and experimental nephrology，2011,15（5）:615-626.

[13] NAGATA M, HARA S. Characteristic tubulointerstitial nephritis in IgG4-related kidney disease. T Saito，et al. IgG4-related kidney disease [M]. Springer，2016:105-113.

[14] CORNELL L D.IgG4-related tubulointerstitial nephritis [J]. Kidney international，2010，78（10）:951-953.

[15] EBBO M, PATIENT M, GRADOS A，et al. Ophthalmic manifestations in Ig G4—related disease：Clinical presentation and response to treatment in a French case-series[J]. Medicine（Baltimore），2017,96（10）:e6205.

[16] KUROKAWA T, HAMANO H, MURAKI T, et al. Immunoglobulin G4 related dacryoadenitis presenting as bilateral chorioretinal folds from severely enlarged lacrimal glands[J]. Am J Ophthalmol,2018,9:88-92.

[17] YU WK, TSAI CC, KAO SC, et al. Immunoglobulin G4-related ophthalmic disease[J]. Taiwan J Ophthalmol,2018,8（1）:9-14.

[18] ZHANG W, LUO J, JIAO J.Optic nerve involvement in immunoglobulin G4-related disease：A case report[J]. Exp Ther Med，2016，12:111-114.

[19] 彭晓林,何为民. IgG4 相关眼病的机制及诊疗研究进展 [J]. 国际眼科杂志 2019，19（11）:1896-1900.

[20] 夏颖,杨秀奇,李慎秋,等. 以嗜酸性粒细胞增多伴血管淋巴样增生为皮肤表现的 IgG4 相关性疾病 [J]. 临床皮肤科杂志,2022,49(9):545-549.

[21] HIRANO K, TADA M, ISAYAMA H，et al. Outcome of long-term maintenance steroid therapy cessation in patients with autoimmune pancreatitis：a prospective study[J]. J Clin Gastroenterol，2016，50（4）:331-337.

[22] CARRUTHERSMN, TOPAZIANMD, KHOSROSHAHIA, et al. Rituximab for IgG4-related disease：a prospective,open-label trial[J]. Ann Rheum Dis，2015,74（6）:1171-1177.

（张彤,邓长财,杨云华,杜彭）

第八章 儿童风湿病

病例97 头痛、运动障碍伴性格改变

【病例导读】

舞蹈（chorea）是不自主运动表现形式中的一种，可见于系统性红斑狼疮（systematicness lupus erythematosus，SLE）、抗磷脂抗体综合征（antiphospholipid antibody syndrome，APS）等多种自身免疫性疾病[1]。儿科APS分类标准通常将成人札幌标准[2]中儿童本不涉及的病态妊娠去除，保留血栓形成这一临床标准加上实验室指标。舞蹈是APS标准外临床表现中神经系统表现最常见的症状之一[3]。单纯舞蹈表现的APS在儿童少见，临床上面对以舞蹈症为表现的患儿时，应考虑到自身免疫性疾病的可能性。鉴于舞蹈症与aPLs的存在密切相关，即使在没有其他结缔组织病（connective tissue disease，CTD）血清学或临床证据的儿童中，都应寻找抗磷脂抗体谱（aPLs），以期早期明确诊断，早期启动适当的治疗，促进症状缓解并预防其他系统并发症，达到最佳治疗效果。

【病例介绍】

患者，女，9岁，主因"间断头痛1年，运动障碍1月余"入院。

1. 病史介绍　近1年偶诉头痛，部位性质不详，未特殊诊治。近1个月出现运动障碍伴性格改变，表现为清醒时间断不自主努嘴、四肢舞蹈样动作，睡眠时无上述发作，不能独走，最初为右侧肢体，半个月前出现言语含糊，后出现左侧肢体不自主运动，性格较前敏感、易怒，较前"爱笑"，病中无抽搐、意识障碍、视力下降、吞咽困难、饮水呛咳、尿便障碍等，病中未注意是否发热，无脱发、乏力、关节肿痛、皮下硬结、红斑、心悸、胸闷、胸痛等表现。近半年患"口腔溃疡"2次，近半个月间断风团样皮疹。其母亲的"堂姐"患"系统性红斑狼疮"。

2. 入院体检　体温36.4℃，脉搏80次/分，呼吸20次/分，BP 98/60mmHg；血氧饱和度99%（未吸氧），神清，精神反应可，呼吸平，节律规则，双眼视物清，双侧瞳孔等大等圆，d=3 mm，对光反射灵敏，眼球运动自如，眼震（-），面纹对称，伸舌居中，四肢肌张力稍低，四肢肌力Ⅳ+级，指鼻欠准确，肢体、躯干共济协调，可见间断不自主努嘴、肢体舞蹈样动作，可自行行走、蹲起，偶有走路不稳，可听懂指令、正常交流，言语欠清，咽反射（+），双侧跟膝腱（+~++），双侧对称，双巴氏征（-），脑膜刺激征（-），未见蝶形红斑，背部可见陈旧皮疹，呈暗红色，颈部、腹股沟可扪及数枚花生粒大小淋巴结，质软，边界清，活动可，无触痛，口腔黏膜光滑，上腭可疑血管炎改变，双手、足未见血管炎表现，双肺呼吸音粗，未闻及干湿啰音，心音有力，律齐，心率80次/分，未及杂音，腹软不胀，未及包块，肝脾未及，脉有力，末梢暖。

3. 辅助检查　血红蛋白128 g/L，白细胞8.12×10⁹/L，中性粒细胞65%，血小板

102×10^9/L，ESR 47 mm/1 h，C 反应蛋白 <2.5 mg/L，尿常规（－）。血气分析和电解质正常。血生化中 ALT　60U/L，LDH 744U/L，间接胆红素 15.5μmol/L，其余指标均正常。铜蓝蛋白、甲状腺功能、淋巴细胞亚群、γ 干扰素释放试验均正常。IgG 17.39 g/L，IgA 2.13 g/L，IgM 1.81 g/L，补体 C3 0.48 g/L，补体 C4 0.03 g/L，类风湿因子（－），抗链 O（－），库姆实验（－）。ANA 1:320，均质型；抗 dsDNA 抗体免疫印迹法（＋＋），间接免疫荧光法 1:32，ELISA 法 452.17 IU/mL。抗 ENA 抗体中抗核小体抗体（±），抗组蛋白抗体（＋＋），余（－），ANCA（－）。活化部分凝血活酶时间（APTT）38.6 秒，稀释蝰蛇毒时间试验（dRVVT）和硅化凝血时间（SCT）检测狼疮抗凝物（LA）均为（＋），IgG 型抗心磷脂抗体（aCL）67.57U/mL，IgA 和 IgM 型 aCL（－）；IgA 型抗 $β_2$ 糖蛋白 1（β2-GPⅠ）抗体（－），IgG 和 IgM 型抗 $β_2$-GPⅠ分别为 80.35RU/mL 和 25.91RU/mL。外周血神经免疫抗 NMDAR、AMPAR1 和 2、LGI1、CASPR2 和 GABA B 受体抗体等均（－）。头部核磁平扫及核磁血管造影未见异常，脑电图正常。

4. 初步诊断　①系统性红斑狼疮、神经精神性狼疮？②抗磷脂抗体综合征（继发性）。

5. 诊治经过及随诊　入院后予甲泼尼龙 500 mg 每日 1 次冲击治疗 3 天，口服盐酸硫必利，舞蹈样动作明显好转，步态平稳，言语变清晰。出院继续口服醋酸泼尼松、硫酸羟氯喹及小剂量阿司匹林，2 周后不自主运动完全消失，监测多次血常规、尿蛋白均（－），目前继续随诊治疗中。

【分析与讨论】

舞蹈症表现为患者意识清楚但不能自行控制骨骼肌动作，可涉及身体的任何部分。在儿童中，原发性舞蹈可见于①常染色体显性遗传：如亨廷顿舞蹈病、良性遗传性舞蹈病、脊髓小脑性共济失调，阵发性运动障碍；②常染色体隐性遗传：如苯丙酮尿症、肝豆状核变性、舞蹈 - 棘状红细胞增多症、共济失调毛细血管扩张症、戊二酸血症Ⅰ型、甲基戊烯二酸尿症Ⅲ型、C 型尼曼皮克病、神经节苷脂沉积症、神经元核内包涵体病和异染性脑白质营养不良；③ X 染色体连锁遗传：如 Lesch-Nyhan 综合征、MeLeod 综合征，Rett 综合征。继发性舞蹈的常见病因包括①中枢神经系统感染，如单纯疱疹病毒、水痘 - 带状疱疹病毒、腮腺炎病毒、支原体、军团菌、弓形虫、艾滋病毒、细小病毒 B19、副黏病毒（麻疹）、莱姆病；②血管性疾病，如动静脉畸形、烟雾病、脑肿瘤、脑外伤、脑卒中、脑出血、心脏移植后；③内分泌疾病，如甲状腺功能亢进、糖尿病、低血糖、维生素 B_{12} 缺乏症；④药物或中毒，如多巴胺受体激动剂（如左旋多巴）、多巴胺受体拮抗剂、抗惊厥药（如卡马西平、苯巴比妥）、钙离子通道阻滞剂、一氧化碳、乙醇、甲醇、甲苯、铋、锰、铊、汞等；⑤自身免疫性疾病，如风湿热（Sydenham 舞蹈病）、SLE、APS 以及自身免疫性脑炎（autoimmune encephalitis，AE）、贝赫切特综合征脑病及原发性中枢神经系统血管炎[1]。其中，最常见的病因是风湿热，本例缺乏发热、心脏炎、游走性多关节炎、皮下小结、环形红斑等表现，C 反应蛋白阴性、白细胞无增多，抗链 O 阴性，多种自身抗体阳性、补体减低，将诊断迅速指向结缔组织病，进而查出三种 aPLs 阳性，使诊断明确为 aPLs 相关舞蹈症。

aPLs 是一组以磷脂和 / 或磷脂结合蛋白为靶抗原的自身抗体总称，包括狼疮抗凝物

（LA）、抗心磷脂抗体（aCL）、抗 β₂ 糖蛋白 I 抗体（抗 β2-GP I）。aPLs 主要存在于抗磷脂综合征（APS）等自身免疫病患者中，是 APS 最具特征性的，也是标准内的实验室指标。儿童原发性 APS 很少见，绝大多数是继发于 SLE，部分 SLE 可以舞蹈为首发表现[4]。研究表明，90% 的 SLE 出现舞蹈症状患者的抗磷脂抗体呈阳性[5]。本患儿稀释蝰蛇毒时间试验（dRVVT）和硅化凝血时间（SCT）检测 LA、IgG 型 aCL、IgG 和 IgM 型抗 β2-GP I 三种 aPLs 均为阳性，虽然存在 SLE 背景，APS 应直接为本例舞蹈症负责。严格地讲，本例并不能满足 APS 诊断，因为影像学未见血栓栓塞性改变。目前并没有专门针对儿科 APS 的分类标准，通常将成人札幌标准[2] 中儿童本不涉及的病态妊娠去除，保留血栓形成这一临床标准加上实验室指标用于儿童患者，因此对儿科 APS 虽然特异，但是敏感性欠缺[6]。APS 还有许多诊断标准外（extra-criteria）的临床表现，如心瓣膜病、肾脏病变、血小板减少和网状青斑等。神经系统的 extra-criteria 表现包括急性脑病、小脑共济失调、舞蹈、横贯性脊髓炎、认知障碍和精神病等[3]，多数无法单独用血栓解释。舞蹈是 APS 最常见的运动障碍，但发生率仅为 1.3%~4.5%，主要发生在低龄患者[7]，可以是全身发作，也可表现为偏身发作[8]，单纯舞蹈表现的头部影像学多为阴性。APS 舞蹈的机制不清，有可能是 aPLs 对神经组织直接损伤所致，目前有两个假说：缺血导致基底节供血减少；aPLs 结合到富含磷脂的基底节区，导致免疫介导的直接神经元损伤[9]。

　　APS 舞蹈的治疗包括：舞蹈的对症治疗、免疫治疗、抗凝治疗。约 55%~65% 舞蹈病患者有自发缓解趋势，症状在几天至几个月内即可消退，通常不需要特殊治疗[10]；常用的控制不自主运动的药物为多巴胺受体拮抗剂，如：氟哌啶醇、硫必利等，氟哌啶醇是儿童一线用药；抗癫痫药物如丙戊酸、卡马西平，精神病药利培酮在成人应用较多，在儿童尚缺乏对照研究[11]；GC 联合免疫抑制剂（环磷酰胺、霉酚酸酯、硫唑嘌呤、甲氨蝶呤）可用于控制全身性疾病，难治性的 APS 可选择 IVIG、PE、利妥昔单抗[12][13][14]。虽然个别可以复发，SLE 或 APS 继发的舞蹈总体预后良好，但有潜在发生动脉栓塞风险[5]，抗凝治疗（华法令、低分子肝素）旨在避免反复发生血栓事件，权衡出血风险，应在出现血栓事件时再作考虑，不建议在单纯 aPLs 阳性的舞蹈症中常规应用；对于持续 aPLs 阳性不伴有血栓事件，可小剂量阿司匹林联合羟氯喹预防血栓形成[15]。

　　【专家点评】

　　儿童舞蹈可见于原发性 APS，但本例无疑为继发性。SLE 是 APS 最常继发的自身免疫病，而无论根据 2012 年 SLICC 标准还是 2019 年 EULAR/ACR 标准[16][17] 本例都无法诊断 SLE，因其临床只有舞蹈一种表现，而舞蹈也未纳入 SLE 的分类标准之中。但患儿存在高滴度的抗 dsDNA 抗体和低补体血症，有理由相信本例存在 SLE 背景，须在今后密切观察 SLE 的其他系统损害。儿童神经精神性狼疮中舞蹈的发生率不超过 1%~2%[18]，个别如同本例可以舞蹈作为 SLE 首发甚至单独的临床表现[4, 10]，实际上 SLE 的舞蹈也多与 aPLs 相关。本例为 LA、aCL 和抗 β2GP I "三阳" 患者，血栓风险高；与其他两种 aPLs 相比，LA 的血栓风险以及与舞蹈的相关性更高[5]。患儿 APTT 在正常值范围内，但对 LA 特异性较高的 dRVVT 和敏感性较好的 SCT 同时阳性，表明 APTT 正常不能完全排除 LA 的存在[19]。

APS 非血栓性神经系统损害的治疗尚无标准方案,鉴于本例的 SLE 背景和 aPLs"三阳",给予了激素联合羟氯喹及小剂量阿司匹林,并予多巴胺受体拮抗剂对症,病情迅速缓解,后期应监测 aPLs 水平。

【参考文献】

[1] TORREGGIANI S, TORCOLETTI M, CUOCO F, et al. Chorea, a little-known manifestation in systemic lupus erythematosus: short literature review and four case reports [J]. Pediatr Rheumatol Online J, 2013, 11(1): 36.

[2] MIYAKIS S, LOCKSHIN MD, ATSUMI T, et al. International consensus statement on an update of the classification criteria for definite antiphospholipid syndrome (APS) [J]. J Thromb Haemost, 2006, 4(2): 295-306.

[3] ABREU MM, DANOWSKI A, WAHL DG, et al. The relevance of "non-criteria" clinical manifestations of antiphospholipid syndrome: 14th International Congress on Antiphospholipid Antibodies Technical Task Force Report on Antiphospholipid Syndrome Clinical Features [J]. Autoimmun Rev, 2015, 14(5): 401-414.

[4] POIL AR, YOUSEF KHAN F, LUTF A, et al. Chorea as the first and only manifestation of systemic lupus erythematosus [J]. Case Rep Rheumatol, 2012, 2012: 907402.

[5] REINER P, GALANAUD D, LEROUX G, et al. Long-term outcome of 32 patients with chorea and systemic lupus erythematosus or antiphospholipid antibodies [J]. Mov Disord, 2011, 26(13): 2422-2427.

[6] RUMSEY DG, MYONES B, MASSICOTTE P. Diagnosis and treatment of antiphospholipid syndrome in childhood: A review [J]. Blood Cells Mol Dis, 2017, 67: 34-40.

[7] RICARTE IF, DUTRA LA, ABRANTES FF, et al. Neurologic manifestations of antiphospholipid syndrome [J]. Lupus, 2018, 27(9):1404-1414.

[8] AYALEW Y, KHATTAK F. Antiphospholipid antibody syndrome presenting with hemichorea [J]. Case Rep Rheumatol, 2012, 2012: 471543.

[9] NOURELDINE MHA, NOUR-ELDINE W, KHAMASHTA MA, et al. Insights into the diagnosis and pathogenesis of the antiphospholipid syndrome [J]. Semin Arthritis Rheum, 2019, 48(5):860-866.

[10] ATHANASOPOULOS E, KALAITZIDOU I, VLACHAKI G, et al. Chorea revealing systemic lupus erythematosus in a 13-year-old boy: A case report and short review of the literature[J]. Int Rev Immunol,2018,37(4):177-182.

[11] BAIZABAL-CARVALLO JF, ALONSO-JUAREZ M, KOSLOWSKI M, et al. Chorea in systemic lupus erythematosus[J].JClin Rheumatol,2011,17(2):69-72.

[12] YOKOYAMA K, MORI M, YOSHIDA A. Mycophenolate mofetil therapy for two cases of antiphospholipid antibody-associated chorea [J]. Mod Rheumatol, 2016, 28(4): 709-711.

[13] BROGNA C, MARIOTTI P, MANNA R. Conventional and intravenous immunoglobulin

therapy in paediatric antiphospholipid antibodies-related chorea [J]. Lupus, 2014, 23（14）: 1449-1451.

[14] VITALITI G, TABATABAIE O, MATIN N, et al. The usefulness of immunotherapy in pediatric neurodegenerative disorders: A systematic review of literature data [J]. Hum Vaccin Immunother, 2015, 11（12）: 2749-2763.

[15] GROOT N, DE GRAEFF N, AVCIN T, et al. European evidence-based recommendations for diagnosis and treatment of paediatric antiphospholipid syndrome: the SHARE initiative [J]. Ann Rheum Dis, 2017, 76（10）: 1637-1641.

[16] PETRI M, ORBAI AM, ALARCÓN GS, et al. Derivation and validation of the Systemic Lupus International Collaborating Clinics classification criteria for systemic lupus erythematosus [J]. Arthritis Rheum, 2012, 64（8）: 2677-2286.

[17] ARINGER M, COSTENBADER K, DAIKH D, et al. 2019 European League Against Rheumatism/American College of Rheumatology classification criteria for systemic lupus erythematosus [J]. Ann Rheum Dis, 2019, 78（9）:1151-1159.

[18] CARDOSO F. Autoimmune choreas [J]. J Neurol Neurosurg Psychiatry, 2017, 88（5）: 412-417.

[19] PENGO V, TRIPODI A, REBER G, et al. Update of the guidelines for lupus anticoagulant detection [J]. Subcommittee on Lupus Anticoagulant/Antiphospholipid Antibody of the Scientific and Standardisation Committee of the International Society on Thrombosis and Haemostasis. J Thromb Haemost, 2009, 7（10）: 1737-1740.

（赵倩倩，尹晶，马继军，李维超，夏静跃，刘晓雪，李崇巍）

病例98 可以自由变形的手关节

【病例导读】

Jaccoud 关节病（Jaccoud's athropathy，JA）是一种以可复性、非侵蚀性关节畸形为临床特征的骨关节病，最初由 François Sigismond Jaccoud 在 1 例风湿热患者中描述，此后陆续在系统性红斑狼疮（systemic lupus erythematosus，SLE）、干燥综合征、硬皮病等弥漫性结缔组织病（diffuse connective tissue disorders，DCTDs）中被报道，但在儿童风湿性疾病中罕见报道。JA 的关节畸形是由于关节附属结构异常造成的，包括韧带和关节囊松弛、滑膜炎、腱鞘炎和肌腱偏离轴线，因此可被动复位，关节功能保持正常。目前治疗主要包括物理疗法和矫正装置，JA 和 SLE 疾病活动度没有直接相关性，因此应避免针对原发病的过度治疗。

【病例介绍】

患儿，女，13 岁，主因"间断发热伴皮疹 6 年，双手关节变形 1 年余"入院。

1. 病史介绍　患儿入院前 6 年出现间断发热伴皮疹于我院免疫科住院，根据患儿血液系统损害（白细胞 2.77×10^9/L，淋巴细胞计数 0.5×10^9/L），肾脏损害（尿蛋白定性 +~++，24 小时尿蛋白定量 >150 mg），抗核抗体（ANA）阳性（1:1000，均质型），抗双链脱氧核糖核酸抗体（anti-dsDNA）强阳性,抗核小体抗体（anti-Nuc）超强阳性,C3（0.75 g/L）、C4（0.09 g/L）减低,诊断系统性红斑狼疮。接受口服醋酸泼尼松、硫酸羟氯喹联合静脉输注环磷酰胺治疗,定期随诊复查。监测血常规大致正常,补体恢复正常,尿蛋白和 anti-dsDNA 于治疗 1 年后转阴,环磷酰胺累积剂量达 10 g 后使用来氟米特、硫酸羟氯喹维持治疗,醋酸泼尼松逐渐减量至 5 mg 隔天 1 次,免疫科门诊定期复诊,无病情活动。入院前 1 年余（确诊 SLE 第 5 年）开始出现双手关节畸形,主要表现为手指用力伸展时关节不能伸直,呈现屈曲或过伸位,放松后症状消失,关节畸形为可逆性,同时伴晨僵,无红肿热痛及功能受限,无其它关节受累,为进一步诊治收住院。

2. 入院体检　双手手指略向尺侧偏斜,双侧拇指掌指关节屈曲,指间关节过伸,呈"z"字畸形;食指、中指近端指间关节过伸,远端指间关节屈曲,呈"天鹅颈"样畸形;示指近端指间关节略屈曲,远端指间关节过伸,呈"纽扣花"样改变（图 8-98-1）,放松时可复位（图 8-98-2）,各关节无明显肿胀和压痛,关节自主活动度正常。

3. 辅助检查　血常规,白细胞 5.19×10^9/L,中性粒细胞比例 42%,血红蛋白 137 g/L,血小板 335×10^9/L, C 反应蛋白（CRP）38.8 mg/L,白细胞介素 -6（IL-6）6.82pg/mL,红细胞沉降率（ESR）5 mm/h,肝肾功能、免疫球蛋白、补体水平大致正常,尿常规未见异常。ANA 阳性（滴度 1：1280,均质型）,anti-dsDNA 阴性,anti-Nuc 超强阳性。类风湿因子（RF）阴性,抗环瓜氨酸多肽（anti-CCP）阴性。3 次双手 X 线正位片（每间隔 3~6 个月）均提示双手形态良好,骨质结构完整,骨质密度略减低（图 8-98-3）。

4. 初步诊断　①系统性红斑狼疮;②Jaccoud 关节病。

5. 诊治经过及随诊　患儿出现关节症状后曾调整用药,将醋酸泼尼松加量至 15 mg 每日 1 次,联合甲氨蝶呤 10 mg 每周 1 次、硫酸羟氯喹 0.2 每日 1 次治疗,但关节症状无明显改善。根据患儿关节畸形可复位,ESR 正常,血清 RF、anti-CCP 均阴性,X 线平片无骨侵蚀表现,诊断为 SLE 伴发的 JA。因患儿关节功能正常,不影响日常生活,结合文献复习,本病目前无特殊治疗手段,以物理疗法为主。醋酸泼尼松逐渐减至 5 mg 隔日 1 次,并继续应用甲氨蝶呤和硫酸羟氯喹控制原发病,同时指导双手康复锻炼。随访 2 年,关节症状无加重,原发病病情稳定。

【分析与讨论】

患儿于确诊 SLE 后第 5 年出现双手可逆性关节畸形,用力时手指呈"天鹅颈"、"纽扣花"和拇指"Z"字形改变,放松状态下可复位,关节功能正常。实验室检查示 ESR 正常,CRP 轻度升高, RF 及 anti-CCP 均阴性,多次 X 线检查未见骨质破坏,随访 2 年关节症状无加重和减轻且原发病病情稳定,临床符合 JA 诊断。SLE 是一种累及多系统的慢性自身免疫性疾病。骨骼肌肉症状是 SLE 患者最常见的临床表现之一,从关节痛到严重变形性关节炎,从暂时性到持续性病变。多数 SLE 关节病变表现为炎性关节痛和非侵蚀、非变形性关节炎,较少发生变形性关节病变。JA 属于一种可逆的变形性关节病,在成人 SLE 中发病率约为 5%。目前尚无儿童 SLE 伴发 JA 发病率的相关报道。由于本病与类风湿性关节炎（rheumatoid arthritis,RA）临床表现类似,容易造成误诊和过度治疗。

【专家点评】

目前 JA 没有广泛认可的诊断标准。最近 Santiago M 提出了针对 SLE 伴发 JA（Jaccoud-type lupus arthropathy，JLA）的诊断标准：①符合 2019 年欧洲抗风湿病联盟（EULAR）/美国风湿病学会（ACR）标准的 SLE 诊断；②典型的关节畸形；③关节 X 线平片无骨侵蚀，4. 排除 RA 等其他 DCTDs、遗传性结缔组织疾病伴关节过度活动（如 Ehlers-Danlos 和 Marfan 综合征）和帕金森病等，满足全部 4 条可诊断 JLA。本例患儿即符合以上所有条件。JLA 可分为两种临床类型："经典型"指畸形可复位，和"严重型"指畸形已固定。"严重型"JLA 会损害关节功能，且很难与 RA 区分。通过 ESR、RF、anti-CCP 和关节影像学检查有助于两者的鉴别诊断。研究显示，JA 和 SLE 疾病活动性、累积损伤和生存率之间没有直接相关性[5]，因此不需要强化原发病的免疫治疗，避免慢病管理过程中的药物不良事件和增加患者的经济负担。但应定期行关节影像学检查，同时注意功能锻炼。

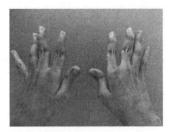

图 8-98-1　双手关节畸形，呈 Z 字、天鹅颈、纽扣花样改变

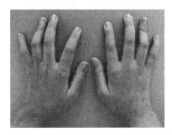

图 8-98-2　放松状态下双手关节畸形可恢复

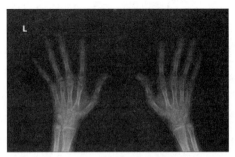

图 8-98-3　双手关节 X 线平片

【参考文献】

[1] SANTIAGO MB, GALV AO. Jaccoud arthropathy in systemic lupus erythematosus：analysis of clinical characteristics and review of the literature[J]. Medicine（Baltimore），2008，87（1）：37-44.

[2] PIGA M, CONGIA M, BALESTRIERI A, et al. Imbalanced MMP-3 and MMP-12 serum levels in systemic lupus erythematosus patients with Jaccoud's arthropathy and a distinctive MRI pattern[J]. Rheumatology（Oxford），2021，60（9）：4218-4228.

[3] LOUREIRO GALVAO V, FERREIRA VASCONCELOS DOS SANTOS D, SANTIAGO MB. The Influence of Hand Dominance on the Degree of Deformities in Patients With Systemic Lupus Erythematosus and Jaccoud Arthropathy[J]. Clin Rheumatol，2020，26（7S Suppl 2）：S205-S207.

[4] KERAMIOYOU K, ANAGNOSTOU C, KONSTANTONIS G, et al. Impaired hand function and performance in activities of daily living in systemic lupus erythematosus, even in patients achieving lupus low disease activity state（LLDAS）[J]. Rheumatol Adv Pract，2021，5（2）：b029.

[5] QUINTANA R, PONS-ESTEL G, ROBERTS K, et al. Jaccoud's arthropathy in SLE：findings from a Latin American multiethnic population[J].Lupus Sci Med，2019，6（1）：e000343.

（李赫，刘力）

病例99　始于新生儿期的反复口腔溃疡、面部皮疹、发热

【病例导读】

儿童时期发病系统性红斑狼疮（systemic lupus erythematosus，SLE）约占总体 SLE 的 10%~20%，儿童 SLE 起病急、症状重、预后差，需要更积极治疗以获得更好的预后，抓住治疗时机很重要。儿童期早发性 SLE 多数指 5 岁之前就出现症状，普遍认为这部分患儿存在基因突变，被称为单基因狼疮样综合征[1]。目前已知单基因狼疮相关的基因突变包括补体激活途径（*C1q*、*C1r/C1 s*、*C2*、*C4* 等）、Ⅰ型 IFN 途径（*DNASE*1、*DNASE*2、*TREX*1、*IFIH*1、*SAMHD*1、*ACP*5 等）、自我耐受途径（*PRKCD*、*TNFSF3B* 等）、Ras 途径（*BPTPN*11、*SOS*1、*RAF* 等）、未分类（*RAG*1、*RAG*2、*TNFAIP*3、*ADA*2 等）。每年有很多新发现的基因突变与 SLE 发病有关，为更好探索这一复杂疾病的发病机制提供重要线索。

【病例介绍】

患儿，女，11 岁，主因"口腔溃疡 11 年伴间断发热"第 1 次住院。

1. 病史介绍　患儿自新生儿时期开始每月发作口腔溃疡，溃疡面积较大，间断伴随发热、面部皮疹，每年发热 10 次左右，主要为中低热，面部皮疹时轻时重。曾于外院疑诊 SLE。患儿为第 2 胎第 2 产，生产史无异常。患儿父母及其同胞哥哥体健。

2. 入院体检　生长发育落后，神志清，精神反应可，呼吸平，无发绀，面颊部可见陈旧性

皮疹,部分色素沉着。口唇可见结痂,口腔黏膜可见数枚溃疡,表面有黄白色渗出(图8-99-1),双肺呼吸音粗,未闻及干湿啰音,心音有力,律齐,腹软,肝脾肋下未及,四肢活动自如。

3. 辅助检查　血常规,Hb 77 g/L,WBC 7.15×10^9/L,NE% 50%,L% 38%,M% 10%,PLT 202×10^9/L,CRP 8 mg/L。血 EBV-DNA 1.3×10^4copies/mL。结核干扰素释放试验1.30,结核感染T细胞(QFT)阳性,PPD试验阴性。血培养(-)。免疫球蛋白IgG 14.17 g/L,IgA 1.86 g/L,IgM 0.72 g/L,C3 0.31 g/L,C4 0.03 g/l。抗 ANA1:160,均质型,抗组蛋白抗体>400RU/mL,抗核小体抗体>400RU/mL,抗双链DNA 473.2IU/mL,抗核糖体P蛋白抗体60.61RU/mL。总T细胞:75.25%,抑制T细胞CD3+CD8+ 46.30%,辅助T细胞CD3+CD4+ 28.55%,NK细胞CD16+CD56+ 6.01%,B细胞CD19+ 18.02%。铁蛋白620.80ng/mL,叶酸、维生素 B_{12} 正常范围,溶血象(-),抗磷脂抗体阴性。尿蛋白+,24小时尿蛋白定量418.6 mg。肺部CT:双肺纹理重。心电图:窦性心律,Ⅰ度房室传导阻滞。超声心动:二尖瓣返流(轻度),三尖瓣返流(轻度),心包积液(少量)。腹部B超:腹水(少量),肝脾肾未见异常。骨髓细胞形态检查:骨髓有核细胞增生活跃,红系增生明显,考虑为增生性贫血。骨髓细胞学:增生活跃骨髓象,细胞形态未见明显异常。骨髓细胞免疫分型:有核红细胞比例增高,未见其他异常免疫表型细胞。

4. 初步诊断　①系统性红斑狼疮;②狼疮性肾炎;③EB病毒感染;④潜伏结核感染?⑤中度贫血。

5. 诊治经过及随诊　入院后予拉氧头孢钠、阿昔洛韦、氟康唑抗感染,甲强龙40 mg每日1次抗炎,硫酸羟氯喹0.2 g每日1次治疗原发病及口腔护理。住院期间患儿体温正常,口腔溃疡逐渐缓解,皮疹逐渐减轻。住院第5、6天予IVIG共2 g/kg免疫支持治疗。考虑患儿自新生儿期发病,化验提示EBV感染,同时疑诊潜伏结核感染,高度怀疑原发性免疫缺陷病或单基因狼疮,完善全外显子家系检查。出院后口服泼尼松25 mg每日2次,羟氯喹0.2 g每日1次,雷帕霉素0.5 mg每日1次,异烟肼0.3 g每日1次。

出院后半个月因"右足红肿4天伴低热"再次住院。入院查体右足背红肿,范围约5 cm×7 cm,局部皮温升高,活动时疼痛,足背动脉搏动有力。血常规,白细胞 12.70×10^9/L,NE% 85%,L% 11%,血红蛋白102 g/L,血小板 352×10^9/L,CRP<2.5 mg/L。ESR:59 mm/1 h。电解质、肝肾功能、心肌酶大致正常。凝血功能正常。Ig、C3正常,C4 0.07 g/l。EBV-DNA 1.7×10^4copies/mL。尿常规(-)。24小时尿蛋白定量110 mg。心电图:窦性心律,正常心电图。右足背超声回报:右侧足背动脉广泛增宽,右侧足背动脉分叉处梭形无回声区,右侧足背皮下软组织增厚伴水肿。右足MRI示右足软组织肿胀,右足面皮下为著并伴片状强化,右踝关节少量积液。据患儿右足红肿,局部皮温升高,活动时疼痛,结合右足MRI表现,诊断右足软组织感染。入院后口服泼尼松20 mg每日2次治疗原发病,予拉氧头孢钠抗感染,结合足背超声不除外小血管血栓,予阿司匹林100 mg每日1次抗血小板,低分子肝素钙抗凝。住院期间患儿体温正常,右足肿痛逐渐减轻,共住院治疗8天,病情好转,复查结核感染T细胞检测阴性,停用异烟肼。家系基因检测结果回报患儿 RELA 基因有1个杂合突变:在1084号核苷酸由鸟嘌呤G变为胸腺嘧啶T(c.1084G>T)的杂合突变,导致氨基酸发生无义突变(p.E362X)。经家系验证分析,受检人父母该位点均无变异,此变异为自发突变。根据 ACMG 指南,该变异初步判定为致病性变异(Pathogenic)PVS1+PS2+PM2。该基因突变文献报道可以导致黏膜炎、自身免疫现象、固有免疫异常、反复感染,该位点属于新发突变。RNA-Seq 也报告相同位点突变,属于致病突变。门诊随诊 6 个月,激素逐渐减量,激素减量至 15 mg 隔日 1 次,复查血、尿常规、肝肾功能正常,复查结核感染 T 细胞阴性,复查 EBV-DNA<10^3 copies/mL。

治疗 7 个月时因"外阴疱疹 3 天"第 3 次住院。入院查体会阴部及肛周、臀部可见米粒大小疱疹,成簇出现,泡壁薄,部分有破溃,伴疼痛及痒感。左侧大阴唇红肿,皮温稍高,伴疼痛,尿道口可见白色分泌物(图 8-99-2)。血常规,HB 140 g/L,WBC 12.9 × 10^9/L,NE% 75%,L% 17%,M% 8%,PLT 336 × 10^9/L,CRP 3.3 mg/L。Ig、补体大致正常。EBV-DNA<10^3 copies/mL,真菌检测(—)、血培养(—)。 皮肤科会诊诊断带状疱疹。入院后予阿昔洛韦联合拉氧头孢钠抗感染, IVIG 500 mg/kg 免疫支持,莫匹罗星、阿昔洛韦软膏加强皮肤护理,营养脏器及对症支持治疗。住院期间体温正常,外阴疱疹破溃逐渐愈合。停用雷帕霉素,继续口服泼尼松 15 mg 隔日 1 次、硫酸羟氯喹 0.2 g 每日 1 次,随诊 1 年后激素减量为 5 mg 隔日 1 次。复查 ANA 1∶160,ENA(—),Ig、补体正常。

【分析与讨论】

本例患儿无论根据 SLICC-2012 或者 ACR-2019 分类标准,均可诊断为 SLE。患儿自新生儿期开始出现口腔溃疡及发热,反复发作,当地医院曾考虑过 SLE,但一直没有明确诊断。我院确诊时,也发现 EBV 感染和难以确认的结核感染问题,提示其固有免疫和适应性免疫均存在异常,高度怀疑免疫缺陷病。后续的基因检查及转录组测序技术均提示 RELA 基因有 1 个杂合突变,为自发突变,具有致病性。Laura 等人证实 RELA 基因杂合突变是 SLE 的一个新致病基因,它导致 RelA(p65)突变蛋白表达和 NF-κB 二聚体在体内的平衡失调,激活 I 型 IFN 基因的过度表达,导致临床症状[2]。本患儿诊断病史很长,但并未有严重器官损害,临床表现有 I 型 IFN 途径异常激活的特征,如皮疹、口腔溃疡、发热、生长发育迟缓,与基因位点的致病性一致,虽然没有功能实验,但是可以判定该位点为早发型儿童 SLE 的致病基因。本例出现结核感染干扰素释放试验阳性,在短暂治疗后转为阴性,不排除是异常活跃的干扰素途径导致假阳性。

【专家点评】

该患儿因为在治疗之初不排除潜伏结核感染和已经证实的 EBV 感染,因此没有使用 SLE 治疗中常用的免疫抑制剂。在治疗过程中,出现两次感染,分别为足部软组织感染和外阴疱疹病毒感染,不仅提示固有免疫异常,也提示药物可能的副作用导致感染。仅使用很小剂量激素和硫酸羟氯喹治疗后,病情也可以很好控制,提示 RELA 基因突变的 SLE 患者是否需要强有力的免疫抑制剂需要斟酌,这也是根据 SLE 异质性来制定个体化精准治疗方案的不断探索。

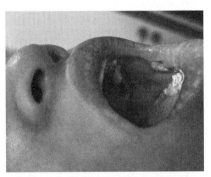

图 8-99-1　患者口腔溃疡

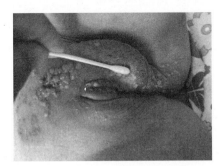

图 8-99-2　患者尿道口白色分泌物

【参考文献】

[1] DEMIRKAYA E, SAHIN S, ROMANO M, et al. New Horizons in the Genetic Etiology of Systemic Lupus Erythematosus and Lupus-Like Disease：Monogenic Lupus and Beyond[J]. J Clin Med，2020，9（3）：712.

[2] LAURA BARNABEI, HICHAM LAMRINI, MATHIEU CASTELA，et al. Heterozygous RELA mutations cause early-onset systemic lupus erythematosus by hijacking the NF-κB pathway towards transcriptional activation of type-I Interferon genes[J]. bioRxiv，2020，04，27：046102

（李赫，刘力）

病例 100　发热、关节炎伴活动后气促

【病例导读】

　　幼年皮肌炎（juvenile　dermatomyositis，JDM）是儿童时期常见的自身免疫性肌病，表现为特异性皮损、横纹肌肌肉炎症和系统性血管炎。治疗以糖皮质激素联合免疫抑制剂为主，总体预后较成人好，近年来生物制剂的应用更是改善了患儿的预后和生活质量。抗黑色素瘤分化相关基因 5（melanoma differentiation-associated gene 5，MDA5）抗体相关 JDM 临床可有发热、皮疹等表现而肌肉病变轻或无，极易合并间质性肺病（interstitial lung disease，ILD），病情进展快、病死率高，且皮疹表现多样化、可不典型，因此做好早期病例的识别和管理是改善预后的关键；临床需强化免疫抑制治疗，一旦继发感染，往往与原发病鉴别困难，且难以获得病原。本病例对于抗 MDA5 相关 JDM 反复发热、浆膜腔积液的诊治经过可在大

家今后的临床工作中提供参考。

【病例介绍】

患者,女,8 岁,主因"间断发热、关节肿痛 7 个月,活动后气促半月"入院。

1. 病史介绍　患儿于入院前 7 个月出现关节肿痛,晨起明显,受累关节为双手近端指间关节 2-4,有活动受限,同时伴发热,体温 38 ℃左右。发病后 2 个月到当地县医院就诊,检查有轻度贫血、C- 反应蛋白(CRP)正常、血沉(ESR)50 mm/1 h、类风湿因子(RF)阴性、铁蛋白(FER)442.7ng/mL,双手 X-Ray(-),抗感染治疗无效,加用"吡罗昔康""激素"治疗热退,关节症状缓解。在激素减量过程中患儿再次发热伴关节肿痛,于入院前 3 个月就诊于省内三甲医院,血常规示白细胞(WBC)一过性下降、血色素(Hb)血小板(PLT)正常,尿常规(—),CRP 正常,ESR 中度升高;生化转氨酶轻度升高、余大致正常;包括"结核(TB)、真菌、布氏杆菌"等在内的病原相关检查均阴性;RF、抗环瓜氨酸肽、抗角蛋白抗体、HLA-B27 等阴性;抗核抗体(ANA)1: 100、抗 ds-DNA(—)、抗 Ro-52KD(+)、抗中性粒细胞胞浆抗体(—)、抗磷脂抗体(—)、各类免疫球蛋白(Igs)和补体正常;涎液化糖链抗原(KL-6)进行性升高(>1000U/mL),白介素 -6>1000 pg/mL;骨髓细胞学检查(—);B 超示双手近端指间关节、双踝、左足背跗横关节滑膜增生、滑膜炎;骶髂关节核磁显示髋关节肿胀、尾骨后下部臀部软组织异常信号;腹部 CT 未见异常;胸部 CT 示"双肺多发病变、外周为著、考虑炎症"(图 8-100-1 A,B);肺组织病理学显示"肺间质病变,肺有纤维化改变",诊断考虑结缔组织病 - 系统性红斑狼疮可能性大。给予静脉甲泼尼龙冲击 500 mg 每日 1 次 × 3 d(共 2 轮)联合环磷酰胺(CTX)治疗,体温降至正常、关节肿痛消退,但复查肺 CT 无明显好转(图 8-100-1 C),激素减量后又出现低热,并于入院前半个月出现活动后气促,平地行走约 200 米即有症状,为进一步诊治收入我院。既往史及家族史均无异常。

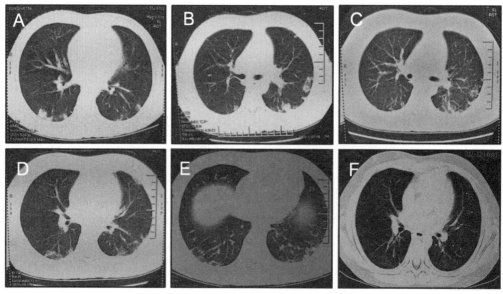

图 8-100-1　肺 CT 显示肺间质病变

院外治疗前肺 CT(A、B),院外治疗后肺 CT(C),本院治疗前肺 CT(D),本院治疗后 1.5 个月肺 CT(E),本院治疗后 5 个月肺 CT(F)

2. 入院体检 体温 36.8 ℃,脉搏 100 次 / 分,呼吸 30 次 / 分,血压 110/70mmHg;神清语利,皮肤粗糙,腹部、双下肢可见鱼鳞样皮疹(图 8-100-2 A, B),无其他形态皮疹,口腔黏膜无溃疡,浅表淋巴结未及。颈软,甲状腺未触及。呼吸略促、三凹征阴性,叩诊清音,双肺呼吸音粗,未闻及干湿啰音,心音有力,律齐,各瓣膜听诊区未闻及杂音,腹软无压痛及反跳痛,移动性浊音阴性,肝脾未触及,双下肢无水肿,四肢肌力正常。

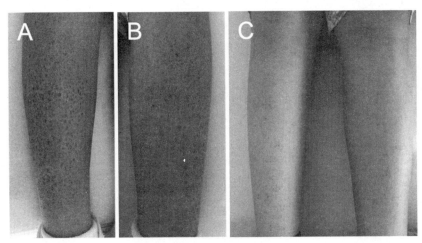

图 8-100-2 患者下肢皮疹

利妥昔单抗之前(A、B),第 1 次利妥昔单抗之后(C)

3. 辅助检查 血常规,血红蛋白 129 g/L,白细胞 6.44×10⁹/L,NE% 77%,血小板 254×10⁹/L,CRP <2.5 mg/L,尿常规(—),ESR 20 mm/1 h,动脉血气分析正常,血生化肌酸激酶 21U/L,谷丙转氨酶 39U/L,谷草转氨酶 55U/L,乳酸脱氢酶 352U/L,肾功能正常;FER 215ng/mL。甲状腺功能、淋巴细胞亚群和 γ 干扰素释放试验(IGRA)均正常。 RF(—),抗链 O(—),库姆实验(—),IgG 45.49 g/L(IVIG 后),IgA、IgM、补体 C3、补体 C4 均正常;ANA(—),ds-DNA(—),抗可提取核抗原(—);肌炎特异性抗体(MSA):抗 OJ-IgG(+),抗 MDA5-IgG(+);肌炎相关性抗体(MAA):抗 Ro-52-IgG(+++);KL-6 697.0U/mL。胸 CT 仍提示肺间质病变(图 8-100-1D);弥散肺功能检查提示肺弥散量中度减低,残气量 / 肺总量重度增加,中度限制性通气功能障碍;心电图、心脏超声(UCG)正常;肌电图:肌源性损害。

4. 初步诊断 ①低肌病肌炎;②间质性肺病。

5. 诊治经过及随诊 住院后予泼尼松 40 mg 每日 1 次(1 mg/kg/d),甲氨蝶呤(MTX) 10 mg 每周 1 次,利妥昔单抗(RTX)(375 mg/m²)×2 次。调整激素后体温正常,予以利妥昔单抗后第 2 天皮疹明显减轻,皮肤粗糙改善(图 8-100-2 C),1 个半月后肺 CT 较前好转(图 8-100-1E),活动耐力逐渐恢复,激素正常减量,半年后激素减至 12.5 mg 每日 1 次,肺 CT(图 8-100-1 F)持续好转。

出院 6 个月患儿因发热伴心前区不适再次住院,查体血压正常,心脏叩诊浊音界扩大,心音略遥远,心律不齐,HR 67~80 次 / 分,偶可闻及早搏,心电图示:窦性心律不齐、心动过缓,偶见房扑,部分导联 T 波倒置;24 小时动态心电图:偶见"F"波,Ⅱ°Ⅰ型房室传导阻滞,偶见房性早搏、室性早搏,可疑"f"波。UCG:中等量心包积液;肺 CT 未见新发病灶;血常规示 WBC 5.95×10⁹/L, N% 63%, CRP 49.9 mg/L; ESR 56 mm/1 h,考虑感染诱发原发病活动,将激素改成静脉甲强龙 40 mg 每日 1 次,予 IVIG(总量 1 g/kg)及磷酸肌酸钠营养心肌治疗,患儿体温降至正常,复查 UCG 心包积液减少,CRP 降至 3.7 mg/L,激素改成口服泼尼松 40 mg 每日 1 次,MTX 调整为 CTX。

前一次出院后 5 个月因"发热 2 天"再次住院,偶咳,阵发性胸闷。查体血压 105/70mmHg,库欣面容,精神反应可,呼吸平,无发绀,经皮测血氧饱和度 98%(未吸氧),未见明显皮疹,左下肺呼吸音稍低,叩诊浊音,语颤减弱,心音有力,律齐,心率 96 次/分,腹软不胀,肝脾未及,双上臂三角肌处压痛(+),局部无红肿,各关节无肿胀压痛,四肢肌力、肌张力正常。血常规 WBC 5.95×10⁹/L, NE% 63%, PLT 301×10⁹/L, CRP 50.59 mg/L;血电解质、肝肾功及心肌损伤标志物大致正常。血 KL-6 正常。肺 CT 示双肺散在云雾状高密度影及磨玻璃影,纵隔淋巴结肿大,双侧胸腔积液(图 8-100-3 A)。心电图示窦性心律,非特异性 T 波异常。UCG 示二尖瓣反流(轻度)、三尖瓣反流(轻度),原心包积液消失。胸腔 B 超示双侧胸腔积液,可见分隔,左侧最大液深 33 mm,右侧 23 mm。胸水常规:均匀血性,比重 1.01、蛋白(+)、红细胞数 45546 个、白细胞数 1246 个,多个核细胞 40 个,单个核细胞 1224 个。革兰染色(-),抗酸染色(-),TB-DNA(-),真菌(-),病理未见肿瘤细胞。入院后头孢哌酮舒巴坦抗感染、甲强龙 40~80 mg 每日 1 次,仍有反复发热,后胸水病原学二代测序(mNGS)回报结核分支杆菌检出序列数 4。IGRA 阳性。72 小时 PPD 硬结大小约 15 mm×12 mm,表面无破溃。同期筛查患儿母亲 72hPPD 硬结 22 mm×20 mm,胸片示右肺中、下叶片状高密度影,考虑患儿继发感染-肺结核、结核性胸膜炎。加用异烟肼、利福平、吡嗪酰胺三联抗痨,停用 CTX,泼尼松逐渐减量,患儿体温逐渐降至正常,咳嗽、咳痰消失,出院后 1 个月外院复查肺 CT 胸腔积液和肺部病变明显吸收(图 8-100-3B)。目前已停全部药物,病情稳定。

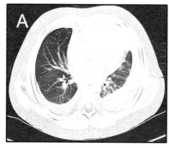
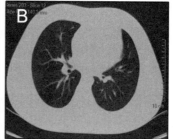

图 8-100-3 (A)双侧胸腔积液,双肺磨玻璃影(B)抗痨治疗后病变明显吸收

【分析与讨论】

幼年皮肌炎(JDM)是儿童期一种累及皮肤及横纹肌的罕见炎症性疾病,基本病理改变为血管炎。受累脏器除皮肤和肌肉,还包括呼吸系统、消化系统及循环系统等,其中呼吸系统受累最为多见,也是导致死亡的主要原因之一[1]。肌炎特异性抗体(myosiﬁс autoantibodies，MSAs）特异性存在于特发炎性肌病（idiopathic inflammatory myopathy，IIM）患者血清中，幼年起病的 IIM 绝大多数是 JDM。多达 60%~70% 的 JDM 患者可以检测 MSAs 或肌炎相关性抗体（myositis associated antibodies，MAAs[2]）。肌炎抗体检测大大提高了 IIM 的诊断率，MSAs 的亚型还与临床表型和预后具有密切的相关性，有助于判断预后、指导治疗，还有助于对发病机制进行深入研究。

本例患者为抗 MDA5 抗体相关皮肌炎，同时抗 Ro-52-IgG（+++）。抗 MDA5 抗体是皮肌炎中检出率最高的 MSA 之一，尤其是在亚洲人中。其靶抗原属维甲酸诱导基因 1 样受体家族，主要识别长度 >1kb 的双链 RNA，激活 I 型干扰素通路，在抗病毒免疫中发挥重要作用，病毒感染与抗 MDA5 的关系可能成为发病机制研究的关键。抗 MDA5 抗体是 2005 年在临床无肌病皮肌炎（clinically amyopathic dermatomyositis，CADM）患者中发现的一种 MSA，其滴度与病情呈正相关，高滴度的抗 MDA5 抗体往往预示病情严重、预后不佳。抗 MDA5 抗体阳性 JDM 肌肉病变相对轻，皮疹表现多样化、可不典型，可见甲周毛细血管改变、皮肤黏膜溃疡、关节炎，部分可出现发热，极易合并 ILD，病情进展快，一旦发展为 RPILD 病死率极高。抗 Ro-52 抗体在多种结缔组织病中均可出现，阳性 JDM 患者 ILD 风险明显升高，抗 Ro-52 抗体可与关节炎表现相关，与肌肉受累严重程度之间的相关性尚无报道。JDM 合并 ILD 需强化治疗，主要采用糖皮质激素联合环孢素 A（cyclosporine A，CsA）、CTX 等免疫抑制剂的治疗方案，重症者可应用英夫利昔单抗、利妥昔单抗及血浆置换[1]。有学者[3]研究证实：抗 Ro-52 抗体可以作为包括快速进展性 ILD 在内的重型 IIM 应用利妥昔单抗（rituximab，RTX）治疗的血清生物学标志。

当抗 MDA5 抗体相关 JDM 患者原发病治疗过程中出现发热时，需要进一步鉴别是原发病活动还是感染，这是疾病治疗的关键所在，也是难点所在。本患儿末次住院主要表现是发热伴胸腔积液。一方面，发热是抗 MDA5 抗体相关皮肌炎的常见症状，另一方面，部分 IIM 可以合并浆膜炎[4]。患儿此前曾有心包积液，经调整原发病治疗好转，本次再次胸腔积液，似乎可以拿原发病解释。但是，对于继发性免疫缺陷宿主，循证医学要求我们一定要严格排查感染。最终，干扰素释放试验的阳转以及病原学二代测序将诊断共同指向结核感染，随后针对患儿家属进行的结核排查显示其母亲为结核患者，找到了患儿结核感染的源头。

由于激素、免疫抑制剂的应用，系统性风湿病患者罹患结核感染的临床发病率本就不低，而生物制剂在其中又扮演了什么样的角色呢？一般认为与 TNF-α 拮抗剂相比，RTX 并不增加结核感染的风险[5]。不过我们也检索到 RTX 治疗抗合成酶抗体综合征时继发结核性胸膜炎的报告[6]，实际上 RTX 治疗肾病时也出现过卡氏肺孢子虫、乙肝、结核和其他感染的情况[7]，其机制包括 B 细胞耗竭不能有效递呈抗原、低丙球血症、粒细胞缺乏、对疫苗接种免疫反应减弱以及个体差异。传统观念认为结核感染主要涉及细胞免疫，而 RTX 主要影响体液免疫，因此在使用 RTX 治疗之前，没必要对结核感染进行筛查。但在结核高发区，RTX 可导致潜伏结核感染转为活动性结核感染[8]，因此我们建议 RTX 应用前常规筛查结核感染。

【专家点评】

本例患者的诊断是抗 MDA5 抗体相关皮肌炎，尽管部分抗 MDA5 抗体相关皮肌炎可以有发热,我们这个病例给大家的经验和教训就是面对这样的病人不能大意,考虑原发病病情活动同时,筛查感染同样重要。同样,IIM 合并浆膜炎并不算常见,当 JDM 出现发热伴胸腔积液时,一定要除外感染,尤其是结核感染。毫无疑问,本患儿结核感染的最大的危险因是密切接触(母亲),但是,生物制剂在其中扮演的角色也不容忽视。一般认为相比 TNF-α 拮抗剂,RTX 并不增加结核感染的风险,但临床上已有 RTX 治疗其他 IIM 时继发结核性胸膜炎,以及治疗其他疾病时出现过卡氏肺孢子虫、乙肝、结核和其他感染的报道,RTX 亦可导致潜伏结核感染转为活动性结核感染,因此建议 RTX 应用前常规筛查结核感染。

在许多复杂风湿免疫病继发感染的鉴别诊断中都少不了结核的身影,而在传统 PPD、抗酸染色和和干扰素释放试验之余,病原学的二代测序为结核感染的诊断增加了一个快速、灵敏和准确的有力武器。

【参考文献】

[1] GUPTA R, KMmAR S, GOW P, et al. Anti-MDA5-associated dermatomyositis [J]. Intern Med J, 2020, 50(4): 484-487.

[2] CHEN Z, HU W, WANG Y, et al. Distinct profiles of myositis-specific autoantibodies in Chinese and Japanese patients with polymyositis/dermatomyositis [J]. Clin Rheumatol, 2015, 34(9): 1627-1631.

[3] BAUHAMMER J, BLANK N, MAX R, et al. Rituximab in the Treatment of Jo1 Antibody-associated Antisynthetase Syndrome: Anti-Ro52 Positivity as a Marker for Severity and Treatment Response [J]. J Rheumatol, 2016, 43(8): 1566-1574.

[4] MATSUOKA N, ASANO T, SATO S, et al. A case of dermatomyositis complicated with pleural effusion and massive ascites [J]. Fukushima J Med Sci, 2020, 65(3): 140-145.

[5] DOBLER C C. Biologic Agents and Tuberculosis [J]. Microbiol Spectr, 2016, 4(6): 623-635.

[6] GAZAIX-FONTAINE E, OTTAVIANI S, DIEUDE P. Pleural tuberculosis under rituximab therapy for anti-synthetase syndrome [J]. Scand J Rheumatol, 2018, 47(4): 338-339.

[7] NIXON A, OGDEN L, WOYWODT A, et al. Infectious complications of rituximab therapy in renal disease [J]. Clin Kidney J, 2017, 10(4): 455-460.

[8] ALKADI A, ALDUAIJI N, ALREHAILY A. Risk of tuberculosis reactivation with rituximab therapy [J]. Int J Health Sci(Qassim), 2017, 11(2): 41-44.

(赵倩倩,尹晶,刘晓雪,李崇巍)

病例 101　儿童肌肉酸痛

【病例导读】

抗 3- 羟基 -3- 甲基戊二酰 - 辅酶 A 还原酶(HMGCR)抗体肌病是已知免疫介导的坏死性肌病(IMNM)三个亚型之一。欧洲和美国神经肌肉病协会将特发性炎性肌病(IIM)分为:多发性肌炎、免疫介导的坏死性肌病(IMNM)、非特异性肌炎、皮肌炎和散发性包涵体肌炎等五大类[1]。IMNM 依据不同的肌炎自身抗体分 3 个亚型:抗 HMGCR 抗体肌病、抗信号识别颗粒(SRP)肌病和抗体阴性肌病[2]。儿童患者中抗 HMGCR 肌病罕见,国内外仅有少量个案报道。

【病例介绍】

患者男,8 岁,主因"小腿肌肉酸痛 10 余天,加重 3 天"入院。

1. 病史介绍　患者于入院前 10 余天无明显诱因出现肌肉酸痛,以小腿为著,伴双下肢乏力,活动受限,不能跑跳及上下楼梯,且休息后不能缓解。入院前 3 天患者出现站立困难,上臂及小腿有触碰疼痛,影响睡眠,尿呈浓茶色。入院前 1 天患者平卧时头部不能抬离床面,下肢不能抬起,于我院急诊查血钾(K)3.0mmol/L,谷丙转氨酶(ALT)778U/L,谷草转氨酶(AST)987U/L,乳酸脱氢酶(LDH)3778U/L,肌钙蛋白 T(TnT)0.158ng/mL,肌红蛋白(MYO)>3000ng/mL,肌酸激酶(CK)55342U/L,肌酸激酶同工酶(CK-MB)1120U/L,尿潜血 3+,为求进一步诊治收入我科。既往史:入院前 4 年患"双膝关节滑膜炎",发病前 1 周曾患"感冒",否认肝炎、结核等传染病史。否认食物、药物过敏史。

2. 入院体检　体温 37.0 ℃,脉搏 106 次/分,呼吸 25 次/分, BP 112/67mmHg;神志清楚,急性面容,查体配合。额面部、颈前、颈后及胸背部可见暗红色斑片样皮疹,部分融合成片,余皮肤弹性正常。全身浅表淋巴结未触及肿大。双肺呼吸音清,未闻及干湿性啰音,心音有力,心律齐,无心包摩擦音,各瓣膜听诊区未闻及病理性杂音。腹软,全腹部无压痛、反跳痛或肌紧张,肝脾未触及,肝脾及双肾区无叩击痛。四肢肌力Ⅲ⁻级,肌张力减弱,Babinski征未引出。

3. 辅助检查　血便常规未见明显异常,尿潜血(+++)。再次查 ALT 757U/L,AST 970U/L, CK 52482U/L, CK-MB 1185U/L, TnT 0.157ng/mL, MYO >3000ng/mL,血肌酐(Cr)13.3umol/L,红细胞沉降率(ESR)10 mm/1 h;IgG 0.845 g/L,CRP 11.1 mg/L,抗核抗体(ANA)阴性,抗中性粒细胞胞浆抗体(ANCA)阴性,肌炎特异性抗体,抗 HMGCR 抗体572U/mL,余均阴性。肌电图提示:右侧胫骨前肌、左侧腓肠肌内侧头混合源性损害,肌源性损害占优势。

4. 初步诊断　免疫介导的坏死性肌病。

5. 诊治经过及随诊　入院后给予补液水化等治疗,患者症状改善不著,复查 CK、CK-MB 有上升趋势。肌炎特异性抗体提示抗 HMGCR 抗体 572U/mL,故考虑特发性炎性肌病,免疫介导的坏死性肌病,给予甲泼尼龙 500 mg 每日 1 次 ×3 天,后改为甲泼尼龙40 mg 每日 1 次联合甲氨蝶呤(MTX)7.5 mg/周,辅以静脉滴注人丙种球蛋白(IVIG)等治疗,尿色转为正常,肌力恢复至Ⅲ⁺级,复查血 CK 6643U/L, CK-MB 303U/L,尿常规:潜血阴性,红细胞 0/HP。出院后甲泼尼龙规律减量,6 月后复查 CK 337U/L,CK-MB 38U/L,MYO 40.7ng/mL。

【分析与讨论】

IMNM 的确切病因及发病机制尚未明确,目前认为可能与药物、感染、自身免疫病、肿瘤等因素相关,其肌肉病理特征是存在坏死肌细胞随机分布在整个肌束中,而镜下可见巨噬细胞和吞噬现象,提示巨噬细胞可能参与发病过程。

儿童横纹肌溶解症(rhabdomyolysis,RM)在临床并不少见,指各种原因导致的横纹肌损伤,细胞膜完整性破坏,细胞内容物漏至细胞外液及血液循环中,引起血清 CK 增高,血和尿中出现大量 MYO,严重时可出现电解质紊乱、急性肾损伤(acute kidney injury,AKI)、骨筋膜室综合征等严重并发症。国际上对于 RM 尚缺乏统一标准,2020 年 Stahl 等[3]对 1968 至 2018 年文献进行综述分析后推荐定义:急性病程;伴有 CK 水平 >1000 U/L/ 或 CK> 正常值上限 5 倍;临床可伴有肌无力、肌痛、肌肉肿胀等症状。因此该患儿入院时,结合患者症状及实验室检查,我们初步考虑 RM。需要注意的是,RM 的诊断需要积极除外肌炎、心脏、肾脏、神经系统等疾病所致 CK 升高。此外,针对 RM,文献[4]普遍认为保存肾功能与水化治疗是 RM 治疗的基石。快速开始静脉补液同时积极原发病治疗,可使 CK 明显下降,并避免 AKI 等严重并发症,而该例患者入院后经补液水化治疗效果不明显,提示我们要针对 CK 升高进行鉴别诊断,而入院后抗 HMGCR 抗体阳性,也支持了我们的推测,结合肌电图检查,该患者出院诊断为 IMNM,且经过后续糖皮质激素联合抗风湿慢作用药物、IVIG 等治疗,长期随访显示患者症状显著改善,血 CK 明显下降。

IMNM 主要临床特征为进展的对称性近端为主的肌无力,伴高血 CK 和肌肉坏死。IMNM 患者的血 CK 升高数十倍以上,Liang[5]等报道的 9 例患儿治疗前血 CK 波动在 5453~10891IU/L,本例患者病初血 CK 明显升高,与此前病例报道的结果相似。当原发病引起横纹肌损伤时,肌细胞内 MYO、CK、LDH 等细胞成分释放入血,易引起多脏器功能损害,即横纹肌溶解症。IIM 引起横纹肌溶解症屡有报道,但多为成人患者[6]而鲜有报道儿童 IMNM 患者并发 RM。

IMNM 患者治疗较 PM、DM 患者更为困难,CK 下降缓慢,疾病容易反复,早期长疗程多靶点药物联合治疗可能有助于控制疾病。糖皮质激素是治疗 IMNM 的一线药物,一般情况下初始给予 1 mg/kg/d 泼尼松口服。疾病早期加用免疫抑制剂可以存进激素减量,目前文献中甲氨蝶呤、硫唑嘌呤、环磷酰胺、吗替麦考酚酯等均有相关报道[7]。2015 年一项回顾性研究提出 IMNM 患者激素单药治疗效果不佳,初始治疗时应用至少 2 种免疫治疗药物(激素 + 免疫抑制剂)是患者良好预后因素之一,早期同时应用 IVIG 能有有效改善患者症状,因此建议 IMNM 患者初始治疗过程中前 3 个月应用糖皮质激素 + 免疫抑制剂 +IVIG 三种药物联合治疗[8]本例患者初始应用糖皮质激素冲击联合 IVIG,后使用 MTX 序贯治疗,长期随访提示病情平稳,治疗有效。

【专家点评】

本例患儿急性起病,表现为 RM。儿童 RM 在临床并不少见,常见原因除创伤外,还包括感染性疾病、内分泌代谢性疾病、药物因素等等,而 IIM,特别是 IMNM 作为一种成人常见的自身免疫性疾病,临床上易被忽视。目前认为对于 RM 患者,快速开始静脉补液同时积极原发病治疗,可使 CK 明显下降,并避免 AKI 等严重并发症,而该例患者入院后经补液水化治疗效果并不明显,这提示临床医生要进一步寻找原发病,针对病因进行治疗。

【参考文献】

[1] SELVA-O'CALLAGHAN A, PINAL-FERNANDEZ I, TRALLERO-ARAGUÁS E, MILISENDA JC, et al. Classification and management of adult inflammatory myopathies [J]. Lancet Neurol, 2018, 17（9）:816-828.

[2] MAMMEN AL, CHUNG T, CHRISTOPHER-STINE L, et al. Autoantibodies against 3-hydroxy-3-methylglutaryl-coenzyme A reductase in patients with statin-associated autoimmune myopathy [J]. Arthritis Rheum, 2011, 63（3）:713-721.

[3] STAHLK, RASTELLIE, SCHOSERB.A systematic review on the definition of rhabdomyolysis[J]. J Neurol, 2020, 267（4）:877-882.

[4] MANSPEAKERS, HENDERSONK, RIDDLED. Treatment of exertional rhabdomyolysis in athletes: a systematic review[J]. JBI Database System Rev Implement Rep, 2016, 14（6）:117-147.

[5] LIANG WC, URUHA A, SUZUKI S, et al. Pediatric necrotizing myopathy associated with anti-3-hydroxy-3-methylglutaryl-coenzyme A reductase antibodies [J]. Rheumatology（Oxford）, 2017, 56（2）:287-293.

[6] 王亭亭, 熊辉. 表现为横纹肌溶解的免疫介导性坏死性肌病一例. 中华急诊医学杂志, 2019, 28（6）:805-806.

[7] KASSARDJIAN CD, LENNON VA, ALFUGHAM NB, et al. Clinical Features and Treatment Outcomes of Necrotizing Autoimmune Myopathy [J]. JAMA Neurol, 2015, 72（9）:996-1003.

[8] MERIGGIOLI MN. The Clinical Spectrum of Necrotizing Autoimmune Myopathy: A Mixed Bag With Blurred Lines [J]. JAMA Neurol, 2015, 72（9）:977-979.

（杜彭,陈明,穆青,邓长财）

病例 102　发热伴皮疹、肌痛、口腔溃疡

【病例导读】

幼年型皮肌炎是儿童期发生的一种慢性自身免疫性炎性肌病,以横纹肌和皮肤非化脓性炎症为主要特征,主要临床表现为近端肌无力和特征性皮疹,可受累于消化道和肺等脏器。80% 患者起病初期可见甲皱毛细血管改变,20%~30% 患者出现皮肤和肌组织的钙质沉积。该病在各年龄段儿童均可发病,发病高峰年龄为 10~14 岁,女童略多于男童。

【病例介绍】

患者,女,14 岁,主因"颈部及四肢近端肌肉疼痛乏力,伴皮疹、发热 1 月余"入院。

1. 病史介绍　患者入院前 1 个月无明显诱因出现左颊部红肿,当地医院予"抗生素"（具体不详）治疗,症状无明显缓解。后出现高热,体温最高 39 ℃,伴腰痛、双肩关节疼痛,继予"抗生素"（具体不详）治疗,仍低热间作,考虑"皮肌炎",予静脉输注"甲强龙 40 mg/d"治疗 3 天,症状改善不明显,为求进一步诊治收入我科。入院症见:发热,颈部及四肢近端肌

肉疼痛、乏力、抬头、举臂、蹲起、吞咽困难、饮水呛咳，右眼睑、鼻翼及其两侧面颊部、头皮、V 领区皮肤红疹，左腮部红肿，口腔多发白色点状溃疡、上皮脱落，时有黏涎，无寒战、咳嗽、喘憋，无恶心呕吐，无肢端遇冷变白变紫变红，食欲尚可，少寐，小便正常，大便偏干。既往史：既往体健，否认家族遗传性疾病史。否认肝炎、结核等传染病病史，否认食物及药物过敏史。

2. 入院体检　体温 37 ℃，脉搏 81 次 / 分，呼吸 20 次 / 分，BP 123/80mmHg；神清，精神弱，心肺腹查体阴性。口腔多发白色点状溃疡、上皮脱落，无 Gotrron 疹、技工手，无甲周毛细血管扩张，无皮下钙化结节。腹股沟淋巴结稍大。颈部肌力 II 级，四肢近端肌力 IV 级，其余肌力正常，无关节、肌肉压痛，双下肢无水肿。

3. 辅助检查

（1）入院前 1 周：血常规，白细胞 10.08×10^{12}/L，血小板 97×10^{9}/L，中性粒细胞百分比 0.78%，淋巴细胞百分比 0.16%；谷草转氨酶 89U/L，肌酸激酶 2089U/L，乳酸脱氢酶 484U/L；铁蛋白 294.80ng/mL；ANA（＋）1：100 颗粒型，CD3+CD8+T 淋巴细胞绝对计数 283/μL。腮腺及颌下腺彩超：左侧腮腺及左侧颌下腺实质回声不良，多发淋巴结肿大。

（2）入院后：血常规，白细胞 13.10×10^{12}/L，血红蛋白 123 g/L，血小板数 107×10^{9}/L，中性粒细胞 11.06×10^{9}/L，单核细胞 0.83×10^{9}/L，中性粒细胞百分比 84.4%，淋巴细胞百分比 8.8%，尿常规、粪常规正常；总蛋白 57.9 g/L，白蛋白 33.3 g/L，肌酸激酶 5792.2U/L，肌酸激酶同工酶 118.1U/L，乳酸脱氢酶 726.1U/L，α- 羟丁酸脱氢酶 540.3U/L，丙氨酸氨基转移酶 174.7U/L，天冬氨酸氨基转移酶 296.0U/L，肌酐 43.21μmol/L，磷 1.59mmol/L；凝血四项正常，D- 二聚体定量 0.86 mg/L；肿瘤标记物，铁蛋白 428.05ng/mL，糖类抗原 199 74.35U/mL，细胞角质 19 片段 2.67ng/mL，糖类抗原 72-4 32.31U/mL；免疫球蛋白 E 421IU/mL，风湿病抗体、ANCA 阴性，肌炎抗体谱：NXP2（+++），余均阴性。降钙素原、尿本周氏蛋白（-）。腮腺彩超：左侧腮腺轻度增厚。肌电图：右三角肌安静时可见 2 处纤颤电位、1 处正锐波，左三角肌安静时可见 1 处纤颤电位、3 处正锐波，小力收缩 MUAP 平均时限缩短、波幅减低，大力收缩呈病理干扰相；双侧股四头肌安静时未见明显自发电位，小力收缩 MUAP 平均时限、波幅可，大力收缩呈混合相；提示双侧三角肌示肌源性损害。

4. 初步诊断　①幼年型皮肌炎；②感染性发热（不除外）；③真菌感染（口腔）；④腮腺区肿物。

5. 诊治经过及随诊　患者入院后，予甲泼尼龙 80 mg 静脉点滴每日 1 次、口服甲氨蝶呤片 15 mg 每周 1 次，入院第 4 天予静注用人免疫球蛋白 20 g 静脉点滴每日 1 次（共用 5 天）；用药 1 周后患者头面部皮疹减轻，其余皮疹消退，颈部、四肢肌痛缓解，肌力仍低，复查化验示肌酶较前下降，降钙素原检测正常，患者症状好转后出院，建议患者定期复查血常规、肝功能及腮腺彩超等。

【分析与讨论】

幼年型皮肌炎是儿童期发生的一种慢性自身免疫性炎性肌病，以横纹肌和皮肤非化脓性炎症为主要特征，主要临床表现为近端肌群的对称性肌无力和特征性皮疹，皮疹以向阳疹（伴眶周水肿的眼睑和面颊紫罗兰色皮疹）和 Gottron 丘疹（急性期为肥厚性的淡红舌鳄鱼皮样丘疹,慢性期呈萎缩性的色素减退性丘疹)最常见。目前幼年型皮肌炎的诊断仍多采用由 Bohan 和 Peter 于 1975 年提出的诊断标准[1, 2]。本例患者有特征性皮肤改变,四肢近端肌无力,血清肌酶升高,肌炎抗体谱示 NXP2 阳性,肌电图示双侧三角肌示肌源性损害,符合皮肌炎诊断。本例患者初期出现发热症状,白细胞、中性粒细胞的升高,考虑存在细菌感染的可能,故与细菌性肌炎鉴别。细菌性肌炎最常受累于股四头肌或股二头肌等,表现为肌肉肿胀、疼痛、无力,抗生素治疗有效,本例患者于外院经抗生素治疗症状未有效缓解,故排除细菌性肌炎。本例患者处于儿童期,初期出现发热、皮疹的症状,还需与麻疹、风疹、水痘、幼儿急疹等儿科常见传染性疾病鉴别,根据好发年龄、皮疹的临床特点及是否接触传染源等进行鉴别。患者还需排除其他弥漫性结缔组织病,通过对自身抗体的检查进行鉴别。该患者曾出现抗核抗体 1:100 颗粒型,肌炎抗体谱示 NXP2 阳性。其他抗体均阴性,故排除其他弥漫性结缔组织病。此外幼年型皮肌炎患者 NXP2 抗体阳性与恶性肿瘤无明显相关性,更易见于钙质沉积症,除非患者存在血细胞减少、缺乏典型皮疹等不寻常特征,无需常规排查恶性肿瘤。

目前幼年型皮肌炎药物治疗主要采用糖皮质激素联合免疫抑制剂[3, 4]。初始治疗的一线药物为糖皮质激素联合甲氨蝶呤,中重度患者或疾病控制不佳时可考虑联合注射免疫球蛋白,对于危重患者可辅助血浆置换治疗。本例患者作为新发患者,当前属于疾病活动期,故采用激素(甲泼尼龙 80 mg 每日 1 次)联合免疫抑制剂(甲氨蝶呤 15 mg 每周 1 次)的治疗方案。患者治疗 3 天后症状改善不明显,于入院后第 4 天联合大剂量免疫球蛋白(20 g 每日 1 次)治疗 5 天,经治症状好转后出院。在一般治疗上可给予患者高热量、高蛋白及含钙丰富的饮食,可以适量补充维生素 D,进行安全和适当的锻炼,需注意保护皮肤避免光照等[4]。

【专家点评】

幼年型皮肌炎是儿童期发生的一种慢性自身免疫性炎性肌病。根据该患者的症状、体征、血清学检查及肌电图检查结果,符合 1975 年 Bohan 和 Peter 提出的诊断标准。该患者同时出现发热、皮疹、肌痛、关节痛症状,需鉴别感染性肌病和其他弥漫性结缔组织病可能,结合患者既往治疗、血清学检查、自身免疫抗体检查、肌电图检查,符合幼年皮肌炎诊断。

幼年型皮肌炎药物治疗原则是糖皮质激素联合免疫抑制剂,初始治疗的一线药物为糖皮质激素联合甲氨蝶呤。该患者初步治疗方案采用激素联合甲氨蝶呤,治疗效果欠佳,后加用免疫球蛋白治疗,疗效明确。临床上对于重症患者、难治性幼年皮肌炎、对甲氨蝶呤反应不佳、初始治疗效果不佳或有不良反应者的治疗采用糖皮质激素联合二线药物(如免疫球蛋白、环孢素或硫唑嘌呤等),或三线药(如环磷酰胺、他克莫司、利妥昔单抗或肿瘤坏死因子 α 拮抗剂)。患者出现持续性皮肤病变可以反映持续性全身性疾病,可以通过加强全身免疫抑制来治疗,对于有症状的皮肤发红或瘙痒,外用他克莫司(0.1%)/局部类固醇可能有助于治疗。钙质沉着是幼年型皮肌炎的标志后遗症,患者发病年龄越小,钙质沉着的发生率越高,核磁共振检查有助于了解早期肌组织病变和钙质沉积情况,若出现钙质沉着症,应考虑加强免疫抑制治疗[3, 4]。

【参考文献】

[1] BOHAN A，PETER J B. Polymyositis and dermatomyositis（first of two parts）[J]. N Engl J Med，1975，292（7）：344-347.

[2] BOHAN A，PETER J B. Polymyositis and dermatomyositis（second of two parts）[J]. N Engl J Med，1975，292（8）：403-407.

[3] 胡坚，李崇巍，胡秀芬，等.幼年皮肌炎诊治建议 [J].中华儿科杂志，2012（08）：617-621.

[4] BELLUTTI E F，BADER-MEUNIER B，BAILDAM E，et al. Consensus-based recommendations for the management of juvenile dermatomyositis[J]. Ann Rheum Dis，2017，76（2）：329-340.

（吴沅皞，卜蔚）

病例 103　反复皮疹、腹痛伴消化道出血

【病例导读】

IgA 血管炎（IgA vasculitis，IgAV），又称过敏性紫癜（Henoch-Schonlein purpura，HSP），是一种可累及全身各器官的系统性小血管炎，也是儿童最常见的血管炎。临床以皮肤、消化道、关节软组织及肾脏为主要受累器官。IgAV 以对症支持治疗为主，出现明显的腹痛、消化道出血或其它重要脏器受累是糖皮质激素的使用指征，如果病情较重还可联合免疫抑制剂如环磷酰胺、霉酚酸脂、硫唑嘌呤等。但临床仍有一小部分病人对激素和传统的免疫抑制剂反应不佳或呈激素依赖。

【病例介绍】

患儿，男，4 岁，主因"腹痛 7 天"入院（消化科）。

1. 病史介绍　患儿于入院前 7 天无明显诱因出现腹痛，脐周为主，不剧烈，可以忍受，每日均有发作，夜间为著，每次持续约 30 分钟可自行缓解，与进食无关。病程中耳后曾有一过性、少量皮疹，不伴呕吐、腹泻，无胸骨后疼痛，无发热、关节肿痛等其它伴随症状。外院查血常规和 CRP 正常，静脉抗感染治疗无效。既往体健，个人史和家族史无异常。

2. 入院体检　体温 36.5 ℃，脉搏 89 次 / 分，呼吸 20 次 / 分，BP 90/60mmHg；神志清楚，精神稍弱，呼吸平稳，浅表淋巴结无肿大。全身未见皮疹，心肺查体未见异常，腹部平软，脐周轻压痛，无反跳痛，未触及包块，肠鸣音略减少。关节无肿胀压痛。

3. 辅助检查　血常规，血红蛋白 138 g/L，白细胞 20.06×10⁹/L，中性粒细胞 % 75%，淋巴细胞 % 20%，血小板 439×10⁹/L；CRP 4 mg/L。尿常规阴性；便常规潜血（＋）。生化示电解质、肝肾功能大致正常；IgG 4.5 g/L，IgA 0.99 g/L，IgM 0.55 g/L C3 0.86 g/L C4 0.17 g/L；流式细胞检查示 CD19 41.14%；ANA、抗 ds-DNA、ENA 均阴性；ANCA 阴性；病原学相关检查均阴性；心电图、心脏超声未见异常；入院时腹部超声右上腹腔局限肠壁增厚 5.8 mm、蠕动差、腹腔多发淋巴结肿大，肝胆胰脾未见异常；腹部 X-ray 示局限性肠淤张；腹部 CT 部分小肠肠腔积液、瘀张、肠壁增厚。胃镜下可见浅表性胃炎（出血性）、十二指肠球炎（出血性），后病理结果为黏膜固有层出血。

4. 初步诊断　①IgA 血管炎；②消化道出血。

5. 诊治经过及随诊　患儿入住消化科后予以禁食、补液、抑酸等对症支持治疗，腹痛无缓解，住院第 2 天行胃镜检查后四肢出现典型紫癜，转入免疫科。加用静脉氢化可的松 5 mg/（kg·次）每 8 小时 1 次，腹痛缓解，住院 4 天复查超声肠壁增厚消失、少量腹水。住院 6 天时患儿出现明显腹痛伴便血，复查腹部超声示结肠壁广泛增厚、升结肠为著（9 mm）、蠕动差、腹水，静脉甲泼尼龙冲击 [20 mg/（kg·d）×3 天] 后腹痛缓解，甲泼尼龙改为约 1.2 mg/（kg·次），每 12 小时 1 次，同时加用静脉环磷酰胺。在此期间，患儿偶有轻度腹痛、均可数分钟内自发缓解，未再出现便血。1 周后复查超声未见明显肠壁增厚及腹水，激素减至 1.0 mg/kg/ 次，每 12 小时 1 次。减药后 3 天阴囊部位少量新发皮疹，随后出现剧烈腹痛伴呕吐，呕吐物含少量血丝，于住院 25 天予以利妥昔单抗（RTX），375 mg/m²/ 次 ×2 次（间隔一周），在 2 次 RTX 之间仍有腹痛、呕吐，第二次 RTX 后消化道症状完全缓解，CD19+B 细胞由 44.14% 减至 0，住院 40 天激素减至口服出院。

出院 1 个月，患儿因"咳嗽 3 天、喘息 1 天"再次入院。入院时查体：呼吸 50 次 / 分，脉搏 150 次 / 分，血压 90/60mmHg，未吸氧下经皮血氧饱和度 86%，三凹征（+），面色无发绀；双肺通气对称、可闻及少量湿啰音，心腹查体未见异常。肺 CT：右肺中叶及左肺散在实变伴间质性改变；血常规正常，CRP 11.6 mg/L；动脉血气（吸氧浓度 30%）：PaO_2 100mmHg、$PaCO_2$ 41.2mmHg、SaO_2 98.6%；没有直接检测到细菌、病毒、真菌、结核等病原。给予卡泊芬净、复方磺胺甲恶唑片（SMZco）、头孢哌酮舒巴坦联合抗感染、小剂量激素及 IVIG 等治疗，第 2 天症状改善，同时结果回报 TB 干扰素释放试验 0.6（0-0.35），虽临床不符合结核，但考虑到宿主因素加用预防性抗痨治疗。1 周后复查肺 CT 较前吸收好转，住院 10 天出院，继续口服 SMZco。出院 2 个月复查肺 CT 病灶基本吸收。因未出现 IgA 血管炎病情活动，激素按计划减量至一个月后停用，目前出院 2 年持续无症状。

【分析与讨论】

目前对于难治性 IgAV 并没有统一的定义，通常指对治疗反应差或激素依赖，这部分病人病程迁延，常伴有重要脏器损伤，严重影响患者的预后及生活质量。基于对 IgAV 发病机制的研究和 RTX 在自身免疫病、抗中性粒细胞胞质抗体相关血管炎等其他风湿性疾病的成功经验，RTX 被用于治疗难治性 IgAV。本例以反复皮疹、腹痛和消化道出血为主要表现的儿童 IgAV，大剂量激素有效，尽管也加用了免疫抑制剂，但随着激素减量症状反复，给予 RTX 后症状迅速消失，在 2 个月内顺利减停激素并持续缓解。

IgAV 是免疫复合物介导的疾病。RTX 虽然能清除 B 细胞，但并不影响产生抗体的浆细胞；而浆细胞寿命很长，说明 RTX 不是通过直接减少抗体生成发挥作用。研究发现 B 细胞活化在 IgAV 发病中起重要作用 [1]，B 细胞不仅仅是简单地分泌致病性抗体，同时还有递呈抗原和共刺激分子的作用 [2]，这些研究为 RTX 治疗 IgAV 提供了理论基础。

消化道症状是儿童 IgAV 常见的临床表现，重者可发生消化道出血、肠套叠和肠穿孔，长时间饮食控制导致的营养不良和激素的应用也会增加肠道并发症和感染的风险，快速缓解病情是减少并发症的关键。文献中大部分病人都在病程数月之后才给予 RTX 治疗。

IgAV 本身具有自限性，多数对激素敏感，初始激素治疗反应不佳往往预示可能为难治性病例，更早引入 RTX 或可缩短病程、减少激素和免疫抑制剂的使用，进而减少消化道并发症和感染的发生。本例患儿在病程 1 个月左右加用的 RTX，虽然给予了肠外营养，但仍出现了营养不良，提早使用 RTX 可能使儿童患者获益更大。

肾脏是影响 IgAV 远期预后的主要原因，而迟发性肾损伤的主要危险因素包括发病年龄大、持续或反复的皮疹和严重的消化道症状[3]。因此，以反复皮疹、腹痛为主要表现的难治性 IgAV 无疑更容易累及肾脏，而早期激素治疗并不能预防紫癜性肾炎的发生[4]。95%以上的儿童紫癜性肾炎发生在起病的半年之内，本例患儿使用 RTX 后随访 2 年半仍未发现尿检异常。成人 IgAV 发病率虽然低于儿童，但肾脏受累率高，病程更迁延，接受 RTX 治疗的病例多于儿科。文献报道接受 RTX 治疗的 IgAV 病人中，部分初始无肾脏受累，随访结束（最长 1 年半）时亦未出现尿检异常[5]；而在 RTX 治疗前已经合并肾损害的患者绝大多数在 RTX 后获得缓解，最长随访 8 年以上无复发[1]。但 RTX 在缓解 IgAV 急性症状和治疗紫癜性肾炎同时对紫癜性肾炎是否具有预防作用还需更大样本和更长时间的观察。

RTX 治疗 IgAV 总体安全性较好，检索文献有 1 例发生了皮肤大疱损伤[6]，1 例成人紫癜性肾炎在 RTX 后 6 个月死于无关的心血管事件[7]，其他未见严重不良反应。而本例患儿在使用 RTX1 个月后出现了严重的肺感染，虽缺乏病原学证据，但临床表现、影像学改变和治疗反应符合卡氏肺孢子菌肺炎（PCP）。该患者没有免疫缺陷的既往史和家族史，感染应与前期免疫抑制治疗相关。RTX 的感染风险与剂量和疗程有关，在成人肾移植病人中，低剂量 RTX（固定 200 mg）致乙肝病毒再活化的风险明显低于标准剂量（375 mg/m² ）[8]。RTX 长期维持治疗导致的低丙球血症和粒细胞减少[9]，B 细胞抗原提呈减少，不能触发对病原的有效免疫应答[10]，都会造成感染风险增高，B 细胞在小鼠 PCP 模型中也被证明是必不可少的[11]，RTX 治疗是否需要常规给予 PCP 预防还需要探讨。

关于 RTX 治疗 IgAV 的疗程没有统一方案，主要取决于疾病活动情况：文献报道的多数病例仅给予短程治疗后即获得持续缓解，此后并没有给予 RTX 维持治疗，但其中一部分病人随诊时间尚短，仅为半年，因此还需要更长时间的观察；少数病人缓解后复发，再次给予 RTX 仍有效，如此反复 2 至 4 次后获得长期缓解；1 例成人紫癜性肾炎在 RTX 后虽尿蛋白持续阴性，但因反复严重的皮疹给予了小剂量 RTX（500 mg/半年）维持。文献中 RTX 治疗 IgAV 的剂量主要采用以下几种：① 375 mg/m²，每周 1 次，共 4 次；② 1 g，共 2 次，间隔 2 周；③ 750 mg/m²（单次最大 1 g），共 2 次，间隔 2 周[5, 7, 12, 13]，仅 1 篇文献为低剂量（100~300 mg）单次给药[14]。有研究证实低剂量 RTX（15~300 mg/m² ）足以达到清除外周血和脾脏中 B 细胞的效果[15]。本例按照 375 mg/m² 的标准剂量，只给予了 2 次，RTX 剂量低于大部分文献报道，也达到了治疗效果，随访 2 年尚未出现病情活动，这为难治性 IgAV 的治疗提供了更多的选择和有益的参考。但如何选择适合的 IgAV 患者给予 RTX 治疗，RTX 的使用时机、恰当的剂量和疗程以及 RTX 对远期预后的影响还需要更多临床试验来进一步研究。

【专家点评】

IgAV 是儿童最常见的系统性小血管炎，消化道和肾脏是其受累的主要器官。尽管大部分预后良好,但仍有小部分重症或难治性病例对激素和传统的免疫抑制治疗反应欠佳,而由此导致的病程迁延增加了患者出现急性期并发症、继发感染和远期肾损害的风险。快速缓解病情是降低风险、改善预后的关键。RTX 治疗重症和难治性 IgAV 的效果在已有的病例报告中得到验证,但给药时机和给药方法尚没有统一的方案。RTX 起效相对快,更早的介入治疗是否能减少激素和传统免疫抑制的使用、使病人获益更大, RTX 是否能有预防紫癜性肾炎的远期效果,以及 RTX 用于治疗 IgAV 的最佳剂量和感染的风险,这些都需要更多的病例探索和临床研究。

【参考文献】

[1] BELLAN M, PIRISI M, SAINAGHI P P. Long-term remission of corticosteroid- and cyclophosphamide-resistant Henoch-Schonlein purpura with rituximab [J]. Scand J Rheumatol, 2016, 45(1): 83-84.

[2] HU X, TAI J, QU Z, et al. A Lower Proportion of Regulatory B Cells in Patients with Henoch-Schoenlein Purpura Nephritis [J]. PLoS One, 2016, 11(3): e0152368.

[3] BOGDANOVIC R. Henoch-Schonlein purpura nephritis in children: risk factors, prevention and treatment [J]. Acta Paediatr, 2009, 98(12): 1882-1889.

[4] DUDLEY J, SMITH G, LLEWELYN-EDWARDS A, et al. Randomised, double-blind, placebo-controlled trial to determine whether steroids reduce the incidence and severity of nephropathy in Henoch-Schonlein Purpura (HSP) [J]. Arch Dis Child, 2013, 98(10): 756-763.

[5] DONNITHORNE K J, ATKINSON T P, HINZE C H, et al. Rituximab therapy for severe refractory chronic Henoch-Schonlein purpura [J]. J Pediatr, 2009, 155(1): 136-139.

[6] MARITATI F, FENOGLIO R, PILLEBOUT E, et al. Brief Report: Rituximab for the Treatment of Adult-Onset IgA Vasculitis (Henoch-Schonlein) [J]. Arthritis Rheumatol, 2018, 70(1): 109-114.

[7] FENOGLIO R, SCIASCIA S, NARETTO C, et al. Rituximab in severe immunoglobulin-A vasculitis (Henoch-Schonlein) with aggressive nephritis [J]. Clin Exp Rheumatol, 2020, 38 Suppl 124(2): 195-200.

[8] LEE J, PARK J Y, KIM D G, et al. Effects of rituximab dose on hepatitis B reactivation in patients with resolved infection undergoing immunologic incompatible kidney transplantation [J]. Sci Rep, 2018, 8(1): 15629.

[9] COOPER N, DAVIES E G, THRASHER A J. Repeated courses of rituximab for autoimmune cytopenias may precipitate profound hypogammaglobulinaemia requiring replacement intravenous immunoglobulin [J]. Br J Haematol, 2009, 146(1): 120-122.

[10] GEA-BANACLOCHE J C. Rituximab-associated infections [J]. Semin Hematol, 2010, 47(2): 187-198.

[11] LUND F E, HOLLIFIELD M, SCHUER K, et al. B cells are required for generation of

protective effector and memory CD4 cells in response to Pneumocystis lung infection [J]. J Immunol, 2006, 176(10): 6147-6154.

[12] CRAYNE C B, ELOSEILY E, MANNION M L, et al. Rituximab treatment for chronic steroid-dependent Henoch-Schonlein purpura: 8 cases and a review of the literature [J]. Pediatric rheumatology online journal, 2018, 16(1): 71.

[13] HERNANDEZ-RODRIGUEZ J, CARBONELL C, MIRON-CANELO J A, et al. Rituximab treatment for IgA vasculitis: A systematic review [J]. Autoimmun Rev, 2020, 19 （ 4): 102490.

[14] 王莉, 文敏, 李晓燕, 等. 美罗华治疗儿童腹型过敏性紫癜四例临床观察并文献复习 [J]. 中国小儿急救医学, 2019,（ 03): 236-238.

[15] TOKI D, ISHIDA H, HORITA S, et al. Impact of low-dose rituximab on splenic B cells in ABO-incompatible renal transplant recipients [J]. Transpl Int, 2009, 22(4): 447-454.

（尹晶,赵倩倩,马继军,刘晓雪,李崇巍）

病例 104　反复发热、口腔溃疡伴头痛

【病例导读】

白塞病(Behcet′ S disease, BD)是一种病因不明的慢性系统性血管炎性疾病,主要表现反复口腔、外生殖器溃疡、眼炎、皮肤损害,也可累及关节、消化道、神经等。BD 神经系统受累相对少见,被称为神经白塞(Neuro-Behcet disease, NBD)。颅内静脉窦血栓(cerebral venous sinus thrombosis, CVST)是 NBD 中枢神经系统病变的主要表现之一。儿科(童)BD 是指 16 岁或 16 岁之前被诊断为 BD 的患者,其早期临床表现通常不完整,因此诊断对临床医师具有挑战性,鉴别诊断复杂。儿童 BD 合并 CVST 罕见,后者临床表现缺乏特异性,临床医师应加强对该病的认识,提高警惕,避免漏诊或误诊,延误治疗时机。

【病例介绍】

患儿,男, 9 岁,主因"反复发热伴口腔溃疡 1 年半余,间断头痛 2 月余,加重 4~5 天" 入院。

1. 病史介绍　患儿于入院前 1 年半余出现反复发热,多为中等程度发热,每次持续 4~5 天左右,予当地治疗(具体不详)后热退,间隔 1 月再次反复,伴反复口腔溃疡,常累及颊黏膜、舌及牙龈部位,溃疡面大小不等,伴疼痛,不易愈合。8 月前因"间断发热"曾在我院呼吸科住院治疗,期间未予特殊治疗,体温即恢复正常,行病原学检查、抗核抗体及骨穿检查等均未发现异常,临床考虑"自身炎症性疾病"不除外,加用秋水仙碱 0.25 mg 每日 2 次,出院。出院后 1 月余曾停服该药 6 天后再次出现发热,加用该药后体温又恢复正常,但口腔溃疡仍有反复。入院前 2 月余出现头痛,以颞区及颈后为著,疼痛较剧,持续半小时至数小时不等,予"布洛芬"等止痛药,头痛可暂减轻。入院前 4~5 天再次出现发热,体温最高 38.5 ℃, 2~3 次 / 日,伴头痛进行性加重,为进一步诊治收入院。病程中无皮疹、关节肿痛、呕吐、腹痛、腹泻、便血,无鼻堵、流涕、咳嗽,无耳痛、耳鸣、视物不清、头晕、抽搐及肢体活动障碍等。既往

史:既往体健。否认家族遗传病史及风湿性疾病史。否认结核等传染病接触史。

2. 入院体检　体温 36.7 ℃,脉搏 100 次 / 分,呼吸 22 次 / 分, BP 100/70mmHg;营养中等,神清,精神反应可,呼吸平,规则,皮肤黏膜未见黄染及皮疹,浅表淋巴结未及肿大,下唇及舌尖可见多个溃疡灶,咽无充血,双扁桃体 I 度肿大,颈亢(+),双侧瞳孔等大等圆,d=3 mm,对光反射灵敏,双肺呼吸音粗,心音有力,律齐,腹软,不胀,肝脾未及,外生殖器及肛周均未见溃疡灶。四肢肌力肌张力正常,双侧跟、膝腱反射(++),双巴氏征(-),共济协调。

3. 辅助检查　血常规, Hb 107 g/L, WBC 9.05×10^9/L, NE% 53%, L% 34%, M% 12%, E 1%, PLT 204×10^9/L; CRP 18.1 mg/L; ESR 40 mm/1 h;肝肾功能正常; PCT 0.07ng/mL; IL-6 38.45pg/mL;血 EBV、MP、TB、COX、HSV 等病原学检查均无阳性发现; ANAs 均阴性; ANCA 阴性; D- 二聚体 0.96 mg/L;同型半胱氨酸正常;抗心磷脂抗体 IgA、IgM、IgG 均阴性;抗 β2- 糖蛋白 1 抗体 IgA、IgM、IgG 均阴性;蛋白 C 活性、蛋白 S 活性及抗凝血酶Ⅲ活性均正常。脑脊液压力 280mmH$_2$O;脑脊液常规:外观清亮,细胞总数 332 个 /mm³,白细胞 5 个 /mm³,单核 4 个 /mm³,多核 1 个 /mm³,抗酸染色阴性;脑脊液生化: LDH 35U/L, CL 119.1mmol/L, GLU 3.05mmol/L, LA 1.19mmol/L, TP 229 mg/L;脑脊液病原学检查无阳性发现。基因检测:未检出与受检者临床表型相关的致病 / 疑似致病变异 / 遗传模式相符的临床意义未明变异。头 CT:右侧横窦及矢状窦走行区密度增高,右侧乳突小房渗出性病变;头 MRV(图 8-104-1)示上矢状窦及右侧横窦走行区短 T2 流空信号影未见显示,代之以短 T1 稍长 T2 信号影,上矢状窦、直窦、窦汇、双侧乙状窦及双侧颈内静脉均显影不佳;颅脑 MR 平扫脑实质未见异常,MRA 未见异常。清醒脑电图正常;针刺试验阴性。心电图、超声心动图、腹部 B 超及胸片均未见异常。中耳分析未见异常;眼科检查:Vou:0.8,双侧眼压正常,未见免疫性眼炎表现,眼底可见视乳头水肿伴盘周点状出血。左踝 MR:左侧腓骨远端骨骺内小片状长 T2 信号影,左踝关节积液,左踝关节软组织肿胀。

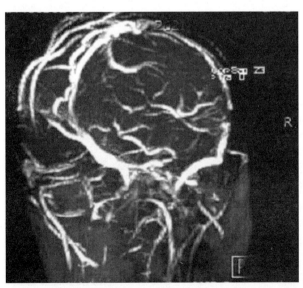

图 8-104-1 （治疗前）头 MRV 示上矢状窦及右侧横窦走行区短 T2 流空信号影未见显示,代之以短 T1 稍长 T2 信号影,上矢状窦,直窦,窦汇,双侧乙状窦及双侧颈内静脉均显影不佳

4. 初步诊断　①发热头痛原因待查;②自身炎症性疾病?。

5. 诊治经过及随诊　入院后完善脑脊液检查及头部影像学检查,结合其脑脊液检查(脑压增高,脑脊液常规、生化、病原学检查均未见异常),头 MRI+MRV 所示及眼底检查(视乳头水肿),诊断颅内静脉窦血栓及颅高压。治疗上予甘露醇 5mL/(kg·次),每 6 小时 1 次降颅压,呋塞米 30 mg 每 12 小时 1 次,低分子肝素 85IU/kg,每 12 小时 1 次皮下注射抗凝。针对其反复发热、口腔溃疡,既往第一次住院已经排除了感染因素、血液系统疾病、结缔组织病及肿瘤,之后应用秋水仙碱治疗有效,临床高度可疑自身炎症性疾病。此次合并颅内静脉窦血栓形成,就后者病因(或危险因素)进行了排查,病程中无皮疹、关节肿痛、生殖器溃疡、腹痛、腹泻、便血等伴随症状,入院后行针刺试验阴性,眼科检查未见免疫性眼炎表现。虽临床表现不完全,但仍考虑 BD 可能性大。治疗在抗凝、降颅压基础上予甲强龙 40 mg 每日 1 次抗炎,继续口服秋水仙碱 0.25 mg 每日 2 次治疗。患儿体温很快恢复正常,头痛逐渐缓解,颈亢转为(-),口腔溃疡渐愈合,10 天复查脑脊液压力正常,脱水剂逐渐减停。同时加用环磷酰胺 0.6 g 每月 1 次,抗凝药由低分子肝素逐渐过渡为华法林口服。3 周复查头 MRV 示病变范围减小,病情稳定带药出院。出院后定期随诊,期间体温正常,口腔溃疡发作次数减少,无头痛等神经系统症状,出院后 1 月先后出现胫前多个结节性红斑及左踝关节炎(关节肿痛 + 关节 MR)。结合患儿发病先后出现的临床表现(反复发热、复发性口腔溃疡、CVST、结节性红斑和关节炎)及基因结果,BD 诊断成立。先后调整秋水仙碱 0.25 mg 每日 3 次,加用沙利度胺 75 mg 每晚 1 次及扶他林 25 mg 每 8 小时 1 次,结节红斑及关节症状逐渐缓解,复查头 MRV(图 8-104-2)示:病变范围减小。华法林口服 3 月后停药,环磷酰胺连续输注 3 个月,继续予激素(逐渐减量)和沙利度胺治疗。随访 9 个月患儿神经系统症状持续稳定,无复发。但在随诊 9 个月时出现下肢深静脉血栓,目前外院治疗中。

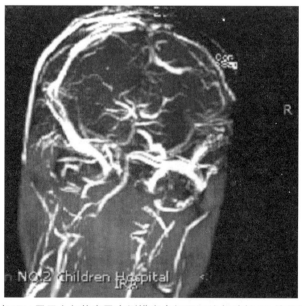

图 8-104-2　(治疗后)MRV 显示上矢状窦及右侧横窦走行区不均匀稍长 T2 信号影,范围较前减小;上矢状窦,双侧乙状窦,横窦及双颈内静脉内见少量纤细血流信号

【分析与讨论】

颅内静脉窦血栓（CVST）是一种静脉血栓栓塞症，在儿童中罕见。急性、亚急性或慢性起病，临床表现多样，其典型特征为颅高压综合征（头痛、视乳头水肿），头痛是 CVST 最常见的症状，甚至是唯一症状。因其临床表现缺乏特异性，故诊断主要依靠影像学检查。头 MRI 联合 MRV 可发现静脉显影不良、静脉窦闭塞、侧支静脉扩张等征象以及继发于血栓的各种脑实质受损，诊断 CVST 的敏感性和特异性较高，目前被认为是临床诊断和随访儿童 CVST 的最佳手段 [1, 2]。该患儿具备颅高压表现（慢性进行性头痛、脑脊液压力增高和视乳头水肿），结合头 MRI/MRV 所示，CVST 诊断明确。研究已证实，CVST 患者存在一种或多种危险因素，自身免疫性疾病（如白塞病、系统性红斑狼疮等）就是其中之一。因此在诊断 CVST 后我们进行了相关危险因素的排查。

结合患儿发病先后出现的临床表现（复发性口腔溃疡、反复发热、CVST、结节性红斑、关节炎）、CVST 危险因素排查和基因结果，根据 2014 年白塞病国际标准评分系统（ICBD）、2015 年儿科 BD 分类标准（PEDBD）以及 2014 国际共识 NBD 分类标准，BD 和 NBD-CVST 诊断成立。BD 合并 CVST 多表现为亚急性或慢性进展性病程，此点已被认为是 BD 和其他原因所致 CVST 的重要鉴别点。BD 是一种复发性系统性血管炎。儿童期 BD 与成人一样可涉及多个系统，但其临床表现往往不完全，常表现为各系统损害相继发生，甚至可间隔数年，难以同时发现，该患儿从最初表现（复发性口腔溃疡和反复发热），到随后症状（CVST）间隔了 1 年余，因此诊断具有挑战性。最常见的表现是复发性口腔溃疡。发热尽管在成人非复杂性 BD 中很少观察到，但在儿科 BD 队列中，44% 的患者出现反复发热，研究发现 BD 发热可能伴随复发性口腔溃疡的爆发，不明原因发热或生物性炎症可能预示着严重的神经或血管损伤 [3]。神经系统受累被称为 NBD，相对少见，分为实质病变和非实质病变，CVST 属于后者。与成人期起病的 NBD（主要表现为脑实质型损害）不同，儿童期起病的 NBD 主要表现为 CVST，且男孩更容易患 NBD[4]。结合该患儿病例特点，提示反复发热和男性患儿是儿童期 NBD-CVST 的危险因素，临床应高度关注。

值得注意的是，该患儿在诊断 CVST 9 个月时出现下肢深静脉血栓。研究发现 BD 合并 CVST 患者发生其他血管病变的风险更高 [5]，提醒临床医师在诊断 CVST 的同时应进一步评估其他部位血管受累情况。即使进行了积极治疗，仍可能出现新的静脉血栓，因此密切随访观察至关重要。

复发性口腔溃疡是 BD 最常见临床表现，但反复发热（或周期性发热）并不是其典型临床特征的一部分。该患儿最初 BD 诊断依据不足。因此疾病早期需要与其他自身炎症性疾病如 PFAPA 综合征、A20 单倍体剂量不足和其他模拟 BD 的原发性免疫缺陷病相鉴别：① PFAPA 综合征：有研究发现该病与 BD 具有遗传相似性和重叠的临床表现，前者可能反映了 BD 的早期表型 [6]。其特征性表现为周期性发热伴咽炎、颈淋巴结炎或阿弗他口炎，多 5 岁前发病。该患儿虽早期表现周期性发热和复发性口腔溃疡，但发病年龄偏大，与之不符。② A20 单倍体剂量不足（HA20）：由 TNFAIP3 基因的常染色体显性突变引起的，表现周期性发热、复发性阿弗他口炎、生殖器溃疡、肠道症状、皮疹、多关节炎和神经系统症状，与

BD 难以区分。但 HA20 发病年龄小，表现为反复发热、胃肠道受累和眼部受累明显多于 BD[7]，且多有阳性家族史，基因测序可协助诊断。③其他模拟 BD 的原发性免疫缺陷病：最近研究[8]发现一些原发性免疫缺陷病（如 *NEMO*、*RELA*、*NFKB*1 和 *TNFRSF*1 *A* 等突变）表现出 BD 样表型，因此基因分析对于鉴别诊断有重要意义。

目前尚无儿童 BD 的具体治疗指南。其基本原则是迅速抑制炎症，防止损伤和复发。不同于其他原因，BD 的 CVST 属于炎症型。因此专家建议使用皮质类固醇和免疫抑制剂（硫唑嘌呤、环磷酰胺等）或免疫调节剂（抗 TNF-α）进行全身抗炎治疗。NBD 治疗首选糖皮质激素以控制症状，可以冲击治疗；免疫抑制剂可防止病情复发，其中环磷酰胺和硫唑嘌呤是神经和血管受累的一线选择；抗 TNF 药物已被证明能显著减少激素剂量，被推荐为严重神经白塞病患者的一线治疗药物，并且对治疗难治性深静脉血栓形成是有效的[4]。对 BD 合并 CVST 的抗凝治疗存在争议，近期法国 BD 管理建议：在急性期和无动脉瘤等有出血风险的情况下，可考虑短期抗凝治疗[3]。本例患儿治疗过程中应用了糖皮质激素、环磷酰胺、沙利度胺、秋水仙碱，辅以短期抗凝及降颅压等治疗，临床取得了较好的改善，且未发现出血等并发症。随访 9 个月 CVST 无复发，未出现严重的神经系统损伤，仍需继续观察。但该患儿在随访 9 个月时出现了下肢深静脉血栓，一方面应加强免疫抑制剂治疗，另外考虑抗 TNF 药物可能是其治疗的一个不错选择。

【专家点评】

BD 是一种慢性、复发性系统性血管炎性疾病。根据该患儿发病以来相继出现的临床表现，符合 2014 年 ICBD 和 2015 年 PEDBD 标准，BD 诊断成立。其早期临床表现不完全，在排除感染、结缔组织病和肿瘤后，临床需与其他自身炎症性疾病（如 HA20）和 BD 样表型的原发免疫缺陷病相鉴别，基因检查有助于诊断。该患儿病程中出现慢性进行性头痛，结合脑脊液检查及头 MRI/MRV 所示，CVST 诊断成立。CVST 是儿童 BD 罕见的并发症，对于反复发热和（或）男性 BD 患儿，应高度警惕 CVST 可能。儿童 BD 并发 CVST 常合并颅外静脉血栓，建议常规行系统性筛查并密切随诊。糖皮质激素和免疫抑制剂是 BD 合并 CVST 治疗的必要条件，如果无动脉瘤等禁忌证，可考虑短期抗凝治疗。早期发现和积极治疗，儿童 BD 合并 CVST 大多预后良好。

【参考文献】

[1] MISHRA S, MALLICK A K, MOHANTY G, et al. Cerebral Venous Sinus Thrombosis in Children：A Study from a Tertiary Care Hospital of Eastern India [J]. J Pediatr Neurosci，2020，15（4）：370-374.

[2] 中华医学会神经病学分会，中华医学会神经病学分会脑血管病学组. 中国颅内静脉血栓形成诊断和治疗指南 2019[J]. 中华神经科杂志，2020，53（9）：648-663.

[3] KONE-PAUT I，BARETE S，BODAGHI B，et al. French recommendations for the management of Behcet's disease [J]. Orphanet J Rare Dis，2021，16（Suppl 1）：352.

[4] YILDIZ M，KOKER O，ADROVIC A，et al. Pediatric Behcet's disease - clinical aspects and current concepts [J]. Eur J Rheumatol，2019，7（Suppl 1）：1-10.

[5] DEMIR S, ACARI C, BASARAN O, et al. Paediatric Behcet's disease with sinus venous thrombosis：experience from three centres in Turkey [J]. Clin Exp Rheumatol, 2019, 37 Suppl 121(6)：147-151.

[6] MANTHIRAM K, PREITE S, DEDEOGLU F, et al. Common genetic susceptibility loci link PFAPA syndrome, Behcet's disease, and recurrent aphthous stomatitis [J]. Proc Natl Acad Sci U S A, 2020, 117(25)：14405-14411.

[7] TSUCHIDA N, KIRINO Y, SOEJIMA Y, et al. Haploinsufficiency of A20 caused by a novel nonsense variant or entire deletion of TNFAIP3 is clinically distinct from Behcet's disease [J]. Arthritis Res Ther, 2019, 21(1)：137.

[8] SHIRAKI M, KADOWAKI S, KADOWAKI T, et al. Primary Immunodeficiency Disease Mimicking Pediatric Bechet's Disease [J]. Children(Basel), 2021, 8(2)：75.

（李维超，马继军，李崇巍）

病例 105 漫长的疼痛

【病例导读】

慢性非细菌性骨髓炎(chronic nonbacterial osteomyelitis, CNO)是一种慢性自身炎症性骨疾病,慢性复发性多灶性骨髓炎(chronic recurrent multifocal osteomyelitis, CRMO)是一种最严重的 CNO[1],以复发性全身多处炎症性骨痛为特点,具有疼痛反复发作与缓解的病程特征,皮肤、肠道等在内的多种器官及组织亦可受累,可出现炎症性肠病、银屑病、坏疽性脓皮病等,并伴有全身症状如发热、乏力等 [2]。

【病例介绍】

患者,男,11 岁,主因"下肢疼痛伴间断发热 3 年"入院。

1. 病史介绍　患儿自 3 年前开始出现左膝关节疼,伴随间断低热,体温最高 38 ℃,无皮疹、口腔溃疡、腹泻、结膜充血等症状。发病后 2 个月住院治疗,病原学检查无阳性结果,左膝关节 CT 示左侧胫骨干骺端低密度结节,伴周围骨质硬化。左膝 MR 平扫及强化(图 8-105-1)示左侧胫骨干骺端内片状等 T1 长 T2 信号伴明显强化,考虑炎性病变可能性大,左侧髌骨 T2 序列信号增高,考虑骨髓水肿,左侧髌骨前方软组织肿胀。入院后给予抗感染、双氯芬酸钠抗炎,体温逐渐正常,疼痛缓解后出院。出院后 2 周停用双氯芬酸钠后,再次出现双膝关节疼痛伴间断低热,并逐渐出现骶尾部疼痛,不能正常上学,期间多地就医,口服"抗生素、退热药"后可减轻。发病后 1 年行骶椎 MRI(图 8-105-2)示骶椎多发片状稍长 T1 稍长 T2 信号影伴周围软组织肿胀。此后患儿逐渐出现腰部疼痛,疼痛严重时难以入睡。发病后 3 年患儿因发热 1 月余伴下肢疼痛再次住院。体温波动于 37.5~38 ℃,患儿在翻身、弯腰、蹲起时有腰部疼痛、双侧小腿近端疼痛,发热时疼痛严重,伴有翻身、行走困难。

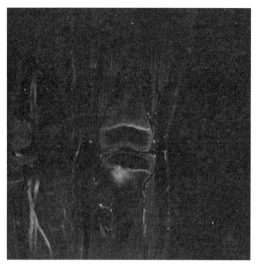

图 8-105-1　左侧胫骨干骺端长 T2 信

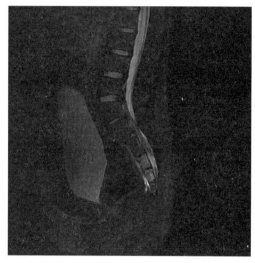

图 8-105-2　骶椎片状多发长 T2 信号影

2. 入院体检　身高 161 cm,体重 60.5Kg,发育正常,营养中等,神清,精神反应正常,呼吸平,无皮疹,浅表淋巴结未触及肿大,心肺腹(—),腰背部、骶尾部压痛,胫骨近端 1/3 处有压痛,局部皮肤颜色正常,皮温不高,双膝关节无明显肿胀、压痛及活动受限,双髋关节区无压痛,活度动正常,双侧 4 字试验(—)。

3. 辅助检查　血常规, HGB 118 g/L, WBC9.76×10^9/L, N% 72%, L% 22%, M% 6%,, PLT 564×10^9/L, C 反应蛋白(CRP)32 mg/L,血沉(ESR)81 mm/1 h, ASO(—),血清铁蛋白正常,肝肾功能大致正常, IgG 26.02 g/L, IgA 6.32 g/L, IgM、IgE、C3、C4 正常, ANA、ENA(—),RF(—),抗环瓜氨酸波形蛋白(CCP)抗体(—); HLA-B27(—),淋巴细胞亚群正常。结核、布氏杆菌、真菌、伤寒、EB 病毒均无阳性发现,血培养(—),血病原微生物宏基因组检测阴性。胸腹 CT:双肺纹理重,多发骶椎骨质形态欠规整伴周围软组织肿胀。左膝关节 MR(图 8-105-3):左侧胫骨近端内等 T1、长 T2 信号影范围较前增大。腰骶 MR(图 8-105-4):腰 1、2、4、5 椎体及骶椎多发片状信号影,骶椎病变范围较前增大。骶髂关节间隙清晰,无狭窄及增宽,骶骨内可见片状长 T2 信号逐渐波及右膝、腰骶区。左侧胫骨开窗引流术完善骨髓穿刺检查:骨髓培养(—);骨髓流式未检测到急性白血病、高危 MDS 及淋巴瘤、骨髓瘤相关免疫表型异常证据;骨髓涂片:增生尚活跃骨髓象,细胞形态未见明显异常。血清免疫固定电泳:多克隆免疫球蛋白增高,本 - 周蛋白定性阴性。

4. 初步诊断　慢性复发性多灶性骨髓炎。

5. 诊治经过及随诊　给予双氯芬酸钠 25 mg 每日 3 次、甲氨蝶呤 15 mg 每周 1 次,阿达木单抗 40 mg 皮下注射每 2 周 1 次,并补充钙剂、维生素 D、叶酸,后患儿体温逐渐正常,疼痛逐渐缓解。出院后逐渐停用双氯芬酸钠,仍应用阿达木单抗及甲氨蝶呤,治疗 3 个月后患儿体温正常,未诉肢体疼痛,复查 ESR、CRP 等炎症指标正常,复查 MRI 原左胫骨近端干骺端、左骶骨、腰骶椎病变范围较前缩小(图 8-105-5,图 8-105-6)

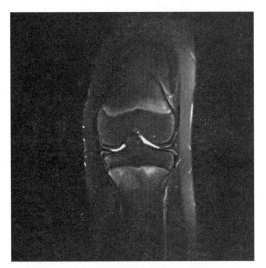

图 8-105-3　左侧胫骨近端长 T2 信号影范围增

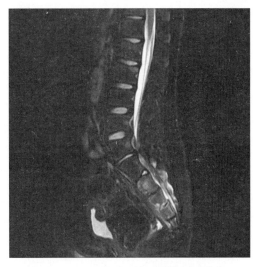

图 8-105-4　腰 1、2、4、5 椎体及骶椎多发片状信号影,病变范围较前增

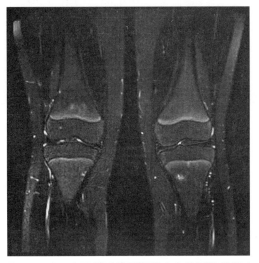

图 8-105-5　左胫骨近端干骺端病变范围较前缩小

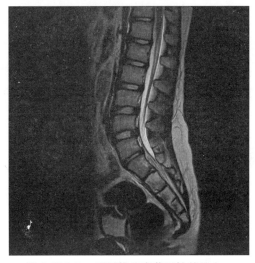

图 8-105-6　腰骶椎病变范围较前缩小

【分析与讨论】

本患儿为 11 岁男童,肢体疼痛 3 年,伴有发热,生长发育不受影响,对称性多部位长骨、腰骶部椎体受累,MRI 示多部位炎症性骨病变,滑膜受累不明显,病情活动时 CRP、ESR 增高,病原学检查无阳性发现,无恶性病证据,ANA、ENA、RF、HLA-B27(－),抗感染治疗无效,非甾体类抗炎药可缓解症状,考虑诊断为 CRMO。

慢性复发性多灶性骨髓炎(CRMO)是慢性非细菌性骨髓炎(CNO)的一种最严重的形式,是一种自身炎症性骨疾病,病灶多为多发、对称性分布。CRMO 临床表现有多样性,部分起病可表现为轻微骨痛,也可急性起病,表现为较剧烈的疼痛,可以伴随乏力、发热[3]。部分患者的过程可以呈自限性,病灶单发或者仅 2~3 处,也有部分患者可以表现为持续多年的慢性炎症,并出现后遗症,如慢性疼痛,椎体骨折,骨骼畸形等。CRMO 目前无统一的诊疗流程和明确的诊断标准,主要依靠排除性诊断,需要根据较长时间的骨痛(>6 个月)结合影像学的多灶病变、炎症指标升高,并排除感染、肿瘤后可以考虑诊断 [4]。

CRMO 的治疗尚无固定标准,目前多为经验性治疗。作为一线治疗药物,50% 患者在开始使用非甾体抗炎药物后可达到临床缓解,但复发很常见,并可能出现新的病变。对于存在脊椎病变的患者,或有严重的活动受限,或已使用 4~6 周非甾体类抗炎药物仍有持续性活动症状和异常 MRI 表现者,可选择二线治疗药物,二膦酸盐和肿瘤坏死因子 - α(tumor necrosis factor- α, TNF- α)抑制剂是可供选择的主要治疗药物 [5]。本例患儿接受非甾体抗炎药物治疗后,仍有间断发热伴骨痛,病灶范围增大,同时有脊椎受累,因此应选择二线治疗药物,应用 TNF- α 抑制剂阿达木单抗及甲氨蝶呤治疗后,患者的临床症状、化验及影像学检查均得到改善,通过积极治疗和定期随访,可以减少疾病的并发症,提高患者的生活质量。

【专家点评】

CRMO 病例在我国报道较少,但其数量并不容忽视。临床上由于缺乏对该病的认识往往会导致误诊和漏诊,该疾病平均延迟诊断时间长达 1~2 年,临床医生的认识不足往往导致疾病的反复以及病程的迁移,并可能出现严重的后遗症,如长期慢性疼痛、骨折、骨畸形等。目前该疾病无明确的诊断标准及特异性生物标志物,对持续或间断的骨关节疼痛需考虑该疾病。MRI 检查可在炎症早期发现病灶,可用于疾病的早期诊断及随访 [6]。非甾体类抗炎药物是治疗 CRMO 的一线药物,但是当其治疗效果欠佳,不能有效控制炎症时,可以选择二线治疗。本患儿在应用阿达木单抗后临床症状、炎症指标及影像学检查均有明显改善,生物制剂的使用,为难治性 CRMO 提供了新的思路。

【参考文献】

[1] ZHAO Y, FERGUSON P J. Chronic Nonbacterial Osteomyelitis and Chronic Recurrent Multifocal Osteomyelitis in Children[J]. Pediatr Clin North Am, 2018, 65(4): 783-800.

[2] KORYLLOU A, MEJBRI M, THEODOROPOULOU K, et al. Chronic Nonbacterial Osteomyelitis in Children[J]. Children(Basel), 2021, 8(7): 551.

[3] ADEN S, WONG S, YANG C, et al. Increasing Cases of Chronic Nonbacterial Osteomyelitis in Children: a series of 215 cases from a single tertiary referral center[J]. J Rheumatol, 2022, 49(8): 929-934.

[4] SCHAAL M C, GENDLER L, AMMANN B, et al. Imaging in non-bacterial osteomyelitis in children and adolescents: diagnosis, differential diagnosis and follow-up-an educational review based on a literature survey and own clinical experiences[J]. Insights Imaging, 2021, 12(1): 113.

[5] SCHNABEL A, RANGE U, HAHN G, et al. Treatment Response and Longterm Outcomes in Children with Chronic Nonbacterial Osteomyelitis[J]. J Rheumatol, 2017, 44(7): 1058-1065.

[6]　AYDINGOZ U，YILDIZ A E. MRI in the Diagnosis and Treatment Response Assessment of Chronic Nonbacterial Osteomyelitis in Children and Adolescents[J]. Curr Rheumatol Rep，2022，24（2）：27-39.

（张子博，刘力）

第九章 其他

病例 106 生化指标持续缓解，"停药前肝穿"为哪般？

【病例导读】

自身免疫性肝炎（autoimmune hepatitis，AIH）是自身免疫反应介导的肝脏慢性炎症性疾病，以血清转氨酶升高、自身抗体阳性，肝组织中淋巴细胞、浆细胞浸润为主的界面性肝炎和肝细胞玫瑰花结改变为特征，组织学检查是 AIH 诊断所必需。免疫抑制剂是 AIH 的主要治疗用药，根据目前指南建议，生化缓解 2 年后可以考虑停止免疫抑制治疗。临床上一般将血清肝功能和 IgG 作为监测复发的指标，但是血清学指标不能完全反映组织学特征。对于血清学指标长期稳定而考虑停药的患者，临床医生应该重视停药前的重复肝穿刺活检，从而明确肝脏炎症活动度、减少纤维化和肝硬化的发生，改善预后。

【病例介绍】

患者，女，39 岁，主因"体检发现肝功能异常 4 月"入院。

1. 病史介绍　患者入院前 4 月体检发现肝功能异常：ALT 412U/L、AST 413U/L、ALP 90U/L、GGT 57U/L、TBIL 28μmol/L、DBIL 13.9μmol/L、ALB 42 g/L、GLO 35 g/L，遂就诊于我科门诊，完善相关检查示：乙肝五项、丙肝抗体、非嗜肝病毒、甲状腺功能等未见异常，免疫相关指标：ANA 1∶100，胞浆颗粒型，IgG 15.7 g/L，SMA、LKM、SLA/LP、AMA、sp100 及 gp210 等抗体均阴性。腹部 B 超未见异常。建议患者行肝穿刺进一步明确病因，患者暂时拒绝，院外口服双环醇等保肝药治疗。期间复查肝功能未见好转，入院前 1 周因转氨酶进一步升高，为求进一步诊治入院。既往史：既往体健，否认冠心病、糖尿病、肿瘤等其他家族遗传性疾病史。否认肝炎、结核等传染病病史，否认食物及药物过敏史。个人史：无烟酒嗜好。家族史：母亲患有桥本甲状腺炎、疑诊 AIH。

2. 入院体检　体温 36.4 ℃，脉搏 80 次/分，呼吸 15 次/分，BP 120/78mmHg；神清语利，皮肤巩膜轻度黄染，无肝掌、蜘蛛痣，浅表淋巴结未及。颈软，无抵抗，甲状腺未触及。双肺呼吸音稍粗，未闻及干湿啰音，心音可，律齐，各瓣膜听诊区未闻及杂音，腹壁柔软，脐周轻压痛，无反跳痛，肝脾肋下未触及，未触及腹部包块。移动性浊音阴性，双下肢无水肿。

3. 辅助检查　ALB 39 g/L，GLO 34 g/L，ALT 235U/L，AST 535U/L，ALP 123U/L，GGT 127U/L，TBIL 24.9μmol/L，DBIL 17.8μmol/L；IgG 16.5 g/L，IgM 2.07 g/L，ANA 1∶100，胞浆颗粒型，SMA、AMA、LKM、SLA/LP、AMA-M2、sp100、gp210 抗体均阴性；血常规、肝炎病毒（甲乙丙戊）、非嗜肝病毒、游离甲状腺功能等均正常。腹部 B 超：肝胆胰脾肾未见异常；Fi-ber Touch：肝硬度 6.5kPa（0~7.3kPa），脂肪衰减 223.0 dB/m（0~240 dB/m）。入院肝穿刺活检：肝小叶结构尚存，肝细胞弥漫水变性，可见点状坏死，汇管区淋巴细胞浆细胞浸润，可见

"玫瑰花结"样肝细胞,未见碎屑坏死(Ishak 评分 HAI 6 分;HFI 1 分)。

4. 初步诊断

根据国际自身免疫性肝炎小组于 1999 年修订的 AIH 描述性诊断标准和诊断积分系统(表 9-106-1),此患者治疗前总分 19 分,确诊 AIH。

表 9-106-1 AIH 综合诊断评分系

参数/临床特征	计分	参数/临床特征	计分
女性	+2	药物史	
ALP(正常上限倍数)与 AST(或 ALT)		阳性	-4
(正常上限倍数)的比值		阴性	+1
<1.5	+2	平均乙醇摄入量(g/d)	
1.5~3.0	0	<25	+2
>3.0	-2	>60	-2
血清 γ-球蛋白或 IgG 与正常值的比值		肝组织学检查	
>2.0	+3	界面性肝炎	+3
1.5~2.0	+2	主要为淋巴-浆细胞浸润	+1
1.0~1.5	+1	肝细胞呈玫瑰花环样改变	+1
<1.0	0	无上述表现	-5
ANA、ASMA 或 LKM-1 滴度		胆管改变	-3
>1:80	+3	其他改变	-3
1:80	+2	其他免疫性疾病	+2
1:40	+1	其他可用的参数	
<1:40	0	其他特异性自身抗体(SLA/LP,LC-1,ASGPR,pANCA)阳性	+2
AMA 阳性	-4	HLA-DR3 或 DR4	+1
肝炎病毒标志物		对治疗的反应	
阳性	-3	完全	+2
阴性	+3	复发	+3
总积分的解释			
治疗前		治疗后	
明确的 AIH	≥16	明确的 AIH	≥18
可能的 AIH	10~15	可能的 AIH	12~17

5. 诊治经过及随访 患者入院后肝穿刺检查符合典型 AIH 病理表现,肝穿后给予激素联合硫唑嘌呤治疗,治疗 2 月后患者达到生化缓解(血清 ALT、AST 以及 IgG 水平均恢复正常),此后采用小剂量激素联合硫唑嘌呤维持治疗 3 年,期间规律复查,一直维持生化缓解(图 9-106-1、9-106-2),遂停药。

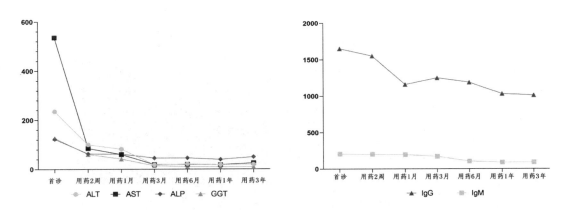

图 9-106-1 免疫抑制治疗期间化验随访

停药后 2 年内患者一直维持生化缓解,由于尚无可靠的无创监测指标,遂停药 2 年后复查肝穿（图 9-106-3），病理结果：大部分区域肝小叶结构存在，部分肝细胞轻度水肿，散在点状坏死，界板炎可见。汇管区多量淋巴细胞及少量浆细胞浸润（CD3、CD4、CD8 多数细胞阳性，MMm-1 少数阳性，IgG 偶见阳性）小胆管轻度增生（CK7，CK19 阳性），Masson 染色提示网状纤维轻度增生。

复查肝穿刺活检后提示患者肝脏仍有炎症活动，且纤维化在进展，遂再次予以小剂量激素联合硫唑嘌呤维持治疗。之后患者一直维持生化缓解，影像学检查均未提示肝纤维化进展。

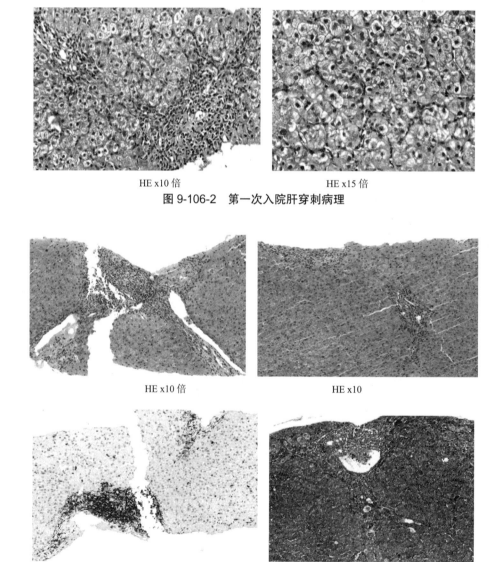

HE x10 倍　　　　　　　　　　　HE x15 倍

图 9-106-2　第一次入院肝穿刺病理

HE x10 倍　　　　　　　　　　　HE x10

CD3 x10 倍　　　　　　　　　Masson x10 倍

图 9-106-3　停止免疫抑制治疗 2 年后复查肝穿刺病理

【分析与讨论】

AIH 是一种由针对肝细胞的异常自身免疫反应所介导的肝实质炎症，中老年女性高发，

以高 γ- 球蛋白血症、循环中存在自身抗体、肝组织学表现为界面性肝炎和对免疫抑制剂治疗应答为特征。AIH 的发病率和患病率在各种族人群中相当,分别约为 1.37/10 万人和 17.4/10 万人,但近年来呈现明显上升趋势,逐渐成为肝硬化的主要病因之一 [1-2]。AIH 发病机制未明,目前认为是遗传和环境因素共同作用下肝脏免疫环境紊乱的结果。遗传学研究发现人类白细胞抗原(human leucocyte antigen,HLA)DR3 和 DR4 与 AIH 存在相关性,并已被用于临床诊断。此外,研究发现肠道菌群失调与 AIH 肝脏免疫密切相关,肠道菌抗原肽与肝脏的分子模拟是 AIH 的重要发生机制。AIH 临床表现缺乏特异性,常规体检成为早期识别这部分患者的重要手段。目前尚无特异性诊断指标,其诊断基于临床表现、生化检查、血清免疫学和组织学表现的综合诊断,并且需要排除遗传性、感染性和药物性肝损伤。

　　肝组织学检查对于明确 AIH 诊断和判断疾病分级分期等具有重要价值,因此应对无禁忌症的拟诊 AIH 患者行肝组织学检查。界面性肝炎、淋巴 - 浆细胞浸润、肝细胞玫瑰花环样改变和淋巴细胞穿入现象等支持 AIH 诊断。本例患者为中年女性,因体检发现肝功能异常就诊,进一步化验示 IgG 升高、抗核抗体(Anti-nuclear antibody,ANA)滴度 >1∶80,并排除了病毒、酒精和药物性等因素所致肝损伤,在拟诊免疫异常所致肝损伤的基础上,对该患者进行了肝穿刺检查,肝脏病理可见典型的界面性肝炎、淋巴 - 浆细胞浸润和肝细胞玫瑰花环样改变等表现,依据 Ishak 评分系统 HAI 评分 6 分,HFI 评分 1 分。根据 1999 年国际自身免疫性肝炎小组提出的 AIH 综合诊断积分系统,该患者治疗前评分达到 19 分,AIH 诊断成立。

　　AIH 患者如不进行临床干预,可迅速发展为肝硬化或终末期肝病。AIH 的总体治疗目标是获得并维持肝组织学缓解、防治进展为肝硬化和 / 或肝功能衰竭,进而延长生存期和提高生活质量。目前主要采用非特异性免疫抑制:泼尼松(龙)联合硫唑嘌呤或者泼尼松(龙)单药治疗作为 AIH 的标准治疗方案。在排除该患者使用免疫抑制剂的禁忌证后,给予激素联合硫唑嘌呤治疗,治疗 2 月后患者达到生化缓解(血清 ALT、AST 以及 IgG 水平均恢复正常),此后采用小剂量激素联合硫唑嘌呤维持治疗 3 年,患者停止免疫抑制治疗后的 2 年内肝功能和 IgG 仍维持在正常水平。

　　根据目前指南建议,获得生化缓解后 2 年以上可以考虑停止免疫抑制治疗,成年人停药前肝活检不是必须的 [1]。停药后的随访项目没有明确规定,一般将血清肝功能和 IgG 作为监测复发的指标。但是血清学缓解并不能完全反映组织学缓解 [肝内炎症消失或轻微(Ishak 评分系统 HAI<4 分或 Scheuer 分级系统 G ≤ 1)],持续组织学缓解与 AIH 纤维化减轻和生存率提高相关 [2]。一些研究发现约 50% 血清学指标正常的 AIH 患者肝组织学炎症指数(HAI)达到 4 或 5,转氨酶水平并不是反映炎症和纤维化进展的可靠指标 [3, 4]。本病例患者在免疫抑制剂使用超过 3 年,生化应答维持 2 年后达到停药指征,遂停药。停药后患者定期随诊肝功能及 IgG,一直维持良好的生化应答。然而由于缺乏可靠的长期随访指标,常规肝功能及 IgG 并不能完全反映组织学特征,因此我们建议患者再次行肝穿刺活检评估肝脏情况。值得关注的是,该患者的肝组织仍有中重度界面性肝炎,汇管区有多量淋巴细胞浸润,Masson 染色提示纤维化较前进展,说明尽管患者达到生化长期缓解但是疾病仍在活动。

本病例提示停止免疫抑制治疗后维持生化缓解超过 2 年的 AIH 患者,肝组织仍可能存在慢性炎症。因此我们临床医生必须重视停药前肝穿刺活检以及常规随访肝活检的必要性,对于血清学指标长期稳定的患者应进行停药前肝穿刺检查以及停药后的常规随访肝穿刺活检,以评估肝脏情况及指导下一步治疗。

【专家点评】

AIH 是由异常自身免疫介导的肝脏炎症性损伤,以高 γ- 球蛋白血症、循环中存在自身抗体、与 HLA-DR3/DR4 相关、肝组织学表现为界面性肝炎和对免疫抑制剂治疗应答为特征,临床表现缺乏特异性,常规体检成为早期识别这部分患者的重要手段。对于体检发现肝功能异常的女性,在排除病毒性肝炎、酒精肝和药物性肝损害后,需考虑 AIH 的可能。

目前 AIH 的治疗主要是激素等非特异免疫抑制剂,尽管缓解率可达 80%,但是高达 40% 的患者至少有一次复发。因此需要遵循严格的停药指征,特别是对于年轻患者,从而减少肝硬化和晚期肝衰竭的发生。目前指南大多推荐免疫抑制治疗持续 2~3 年、生化缓解维持 2 年以上可停药。但是目前尚无可靠的无创指标反映肝脏炎症活动度,血清肝功能和 IgG 并不是可靠的病情监测指标。本病例患者已达停药指征,停药后一直维持生化缓解,但是肝穿刺显示组织学仍有炎症活动且纤维化在进展,提示临床医生必须重视停药前肝穿刺检查。另一方面,对于停药后血清学长期稳定的患者我们建议定期随访肝穿刺活检以评价疾病活动度,改善预后。

【参考文献】

[1] MACK CL, ADAMS D, ASSIS DN, et al. Diagnosis and Management of Autoimmune Hepatitis in Adults and Children: 2019 Practice Guidance and Guidelines From the American Association for the Study of Liver Diseases[J]. Hepatology, 2020, 72(2): 671-722.

[2] CZAJA AJ, CARPENTER HA. Histological features associated with relapse after corticosteroid withdrawal in type 1 autoimmune hepatitis[J]. Liver Int, 2003, 23(2): 116-123.

[3] LÜTH S, HERKEL J, KANZLER S, et al. Serologic markers compared with liver biopsy for monitoring disease activity in autoimmune hepatitis[J]. J Clin Gastroenterol, 2008, 42(8): 926-930.

[4] PUTRA J, TOOR A, SURIAWINATA AA. The utility of repeat liver biopsy in autoimmune hepatitis: a series of 20 consecutive cases[J]. Pathology, 2016, 48(5): 449-453.

（褚洪玉,刘宇航,周璐）

病例 107　反复腹痛、发热伴黄疸

【病例导读】

原发性硬化性胆管炎(primary sclerosing cholangitis, PSC)是一种慢性胆汁淤积性肝病,以肝内和 / 或肝外胆管炎症和纤维化所致的局灶性或节段性胆管狭窄为特征。患者早期多无典型症状,随病情进展,可出现持续性胆管炎症、胆汁淤积和反复胆道梗阻等,最终可发展为肝硬化、肝衰竭或并发胆管癌变。约 70%~80% 的患者合并炎症性肠病(inflammatory bowel disease, IBD），以溃疡性结肠炎（ulcerative colitis, UC）为主,还有部分可发展为肠道肿瘤。自身免疫性肝炎（autoimmune hepatitis, AIH）是一种特异或非特异性自身抗原表达所引起的肝组织损伤,是一种病因不明的肝脏慢性炎症性疾病。PSC-AIH 重叠综合征是一种相对少见的综合征,当患者出现一种疾病不能解释的临床表现或生化学改变时,需警惕合并其他疾病的可能,积极完善相关化验及检查以明确诊断,避免延误治疗时机。

【病例介绍】

患者,男,60 岁,主因"间断腹胀 4 年,反复发热、腹痛 3 年余,皮肤黄染 1 月"入院。

1. 病史介绍　患者于入院前 4 年无明显诱因出现左上腹胀,伴双下肢乏力,入院查肝功能提示胆汁淤积,MRCP 提示胆总管上段及肝内胆管扩张,免疫相关指标示 ANA 1∶200 斑点型、ANCA-P 型及抗 PR3 阳性。考虑"硬化性胆管炎、血管炎",予熊去氧胆酸（ursodeoxycholic acid, UDCA）250 mg 每日 3 次、甲泼尼龙 16 mg/d（逐渐减量至 4 mg/d 维持）等药物治疗。入院前 3 年余无明显诱因间断出现脐周疼痛,伴后背、两肋痛,为阵发性胀痛,偶伴胸痛、胸闷,偶有反酸、恶心,无呕吐、腹泻等不适,未予重视。入院前近 3 年反复无明显诱因出现发热,体温最高达 39.9 ℃,伴畏寒、寒战,伴恶心、呕吐,伴腹痛、腹泻,抗生素治疗有效,并于入院前 2 年余调整甲泼尼龙片 24 mg/d（逐渐减量至 8 mg/d 维持）。入院前 2 年因发热伴一过性晕厥于消化科住院,完善肝功能示胆汁淤积,血培养提示大肠埃希菌感染,MRCP 及腹部强化 CT 提示肝硬化、硬化性胆管炎,予抗感染并继续 UDCA、激素等治疗,出院后症状仍有间断发作。入院前 1 年余出现大便不成形伴体重下降,余症状同前,入院复查提示CA19-9 升高、粪便钙卫蛋白升高,肠镜提示回盲部周围黏膜糜烂、病理示黏膜慢性炎症伴急性炎反应,局灶隐窝结构轻度改变,补充诊断溃疡性结肠炎? 予 UDCA、美沙拉嗪治疗并停用激素。入院前 1 月余出现皮肤及巩膜轻度黄染,发热、腹痛等症状同前,为进一步诊治收入我科。既往体健,否认冠心病、糖尿病、肿瘤等其他家族遗传性疾病史。否认肝炎、结核等传染病病史,否认食物及药物过敏史。

2. 入院体检　T 37.9 ℃,P 94 次 / 分,R 17 次 / 分,BP 112/67mmHg;神清语利,皮肤巩膜轻度黄染,无肝掌、蜘蛛痣,浅表淋巴结未及。颈软,无抵抗,甲状腺未触及。双肺呼吸音稍粗,未闻及干湿啰音,心音可,律齐,各瓣膜听诊区未闻及杂音,腹壁柔软,脐周轻压痛,无反跳痛,肝脾肋下未触及,未触及腹部包块。移动性浊音阴性,双下肢无水肿。

3. 辅助检查

1）第一次入我科:

（1）临床相关化验指标:肝功能,ALT 59U/L, ALP 452U/L, GGT 699U/L,免疫相关指标:ANA 1∶200 斑点型,p-ANCA 阳性,抗 PR3 阳性,IgG、IgM、AMA 均为阴性。血尿便常规未见明显异常,乙肝五项、丙肝抗体、脂肪酶、淀粉酶、凝血功能等化验正常。

（2）肠镜:回盲部黏膜轻度充血水肿;病理:黏膜黏膜慢性炎症伴急性炎反应,隐窝结构轻度改变;另见肉芽组织及纤维组织。

（3）MRCP:胆总管上段扩张,中段显影欠佳,肝内胆管轻度扩张,胰管未见扩张,胆囊角折。

2）第二次入我科：

（1）临床相关化验指标：血常规，WBC 6.79×10^9/L，N% 82.5%；肝功能，ALP 151U/L，GGT 209U/L，ALB 26 g/L；免疫全项，ANA 1：80 核颗粒型，p-ANCA 阳性，抗 PR3 阳性，余阴性；PCT 0.51ng/mL，CRP 7.84 mg/dl，ESR 28 mm/1 h；血培养：大肠埃希菌；肿瘤标志物，CA199 155.8U/mL。T-SPOT、结核抗体、EBV、CMV、外斐、肥达、G 实验、GM 实验等均为阴性。

（2）MRCP：肝硬化；肝内胆管扩张、肝外胆管及肝左右胆管壁较前稍增厚；胆囊结石。

（3）腹部强化 CT：符合硬化性胆管炎表现；肝硬化；胆囊壁厚、胆囊结石；升结肠周围脂肪密度增高。

（4）肝穿：肝细胞水变性和淤胆，可见点状坏死和碎屑样坏死，未见玫瑰花结，胆管扩张，汇管区淋巴细胞浸润和纤维组织增生并分割肝小叶形成假小叶，肝硬化。

（5）肠镜：回盲部、升结肠、肝区大片瘢痕样改变；病理：黏膜内散在淋巴细胞、浆细胞和嗜酸性粒细胞浸润。

3）第三次入我科：

（1）临床相关化验指标：血常规，WBC 6.79×10^9/L，N% 82.5%，PLT 398×10^9/L；肝功能，ALT 41U/L，AST 42U/L，ALP 285U/L，GGT 357U/L，ALB 30 g/L；CRP 78.4 mg/L；肿瘤标志物，CA19-9 574.92U/mL，CA242 62.38U/mL；粪便钙卫蛋白 792ug/g。

（2）PET-CT：肝内胆管及胆总管增粗，考虑炎性病变；考虑胆囊底部炎性病变；未见确切恶性肿瘤迹象。

（3）MRCP：胆总管、肝内胆管壁增厚，管腔狭窄，肝右后叶胆管串珠样扩张，符合硬化性胆管炎表现；肝硬化（图 9-107-1）。

（4）肠镜：回盲瓣周围黏膜糜烂；病理：黏膜慢性炎症伴轻度急性炎反应，局灶隐窝结构轻度改变，黏膜肌增生。

4）此次入科后：

（1）临床相关化验指标：血常规，WBC 13.64×10^9/L，N% 70.1%，Hb 126 g/L，PLT 356×10^9/L；肝功能，ALT 82U/L，AST 105U/L，ALP 618U/L，GGT 653U/L，TBIL 68.2 μmol/L，DBIL 55.8 μmol/L，ALB 28 g/L；免疫全项，ANA 1：160 均质型、1：160 核颗粒型，IgG 24.7 g/L，IgG4 2.35 g/L，p-ANCA 阳性，c-ANCA 阳性，抗 PR3 阳性，CRP 68.4 mg/L，ESR 65 mm/1 h；血培养：肺炎克雷伯。

（2）肝穿：肝小叶结构紊乱伴假小叶形成，肝细胞轻度水变性伴点状坏死和碎屑坏死，偶见肝细胞淤胆，汇管区较多淋巴细胞、浆细胞和嗜中性粒细胞浸润（汇管区炎）伴纤维化和界板炎，可见小胆管增生和可疑玫瑰花结结构。免疫组化：CK7 示小胆管上皮细胞阳性，CD3、CD4 和 CD8 淋巴细胞阳性，IgG 散在少阳，IgG4 偶见阳性（5 个 /HP），Masson 染色示网状纤维阳性（图 9-107-3）。

（3）肠镜：末端回肠黏膜散在发红糜烂（图 9-107-2）。

（4）胃镜：胃底穹窿部近大弯侧可见血管显露；诊断：胃底静脉曲张？

（5）MRCP：胆总管、肝内胆管壁增厚，胆总管管腔狭窄，肝内胆管扩张，肝右后叶胆管串珠样扩张；肝硬化；胆囊饱满、壁厚、角折同前。

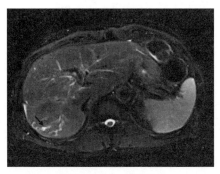

图 9-107-1　MRCP

注：肝右后叶胆管串珠样扩张（箭头指出）

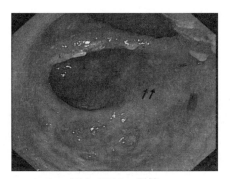

图 9-107-2　肠镜

注：提示回盲瓣及周围黏膜发红糜烂（箭头指出的发红区域）

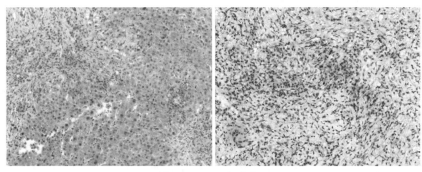

图 9-107-3　肝脏病理

注：图 A：肝小叶结构紊乱伴假小叶形成，肝细胞轻度水变性伴点状坏死和碎屑坏死，汇管区炎和界板炎，可疑玫瑰花结结构（HE 染色）；图 B：IgG4 偶见阳性，5 个 /HP（免疫组化）

4. 初步诊断　①原发性硬化性胆管炎；②自身免疫性肝炎；③溃疡性结肠炎；④肝硬化；⑤低蛋白血症；⑥胆囊炎；⑦胆囊结石；⑧菌血症。

5. 诊治经过及随诊　患者入院后，予舒普深、甲硝唑等抗感染治疗，予醋酸泼尼松片

50 mg 治疗,辅以保肝、护胃、营养支持等,继续 UDCA 及美沙拉嗪治疗。出院后泼尼松片每周减量 5 mg,生化指标较前有好转,但复查腹部强化 CT 及 MRCP 无明显改变,仍有间断高热、腹痛及黄疸发作,频率及症状同前(图 9-107-4)。

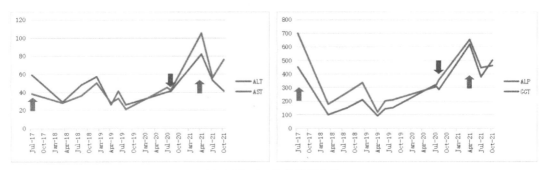

图 9-107-4　生化指标变化

注:向上箭头表示应用激素,向下箭头表示撤用激素

【分析与讨论】

PSC 临床表现多样,早期多无明显症状,约一半患者表现为间断右上腹疼痛、黄疸、发热和体重下降。PSC 发病机制尚不完全清楚,但该过程很可能是多因素的,目前认为可能与以下因素相关:遗传易感性(HLA 基因)、肠道菌群易位激活免疫系统及胆道炎症、淋巴细胞和黏附分子向肝脏募集之间的相互作用、自身抗体及 T 细胞的调控、转运蛋白缺陷等[1]。其诊断标准主要为[2]:①患者存在胆汁淤积的临床表现及生物化学改变;②胆道成像具备 PSC 典型的影像学特征;③除外其他因素引起胆汁淤积;若胆道成像未见明显异常发现,其他原因不能解释的 PSC 疑诊者,需肝活组织检查进一步确诊或除外小胆管型 PSC。该患者肝功能提示胆汁淤积改变、MRCP 符合硬化性胆管炎表现,且已除外病毒、肿瘤、PBC 等原因引起的胆汁淤积,考虑 PSC 诊断明确。

越来越多的硬化性胆管炎患者被确诊为 IgG4 相关的胆管炎(IgG4-SC),IgG4-SC 的胆管病变与 PSC 类似,难以单纯从影像学上区分两者,对 IgG4-SC 的诊断需满足 HISTORt 标准[3],其中包括组织学、影像学、血清学、其他器官受累和对皮质类固醇治疗的反应等特征。后期该患者曾出现血清 IgG4 升高,大约 10% 的 PSC 患者可出现 IgG4 阳性,为明确患者是否为 IgG4-SC,我们进一步完善了肝活组织检查,肝穿病理结果并不符合 IgG4-SC 诊断标准且不伴有其他器官受累,另外患者应用激素过程中 ALP、GGT 等指标持续高于正常值,且影像学提示胆管狭窄逐渐加重、出现肝硬化等病情进展,提示本例患者对激素应答效果欠佳,故除外 IgG4-SC。

高达 65%~95% 的 PSC 患者可检测出抗中性粒细胞胞浆抗体(anti-neutrophil cytoplasmic antibodies, ANCA),ANCA 最初发现于原发性小血管炎患者的血清中,可分为胞浆型(c-ANCA)和核周型(p-ANCA),ANCA 常见靶抗原主要有蛋白酶 3(PR3)和髓过氧化物酶(MPO)。因 PSC 患者的血清中以 p-ANCA 为主,故 p-ANCA 既往被认为是 PSC 传统的血清学标志物,但最近研究显示多达 44% 的 PSC 患者中可检测到抗 PR3 抗体,且 PR3-ANCA

可能与潜在的 IBD,尤其是 UC 相关。同时 PR3-ANCA 可能提示更高的肝酶改变,有助于识别病情严重、低生存期或胆管癌高风险的患者[4]。

PSC 患者中的 IBD 临床表现较为独特,相较于无 PSC 的 IBD 患者而言常无明显症状或症状轻微,患者可能会长时间处于无症状期,或者存在一个相对静态过程,且内镜下结肠黏膜可表现为正常,容易让人忽视 PSC 中 IBD 的伴发。与单纯 UC 患者相比,PSC-UC 患者中倒灌性回肠炎及直肠豁免较为常见,疾病好发于右侧结肠[2, 5]。该患者 UC 的肠镜下表现、病理学特征及临床症状一直不典型,因此前期一直未能明确 UC 的诊断,后期患者出现大便不成形、粪便钙卫蛋白升高及回肠末端黏膜病变较前加重等情况,结合 PSC-UC 患者的特点,考虑诊断溃疡性结肠炎,应用美沙拉嗪治疗后,症状及肠镜下表现在后续随访中均有明显好转。

1.4%~17% 的 PSC 成人患者中合并有 AIH,AIH 是一种以自身免疫为特征的慢性肝炎,以女性为主。但 AIH 的确诊主要基于生化、免疫及组织学特征的表现,并排除其他可能导致肝损伤的疾病等,一般建议所有疑诊者行肝穿活检以明确诊断。PSC-AIH 重叠综合征一般多见于儿童及年轻人,临床表现、生物化学及组织学表现同 AIH,胆道造影显示胆管改变与 PSC 相同,在 PSC 背景下自身免疫性肝炎的诊断和治疗很复杂,尚未确立完善的诊断标准,目前多应用 IAIHG 评分系统评估是否患有 AIH。该患者第一次肝活组织检查炎症较轻,未见确切 AIH 病理学特征,后期患者肝功能再次恶化,遂复查肝组织学符合 AIH,同时已排除病毒性肝炎、药物性肝炎等情况,确认患者 PSC 与 AIH 重叠,加用激素联合 UDCA 治疗。

PSC 目前尚没有明确有效的药物治疗方式,肝移植是 PSC 唯一有效的治疗方法。目前欧美的 PSC 指南均不推荐使用 UDCA 治疗 PSC,鉴于目前肝移植治疗在我国广泛使用尚存在困难,因此中国 2015 共识建议可以对 PSC 患者尝试进行 UDCA 经验性治疗,但不推荐高剂量。皮质类固醇及免疫抑制剂可用于具有 AIH 或 IgG4-SC 特征的患者,对于 PSC 患者发生胆管显性狭窄,可以进行内镜下球囊扩张或者短期支架置入进行胆管引流治疗。目前还有很多尚在临床试验中的药物[6],如万古霉素、利福昔明、法尼酯 X 受体激动剂(FXR)、顶端钠离子依赖胆汁酸转运体抑制剂(ASBT)、新型免疫调节剂 cenicriviroc(CCR2/CCR5 抑制剂)等。PSC 的自然病史多变,病情进展速度差异很大,尤其 PSC-AIH 患者需要肝移植的时间较 AIH 患者短。本例患者应用 UDCA 及激素等治疗,能够使患者获得生化指标缓解,但病情持续进展,后期出现了肝硬化、低蛋白血症及反复的胆系炎症等,提示在内科积极保肝、治疗感染等基础上,还需积极寻求肝移植的可能。

【专家点评】

PSC 的病因不明,往往合并 UC,以肝内外胆管的慢性纤维化引起胆管狭窄或闭塞为特征。根据症状、体征、生化学指标及影像学检查本例患者符合 PSC 诊断标准。后期患者出现大便习惯改变、粪便钙卫蛋白升高等情况,反复肠镜检查及病理活检符合 UC 诊断且美沙拉嗪治疗有效,故诊断 PSC-UC。另外患者停用激素治疗后,转氨酶、ANA 及 IgG 较前升高明显,复查肝穿后,符合 IAIHG 评分标准,故诊断 AIH。以上三种疾病合并出现较为少见,此病例提示我们对于 PSC 患者应警惕是否合并 IBD 或者其他自身免疫性肝病的可能,在诊断及随访过程中应重视肠镜检查、必要时应进行肝穿检查,从而达到早发现、早治疗的目的。

目前研究显示,合并 AIH 的 PSC 患者应用糖皮质激素有助于改善肝脏生化指标,且可能有助于改善预后。对于合并 IBD 的 PSC 患者,建议每年进行结肠镜检查。本例患者用药期间病情持续进展,后期影像学提示肝硬化,并反复出现胆管炎、胆囊炎等症状,经抗感染及保肝治疗后可有好转。该患者日后需密切随访,同时需包括对肝细胞肝癌和结肠癌的监测,在内科治疗的同时需积极寻求外科的帮助,评估外科手术的时机。

【参考文献】

[1] EATON J E, TALWALKAR J A, LAZARIDIS K N, et al. Pathogenesis of primary sclerosing cholangitis and advances in diagnosis and management[J]. Gastroenterology, 2013, 145 (3): 521-536.

[2] 原发性硬化性胆管炎诊断和治疗专家共识(2015)[J]. 中华传染病杂志, 2016, 34 (08): 449-458.

[3] GHAZALE A, CHARI S T, ZHANG L, et al. Immunoglobulin G4-associated cholangitis: clinical profile and response to therapy[J]. Gastroenterology, 2008, 134(3): 706-715.

[4] WUNSCH EWA, NORMAN GARY L, MILKIEWICZ MALGORZATA, et al. Anti-glycoprotein 2 (anti-GP2) IgA and anti-neutrophil cytoplasmic antibodies to serine proteinase 3 (PR3-ANCA): antibodies to predict severe disease, poor survival and cholangiocarcinoma in primary sclerosing cholangitis.[J] .Aliment Pharmacol Ther, 2021, 53: 302-313.

[5] PALMELA C, PEERANI F, CASTANEDA D, et al. Inflammatory Bowel Disease and Primary Sclerosing Cholangitis: A Review of the Phenotype and Associated Specific Features[J]. Gut Liver, 2018, 12(1): 17-29.

[6] BJÖRNSSON EINAR S, KALAITZAKIS EVANGELOS, et al. Recent advances in the treatment of primary sclerosing cholangitis.[J] .Expert Rev Gastroenterol Hepatol, 2021, 15: 413-425.

(杨洁,朴美玉,周璐)

病例 108 四肢近端无力、呼吸肌受累

【病例导读】

糖原贮积病 II 型(glycogen storage disease type II, GSD II)亦称 Pompe 病,是酸性 α- 葡糖苷酶(acid alpha-glucosidase, GAA)基因突变导致的常染色体(第 17 号染色体)隐性遗传代谢性疾病。由于溶酶体内 GAA 活性缺乏,糖原降解障碍,沉积在骨骼肌、心肌和平滑肌细胞溶酶体内,导致细胞破坏和脏器损伤。本病发病年龄与 α- 葡糖苷酶缺乏程度有关,降低程度越严重,发病年龄越早,病情进展越快。根据发病年龄、心脏受累和预后,该病分为婴儿型糖原贮积病 II 型和晚发型糖原贮积病 II 型。

【病例介绍】

患者,女,44 岁,主因"双下肢乏力伴活动后气短 10 年,加重 2 月"入院。

1. 病史介绍 患者 10 年前无明显诱因出现双下肢乏力,活动后加重,伴活动后气短,伴蹲起受限,轻度尿潴留,无关节肌肉疼痛,无上肢乏力,无吞咽困难,无面部感觉减退,无排便困难,查 ANA 1:200 均质型,肌酸激酶 556 U/L,考虑诊断结缔组织病、多发性肌炎?,予阿赛松 16 mg 每日一次,羟氯喹 200 mg 每日两次治疗,患者短期服用后症状较前改善,后患者未规律随诊,自行停药。8 年前患者出现活动后气短加重,夜间有憋醒,伴咳嗽,少痰,无发热,无皮疹,就诊后查 $PaCO_2$ 115mmHg,考虑结缔组织病,呼吸肌麻痹,肺炎、II 型呼吸衰竭,予甲泼尼龙每日 80 mg 静滴、气管切开及呼吸机辅助治疗,后每天夜间均需要无创呼吸机辅助呼吸。因仍有双下肢乏力、活动后气短,行肌电图示右侧股直肌、胫骨前肌、拇短展肌符合肌源性损害表现,于神经内科就诊后未发现神经疾病证据,后继续加用甲泼尼龙 16 mg 每日一次,服药后症状较前缓解,后逐渐减量至停药。7 年前双下肢乏力加重,查 ANA 1:100 均质型,肌酸激酶 585 U/L,肌炎抗体谱阴性,肌肉活检示肌纤维横纹肌尚存、细胞核增多,偶见小灶炎症浸润,拟诊为多发性肌炎,予甲泼尼龙每日 40 mg 治疗,病情好转,后逐渐减量甲泼尼龙每日 12 mg。后患者双下肢乏力症状较前加重,复查肌酸激酶正常范围,甲泼尼龙加量至每日 20 mg,联合环磷酰胺、丙种球蛋白治疗,用药后双下肢肌力较前有所改善。5 年前患者复查肌酶逐渐升高,肌酸激酶从 211U/L/ 逐渐升高至 480U/L,后于北京协和医院就诊,停用环磷酰胺改为他克莫司 1 mg 每日两次治疗,自觉双下肢乏力未见明显好转。后患者间断出现双下肢乏力加重,CK 水平未见明显上升,反复调整激素剂量及免疫抑制剂种类,但病情仍不稳定,且逐渐加重,出现双上肢抬举困难,双下肢活动障碍,站立不能,脱离呼吸机时间由一天缩短至半天。期间反复出现肺部感染,经抗感染治疗后好转。近 2 月患者诉脱离呼吸机时间逐渐缩短至不超过 40 分钟,无咳嗽、咳痰、发热等不适。今为进一步诊治入院。既往甲状腺功能亢进 20 余年,药物治疗后出现甲状腺功能减低,目前口服优甲乐治疗;8 年前呼吸衰竭行气管插管,后予气管切开,后予气管封堵后切口愈合,目前予无创呼吸机(Bipap)辅助呼吸;否认糖尿病病史;否认肝炎、结核病史;否认药物及食物过敏史。

2. 入院体检 体温 36.6 ℃,脉搏 62 次 / 分,呼吸 16 次 / 分,BP 106/66mmHg;无创呼吸机辅助呼吸,神清,皮肤干燥,黏膜无黄染。全身浅表淋巴结未触及肿大。双瞳孔等大、等圆,双眼瞳孔对光反射灵敏。颈软,颈静脉无怒张,甲状腺无肿大。双肺呼吸音清,未闻及干湿性啰音。心率 62 次 / 分,心律齐,无杂音。腹软,无压痛,无反跳痛,肝脾肋下未触及。四肢肌肉无压痛,双下肢无水肿。双下肢肌力 II 级,双上肢肌力 III 级,四肢肌张力减退。生理反射存在,病理反射未引出。

3. 辅助检查 血常规,白细胞 6.52×10^9/L,红细胞 4.82×10^{12}/L,血红蛋白 142 g/L,血小板 197×10^9/L,淋巴细胞 47.0%,网织红细胞百分计数 2.43%;血沉 5 mm/h;血气分析(脱机 50 min 后):pH 7.32, PO_2 75.96mmHg, PCO_2 56.66mmHg, SO_2 93%;血生化,白蛋白 33 g/L,总蛋白 55 g/L,总胆固醇 6.98 mmol/L,低密度脂蛋白胆固醇 4.44 mmol/L,肌酐 29 μmol/L,

乳酸脱氢酶 360.0 U/L，谷草转氨酶 61 U/L，谷丙转氨酶 88 U/L，肌酸激酶 204 U/L，肌酸激酶同工酶 19 U/L，肌红蛋白 137.2 ng/mL；免疫全项，免疫球蛋白 G 9.51 g/L，补体 C3 0.688 g/L，C- 反应蛋白 1.5 mg/L，ANA 阳性（1：80 均质型），ENA 抗体阴性，抗 ds-DNA 抗体阴性，KL-6 231 U/mL。全外显子检测：GAA NM-000152.5：c.1726G>A（p.Gly576Ser）杂合，假性缺陷；NM-000152.5：c.2238G>C（p.Trp746Cys）杂合，致病；NM-000152.5：c.1316T>A（p.Met439Lys）杂合，致病；酸性 α- 葡萄糖醛酸酶（GAA）活性（比色法）2.98nmol/1 h/mg（参考区间 >14）（解释：酸性 α- 葡萄糖醛酸酶（GAA）活性缺乏患者其酶活性一般低于正常人平均值 [23.24~25.20nmol/（h·mg）] 的 0~15%，此患者酶活性明显偏低，提示酸性 α- 葡萄糖醛酸酶缺乏）。

4. 初步诊断　糖原贮积病 II 型。

5. 诊治经过及随诊　患者入院后查肌酸激酶轻度升高，结合患者病史，考虑整体病情缺乏特异性，不符合经典多发性肌炎，且经激素及免疫抑制剂治疗，疗效甚微，再次请神经内科医师会诊后考虑不除外糖原贮积病等罕见病，建议再次行肌肉活检，并完善全外显子基因检测及 GAA 活性测定，但患者拒绝肌肉活检，全外显子基因检测及 GAA 活性测定回报后，与神经内科医师讨论后考虑诊断 GSD II，后续拟行酶替代治疗。

【分析与讨论】

多发性肌炎是常见的一种炎性肌病，常见于成人，女性多于男性，常为亚急性起病，以对称性近端肌无力为主要表现，50% 的患者可伴有肌痛。多发性肌炎本身为系统性疾病，可累及多脏器及系统，累及呼吸系统，以间质性肺炎、肺间质纤维化、胸膜炎为主要表现，累及消化系统可出现吞咽困难、饮水呛咳、反酸等，也可累及心脏及肾脏，疾病早期也可见关节炎、关节痛。实验室检查为肌酶谱升高，其中最为常用的是肌酸激酶，一般认为其升高的程度与肌肉损伤的程度平行，且先于肌无力及肌电图的改变。肌电图是多发性肌炎一项敏感但非特异性指标，约 90% 的活动性患者可出现肌电图异常。多发性肌炎的肌肉活检病理 HE 染色表现为肌纤维大小不一，变性、坏死和再生，以及炎症细胞浸润，但上述表现缺乏特异性，免疫组织化学染色可见肌细胞表达 MHC I 分子，浸润的炎性细胞主要为 CD8+ T 细胞，呈多灶性分布于肌纤维周围及肌纤维内，这是多发性肌炎的特征性病理表现，是多发性肌炎及区别于其他炎性肌病的重要病理特征。多发性肌炎累及呼吸肌导致呼吸衰竭是一种罕见的并发症，患病率不详 [1]。仅有少数病例报道，患者可以急性起病，也可在慢性病程中出现呼吸肌受累，且对免疫抑制治疗有反应，部分病例需要机械通气治疗 [2-6]。此例患者以下肢近端肌无力起病，伴肌酸激酶升高，肌肉活检见炎症细胞浸润，但未进一步行免疫组化染色，且患者存在明显呼吸肌受累，在多发性肌炎患者中罕见，其积极治疗后病情缓解欠佳，且逐渐加重，结合患者整体病情，诊断多发性肌炎存疑。

糖原贮积病 II 型（GSDII）亦称 Pompe 病 [7]，是 GAA 基因突变导致的常染色体（第 17 号染色体）隐性遗传代谢性疾病。由于溶酶体内 GAA 活性缺乏，糖原降解障碍，沉积在骨骼肌、心肌和平滑肌细胞溶酶体内，导致细胞破坏和脏器损伤，本病发病年龄与 GAA 缺乏程度有关，降低程度越严重，发病年龄越早，病情进展越快，根据发病年龄、心脏受累和预后,分为婴儿型 GSDⅡ 和晚发型 GSDⅡ。婴儿型患者 GAA 酶活性不超过正常人的 1%,晚发型患者 GAA 酶活性不足正常人的 30%[8]。婴儿型 GSDII 发病年龄 ≤ 12 个月,可出现快速进展的肥厚型心肌病、左心室流出道梗阻、肌张力减退、呼吸窘迫和通气功能的进行性丧失。呼吸困难、喂养问题和巨舌症是常见的表现,运动发育明显延迟,只有一小部分未经治疗的患者存活超过 1 岁,死亡的主要原因是心脏和呼吸衰竭[9-10]。晚发型 GSDII 于 1 岁后起病,部分患者可晚至 60 岁发病,主要累及躯干肌、四肢近端肌群及呼吸肌,腰肌无力或屈髋无力可以是最早表现,四肢近端肌无力进行性加重,下肢较上肢明显,呼吸肌无力十分常见,表现为咳嗽无力、呼吸困难,严重时需呼吸机辅助通气[11],易误诊为进行性肌营养不良症、先天性肌病、脂质沉积性肌病、线粒体肌病和多发性肌炎等。本例患者 34 岁起病,起病初期即有呼吸肌受累表现,伴双下肢乏力,后逐渐出现双上肢受累,且疾病逐渐加重,在短短 2 年内患者即进展至需呼吸机辅助通气,回顾患者整体病程,更符合晚发型 GSDII 的临床表现。

GSDII 型患者具有特征性肌肉组织病理学表现,明确诊断依靠基因检测。肌肉病理常见特点是肌纤维空泡变性,空泡大小和形态各异,糖原染色阳性,溶酶体酸性磷酸酶染色强阳性。婴儿型患者肌纤维结构破坏严重,晚发型患者个体差异较大,与发病年龄、病程、临床表现、肌肉活检部位等有一定关系,肌肉活检正常不能排除诊断[12-13]。遗憾的是,本例患者在疾病初期,因未考虑到此类罕见病可能,行肌肉活检仅提示肌纤维横纹肌尚存、细胞核增多,偶见小灶炎症浸润,后未行糖原染色及溶酶体酸性磷酸酶染色,而此次患者拒绝再次肌肉活检,遂缺少病理支持。

GAA 基因定位于常染色体 17q25.2~25.3,包含 19 个内含子和 20 个外显子,编码 952 个氨基酸,目前已发现约 500 余种变异类型[14]。其中,GAA 基因多态性位点 c.1726G> A(p.G576S)与 c.2065G>A(p.E689K)在亚洲人群中携带率约 3.9%,这两种多态性位点会降低 GAA 活性,但并不导致疾病发生,称为假性缺陷等位基因,不能作为诊断糖原贮积病 Ⅱ 型的实验室依据。患者全外显子检测除 c.1726G>A(p.Gly576Ser)外,还检测出 c.2238G>C(p.Trp746Cys)杂合及 c.1316T>A(p. Met439Lys)杂合突变,均为致病。另外明确外周血淋巴细胞、皮肤成纤维细胞或肌肉组织 GAA 活性缺乏(<1%)或显著降低(2%~40%)是诊断 GSDⅡ 的金标准[15-16]。此例患者酶活性明显偏低,提示酸性 α- 葡萄糖醛酸酶缺乏,遗憾的是患者未再次行肌肉活检,但结合病情仍考虑诊断 GSDⅡ。治疗上主要为纠正 GAA 酶缺乏和减低,采用酶替代疗法[17-19]。目前 Myozyme 和 Lumizyme 已通过美国食品与药品管理局(FDA)审批,分别应用于婴儿型和晚发型 GSDII 的治疗。

GSDⅡ 属于罕见病,国外有报道显示本病在活产儿中发病率估计为 1/40000[20],但晚发型 GSDⅡ 发病率并无报告,所以临床医师对本病认识严重不足,尤其对于成人发病的 GSDII 更加难以及时发现并做出准确的诊断。罕见病虽发病率低,但多为遗传性疾病,且没有特效药,严重影响患者的生存率及生活质量,现我国也越来越注重罕见病的诊治,并在 2018 发布了《第一批罕见病目录》,涉及了 121 种疾病,其中就包括了糖原贮积病(Ⅰ 型、Ⅱ 型)。目录的出台有助于加强医生及大众对罕见病的关注,推动基因测序技术的发展,以应用于罕见病的筛查及诊断,并促进罕见病治疗药物的研发,更好的服务于患者。

【专家点评】

患者女性,青年慢性起病,起病时即考虑有呼吸肌及四肢近端肌肉受累,且在慢性病程中逐渐加重,长期机械通气治疗,虽临床上疑似多发性肌炎,采用经典的多发性肌炎治疗方案,自觉症状有所缓解,但整体呈逐渐加重趋势。患者临床表现及病情发展均非常见或经典的多发性肌炎表现,后诊断为糖原贮积病 II 型。但本病确系罕见病,临床医师对此病认识缺乏,回顾本病例,提示临床医师在遇到此类情况时,需要多学科综合诊疗,同时全外显子基因检测等也在罕见病诊断中起到重要作用,临床医师也应权衡利弊,积极采用新的检测技术,实现早发现、早诊断、早治疗,最大程度的控制病情,改善患者预后。

【参考文献】

[1] MEENA KALLURI, CHESTER V. ODDIS. Pulmonary manifestations of the idiopathic inflammatory myopathies[J]. Clin Chest Med,2010,31(3):501-512.

[2] SELVA-O'CALLAGHAN A, SANCHEZ-SITJES L, MUNOZGALL X, et al. Respiratory failure due to muscle weakness in inflammatory myopathies:maintenance therapy with home mechanical ventilation[J]. Rheumatology(Oxford),2000,39(8):914–916.

[3] M SANO, M SUZUKI, T SAKAMOTO, et al.Fatal respiratory failure due to polymyositis[J].Intern Med,1994,33(3):185-187.

[4] PEARSON CM, CURRIE S, WALTON JN, et al. Polymyositis and related disorders[J]. Disorders of Voluntary Muscle,1974, p614.

[5] J De REUCK, W De COSTER, N INDERADJAJA. Acute polymyositis with predominant diaphragm involvement[J]. J Neurol Sci,1977,33(3): 453-460.

[6] M IVEY, EICHENHORN MS, GLASBERG MR, et al. Hypercapnic respiratory failure due to 1 -tryptophan-induced eosinophilic polymyositis[J]. Chest,1991,99(3): 756-757.

[7] JC POMPE. Over idiopatische hypertrophie van het hart[J]. Ned Tijdschr Geneeskd, 1932, 76:304.

[8] NGIWSARA L, WATTANASIRICHAIGOON D, TIM-AROON T, et al. Clinical course, mutations and its functional characteristics of infantile-onset Pompe disease in Thailand[J]. BMC Med Genet,2019,20(1):156.

[9] VAN DEN HOUT HM, HOP W, VAN DIGGELEN OP, et al. The natural course of infantile Pompe's disease:20 original cases compared with 133 cases from the literature[J]. Pediatrics,2003,112(2):332– 340.

[10] KISHNANI PS, HWU WL, MANDEL H,et al. A retrospective, multinational, multicenter study on the natural history of infantile-onset Pompe disease[J]. J Pediatr, 2006, 148(5): 671–676.

[11] STOCKTON DW, KISHNANI P, PLOEG A, et al.Respiratory function during enzyme replacement therapy in late-onset Pompe disease: longitudinal course, prognostic factors, and

the impact of time from diagnosis to treatment star[J].J Neurol,2020,267(10):3038-3053.

[12] TSUBURAYA RS，MONMA K，Oya Y，et al. Acid phosphatase-positive globular inclusions is a good diagnostic marker for two patients with adult-onset Pompe disease lacking disease specific pathology[J]. Neuromuscul Disord,2012,22(5):389–393.

[13] FEENEY EJ，AUSTIN S，CHIEN YH，et al. The value of muscle biopsies in Pompe disease：identifying lipofuscin inclusions in juvenile- and adult-onset patients[J]. Acta Neuropathologica Communications,2014,2(1):2–17.

[14] PERUZZO P，PAVAN E，DARDIS A.Molecular genetics of Pompe disease：a comprehensive overview[J].Ann Transl Med,2019,7:278.

[15] VAN DER PLOEG AT，REUSER AJ. Pompe's disease[J].Lancet，2008，372(9646)：1342–1353.

[16] BURTON BK，KRONN DF，HWU WL，et al.Pompe Disease Newborn Screening Working G. The Initial Evaluation of Patients After Positive Newborn Screening：Recommended Algorithms Leading to a Confirmed Diagnosis of Pompe Disease[J]. Pediatrics 2017，140（ Suppl 1):S14-S23.

[17] KISHNANI PS，CORZO D，NICOLINO M，et al. Recombinant human acid [alpha]-glucosidase：major clinical benefits in infantile-onset Pompe disease[J]. Neurology，2007，68（ 2):99–109.

[18] STROTHOTTE S，STRIGL-PILL N，GRUNERT B，et al. Enzyme replacement therapy with alglucosidase alfa in 44 patients with late-onset glycogen storage disease type 2：12-month results of an observational clinical trial[J]. J Neurol,2010,257(1):91–97.

[19] SCHOSER B，STEWART A，KANTERS S，et al. Survival and long-term outcomes in late-onset Pompe disease following alglucosidase alfa treatment：a systematic review and meta-analysis[J]. J Neurol,2017,264(4):621–630.

[20] MARTINIUK F.，CHEN A.，MACKA.，et al. Carrier frequency for glycogen storage disease type II in New York and estimates of affected individuals born with the disease[J]. Am. J. Med Genet,1998,79:69–72.

（徐泳，孙文闻）

病例 109　肢体疼痛伴发热、皮疹、气短

【病例导读】

血管炎是一组异质性很强的疾病，不同形式的血管炎具有不同的年龄、性别和种族特征，其主要病理改变为血管壁的炎症，目前已知的系统性血管炎有接近 30 种，在血管炎的临床诊断中需要综合考虑患者的年龄、性别、种族等人口统计学信息、受累器官特征、是否存在肉芽肿性炎症、是否存在免疫复合物的参与、是否存在自身抗体以及其他可能病因的识别（例如，药物或感染引发）。获得性免疫缺陷综合征(acquired immunodeficiency syndrome,

AIDS）又称艾滋病，是由人类免疫缺陷病毒（human immunodeficiency virus，HIV）感染引起的以全身免疫系统严重损害为特征的一种传染病。30%~75% 的 HIV 感染者有肌肉骨骼的异常甚至发生各种不同的风湿性疾病，如关节炎、肌炎、血管炎等。此外，与 CD4+ T 细胞相关的某些疾病，例如类风湿关节炎、系统性红斑狼疮和结节病，往往会随着 HIV 的活动而缓解，特别是在 CD4+T 细胞数量低的时候其疾病活动性会降低，并在抗逆转录病毒治疗后发作，期间伴随着 CD4+T 细胞计数的增加。随着抗逆转录病毒治疗后的免疫重建，人们关注到了一组新出现的自身免疫和自身炎症性疾病[1]。

【病例介绍】

患者，男，40 岁，主因"双下肢、前臂疼痛 1 年，发热、皮疹 2 月，活动后气短 1 月"入院。

1. 病史介绍　患者 1 年前出现双下肢、前臂疼痛，查血常规示白细胞 3.78×10^9/L，淋巴细胞 17.5%，肌酶正常，EB 病毒 -IgM 抗体阳性，EB 病毒 DNA（-），24 小时尿蛋白定量 378 mg，血沉、IgG、IgA、IgM、C 反应蛋白升高，抗核抗体阴性，抗中性粒细胞胞浆抗体（Antineutrophil cytoplasmic antibody，ANCA）阴性，抗心磷脂抗体阳性，予雷公藤多苷 20 mg 每日三次疗效欠佳。2 月前患者开始发热，双前臂、双手背出现对称性红色斑丘疹伴瘙痒，诊为"血管炎，病毒感染?"，予以甲泼尼龙 40 mg/d 及更昔洛韦 250 mg/d 静脉点滴治疗 10 d，患者热退，皮疹消失，肢体疼痛缓解，复查血常规示白细胞 8.23×10^9/L，继以甲泼尼龙片 24 mg/d 口服。1 月前患者出现活动后气短，周身散在红色皮疹，无瘙痒，无发热、无咳嗽，为进一步诊治收入我科。患者自发病以来食欲减退，精神、睡眠尚可，二便如常，体重减轻 10 余斤。既往史：既往体健，否认冠心病、糖尿病、肿瘤等其他家族遗传性疾病史，否认肝炎、结核等传染病病史，无手术外伤史，否认食物及药物过敏史，预防接种随当地。

2. 入院体检　体温 36.4 ℃，脉搏 98 次 / 分，呼吸 23 次 / 分，BP 110/75 mmHg；神清语利，查体合作。全身皮肤散在红色皮疹，以四肢为著，压之退色，皮肤黏膜未见黄染及出血点。全身浅表淋巴结未触及。双瞳孔等大等圆，对光反射存。颈软，气管居中，甲状腺不大，颈静脉无怒张。双肺叩清音，呼吸音清，未闻及干湿性啰音。心音有力，心率 98 次 / 分，心律齐，各瓣膜听诊区未闻及病理性杂音。腹软，无压痛，双下肢不肿。生理反射存在，病理反射未引出。

3. 辅助检查　血常规示白细胞 7.63×10^9/L，中性粒细胞 88.1%，淋巴细胞 5.2%，淋巴细胞计数 0.4×10^9/L；24 小时尿蛋白定量 464 mg；D- 二聚体正常；血沉 25 mm/1 h；肝肾功能及肌酶、肌红蛋白正常；甲状腺功能示 FT3、FT4、T3、T4、sTSH、rT3 水平正常，抗甲状腺球蛋白抗体阳性，抗甲状腺微粒体抗体阴性，促甲状腺素受体抗体阳性；IgG 17.10 g/L，IgA、IgM、IgE、C3、C4、C- 反应蛋白、循环免疫复合物水平正常；血清蛋白电泳示白蛋白 49.1%、α2 球蛋白 12.9%、γ 球蛋白 25.3%、α1、β 球蛋白水平正常；EB 病毒 -IgM 抗体、柯萨奇病毒 -IgM 抗体、巨细胞病毒 -IgG 抗体、巨细胞病毒 -IgM 抗体均阴性，抗核抗体、抗双链 DNA 抗体、ENA 抗体、抗组蛋白抗体、类风湿因子、ANCA、抗心磷脂抗体均阴性；心电图未见异常；超声心动图示"三尖瓣、肺动脉瓣反流（Ⅰ°），左室舒张末径 46 mm，左室射血分数 62%，肺动脉收缩压 25 mmHg";头颅 CT 及 MRI 扫描未见异常;胸部 CT+ 高分辨重建显示"双肺间质炎症:两肺可见磨玻璃密度影,双肺纹理增多、增粗、紊乱,呈网格及蜂窝样改变;双侧胸膜增厚"(图 9-109-1);肺通气 / 灌注扫描示"双肺多发散在血流灌注减低区,考虑炎性病变可能;左肺血流灌注较右肺减低"。

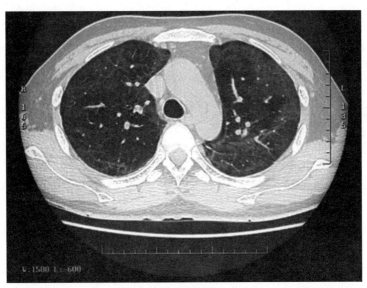

图 9-109-1 胸部 CT:两肺可见磨玻璃密度影、网格及蜂窝样改变

4. 初步诊断 ①血管炎;②间质性肺炎。

5. 诊治经过及随诊 患者入院后考虑"血管炎、间质性肺炎"进展,予以甲泼尼龙 40 mg 每日两次静脉点滴 5 天,左氧氟沙星 0.4 每日一次静脉点滴 5 天,环磷酰胺 600 mg 静脉点滴一次,雷公藤多甙 20 mg 每日三次,间断应用丙球,并于入院第 11 天予甲泼尼龙 500 mg 静脉冲击 3 天及更昔洛韦 300 mg 每日两次静脉输注治疗,患者皮疹消退,但气短无明显改善,并开始间断出现发热,体温最高达到 39 ℃,静息状态下氧饱和度由入院时的 96% 降至 84%,血气分析显示血氧分压由 85.6 mmHg 降至 47.3 mmHg,考虑患者对治疗的反应与"血管炎"表现不符,进一步体格检查发现肛周皮肤溃疡(图 9-109-2),压痛明显,溃疡面附着少许脓性分泌物。追问病史,发现患者曾有同性性接触历史,结合淋巴细胞减少、肛周溃疡等,考虑存在 HIV 感染可能,肺部病变不除外卡氏肺孢子菌感染。遂给予复方磺胺甲噁唑 1.5 g 每日四次口服,行 HIV 抗体、细胞亚群检测。化验回报 HIV-1 抗体确认试验阳性,WB 带型 gp160gp120p66p55p51gp41p31p24;T 细胞亚群检测:总 T 淋巴细胞 77.86%,CD4+ T 淋巴细胞 0.99%,CD8+ T 淋巴细胞 92.6%,CD4+ T 细胞 /CD8+ T 细胞 0.01。经专科会诊考虑为"艾滋病,卡氏肺孢子菌肺炎",继续予以复方磺胺甲噁唑治疗,患者体温降至正常,气短缓解,胸部 CT 示两肺磨玻璃密度影消散,随后转入专科病医院继续诊治。

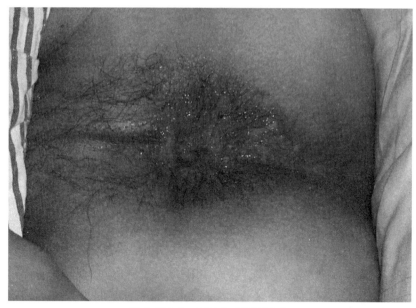

图 9-109-2　显示患者肛周溃疡

【分析与讨论】

血管炎是以血管壁内炎症导致的血管损伤为主要表现的一类疾病,根据病因可分为原发性血管炎和继发性血管炎。原发性血管炎指未找到明确病因的一组血管炎,而继发性血管炎则是因某种病因所诱发的,如感染、肿瘤、药物、毒物、其他结缔组织病、单基因病等,其中既包括微生物抗原,也包括非微生物抗原[2]。原发性血管炎基于受累的主导血管的口径不同进行分类,分为大、中、小血管炎,不同类型的血管炎,病变血管的口径大小和受累器官不同,临床表现也各异,既有其相对特征性的表现,同时又存在个体化表现,而且同一临床表现也可能出现于不同血管炎中,因此鉴别诊断非常复杂。其中,鉴别原发性血管炎还是继发性血管炎尤为重要,这将直接影响到治疗方案的选择和患者的预后。

感染与血管炎之间的关系非常复杂,虽然长期以来人们认为血管炎诱导治疗和维持治疗后发生的免疫抑制可能导致患者易于发生感染,但近年来通过对血管炎与某些病毒感染(如 HIV 和严重急性呼吸综合征冠状病毒)之间的相互作用进行深入研究,发现感染还可能是许多类型血管炎的触发因素,少数实例通过使用流行病学方法确定了二者之间的因果关系。病原体通过直接侵袭和间接侵袭两种方式导致感染相关血管炎的发病[3]。前者可以在血管壁内检测到病原体的直接侵袭,以平滑肌细胞积聚、内皮功能障碍、活性氧表达、细胞因子、趋化因子、细胞粘附分子和血管壁损伤为特征。间接侵袭机制涉及免疫介导的血管壁损伤,如免疫复合物分子模拟、抗中性粒细胞胞浆抗体、细胞因子、超抗原、自身抗原互补和 T 细胞免疫应答。不同的病原体造成血管炎发病的机制也不尽相同。例如,三期梅毒患者出现的梅毒性主动脉炎即为一种梅毒螺旋体感染所导致的血管病变。还有些病原体如病毒感染对大、中、小血管皆可造成损伤,例如近期肆虐全球的严重急性呼吸综合征冠状病毒 2 型(SARS - CoV - 2)感染即可通过细胞因子风暴和内皮细胞炎症造成多种血管炎样表现,其中既有通过 PET-CT 证实的大动脉炎症[4]，又可存在以白细胞破碎性血管炎为代表的小血管炎[5]。

由感染直接诱发的血管炎其临床症状往往与原发性血管炎极为相似，难以区分，因此，在考虑血管炎诊断时积极的排查是否存在感染至关重要。感染性疾病的鉴别诊断如乙型和丙型肝炎、结核病、获得性免疫缺陷综合征和梅毒等应该在初次诊断血管炎时完成。原发性血管炎通常采用糖皮质激素和免疫抑制剂进行治疗，而对于继发性血管炎一旦确认感染是血管炎的直接原因，应及早给予积极的抗感染治疗，否则单纯的免疫抑制治疗可能导致病情进一步恶化。

艾滋病是影响公众健康的重要公共卫生问题之一。联合国艾滋病规划署估计，截至2020 年底，全球现存活 HIV/AIDS 患者 3770 万，当年新发 HIV 感染者 150 万，有 2750 万患者正在接受抗病毒治疗（俗称"鸡尾酒疗法"）[6]。HIV 主要侵犯人体的免疫系统，包括 CD4+T 淋巴细胞、单核巨噬细胞和树突状细胞等，其中 CD4+T 淋巴细胞是 HIV 感染最主要的靶细胞。HIV 感染人体后，出现 CD4+T 淋巴细胞数量进行性减少，CD4+/CD8+T 淋巴细胞比值倒置，最终导致人体细胞免疫功能缺陷，引起各种机会性感染和肿瘤的发生。CD4+/CD8+T 淋巴细胞比值倒置可在长期抗逆转录病毒治疗后出现不同程度的改善。HIV 感染后的疾病进程依次为急性期、无症状期和艾滋病期。本例患者 CD4+T 淋巴细胞计数仅为 3/μL，远远低于 200/μL，且出现了机会性感染即卡氏肺孢子菌感染，说明病情已经发展至艾滋病期。由于患者隐瞒冶游史，临床医生在入院查体时忽略了肛门及外生殖器检查，所以未能在第一时间发现 HIV 感染，直至病情加重时才通过细致的体格检查探寻到了疾病的蛛丝马迹，最终通过 HIV-1 抗体检测和性生活史的再次追问确立了诊断。因此，作为一位临床医生，工作中的每一个环节都必须一丝不苟、细致入微，只有准确、完整的理清了疾病的全貌，方能做出正确的诊断。

HIV 感染的临床表现与风湿性疾病有某些相似之处，其中体液免疫异常较为常见，但很少与严重的临床症状相关。由于 HIV 感染扰乱了免疫系统的功能，特别是导致 B 细胞功能异常，T 辅助细胞功能的缺损也可导致持续的 B 细胞激活，因而在感染过程中可能发生自身免疫反应。最常见的实验室异常是多克隆高球蛋白血症，在 HIV 感染者中阳性率约为45%。患者体内可出现多种自身抗体，某些队列研究发现 17% 的 HIV 感染者中存在类风湿因子和抗核抗体，但通常是低滴度的。抗瓜氨酸蛋白抗体可出现在晚期 HIV 感染中。抗ds-DNA 抗体和低补体血症相对少见。在 20%~30% 的 HIV 阳性个体中可检出 IgG 型抗心磷脂抗体，在未经治疗的艾滋病患者中阳性率高达 95%，特别是在晚期患者中更为常见，但它们很少与血栓事件相关。与血管炎相关的抗中性粒细胞胞浆抗体 - 胞浆型（c-ANCA）及抗中性粒细胞胞浆抗体 - 核周型（p-ANCA）、抗肾小球基底膜抗体也有报道。通过高效抗逆转录病毒疗法，许多血清学异常将会逐渐减少或缓解。本病例存在高球蛋白血症，血清中可检测出抗甲状腺球蛋白抗体及促甲状腺素受体抗体，并有一过性抗心磷脂抗体阳性，推测抗体的产生与 HIV 感染后诱发的体液免疫功能紊乱有关。患者目前无甲状腺疾患相关症状且甲状腺功能正常，病程中也未出现血栓形成，符合上述文献中的结论即这些抗体很少引发相应的临床事件。患者拟于日后接受抗逆转录病毒治疗，其自身抗体是否可能转阴还需后续随访观察。

肌肉骨骼症状在 HIV 感染者中也不少见，三分之一的门诊患者有肌痛表现，从无并发症的肌痛或无症状的肌酸激酶升高到严重的、致残的 HIV 相关的多肌炎或化脓性肌炎均有报道，其中 11% 诊断为纤维肌痛综合征。纤维肌痛综合征的发生与较长的 AIDS 病程和抑郁史有关。多达 25% 的患者可能有其他原因无法解释的关节痛，其发病机制尚不清楚。关节痛是否可归因于 HIV 感染本身引起的循环病毒所致，还是由宿主免疫复合物引发所致，尚未确定，但可能与细胞因子异常或短暂性骨缺血有关。单纯表现为关节痛的患者很少发展为炎症性关节疾病，最合适的治疗方法是非麻醉性镇痛药，医生应给予患者心理上的安慰。关节痛和肌痛也构成 HIV 血清转换即抗 HIV 抗体阳转时的全身症状的一部分。HIV 血清转换也可与肌红蛋白尿和急性肌痛同时发生，提示 HIV 感染者可能在感染早期出现肌萎缩。此外，随着鸡尾酒疗法的实施，抗 HIV 治疗可导致 CD4+ 细胞计数增加和 HIV 病毒载量降低，患者基础的自身免疫性疾病可能会复发，并因此出现肌痛和骨关节表现。还有一点需要指出，有效的抗逆转录病毒疗法可能引发骨坏死、肌病和横纹肌溶解，也会导致患者出现肌肉骨骼症状。该患者首发症状为双下肢和双前臂弥漫性疼痛，血清肌酶水平正常，由于起病前后未及时进行 HIV 抗体检测，故尚不清楚疼痛出现是否伴随着 HIV 血清抗体的阳转，但鉴于肢体疼痛是风湿病患者常见的临床表现之一，缺乏特异性，亦可见于感染性疾病，且易于与骨科和神经系统疾患相混淆，临床医生应该增强这方面的鉴别诊断意识。

血管炎是一组异质性很强的疾病，HIV 阳性患者也可能发生血管炎，血管壁的炎症可能由免疫因素介导，也可能源于病毒对血管壁的直接损伤，还可能发生在抗逆转录病毒治疗后 [7]。抗逆转录病毒治疗启动后机体免疫功能逐渐恢复，同时也恢复了对机体内隐匿的结构完整的病原体及其代谢产物的免疫反应，可因此诱发过度免疫反应，从而导致病情恶化甚至死亡，称为免疫重建炎症综合征。HIV 阳性患者针对病原体特异性细胞免疫反应的恢复也可介导血管的损伤。此外，还涉及其他机制 [8]：①病原体相关分子模式分子，由肠道微生物产生，作用于免疫细胞，产生慢性炎症状态，导致内皮细胞损伤；②感染相关的氧化应激产生氧化低密度脂蛋白，氧化低密度脂蛋白作用于免疫细胞，导致内皮损伤和慢性炎症，引发血管内动脉粥样硬化的发生。另有一些个案报道，也针对 HIV 诱发血管炎的机制进行了探讨，例如 Hien 报告了一例以嗜酸性肉芽肿性多血管炎为首发表现的 HIV 感染者，并认为对于既往有哮喘和过敏性鼻炎的患者合并 HIV 感染会引发嗜酸性粒细胞增多症，并因此促进嗜酸性肉芽肿性多血管炎的发病 [9]。

HIV 相关的血管炎是 HIV 感染后出现的一种罕见的并发症，发生率约 1%，在 CD4+ T 淋巴细胞计数 <200/μL 的免疫抑制状态下更为常见 [10]。患者血管壁的损害主要发生在外膜，可引起动脉瘤和血管阻塞。有的 HIV 感染者以上呼吸道症状、c-ANCA 阳性和抗髓过氧化物酶阳性为首发表现，有的则伴发冷球蛋白血症性小血管炎和淋巴细胞性间质性肺炎，诸如此类报道并不少见。这些 HIV 感染者可能先有风湿性疾病表现，而后才出现感染体征，因为类固醇和细胞毒药物的应用可能使 HIV 感染恶化。本病例中，患者 CD4+T 淋巴细

胞计数为 3/μL，首先表现为肢体疼痛和自身抗体阳性，随后出现皮疹，24 小时尿蛋白定量升高，均为血管炎常见特征，予以肾上腺糖皮质激素治疗后病情曾一度获得缓解，其后发生的间质性肺炎早期也被误认为属于血管炎活动的一部分，直至后续发现肛周溃疡时才考虑到艾滋病可能，并最终确定间质性肺炎为卡氏肺孢子菌感染所致，诊疗历程与文献所提极为相似。该患者首诊时即存在外周血淋巴细胞计数减少及肛周溃疡，如能在第一时间予以关注则可早一步获得准确判断。T 淋巴细胞亚群分析并非入院患者的常规检查，而血常规则为所有住院患者的必查项目。通过回顾本病历，我们也得到了一些经验教训，即对于血常规显示淋巴细胞计数减少的患者应积极进行淋巴细胞亚群测定，同时细致入微的体格检查也是医学生三基训练中不可或缺的一部分。2005 年 Ooi 也报道了一例 56 岁男性 HIV 感染者首发表现为进行性间质性肺病和唾液腺淋巴细胞浸润，应用甲泼尼龙冲击治疗后并发卡氏肺孢子菌肺炎[11]，与本例患者类似。

当患者在少见部位引发血管损害时也应警惕 HIV 感染的存在。例如，HIV 感染可导致右侧髂内动脉假性动脉瘤的发生，而常见的引发动脉瘤的原因如动脉粥样硬化、原发性血管炎等则很少累及这一部位。CASTRO LIMO 报道了一例发生结肠血管炎的 HIV 阳性患者[12]，以血便、发热和腹痛为主诉，结肠镜检查发现深椭圆形和星形溃疡，边界清楚，组织学显示中小血管壁纤维素样坏死，提示坏死性血管炎，血清 p-ANCA 阳性，抗髓过氧化物酶抗体阳性，综上考虑患者存在 ANCA 相关性血管炎，经过静脉注射甲泼尼龙（500 mg/d，3 d）冲击治疗后病情缓解。ANCA 相关性血管炎是一种系统性小血管炎，较少累及胃肠道，病变仅局限于结肠而不伴有其他器官损害的 ANCA 相关性血管炎相当少见。HIV 感染可以在非常见部位导致多发动脉瘤和闭塞等类似大动脉炎的表现，也可出现类似结节性多动脉炎、川崎病等中等口径血管炎的表现，同样也可引发皮疹等小血管炎受累的症状。当出现不典型或少见的血管炎样表现时，应警惕 HIV 感染。该患者 AIDS 诊断明确，病初误诊与医生缺乏对本病的认识有关，因此，临床医生应提高警惕，对于无法解释的多系统受累伴淋巴细胞减少、非典型的血管炎样表现、不能解释的间质性肺炎患者应进行 HIV 相关检测以明确有无 HIV 感染。

【专家点评】

血管炎是一种以血管为靶位的炎症性自身免疫病，炎症细胞的浸润和纤维素样坏死造成血管壁的损伤，出现血管狭窄甚至阻塞，致使血液灌注减少，并导致组织和器官的缺血性损伤，严重时可能危及生病。临床医生应该认识到，血管炎是一组异质性很强的疾病，临床表现各异。尽管并不常见，但包括 HIV 感染在内的病原体感染可能导致继发性血管炎的发生。感染引发血管炎的主要机制包括 B 和 T 淋巴细胞的激活、病原体直接损伤内皮细胞、免疫复合物介导的血管损伤以及 IV 型超敏反应介导的血管损伤[13]。早期识别感染与血管炎之间的联系，才能在病程早期作出准确的判断，早期恰当的治疗是患者获得成功救治的关键。目前，全球艾滋病大流行的影响还在持续扩大，HIV 感染患者中发生的风湿病样表现多种多样，并且随着生存时间的延长和治疗方法的改进，HIV 感染者的风湿病样表现的形式还在不断演变，并且未来很可能还会持续发生变化，这是临床医生正在面临的挑战，风湿病学专科医师必须提高警惕。

【参考文献】

[1] FIRESTEIN GS, BUDD RC, GABRIEL SE, et al. KELLEY & FIRESTEINS Textbook of Rheumatology, Tenth Edition[M]. Elsevier Inc, 2017:1929.

[2] 姜林娣, 田新平, 郑毅, 等. 系统性血管炎（第2版）[M]. 北京:人民卫生出版社, 2021:3-12.

[3] RODRIGUEZ-PLA A, STONE JH. Vasculitis and systemic infections[J]. Curr Opin Rheumatol, 2006, 18(1):39–47.

[4] SOLLINI M, CICCARELLI M, CECCONI M, et al. Vasculitis changes in COVID-19 survivors with persistent symptoms: an [18 F]FDG-PET/CT study[J]. Eur J Nucl Med Mol Imaging, 2021, 48(5):1460-1466.

[5] KMmAR G, PILLAI S, NORWICK P, et al. Leucocytoclastic vasculitis secondary to COVID-19 infection in a young child[J]. BMJ Case Rep, 2021, 14(4):e242192.

[6] 中华医学会感染病学分会艾滋病丙型肝炎学组, 中国疾病预防控制中心. 中国艾滋病诊疗指南（2021年版）[J]. 中华内科杂志, 2021, 60(12): 1106-1128.

[7] VEGA L E, ESPINOZA L R. Vasculitides in HIV infection[J]. Current Rheumatology Reports, 2020, 22: 1-7.

[8] ISEKI Y, FUJII M, NISHINA D, et al. A Case of Human Immunodeficiency Virus-Positive Patient Diagnosed during the Treatment of Right Internal Iliac Pseudoaneurysm[J]. Ann Vasc Dis, 2021, 14(1):56-59.

[9] Hien Nguyen, Kevin Ferentz, Alkesh Patel, et al. Churg-Strauss Syndrome Associated with HIV Infection[J]. J Am Board Family Practice, 2005, 18: 140-142.

[10] MANUEL A, VICTÓRIO T, GOMES C, et al. Vasculitis: an unusual manifestation in an HIV-infected patient[J]. Braz J Infect Dis, 2015, 19(4): 439-441.

[11] OOI S E, TASI C Y, Chou C T. Interstitial lung disease and xerostomia as initial manifestations in a patient with human immunodeficiency virus infection[J]. J Microbiol Immunol Infect, 2005, 38:145-148.

[12] CASTRO LIMO JD, NAVAJAS LEÓN JF, ROMO NAVARRO Á. Colonic vasculitis in a woman with end-stage kidney disease and HIV infection[J]. Rev Esp Enferm Dig, 2022, 114(2):124-125.

[13] THEOFILIS P, VORDONI A, KOUKOULAKI M, et al. Overview of infections as an etiologic factor and complication in patients with vasculitides[J]. Rheumatology International, 2022, 42(5): 759-770.

（吕星,孙文闻）

病例110 肿瘤后的关节痛

【病例导读】

随着免疫检查点抑制剂(immune checkpoint inhibitors, ICIs)在肿瘤患者中的应用,许多患者会出现炎性关节炎(inflammatory arthritis, IA)可表现为单关节炎、多关节炎,也可表现为类风湿关节炎,或是脊柱关节病,这种类炎性关节炎与典型的类风湿关节炎不同,需要使用非甾体消炎药、糖皮质激素或是慢作用药治疗,并且注意其原发病肿瘤的治疗。

【病例介绍】

患者,男,63岁,主因"多关节疼痛5月,间断发热4月"入院。

1.病史介绍 患者入院前5月逐渐出现右手第3、4近端指间关节、双膝关节、双踝关节肿胀疼痛,伴活动受限,晨僵持续约1小时,无发热,未重视。入院前4月上述关节肿痛加重,并出现双髋关节疼痛,双眼充血,无视力下降;伴咽痛,无咳嗽、咳痰、喘息;就诊于"眼科医院",考虑"角膜炎"(具体不详),予滴眼液对症后缓解;关节疼痛加重,并逐渐累及右足第2跖趾关节,肿胀疼痛,伴发热,体温最高至38.7 ℃,有尿频、尿急、尿痛,无尿液颜色变化,伴腹痛、腹泻,每日2~3次,不成形便,无便血、黑便,无畏寒、寒战、盗汗,无头晕、头痛等;查尿常规:尿白细胞2+,尿潜血 ± ,尿蛋白 ± ,诊为"关节痛 反应性关节炎?",静滴左氧氟沙星,口服泼尼松20 mg/d、乐松120 mg/d、雷公藤20 mg/d,及正清风痛宁治疗关节炎,关节痛可缓解。出院后停用雷公藤,入院前2月泼尼松减量至5 mg/d、乐松减量至60 mg/d。现为进一步诊治入院,病程中无炎性腰背痛,无足跟痛,无周身皮疹、脱发明显,无口腔溃疡,无双手遇冷变色等。患者自本次发病以来,精神尚可,食欲正常,睡眠尚可,二便如前描述,体重下降5公斤。 既往史:右眼青光眼术后病史10年。结肠癌伴转移病史2年余,原发灶切除术后病史2年余,入院前两年,化疗共6月(具体方案不详),后口服卡培他滨2月后出现右腹部疼痛,腹部CT提示转移处较前进展,入院前1年开始使用信迪利单抗治疗(共15次),最后一次使用为入院前5个月。

2.入院体检 体温36.3 ℃,脉搏59次/分,呼吸18次/分, BP 100/56mmHg;神志清楚,皮肤黏膜无黄染。颈部、心、肺、腹部查体无阳性发现。双下肢无水肿。右足第2跖趾关节肿胀,左手第2、3近端指间关节、右手第3、4近端指间关节、左肘关节、双膝关节、左踝关节、双侧跖趾关节压痛。胸椎轻压痛。生理反射存在,病理反射未引出。

3.辅助检查

(1)入院前: ALB 25.2 g/L, ALT 112.4U/L, AST 108.3U/L, ESR 84 mm/1 h, CRP 123 mg/L, RF<9.69IU/mL, ANA(+-), 1: 80,核颗粒型、胞浆颗粒型, ENA 谱(-),铁蛋白851.43ng/mL。

(2)入院后:血沉20 mm/1 h, ALB 32 g/L,血尿酸372μmol/L,免疫球蛋白A 5.12 g/L,免疫球蛋白G 12.9 g/L, C- 反应蛋白14.6 mg/L,抗核抗体(+)1: 80胞浆型, ENA 谱(-); CCP 4.7 U/mL,类风湿因子(IgA 型)49.6U/mL,狼疮抗凝物、免疫固定电泳均(-), HLA-B27(-)。泌尿系超声及超声心动无阳性发现。双手 + 双腕 + 双踝 + 双足 + 双膝关节超声:左膝滑膜炎,余关节未见明显滑膜增生。左膝关节 MRI:左膝关节滑膜炎伴关节积液,左膝关节退行性骨关节病。胸部 CT:两肺上叶多发斑片及索条影。两肺间质纹理增多,两肺气肿。腹部增强 CT:符合"结肠癌术后"改变。骨盆 CT(院外):骨盆骨质增生,两侧骶髂关节少量积气。全身骨显像 +SPECT/CT 断层:部分胸腰椎退行性病变,骨质疏松,胸 11-12、腰 1-2 椎体陈旧性压缩性骨折;未见典型骨肿瘤性病变图像;双侧肩、肘、腕、髋、膝、踝及双手足小关节考虑慢性关节炎性病变。

血常规、尿常规、肝功能、肾功能、心肌酶正常。尿细菌培养:无菌落发育。乙肝二对半、艾滋病抗体、丙肝抗体、梅毒抗体阴性,抗 EB 病毒抗体、巨细胞病毒 IgM 抗体、降钙素原、G-脂多糖、1-3-β-D 葡聚糖、曲霉菌半乳甘露聚糖抗原等感染指标均为阴性。T-SPOT 阴性。

4. 初步诊断　①关节炎待查;②骨关节炎;③骨质疏松;④肿瘤术后免疫治疗;⑤结肠恶性肿瘤术后。

5. 诊治经过及随诊　患者关节炎,与使用 PD-1 抑制剂治疗相关,入院后继续予泼尼松治疗。后查炎症指标升高(血沉 20 mm/1 h、C- 反应蛋白 14.6 mg/L),左膝关节滑膜炎,泼尼松加量至 20 mg/d,加用甲氨蝶呤 10 mg/w,辅以补钙、抑酸护胃对症。后患者门诊随诊,关节炎症状缓解,血沉及 C 反应蛋白指标正常,激素逐渐减量为泼尼松 7.5 mg/d,及甲氨蝶呤 7.5 mg/w。

【分析与讨论】

患者患结肠癌,在使用 15 次信迪利单抗后,出现多关节炎症。信迪利单抗注射液,是一种免疫检查点抑制剂,用于治疗复发性或难治性的经典型霍奇金淋巴瘤。目前也广泛用于其他肿瘤,2021 年 12 月新增非鳞非小细胞肺癌、鳞状非小细胞肺癌、不可切除或转移性肝癌等适应症。

在信迪利单抗的说明书中提示:可出现腹泻、肠炎、肝损伤、及免疫相关的不良损伤,如:胰腺炎、心肌炎、脑炎、干眼症等;肌肉骨骼不良事件:关节痛、肌炎;也可出现结缔组织病:多发性肌炎、关节炎、横纹肌溶解症、运动障碍等。患者出现了角膜炎样改变,及肝损伤,尿频、尿急及腹泻症状及关节炎表现,均出现在信迪利单抗输注之后,考虑与使用信迪利单抗相关。经对症治疗后缓解。

ICIs 作为新型免疫治疗手段,已给恶性肿瘤患者带来了显著的临床获益,延长了患者生存年限。在临床中应用的 ICIs 其主要作用的通路为 1)程序性细胞死亡蛋白 -1(programmed cell death protein 1, PD1)通路,包括 PD-1 抑制剂和 PD-1 配体(programmed cell death ligand 1, PD-L1)抑制剂;和 2)细胞毒性 T 淋巴细胞相关抗原 4(cytotoxic T lymphocyte-associated antigen 4, CTLA-4)通路, CTLA-4 抑制剂 [1]。但是,这类治疗可以影响人体正常组织的免疫耐受,从而导致免疫相关的副反应(immune-related adverse events, irAEs)。目前的研究发现,irAEs 几乎可影响到人体的各个器官。以类风湿关节炎(rheumatoid arthritis, RA)为例,有研究 [2] 发现尽管在 RA 患者滑膜组织浸润的 T 细胞中 PD-1 的表达增加,但是整个 PD-1 通路在 RA 患者中是下调的,提示 PD-1 通路在 RA 的发病过程中占有一定的地位。而 CTLA 通路亦在 RA 的发病过程中起着重要的作用,目前已在国外上市的治疗

RA 的药物阿巴西普（Abatacept）即为 CTLA-4 和人免疫球蛋白 1（IgG1）Fc 段的融合蛋白[3]。

免疫检查点（抑制性）信号在正常条件下的自我耐受中发挥重要作用，以防止过度反应的自身免疫反应。在晚期转移性癌症患者中，免疫耐受（由免疫检查点介导）在病理上占主导地位，导致癌细胞增殖和存活。主要的免疫检查点是树突状细胞（dendritic cell, DC）抗原呈递阶段的 CTLA-4 和 T 细胞活化阶段的 PD-1。ICIs 在免疫检查点的两个阶段起作用：早期，初始 T 细胞激活时，T 细胞无反应；晚期（效应期），T 细胞下调和程序性细胞死亡。第一个免疫检查点是 CTLA-4 T 细胞，第二个免疫检查点是 PD-1，一种已经激活的细胞毒性 T 细胞效应器，抗 PD-1 或抗 PD-L1 抑制剂在此第二阶段发挥作用[4]。几乎每个器官系统都报告了 irAEs，包括胃肠道、内分泌、呼吸、皮肤、肾脏和神经系统等。

目前中国在 2019 年出版了关于《免疫检查点抑制剂风湿性毒副反应诊治建议》[1]，系统性的对 ICIs 所致的风湿性副作用进行了总结，对风湿性多肌痛 / 巨细胞动脉炎、炎性关节炎、炎性肌病及其它结缔组织病进行了介绍。

风湿方面的 irAEs 主要可分为两大类[1]，第一类为患者使用 ICIs 之后出现新发的骨关节肌肉症状或者结缔组织病，第二类则为已有风湿性疾病或结缔组织病的患者在使用 ICIs 之后出现原有疾病的再发或加重。

以一项法国单中心的前瞻性研究[5] 为例，该研究一共纳入了 524 例接受 ICIs 治疗的患者，其中有 35 例（6.6%）患者出现了风湿方面的 irAEs，从接受 ICIs 治疗到出现上述症状的平均时间为 70 天。有 15 例（2.9%）患者出现了非炎症性关节肌肉症状，11 例（1.9%）患者可诊断为风湿性多肌痛（polymyalgia rheumatica, PMR），7 例（1.3%）符合 RA 的诊断。研究发现风湿方面 irAEs 最常见的症状仍是关节痛和肌痛，由于这些症状有时相对较轻，在临床工作或研究中有可能会被忽视，因此需要提醒临床医生们重视风湿方面的 irAEs。

炎性关节炎（IA）包括一组以关节炎症为特征的疾病[6]，以下可以提示关节炎症的存在：炎症的四种主要体征（发红、发热、疼痛和肿胀）、晨僵（持续超过 30 分钟到 1 小时）或炎症标志物水平升高（例如 ESR 或 CRP）。IA 是肿瘤患者应用 ICIs 之后常出现的风湿方面 irAEs 之一[1]，从应用 ICIs 到出现 IA 的时间为 2 个月到 24 个月不等，其严重程度也不一致，轻者应用非甾类抗炎药（non-steroidal anti-inflammatory drugs, NSAIDs）或小剂量激素后即能得到缓解，重者则有可能需要应用肿瘤坏死因子（tumor necrosis factor, TNF）抑制物或者白介素 -6（interleukin-6, IL-6）抑制剂[7-9]。总体而言，与其他 irAEs 相比，风湿病表现倾向于在免疫治疗过程中较晚发生[7]。

ICIs 所导致的 IA 主要可以分为两大类，一类主要类似于 RA 的表现，受累关节以小关节为主（近端指间关节、掌指关节和腕关节等），可出现骨侵蚀。但与传统 RA 不太一致的是，这类患者在流行病学上并非多见于女性，且患者血清类风湿因子（rheumatoid factors, RF）和抗环瓜氨酸抗体（anti-citrullinated protein antibodies, ACPA）通常为阴性，并且患者的骨侵蚀通常发生要更早。临床中也有少数患者表现为 ACPA 阳性 RA，不过这些患者中有部分在使用 ICIs 之前已有 ACPA 阳性。另一类患者则会出现类似于脊柱关节炎（Spondyloarthritis，SpA）的表现，例如炎性腰背痛、附着点炎、趾炎以大关节受累为主的寡关节炎等，少数患者还有可能出现反应性关节炎、银屑病关节炎等表现；但不同的是这类患者并没有出现 HLA-B27 阳性[4]。

该患者患结肠癌，既往无风湿性疾病病史。在使用 15 次信迪利单抗后，多关节受累，累及右手的小关节（PIP3、4）、右足第 2 跖趾关节，出现肿痛，左手第 2、3 近端指间关节亦有压痛，共 5 个小关节肿痛；累及双膝关节、双踝关节、髋关节、左肘关节等大关节受累，关节受累数超过 10 个关节，患者仅左膝关节影像学证实滑膜炎，不除外其他部位关节炎经院外使用泼尼松治疗后炎症好转。C 反应蛋白、血沉及铁蛋白、IL-6 等炎症指标升高，炎性关节炎诊断明确。患者男性，RF（IgA）轻度升高，但患者未出现骨侵蚀，ACPA 阴性，有明确的使用 PD-1 抑制剂病史，依据 RA 的诊断标准，不能诊断 RA。患者多关节受累而非寡关节受累，无炎性腰背痛，无附着点炎、趾炎发现，HLA-B27 阴性，骨 ECT 及骨盆 CT 未发现腰椎及骶髂关节的炎性改变，背痛考虑与胸腰椎的多处压缩性骨折相关，故不支持脊柱关节炎诊断。患者出现泌尿道感染及腹泻的消化道症状，在关节炎症状之后出现，感染症状很快缓解，入我院后尿培养及尿常规均阴性，无尿频等症状，病毒、结核、真菌、支原体等病原学检查未见阳性发现，感染症状可用信迪利单抗副作用解释，并且多关节受累，反应性关节炎证据不足。综合上述，诊为炎性关节炎，与使用 PD-1 抑制剂相关。

国外一项研究[8]调查了 13 名接受 ICIs 并出现风湿病样 irAEs 的患者，平均患病年龄为 58.7 岁，13 名患者中有 9 人发展为 IA，IA 患者的 RF 或 ACPA 没有阳性发现。3 名 IA 患者有抗核抗体（ANA），其中 4 名 IA 患者中在 ICIs 治疗期间也出现了结肠炎，并且结肠炎先于关节炎出现。该患者 ANA 低滴度阳性，RF 及 CCP 均为阴性，并且在关节炎前后出现了腹泻，与上述病例报告相似。

IA 可涉及大关节和小关节，可表现为少关节炎、寡关节炎或严重的多发性关节炎。关节炎可能是严重和侵蚀性的，需要多种免疫抑制剂药物，或症状是轻度的，仅使用低剂量皮质类固醇或非甾体类抗炎药会有所改善[8]。在 ICIs 停药后，IA 也可能持续存在。控制症状所需的类固醇剂量通常高于其他炎症性关节炎的剂量。ICIs 的免疫激活对骨代谢存在潜在影响，可导致快速骨丢失，患者发生多处骨折[10]。该患者多处压缩性骨折，注意患者骨质疏松的问题，不除外 ICIs 相关。

关于治疗，指南中推荐[1]，对于 IA 的患者，若症状轻微，可先考虑应用非甾体类抗炎药治疗，若无效，则可考虑予小剂量糖皮质激素（相当于泼尼松 10~20 mg/d 口服）；若出现中等程度的关节炎，则可考虑口服泼尼松 ≥ 20 mg/d，并可考虑联合应用改善病情抗风湿药物（disease-modifying antirheumatic drugs，DMARDs）治疗；对于严重患者，必要时激素剂量可进一步加大，也可应用生物制剂例如英夫利昔单抗，或妥珠单抗[6]。甲氨蝶呤使类固醇逐渐减量而没有过多的副作用或肿瘤进展[5]。

Trinh S 等提出[6]，对于出现关节炎表现的患者，根据副作用的分级推荐给药，1 级（轻度毒性）患者可在开始使用镇痛剂（例如，对乙酰氨基酚或非甾体抗炎药）后继续免疫检查点抑制剂治疗。2 级（中度毒性）患者应考虑继续 ICIs 并开始使用低剂量皮质类固醇 4~6 周。

3~4 级（严重 - 非常严重的毒性）患者应永久停用免疫检查点抑制剂，并应开始使用中等剂量的皮质类固醇。若 2 周后无改善可考虑抗风湿药（如柳氮磺胺吡啶、甲氨蝶呤或来氟米特）。

对于激素的剂量，若数周内一旦获得改善就将糖皮质激素逐渐减至最低有效剂量。目标剂量是达到 10 mg/d 的泼尼松剂量或等效剂量[11]。

对于出现严重风湿性和全身性免疫相关不良事件，或对 DMARDs 药物反应不足的患者，可考虑使用生物制剂，TNF 抑制剂或 IL-6 抑制剂是 IA 的首选[11]。有文献报道[12]，患者在应用 ICIs 治疗后出现严重多关节炎，给予 IL-6 受体抗体妥珠单抗治疗后情况得到了好转。但应注意长期使用 TNF-α 抑制剂会对 ICIs 抗肿瘤效果产生负面影响。至于其他生物制剂例如 IL-17、IL-12/23 拮抗剂是否有效尚有待进一步研究。阿巴西普也不应考虑用于治疗 ICIs 引起的风湿性和全身性疾病[11]。

该患者初始使用泼尼松 20 mg/d、乐松抗炎及雷公藤等治疗，关节痛逐渐缓解。在激素减量为泼尼松 5 mg/d 后，关节痛再次加重，调整为泼尼松 20 mg/d，并加用甲氨蝶呤治疗，随后患者在门诊随访 1 年，激素逐渐减量为泼尼松 7.5 mg/d，甲氨蝶呤持续使用，患者关节痛逐渐缓解。

在处理 ICIs 风湿方面副反应时，首先应与肿瘤科医师团队合作，以决定 ICIs 的治疗是否可继续进行。考虑到目前研究提示对于出现风湿方面 irAEs 的患者，其肿瘤方面的治疗预后相对要好[4]，因此从整体原则来看，若肿瘤方面治疗有效，应尽量继续 ICIs 治疗。若出现严重副反应，必要时需暂停或永久停用 ICIs[13]。然而，关于激素及其他免疫抑制治疗是否会影响 ICIs 治疗肿瘤的效果，还需要更多大规模、前瞻性的研究来进一步评估。维持或继续癌症免疫治疗的决定应基于风湿免疫相关不良事件的严重程度、所需免疫抑制方案的程度、肿瘤反应及其持续时间以及未来的肿瘤治疗计划，与患者共同决定。

【专家点评】

患者有结肠癌病史，在使用 PD-1 抑制剂后出现典型的关多节炎症状，经过实验室检查及影像学检查，支持 IA 的诊断。2019 年后逐渐发表的相关临床指南对于 ICIs 等引起的风湿样表现的诊治进行了规范及指导，对于临床指导诊治具有重要意义。

相对于典型的类风湿关节炎，患者多为关节炎表现，多关节炎及寡关节均可出现，也可出现骨侵蚀等表现，RF 及 CCP 大多数为阴性。也可出现脊柱关节病样表现。对于治疗，可根据患者症状的轻重，副作用的分级，进行分级的治疗。风湿和肌肉骨骼免疫相关不良事件的管理应是基于患者、肿瘤学家和风湿病学家之间的共同决策的过程。若使用非甾体消炎药无效，则使用糖皮质激素，并且可能需要持续时间较长，在这种情况下，可加用甲氨蝶呤等慢作用药进行协同治疗。对于严重的或是进展迅速的关节炎，可酌情使用 TNF 抑制剂。但是，从风湿科医生传统的角度来看，若患者既往有肿瘤病史，则为使用 TNF 抑制剂的相对禁忌。若考虑到肿瘤患者出现严重 irAEs 的危险性和治疗的急迫性，在出现严重炎性关节炎时，必要时仍可考虑尝试 TNF 抑制剂治疗，建议应密切检测，并且妥珠单抗等其他生物制剂可否作为选择，这些需要我们不断研究及探索。治疗应将风湿和肌肉骨骼症状缓解到可患者接受的水平,也同时使患者能够维持有效的癌症免疫治疗,这是一个需要多学科共同合作的过程。

免疫检查点抑制剂为肿瘤治疗打开了新的局面,随之而来的 irAEs 也带来了很多挑战,同时也为包括风湿科医生在内的临床医生们提供了新的研究领域。希望在将来的临床和科研工作中,我们无论在基础还是临床方面能够有更多的进步和突破,以能够更好地为患者服务。

【参考文献】

[1] 周佳鑫,王迁,段炼,等. 免疫检查点抑制剂风湿性毒副反应诊治建议 [J]. 中国肺癌杂志,2019,22(10):671-675.

[2] GUO Y, WALSH AM, CANAVAN M, et al. Immune checkpoint inhibitor PD-1 pathway is down-regulated in synovium at various stages of rheumatoid arthritis disease progression[J]. PLoS One, 2018, 13(2): e0192704.

[3] BLAIR HA, DEEKS ED. Abatacept: a review in rheumatoid arthritis[J]. Drugs, 2017, 77 (11): 1221-1233.

[4] LEE KA, KIM HR, YOON SY, et al. Rheumatic complications in cancer patients treated with immune checkpoint inhibitors[J]. Korean J Intern Med, 2019, 34(6):1197-1209.

[5] KOSTINE M, ROUXEL L, BARNETCHE T, et al. Rheumatic disorders associated with immune checkpoint inhibitors in patients with cancer-clinical aspects and relationship with tumour response: a single-centre prospective cohort study[J]. Ann Rheum Dis, 2018, 77 (3): 393-398.

[6] TRINH S, LE A, GOWANI S, et al. Management of immune-related adverse events associated with immune checkpoint inhibitor therapy: a minireview of current clinical guidelines[J]. Asia-Pacific J Oncol Nurs, 2019, 6(2): 154-160.

[7] LIDAR M, GIAT E, GARELICK D, et al. Rheumatic manifestations among cancer patients treated with immune checkpoint inhibitors[J]. Autoimmun Rev, 2018, 17(3): 284-289.

[8] LAURA C CAPPELLI, ANNA KRISTINA GUTIERREZ, ALAN N BAER, et al. Inflammatory arthritis and sicca syndrome induced by nivolumab and ipilimumab[J]. Ann Rheum Dis, 2017, 76(1): 43-50.

[9] MOORADIAN MJ, NASRALLAH M, GAINOR JF, et al. Musculoskeletal rheumatic complications of immune checkpoint inhibitor therapy: a single center experience[J]. Semin Arthritis Rheum, 2019, 48(6): 1127-1132.

[10] MOSELEY KF, NAIDOO J, BINGHAM CO, et al. Immune-related adverse events with immune checkpoint inhibitors affecting the skeleton: a seminal case series[J]. J Immunother Cancer, 2018, 6:104.

[11] MARIE KOSTINE, AXEL FINCKH, CLIFTON O BINGHAM, et al. EMLAR points to

consider for the diagnosis and management of rheumatic immune-related adverse events due to cancer immunotherapy with checkpoint inhibitors[J]. Ann Rheum Dis, 2021 , 80（1）: 36-48.

[12] KIM ST, TAYAR J, TRINH VA, et al. Successful treatment of arthritis induced by check point inhibitors with tocilizumab: a case series[J]. Ann Rheum Dis, 2017, 76（12）: 2061-2064.

[13] CALABRESE LH, CALABRESE C, CAPPELLI LC. Rheumatic immune-related adverse events from cancer immunotherapy[J]. Nat Rev Rheumatol, 2018, 14（10）: 569-579.

（张梅，韩锋）

病例 111　青年男性不明原因间断喘息、憋气

【病例导读】

复发性多软骨炎（Relapsing polychondritis，RP）是一种较为少见的炎症破坏性全身疾病，通常累及耳、鼻、喉、气管、眼、关节、心脏瓣膜、血管等多器官[1]。其特点为软骨组织复发性退化性炎症改变。临床既可出现发热、活动期、局部疼痛、疲乏无力、体重减轻和食欲不振等非特异性症状，也可出现受累脏器的相关特异性症状、体征。在诊疗过程中，对于表现不典型患者误诊率高。在此，我们分享 1 例复发性多软骨炎患者诊疗经过，探讨全身 PET-CT 在复发性多软骨诊断应用价值。

【病例介绍】

患者，男，36 岁，主因"间断喘息憋气 1 月"入院。

1. 病史介绍　入院前 1 月，患者感冒后出现喘息、憋气，平卧时明显，立位后能缓解，同时出现咳嗽、咳痰，痰为白色，伴发热、咽部不适，体温最高 38.5 ℃，午后明显，无胸痛、心前区不适，无关节肿痛、肌痛，无全身皮疹，无恶心、呕吐，无腹痛、腹泻，无尿频、尿急、尿痛，曾就诊当地县医院，治疗不理想后遂至某三甲医院住院治疗，考虑气管淀粉样变，给予头孢、阿奇霉素等等治疗后效果仍不理想，为进一步诊治今来本院。患者发病以来精神、睡眠、饮食尚可，大小便正常，体重未见减轻。既往体健，否认冠心病、糖尿病、肿瘤等其他家族遗传性疾病史。吸烟 300 支每年。否认肝炎、结核等传染病病史，否认食物及药物过敏史。

2. 入院体检　体温 36.3 ℃，脉搏 77 次 / 分，呼吸 16 次 / 分，BP 120/70mmHg；神清，自主体位，正常面容，皮肤黏膜无皮疹黄染，浅表淋巴结未及，右耳廓红肿，左侧耳廓未见异常。睑结膜无苍白，口腔黏膜无溃疡，口唇无发绀，颈软，无抵抗。双侧胸廓对称无畸形，双侧呼吸运动对称，触觉语颤一致，胸壁及肋软骨无压痛，双肺叩诊呈清音，肺肝界位于右锁骨中线第 5 肋间，听诊双肺呼吸音清，未闻及干湿性啰音及胸膜摩擦音。心前区无隆起，心尖搏动位于第五肋间左锁骨中线内 0.5 cm 处明显，未触及震颤及抬举性冲动，叩诊心浊音界无扩大，心率 77 次 / 分，心律，心音有力，各瓣膜听诊区未闻病理性杂音，$A_2 > P_2$。腹软，无压痛、反跳痛及肌紧张，肝颈静脉回流征（—）。双下肢无水肿。

3. 辅助检查　入院前：电子支气管镜（病理）：支气管黏膜炎症，未见恶性变。胸部 CT

（入院前 6 天, 外院）: 广泛大气道狭窄。入院后: 动脉血气: FiO_2: 21 %, pH 7.45, PaO_2 87mmHg, $PaCO_2$ 42mmHg, SaO_2 97 %, HCO_3^- 30.5mmol/L。血常规, WBC 10.9×10^9/L, N 71.3%, PLT 457×10^9/L; 凝血功能, FIB 8.98 g/l, 血 D- 二聚体 2152ng/mL; 免疫全项, 总 IgE 205 IU/mL, 补体 C3 1.82 g/L, 补体 C4 0.44 g/L, 抗链 "O" 451 IU/mL, C 反应蛋白 72.7 mg/L, 抗 ENA 谱阴性, 抗核抗体谱阴性, IgG4 2.07 g/L; 前降钙素测定、B 型钠尿肽、结核抗体、TB- Spot 阴性; 免疫固定电泳未见异常。肺功能: FVC 94.7%, FEV_1/FVC 68.28%, , FEV_1/ 预计值 77.8 %, FEF_{25} 46.8 %, FEF_{50} 49.5%, FEF_{75} 66.2%, 舒张试验阴性。人类白细胞分化抗原 B27 阴性, 呼吸道肿瘤标记物: 癌胚抗原、糖类抗原 153、鳞状细胞癌相关抗原、神经特异性烯醇 化酶阴性, 角蛋白片段 19 阴性, 铁蛋白 645.71ng/mL。肝、胆、胰腺、脾脏、双肾、输尿管、膀 胱、心脏超声未见异常。全身 PET-CT(图 9-111-1): ①全身多发软骨炎症(甲状软骨、环状 软骨、气管、双侧主支气管及部分支气管壁、左侧第 2、5-7 及右侧第 1、6、7 软骨)放射性分布 增高, 考虑炎症病变; ②双侧颈部、纵膈及双侧内乳、双侧腋窝多发淋巴结, 部分病灶代谢性 增高, 考虑淋巴结反应性增生; ③右侧外耳放射性分布增高; ④鼻翼及鼻中隔放射性分布弥 漫性分布增高, 考虑炎症病变可能性大。右耳软骨活检: 机化性肉芽组织, 富含淋巴细胞、浆 细胞, 纤维化的软骨(图 9-111-2)。

4. 初步诊断　复发性多软骨炎。

5. 诊治经过及随诊　患者入院后, 完善各项检查化验, 结合各项结果, 考虑复发性多软 骨炎, 给予甲强龙(起始剂量 40 mg, 每日 2 次, 5 天后降为 40 mg, 每日 1 次, 10 天后口服 32 mg/d)环磷酰胺(100 mg, 每日 1 次), 抑酸、补钙及对症治疗, 后期随访患者患者喘息憋 气症状改善, 病情平稳。

【分析与讨论】

RP 患者因症状不同常就诊于耳鼻喉科、呼吸内科、骨科、眼科等多个学科, 确诊需 2.9~5 年 [2], RP 的局部表现常与丹毒、耳廓软骨膜炎、突眼病、甲状软骨炎、哮喘和由于其它原因引起的 鞍鼻混淆。全身表现常与结核、类风湿关节炎、红斑性狼疮、结节性动脉周围炎等不易鉴别 [3]。

本研究报道患者病例, 曾在外院误诊为慢性阻塞性肺疾病, 血常规、C 反应蛋白、铁蛋白 等炎症指标升高, 在外耳外科活检后, 我们将 PET-CT 检查应用到复发性多软骨炎的疾病诊 断中, 通过 PET-CT 检查排除恶性疾病。由于软骨的炎症导致病变组织较正常组织摄取氟 代脱氧葡萄糖高, 通过 PET-CT 检查可大致评估复发性多软骨炎患者软骨病变的范围, 临床 如高度怀疑复发性多软骨炎, 可先行 PET-CT 检查, 结果对于病理活检有定位作用, 可提高 阳性率。

关于 RP 的治疗, 常规治疗为激素治疗, 对于轻至中度耳软骨炎、鼻软骨炎、关节炎口服 强的松 10~20 mg/d; 呼吸系统、肾脏、血管、前庭神经、神经性耳聋等则须 1 mg/(kg·d)治疗; 急性呼吸道阻塞时可静脉大剂量皮质冲击治疗, 连续 3 d, 为气管切开术做准备。非激素治 疗包括免疫抑制剂、非甾体抗炎药、生物制剂等。而本研究 RP 患者呼吸道受累明显, 均给 予 1 mg/(kg·d)治疗, 为减少炎症反应, 给予环磷酰胺治疗, 后期随访后病情逐渐平稳。

总之, 对于 RP 诊治易误诊, 规范化的诊治十分重要, 在诊疗中, 全身 PET-CT 检查对于早期诊断有指导意义。提高临床医师对 RP 的认识,制定规范化治疗方案,可以改善患者预后。

【专家点评】

RP 的诊断标准进行反复多次修改。1976 年 McAdam 等[4]首次提示复发性多软骨炎诊断标准,1979 年 Damiani 等[5]又对其进行扩展,1989 年 McAdam 再次对 RP 诊断标准进行修改。目前广泛使用的是 1989 年诊断标准[6]。2012 年年 RP 国际协作组提出的 RP 疾病活动指数,可用于全面 RP 病情的严重程度。目前很多复发性多软骨炎患者表现并不典型,无鞍鼻、耳廓改变等等,仅仅有某一部位软骨病变,由于以前诊断标准未把 PET-CT 纳入,如果依据以前诊断标准尚不能确诊,可能也失去了治疗的最佳时机。

近年来广泛应用的 PET-CT,基本原理是将人体生命元素发射正电子的放射性核素标记到能够参与人体组织血流或代谢过程的化合物上,通过病灶部位对示踪剂的摄取了解病灶功能代谢状态,对疾病作出正确诊断。氟[18F]标记的氟代脱氧葡萄糖(^{18}F-FDG)是葡萄糖的类似物,是 PET 临床最常用的显像剂。该检查临床上主要用于肿瘤疾病、心血管系统疾病和神经系统疾病 3 个方面的诊断。目前许多研究发现,全身 PET-CT 用于炎症和感染时,氟脱氧葡萄糖摄取是升高的,其 SUV 值处于低水平,可发现全身的任何部位的感染,疾病初期通过 PET-CT 即可发现[7]。PET-CT 在骨骼系统的研究表明慢性骨髓炎、糖尿病足、关节成形术后感染、类风湿性关节炎等骨骼疾病氟脱氧葡萄糖摄取是升高的[8]。将 PET-CT 检查应用到 RP 的疾病诊断中,一方面,通过 PET-CT 检查可以进一步排除恶性疾病,另外,可用于早期评估软骨的炎症范围和指导活检,本例患者诊治充分体现这些。

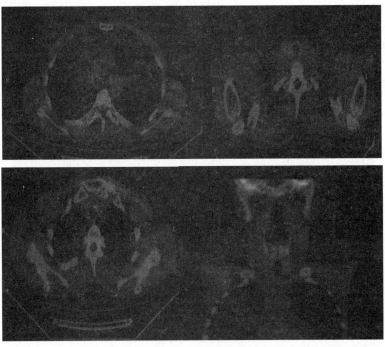

图 9-111-1　全身 PET-CT

注:提示全身多发软骨炎症(甲状软骨、环状软骨、气管、双侧主支气管及部分支气管壁、部分肋软骨)放射性分布增高

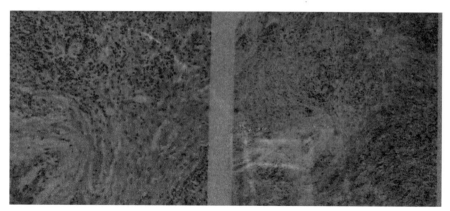

图 9-111-2　耳软骨活检

注:机化性肉芽组织,富含淋巴细胞、浆细胞,纤维化的软骨

【参考文献】

[1]　中华医学会风湿病学分会. 复发性多软骨炎诊治指南（草案）. 中华风湿病学杂志，2004，8（4）：251-253.

[2]　BELOT A, DUQUESNE A, JOB-DESLANDRE C, et al. Pediatric-onset relapsing poly-chondritis：case series and systematic review[J]. J Pediatr, 2010, 156（3）：484-489.

[3]　亓晓茗，吕春雷. 复发性多软骨炎研究进展 [J]. 中国误诊学杂志，2004. 4（12）：1995-1997.

[4]　MCADAM LP, O'HANLAN MA, BLUESTONE R, et al. Relapsing polychondritis：pro-spective study of 23 patients and a review of the literature[J]. Medicine（Baltimore），1976，55（3）：193-215.

[5]　DAMIANI JM, LEVINE HL. Relapsing polychondritis--report of ten cases[J]. Laryngo-scope, 1979, 89（6 Pt 1）：929-946.

[6]　MICHET CJ JR, MCKENNA CH, LUTHRA HS, et al. Relapsing polychondritis. Survival and predictive role of early disease manifestations[J]. Ann Intern Med, 1986, 104（1）：74-78.

[7]　ZHUANG H, YU JQ, ALAVI A. Applications of fluorodeoxyglucose-PET imaging in the detection of infection and inflammation and other benign disorders[J]. Radiol Clin North Am, 2005, 43（1）：121-134.

[8]　GANG CHENG, MD, PHDA, PACOME FOSSE, et al. Applications of PET and PET/CT in the Evaluation of Infection and Inflammation in the Skeletal System[J]. PET Clin, 2010, 5（3）375-385.

（李学任,彭守春）

病例 112　雷诺现象、皮疹、关节痛

【病例导读】

原发性胆汁性胆管炎（primary biliary cholangitis，PBC）是一种慢性自身免疫性肝内胆汁淤积性疾病，多见于中老年女性，最常见的临床表现为乏力和皮肤瘙痒。PBC 的主要生化特点是血清碱性磷酸酶（alkaline phosphatase，ALP）、γ- 谷氨酰转移酶（gamma-glutamyl transpeptidase，GGT）升高，免疫学表现以抗线粒体抗体（anti-mitochondrial antibodies，AMAs）阳性、血清免疫球蛋白 M（immunoglobulin M，IgM）升高为主，病理改变为非化脓性破坏性小胆管炎。PBC 常起病隐匿，早期不易诊断，容易出现漏诊、误治的情况。临床上 PBC 以雷诺现象、皮疹及关节痛为初始表现的病例较少见，遇见此类患者，应详细询问病史，完善相关化验检查，避免漏诊、误治。

【病例介绍】

患者，男，49 岁，主因"双手遇冷变白变紫 3 月余"入院。

1. 病史介绍　患者入院前 3 个月余无明显诱因出现双手遇冷变白变紫，入院前 1 周查 C 反应蛋白，补体 C3、C4，IgA、IgM、IgG 结果正常，抗核抗体（+）着丝点型 1：3200，抗 Ro-52 抗体（+-）、抗着丝点抗体（+）、抗线粒体 M2 抗体（+），余阴性；双上肢动脉彩超未见异常，考虑为"结缔组织病"，予口服"白芍总苷胶囊 0.6 g 每日 3 次、沙利度胺 50 mg 每晚 1 次"，患者仅服用白芍总苷胶囊，症状未见明显改善。为进一步系统诊治收入院。入院时症见：双手遇冷变白变紫，双手指间关节伸面皮疹，右侧颈前簇状皮疹伴瘙痒，右侧膝关节偶疼痛，时有右上腹胀闷不适，时觉乏力，畏寒，活动后汗出，脱发，口唇干，无发热，无光过敏，无眼干，无咳嗽咳痰，无胸闷气短，无反酸烧心，无腹痛腹泻，纳减，寐差、易受惊，大便偏稀，小便可。既往史：既往体健。否认家族遗传病史及风湿性疾病史。否认肝炎、结核等传染病病史，否认食物及药物过敏史。

2. 入院体检　体温 36.5 ℃，脉搏 57 次 / 分，呼吸 18 次 / 分，BP 129/93mmHg；神志清晰，精神可，营养中等。皮肤及黏膜无黄染，双手皮温低；双手指间关节伸面可见皮疹、局部皮肤增厚、高出皮面，未超过掌指关节远端，右侧颈前可见簇状皮疹、色红、高出皮面、伴瘙痒感。全身浅表淋巴结未及肿大。胸廓对称，胸骨无压痛，双侧呼吸动度一致，语颤正常，左右对称，双肺叩诊清音，全肺呼吸音清，未闻及干湿啰音。心前区无隆起，无细震颤，心界不大，心率 57 次 / 分，律齐，心音正常，各瓣膜听诊区未闻及病理性杂音。腹部平软，无压痛及反跳痛，肝脾肋下未触及，移动性浊音阴性，肠鸣音正常，双肾无叩击痛。右侧膝关节内侧压痛 1 级；左侧第 3、4 指远端指节轻度过伸。四肢肌力正常，双下肢无明显水肿。

3. 辅助检查

（1）实验室检查：血常规，白细胞 5.47×10⁹/L，血红蛋白 167 g/L，血小板 124×10⁹/L；尿常规、便常规正常；钾 3.05mmol/L，二氧化碳结合力 21.34mmol/L；肝肾功能正常；网织红细胞计数、凝血四项、D- 二聚体检测、血清维生素 B$_{12}$、甲功、肿瘤标记物均正常；血沉、C 反应蛋白均正常；风湿病抗体：抗核抗体（+++）着丝点型 1：1600，抗 Ro-52 抗体（+），抗着丝点蛋

白 B 抗体(+++),抗线粒体 M2 抗体(+++);类风湿因子、补体 C3、C4、IgA、IgM、IgG、狼疮抗凝因子、抗 β2- 糖蛋白 1 抗体、抗心磷脂抗体,抗肾小球基底膜抗体均正常;甲肝、乙肝、丙肝抗体,结核菌抗体均阴性;^{13}C 尿素呼气检查幽门螺杆菌检验(+)。

（2）影像学检查:心脏彩超:三尖瓣轻度反流。上腹部彩超(肝弹性):脂肪变指数 194,肝硬度值 4.1,结果正常。上腹部彩超:肝囊肿,考虑肝内结晶。下腹部彩超未见异常。双上肢动脉彩超未见异常。膝关节彩超:右侧膝关节积液伴滑膜增生。双膝关节正侧位:双膝关节轻度骨质增生。上腹部 CT:肝内多发低密度灶,考虑囊肿。胸部 CT 未见明显异常。

4. 初步诊断　①原发性胆汁性胆管炎;②幽门螺旋杆菌感染;③血小板减少;④低钾血症。

5. 诊治经过及随诊　入院后详询患者病史,入院前半年余体检时发现 ALP 升高(具体数值不详),经治疗后恢复正常。结合患者瘙痒、右上腹胀闷、抗线粒体 M2 抗体阳性等表现,虽然入院时生化指标未见 ALP、GGT 升高,仍考虑诊断 PBC,治以调节免疫为主,予口服硫酸羟氯喹 0.2 g 每日 2 次、白芍总苷胶囊 0.6 g 每日 3 次;同时由于入院查 HP 阳性,存在血小板减少、低血钾,故予铋剂四联 HP 根除方案、升白、补钾等治疗,经治疗症状好转后出院。出院后定期门诊复诊,症状控制尚可,继续硫酸羟氯喹、白芍总苷胶囊治疗。

【分析与讨论】

PBC 是一种慢性自身免疫性肝内胆汁淤积性疾病,属于自身免疫性肝病的一种,临床常见乏力、皮肤瘙痒、腹胀等胆汁淤积症状,少数患者还可能并发肝外非特异性表现,如关节痛、口眼干燥等[1]。目前 PBC 主要结合生化、免疫学、组织学表现进行诊断,在影像学检查排除了肝外或肝内大胆管梗阻后,符合下列 3 条标准中的 2 项即可诊断为 PBC:①即反映胆汁淤积的生化异常如 ALP 和 GGT 升高;②血清特异性自身抗体阳性,即 AMA/AMA-M2、抗 gp210 抗体、抗 sp100 抗体等;③肝活检有非化脓性破坏性胆管炎和小胆管破坏的组织学证据。对于一些特殊情况,如上述自身抗体阴性、转氨酶异常升高或 PBC 治疗反应欠佳的患者,应通过肝穿刺活检以明确诊断[1]。本例患者为中年男性,存在右上腹胀闷、乏力、瘙痒、纳差等临床表现,既往出现过 ALP 升高,结合 AMA-M2、抗核抗体阳性,上腹部彩超及 CT 检查均未见肝外或肝内大胆管梗阻,虽然入院生化检查中无胆汁淤积相关指标的异常,无慢性肝损害证据,仍考虑原发性胆汁性胆管炎诊断,在后续随访中应定期复查胆汁淤积相关生化指标。

PBC 的常见临床表现为乏力、瘙痒,而雷诺现象、皮疹、关节炎不是其典型临床表现,故应鉴别是 PBC 的肝外受累表现,还是合并其他自身免疫性疾病的临床表现。系统性硬化症:该疾病以手指肿胀、皮肤硬化为典型表现,多存在雷诺现象、毛细血管扩张、肺间质病变等表现,血清学多存在抗 Scl-70 抗体、抗着丝点抗体阳性,易累及肺脏出现肺动脉高压或间质性肺病;本例患者虽然发病时存在雷诺现象,抗着丝点抗体阳性,双手指间关节伸面可见局部皮肤轻度增厚,根据 2013 年 ACR/EMLAR 系统性硬化症分类标准患者存在雷诺现象,系统性硬化症相关抗体阳性,皮肤轻度增厚未超过掌指关节远端,尚无法分类诊断为系统性硬化症。同时结合患者的症状表现为乏力、瘙痒、腹胀,以及 AMA-M2 阳性、抗 Scl-70 抗体阴性,胸部 CT 未见异常,与系统性硬化症诊断不符合。类风湿关节炎:本例患者虽存在双膝关节疼痛,膝关节彩超提示滑膜炎,但血沉、C 反应蛋白、类风湿因子均阴性,无膝关节外的关节受累,无晨僵,因此不符合类风湿关节炎诊断。

熊去氧胆酸(UDCA)是目前 2021 版 PBC 指南[1] 推荐的一线治疗方案,该指南指出 PBC 患者应长期口服 UDCA 13~15 mg/d 治疗,治疗过程中需要动态监测体重变化以动态调整 UDCA 剂量。本例患者 AMA-M2 阳性,但目前胆汁淤积相关生化指标正常,因此没有采用 UDCA 治疗,而是口服硫酸羟氯喹调节免疫为主。本例患者需长期门诊随诊,应每半年至 1 年复查生化指标。一旦出现 PBC 生化或组织学证据,应及时给予熊去氧胆酸治疗。

【专家点评】

PBC 是一种慢性自身免疫性肝内胆汁淤积性疾病。该患者主要根据发病前后相继出现的临床表现,符合目前指南的诊断标准。PBC 的生化指标特点是 ALP 和 / 或 GGT 升高,免疫学特征是 AMAs 阳性、IgM 升高。AMAs 作为 PBC 的标志性血清学指标,在 PBC 中的阳性率约 95%[2, 3]。AMAs 根据靶抗原分为 M1~M9 共 9 个亚型,其中 M2 亚型是 PBC 的主要亚型。该患者既往出现过 ALP 升高,但在就诊时抗 AMA 抗体阳性而 ALP、GGT 均正常,提示在 PBC 的病程中 ALP 可恢复正常。此外,该患者以雷诺现象、皮疹、关节痛等初始症状就诊,属于 PBC 的非典型表现,在临床上较为少见,容易存在漏诊、误治的情况。当遇到此类患者时,风湿免疫科医师需要详细询问病史,完善相关辅助检查,并与其他自身免疫性疾病如系统性硬化症相鉴别,也应该考虑合并疾病的可能。UDCA 是 PBC 的一线治疗药物,对于自身抗体阳性而胆汁淤积相关生化指标正常的 PBC 患者,目前指南暂无充分证据推荐应用 UDCA 进行治疗。临床应对此类患者进行随诊,密切关注肝功能情况,嘱患者每半年至 1 年复查生化指标,一旦出现胆汁淤积相关生化指标异常,应及早采取药物干预。

【参考文献】

[1] 尤红, 段维佳, 李淑香, 等. 原发性胆汁性胆管炎的诊断和治疗指南(2021)[J]. 临床肝胆病杂志, 2022,38(01): 35-41.

[2] 中国医师协会风湿免疫科医师分会自身抗体检测专业委员会, 国家风湿病数据中心, 国家皮肤与免疫疾病临床医学研究中心. 自身免疫性肝病相关自身抗体检测的临床应用专家共识 [J]. 中华内科杂志, 2021,60(07): 619-625.

[3] 中国免疫学会临床免疫分会专家组. 自身免疫病诊断中抗体检测方法的推荐意见 [J]. 中华检验医学杂志, 2020,43(09): 878-888.

(吴沅皞,张舒恬)

病例 113　皮肤硬肿伴皮疹及吞咽困难

【病例导读】

硬化性黏度水肿(scleromyxedema, SM)是一种非常罕见的慢性特发性疾病,多见于中年人,无明显种族、性别差异和家族聚集,基本不自行消退,以硬皮病样改变或全身泛发丘疹、结节为特征,可见典型狮面容、环形征和由于弹力纤维断裂或密度降低致躯干皮肤松弛(沙皮征),或伴脱发、瘙痒。但它与硬皮病不同,该病皮肤可活动和捏起。亦可影响机体内部器官以及神经系统的功能,引起系统性的并发症,包括近端肌无力、多发性关节炎、肺和神经的并发症,这些都是导致硬化性黏度水肿患者死亡的基本原因。临床医师应加强对该病的认识,避免延误治疗时机。

【病例介绍】

患者,男,48 岁,主因"双上肢及颈背部皮疹 2 年余,吞咽困难伴乏力 2 周"入院。

1. 病史介绍　患者 2 年前无明显诱因出现双上肢及颈背部皮疹,双手、前臂及耳后、颈背部皮疹,散在分布,粟粒样大小,皮疹持续缓慢加重,无瘙痒,无红肿及异常分泌物,无发热、关节痛等不适,当地医院查耳后、颈部、肘窝、上肢部位皮肤镜:皮疹为圆形或卵圆形白色结构,多孤立存在,血管结构不明显。予外用药物治疗(具体不详),效果欠佳。1 年前行颈部皮肤活检:表皮大致正常,真皮内可见灶状胶原纤维增生、增粗,边界不清,结合临床不除外颈部纤维瘤。未治疗。半年前出现双手及前臂肿胀,皮肤弹性减弱,皮肤增厚,皮肤可活动及捏起,伴色素沉着,上肢粟粒样皮疹较前减少,无关节、肌肉疼痛,无皮肤遇冷变色,伴有指端麻木,查头、颈 MRI:脑桥缺血性改变;颈椎轻度反曲,颈 4-5-6-7 间盘向后突出。神经电图提示:正中神经轻度损伤;诊断为"末梢神经炎",给予口服药物治疗(具体不详),无好转自行停药。2 周前,出现双手胀痛加重、颈部不适、吞咽困难、张口受限并逐渐加重,伴双侧大腿肿胀,双侧腹股沟逐渐出现散在粟粒样皮疹,伴周身无力。查喉镜:未见明显异常。抗 MuSK 及 AChR 抗体阴性,CK 2442U/L。为进一步诊治入我科。平素身体状况良好,否认慢性病史,否认家族遗传病史(图 9-113-1、9-113-2)。

2. 入院体检　体温 36.4 ℃,脉搏 81 次 / 分,呼吸 18 次 / 分,血压 110/76mmHg;神志清醒,口齿清晰。全身皮肤黏膜无黄染,面部皮肤光亮,颊面部、双上肢皮肤变硬,头皮、左侧颈部、左手背、双侧腹股沟均可见"粟粒样"皮疹,无皮下出血,有张口困难,浅表淋巴结无肿大,颈软,无抵抗感,听诊双肺呼吸音清音,双肺未闻及湿啰音、干啰音,未闻及哮鸣音,心率81 次 / 分,律齐,杂音未闻及,腹部平坦,腹部无压痛,无反跳痛,肝脏未及,脾脏未及,双下肢凹陷性水肿。双侧足背动脉搏动可触及。生理反射正常,病理反射阴性。双上肢肌力 4 级,右下肢肌力 4 级,余肌力正常(图 9-113-3)。

3. 辅助检查　血常规,WBC 2.85×10^9/L,余未见异常;尿、便常规未见异常;生化,CK 2293U/L,CK-MB 194U/L,TNI 未见异常,AST 60.4U/L,ALT 57.5U/L,TG 2.66mmol/L,白蛋白、肾功能、电解质、血糖等未见异常;凝血功能未见异常;IgG 7.83 g/L,CRP、ESR 正常。甲功,FT4 10.36pmol/L,余未见异常;抗核抗体系列、狼疮组合阴性,肌炎抗体谱阴性;头、胸、腹、盆 CT、超声心动未见明显异常。肌肉 MRI:双大腿外侧、内侧、后侧肌群、臀大肌、闭孔内外肌弥漫性水肿。神经、肌电图:未见异常。上消化道造影:吞咽功能紊乱。右耳后、左上肢皮肤取材:表皮未见著变,皮下多灶性黏蛋白样物质沉积,小血管周围淋巴细胞、组织细胞为主的炎细胞浸润,不除外黏蛋白水肿,请结合临床(图 9-113-4)。

4. 初步诊断　①系统性硬化症? ②皮肌炎? ③硬化性黏度水肿?

5. 诊治经过及随诊　入院后完善免疫学抗体及皮肤组织活检,结合患者病例特点,考虑诊断硬化性黏度水肿。予甲泼尼龙 80 mg 每日 1 次 ×6 d 后调整为 40 mg 每日 1 次 ×6 d,

联合保肝营养神经及对症治疗,患者周身皮肤肿胀逐渐好转,张口受限及吞咽功能逐渐恢复。后激素改为口服并逐渐减量及联合环磷酰胺 0.1 g 每日 1 次治疗。门诊随诊,3 月后,激素减量至醋酸泼尼松 10 mg 每日 1 次,张口及吞咽功能基本恢复,前臂及双手皮肤略有肿胀,粟粒样皮疹消退,仍有末端麻木感,较前无明显变化。

【分析与讨论】

硬化性黏度水肿是一种少见的慢性代谢性疾病,是黏度水肿性苔藓(lichen myxedematosus,LM)的一个亚型。其发病机制尚不完全明确,目前认为与循环中的细胞因子如白细胞介素 1、肿瘤坏死因子和转化生长因子等促进粘多糖的生成和成纤维细胞的增生相关[1]。LM 的诊断及分型尚无统一标准,2001 年[2],Rongioletti 和 Rebora 提出了 LM 的分类,包括三个亚型:①硬化性黏度水肿(SM):全身性丘疹和硬皮样皮疹;粘蛋白沉积、成纤维细胞增殖、纤维化;单克隆丙种球蛋白病;没有甲状腺疾病。②局部 LM:丘疹或结节/斑块萌出;粘蛋白沉积,成纤维细胞增殖不定;没有单克隆丙种球蛋白病和甲状腺疾病。③不符合 SM 或局部形式标准的非典型病例。该标准将无甲状腺疾病作为诊断局限型和泛发型的必要条件,许多学者对此观点提出质疑。2017 年 Nofal 等[3]提出了全新的诊断、分级和分类标准:①坚固、蜡状、紧密分布的丘疹,可融成结节或硬化性斑块;②广泛皮肤黏蛋白沉积和成纤维细胞增殖伴或不伴纤维化为 LM 的必要诊断标准;单克隆蛋白血症、甲状腺疾病为非必要标准。根据病情严重程度进行分级:G1(温和)局限性皮肤损害;G2(中度)广泛单纯的皮肤受累;G3(严重)局限性或广泛性皮肤受累伴系统表现,根据有无系统受累对疾病预后进行评估。

该患者中年男性,双上肢、颈背部粟粒样皮疹 2 年余,半年前出现双手及前臂肿胀,皮肤弹性减弱,皮肤增厚,伴色素沉着,入院前 2 周出现吞咽困难,张口受限以及周身乏力、双侧大腿肿胀等不适,首先考虑有无系统性硬化症,但该患者受累皮肤均可活动及捏起,无手指遇冷变色,并伴有皮疹,并不符合硬皮病皮肤改变。入院后完善相关检查提示 CK 升高,大腿肌肉 MRI 提示肌肉弥漫性水肿,但肌炎谱、肌电图等检查未见异常,皮肌炎诊断依据不充分。为明确诊断完善局部活检,取右耳后、左上肢皮肤活检提示:皮下多灶性黏蛋白样物质沉积,不除外黏蛋白水肿。该患者符合 LM(黏度水肿性苔藓)的诊断标准:①硬的、蜡样的、排列紧密的丘疹,可合并成硬化结节或斑块;②弥漫性真皮粘蛋白沉积和成纤维细胞增生,有纤维变性。依据 LM 的分类标准:全身性亚型(硬化性黏度水肿)伴系统表现:吞咽困难、近端肌肉无力、关节痛形式的关节受累、关节炎和关节挛缩、和心肌病的形式,以及周围神经病变和中枢神经系统受累。该患者存在吞咽困难、近端肌肉无力以及周围神经病变,考虑诊断硬化性黏度水肿。依据 LM 的分级标准:G3(严重)。

针对 LM 的治疗,目前方法多种,疗效不一,暂无统一标准。国内学者曾尝试使用阿维A、环磷酰胺、糖皮质激素、沙利度胺、中医药等,无效或疗效欠佳;国外文献提示美法仑、地塞米松、沙利度胺、环孢素 A、环磷酰胺、甲氨蝶呤、静脉注射免疫球蛋白等单用或联合均可获益。2017 年欧洲指南[4]提出,静脉注射免疫球蛋白可作为硬化性黏度水肿的一线用药,其作用机制不清,仍存在复发现象,因此需多次治疗或联合二线药物(糖皮质激素、沙利度胺或安全性能更好的利那度胺)维持。

　　该患者经激素联合环磷酰胺治疗后,最先出现皮肤肿胀减轻,皮肤弹性逐渐好转,张口受限及吞咽困难缓慢好转,随诊3月后,张口及吞咽功能基本恢复,前臂及双手皮肤略有肿胀,粟粒样皮疹消退,仍有末端麻木感,较前无明显变化。需密切关注后续病情变化,警惕疾病复发。

【专家点评】

　　硬化性黏度水肿是一种罕见病,主要表现是苔藓状丘疹,皮肤呈弥漫性浸润增厚发硬呈硬皮病样损害,可以累积双手臂、手指皮肤,伴张口受限,腕、指关节屈伸困难,很容易被误诊。因此要关注到这个病的特点,及时与一些疾病相鉴别。①与硬皮病鉴别:二者不同之处是,前者表面皮肤可自由移动,而后者与皮下组织紧密相连,不能推动。另外,本病表面有多处大小相似珍珠状丘疹,呈片状排列,也有别于硬皮病。皮肤病理检查二者也有差别,本病的胶原束间有不等量的粘蛋白浸润、PAS染色阳性;硬皮病组织学改变是胶原纤维增生肿胀等。②与甲状腺功能低下鉴别。二者都有皮肤增厚,但是本病可以通过可以有无皮疹、关节病变等帮助鉴别,病理学检查,二者也有差异。③还应与硬肿病,嗜酸细胞筋膜炎等疾病鉴别。总之,要熟悉这些少见病的特点,及时进行相关的化验、检查甚至皮肤活检做病理,才能得到准确的诊断。

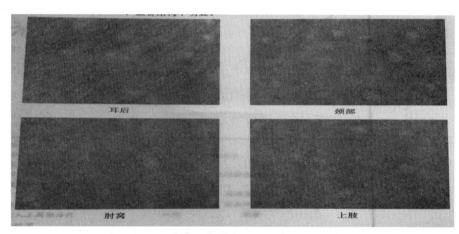

图 9-113-1　患者 2 年前发病时皮肤镜下皮疹情况

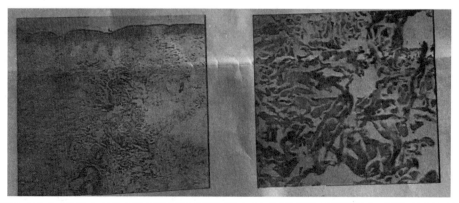

图 9-113-2　患者 1 年前皮肤活检情况,提示:真皮内可见灶状胶原纤维增生,增粗,边界不清

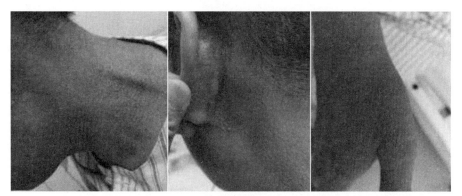

图 9-113-3　患者就诊时颈部、耳后及手部情况，可见皮肤肿胀及粟粒样皮疹

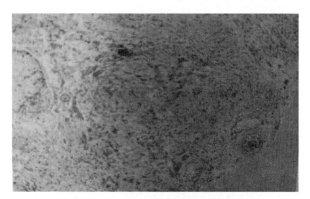

图 9-113-4　患者本次皮肤活检情况

皮下多灶性黏蛋白样物质沉积，小血管周围淋巴细胞、组织细胞为主的炎细胞浸润

【参考文献】

[1] RONGIOLETTI F，MERLO G，CINOTTI E, et al. Scleromyxedema：a multicenter study of characteristics，comorities，course，and therapy in 30 patients[J]. J Am Acad Dermatol，2013,69（1）:66-72.

[2] RONGIOLETTI F, REBORA A. Updated classification of papular mucinosis，lichen myxedematosus，and scleromyxedema[J]. J Am Acad Dermatol, 2001, 44：273-281.

[3] NOFAL，AHMAD，AMER, et al.Lichen myxedematosus：diagnostic criteria, classification, and severity grading[J].International Journal of Dermatology, 2017,56（3）.284-290.

[4] KNOBLER R, MOINZADEH P, HUNZELMANN N, et al. European dermatology forum S1-guideline on the diagnosis and treatment of sclerosing diseases of the skin, Part 2：Scleromyxedema, scleredema and nephrogenic systemic fibrosis[J]. J Eur Acad Dermatol Venereol, 2017, 31:1581-1594.

（闫磊，史玉泉，戚务芳）